"十三五"国家重点图书出版规划项目

国家科学技术学术著作出版基金资助出版

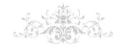

中医名词

考证 与 规范

第一卷

总论、中医基础理论

| 主编 |

蔡永敏　唐学敏　李琳珂　白红霞

| 副主编 |

魏小萌　王梦婷　金芳芳　丁吉善　陈玉飞

上海科学技术出版社

图书在版编目（CIP）数据

总论、中医基础理论 / 朱建平总主编 ；蔡永敏等主编. -- 上海 ：上海科学技术出版社，2020.12
（中医名词考证与规范 ；第一卷）
ISBN 978-7-5478-5057-2

Ⅰ．①总… Ⅱ．①朱… ②蔡… Ⅲ．①中医医学基础－研究 Ⅳ．①R22

中国版本图书馆CIP数据核字(2020)第239619号

内　容　提　要

　　“中医名词考证与规范”是科技部科技基础性工作专项重点项目“中医药基础学科名词术语规范研究”核心研究成果之一。中医药历史悠久，因其名词术语的历史性、人文性，以及定性描述和抽象概念用具体名词表述等特点，使得规范工作历来较为艰难。本书分为603篇专论，对1 200余条中医重点、疑难名词术语进行深入考证研究，从溯源考证、科学内涵诠释等方面提出规范的正名。每篇专论以主要名词为标题，依次分为规范名、定名依据、同义词、源流考释、文献辑录、参考文献等内容。“中医名词考证与规范”不仅对中医名词术语中英文进行了统一与规范，还追本溯源，对每个名词的定名依据进行了系统的文献梳理与翔实的考证，是中医药学科建设中一项十分重要的基础性工作。

　　本卷为《总论、中医基础理论》分册，考证规范名词154篇，其中总论2篇，中医基础理论152篇。所收名词包括中医的总论、阴阳五行、脏腑经络、气血津液、病因病机等方面的基本词语，由河南中医药大学等单位参加考证。本卷可供中医药教学、科研和临床工作者参考使用。

中医名词考证与规范　第一卷　总论、中医基础理论

主编　蔡永敏　唐学敏　李琳珂　白红霞

上海世纪出版（集团）有限公司
上海科学技术出版社 　出版、发行
（上海钦州南路71号　邮政编码 200235　www.sstp.cn）
当纳利（上海）信息技术有限公司印刷
开本 889×1194　1/16　印张 43.25
字数 1000 千字
2020年12月第1版　2020年12月第1次印刷
ISBN 978－7－5478－5057－2/R·2165
定价：438.00元

编委会

/ 主　编 /

蔡永敏　唐学敏　李琳珂　白红霞

/ 副主编 /

魏小萌　王梦婷　金芳芳　丁吉善　陈玉飞

/ 编　委 /

（按姓氏拼音排序）

白红霞	蔡永敏	陈玉飞	丁吉善	范中华	何　娟	贺亚静	胡庆森	金芳芳
李　龙	李琳珂	沈柳杨	唐学敏	王　娟	王梦婷	魏小萌	邢铭瑞	徐变玲
张白雪								

/ 撰稿人 /

（按姓氏拼音排序）

白红霞	蔡永敏	陈玉飞	崔利宏	丁吉善	范中华	高　丽	郭凤鹏	郭文静
何　娟	贺亚静	胡庆森	贾润霞	焦河玲	金芳芳	李　龙	李琳珂	娄丽霞
秦彩英	任嘉惠	沈柳杨	石景洋	唐学敏	王　娟	王梦婷	魏小萌	邢铭瑞
徐变玲	尹笑丹	于莉英	臧文华	张白雪	张慧珍	张家馨	朱建平	

丛书编委会

前 言

中医药学是中国古代科学中唯一全面系统流传至今而且充满活力的一门传统科学。日前，中医病证名词术语首次纳入世界卫生组织《国际疾病分类》(ICD‐11)，充分表明中医药学已得到世界医学共同体的一致认可。中医药学正式进入世界医学学科门类系统，必将造福于更多国家和地区人民的大卫生大健康事业。

人类健康需要中医药。为满足人类不断增长的健康需求，中医药需要现代化、产业化、国际化，中医药现代化、产业化、国际化需要标准化，而中医药标准化的基础是中医药名词规范化。由此可见，规范的中医药名词术语是中医药学术发展和学术交流的需要，是中医药现代化、产业化和国际化的需要，是中医基础研究的基础，它关系到全学科、全行业的发展。尤其是2001年我国加入世界贸易组织以后，这项工作显得尤为迫切。

为了适应中医药名词规范的需要，2000年8月国家成立了全国科学技术名词审定委员会中医药学名词审定委员会，挂靠中国中医研究院(中国中医科学院前身)。全国科学技术名词审定委员会是经国务院授权，代表国家进行科技名词审定、公布和管理的权威性机构。因而，经中医药学名词审定委员会所审定的中医药学名词术语将对中医药学科及行业具有权威性和约束力，全国各科研、教学、生产、经营，以及新闻出版单位都要遵照使用。

中医药名词的规范化是一项十分严肃的工作，既关系到中医药行业的发展，又关系到对外交流及其国际学术影响力。因此，中医药名词的规范化既要考虑到传统的应用习惯，又要考虑到名词的科学性、语言文字的规范性，以及名词的简明性和国际性的发展趋势，须有一定的前瞻性。这就需要对中医药名词进行深入的考证、广泛的论证，对每一个名词的确定都要做到有理有据。

由于中医学科具有科学和人文的双重属性以及历史等原因，中医药名词术语长期以来一直存在一义多词、多义一词等现象，其中一药多名，或同名异药等问题，不仅给学术发展和学术交流带来不良影响，而且也给中医临床、中药司药和科研工作带来诸多不便，有时造成混乱，甚至出现医疗事故。特别是随着药物资源不断开发，中药品种不断增多，中药名称繁乱、彼此混称、张冠李戴、名实混淆现象越来越严重，因此在2000年我们承担国家科技部科技基础性工作专项资金"中医药基本名词术语规范化研究"项目，完成中医药基本名词5 283条规范、审定的同时，就组织力量,对 500 余条常用中药名进行考证,主要内容包括定名依据、源流考释、附录、文献通考、参考文献等 5 部分,共 425 万字,名为《中药名考证与规范》,在国家科学技术学术著作出版基金的资助下,2006 年集结由中医古籍出版社出版。该书与同类著作比较具有考证系统性、定名规范性、编排条理性、文献实用性等特点。该书出版后,受到专家、学者的好评,2010 年获得中华中医药学会学术著作二等奖。这既是对我们工作的肯定,也是激励。

按照全国科学技术名词审定委员会中医药学名词审定委员会的审定计划,我们继 2000 年后,又于 2004、2008 年先后承担国家科技部项目"中医内妇儿科名词术语规范与审定""中医外科、肛肠科、皮肤科、骨伤科、眼科、耳鼻喉科术语规范审定",在第一个项目基础上扩大临床各科名词收词量,进行规范研究。三个项目核心成果,先后由全国科学技术名词审定委员会审定、公布,科学出版社相继出版《中医药学名词》(2005)、《中医药学名词:内科学、妇科学、儿科学》(2011)、《中医药学名词:外科学、皮肤科学、肛肠科学、眼科学、耳鼻喉科学、骨伤科学》(2014),供社会各界使用。

一路下来,可谓连续精心运作名词规范、推广诸事,无暇顾及对中药名之外其他中医名词进行集中系统的考证研究,直到 2012 年我们承担国家科技部科技基础性工作专项重点项目"中医药基础学科名词术语规范研究"。该项目在第一个项目基础上,扩大除临床学科之外的其他学科名词术语收词量,对中医学科、理论、诊断、治疗、中药、方剂、针灸、推拿、养生、康复、医史文献学科名词术语的中文名及拼音、英文名、注释进行规范、审定。同时,建立中英文名词数据库、同义词数据库,对重点中医名词(包括中药学术语而不包括单味中药名)进行溯源考证,给出科学的内涵诠释,提出规范的正名,为名词术语规范工作提供坚实的支撑。

本次中医名词考证,旨在总结以往中药名考证经验的基础上,针对全国科学技术名词审定委员会公布的三本《中医药学名词》,提出意见并加以改进、完善。因此,本项目组制订了"《中医名词考证与规范》撰写通则(附样稿)",组织中国中医科学院、河南中医药大学、安徽中医药大学、南阳理工学院、贵州中医药大学、北京中医药大学、南京中医药大学、成都中医药大学等21 个单位 100 多人参加考证、撰写,查阅大量而广泛的古今文献,多次讨论、审稿,历尽辛劳,认真细致深入探析,最终完成 603 篇 1 200 余条名词的考证文章,包括基础、临床各科 16 部分,结集出版,名为《中医名词考证与规范》。这些文章以主要名词为标题,相关名词随文给出,内容依次为规范名、定名依据、同义词、源流考释、文献辑录、参考文献。

环顾当今,本书是中医药名词术语数量最多、规模最大、涉及学科最广的考证巨著,具有名词考证的科学性、规范依据的充分性、文章编排的条理性、参考文献的可靠性等特点。

1. **名词考证的科学性** 本书溯源寻根,以中医名词内涵为准则,从近千种中医药文献中找到最早出现的同名词或异名词;对历史上出现的与此名词相关的同名异义、异名同义及其内涵演变的过程,分析甄别研究;603 篇专论对 1 200 多个中医名词进行如此大规模系统全面的文献考证,尚属首次。其中 60 多篇相关中医名词考证论文在《中华中医药杂志》及其"术语研究"专栏、《中国科技术语》及其"中医药术语"专栏、《中国针灸》《中华医史杂志》等核心期刊上发表。经过考证,提出建议修订规范中文名外,还提出修订规范名定义性注释,建议《中医药学名词》修改其注释的有13条,如"砭石,古代利用楔状石器医疗的工具",建议修改为"又称'砭针'。一种石制医疗工具,由锥形或楔形的石块制成,用于割刺、温熨、按摩体表以治疗病痛,或作排脓放血之用"。多数考证结果支持原有的规范中文名及定义性注释,还有部分考证为新规范的名词提供学术支撑。

2. 规范依据的充分性 中医药名词术语规范工作遵循全国科学技术名词审定委员会制订科技名词定名原则与规范化要求,既坚持协调一致的原则,又要遵从科学性、系统性、简明性、国际性和约定俗成的原则,同时还要符合我国语言文字的特点以及规范文字的要求。经过考证,从该名词的概念内涵、最早的文献记载,引征古今代表性著作讨论该名词出现及其内涵演变的历史,引用国家标准、行业标准、药典、全国科学技术名词审定委员会审定公布的科技名词,《中国大百科全书》《中国医学百科全书》《主题词表》《中医大辞典》《中药大辞典》等工具书,高校规划教材,以及有说服力的论著等其他文献,反映现代学术界的认识以至共识,提出中医药名词规范的充分依据,使中医药名词的规范建立在充分的考证依据之上,建议对已公布的《中医药学名词》提出修订规范的中文名有11个,如"肥疮"修改为"黄癞痢","妊娠禁忌[药]"修改为"妊娠药忌","补气养血"修改为"补益气血"等。

3. 文章编排的条理性 以《〈中医名词考证与规范〉撰写通则》为依据,按规范名、定名依据、同义词、源流考释、文献辑录、参考文献顺序排列,各项定位明确,条理清晰。

4. 参考文献的可靠性 通过对古今有关文献的全面整理,为今后中医名词术语及其相关研究提供可靠的文献依据。本次中医名词考证及规范,遵从所言必有依据,其依据必有文献出处,出处必须可靠的原则,以翔实的文献支撑考证,以严谨的考证提出充分的依据,从而为名词的规范奠定科学的基础。所以,本书每篇考证文章所及名词必有文献依据(文献辑录),所有文献必有详细出处(每篇均详列参考文献),近千种古今相关文献,包括医经、基础理论、伤寒金匮、诊法、针灸按摩、本草(中药)、方书、临床各科、养生康复、医史、综合性医书等古医籍,又有古代经典、史书、类书、诗集、文字、训诂等非医药类著作,以及现代国际标准、国家标准、行业标准、药典、全国科学技术名词审定委员会审定公布的科技名词,《中国大百科全书》《中国医学百科全书》《主题词表》《中医大辞典》《中药大辞典》等工具书,高校规划教材,代表性论著等,从而为今后研究中医及其中医名词工作提供翔实的文献依据,增强了本书的文献价值、实用价值及资料的可靠性。书末附中医名词汉语拼音索引,方便查寻。

本书是中医药名词术语规范化的主要文献依据,对促进中医学的发展、中医药学术交流以及中医药的现代化、产业化和国际化均有重要意义;同时由于考证全面,资料翔实,对中医药学的科研、教学、临床以及管理、贸易,都有很高的学术及实用价值。本书不仅可供中医中药医史文献的科研、教学人员参阅,而且可供中医临床及中医药管理、产业贸易从业者参考使用。

本书是在全国科学技术名词审定委员会中医药学名词审定委员会指导下完成的。中国工程院院士、全国科学技术名词审定委员会中医药学名词审定委员会主任委员、中国中医科学院名誉院长王永炎,国务院古籍整理出版规划小组成员、全国名中医、全国中医药学名词审定委员会顾问、中国中医科学院资深研究员余瀛鳌,中国工程院院士、全国科学技术名词审定委员会常委、天津中医药大学校长张伯礼担任本书主审。除了本项目各学科专家交叉审稿、统稿之外,陕西中医药大学图书馆馆长、杂志社社长邢玉瑞等参加统稿。本书为"十三五"国家重点图书出版规划项目,2019年获得国家科学技术学术著作出版基金的资助,2020年获得上海市促进文化创意产业发展财政扶持资金资助。上海科学技术出版社本书编辑团队较早跟踪本研究工作,并在早期就介入,参与讨论、审稿等。在此,对有关部门和专家的大力支持深表感谢。

中国中医科学院

2020年5月于北京

凡 例

本书 603 篇专论对 1 200 余条中医重点、疑难名词术语进行深入考证研究,从溯源考证、科学内涵诠释等方面提出规范的正名。每篇专论以主要名词为标题,依次分为规范名、定名依据、同义词、源流考释、文献辑录、参考文献等内容,其他相关名词随文给出。全书 5 卷,第一卷总论、中医基础理论卷,第二卷诊断、治法卷,第三卷中药、方剂卷,第四卷内科、妇科、儿科、外科、皮肤科、肛肠科、五官科、骨伤科卷,第五卷针灸、推拿养生康复卷,共 16 个部分,每个部分的条目按照笔画顺序排列。每卷末附有本卷中医名词汉语拼音索引,第 5 卷末附有全书 5 卷总索引,方便读者查询。

一、规范名

内容包括"汉文名""英文名""注释",以全国科学技术名词审定委员会审定公布的《中医药学名词》《中医药学名词:内科学、妇科学、儿科学》《中医药学名词:外科学、皮肤科学、肛肠科学、眼科学、耳鼻喉科学、骨伤科学》为准,一般不改动;经过考证,确认已公布的中文名、英文名、注释有错误,且有充分依据的,可以修订,供全国科学技术名词审定委员会修订时参考。

二、定名依据

(1)该名词的概念内涵,指出最早或较早记载的文献。

(2)该名词出现及其内涵演变的历史,引征古今代表性著作。

(3)引用国家标准、行业标准、药典、全国科学技术名词审定委员会审定公布的科技名词,参考《中国大百科全书》《中国医学百科全书》《主题词表》《中医大辞典》《中药大辞典》等工具书,中医药高等院校规划教材,以及有说服力的论著等其他文献。

(4)根据定名原则(中文规定性、单义性、科学性、系统性、简明性、民族性、约定俗成、协调性等)用自述方式分条列出,一般表述为:"××"一词或该概念最早见于×代《××××》,一般不引用文献原文。个别文献不能确定"最早"时,表述为"见于"或其他类似表述。

三、同义词

简称:与规范名等值的同义词,以全国科学技术名词审定委员会审定公布的为准。

全称:与规范名等值的同义词,以全国科学技术名词审定委员会审定公布的为准。

又称:目前允许使用的非规范同义词,以全国科学技术名词审定委员会审定公布的为准。

俗称：非学术用语，现被废弃的同义词。

曾称：古今曾有的旧名，现被废弃的同义词。

以上某一小项如无，则可以或缺。如5项均缺，则在"三、同义词"项下写"未见"。

个别［同义词］下列的［下位词］是指该名词下位词的同义词。

四、源流考释

（1）溯源寻根，以内涵为准，找到最早出现的同名词或异名词。

（2）历史上出现的与此名词相关的同名异义、同义异名及其内涵演变的过程，并分析甄别研究。大致按时代顺序叙述。

（3）"源流考释"正文中引用的文献标注文献角码，角码格式例为"[1]78"（"1"为该文献在"参考文献"中的序码，"78"为所引用内容在该文献所在的页码），且上标，即"[1]78"。

"源流考释"角码顺次以文献在文中出现的先后编排，同一书名使用相同角码。

五、文献辑录

（1）引征"源流考释"中所涉及的主要文献原文，以反映该名词的完整语境。辑录文献大体按朝代时间顺序排列，不加串解。

（2）辑录的文献加角码，角码序号与"源流考释"中相应文献角码保持一致。辑录同一种文献但引用其多处内容时，使用相同的角码。

六、参考文献

（1）提供文中所引用的原文的准确出处。

（2）参考文献以"［1］、［2］、［3］……"序号排列。

（3）参考文献序号与"源流考释"角码保持一致。

（4）在同一专科/专题中，一般要求同一文献只采用同一种版本。但由于作者分布全国各地，又遭2020年新冠疫情影响，故未强求版本的统一。

总目录

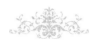

目 录

总　论

中医

zhōng yī

中医名词考证与规范　第一卷　总论、中医基础理论

一、规范名

【汉文名】中医。

【英文名】① traditional Chinese medicine。② traditional Chinese physician。

【注释】① 起源并形成于中国的具有整体观念、辨证论治等特点的医学。② 从事中国原有医学工作的专业群体。

二、定名依据

"中医"一词,是与西医相对而言,最早出现在英国合信(Benjamin Hobson)1857年在上海编译出版的《西医略论》中:"后附锯割手足等图,系西国习用之法,不得不载;恐中医一时未能仿行,姑不详论。"

19世纪后叶,医家开始使用"中医"一词,尤其是与西医比较、对举时。如1881年罗定昌《中西医粹》,书名"中西医"连用;1884年唐容川《中西汇通医经精义》载:"盖西医初出未尽周详,中医沿讹率多差误。因摘《灵》《素》诸经,录其要义,兼中西之说解之,不存疆域异同之见,但求折衷归于一是。"

民国时期,"中医"一词开始出现在政府文件中,如1914年北洋政府教育部给"医药救亡请愿团"复函称教育体系中未列入中医,"并非于中医西医有所歧视也"。又如1916年江苏省议会曾议订《检定中医暂行条例》;1936年1月22日国民政府训令公布《中医条例》,将"中医"作为法定的称谓。

《中医大辞典》(2005年版):"① 中医学之简称。② 在中国从业于中医学术者,别于西医而言。"我国2005年出版的由全国科学技术名词审定委员会审定公布的《中医药学名词》:"中医

① traditional Chinese medicine。② traditional Chinese physician。① 起源与形成于中国的具有整体观念、辨证论治等特点的医学。② 本学科专业职业队伍。"根据"中医"古今名实演变的研究,因中医从业者由个体转为群体,故指"本学科专业职业队伍",但仍不够准确,建议修改为"从事中国原有医学工作的专业群体"。

三、同义词

【曾称】①"岐黄"(《扁鹊心书》);"华医"(《瀛壖杂志》1875);"旧医"(《灵素商兑》);"国医"(《国医之心得和观察》);"汉医"(《哈尔滨汉医研究会月刊》)。②"郎中"(《夷坚志支甲》);"大夫"(《宋史·职官志》);"先生"(《凰求凤·假病》);"明医"(《养性延命录》);"名医"(《续资治通鉴》);"儒医"(《宋会要辑稿》)。

四、源流考释

当今的"中医"历史悠久,一般认为"中医"一词是西医传入后出现的、专门用于指称我国原有的医学或医生。爬梳古今相关文献,发现"中医"一词存在古今词义演变,且有一词多义、一义多词等现象,有必要对其名实源流进行认真梳理,为中医、中医药名词规范提供坚实的学术支撑。

1. 医、医学、医生　医学的起源可以上溯到远古,而最初用文字表达则有两个,即"毉""醫",皆为形声字。"毉",《广雅·释诂四》释"醫……巫也"[1]47,《说文解字》举例"古者巫彭初作医"[2],说明早期医与巫相关,医术曾掌握在巫手中。后世仍有巫医,如明代徐春甫说"击鼓舞趋,祈禳疾病曰巫医"[3]207。"醫",下部从酉,指用于医疗的酒。《说文解字》谓:"医,治病

工也。殹，恶姿也。医之性得酒而使。"[2]意为古代医治时用酒助药力，所谓"酒，百药之长"[4]307。

南朝刘宋时期就有"医学"一词，指医学教育机构。如《大唐六典》卷十四注："晋代以上，手医子弟代习者，令助教部教之。宋元嘉二十年，太医令秦承祖奏置医学，以广教授。"[5]唐仍承其制，贞观三年(629)，"九月癸丑，诸州置医学"[6]29。到唐代，设"医学博士"之职，显然已有医学之义。此后历代出现以"医学"命名的医书，如金元时期的《医学启源》《医学发明》，明代的《医学正传》《医学入门》，清代《医学心悟》《医学实在易》等。

"医生"最早指医学生，始见于《大唐六典》：唐太医署内有"医生四十人"[5]。古代称业医者为大夫、郎中等，直至近代，医生才成为业医者的通称。

"医师"，古代执掌医务的官员。《周礼注疏·天官冢宰》："医师掌医之政令，聚毒药以共医事。"[7]《隋书·百官志》："尚书、门下、中书等省医师，为从第九品。"[8]200 今指"受过高等医学教育或具有同等能力、经国家卫生部门审查合格的负主要医疗责任的医务人员"[9]1531。

2. 中医　在西医传入之前，我国古代文献已有"中医"两字。最早见于汉代班固《汉书·艺文志》："经方者，本草石之寒温，量疾病之浅深，假药味之滋，因气感之宜，辨五苦六辛，致水火之齐，以通闭解结，反之于平。及失其宜者，以热益热，以寒增寒，精气内伤，不见于外，是所独失也。故谚语曰：'有病不治，常得中医'。"[4]456此处"中医"为中等水平的医生。梳理后世相关文献，主要有动宾词组、名词两种用法。作为动宾词组的"中医"，意为切中医理。而作为名词的"中医"，古今皆有两种含义，古义指中等水平的医生或医术，今义指中国原有医学或从事中国原有医学的人。

(1)动宾词组之"中医"：古代"中医"作为动宾结构词组，其"中"，读 zhòng，意为切中、符合。在遇到庸医滥用药物、无医可求、微病时，

不服药，或可避免更大的伤害，或可自愈，如此符合医理。如，宋代《南阳活人书》："班固所谓有病不治得中医，盖慎之也。"[10]序清代《医学源流论》"治法·轻药愈病论"："古谚有不服药为中医之说，自宋以前已有之。盖因医道失传，治人多误，病者又不能辨医之高下，故不服药，虽不能愈病，亦不至为药所杀。况病苟非死症，外感渐退，内伤渐复，亦能自愈，故云中医。此过于小心之法也。"[11]208 同书"病·病有不必服药论"："如无至稳必效之方，不过以身试药，则宁以不服药为中医矣。"[11]179 又如，宋代《伤寒百证歌》："甚者，病不服药，犹得中医，此为无医处而设也。"[12]再如，金代《儒门事亲》："病不治得中医……若未病之前，从予奉养之法，亦复不生病。纵有微疾，虽不服药可也。"[13]52 清代《幼幼集成》："凡有微疾，不用仓忙，但令乳母严戒油腻荤酒，能得乳汁清和，一二日间，不药自愈，所谓不药为中医。"[14]64

(2)名词之中医："中医"作为名词，一指中医学(术)，一指中医生，且古今含义有演变。

① 古义之中医：古义"中医"，初指中等水平的医生或医术。如唐代《备急千金要方》载："古者上医相色……中医听声……下医诊脉"及"上医听声，中医察色，下医诊脉"。[15]3 自唐以降，"中医"被引申为普通医生或医术。如柳宗元《愈膏肓疾赋》："夫上医疗未萌之兆，中医攻有兆之者"[16]59；宋《苏沈良方》："吾平生求医，盖于平时，默验其工拙，至于有疾而求疗，必先尽告以所患而后求诊，使医了然知患之所在也，然后求之诊。虚实冷热先定于中，则脉之疑不能惑也。故虽中医治吾病常愈"[17]116,117；明代《古今医统大全》："胃气实者，虽有病，不攻自愈，故中医用药亦尝效焉。"[3]858《医贯·序》："中医以药石治病，上医借药石以治生"[18]；清代《潜书·除党》："何必扁鹊？苟达其故，中医皆能治之。"[19]167

② 今义之中医：今义"中医"，相对于西医而言，指中国原有医学，亦指从事中国原有医学的人。2008 年以来，有 10 多种非中医史学者撰写的书

籍认为,"中医"这个名词真正出现是在鸦片战争前后。东印度公司的西医为区别中西医给中国医学起名中医。这个时候中医的名称是为和西医做一个对比。到了 1936 年,国民党政府制定了《中医条例》正式法定了"中医"两个字。英国东印度公司成立于 1600 年,1858 年解散。的确,有入华的西方医生来自东印度公司,如"1805 年东印度公司船医皮尔逊在澳门和广州地区为中国人施种牛痘"[20]15。但目前还没有文献表明他们已经将中国医学称为中医。迄今为止,学术界也只有一个笼统的说法,并没有明确今义"中医"最早出现的时间及文献。

经查阅大量文献,发现今义"中医"一词,既知最早见于 1857 年在上海出版的《西医略论》。该书"例言"第六写道:"后附锯割手足等图,系西国习用之法,不得不载,恐中医一时未能仿行,姑不详论。"[21]此处"中医"指与西医生相对的中医生。同书,还以"中国医士""中土医士"与"西国医士"相对,"中土医学"与"西医"相对,而后者已有中医学的含义了。《西医略论》是英国合信编写的《西医五种》之一,是第一本以"西医"命名的医著。这与合信在华编译西方医著时所具有的中、西医比较观有密切关系。

之后,陆陆续续有医家、学者开始使用"中医"一词。如 1881 年《中西医粹》、1884 年《中西汇通医经精义》中均提到"中西医"。[22]叙可见,19 世纪 80 年代"中医""西医"两个术语开始成为中医学术界的话语。"中医"作为中医学的简称,开启了我国中医、西医二元格局中指称中国传统医学的新时代。

1872 年 4 月 30 日创刊的上海《申报》,历经晚清、北洋政府、国民政府 3 个时期,作为当时媒体的代表,所载文章既是社会民意的风向标,又是时代潮流的引导者。早期报文中多次刊出"中医"一词,指称传统医生。如 1879 年"一无名之疮,中医看之无见应效,至科发药房看治,旬日后忽然痊愈"[23];1881 年《中西医术不同说》一文有"西医不重利而重名,中医不重名而重

利"[24];1989 年有载:"患痨瘵求治于西医。医云:勿读书勿劳思出游,十月则愈;不然,病且死。问请中医亦然。"[25]《申报》的示范、传播作用是不可低估的。

晚清学者郑观应《盛世危言·医道》谈道:"日本素学中医,今亦参用西法,活人无算。"[26]951 甚至有用"中医"命名的医院、杂志,如北京"养浩庐中医院"(1910)、《中西医学报》(1910)。进入民国时期,"中医"作为传统医学的指称,以及中医学、中医生的简称,越来越多地被社会各界所采用。

民国时期,不仅个人、社会在称"中医",政府法规文件也称"中医"。如 1929 年著名报人邹韬奋发表《潘老太太与中医》:"仅就上海一埠而论,中医有二千人,药铺有三百家。"[27]183 政府文件,如 1914 年北洋政府教育部给"医药救亡请愿团"复函称教育体系中未列入中医,"并非于中医西医有所歧视也"[28]1,2。又如 1916 年江苏省议会曾议订《检定中医暂行条例》、1921 年广州市颁布《广州市中医生注册章程》、北平制定《北平特别市卫生局管理医士(中医)暂行规则》、1925 年内政部《中医营业领照暂行规则》、1926 年《修正广州市中医注册及取缔章程》、1927 年《上海特别市市政府卫生局管理医士(中医)暂行章程》、1930 年《青岛特别市卫生局管理医士(中医)暂行规则》、1931 年广州市《修正中医取缔章程》、1934 年江苏省《江苏省管理中医暂行规则》。[29]2

民国时期,用"中医"来命名学校、医院、学会、杂志,如上海中医专门学校(1917)、浙江兰溪中医学校(1919)、广东中医专门学校(1924)、铁樵遥从中医学校(1925),上海广益中医院(1918)、上海华隆中医院(1930)、广东中医院(1933)、中医救护医院(1938)、陪都中医院(1944),山西"中医改进会"(1919)、上海中医学会(1921)、北平市中医公会(1928)、上海市中医协会(1928)、全国中医师公会联合会(1945),《中医杂志》(1921)、《中医世界》(1929)、《复兴中

医》(1940)等。

"中医"作为法定称谓,应该是1936年1月22日国民政府训令公布的《中医条例》。该条例与1930年《西医条例》相对应,正式确立了传统医学的法定称谓,昭示国家从法律上承认中医是与西医并存的医学。尽管《中医条例》主要内容为中医资格认证与执业管理,多指中医从业人员,实也包括中医学。"中医"作为合法名称的确定,不仅承认了中医生,而且承认了中医学,"承认中医的合法地位,确保中医的生存和发展,改变中医管理无法可依局面"[30]19,20。

中医学之异名,如前所述,有国医、岐黄、华医、旧医、汉医等不同名称,但"国医"一名在近代应用较常见。国医古代指宫廷医生,如《本草纲目》引《南唐书》:"烈祖食饴喉中噎,国医莫能愈。"《本草纲目》卷五"夏冰":"时珍曰:宋徽宗食冰太过,病脾疾。国医不效,召杨介诊之。"[31]282明代徐春甫说:"寿君保相曰国医。"[3]207

"国医"作为中医学的褒称,首见于国学大师章太炎1923年在《浙江中医专门学校校友会年刊》发表题为《国医之心得和观察》[32]1-9一文。之后,出现用"国医"命名的学校、学会,如天津国医函授学校(1927)、福建龙岗国医学校(1928)、北平国医学院(1930)、上海国医学院(1930),也有个别学会,如上海市国医公会(1930)。为纪念1929年3月17日中医药界抗争请愿大集会,定该日为"全国医药大团结纪念日",后改称"国医节"(1934年《医界春秋》)。尤其是1931年成立中央国医馆并出版《国医公报》之后,似乎起到一定的示范作用,用"国医"命名的学会、杂志也比以前多了,如上海神州国医学会(1931)、重庆国医学术研究会(1936)、陕甘宁边区国医研究会(1940)、《国医周刊》(1932)、《国医评论》(1933)、《国医砥柱》(1937)、《国医月刊》(1937)、《国医专刊》(1938)、《国医新声》(1939)、《国医导报》(1939)。1932年起草的《国医条例》,1936年正式公布为《中医条例》。

近代西学东渐,传统文化受到打压,故有人提倡"国粹"(国学之精粹)。相对于西学而言,"国学"是对我国固有学术文化的褒称。1904年,邓实发表《国学保存论》,次年与黄节、刘师培、章太炎等发起成立国学保存会,以"研究国学,保存国粹"为宗旨。具体到医学领域,便褒称中医为国医。尤其出自国学大师章太炎之口,那是再自然不过了。

中医生之异名,有郎中、大夫、先生等不同。历史上"医生"还出现过不少其他的称呼,如按相对等级(上医、中医、下医)、医德医术(良医、明医、大医、德医、神医、上医、名医、庸医、时医、凡医、淫医、奸医)、出身(世医、巫医、道医、僧医、儒医)、分科(疾医、疡医、食医、带下医、针医、艾师)、行医对象与方式(太医、侍医、御医、国医、坐堂医、草泽医、铃医、江湖医、江湖郎中)等不同来命名。

根据"中医"古今名实的演变,2004年《中医药学名词》将"中医"定义为:① 与西医相对而言,"起源与形成于中国的具有整体观念、辨证论治等特点的医学"。② 因中医从业者由个体转为群体,故指"本学科专业职业队伍"[33]15。但仍不够准确,建议修改为"从事中国原有医学工作的专业群体"。

五、文献辑录

《周礼注疏》卷五"天官冢宰下":"医师掌医之政令,聚毒药以共医事……岁终,则稽其医事以制其食。十全为上,十失一次之,十失二次之,十失三次之,十失四为下。"[7]

《汉书·艺文志》:"经方者,本草石之寒温,量疾病之浅深,假药味之滋,因气感之宜,辨五苦六辛,致水火之齐,以通闭解结,反之于平。及失其宜者,以热益热,以寒增寒,精气内伤,不见于外,是所独失也。故谚语曰:'有病不治,常得中医。'"[4]456

《说文解字》卷八:"醫,治病工也。殹,恶姿也。醫之性,然得酒而使,从酉。王育说,一曰,殹,病声;酒所以治病也。《周礼》有醫。酒,古者巫彭初作醫。于其切。"[2]

《大唐六典》卷十四注:"晋代以上,手医子弟代习者,令助教部教之。宋元嘉二十年,太医令秦承祖奏置医学,以广教授。"[5]

《旧唐书·太宗纪》:"(贞观三年)九月癸丑,诸州置医学。"[6]

《备急千金要方》卷一"诸论 论治病略例第三":"古者上医相色,色脉与形不得相失,黑乘赤者死,赤乘青者生。中医听声,声合五音,火闻水声,烦闷干惊;木闻金声,恐畏相刑。脾者土也,生育万物,回助四旁,善者不见,死则归之,太过则四肢不举,不及则九窍不通,六识闭塞,犹如醉人。四季运转,周而复始。下医诊脉,知病源由,流转移动,四时逆顺,相害相生,审知脏腑之微,此乃为妙也。"[15]3

《备急千金要方》卷一"诸论 论诊候第四":"上医听声,中医察色,下医诊脉。"[15]3

《柳宗元集》:"景公梦疾膏肓,尚谓虚假,命秦缓以候问,遂俯伏于堂下。公曰:'吾今形体不衰,筋力未寡,子言其有疾者,何也?'秦缓乃穷神极思,曰:'夫上医疗未萌之兆,中医攻有兆之者。目定死生,心存取舍,亦犹卜和献含璞之璧,伯乐相有孕之马。然臣之遇疾,如泥之处埏,疾之遇臣,如金之在冶。虽九窍未拥,四支且安。肤腠营胃,外强中干。精气内伤,神沮脉殚。以热益热,以寒益寒。针灸不达,诚死之端。巫新麦以为谶,果不得其所餐。'"[16]59

《太平圣惠方》卷一:"上医医国,中医医人,下医医病。又曰:上医听声,中医察色,下医诊脉。又曰:上医疗未病,中医疗欲病,下医疗已病。"[34]

《宋史·高若讷传》:"因母病遂兼通医书,虽国医皆屈伏。"[35]

《苏沈良方》卷第一:"吾平生求医,盖于平时,默验其工拙,至于有疾而求疗,必先尽告以所患,而后求诊,使医了然知患之所在也。然后求之诊,虚实冷热先定于中,则脉之疑不能惑也。故虽中医治吾病常愈,吾求疾愈而已,岂以

困医为事哉!"[17]116,117

《类证活人书·序》:"医有因果,不精于医,宁隐于卜。班固所谓有病不治得中医,盖慎之也。"[36]288

《宋史·职官志》九第一二二:宋徽宗政和初(1111),设"和安成安成全成和大夫""保和大夫""保安大夫"。[37]1059

《伤寒九十论》:"甚者,病不服药,犹得中医,此为无医处而设也。"[38]47

《伤寒九十论》:"又云,病不服药,犹得中医,此为无医而设也。"[38]76

《避暑录话》卷下:"'不服药,胜中医。'此语虽不可通行,然疾无甚苦,与其为庸医妄投药,反害之,不得为无益也。"[39]

《夷坚志·支甲》"杜郎中驴":"杜泾郎中,河府荣河县上原村人也。世为医,赀业稍给。"[40]

《扁鹊心书》:"汝学非是岐黄正派,特小技尔。"[41]

《扁鹊心书》:"医门得岐黄血脉者,扁鹊一人而已。"[41]

《西厢记诸宫调》卷五:"奇妙,奇妙!郎中诊罢,嘻嘻的冷笑,道:五脏六腑又调和,不须医疗。"[42]144

《儒门事亲》卷一"过爱小儿反害小儿说九":"班固真良史,尝曰:有病不治得中医。除暴得大疾病服药者,当谨熟阴阳,无与众谋,若未病之前,从予奉养之法,亦复不生病。纵有微疾,虽不服药可也。"[13]52

《古今医统大全》卷之二十三"脾胃门":"胃气实者,虽有病,不攻自愈。故中医用药亦尝效焉。"[3]207

《古今医统大全》卷之七十六"瘴气门":"读书之余留意医学,幸得其传,颇识方脉,就辟入南研究此证,谓南人凡病皆谓之瘴,卒不服药,惟事鬼神。夫瘴之为病,犹伤寒之病也,岂可坐视而不药耶? 为中医每每茌苒而致不救者有之。"[3]858

《慎斋医案遗书》:"病证多端,颠倒难明,必

从脾胃调理,乃岐黄之正法也。"[43]

《产鉴》下卷:"头痛仲氏嫂金华君在秦,产七日而不食,始言头痛甚,欲取大石压,食顷渐定,心痛则以十指抓壁欲死,目痛即欲以手自剜之,如是者旬日。国医三四人,郡官中善亦数人,相顾无以为计,不知病根所起,医者术穷,病者益困。"[44]123

《医贯》:"中医以药石治病,上医借药石以治生。"[18]

《本草纲目》卷五:"时珍曰:宋徽宗食冰太过,病脾疾,国医不效,召杨介诊之。介用大理中丸。上曰:服之屡矣。介曰:疾因食冰,臣因以冰煎此药,是治受病之原也。服之果愈。"[31]282

卷七:"按刘跂钱乙传云:元丰中,皇子仪国公病瘈疭,国医未能治。长公主举乙入,进黄土汤而愈。"[31]1392

《凰求凤·假病》:"请先生过来,用心替他诊脉。"[45]

《医方集解》:"况余不业岐黄,又学无师授。"[46]

《儒林外史》第三回:"〔范进〕渐渐喘息过来……众人扶起,借庙门口一个外科郎中'跳驼子'板凳上坐着。"[47]

《幼幼集成》卷一:"凡有微疾,不用仓忙,但令乳母严戒油腻荤酒,能得乳汁清和,一二日间,不药自愈。所谓不药为中医,至哉言也!"[14]64

《潜书·除党》:"何必扁鹊?苟达其故,中医皆能治之。"[19]167

《医学源流论》:"如无至稳必效之方,不过以身试药,则宁以不服药为中医矣。"[11]179

《医学源流论》卷下:"古谚有不服药为中医之说,自宋以前已有之。盖因医道失传,治人多误,病者又不能辨医之高下,故不服药,虽不能愈病,亦不至为药所杀。况病苟非死症,外感渐退,内伤渐复,亦能自愈,故云中医。此过于小心之法也。而我以为病之在人,有不治自愈者,

有不治难愈者,有不治竟不愈而死者。其自愈之疾,诚不必服药;若难愈及不愈之疾,固当服药。乃不能知医之高下,药之当否,不敢以身尝试,则莫若择平易轻浅,有益无损之方,以备酌用。小误亦无害,对病有奇功,此则不止于中医矣。"[11]208

《红楼梦》第十回:"如今且说媳妇这病,你那里寻一个好大夫给他瞧瞧要紧,可别耽误了!"[48]57

《中国医籍考》:"当时和扁诸神医,必有传于岐黄真谛,而后能彰起死回生之术。"[49]8

"予……稍长以先孺人寝疾,从事岐黄之学。"[49]855

《西医略论》:"后附锯割手足等图,系西国习用之法,不得不载,恐中医一时未能仿行,姑不详论。"[21]

《瀛壖杂志》:"西人治病,大半乞灵于器,精妙奇辟,不仅如华医之用针灸已也。"[50]120

《申报·扬名报恩》:"一无名之疮,中医看之无见应效。至科发药房看治,旬日后忽然全愈。"[22]

《申报·中西医术不同说》:"西医不重利而重名,中医不重名而重利。"[23]

《中西汇通医经精义》:"同是人也,同是心也,西医亦有所长,中医岂无所短?盖西医初出,未尽周详;中医沿讹,率多差谬。因集《灵》《素》诸经,兼中西医之义解,不存疆域异同之见,但求折衷归于一是。"[22]叙

《申报·味道馆三才兵法序》:"患痨瘵求治于西医。医云:勿读书勿劳思出游,十月则愈;不然,病且死。问请中医亦然。"[25]

《申报·论人才之可惜》:"西人治病与华医亦初无大异,不过望闻问切四字,中医全用之而西医不且用也。"[51]

《华洋脏象约纂》:"华医……信理太过而或涉于虚……洋医……逐物太过而流于固。"[52]

《盛世危言·医道》:"日本素学中医,今亦参用西法,活人无算。"[26]

《常熟医学会刊》："振兴中医刍议。"[29]2

《浙江中医专门学校校友会年刊》："国医之心得和观察。"[32]1

《潘老太太与中医》："仅就上海一埠而论，中医有二千人，药铺有三百家。"[27]183,184

《三三医报》："中医一律改称国医。"[53]23

《中医新刊》："质问杭州市公安局何以公然侮辱我中医中药妄称为旧医旧药。"[54]1

《中医大辞典》："① 中医学之简称。② 在中国从业于中医学术者，别于西医而言。"[55]267

《中医药学名词》："中医……① traditional Chinese medicine；② traditional Chinese physician。① 起源与形成于中国的具有整体观念、辨证论治等特点的医学。② 本学科专业职业队伍。"[33]15

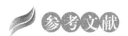 参考文献

[1] [三国] 张揖. 广雅：释诂四[M]. [隋] 曹宪注音. 北京：中华书局，1985：47.

[2] [汉] 许慎. 说文解字[M]. 刊本. 1598（明万历二十六年）.

[3] [明] 徐春甫. 古今医统大全[M]. 崔仲平，王耀廷主校. 北京：人民卫生出版社，1991：207,858.

[4] [东汉] 班固. 汉书[M]. 缩印本. 北京：中华书局，1997：307,456.

[5] [唐] 李林甫，等注. 大唐六典[M]. 刻本. 1515（明正德十年）.

[6] [后晋] 刘昫，等. 旧唐书：太宗纪[M]. 缩印本. 北京：中华书局，1997：29.

[7] [汉] 郑玄. 周礼注疏：卷五[M]. 贾公彦注. 武英殿刊本. 1739（清乾隆四年）.

[8] [唐] 魏征. 隋书：百官志[M]. 缩印本. 北京：中华书局，1997：200.

[9] 中国社会科学院语言研究所词典编辑室. 现代汉语词典[M]. 6版. 北京：商务印书馆，2013：1531.

[10] [宋] 朱肱. 南阳活人书[M]//田思胜. 朱肱、庞安时医学全书. 北京：中国中医药出版社，2006：序.

[11] [清] 徐大椿. 医学源流论[M]//徐大椿. 徐大椿医书全集. 北京：人民卫生出版社，1988：179,208.

[12] [宋] 许叔微. 伤寒百证歌：论伤寒须早治[M]. 陆氏十万卷楼据元刻重刊本. 1881（光绪七年）.

[13] [金] 张从正. 儒门事亲[M]//张子和. 子和医集. 邓铁涛，等编校. 北京：人民卫生出版社，1994：52.

[14] [清] 陈复正. 幼幼集成[M]. 翰墨园藏板刻本. 1751（乾隆十六年）：64.

[15] [唐] 孙思邈. 备急千金要方[M]. 日本江户医学影北宋本. 北京：人民卫生出版社，1955：3.

[16] [唐] 柳宗元. 柳宗元集[M]. 张玉霞点校. 长春：时代文艺出版社，2012：59.

[17] [宋] 苏轼，沈括. 苏沈良方：拾遗卷上[M]. 杨俊国，王振国点校. 上海：上海科学技术出版社，2003：116,117.

[18] [明] 赵献可. 医贯[M]. 郭君双整理. 北京：人民卫生出版社，2005.

[19] [清] 唐甄. 潜书：下[M]. 乌鲁木齐：新疆青少年出版社，2005：167.

[20] 朱建平. 百年中医史[M]. 上海：上海科学技术出版社，2016：15.

[21] [英] 合信. 西医略论[M]. 上海：仁济医馆，1857（清咸丰七年）.

[22] [清] 唐容川. 中西汇通医经精义[M]//王咪咪，李林. 唐容川医学全书. 北京：中国中医药出版社，1999：叙.

[23] 本报讯. 扬名报恩[N]. 申报，1879-01-01(7).

[24] 本报讯. 中西医术不同说[N]. 申报，1881-10-09(1).

[25] 本报讯. 味道馆三才兵法序[N]. 申报，1889-03-02(1).

[26] [清] 郑观应. 盛世危言[M]. 上海：上海古籍出版社，2008：951.

[27] 韬奋. 小言论：潘老太太与中医[N]. 生活（上海1925A），1929,4(18)：183,184.

[28] 纪事[N]. 神州医药学报，1914,2(2)：纪事之1,2.

[29] 振兴中医刍议[J]. 常熟医学会刊，1922(1)：2.

[30] 民国政府公布. 中医条例[J]. 中国医药研究月报，1936,1(1)：19,20.

[31] [明] 李时珍. 本草纲目[M]. 夏冰，刘衡如，刘山永校注. 北京：华夏出版社，1998：282,1392.

[32] 章太炎. 国医之心得和观察[J]. 浙江中医专门学校校友会年刊，1923,(2)：1-9.

[33] 中医药学名词审定委员会. 中医药学名词[M]. 北京：科学出版社，2005：15.

[34] [宋] 王怀隐，等. 太平圣惠方[M]. 北京：中医古籍出版社，2005,91,92.

[35] [元] 脱脱，等撰. 宋史[M]. 朱英重刻本. 1471-1480（明成化七年至十六年）.

[36] [宋] 朱肱. 类证活人书[M]//虞舜，王旭光，张玉才. 续修四库全书：伤寒类医著集成. 南京：江苏科学技术出版社，2010：288.

[37] [元] 脱脱，等. 宋史：职官志[M]. 缩印本. 北京：中华书局，1997：1059.

[38] [宋] 许叔微. 伤寒九十论[M]//刘景超，李具双. 许叔微医学全书. 北京：中国中医药出版社，2015：

[39] [宋]叶梦得.避暑录话:卷下[M].毛氏汲古阁《津逮秘书》本.1628－1644(明崇祯元年至十七年).

[40] [宋]洪迈.夷坚志:支甲[M].[清]周燊耕烟草堂刻本.

[41] [宋]窦材.扁鹊心书[M].刊本.1765(清乾隆三十年).

[42] [金]董解元.西厢记诸宫调:卷五[M].侯岱麟校订.上海:商务印书馆,1955:144.

[43] [明]周慎斋.慎斋医案遗书[M].重刊目耕堂藏本.1849(清道光己酉).

[44] [明]王化贞.产鉴新解:下卷[M].张磊,庞春生,冯明清,等校注.郑州:河南科学技术出版社,2013:123.

[45] [清]李渔.凰求凤[M].清康熙间(1662—1722)大知堂刻本.

[46] [清]汪昂.医方集解:凡例[M].瓶花书屋刻本.1845(清道光二十五年).

[47] [清]吴敬梓.儒林外史[M].石家庄:河北人民出版社,1993,23.

[48] [清]曹雪芹,高鹗.红楼梦[M].潘渊点校.杭州:浙江文艺出版社,1999:57.

[49] [日本]丹波元胤.中国医籍考[M].北京:人民卫生出版社,1983:8,855.

[50] 王韬.瀛壖杂志[M].上海:上海古籍出版社,1989:120.

[51] 本报讯.论人才之可惜[N].申报,1889－06－29(1).

[52] [清]朱沛文.华洋脏象约纂[M].宏文阁石印本.1897(光绪二十三年).

[53] 时逸人.国医御敌刍议[J].三三医报,1926,4(4):23－28.

[54] 王宇高.质问杭州市公安局何以公然侮辱我中医中药妄称为旧医旧药[J].中医新刊,1928,5:1－6.

[55] 李经纬,余瀛鳌,蔡景峰,等.中医大辞典[M].北京:人民卫生出版社,2005:267.

（朱建平）

1 · 002

中 药

zhōng yào

一、规范名

【汉文名】中药。

【英文名】Chinese materia medica。

【注释】在中医理论指导下应用的药物。

二、定名依据

"中药"作为在中医理论指导下应用的药物的名称,最早见于民国张锡纯的《医学衷中参西录》。另有相关术语的记载,如"毒药""毒""本草"等,虽然与本术语概念相同,但现在已很少沿用。其中"毒药""毒"在汉代以后就专指药物的毒性,"本草"在古代多指中国传统药学知识。因此将"中药"作为规范名,符合术语定名的科学性和单义性协调一致原则。

在古代,本概念多被称为"药"。鸦片战争后,随着西方医学大量传入我国,并取得与我国传统医学并驾齐驱的地位,为了区别起见,人们才不得不把中国传统药物称为"中药",以便与西药及其他药物进行区别。随后,"中药"一词开始大量出现在行政机构、学校、书籍、团体和会议的名称上,并被主流社会所认同。

现代相关著作,如高等教育中医药类规划教材《中药学》《中药方剂学》《中医学》等以及辞书类著作《中医药常用名词术语辞典》《中医大辞典》等均以"中药"作为规范名。已经广泛应用于中医药学文献标引和检索的《中国中医药学主题词表》和中国中药协会行标《中药学基本术语》以及现代有代表性的中药学著作《中药鉴定学》《中药学图表解》《中药学讲稿》《药用植物学与生药学》和《中国中医药学术语集成·中药学》等也以"中药"作为规范名。说明"中药"作为在中医理论指导下应用的药物的规范名已成为共识。

我国2005年出版的全国科学技术名词审定委员会审定公布的《中医药学名词》也以"中药"

作为规范名。所以"中药"作为规范名也符合术语定名的协调一致原则。

三、同义词

【曾称】"药"（《周易》）；"毒药"（《周礼》）；"毒"（《内经》）；"本草"（《蜀本草》）。

四、源流考释

"中药"（在中医理论指导下应用的药物）一词原称"藥"。《中华本草》认为："目前所知最早的'药'字，盖出自数千年前古钟鼎类铜器上之铭文（即金文）。"[1]6 "藥"为"药"的繁体字，是对各种治病药物的高度概括。铭文中的"藥"字即为"中药"相关术语的最早记载。

周代已明确有关于"药"的记载，如《周易·无妄卦》象曰："无妄之疾，勿药有喜。"[2]104 此外，尚有著作称本概念为"毒药"，如《周礼·天官冢宰第一》言："医师：掌医之政令，聚毒药以供医事。"[3]12 这里的"毒药"就是指广义上的中药。

春秋战国至秦汉时代的著作对中药的论述较为详尽，出现了"药""毒药""毒"三种称谓并存的情况。如《尚书·说命》继续沿用《周易》的记载，称本概念为"药"，如："若药弗瞑眩，厥疾弗瘳。"[4]67 而《素问·汤液醪醴论》则继续沿用了《周礼·天官冢宰第一》的记载，称本概念为"毒药"，如："岐伯曰：当今之世，必齐毒药攻其中，镵石针艾治其外也。"[5]79 而在《灵枢·论痛》篇中，不仅首次提出"毒"的称谓，还对用药要因人而异作了较好的阐述如："胃厚、色黑、大骨及肥者，皆胜毒；故其瘦而薄胃者，皆不胜毒也。"[6]281 这对临床用药也起到了指导作用。综上所述，这一时期，药、毒和毒药都是指用来治病的药物，三者可以混合使用，其义相通。

汉代对药物理论的认识渐趋全面，"毒"的含义也从药物转变为药物的毒性。如我国现存最早的药物学专著《神农本草经》载："药有酸、咸、甘、苦、辛五味，又有寒、热、温、凉四气及有

毒、无毒，阴干曝干，采治时月生熟，土地所出，真伪陈新，并各有法。"[7]5 该书明确指出了药物毒性的有无及毒性大小，与药物炮制、采收、产地、真伪、陈新有密切关系。又如《神农本草经·序录》中又云："上药一百二十种为君，主养命以应天，无毒……中药一百二十种为臣，主养性以应人，无毒有毒……下药一百二十五种为佐使，主治病以应地，多毒。"[7]1 可见上、中、下三品药物分类法在此时已形成。该书对于药物理论的完善有重要的意义。

自"毒"的含义从药物转变为药物的毒性之后，汉代以降的医家大都沿用《周易》的记载，以"药"为规范名称来记载本概念，如隋代杨上善《黄帝内经太素》[8]328，唐代王焘《外台秘要》[9]650，宋代王衮《博济方》[10]26、刘昉《幼幼新书》[11]168，明代杜文燮《药鉴》[12]52、武之望《济阴纲目》[13]2、清代钱潢《伤寒溯源集》[14]205、赵学敏《本草纲目拾遗》[15]5 等。

此外，尚有将中药称为"本草"的记载，如五代韩保昇《蜀本草》"序例上"云："按药有玉石草木虫兽，直云本草者，为诸药中草类最多也。"[16]303 古代以"草"或"草木"作为植物的代称，而中药里又以植物药为主。因此，"草为药之本"的概念被保留了下来，中药因此亦称为"本草"。又如金代李杲《珍珠囊补遗药性赋》言："风疹赤丹，本草景天，即是慎火草。"[17]43 将中药称为"本草"的尚有元代王好古《汤液本草》"序"："殷伊尹用本草为汤液。"[18]1 但是，值得一提的是，在古代，"本草"一词多指的是药学知识，如宋代《嘉祐本草》明确载有："盖上世未著文字，师学相传，谓之本草。"[19]1 可见，"本草"是因远古时期"未著文字"，凭借"师学相传"而得以逐渐发展完善的。可以"师学相传"只能是药学知识，而非中药。

"中药"一词始见于民国张锡纯《医学衷中参西录》，如该书"医方六"言："西人、东人，对于肺结核，皆视为至险之证。愚治以中药汤剂，辅以西药阿司匹林，恒随手奏效，参麦汤下论之甚

详。"[20]30 可见，"中药"这一称谓的由来是为了区别西药以及其他药物而产生的，在西方医学传入我国之前无此称谓。鸦片战争后，随着西方医学大量传入我国，并取得与我国传统医学并驾齐驱的地位，为了区别起见，人们才不得不把中国传统药物称为"中药"。随后，"中药"一词开始大量出现在行政机构、学校、书籍、团体和会议的名称上，并被主流社会所认同。如据《近代中西医争辩史》记载，在1909年4月，上海举行的"南洋大臣特考"的试卷中即出现"中药"一词，如其中之一的试题为"中药辨气味，西药辨质，质与气味分别何如？"[21]83

现代有关著作均以"中药"作为本词正名，如《中医药学名词》[22]1《中国中医药学主题词表》[23]1307《中医药常用名词术语辞典》[24]51《中药学》[25]1《中药学图表解》[26]3《中药鉴定学》[27]1《中药方剂学》[28]1《中药学》[29]122,123《中药学讲稿》[30]3《中医学》[31]135《药用植物学与生药学》[32]1《中医大辞典》[33]267《中药学基本术语》[34]1 等。

总之，"药"（《周易》）、"毒药"（《周礼》）、"毒"（《内经》）在我国古代均为在中医理论指导下应用的药物，其中"毒药""毒"在汉代以后就专指药物的毒性，而"药"一直沿用至清代。西方医学传入我国并逐渐取得与我国传统医学并驾齐驱的地位，为了区别起见，人们才不得不把中国传统药物称为"中药"。随后，"中药"一词开始大量出现在行政机构、学校、书籍、团体和会议的名称上，并被主流社会所认同，并且一直沿用至今。

五、文献辑录

《周易·无妄卦》："无妄之疾，勿药有喜。"[2]104

《周礼·天官冢宰第一》："医师：掌医之政令，聚毒药以供医事。"[3]12

《尚书·说命》："若药弗瞑眩，厥疾弗瘳。"[4]67

《素问·汤液醪醴论》："岐伯曰：当今之世，必齐毒药攻其中，镵石针艾治其外也。"[5]79

《灵枢·论痛》："胃厚、色黑、大骨及肥者，皆胜毒；故其瘦而薄胃者，皆不胜毒也。"[6]281

《神农本草经·序录》："上药一百二十种为君，主养命以应天，无毒……中药一百二十种为臣，主养性以应人，无毒有毒……下药一百二十五种为佐使，主治病以应地，多毒。"[7]1

卷一："药有酸、咸、甘、苦、辛五味，又有寒、热、温、凉四气及有毒、无毒，阴干曝干，采治时月生熟，土地所出，真伪陈新，并各有法。"[7]5

《黄帝内经太素》卷十九："药有三种：上药养神，中药养性，下药疗病。"[8]328

《外台秘要》卷三十五："上七味，捣筛，别治巴豆、杏仁，令如膏，捣数千杵，令相和，如强内少蜜。百日儿服如胡豆十丸，过百日至一岁服二十丸，随儿大小，以意节度之。当候儿大便中药出为愈，若不出，复与加初。"[9]650,651

《蜀本草·序例上》："按药有玉石草木虫兽，直云本草者，为诸药中草类最多也。"[16]303

《博济方》卷一："顺中散……如曾中药毒，呕逆黑血至多，不能饮食，服此顺中散，亦能解毒止血。"[10]26,27

《嘉祐本草》："盖上世未著文字，师学相传，谓之本草。"[19]1

《幼幼新书》卷第七："平旦一服，日中药势尽，日西久时复增圆。至鸡鸣时若不差，复与一圆，若愈即止。"[11]168

《珍珠囊补遗药性赋》："风疹赤丹，本草景天，即是慎火草。"[17]

《汤液本草·序》："殷伊尹用本草为汤液。"[18]1

《药鉴·原例》："广皮……故丹溪曰，生用入发散中，能利肺气而治嗽。熟用入补中药，能和脾家虚寒。既曰理中，又曰泄脾，何也？"[12]52

《济阴纲目·卷之一·调经门》："论心脾为经血主统……凡血病当用苦甘之药，以助阳气，而生阴血也。"[13]2

《伤寒溯源集》卷五："故甘草干姜皆火炒，用肉桂而非桂枝，盖温中药也。"[14]205

《本草纲目拾遗》卷一："水色如酱油而清，光可鉴，以火燃之如烧酒有焰者真。其性大热，乃房中药也。"[15]5

《医学衷中参西录·医方六》："西人、东人，对于肺结核，皆视为至险之证。愚治以中药汤剂，辅以西药阿司匹林，恒随手奏效，参麦汤下论之甚详。"[20]30

《近代中西医争辩史》："中药辨气味，西药辨质，质与气味分别何如？"[21]83

《中药学》："中药是我国传统药物的总称。"[25]1

《中华本草》："目前所知最早的'药'字，盖出自数千年前古钟鼎类铜器上之铭文（即金文）。"[1]6

《中医药常用名词术语辞典》："中药……在中医理论指导下应用的药物。也是中国传统药物的近代称谓。"[24]51

《中医学》："中药是我国传统药物的总称。凡是运用中国传统医药学理论，说明作用机制，指导临床应用的药物，统称为中药。"[31]135

《中医大辞典》："中药……在中医理论指导下应用来源于植物、动物、矿物及其成品的中国传统药物的统称。"[33]267

《中医药学名词》："在中医理论指导下应用的药物。包括中药材、中药饮片和中成药等。"[22]1

《中药方剂学》："中药是指在中医药理论指导下，用于预防、诊断和治疗疾病的物质总称。"[28]1

《中药学》："中药……是在中医药学理论指导下用以防病治病、增进人体健康的中国传统药物（中药学）。"[29]122,123

《药用植物学与生药学》："指中医用以治病的药物，是根据中医学的理论和临床经验应用于医疗保健的药物。"[32]1

《中药鉴定学》："是指在中医药理论和临床经验指导下用于防治疾病和医疗保健的药物，包括中药材、饮片和中成药。"[27]1

《中国中医药学主题词表》："中药……是指在中医学理论指导下认识和应用的药物，也是人们对我国传统药物的总称。"[23]1307

《中药学讲稿》："在中医药理论指导下用于防治疾病的药物，便称为'中药'。"[30]3

《中药学图表解》："中药就是指在中医理论指导下，用于预防、治疗、诊断疾病并具有康复与保健作用的物质。"[26]3

《中药学基本术语》："中药……在中医理论指导下应用的药物。"[34]1

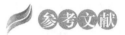 参考文献

［1］ 国家中医药管理局《中华本草》编委会.中华本草：第一册[M].上海：上海科学技术出版社,1999：6.

［2］ [周]姬昌.周易[M].东篱子译注.北京：北京时代华文书局,2014：104.

［3］ 陈戍国.周礼 仪礼 礼记[M].长沙：岳麓书社,1989：12.

［4］ 陈戍国.尚书校注[M].长沙：岳麓书社,2004：67.

［5］ 未著撰人.素问[M].北京：中国中医药出版社,1998：79.

［6］ 未著撰人.灵枢[M].长沙：湖南科学技术出版社,2010：281.

［7］ [汉]神农本草经[M].[清]顾观光辑.杨鹏举校注.北京：学苑出版社,2007：1,5.

［8］ [隋]杨上善.黄帝内经太素[M].北京：人民卫生出版社,1965：328.

［9］ [唐]王焘.外台秘要[M].王淑民校注.北京：中国医药科技出版社,2011：650,651.

［10］ 王衮.博济方[M].王振国,宋咏梅点校.上海：上海科学技术出版社,2003：26,27.

［11］ [南宋]刘昉.幼幼新书[M].北京：人民卫生出版社,1987：168.

［12］ [明]杜文燮.药鉴[M].上海：上海人民出版社,1975：52.

［13］ [明]武之望.济阴纲目[M].[清]汪淇笺释.张黎临,王清校注.北京：中国中医药出版社,1998：2.

［14］ [清]钱潢.伤寒溯源集[M].周宪宾,陈居伟校注.北京：学苑出版社,2009.205.

［15］ [清]赵学敏.本草纲目拾遗[M].北京：人民卫生出版社,1963：5.

［16］ [五代]韩保昇.日华子本草蜀本草（合刊本）[M].合肥：安徽科学技术出版社,2005：303.

［17］ [元]李东恒.珍珠囊补遗药性赋[M].上海：上海科

学技术出版社，1958：43.

[18] ［元］王好古.汤液本草［M］.北京：中国中医药出版
社，2013：1.

[19] ［宋］掌禹锡撰.尚志钧辑复.嘉祐本草辑复本［M］.
北京：中医古籍出版社，2009：1.

[20] ［清］张锡纯.医学衷中参西录［M］.北京：中国医药
科技出版社，2011：30.

[21] 赵洪钧.近代中西医争辩史［M］.合肥：安徽科学技
术出版社，1989：83.

[22] 中医药学名词审定委员会.中医药学名词［M］.北京：
科学出版社，2005：1.

[23] 吴兰成.中国中医药学主题词表［M］.北京：中医古
籍出版社，2008：1307.

[24] 李振吉.中医药常用名词术语辞典［M］.北京：中国
中医药出版社，2001：51.

[25] 雷载权.中药学［M］.上海：上海科学技术出版社，
1995：1.

[26] 钟赣生.中药学图表解［M］.北京：人民卫生出版社，
2013：3.

[27] 康廷国.中药鉴定学［M］.北京：中国中医药出版社，
2007：1.

[28] 梁颂名.中药方剂学［M］.广州：广东科技出版社，
2006：1.

[29] 施毅.中药学：上［M］//曹洪欣，刘保延.中国中医药
学术语集成.北京：中医古籍出版社，2006：122，123.

[30] 颜正华.中药学讲稿［M］.北京：人民卫生出版社，
2009：3.

[31] 郑守曾.中医学［M］.北京：人民卫生出版社，2002：
135.

[32] 李昌勤.药用植物学与生药学［M］.北京：中国医药
科技出版社，2007：1.

[33] 李经纬，余瀛鳌，蔡景峰，等.中医大辞典［M］.北京：
人民卫生出版社，2004：267.

[34] 中国中药协会.中药学基本术语［M］.北京：中国中
医药出版社，2015：1.

（何　娟）

中 / 医 / 名 / 词 / 考 / 证 / 与 / 规 / 范

中医基础理论

十四经

shí sì jīng

一、规范名

【汉文名】十四经。

【英文名】fourteen channels; fourteen meridians。

【注释】十二经脉与任脉、督脉的总称。

二、定名依据

马王堆汉墓医书《足臂十一脉灸经》《阳明十一脉灸经》是目前发现最早的论述经脉学说的文献，论述了人体十一条经脉。

在《内经》时代，经络学说已基本成型，《内经》中虽然没有出现"十四经"一词，但对十四经中的十二经和任、督两脉均有较详尽的论述。

唐代医家杨上善的《黄帝内经太素》中首次出现了"十四经"一词。在此，杨上善将任冲脉合二为一，他在文中的"十四经"是指十二经、督脉和任、冲脉，相比后世"十四经"的概念来说，多了冲脉。

元代滑寿在《十四经发挥》中，首次将"十四经"定义为十二经脉和任脉、督脉合称。自此之后，"十四经"的概念就被固定下来，一直延续至今。

自元代滑寿《十四经发挥》提出"十四经"之名，其后历代著作多有沿用，如明代《针灸聚英》《解围元薮》《黄帝内经灵枢注证发微》，清代《脉诀汇辨》《医经原旨》《针灸逢源》等。这些著作均为历代的重要著作，对后世有较大影响。所以，"十四经"作为规范名便于达成共识，符合术语定名的约定俗成原则。

现代相关著作，如《中医药学名词》《中医大辞典》、国标《中医基础理论术语》《中医药常用名词术语辞典》《中医辞海》《中医学》（李家邦）等均以"十四经"作为规范词。说明"十四经"作为规范名已成为共识。

三、同义词

未见。

四、源流考释

马王堆汉墓医书《足臂十一脉灸经》是目前发现最早的论述经脉学说的文献。全文论述了十一条经脉足太阳脉、足少阳脉、足阳明脉、足少阴脉、足太阴脉、足厥阴脉、臂太阴脉、臂少阴脉、臂太阳脉、臂少阳脉、臂阳明脉的循行走向及所主疾病，奠定了经络学说的基础。例如论述足太阳脉曰："足泰（太）阳温（脉）：出外踝窭（娄）中，上贯膞（腨），出于郄（郄）；枝之下胂；其直者贯 臀 ，夹（挟）脊， 出 【项】，上于豆（脰）；枝颜下，之耳；其直者贯目内溃（眦），之鼻。"[1]41

《阳明十一脉灸经》在《足臂十一脉灸经》基础上对人体十一条经脉的循行路线、生理、病理做了调整补充，依次论述了足太阳脉、足少阳脉、足阳明脉、肩脉、耳脉、齿脉、足太阴脉、足厥阴脉、足少阴脉、臂太阴脉、臂少阴脉。文中论述足阳明脉如："【少】阳脉（脉）：毄（系）于外踝之前廉，上出鱼股之【外，出】□上，【出目前】。"[1]52

在《内经》时代，经络学说已基本成型。书中对十四经中的十二经和任督两脉均有较详尽的论述。《黄帝内经素问·调经论》："夫十二经脉者，皆络三百六十五节，节有病必被经脉，经脉之病皆有虚实，何以合之？"[2]232《灵枢经·终始》："故补则实，泻则虚，痛虽不随针，病必衰去。必先通十二经脉之所生病，而后可得传于终始矣。故阴阳不相移，虚实不相倾，取之其经。"[3]25,26 特别是《灵枢经·经脉》更是通篇进行论述。总之，《内经》对于十二经脉的名称、循

中医名词考证与规范 第一卷 总论·中医基础理论

行走向、络属脏腑及其所主疾病均有明确记载。对任脉、督脉的论述如《黄帝内经素问·上古天真论》："二七而天癸至，任脉通，太冲脉盛，月事以时下，故有子……七七，任脉虚，太冲脉衰少，天癸竭，地道不通，故形坏而无子也。"[2]3,4 在《黄帝内经素问·痿论》中谈到督脉如"而阳明为之长，皆属于带脉，而络于督脉。故阳明虚则宗筋纵，带脉不引，故足痿不用也。"[2]169《黄帝内经素问·骨空论》："任脉者，起于中极之下，以上毛际，循腹里上关元，至咽喉，上颐循面入目……督脉为病，脊强反折。督脉者，起于少腹以下骨中央，女子入系廷孔，其孔，溺孔之端也，其络循阴器合篡间，绕篡后，别绕臀，至少阴与巨阳中络者，合少阴上股内后廉，贯脊属肾，与太阳起于目内眦，上额交巅上，入络脑，还出别下项，循肩髆内，挟脊抵腰中，入循膂络肾；其男子循茎下至篡，与女子等；其少腹直上者，贯脐中央，上贯心入喉，上颐环唇，上系两目之下中央。此生病，从少腹上冲心而痛，不得前后，为冲疝。其女子不孕，癃痔遗溺嗌干。督脉生病治督脉，治在骨上，甚者在脐下营。"[2]217,218 总之，《内经》对十四经的记载虽然分散、简略，但却为十四经理论的形成奠定了基础。

唐代医家杨上善在《黄帝内经太素》中首次出现"十四经"一词。他在"十五络脉"中说："二十脉中，十二经脉督脉及任冲脉有十四经，各别出一脉，有十四脉，脾藏复出一脉，合有十五脉，名为大络。"[4]96 虽然杨上善在此将任冲脉合二为一，他在文中的十四经是指十二经、督脉和任冲脉，但是"十四经"一词的创立对后世滑寿《十四经发挥》的创作有相当大的启发。

元代滑寿《十四经发挥》中的"十四经"是首次作为本概念的名称出现，是指十二经脉与任脉、督脉的总称。他在自序中说："得经十二，任、督脉之行腹背者二，其隧穴之周于身者，六百五十有七，考其阴阳之所以往来，推其骨之所以驻会，图章训释，缀以韵语，厘为三卷，目之曰《十四经发挥》。"[5]2 解释书之所以命名为"十四

经"的来历，经脉十二和任脉、督脉合称为十四经。书中按照十二经脉和督脉、任脉的顺序分别记述了各经经穴歌诀、相应的脏腑功能、经脉循行经路、所属经穴部位及经脉主病等。本书是历史上对十四经进行阐释发挥的极其重要的著作，自此之后，"十四经"的定义就被固定下来，一直沿用至今。

明代医家也很重视对十四经进行研究论述，许多著作中使用"十四经"这一术语。如高武《针灸聚英》卷四分别载有十四经穴歌和十四经步穴歌[6]224-235。沈之问在其著作《解围元薮》中论述十四经环于巅顶，在百会穴交集。文中称："人身十四经枝络，丝系皆环于巅顶，交于百会，气血周流，旦夕不息。"[7]43"若秽浊之滓沉滞下元，则九窍不清，十四经晦塞。"[7]63 马莳《黄帝内经灵枢注证发微》则认为滑氏对十四经的义理论述不够详细，文中说："滑伯仁有《十四经发挥》，义犹未悉，其各经图形，起止歌诀，宜详阅之。今附二图于此，则十四经始全。"[8]90 张介宾的著作《类经图翼》卷三至十一为经络部分，作者广泛征引有关资料，对十四经起止、经气流注、经穴部位、针刺诸症等，作了深入系统的阐述。为了便于记诵，张氏也编写了十四经歌诀："脉络周身十四经，六经表里督和任。"[9]91

清代学者对十四经的研究更加广泛和深入，李延昰《脉诀汇辨》[10]249、薛雪《医经原旨》[11]153、李学川《针灸逢源》[12]135 等著作都使用了"十四经"这一术语，对十四经理论进行了一定的阐发，特别是《针灸逢源》是对十四经进行深入研究的著作。书中将历代针灸医籍中所载十四经经穴收集了 361 个，现一般依据《针灸逢源》的记载，将十四经穴位定作三百六十一穴。其书统一各书的差异，对十四经研究的科学性和规范性有重要意义。

现代相关著作，均沿用《十四经发挥》的记载，以"十四经"作为规范名，如《中医辞海》[13]44《中医药常用名词术语辞典》[14]3《中医大辞典》[15]14《中医药学名词》[16]31、国标《中医基础理

论术语》[17]37、李家邦《中医学》[18]218，均认为十四经是指十二经脉和任脉、督脉的合称。

总之，"十四经"这一术语是在十一经、十二经、任脉、督脉学说的基础之上发展起来的。唐代的杨上善《黄帝内经太素》首先出现了"十四经"一词，是指十二经、督脉和任冲脉，元代滑寿的《十四经发挥》首先出现了本概念术语"十四经"，是指十二经脉与任脉、督脉的总称，后世多遵其说。

五、文献辑录

马王堆汉墓医书《足臂十一脉灸经》："足泰（太）阳温（脉）：出外踝窭（娄）中，上贯腨（腨），出于胎（ 卻 ）；枝之下腂；其直者贯 臀 ，夹（挟）脊， 出 【项】，上于豆（脰）；枝颜下，之耳；其直者贯目内溃（眦），之鼻。"[1]41

"阳明十一脉灸经"："【少】阳眽（脉）：毂（系）于外踝之前廉，上出鱼股之【外，出】□上，【出目前】。"[1]52

《灵枢经·终始》："故补则实，泻则虚，痛虽不随针，病必衰去。必先通十二经脉之所生病，而后可得传于终始矣。故阴阳不相移，虚实不相倾，取之其经。"[3]25,26

《黄帝内经素问·调经论》："夫十二经脉者，皆络三百六十五节，节有病必被经脉，经脉之病皆有虚实，何以合之？"[2]232

"上古天真论"："二七而天癸至，任脉通，太冲脉盛，月事以时下，故有子……七七，任脉虚，太冲脉衰少，天癸竭，地道不通，故形坏而无子也。"[2]3,4

"痿论"："而阳明为之长，皆属于带脉，而络于督脉。故阳明虚则宗筋纵，带脉不引，故足痿不用也。"[2]169

"骨空论"："任脉者，起于中极之下，以上毛际，循腹里上关元，至咽喉，上颐循面入目……督脉为病，脊强反折。督脉者，起于少腹以下骨中央，女子入系廷孔，其孔，溺孔之端也，其络循阴器合篡间，绕篡后，别绕臀，至少阴与巨阳中络者，合少阴上股内后廉，贯脊属肾，与太阳起

于目内眦，上额交巅上，入络脑，还出别下项，循肩髆内，挟脊抵腰中，入循膂络肾；其男子循茎下至篡，与女子等；其少腹直上者，贯脐中央，上贯心入喉，上颐环唇，上系两目之下中央。此生病，从少腹上冲心而痛，不得前后，为冲疝。其女子不孕，癃痔遗溺嗌干。督脉生病治督脉，治在骨上，甚者在脐下营。"[2]217,218

《黄帝内经太素》卷九："二十脉中，十二经脉督脉及任冲脉有十四经，各别出一脉，有十四脉，脾藏复出一脉，合有十五脉，名为大络。"[4]96

《十四经发挥·自序》："得经十二，任、督脉之行腹背者二，其隧穴之周于身者，六百五十有七，考其阴阳之所以往来，推其骨之所以驻会，图章训释，缀以韵语，厘为三卷，目之曰《十四经发挥》。"[5]1,2

《针灸聚英》卷四："十四经穴歌……手太阴十一穴，中府云门天府列，夹白尺泽孔最存，列缺经渠太渊涉。鱼即少商如韭叶……璇玑天突廉泉清，上颐还以承浆承。"[6]224-227"十四经步穴歌……太阴肺兮出中府，云门之下一寸许，云门气户旁二寸，人迎之下二骨数……承浆颐前唇棱下，任脉之部宜审详。"[6]227-235

《解围元薮》卷二："人身十四经枝络，丝系皆环于巅顶，交于百会，气血周流，旦夕不息。"[7]43"若秽浊之滓沉滞下元，则九窍不清，十四经晦塞。"[7]63

《黄帝内经灵枢注证发微》卷二："自肺至肝、督、任，滑伯仁有《十四经发挥》，义犹未悉，其各经图形，起止歌诀，宜详阅之。"[8]90

《类经图翼》卷三："脉络周身十四经，六经表里督和任。"[9]91

《脉诀汇辨》卷十："脉络周身十四经，六经表里督和任。"[10]249

《医经原旨》卷三："营气者，随宗气以行于十四经脉之中。"[11]153

《针灸逢源》卷三："脉络周身十四经，六经表里督和任，阴阳手足经皆六，督总诸阳任总阴，诸阳行外阴行里，四肢腹背皆如此。"[12]135

《中医辞海》："十四经……基础理论名词。见《十四经发挥》。即指十二正经加任脉、督脉合称十四经。"[13]44

《中医药常用名词术语辞典》："十四经……经络。出《十四经发挥》。十二经脉和任脉、督脉的合称。"[14]3

《中医大辞典》："十四经……十二经脉和任脉、督脉的合称。《十四经发挥》：'十二经所列次第，并以流注之序为之先后，附以任督二奇者，以其有专穴也，总之为十四经云。'任、督两脉，不仅各自有直接联属的穴位（其他六奇经的穴位都依附于十二经中），而且在作用上与十二经也有密切关系，故相提并论，合称十四经。是经络系统中最主要者。"[15]14

《中医药学名词》："十四经……十二经脉和任脉、督脉的合称。"[16]31

《中医基础理论术语》："十四经……十二经脉与任脉、督脉的总称。"[17]37

《中医学》："由于督、任二脉各有其循行的部位和所属腧穴，故与十二正经相提并论，合称为'十四经'。"[18]218

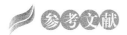 参考文献

[1] 周祖亮,方懿林.简帛医药文献校释[M].北京：学苑出版社,2014：41,52.

[2] 未著撰人.黄帝内经素问[M].北京：人民卫生出版社,2012：3,4,169,217,218,232.

[3] 未著撰人.灵枢经[M].北京：人民卫生出版社,2012：25,26.

[4] [唐]杨上善.黄帝内经太素[M].李云点校.北京：学苑出版社,2007：96.

[5] [元]滑寿.十四经发挥[M].李玉清主校.成建军,孔长征,等协校.北京：中国医药科技出版社,2011：2.

[6] [明]高武.针灸聚英[M].黄龙祥整理.北京：人民卫生出版社,2006：224－227,227－235.

[7] [明]沈之问.解围元薮[M].上海：上海科学技术出版社,1959：43,63.

[8] [明]马莳.黄帝内经灵枢注证发微[M].孙国中,方向红点校.北京：学苑出版社,2007：90.

[9] [明]张介宾.类经图翼[M].北京：人民卫生出版社,1965：91.

[10] [清]李延昰.脉诀汇辨[M].蒋力生,叶明花校注.北京：中国中医药出版社,2016：249.

[11] [清]薛雪.医经原旨[M].洪丕谟,姜玉珍点校.上海：上海中医学院出版社,1992：153.

[12] [清]李学川.针灸逢源[M].汤晓龙校注.北京：中国医药科技出版社,2012：135.

[13] 袁钟,图娅,彭泽邦,等.中医辞海：上册[M].北京：中国医药科技出版社,1999：44.

[14] 李振吉.中医药常用名词术语辞典[M].北京：中国中医药出版社,2001：3.

[15] 李经纬,余瀛鳌,蔡景峰,等.中医大辞典[M].北京：人民卫生出版社,2004：14.

[16] 中医药学名词审定委员会.中医药学名词[M].北京：科学出版社,2005：31.

[17] 中华人民共和国质量监督检验检疫总局,中国国家标准化管理委员会.中医基础理论术语(GB/T 20348—2006)[M].北京：中国标准出版社,2006：37.

[18] 李家邦.中医学[M].北京：人民卫生出版社,2008：218.

（李琳珂）

十二皮部

shí èr pí bù

一、规范名

【汉文名】十二皮部。

【英文名】twelve skin regions。

【注释】十二经脉功能活动反映于体表的部位。

二、定名依据

十二皮部在古代文献中未见，有文献曾称"皮部""皮之十二部"。其中"皮部""皮之十二

部"最早见于春秋战国至秦汉时代的《内经》。虽然"皮之十二部"在古代著作中有所沿用，但现代著作除了将"皮部"作为正名使用外，未见将"皮之十二部"作为正名使用的著作，所以将"皮之十二部"作为正名不符合约定俗成的定名原则，与"皮部"和"十二皮部"相比，"皮之十二部"也不符合名词规范的简明性原则。

古今书籍记载的"皮部"含义尚有经穴（承扶穴）别名，以"皮部"为正名易与经穴名混淆，不符合单义性原则。

现代相关著作，如国标《中医基础理论术语》《中医辞海》《中医药常用名词术语辞典》《中医基础理论》等，均将"十二皮部"作为正名，说明"十二皮部"作为规范名已成为共识。

《中医药学名词》将"皮部"与"十二皮部"作为两个不同概念的名词记载，因此以"十二皮部"为正名能准确表达本名词的内涵，符合术语定名的科学性原则。

我国2005年出版的由全国科学技术名词审定委员会审定公布的《中医药学名词》也以"十二皮部"作为规范名。所以"十二皮部"作为规范名也符合术语定名的协调一致原则。

三、同义词

【曾称】"皮之十二部""皮部"（《内经》）。

四、源流考释

十二皮部曾称"皮部""皮之十二部"，其中"皮之十二部"之名最早见于春秋战国至秦汉时代的《黄帝内经素问·皮部论》："夫子言皮之十二部，其生病皆何如……皮者脉之部也，邪客于皮则腠理开，开则邪入客于络脉，络脉满则注于经脉，经脉满则入舍于府藏也。故皮者有分部，不与而生大病也。"[1]85 "皮部"一词最早见亦见于《黄帝内经素问·皮部论》，该篇专论皮部，对其分部依据做了详细描述，该篇以"上下同法"[1]85 的原则，将手足三阴三阳共十二经之皮部合而为六名，即手足阳明经皮部为"害蜚"[1]85，手足少阳经皮部为"枢持"[1]85，手足太阳经皮部为"关枢"[1]85，手足少阴经皮部为"枢儒"[1]85，手足厥阴经皮部为"害肩"[1]85，手足太阴经皮部为"关蛰"[1]85。

西晋，皇甫谧的《针灸甲乙经》将"皮部"作为"承扶穴"的别名，如该书卷三曰："承扶，一名肉郄，一名阴关，一名皮部，在尻臀下，股阴肿上约文中。"[2]34

唐代，杨上善的《黄帝内经太素》一书在注解中记载有本名词的相关概念"十二皮部络"[3]162"皮部十二络"[3]162，如《黄帝内经太素》卷十一曰："举可写孙络注大络之数也，并注于十二皮部络也。十二别走络脉，并任督二脉，为十四络也……平按：注并注于十二皮部络也，袁刻作并注皮部十二络也。"[3]162 但须指出的是"十二皮部络""皮部十二络"均指的是十二经脉皮部之络脉。孙思邈的《千金翼方》沿用《内经》中的"皮部"一词，如该书卷二十五曰："皮部在于四肢，肉柱在于臂胻诸阳分肉之间及少阴分肉之间"[4]250。这里的"四肢"系泛指人体体表，与十二经脉皮部的分布一致，因而此处"皮部"即"十二皮部"。

宋金元时期，将"皮部"作为正名沿用的著作有金代《宣明论方》[5]226，元代《金匮玉函经二注》[6]81，两书出现的"皮部"均泛指人身之皮部，即"十二皮部"。其中刘完素在《宣明论方》中曰："凡治痛者，先察本，次明经络皮部虚实，用药无误矣。"[5]226 将明察经络与皮部的虚实作为"治痛"的一个辨证原则。

明代，张介宾的《类经》将"皮部"作为正名沿用，如该书卷二十曰："皮部有血络者，邪在皮肤孙络也，故当尽取其血。凡此刺经者，刺大络者，刺皮部血络者，各有其治，所以辨缪刺之术数也。"[7]386 这里的血络、孙络均位于体表，属皮部范畴，因而此处"皮部"亦为泛指，与"十二皮部"概念一致。

清代，将"皮部"作为正名沿用的著作有《黄帝内经素问直解》[8]357《中国医籍考》[9]18,19 等。

其中《黄帝内经素问直解》卷五明确指出"皮部"为"皮之十二部"[8]357。

现代文献对该词正名的记载主要是"十二皮部"和"皮部"两种。以"十二皮部"为正名的著作，如《中医基础理论术语》[10]39《中医辞海》[11]33《中医学》[12]369《中医药常用名词术语辞典》[13]4《中医基础理论》(郑洪新)[14]124《中医药学名词》[15]30 等；以"皮部"作为正名的著作，如《中医大辞典》[16]540《中医基础理论》(孙广仁等)[17]175 等。

总之，"皮之十二部"(《内经》)即"十二皮部"，古代著作中虽有记载，大多是引用《内经》原文，现代中未见将其作为正名记载；"皮部"(《内经》)既指"十二皮部"，又可作为"承扶穴"的别名，且《内经》中"皮部"泛指十二皮部，有时又特指十二皮部中的某一分部；"十二皮部"指十二经脉的相关功能活动反映于体表的部位。

五、文献辑录

《黄帝内经素问·皮部论》："阳明之阳，名曰害蜚，上下同法……少阳之阳，名曰枢持，上下同法……太阳之阳，名曰关枢……少阴之阴，名曰枢儒……心主之阴，名曰害肩……太阴之阴，名曰关蛰……帝曰：夫子言皮之十二部，其生病皆何如？岐伯曰：皮者脉之部也，邪客于皮则腠理开，开则邪入客于络脉，络脉满则注于经脉，经脉满则入舍于府藏也。故皮者有分部，不与而生大病也。帝曰：善。"[1]85

《针灸甲乙经》卷三："承扶，一名肉郄，一名阴关，一名皮部，在尻臀下，股阴肿上约文中。"[2]34

《黄帝内经太素》卷十一："岐伯曰：孙络之脉别经者，其血盛而当写者，亦三百六十五脉，并注于络，传注十二络脉，非独十四络脉也(举可写孙络注大络之数也，并注于十二皮部络也。十二别走络脉，并任督二脉，为十四络也……平按：注并注于十二皮部络也，袁刻作并注皮部十二络也)。内解写于中者十脉(解，别也。其诸络脉别者，内写十脉也。十脉，谓五藏脉，两箱

合论，故有十也)。"[3]162

《千金翼方》卷二十五："《经》曰：皮部在于四肢；肉柱在于臂胫诸阳分肉之间及少阴分肉之间；气血之输在于诸经络脉，气血留居则盛而起；筋部无阴阳左右，唯疾之所在；骨之属骨空之间，所以受津液而溢脑髓。"[4]250

《宣明论方》卷十三："视其五色，黄赤为热，白青则为寒，青黑为痛。《经》曰：感虚则陷下，其留于筋骨之间，寒多则筋挛骨痛，热则筋弛肉消。但痛痒、疮疡、痈疽、痛肿、血聚者，皆属心火热也，不可一例为寒。凡治痛者，先察本，次明经络皮部虚实，用药无误矣。"[5]226

《类经》卷二十："凡刺之数，先视其经脉，切而从之，审其虚实而调之，不调者经刺之……有痛而经不病者缪刺之(有痛而经不病者，病在大络也，故当缪刺之)，因视其皮部有血络者尽取之，此缪刺之数也(皮部有血络者，邪在皮肤孙络也，故当尽取其血。凡此刺经者，刺大络者，刺皮部血络者，各有其治，所以辨缪刺之术数也)。"[7]386

《金匮玉函经二注》卷五："〔衍义〕《内经》有谓：十二经络脉者，皮之部也。百病之生，必先于皮毛，邪中之，腠理开，开则邪入，客于络脉，留而不去，传入于经，留而不去，传入于府，廪于肠胃。仲景今言是病，即此之谓也。络脉，盖经脉行气皆在皮部，络脉浮近于皮肤，故善恶之色见于外；经脉伏行于隧道，故善恶之脉朝于寸口而后见。"[6]81

《黄帝内经素问直解》卷五："皮部，皮之十二部也。手足三阳三阴。十二经络之脉，皆在于皮，各有分部，故曰十二经络脉者，皮之部也。"[8]357

《中国医籍考》卷三："自序曰：夫释缚脱艰，全真导气，拯黎元于仁寿，济羸劣以获安者，非三圣道，则不能致之矣……或问答未已，别树篇题；或脱简不书，而云世阙。重合经而冠针服，并方宜而为咳论，隔虚实而为逆从，合经络而为论要，节皮部为经络，退至道以先针。"[9]18,19

《中医学》："十二皮部……皮部，指经络系

统在人体皮表的部分,为包裹人体之最外一层,是机体直接接触外界环境气候变化最敏感的组织。"[12]369

《中医辞海》:"十二皮部……基础理论名词。出《素问·皮部论》:'凡十二经络脉者,皮之部也。'又作'皮之十二部''皮部'。经络理论认为,人体十二经脉及其络脉按其循行路线在体表各有其相应区域、划分为十二部分,即为十二皮部。"[11]33

《中医药常用名词术语辞典》:"十二皮部……经络。源《素问·皮部》。十二经脉功能活动反映于体表的部位,经脉之气散布之所在。"[13]4

《中医大辞典》:"皮部……指人体表皮按十二经脉分布划分为十二个部区,故称皮部。"[16]540

《中医药学名词》:"十二皮部……十二经脉功能活动反映于体表的部位。"[15]30

《中医基础理论术语》:"十二皮部……皮部十二经脉功能活动反应于体表的部位。"[10]39

《中医基础理论》:"皮部,是十二经脉之气在体表皮肤一定部位的反映区,故称'十二皮部'。"[17]175

《中医基础理论》:"十二皮部,又称'皮部',是十二经脉功能活动反映于体表的部位。"[14]124

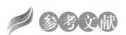

参考文献

[1] 未著撰人.黄帝内经素问[M].傅景华,陈心智点校.北京:中医古籍出版社,1997:85.

[2] [晋]皇甫谧.针灸甲乙经[M].王晓兰点校.沈阳:辽宁科学技术出版社,1997:34.

[3] [唐]杨上善.黄帝内经太素[M].北京:中医古籍出版社,2016:162.

[4] [唐]孙思邈.千金翼方[M].彭建中,魏嵩有点校.沈阳:辽宁科学技术出版社,1997:250.

[5] [金]刘完素.三朝名医方论·宣明论方[M].姚乃礼主编,郝恩恩,等点校.北京:中医古籍出版社,2001:226.

[6] [元]赵以德.金匮玉函经二注[M].[清]周扬俊补注.周衡,王旭东点校.北京:人民卫生出版社,1990:81.

[7] [明]张介宾.类经[M].范志霞校注.北京:中国医药科技出版社,2011:386.

[8] [清]高士宗.黄帝内经素问直解[M].孙国中,方向红点校.北京:学苑出版社,2001:357.

[9] [日]丹波元胤.中国医籍考[M].北京:人民卫生出版社,1956:18,19.

[10] 中华人民共和国国家质量监督检验检疫总局,中国国家标准化管理委员会.中医基础理论术语(GB/T 20348—2006)[M].北京:中国标准出版社,2006:39.

[11] 袁钟,图娅,彭泽邦,等.中医辞海:上册[M].北京:中国医药科技出版社,1999:33.

[12] 《中医学》编辑委员会.中医学[M]//钱信忠.中国医学百科全书.上海:上海科学技术出版社,1997:369.

[13] 李振吉.中医药常用名词术语辞典[M].北京:中国中医药出版社,2001:4.

[14] 郑洪新.中医基础理论[M].北京:中国中医药出版社,2016:124.

[15] 中医药学名词审定委员会.中医药学名词[M].北京:科学出版社,2005:30.

[16] 李经纬,余瀛鳌,蔡景峰,等.中医大辞典[M].北京:人民卫生出版社,2004:540.

[17] 孙广仁,郑洪新.中医基础理论[M].北京:中国中医药出版社,2012:175.

(陈玉飞)

十二经筋

shí èr jīng jīn

一、规范名

【汉文名】十二经筋。

【英文名】twelve muscle regions。

【注释】十二经脉之气濡养筋肉骨节的体系,附属于十二经的筋膜系统,分别为:足太阳经筋、足少阳经筋、足阳明经筋、足太阴经筋、足少阴经筋、足厥阴经筋、手太阳经筋、手少阳经筋、手阳明经筋、手太阴经筋、手厥阴经筋、手少阴经筋。

二、定名依据

"十二经筋"之名最早见于隋代巢元方的《诸病源候论》，虽此前春秋战国至秦汉时代的《内经》有与其概念相同的名称"经筋"，但"经筋"在《内经》中有时仅指十二经筋中的某一条，并不完全指"十二经筋"。

自隋代巢元方《诸病源候论》提出"十二经筋"之名，其后历代的著作多有沿用，如明代《类经》，清代《黄帝内经灵枢集注》《内经博议》《正骨心法要旨》《素灵微蕴》《灵枢悬解》《医经原旨》等，这些著作均为历代的重要著作，对后世有较大影响。所以，"十二经筋"作为规范名，符合术语定名的约定俗成原则。

现代相关著作，如《中医基础理论》以及辞书类著作《中医辞海》《中医大辞典》、国标《中医基础理论术语》《中国医学百科全书·中医学》《中医药常用名词术语辞典》等均将"十二经筋"作为规范名，已经广泛应用于中医药学文献标引和检索的《中国中医药学主题词表》也将"十二经筋"作为正式主题词，这些均说明"十二经筋"作为规范名已成为共识。

"十二经筋"简称"经筋"，《中国中医药学主题词表》认为"十二经筋"皆隶属于十二经脉，并随所辖经脉而命名，"经筋"无法准确表达，"十二经筋"作为规范名，符合术语定名的科学性原则。

我国 2005 年出版的由全国科学技术名词审定委员会审定公布的《中医药学名词》已以"十二经筋"为规范名，所以"十二经筋"作为规范名也符合术语定名的协调一致原则。

三、同义词

【简称】"经筋"（《内经》）。

四、源流考释

十二经筋，简称"经筋"。"经筋"之名最早见于春秋战国至秦汉时代的《黄帝内经灵枢·经筋》，该篇按照手足三阴三阳的模式描述人体十二筋之分布，即十二经筋，其走行方向均起于四肢末端，终止于头面躯干，其分布有着起、结、聚、布等特点，十二经筋分布区域大致与同名十二经脉的体表线路相吻合。《黄帝内经灵枢·经筋》云："经筋之病，寒则反折筋急，热则筋弛纵不收，阴痿不用。阳急则反折，阴急则俯不伸。"[1]37 此处"经筋"泛指人体全身经筋，而"十二经筋"亦指人身所有经筋，因此这里的"经筋"与"十二经筋"概念一致。

"十二经筋"之名最早见于隋代巢元方的《诸病源候论》，如该书卷二十二曰："凡筋中于风热则弛纵，中于风冷则挛急。十二经筋皆起于手足指，循络于身也。"[2]112 其后，唐代杨上善的《黄帝内经太素》沿用《诸病源候论》中的"十二经筋"名称，如该书卷九曰："十二经筋，各有结聚，各有包络。"[3]118 结合前后文意思，两处概念与本术语一致，同时可见隋唐时期，各医家对十二经筋起始、循行及结聚等有较为成熟的认识。

宋代《圣济总录》将"经筋"之名作为正名沿用，如该书卷一百九十一曰："荣卫之外有浮络者，有经筋者，又有别络者，其生病各不同，刺法亦宜有异焉。"[4]1819 此处"经筋"系泛指人体全身经筋，与"十二经筋"概念一致。

明代，大多著作沿用《内经》"经筋"之名，如《医学纲目》[5]345《医宗必读》[6]298 等，这里"经筋"亦为泛指；而该时期张介宾的《类经》[7]117 将"十二经筋"作为正名沿用，简要地举出了经筋的功能，对于分布聚结特点的分析也符合实际。如该书卷七云："经筋联缀百骸，故维络周身。"[7]117

清代，将"十二经筋"之名作为正名沿用的著作，有《黄帝内经灵枢集注》[8]156《内经博议》[9]22《正骨心法要旨》[10]1935《素灵微蕴》[11]15《灵枢悬解》[12]550《医经原旨》[13]135 等。其中《素灵微蕴》明确指出："经筋者,十二经之筋也。"[11]15

现代相关著作大多以"十二经筋"为正名记载,如《中医辞海》[14]36《中医大辞典》[15]16《中医药学名词》[16]31《中医基础理论术语》[17]39《中国医学百科全书·中医学》[18]366《中医药常用名词术语辞典》[19]4《中国中医药学主题词表》[20]797《中医基础理论》[21]123 等。

总之,"经筋"是古人对人体体表主要筋肉的统称,而"十二经筋"指"附属于人体十二经脉的筋膜系统,是十二经之气濡养筋肉骨节的体系","十二经筋"之名已较广泛地应用于现代文献中。《内经》关于"经筋"与"十二经筋"并未作严格区分,多以"经筋"记载,致使后世大多著作以经筋论述为多;此外需要注意的是,在古代著作中,"经筋"有时仅指十二经筋中的部分。随着名词术语的规范化,两名词的概念已有区分,"经筋"指的是"附属十二经脉的筋膜系统,是十二经脉之气濡养筋肉骨节的体系,具有约束骨骼,屈伸关节的功能"[16]31,显然与"十二经筋"的概念不同。

五、文献辑录

《黄帝内经灵枢·经筋》:"手少阴之筋,起于小指之内侧,结于锐骨,上结肘内廉,上入腋,交太阴,挟乳里,结于胸中,循臂,下系于脐。其病内急,心承伏梁,下为肘网。其病当所过者支转筋,筋痛。治在燔针劫刺,以知为数,以痛为输。其成伏梁唾血脓者,死不治。经筋之病,寒则反折筋急,热则筋弛纵不收,阴痿不用。阳急则反折,阴急则俯不伸。"[1]37

《诸病源候论》卷二十二:"凡筋中于风热则弛纵,中于风冷则拘急。十二经筋皆起于手足指,循络于身也。"[2]112

《黄帝内经太素》卷九:"平按:此篇自篇首至而生大病黄帝曰善……脉有经纪,……筋有结络(十二经筋,各有结聚,各有包络),骨有度量。"[3]118

《圣济总录》卷一百九十一:"荣卫之外有浮络者,有经筋者,又有别络者,其生病各不同,刺法亦宜有异焉。"[4]1819

《医学纲目》卷十七:"今火盛而上炎用事,故肾脉亦随火炎烁而逆上行,阴气厥逆,火复内焰,阴上隔阳,下不守位,心气通脉,故生脉痿,膝腕枢如折去而不相提挈,经筋纵缓而不任地故也,可下数百行而愈。"[5]345

《类经》卷七:"愚按:十二经脉之外,而复有所谓经筋者何也?盖经脉营行表里,故出入脏腑,以次相传;经筋联缀百骸,故维络周身,各有定位……筋属木,其华在爪,故十二经筋皆起于四肢指爪之间,而后盛于辅骨,结于肘腕,系于膝关,联于肌肉,上于颈项,终于头面,此人身经筋之大略也。"[7]117

《医宗必读》卷八:"胁痛旧从肝治,不知肝固内舍肤胁,何以异于心肺内舍膺胁哉?若谓肝经所过而痛,何以异于足少阳、手心主所过而痛者哉?若谓经脉挟邪而痛,何以异于经筋所过而痛者哉?故非审色按脉,熟察各经气变,卒不能万举万当也。"[6]298

《黄帝内经灵枢集注》卷二:"手太阴之筋,起于手大指端之少商间。循臂肘上臑,入腋,下结于肩之前髃,上结于缺盆,下结于胸里,散贯于胃脘之贲门间,合于贲门而下抵季胁。其病当筋之所过者,为支度转筋而痛,甚则成息贲,胁急,吐血。盖十二经筋,合阴阳六气,气逆则为喘急息奔,血随气奔则为吐血。子者,十一月,太阴主气,故名曰仲冬痹也。"[8]156

《内经博议》卷一:"所谓经络者,直行为径,旁行为络。"[9]22

《正骨心法要旨》卷八十七:"夫手法者,谓以两手安置所伤之筋骨,使仍复于旧也。但伤有重轻,而手法各有所宜。其痊可之迟速,及遗留残疾与否,皆关乎手法之所施得宜,或失其宜,或未尽其法也。盖一身之骨体,既非一致,而十二经筋之罗列序属,又各不同,故必素知其体相,识其部位,一旦临证,机触于外,巧生于内，手随心转，法从手出。"[10]1935

《素灵微蕴》卷一："经筋者，十二经之筋也。起于各经，分道而行，所行之道，多与经脉相同，独足之三阴，始同终异。而其结聚，则在四肢骎谷之间，以诸筋皆属于节也。肝主筋而荣爪，故十二经筋皆始自爪甲而结于腕踝，聚于肘膝，会于肩髀，联属肌肉，维络颈项，裹缠头面，大筋为纲，小筋为维，阳筋则刚，阴筋则柔，约束百骸，而会于宗筋，故痿论：宗筋主束骨而利机关也。详见《灵枢·经筋》。"[11]15

《灵枢悬解》卷六："血气之传输，输于诸络，气血留居不行，则诸络盛满而起也。筋部无阴阳左右，候其病之所在而调之，以十二经筋，无处不在也。"[12]550

《医经原旨》卷二："十二经筋者，足太阳之筋起于足小指，上结于踝，邪上，结于膝……筋属木，其华在爪，故十二经筋皆起于四肢指爪之间，而后盛于辅骨，结于肘腕，系于膝关，联于肌肉，上于颈项，终于头面，此人身经筋之大略也。"[13]135

《中国医学百科全书·中医学》："十二经筋，简称'经筋'，是十二经脉连属的筋之总称。"[18]366

《中医辞海》："十二经筋……基础理论名词。出《灵枢·经筋》。指按人体十二经筋循行部位而划分出来的十二组肌肉筋膜群，即十二正经所属的筋肉系统。"[14]36

《中医药常用名词术语辞典》："十二经筋……经络。出《灵枢·经筋》。十二经脉之气濡养筋肉骨节的体系，附属于十二经的筋膜系统。具有约束骨骼，屈伸关节，维持人体正常运动功能的作用。"[19]4

《中医大辞典》："十二经筋……出《灵枢·经筋》。是经络系统在人体体表的连属部分。由于它的分布部位及其病候着重在'筋肉'方面，因称'经筋'。十二经筋的分布特点与十二经脉基本一致，阳之筋分布在肢体外侧，阴之筋分布在肢体内侧，但都从四肢末端起始走向躯干，结聚于关节和骨骼附近，阳之筋上走头面，

阴之筋进入腹腔，但都不入内脏。经筋发生病变，临床上多表现为筋脉的牵引、拘挛、弛缓、转筋、强直和抽搐等。"[15]16

《中医药学名词》："十二经筋……十二经脉之气濡养筋肉骨节的体系，附属于十二经的筋膜系统，分别为：足太阳经筋、足少阳经筋、足阳明经筋、足太阴经筋、足少阴经筋、足厥阴经筋、手太阳经筋、手少阳经筋、手阳明经筋、手太阴经筋、手厥阴经筋、手少阴经筋。"[16]31

"经筋……附属十二经脉的筋膜系统，是十二经脉之气濡养筋肉骨节的体系，具有约束骨骼，屈伸关节的功能。"[16]31

《中医基础理论术语》："十二经筋……经筋十二经脉之气濡养筋肉骨节的体系，附属于十二经的筋膜系统。"[17]39

《中国中医药学主题词表》："十二经筋……属十二经脉……十二经脉之气结聚散络于筋肉关节的体系，是十二经脉连属于筋肉关节的部分。十二经筋皆隶属于十二经脉，并随所辖经脉而命名。"[20]797

《中医基础理论》："十二经筋，又称'经筋'，是十二经脉之气濡养筋肉骨节的体系，附属于十二经的筋膜系统。"[21]123

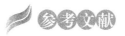 参考文献

[1] 未著撰人.黄帝内经灵枢[M].李生绍,陈心智点校.北京：中医古籍出版社,1997：37.

[2] [隋]巢元方.诸病源候论[M].黄作阵点校.沈阳：辽宁科学技术出版社,1997：112.

[3] [唐]杨上善.黄帝内经太素[M].北京：中医古籍出版社,2016：118.

[4] [宋]赵佶.圣济总录校注：下[M].王振国,杨金萍主校.上海：上海科学技术出版社,2016：1819.

[5] [明]楼英.医学纲目[M].阿静,等校注.北京：中国中医药出版社,1996：345.

[6] [明]李中梓.医宗必读[M].王卫,等点校.天津：天津科学技术出版社,1999：298.

[7] [明]张介宾.类经[M].范志霞校注.北京：中国医药科技出版社,2011：117.

[8] [清]张志聪.黄帝内经灵枢集注[M].矫正强,王玉

兴,王洪武校注.北京:中医古籍出版社,2012:156.

[9] [清]罗美.内经博议[M].杨杏林校注.北京:中国中医药出版社,2015:22.

[10] [清]吴谦,等编.医宗金鉴:下册[M].郑金生整理.北京:人民卫生出版社,2006:1935.

[11] [清]黄元御.素灵微蕴[M].杨枝青校注.北京:中国中医药出版社,2015:15.

[12] [清]黄元御.黄元御医书十一种:上[M].麻瑞亭,等点校.北京:人民卫生出版社,1990:550.

[13] [清]薛雪.医经原旨[M].洪丕谟,姜玉珍点校.上海:上海中医学院出版社,1992:135.

[14] 袁钟,图娅,彭泽邦,等.中医辞海:上册[M].北京:中国医药科技出版社,1999:36.

[15] 李经纬,余瀛鳌,蔡景峰,等.中医大辞典[M].北京:

人民卫生出版社,2004:16.

[16] 中医药学名词审定委员会.中医药学名词[M].北京:科学出版社,2005:31.

[17] 中华人民共和国国家质量监督检验检疫总局,中国国家标准化管理委员会.中医基础理论术语(GB/T 20348—2006)[M].北京:中国标准出版社,2006:39.

[18] 《中医学》编辑委员会.中医学[M]//钱信忠.中国医学百科全书.上海:上海科学技术出版社,1997:366.

[19] 李振吉.中医药常用名词术语辞典[M].北京:中国中医药出版社,2001:4.

[20] 吴兰成.中国中医药学主题词表[M].北京:中医古籍出版社,2008:797.

[21] 郑洪新.中医基础理论[M].北京:中国中医药出版社,2016:123.

1 · 006

十五别络

shí wǔ bié luò

一、规范名

【汉文名】十五别络。

【英文名】fifteen divergent collaterals。

【注释】十二经脉和任、督二脉各自别出之络与脾之大络的总称。分别以其所发处腧穴命名。

二、定名依据

"十五别络"作为中医基础理论术语,最早见于明代张介宾的《类经》。

春秋战国至秦汉时代的《内经》记载的"十五络"与唐代《黄帝内经太素》记载的"十五络脉"以及宋代《圣济总录》记载的"别络"虽与本术语概念相同,但"别络"的含义有本经别走邻经别之意,"十五络""十五络脉"均不能准确表达此意;"十五别络"是以十二经脉和任、督二脉各自别出一络,加上脾之大络,共为十五条,"别络"则不能表达"十五"之数。而采用"十五别络"名称既能准确表达络脉的数目,又能保持从本经别走邻经的原意。因此"十五别络"作为

规范名,符合术语定名的科学性原则。

全国中医药行业高等教育"十三五"规划教材《中医基础理论》已将"十五别络"作为正名使用,该书具有一定的权威性和使用的广泛性,说明"十五别络"作为规范名已成为共识。

我国2005年出版的由全国科学技术名词审定委员会审定公布的《中医药学名词》已以"十五别络"作为规范名。所以"十五别络"作为规范名也符合术语定名的协调一致原则。

三、同义词

【曾称】"十五络"(《内经》);"十五络脉"(《黄帝内经太素》);"别络"(《圣济总录》)。

四、源流考释

十五别络,曾称"十五络""别络"。"十五络"之名最早见于春秋战国至秦汉时代的《内经》,如《黄帝内经灵枢·经脉》曰:"足厥阴之别,名曰蠡沟,去内踝五寸,别走少阳;其别者,经胫上睾,结于茎……脾之大络,名曰大包,出渊腋下三寸,布胸胁。实则身尽痛,虚则百节尽

皆纵。此脉若罢络之血者，皆取之脾之大络脉也。凡此十五络者，实则必见，虚则必下。视之不见，求之上下。人经不同，络脉亦所别也。"[1]31 该篇对十五络的走行、病理虚实及取针施治分别予以论述。"别络"之名最早亦见于《内经》，如《灵枢·逆顺肥瘦》篇曰："黄帝曰：少阴之脉独下行何也？岐伯曰：不然。夫冲脉者，五藏六府之海也，五藏六府皆禀焉。其上者，出于颃颡，渗诸阳，灌诸精；其下者，注少阴之大络，出于气街，循阴股内廉，入腘中，伏行骭骨内，下至内踝之后属而别；其下者，并于少阴之经，渗三阴；其前者，伏行出跗属，下循跗入大指间，渗诸络而温肌肉。故别络结则跗上不动，不动则厥，厥则寒矣。"[1]64 但此处之"别络"指的应是冲脉之别络，与"十五别络"概念不完全相同；而在约成书于西汉的《难经·二十六难》中，任、督之络被"阳跷之络""阴跷之络"代替，仍称"十五络"[2]16。《内经》《难经》关于"十五络"的两种不同说法，后世医家大多遵从《内经》之说。

西晋，皇甫谧的《针灸甲乙经》沿用《内经》中的"十五络"，如该书卷二曰："脾之大络名曰大包，出渊腋下三寸，布胸胁。实则一身尽痛，虚则百脉皆纵，此脉若罗络之血者，皆取之。凡此十五络者，实则必见，虚则必下，视之不见，求之上下，人经不同，络脉异所，别也。"[3]15 此处对于"十五络"的概念记载，与《内经》的相关记载一致。

唐代，杨上善《黄帝内经明堂》[4]451 将"十五络"作为正名记载，阐述了经脉与十五络的关系，具体以手太阴之络列缺为例，"谓于藏经别出此脉，横络皮肤，走向府经，即十五络一之数也，余五藏络皆准此之也。"[4]451 十五络从本经脉别出，通过体表皮肤，走向其表里经，以加强脏与腑的联系。《黄帝内经太素》[5]214,215 将"十五络脉"作为正名记载，《灵枢·经脉》所论述的十五络，除脾之大络外，其余皆称"某某之别"，对"别"之义，唐代杨上善注："十五络脉，皆从脏

腑正经别走相入。"[5]260 即从正经别出，而别出之义，在于"从经而出，行散络已，别走余经，以为交通"[5]214,215，后世也因此称"十五络"为"十五别络"。对十五络与经脉之间的关系，杨上善云："十五络脉从经脉生，谓之子也。小络从十五络生，乃是经脉孙也。"[5]295 十五络是直接从经脉别出的大络，而"小络从十五络生"，经脉统属诸络脉。可见杨上善对"十五络"的阐释较为成熟，与本术语的概念基本一致。

宋金元时期，宋代《圣济总录》卷一百九十一曰："荣卫之外有浮络者，有经筋者，又有别络者，其生病各不同，刺法亦宜有异焉。"[6]1819 这里的"别络"应泛指人一身别络，与"十五别络"概念一致。元代《此事难知》[7]6 采用"十五络"为正名，与"十五别络"概念一致，如《此事难知》卷上："十二大经之别，并任、督之别，脾之大络脉别名曰大包，是为十五络，诸经皆言之。予谓胃之大络，名曰虚里，贯膈络肺，出于左乳下。其动应衣，脉宗气也，是知络有十六也。"[7]6 将"十五络脉"作为正名的著作如金代《子午流注针经》[8]10,11，但此"十五络脉"与《难经》的"十五络"相符，即"阳跷之络，阴跷之络"分别取代《内经》任脉和督脉别出的大络，与本名词"十五别络"有所不同，如该书卷上曰："手足各有三阴三阳之脉，合为十二经脉。每一经各一络脉，余有阳跷之络，阴跷之络，脾之大络，合为十五络脉。周者，谓十二经、十五络二十七气，周流于身者也。"[8]10,11 元代王好古对"十五络"的范围提出了异议，他认为虚里"其动应衣，脉宗气也，是知络有十六也"[7]6，试图解决《内经》《难经》之矛盾，以及胃之大络的归属问题。这里"十六络"仅是一个提法，历代并无太多关于"十六络"的记载。

明代，一些医学著作将"十五络"作为正名记载，如《医学纲目》[9]125《本草汇言》[10]468《黄帝内经灵枢注证发微》[11]129《内经知要》[12]55《针灸大成》[13]267 等。此外，还有《类经》[14]122 将"十五别络"作为正名沿用。"十五络脉"亦被一些著

作作为正名采用，如《古今医统大全》[15]433,434《医经小学》[16]46《针灸聚英》[17]217等。这些著作记载的"十五络""十五络脉""十五别络"与本术语概念一致，明代一些医家关于十五络的范围遵从《内经》之说，而否认《难经》的说法，如徐春甫的《古今医统大全》卷六云："十五络脉者，十二经之别络而相通焉者也。其三络者，为任督二脉之络，脾之大络，总统阴阳诸络，灌溉于脏腑者也。《难经》谓三络为阳跷阴跷二络。愚尝考之，无穴可指，且二跷亦非十四经之正也。"[15]433,434马莳也认为："督脉所以统诸阳，任脉所以统诸阴，还以《灵枢》为的也。"[11]129

清代，将"十五络"作为正名记载的著作如《叶选医衡》[18]6《素灵微蕴》[19]16,17《医经原旨》[20]146等。其中黄元御的《素灵微蕴》将"别络"解释为："诸经别出之大络也。"[19]16,17，此处"别络"指的即是"十五别络"。将"十五络脉"作为正名沿用的著作如《灵枢悬解》[21]490《针灸易学》[22]54等，清代医家对"十五别络"的记载多遵从《黄帝内经》，概念并无变化。

现代文献对本规范名沿用亦有不同，如将"十五别络"作为正名记载的如《中医药学名词》[23]34《中医基础理论》[24]124等。将"十五络"作为正名记载的著作如《中医大辞典》[25]14《中医辞海》[26]41《中国中医药学术语集成·基础理论与疾病》[27]5等。将"十五络脉"作为正名记载的如《中国医学百科全书·中医学》[28]364《中医药常用名词术语辞典》[29]4《中国中医药学主题词表》[30]799《中医基础理论术语》[31]40等。

需要指出的是，古代医学著作尚有"十六络"的记载，但古代著作将其作为正名使用的较少。综上所述，古今医家更倾向于"十五别络"之说。"十五别络"中"别"字有从本经别出之意，而"十五络"则不能表达出此意。此外，"十五别络"指从十二正经、任脉、督脉别出的大络，包括脾之大络，共为十五。"别络"有别出的意思，有时泛指人一身别络，与"十五别络"概念相近，有时仅指十五别络中的一络。由全

国科学技术名词审定委员会审定公布的《中医药学名词》[23]已经将"十五别络"作为规范名，《中医基础理论》[24]124也将"十五别络"作为正名记载。

五、文献辑录

《灵枢·经脉》："足厥阴之别，名曰蠡沟，去内踝五寸，别走少阳；其别者，经胫上睾，结于茎……脾之大络，名曰大包，出渊腋下三寸，布胸胁。实则身尽痛，虚则百节尽皆纵。此脉若罢络之血者，皆取之脾之大络脉也。凡此十五络者，实则必见，虚则必下。视之不见，求之上下。人经不同，络脉亦所别也。"[1]31

"逆顺肥瘦"："黄帝曰：少阴之脉独下行何也？岐伯曰：不然。夫冲脉者，五藏六府之海也，五藏六府皆禀焉。其上者，出于颃颡，渗诸阳，灌诸精；其下者，注少阴之大络，出于气街，循阴股内廉，入腘中，伏行骭骨内，下至内踝之后属而别；其下者，并于少阴之经，渗三阴；其前者，伏行出跗属，下循跗入大指间，渗诸络而温肌肉。故别络结则跗上不动，不动则厥，厥则寒矣。"[1]64

《难经·二十六难》："经有十二，络有十五，余三络者，是何等络也？然：有阳络，有阴络，有脾之大络。阳络者，阳跷之络也。阴络者，阴跷之络也。故络有十五焉。"[2]16

《针灸甲乙经》卷二："脾之大络名曰大包，出渊腋下三寸，布胸胁。实则一身尽痛，虚则百脉皆纵，此脉若罗络之血者，皆取之。凡此十五络者，实则必见，虚则必下，视之不见，求之上下，人经不同，络脉异所，别也。"[3]15

《黄帝内经明堂》卷一："谓于藏经别出此脉，横络皮肤，走向府经，即十五络一之数也，余五藏络皆准此之也。"[4]451

《黄帝内经太素》卷九："手太阴之别，名曰列缺，十二正经，有八奇经，合二十脉，名为之经。二十脉中，十二经脉督脉及任脉、冲脉有十四经，各别出一脉，有十四脉，脾脏复出一脉，合有十五

脉，名为大络。任、冲及脾所出，散络而已；余十三络，从经而出，行散络已，别走余经，以为交通……（手心主至此太阴少阴之内，起于别络，内通心包，入于少阳，故曰内关也）。"[5]214,215

卷十一："十五络脉，皆从脏腑正经别走相入。"[5]260"十五络脉从经脉生，谓之子也。小络从十五络生，乃是经脉孙也。"[5]295

《圣济总录》卷一百九十一："荣卫之外有浮络者，有经筋者，又有别络者，其生病各不同，刺法亦宜有异焉。"[6]1819

《子午流注针经》卷上："诸经十二作数，络脉十五为周（手足各有三阴三阳之脉，合为十二经脉。每一经各一络脉，余有阳跷之络，阴跷之络，脾之大络，合为十五络脉。周者，谓十二经、十五络二十七气，周流于身者也）。"[8]10,11

《此事难知》卷上："十二大经之别，并任、督之别，脾之大络脉别名曰大包，是为十五络，诸经皆言之。予谓胃之大络，名曰虚里，贯膈络肺，出于左乳下。其动应衣，脉宗气也，是知络有十六也。"[7]6

《医经小学》卷三："十五络脉（一首。出《针经》）：人身络脉一十五，我今逐一从头举。手太阴络为列缺，手少阴络即通里。手厥阴络为内关，手太阳络支正是。手阳明络偏历当，手少阴络外关位。足太阳络号飞阳，足阳明络丰隆记。足少阳络为光明，足太阴络公孙寄。足少阴络名大钟，足厥阴络蠡沟配。阳督之络号长强，阴任之络为尾翳。脾之大络为大包，十五络名君须记。"[16]46

《医学纲目》卷七："十五络病至浅在表也，十二经病次之，六腑病又次之，五脏病至深在里也，故治法有难易焉。至于络又各不同，十五络之络，乃阴经别走阳经，阳经别走阴经，而横贯两经之间。"[9]125

《针灸聚英》卷四上："十五络穴歌。"[17]217

《古今医统大全》卷六："十五络脉者，十二经之别络而相通焉者也。其三络者，为任督二脉之络，脾之大络，总统阴阳诸络，灌溉于脏腑者

也。《难经》谓三络为阳跷阴跷二络。愚尝考之，无穴可指，且二跷亦非十四经之正也。"[15]433,434

《黄帝内经灵枢注证发微》卷二："凡此十五络者，实则必见，虚则必下，视之不见，求之上下，人经不同，络脉异所别也。此结言取络穴之有法也。凡此十五络者，邪气实则其脉必见，正气虚则其脉陷下，若陷下而视之不见，则求之上下诸穴，即其不陷下者，而知此穴之为陷也。盖人之经脉不见，有十二经之分，故络脉之异而别行者，亦有十五络耳。夫以十二经而谓之十五络者，以督、任有二，脾有大包，故谓之十五也。（按：此篇以督之长强、任之尾翳为十五络，《难经》以阳跷、阴跷之络为十五络，殊不知督脉所以统诸阳，任脉所以统诸阴，还以《灵枢》为的也。）"[11]129

《针灸大成》卷七："十五络脉者，十二经之别络而相通焉者也。其余三络，为任督二脉之络，脾之大络，总统阴阳诸络，灌溉于脏腑者也。《难经》谓三络为阳跷、阴跷二络，常考之无穴可指。且二跷亦非十四经之正也。《针灸节要》以为任络曰尾翳，督络曰长强，诚得《十四经发挥》之正理，加以脾之大络曰大包，此合十五络也。"[13]267

《本草汇言》卷七："石菖蒲……能通心气，开肾气，温肺气，达肝气，快脾气，通透五脏六腑、十二经、十五络之药也。"[10]468

《类经》卷七："然则诸经之络惟一，而脾胃之络各二，盖以脾胃为脏腑之本，而十二经皆以受气者也。"[14]122

《内经知要》卷下："愚按：直行曰经，旁支曰络。经有十二，手之三阴三阳、足之三阴三阳也。络有十五者，十二经各有一别络，而脾又有一大络，并任、督二络，为十五络也。"[12]55

《叶选医衡》卷上："人之一身，有经脉，有络脉。直行曰经，旁行曰络。几经有十二，手足三阴三阳是也。络有十五，乃十二经各有一别络，而脾又有一大络，并任督二络，为十五络也。"[18]6

《素灵微蕴》卷一："经脉解……别络者，诸经别出之大络也……脾之大络，名曰大包，出渊

液下三寸，布胸胁。此十五络也。"[19]16,17

《医经原旨》卷三："十二经共十二络，而外有任、督二络，及脾之大络，是为十五络也。"[20]146

《灵枢悬解》卷四："十二经络之所终始，十二经之起止也。络脉之所别处，经别之十五络脉也。"[21]490

《针灸易学》卷上："十五络脉者，十二经之别络，而相通焉者也。脾之大络，总统阴阳诸络，灌溉于脏腑者也。任络屏翳，督络长强，诚得《十四经发挥》之正理。加以脾之大络曰大包，此合十五络也。"[22]54

《中国医学百科全书·中医学》："十五络脉是十四经分出的支络和脾之大络的合称。"[28]364

《中医辞海》："十五络……基础理论名词。又称十五络脉，十五别络。全身最大的络脉共十五条。十二经脉各有一支别络，加上任脉络、督脉络和脾之大络，共为十五络。"[26]41

《中医药常用名词术语辞典》："十五络脉……经络。出《灵枢·经脉》。十二经脉和任、督二脉各自别出一络，加上脾之大络，分别以其发出的腧穴命名。"[29]4

《中医大辞典》："十五络……又称十五络脉、十五别络。十二经脉各有一支别络，加上任脉络、督脉络和脾之大络，共为十五络。"[25]14

《中医药学名词》："十五别络……从十二经脉、任脉、督脉等经脉别行分出的较大络脉主干。"[23]34

《中国中医药学术语集成·基础理论与疾病》："十五络……【异名】十五别络（《中医大辞典》《灵枢》）【定义】指十二经脉各有一支别络，加上任脉络脉、督脉络脉和脾之大络，共为十五络。"[27]5

《中医基础理论术语》："十五络脉……十五别络……十二经脉和任、督二脉各自别出之络与脾之大络的总称。分别以其所发处腧穴命名。"[31]40

《中国中医药学主题词表》："十五络脉……属络脉……十二经脉和任、督二脉各自别出一络，加上脾之大络，称为十五络脉。分别以其发出的腧穴命名。"[30]799

《中医基础理论》："十五别络，又称'别络'，别络有十五条，即十二经脉各有一条，加之任脉、督脉的别络和脾之大络。如再加胃之大络，也可称为'十六别络'。"[24]124

 参考文献

［1］ 未著撰人.黄帝内经灵枢（附黄帝八十一难经）[M].李生绍,陈心智点校.北京:中医古籍出版社,1997:31,64.

［2］ ［旧题］秦越人.难经[M].北京:科学技术文献出版社,1996:16.

［3］ ［晋］皇甫谧.针灸甲乙经[M].王晓兰点校.沈阳:辽宁科学技术出版社,1997:15.

［4］ ［唐］杨上善.黄帝内经太素 黄帝内经明堂[M].李云点校.北京:学苑出版社,2007:451.

［5］ ［唐］杨上善.黄帝内经太素[M].萧延平校正.王洪图,李云点校.北京:科学技术文献出版社,2000:214,215,260,295.

［6］ ［宋］赵佶.圣济总录[M].北京:人民卫生出版社,1962:1819.

［7］ ［元］王好古.此事难知[M].项平校注.南京:江苏科学技术出版社,1985:6.

［8］ ［金］阎明广.子午流注针经[M].李鼎,李磊校订.上海:上海中医学院出版社,1986:10,11.

［9］ ［明］楼英.医学纲目[M].阿静,等校注.北京:中国中医药出版社,1996:125.

［10］ ［明］倪朱谟.本草汇言[M].戴慎,陈仁寿,虞舜点校.上海:上海科学技术出版社,2005:468.

［11］ ［明］马莳.黄帝内经灵枢注证发微[M].王洪图,李砚青点校.北京:科学技术文献出版社,1998:129.

［12］ ［明］李中梓.内经知要[M].陆鸿元,包来发校注.北京:中国中医药出版社,1994:55.

［13］ ［明］杨继洲.针灸大成[M].郭仁录,等.太原:山西科学技术出版社,2008:267.

［14］ ［明］张介宾.类经[M].范志霞校注.北京:中国医药科技出版社,2011:122.

［15］ ［明］徐春甫.古今医统大全:上[M].崔仲平,王耀廷主校.北京:人民卫生出版社,1991:433,434.

［16］ ［明］刘纯.医经小学[M].郑红斌,钟海平,裴伟国校注.北京:中国中医药出版社,2015:46.

［17］ ［明］高武.针灸聚英[M].高俊雄,等点校.北京:中医古籍出版社,1999:217.

［18］ ［清］叶天士.叶选医衡[M].张明锐,等注.北京:人

民军医出版社,2012:6.

[19] [清]黄元御.素灵微蕴[M].杨枝青校注.北京:中国中医药出版社,2015:16,17.

[20] [清]薛雪.医经原旨[M].洪丕谟,姜玉珍点校.上海:上海中医学院出版社,1992:146.

[21] [清]黄元御.黄元御医书十一种:上[M].麻瑞亭,等点校.北京:人民卫生出版社,1990:490.

[22] [清]李守先.针灸易学[M].高希言,陈素美,陈亮校注.许敬生主编.郑州:河南科学技术出版社,2014:54.

[23] 中医药学名词审定委员会.中医药学名词[M].北京:科学出版社,2005:34.

[24] 郑洪新.中医基础理论[M].北京:中国中医药出版社,2016:124.

[25] 李经纬,余瀛鳌,蔡景峰,等.中医大辞典[M].北京:人民卫生出版社,2004:14.

[26] 袁钟,图娅,彭泽邦,等.中医辞海:上册[M].北京:

中国医药科技出版社,1999:41.

[27] 宋一伦,杨学智.基础理论与疾病[M]//曹洪欣,刘保延.中国中医药学术集成.北京:中医古籍出版社,2005:5.

[28] 《中医学》编辑委员会.中医学[M]//钱信忠.中国医学百科全书.上海:上海科学技术出版社,1997:364.

[29] 李振吉.中医药常用名词术语辞典[M].北京:中国中医药出版社,2001:4.

[30] 吴兰成.中国中医药学主题词表[M].北京:中医古籍出版社,2008:799.

[31] 中华人民共和国国家质量监督检验检疫总局,中国国家标准化管理委员会.中医基础理论术语(GB/T 20348—2006)[M].北京:中国标准出版社,2006:40.

(陈玉飞)

七 伤

qī shāng

一、规范名

【汉文名】七伤。

【英文名】seven injuries.

【注释】食伤、忧伤、饮伤、房事伤、饥伤、劳伤、经络营卫气伤的合称。

二、定名依据

"七伤"名称始见于秦汉《神农本草经》,其后历代著作均沿用该词作为正名,如汉唐时期的《金匮要略》《肘后备急方》《小品方》《本草经集注》《新修本草》《仙授理伤续断方》等,宋元时期的《证类本草》《太平惠民和剂局方》《圣济总录》《黄帝素问宣明论方》《三因极一病证方论》《儒门事亲》《妇人大全良方》《仁斋直指方论》《世医得效方》《丹溪心法》等,明清时期的《古今医统大全》《本草纲目》《神农本草经疏》《张氏医通》《冯氏锦囊秘录》《本草纲目拾遗》《杂病源流犀烛》等,说明古代以"七伤"为正名已达成共

识,符合科技名词约定俗成原则。

现代相关著作,如国标《中医基础理论术语》《中医大辞典》《中医辞海》《中医药常用名词术语辞典》和《中医医学百科全书·中医学》《中国中医药学术语集成·基础理论与疾病》等,均以"七伤"作为规范名,说明"七伤"作为规范名已成为共识。

我国2005年出版的全国科学技术名词审定委员会审定公布的《中医药学名词》已以"七伤"作为规范名,所以"七伤"作为规范名也符合术语定名的协调一致原则。

三、同义词

未见。

四、源流考释

"七伤"名称始见于秦汉《神农本草经》卷一:"肉苁蓉……味甘微温。主五劳七伤,补中,除茎中寒热痛,养五脏,强阴,益精气,多子,妇

人癥瘕。久服轻身。生山谷。"[1]26 但该书未载"七伤"所指的内容。

汉末张仲景在《金匮要略·血痹虚劳病脉证并治》曰："五劳虚极，羸瘦腹满，不能饮食。食伤、忧伤、饮伤、房室伤、饥伤、劳伤、经络荣卫气伤，内有干血，肌肤甲错，两目黯黑，缓中补虚，大黄䗪虫丸主之。"[2]26 这里虽无"七伤"之名，但其中所描述的食伤、忧伤、饮伤、房室伤、饥伤、劳伤、经络荣卫气伤这七种导致虚劳的病因被很多后代医家沿用为七伤的内涵。

汉代以后的相关著作多记载有"七伤"名称，如晋唐时期的《肘后备急方》[3]99《小品方》[4]143《本草经集注》[5]22《新修本草》[6]49 等；宋元时期的《证类本草》[7]203《太平惠民和剂局方》[8]43《圣济总录》[9]274《黄帝素问宣明论方》[10]7《三因极一病证方论》[11]231《儒门事亲》[12]259《妇人大全良方》[13]19《仁斋直指方论》[14]300《世医得效方》[15]11《丹溪心法》[16]149 等；明清时期的《古今医统大全》[17]827《本草纲目》[18]93《神农本草经疏》[19]85《张氏医通》[20]33《冯氏锦囊秘录》[21]227《本草纲目拾遗》[22]413《杂病源流犀烛》[23]118 等。

古代文献对本词的概念记载并不一致，主要分歧在于，有的医家认为"七伤"是七种病因，而有的医家则认为是七种病证。有的称"七伤"为阴寒、阴痿、里急、精连连、精少阴下湿、精清、小便苦数临事不卒等七种病证，如隋代巢元方《诸病源候论·虚劳候》记载："七伤者，一曰阴寒，二曰阴萎，三曰里急，四曰精连连，五曰精少、阴下湿，六曰精清，七曰小便苦数，临事不卒。"[25]15,16 唐代王焘《外台秘要》卷十七："帝曰：善哉七伤之病幸愿悉说。对曰：一曰阴汗，二曰阴衰，三曰精清，四曰精少，五曰阴下湿痒，六曰小便数少，七曰阴痿，行事不遂。病形如是，此谓七伤。"[26]280 有的称"七伤"为阴衰、精清、精少、阴滑、囊下湿、腰胁苦痛、膝厥痛冷不欲行等七种病证，如唐代孙思邈《备急千金要方》卷十九记载："一曰阴衰，二曰精清，三曰精少，四曰阴消，五曰囊下湿，六曰腰（一作胸）胁苦痛，七

曰膝厥痛冷不欲行，骨热，远视泪出，口干腹中鸣，时有热，小便淋沥，茎中痛，或精自出。有病如此，所谓七伤。"[27]606 有的称"七伤"为大饱伤脾、大怒气逆伤肝、强力举重久坐湿地伤肾、寒饮伤肺、忧愁思虑伤心、风雨寒暑伤形、大恐惧不节伤志等七种病因，如隋代巢元方《诸病源候论·虚劳候》："一曰大饱伤脾，脾伤，善噫，欲卧，面黄。二曰大怒气逆伤肝，肝伤，少血目暗。三曰强力举重，久坐湿地伤肾，肾伤，少精，腰背痛，厥逆下冷。四曰形寒寒饮伤肺，肺伤，少气，咳嗽鼻鸣。五曰忧愁思虑伤心，心伤，苦惊，喜忘善怒。六曰风雨寒暑伤形，形伤，发肤枯夭。七曰大恐惧，不节伤志，志伤，恍惚不乐。"[25]15,16 以及宋代王怀隐《太平圣惠方》[28]198、张锐《鸡峰普济方》[29]14、杨士瀛《仁斋直指方论》[14]300，清代潘辑《医灯续焰》[30]90 等均有这样的记载。对于这一分歧，清代喻昌《医门法律》明确提出了自己的观点，认为"七伤"应该沿用《金匮要略》记载，应为七种导致虚劳的病因，而非七种病证，如该书卷六记载："七伤《金匮》明谓食伤、忧伤、饮食伤、房室伤、饥伤、劳伤、经络荣卫气伤及房劳伤，但居其一，后人不知何见？谓七伤者阴寒、阴痿、里急精速、精少阴下湿、精滑小便苦数、临事不举，似乎颛主肾伤为言，岂有五劳分主五脏，而七伤独主一藏之理？"[24]298

现代有关著作大多以"七伤"为正名，载录以上不同解释，如《中医基础理论术语》[31]51《中医药学名词》[32]40《中医大辞典》[33]25《中国医学百科全书·中医学》[34]1725《中医辞海》[35]58《中医药常用名词术语辞典》[36]5《中国中医药学术语集成·基础理论与疾病》[37]2 等。但国标《中医基础理论术语》和国家规范《中医药学名词》则只收录了《金匮要略》七种病因作为七伤的概念，如《中医药学名词》："七伤……食伤、忧伤、饮伤、房室伤、饥伤、劳伤、经络营卫气伤的统称。"[32]40《中医基础理论术语》："七伤……食伤、忧伤、饮伤、房事伤、饥伤、劳伤、经络营卫气伤等七种导致虚劳的致病因素。"[31]51

总之，古代著作记载的七伤有七种病因（《金匮要略》食伤、忧伤、饮伤、房室伤、饥伤、劳伤、经络荣卫气伤；《诸病源候论》大饱伤脾、大怒气逆伤肝、强力举重久坐湿地伤肾、寒饮伤肺、忧愁思虑伤心、风雨寒暑伤形、大恐惧不节伤志）和七种病证（《诸病源候论》阴寒、阴痿、里急、精连连、精少阴下湿、精清、小便苦数临事不卒；《备急千金要方》阴衰、精清、精少、阴滑、囊下湿、腰胁苦痛、膝厥痛冷不欲行）的不同。但清代喻昌《医门法律》认为，五劳分主五脏，而七伤独主一脏之理，不可取。可见，后世医家更倾向于以《金匮要略》七种病因作为七伤的概念。

五、文献辑录

《神农本草经》卷一："肉苁蓉……味甘微温。主五劳七伤，补中，除茎中寒热痛，养五脏，强阴，益精气，多子，妇人癥瘕。久服轻身。生山谷。"[1]26

《金匮要略·血痹虚劳病脉证并治》曰："五劳虚极，羸瘦腹满，不能饮食。食伤、忧伤、饮伤、房室伤、饥伤、劳伤、经络荣卫气伤，内有干血，肌肤甲错，两目黯黑，缓中补虚，大黄䗪虫丸主之。"[2]26

《肘后备急方》卷四："治男子女人，五劳七伤，下元久冷，乌髭鬓，一切风病，四肢疼痛，驻颜壮气。补骨脂一斤，酒浸一宿，放干，却用乌油麻一升，和炒，令麻子声绝，即播去，只取补骨脂为末，醋煮面糊，丸如梧桐子大，早晨温酒，盐汤下二十丸。"[3]99

《小品方》卷七："妇人产时，骨分开解，是以子路开张，儿乃得出耳。满百日乃得完合平复也。妇人不自知，唯满月便云是平复，合会阴阳，动伤百脉，则为五劳七伤之疾。"[4]143,144

《本草经集注·序录上》："夫大病之主，有中风、伤寒、寒热、温疟、中恶、霍乱、大腹水肿……男子五劳七伤，虚乏羸瘦；女子带下，崩中，血闭，阴蚀；虫蛇蛊毒所伤。此皆大略宗兆，

其间变动枝叶，各依端绪以取之。"[5]22

《诸病源候论·虚劳候》："七伤者，一曰阴寒，二曰阴萎，三曰里急，四曰精连连，五曰精少、阴下湿，六曰精清，七曰小便苦数，临事不卒。"[25]15,16"一曰大饱伤脾，脾伤，善噫，欲卧，面黄。二曰大怒气逆伤肝，肝伤，少血目暗。三曰强力举重，久坐湿地伤肾，肾伤，少精，腰背痛，厥逆下冷。四曰形寒寒饮伤肺，肺伤，少气，咳嗽鼻鸣。五曰忧愁思虑伤心，心伤，苦惊，喜忘善怒。六曰风雨寒暑伤形，形伤，发肤枯夭。七曰大恐惧，不节伤志，志伤，恍惚不乐。"[25]16

《新修本草》卷三："云母……味甘，平，无毒。主身皮死肌、中风寒热，如在车船上，除邪气，安五脏，益子精，明目，下气，坚肌，续绝，补中，疗五劳七伤，虚损少气，止痢。"[6]49

《备急千金要方》卷十九："一曰阴衰，二曰精清，三曰精少，四曰阴消，五曰囊下湿，六曰腰（一作胸）胁苦痛，七曰膝厥痛冷不欲行，骨热，远视泪出，口干腹中鸣，时有热，小便淋沥，茎中痛，或精自出，有病如此，所谓七伤。"[27]606

《外台秘要》卷十七："黄帝问高阳负曰：吾知素女明知经脉脏腑虚盈，男子五劳七伤，妇人阴阳隔闭，漏下赤白，或绝产无子，男子受气阴阳同等，其病缘由，因何而起故欲问之，请为具说。对曰：深哉问也。男子五劳六极七伤病，皆有元本由状。帝曰：善哉七伤之病幸愿悉说。对曰：一曰阴汗，二曰阴衰，三曰精清，四曰精少，五曰阴下湿痒，六曰小便数少，七曰阴痿，行事不遂，病形如是，此谓七伤。"[26]280

《太平圣惠方》卷二十六："夫虚劳者，为五劳六极七伤是也……七伤者，一曰阴寒，二曰阴萎，三曰里急，四曰精连连，五曰精少，阴下湿，六曰精清，七曰小便苦数，又一曰大饱则伤脾，脾伤则喜噫，欲卧面黄。二曰大怒气逆则伤肝，肝伤则少血目暗。三曰强力举重，久坐湿地则伤肾，肾伤则少精，腰背痛，厥逆下冷。四曰形寒饮冷则伤肺，肺伤则短气咳嗽鼻鸣。五曰忧愁思虑则伤心，心伤则苦惊，喜忘喜怒。六曰风

雨寒则伤形，形伤则皮肤枯夭。七曰大恐惧不节则伤志，志伤则恍惚不乐。"[28]198,199

《证类本草》卷七："肉苁蓉……味甘、酸、咸，微温，无毒。主五劳七伤，补中。除茎中寒热痛，养五脏，强阴，益精气，多子，妇人癥瘕，除膀胱邪气，腰痛，止痢。久服轻身。"[7]203

《太平惠民和剂局方》卷一："经进地仙丹……治男子五劳七伤，肾气虚惫，精神耗减，行步艰辛，饮食无味，眼昏耳焦，面色黧黑，皮肤枯燥；女人血海虚冷，月经不调，脏寒少子，下部秽恶。又治诸痔瘘疮，肠风泻血，诸风诸气，并皆疗之。"[8]43

《圣济总录》卷八："治风冷下注，腰脚不遂，五劳七伤六极，并诸风痹，羌活丸方。"[9]274

《鸡峰普济方》卷一："夫七伤者，一曰大怒逆气伤肝，二曰忧愁思虑伤心，三曰饮食大饱伤脾，四曰形寒饮冷伤肺，五曰久坐湿地伤肾，六曰风雨寒湿伤形，七曰大恐怖惧伤志，故肝伤则少血，目暗心伤则苦惊，喜忘脾伤则面黄善卧，肺伤则短气咳嗽，肾伤则短气腰痛，厥逆下冷，形伤则皮肤枯槁，志伤则恍惚不乐，治法与五劳六极同。"[29]14

《黄帝素问宣明论方》卷一："瘛病证……蛊腹痛，肾传心，筋脉相引而急，精液少，朐脉不荣而引急。加减建中汤主之：治瘛，朐病相引而急，及五劳七伤，小便数，腹痛难立。"[10]7

《三因极一病证方论》卷十三："大山芋丸治诸虚百损，五劳七伤，肢体沉重，骨节酸疼，心中烦悸，唇口干燥，面体少色，情思不乐，咳嗽喘乏，伤血伤气，夜多异梦，盗汗失精，腰背强痛，脐腹弦急，嗜卧少起，善惊多忘，饮食减少，肌肉瘦瘁。又治风虚头目眩晕，心神不宁；及病后气不复常，渐成劳损。久服补不足，愈风气百病。"[11]231

《儒门事亲》卷十三："三黄丸……主治男子妇人，五劳七伤，消渴，不生肌肉，妇人带下，手足发寒热者。"[12]259

《妇人大全良方》卷一："鳖甲煎丸……治男子、妇人、童男、室女五劳七伤，传疰飞尸，尸注、八极，骨蒸，肺痿黄瘦，虚劳无力，肌肉不生。妇人血蒸；五心烦热，血风劳气；室女月闭黄瘦，气块腹痛，经脉不调，干嗽，咽膈不利，癥瘕积块，脸赤，口疮。以上等疾，无不效验。"[13]19

《仁斋直指方论》卷九："蒙庄有言，精太用则竭，神太劳则毙。借是可以论病矣。夫人所以根本此性命者，气与血也。若男若女，气血均有，独不能保而有之，终日役役，神倦力疲，饥饱越常，喜怒失节，形寒饮冷，纵欲恣情，遂使五脏气血俱虚，此五劳之所从始也，六极七伤类焉。"[14]300

《世医得效方》卷一："藿香正气散……治伤寒头疼，增寒作热，上喘咳嗽，五劳七伤，五般风痰，五般膈气，心腹冷痛，反胃呕恶，气泻霍乱，脏腑虚鸣，山岚瘴疟，遍身虚肿。妇人产前产后，血气刺痛。小儿疳伤。并宜服之。"[15]11

《丹溪心法》卷三："十全大补汤……治男子妇人，诸虚不足，五劳七伤。"[16]149

《古今医统大全》卷四十六："专治男、妇五劳七伤，气血虚弱，骨蒸潮热，形容憔悴，咳嗽痰喘，五心烦闷，四肢困倦。如诸风体弱，诸气尪羸，久病痼疾，形体虚弱者，并宜灸之。"[17]827

《本草纲目·主治》："虚损……五劳七伤，一切虚损，补益五脏。大人羸瘦，童尿煮服。小儿羸瘦，炙焦蜜丸服。"[18]93

《神农本草经疏》卷三："云母……味甘，平，无毒。主身皮死肌。中风寒热，如在车船上。除邪气，安五脏，益子精。明目，下气坚肌，续绝补中，疗五劳七伤，虚损少气，止痢。"[19]85

《医灯续焰》卷六："巢氏云：七伤者，一曰阴寒，二曰阴痿，三曰里急，四曰精连连，五曰精少，阴下湿，六曰精清，七曰小便苦数，临事不卒。又云：七伤者，一曰大饱伤脾。脾伤善噫、欲卧、面黄（宜资生丸、保和丸、平胃散之类）。二曰大怒气逆伤肝。肝伤少血、目暗（宜四物汤、元戎逍遥散之类）。三曰强力举重、久坐湿地伤肾。肾伤少精、腰背痛、厥逆下冷（宜黑地黄丸、肾着汤、八味丸、宝鉴天真丹之类）。四曰形寒寒饮伤肺。肺伤少气、咳嗽鼻鸣（宜小青龙汤、麻黄汤之类）。五曰忧愁思虑伤心。心伤苦惊，喜忘善怒（宜天王补心丸、朱砂安神丸、朱雀丸之类）。六曰风雨寒暑伤形。形伤发肤枯夭（宜人参养荣汤之类）。七曰大恐惧不节伤志（言大恐惧而不节于欲也）。志伤恍惚不乐（宜天王补心丸、安神丸之类）。是云七伤。"[30]90

《医门法律》卷六："七伤《金匮》明谓食伤、忧伤、饮食伤、房室伤、饥伤、劳伤、经络荣卫气伤及房劳伤，但居其一，后人不知何见？谓七伤者阴寒、阴痿、里急精速、精少阴下湿、精滑、小便苦数、临事不举，似乎颛主肾伤为言，岂有五劳分主五脏，而七伤独主一脏之理？"[24]298

《张氏医通》卷二："举世皆以参、芪、归、地等为补虚，仲景独以大黄、䗪虫等补虚。苟非神圣，不能行是法也。夫五劳七伤，多缘劳动不节，气血凝滞，郁积生热，致伤其阴，世俗所称干血劳是也。"[20]33

《冯氏锦囊秘录·杂症大小合参》："十全散……治气血诸虚，四肢不用，男妇诸虚不足，五劳七伤，拘急疼痛而色痿黄，脚膝无力，脾肾气弱等症。"[21]227

《本草纲目拾遗》卷十："洋虫……痘疹，用七个，米汤冲服。膨胀，用二十四个，薄荷、陈皮汤送。呕吐痰水，用七个，淡姜汤送。午寒午热、口干舌燥，用七个，陈皮、半夏煎酒冲服。五劳七伤，白茯苓三钱，用七个，捣烂，每日空心酒冲服，以复元为止。"[22]413

《杂病源流犀烛》卷八："五痨六极七伤……煎厥症……解，证……食，证……二阳病。"[23]118

《中医辞海》："七伤……中医术语。① 指七种劳伤。见《诸病源候论·虚劳病诸候》：'一曰大饱伤脾；二曰大怒气逆伤肝；三曰强力举重，久坐湿地伤肾；四曰形寒饮冷伤肺；五曰忧愁思虑伤心；六曰风暑寒暑伤形；七曰大恐惧、不节伤志。'② 指男子肾气亏损的七种表现。见《诸病源候论·虚劳病诸侯》：'七伤者，一曰阴寒；

二曰阳萎；三曰里急；四曰精连连；五曰精少，阴下湿；六曰精清，七曰小便苦数，临事不举。'《备急千金要方》谓七伤：'一曰阴衰；二曰精清；三曰精少；四曰阴滑；五曰囊下湿；六曰腰胁苦痛；七曰膝厥痛冷不欲行，骨热，远视泪出，口干，腹中鸣，时有热，小便淋漓，茎中痛或精自出。'"[35]58

《中国医学百科全书·中医学》："七伤……七种劳伤的病证，称七伤。《金匮要略·血痹虚劳病脉证并治》中所谓食伤、忧伤、饮伤、房事伤、饥伤、劳伤、经络营卫伤。后世对七伤又有不同的提法。如《诸病源候论·虚劳候》：'一曰大饱伤脾，脾伤善噫，欲卧，面黄。二曰大怒气逆伤肝，肝伤则少血目暗。三曰强力举重，久坐湿地伤肾，肾伤少精，腰背痛，厥逆下冷。四曰形寒饮冷伤肺，肺伤少气，咳嗽，鼻鸣。五曰忧愁思虑伤心，心伤苦惊，善忘，善怒。六曰风雨寒暑伤形，形伤发肤枯夭。七曰大恐惧，不节伤志，志伤恍惚不乐。'又谓：'七伤者，一曰阴寒，二曰阴萎，三曰里急，四曰精连连，五曰精少，阴下湿，六曰精清，七曰小便苦数，临事不卒。'《古今医统》认为七伤是喜、怒、忧、思、悲、恐、惊。总之，各家论述虽异，但实质上仍属虚劳、五劳、六极的范畴。《诸证提纲·虚损》：'要之，七伤为五劳之始，六极为五劳之甚，惟以五劳证治推广其法，自符合病机也。'故证治均宜见'虚劳''五劳''六极'各条。"[34]1725

《中医药常用名词术语辞典》："七伤……① 病因。源《金匮要略·血痹虚劳病脉证并治》。食伤、忧伤、饮伤、房室伤、饥伤、劳伤、经络营卫气伤之统称。② 疾病。七种虚劳疾病。❶ 见《诸病源候论·虚劳病诸候》。阴寒、阴痿、里急、精寒、精少阴下湿、精清、小便苦数临事不举七者。❷ 见《古今医鉴》。阴汗、精寒、精清、精少、囊下湿痒、小便涩数、夜梦阴人七者。❸ 肺伤、脾伤、肝伤、肾伤、心伤、形伤、志伤。"[36]5

《中医大辞典》："七伤……病名。❶ 指食伤、忧伤、饮伤、房事伤、饥伤、劳伤、经络营卫气伤（见《金匮要略·血痹虚劳病脉证并治》）。❷指虚劳的七种病证。①指阴寒、阴痿、里急、精连连、精少阴下湿、精清、小便苦数临事不卒（见《诸病源候论·虚劳病诸候》）。②指阴汗、精寒、精清、精少、囊下湿痒、小便涩数、夜梦阴人等（见《古今医鉴》）。③指脾伤、肝伤、肾伤、肺伤、心伤、形伤、志伤（见《诸病源候论·虚劳病诸候》）。"[33]25

《中医药学名词》："七伤……食伤、忧伤、饮伤、房室伤、饥伤、劳伤、经络营卫气伤的合称。"[32]40

《中国中医药学术语集成·基础理论与疾病》："七伤……①指饮伤、食伤、房事伤、饥伤、劳伤、经络伤、营卫气伤七种伤证。（《中医大辞典》）②指男子肾气亏损的七种证候。（《中医大辞典》）③是七种劳伤的病因。一曰大饱伤脾；二曰大怒气逆伤肝；三曰强力举重，久坐湿地伤肾；四曰形寒、寒饮伤肺；五曰忧愁思虑伤心；六曰风雨寒暑伤形；七曰大恐惧、不节伤志。"[37]2

《中医基础理论术语》："七伤……食伤、忧伤、饮伤、房事伤、饥伤、劳伤、经络营卫气伤等七种导致虚劳的致病因素。"[31]51

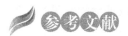

参考文献

［1］未著撰人.神农本草经[M].[清]孙星衍辑.太原：山西科学技术出版社，1991：26.

［2］[汉]张仲景.金匮要略[M].福州：福建科学技术出版社，2011：26.

［3］[晋]葛洪.肘后备急方[M].汪剑，邹运国，罗思航整理.北京：中国中医药出版社，2016：99.

［4］[南北朝]陈延之.小品方[M].高文铸校注.北京：中国中医药出版社，1995：143,144.

［5］[南北朝]陶弘景.本草经集注[M].尚志钧，尚元胜辑校.北京：人民卫生出版社，1994：22.

［6］[唐]苏敬.新修本草[M].合肥：安徽科学技术出版社，1981：49.

［7］[宋]唐慎微.证类本草[M].郭君双，金秀梅，赵益梅校注.北京：中国医药科技出版社，2011：203.

［8］[宋]太平惠民和剂局.太平惠民和剂局方[M].刘景源点校.北京：人民卫生出版社，1985：43.

［9］[宋]赵佶.圣济总录[M].北京：人民卫生出版社，1962：274.

［10］[金]刘完素.黄帝素问宣明论方[M].宋乃光校注.北京：中国中医药出版社，2007：7.

［11］[宋]陈无择.三因极一病证方论[M].侯如艳校注.北京：中国医药科技出版社，2011：231.

［12］[金]张从正.儒门事亲[M].王雅丽校注.北京：中国医药科技出版社，2011：259.

［13］[宋]陈自明.妇人大全良方[M].盛维忠校注.北京：中国中医药出版社，2007：19.

［14］[宋]杨士瀛.仁斋直指方论[M].盛维忠，王致谱，傅芳等校注.福州：福建科学技术出版社，1989：300.

［15］[元]危亦林.世医得效方[M].王育学，施化，孙成凤，等点校.北京：中国中医药出版社，1996：11.

［16］[元]朱震亨.丹溪心法[M].田思胜校注.北京：中国中医药出版社，2008：149.

［17］[明]徐春甫.古今医统大全[M].项长生，洪必良，徐焘点校.合肥：安徽科学技术出版社，1995：827.

［18］[明]李时珍.本草纲目[M].胡双元，郭海，张伟，等校注.太原：山西科学技术出版社，2014：93.

［19］[明]缪希雍.神农本草经疏[M].张淑祥，于新丽，于静，等校注.太原：山西科学技术出版社，2013：85.

［20］[清]张璐.张氏医通[M].李静芳，建一校注.北京：中国中医药出版社，1995：33.

［21］[清]冯兆张.冯氏锦囊秘录[M].田思胜，高萍，戴敏，等校注.北京：中国中医药出版社，1996：227.

［22］[清]赵学敏.本草纲目拾遗[M].闫志安，肖培新校注.北京：中国中医药出版社，2007：413.

［23］[清]沈金鳌.杂病源流犀烛[M].李占永，李晓林校注.北京：中国中医药出版社，1994：118.

［24］[清]喻昌.医门法律[M].张晓梅点校.北京：中国中医药出版社，2002：298.

［25］[隋]巢元方.诸病源候论[M].鲁兆麟主校.沈阳：辽宁科学技术出版社，1997：15,16.

［26］[唐]王焘.外台秘要方[M].王淑民校注.北京：中国医药科技出版社，2011：280.

［27］[唐]孙思邈.备急千金要方[M].魏启亮，郭瑞华点校.北京：中医古籍出版社，1999：606.

［28］[宋]王怀隐，等.太平圣惠方校注[M].田文敬，孙现鹏，牛国顺校注.郑州：河南科学技术出版社，2015：198,199.

［29］[宋]张锐.鸡峰普济方[M].上海：上海科学技术出版社，1987：14.

［30］[清]潘楫.医灯续焰[M].何源注，闫志安，张黎临校注.北京：中国中医药出版社，1997：90.

［31］中华人民共和国质量监督检验检疫总局，中国国家标准化管理委员会.中医基础理论术语（GB/T 20348—

2006)[M].北京：中国标准出版社，2006：51.

[32] 中医药学名词审定委员会.中医药学名词[M].北京：科学出版社，2005：40.

[33] 李经纬，余瀛鳌，蔡景峰，等.中医大辞典[M].北京：人民卫生出版社，2004：25.

[34] 《中医学》编辑委员会.中医学[M]//钱信忠.中国医学百科全书.上海：上海科学技术出版社，1997：1725.

[35] 袁钟，图娅，彭泽邦，等.中医辞海[M].北京：中国医药科技出版社，1995：58.

[36] 李振吉.中医药常用名词术语辞典[M].北京：中国中医药出版社，2001：5.

[37] 宋一伦，杨学智.基础理论与疾病[M]//曹洪欣，刘保延.中国中医药学术语集成.北京：中医古籍出版社，2005：2.

（王梦婷　张白雪）

1 · 008

七情

qī qíng

一、规范名

【汉文名】七情。

【英文名】seven emotions。

【注释】人之情志活动的统称，具体包括喜、怒、忧、思、悲、恐、惊七种，是人体对客观事物或现象所做出的不同情志反应。

二、定名依据

"七情"一词最早见于南宋陈言《三因极一病证方论》，此前虽未有该名词，但理论渊源可追溯到周代《礼记·礼运》。"七情"一词出现后，其后历代著作多有沿用，以"七情"作为本词名称，如宋代杨士瀛《仁斋直指方论》，金代刘完素《素问玄机原病式》，明代李中梓《医宗必读》，清代高世栻《医学真传》等。这些著作均为历代的重要著作，对后世影响较大。所以，以"七情"作为规范名便于达成共识，符合术语定名的约定俗成原则。

现代相关著作，《中医药常用名词术语辞典》《中医辞海》《中医大辞典》和《中国医学百科全书·中医学》等辞书类著作以及中医药教材如《中医基础理论》等均以"七情"作为规范名。已经广泛应用于中医药学文献的标引和检索的《中国中医药学主题词表》也以"七情"作为正式主题词。这些均说明"七情"作为规范名称已成为共识。

"七情"较"七气"，更能够体现出人基本情绪情感活动的意义，更能够精确表达概念的内涵和本质属性，更通俗易懂。以"七情"作为正名，符合科学性原则。

我国2005年出版的全国科学技术名词审定委员会审定公布的《中医药学名词》已以"七情"作为规范名，所以"七情"作为规范名也符合术语定名的协调一致原则。

三、同义词

【曾称】"七气"（《济阴纲目》）。

四、源流考释

"七情"一词，最早见于周代《礼记·礼运》，曰："何谓人情？喜怒哀惧爱恶欲，七者，弗学而能……故圣人所以治人七情。"[1]275 并以七情为人情，是人性的表现。《荀子·正名》亦载"性之好恶喜怒哀乐谓之情"，又"性者，天之就也；情者，性之质也；欲者，情志应也"。[2]304 由此可见，古代学者对情的理解多与性、欲相连。《说文解字》："情，人之阴气有欲者。"[3]217 表明"情"与人的本质欲望有关。《荀子·儒效》注"情为……外物所感者也"[4]3，说明情是由外界的刺激所引起的反应。

春秋战国至秦汉时代《内经》一书中已有关于近似"七情"的相关论述。如《素问·阴阳应象大论》曰："人有五脏化五气，以生喜怒悲忧恐。"又曰："怒伤肝、喜伤心、思伤脾、悲伤肺、恐伤肾。"[5]10《素问·五运行大论》："在脏为肝……其志为怒，怒伤肝……在脏为心……其志为喜，喜伤心……在脏为脾……其志为思，思伤脾……在脏为肺……其志为忧，忧伤肺……在脏为肾……其志为恐，恐伤肾……"[5]132 可见，《内经》对情志有较为全面的认识。

《内经》论"情"并未有数的限定，但当时已有以七论病的风尚。如《素问·阴阳应象大论》有"七损八益。"[5]11《难经》首言"七传者死"，如《难经·五十三难》："七传者死，间脏者生。"[6]29 其后的《金匮要略·脏腑经络先后病脉证第一》有"七伤"[7]3。

隋唐时期，医家对"七情"作为致病因素已有独到的见解。如隋代巢元方提出"七气"，是与"七情"相近的病因学概念，《诸病源候论·七气候》曰："七气者，寒气、热气、怒气、恚气、忧气、喜气、愁气。凡七气积聚……如有祸状，此皆七气所生。"[8]70 其"七气"为寒、热、怒、恚、忧、喜、愁。唐代孙思邈《备急千金要方》[9]221 脏腑证的证候群多包含了情志异常变化。如肝实热证下领五方，有四方的主治证涉及怒、惊、悲、恐等情志异常，体现情志与五脏关系错综复杂。

南宋陈言明确提出"七情"概念，并以七情为正名。如《三因极一病证方论》首次把"喜、怒、忧、思、悲、恐、惊"概括为"七情"，并把七情列为一类重要的内伤致病因素。如《三因极一病证方论·三因论》："七情者，喜怒忧思悲恐惊是……七情，人之常性，动之则先自脏腑郁发，外形于肢体，为内所因。"[10]19《三因极一病证方论·五科凡例》："凡治病，先须识因，不知其因，病源无目。其因有三：曰内，曰外，曰不内外。内则七情，外则六淫，不内不外，乃背经常。"[10]15《三因极一病证方论·七气叙论》："夫五脏六

腑，阴阳升降，非气不生。神静则宁，情动则乱，故有喜怒忧思悲恐惊，七者不同，各随其本脏所生所伤而为病。"[10]106 从病证角度总结出七情与脏腑的相应关系。

由上可见，陈言"七情"概念中"怒、喜、悲、恐、惊、思"六个来自《素问·举痛论》"九气为病"[5]78，一个"忧"来自《诸病源候论·七气候》"七气"[8]70。变"气"为"情"，其数为七，创造了"七情"病因概念，同时也把握了人类的基本情绪。其后医家多沿用，如宋代杨士瀛《仁斋直指方论》[11]168，明代李中梓《医宗必读》[12]33，清代张志聪《黄帝内经素问集注》[13]153、高世栻《医学真传》[14]3 等均沿用"七情"术语。同时仍有书籍可见本名词"七情""七气"并称，如《仁斋直指方论》："人有七情，病生七气。七气者，寒、热、怒、恚、喜、忧、愁，或以为喜、怒、忧、思、悲、惊、恐，皆通也。"明代武之望《济阴纲目》："喜怒忧思悲恐惊者，七气也。"[15]4 清代潘楫《医灯续焰》："七情者，人之喜怒忧思悲恐惊也，即所谓七气。"[16]15 可见，"七情"名词逐渐明确为"人之喜、怒、忧、思、悲、恐、惊"。

在中医学中，"情"和"志"都是对作为病因的各种情绪情感活动的概括，故金代刘完素把五志、七情并提，作为致病的因素。如《素问玄机原病式·六气为病》认为："五脏之志者，怒、喜、悲、思、恐也。悲一作忧……七情者，喜、怒、哀、惧、爱、恶、欲……则卒暴僵仆，多因五志七情过度，而卒病也。又如酒醉而热，则五志七情竞起。"[17]8

明清时期，"七情"一词使用较多，概念臻于成熟。明代张景岳在《类经》中列有"情志九气"[18]422，并首次提出"情志病"病名，如《类经·疾病类》云："世有所谓七情者，即本经之五志也……情志所伤，虽五脏各有所属，然求其所由，则无不从心而发。"[18]423 清代叶桂《临证指南医案·郁》中也说："七情之郁居多，如思伤脾、怒伤肝之类是也。因情志不遂，则郁而成病矣。"[19]300 自此之后，情志一词也逐渐成为七情

五志的统称而被沿用,如清代冯兆张《冯氏锦囊秘录》[20]215。

七情是健全个体日常生活中始终存在着的正常过程,本身并不一定致病,但七情在一定条件下可转化为致病因素。如清代费伯雄《医醇賸义》指出:"夫喜、怒、忧、思、悲、恐、惊,人人皆有之境。若当喜为喜,当怒而怒,当忧而忧,是即喜怒哀乐发而皆中节也。此天下之至和,尚何伤之也。"[21]66 又说:"内伤七情,喜、怒、忧、思、悲、恐、惊也。"[21]4

另外,《神农本草经·序录》云"凡此七情,合和视之"[22]5,李时珍《本草纲目·序例》曰"药有七情"[23]45,均是指药性配伍的七种情况,与本文所探讨的七情有严格的区别,不在本篇考证之列。

现代相关著作大多沿用《三因极一病证方论》的记载以"七情"作为本词正名,如《中医药学名词》[24]20《中医药常用名词术语辞典》[25]5《中医辞海》[26]63《中医大辞典》[27]26《中医学》[28]497 等著作,以及中医药教材如《中医基础理论》[29]532 等均以"七情"作为规范名。已经广泛应用于中医药学文献标引和检索的《中国中医药学主题词表》[30]647 也以"七情"作为正式主题词。说明"七情"作为规范名已成为共识。

总之,"七情"作为病因学概念被明确后,有利于把握情志与脏腑相应关系,便于辨证论治。以"七情"为规范名,概念具体,便于交流。

五、文献辑录

《礼记·礼运》:"何谓人情?喜怒哀惧爱恶欲,七者,弗学而能……故圣人所以治人七情,修十义,讲信修睦。"[1]275

《荀子·正名》:"性之好恶喜怒哀乐谓之情……性者,天之就也;情者,性之质也;欲者,情志应也。"[2]304

《荀子·儒效》:"情为……外物所感者也。"[4]3

《说文解字》:"情,人之阴气有欲者。""志,意也。""意,志也,从心察言而知意也。"[3]217

《黄帝内经素问·阴阳应象大论》:"人有五脏化五气,以生喜怒悲忧恐。""怒伤肝、喜伤心、思伤脾、悲伤肺、恐伤肾。"[5]10"七损八益。"[5]11

"五运行大论":"在脏为肝……其志为怒,怒伤肝……在脏为心……其志为喜,喜伤心……在脏为脾……其志为思,思伤脾……在脏为肺……其志为忧,忧伤肺……在脏为肾……其志为恐,恐伤肾。"[5]132,133

"举痛论":"怒则气上,喜则气缓,悲则气消,恐则气下,惊则气乱,思则气结……九气不同,何病之生。"[5]78

《难经·五十三难》:"七传者死,间脏者生。"[6]29

《金匮要略·脏腑经络先后病脉证》:"七伤"。[7]3

《诸病源候论·七气候》:"七气者,寒气、热气、怒气、恚气、忧气、喜气、愁气。凡七气积聚,牢大如杯,若拌在心下腹中疚痛欲死,饮食不能,时来时去,每发欲死,如有祸状,此皆七气所生。"[8]70

《备急千金要方》卷第十一:"治肝实热,狂悸……治肝实热,梦怒虚惊……治肝邪热,出言反常……治邪热伤肝,好生悲怒。"[9]221

《三因极一病证方论·三因论》:"七情者,喜怒忧思悲恐惊是……七情,人之常性,动之则先自脏腑郁发,外形于肢体,为内所因。"[10]19

"五科凡例":"凡治病,先须识因,不知其因,病源无目。其因有三:曰内,曰外,曰不内外。内则七情,外则六淫,不内不外,乃背经常。"[10]15

"七气叙论":"夫五脏六腑,阴阳升降,非气不生。神静则宁,情动则乱,故有喜怒忧思悲恐惊,七者不同,各随其本脏所生所伤而为病。"[10]106

《素问玄机原病式·六气为病》:"五脏之志者,怒、喜、悲、思、恐也。悲一作忧……七情者,喜、怒、哀、惧、爱、恶、欲……则卒暴僵仆,多因五志七情过度,而卒病也。又如酒醉而热,则五志七情竞起。"[17]8

《仁斋直指方论》卷之五："气也者,独非人身之根本乎?人有七情,病生七气。七气者,寒、热、怒、恚、喜、忧、愁,或以为喜、怒、忧、思、悲、惊、恐,皆通也。"[11]168

《济阴纲目·调经门》："喜怒忧思悲恐惊者,七气也;七情之外,益之以寒热二证,而为九气也。"[15]4

《类经·情志九气》卷十五："世有所谓七情者,即本经之五志也……情志所伤,虽五脏各有所属,然求其所由,则无不从心而发。"[18]422,423

《医宗必读·新著四言脉诀》："勿以外因兼求六气,勿以内因兼求七情也……内因喜怒忧思悲恐惊七情之伤,脉必虚微细弱短涩濡芤而不及矣。"[12]33

《医灯续焰·内外因第九》："内伤七情,因之于人。七情者,人之喜怒忧思悲恐惊也,即所谓七气。"[16]15

《黄帝内经素问集注·举痛论篇第三十九》："喜怒七情,人之阴阳也。"[13]153

"病能论第四十六"："是四时六淫,七情五志之外。"[13]17

《医学真传》七情内伤："喜、怒、忧、悲、思、恐、惊,谓之七情。七情通于五脏:喜通心,怒通肝,忧通肺,悲、思通脾,恐通肾,惊通心与肝。故七情太过,则伤五脏。七情内伤,则有所亏损,疗之不易也。"[14]3

《临证指南医案·郁》："七情之郁居多,如思伤脾、怒伤肝之类是也。因情志不遂,则郁而成病矣。"[19]300

《冯氏锦囊秘录·方脉气滞合参》卷七："或内伤七情者,喜怒忧思悲恐惊是也……及其七情五志,乖戾失常。"[20]215

《医醇賸义》："内伤七情,喜、怒、忧、思、悲、恐、惊也。"[21]4《医醇賸义》："夫喜、怒、忧、思、悲、恐、惊,人人皆有之境。若当喜为喜,当怒而怒,当忧而忧,是即喜怒哀乐发而皆中节也。此天下之至和,尚何伤之有也。"[21]66

《神农本草经·序录》："凡此七情,合和视之。"[22]5

《本草纲目·序例》："药有七情。"[23]45

《中医大辞典》："七情:喜、怒、忧、思、悲、恐、惊等七种情志活动,是人的精神意识对外界事物的反映。"[27]26

《中国医学百科全书·中医学》："七情:七情是指喜、怒、忧、思、悲、恐、惊七种感情……七情在一般情况下属于正常生理现象,故常言道:'喜怒哀乐,乃人之常情。'但是,如果情志波动过于剧烈,或过于持久,超越了常度,则将引起机体多功能紊乱而导致疾病。此时,七情便成为致病因子……凡此七情内伤,均受到历代医家的重视。"[28]497

《中医辞海》："七情:基础理论名词。指喜、怒、忧、思、悲、恐、惊等七种情志活动,是人的精神意识对外界事物的反映。"[26]63

《中医药常用名词术语辞典》："七情:① 精神。源《素问·阴阳应象大论》《灵枢·本神》等。指人的喜、怒、忧、思、悲、恐、惊七种情志活动。是人体对客观事物和现象所作出的七种不同情志反映。② 病因。出《素问·举痛论》。指七种情志变化过于强烈、持久或突然,引起脏腑功能失调而为病,此时的七情则成为病因。"[25]5

《中医药学名词》："七情:人之情志活动的总称,具体包括喜、怒、忧、思、悲、恐、惊七种,是人体对客观事物或现象所作出的不同情志反应。"[24]20

《中国中医药主题词表》："七情:属行为。指喜、怒、忧、思、悲、恐、惊七种正常的情志活动,是人的精神意识对体内外环境刺激的不同反应,包括精神、意志及情绪活动。"[30]647

《中医基础理论》："七情,是指人体喜、怒、忧、思、悲、恐、惊七种情志变化,也即人的七种情感……七情大致可概括人类的基本情感。其中思是指人的思维活动,是思考、思虑之意,似乎并非一种情绪。"[29]532

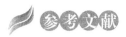

参考文献

[1] [汉] 戴圣.礼记[M].杨天宇译注.上海：上海古籍出版社,2004：275.

[2] [战国] 荀况.荀子[M].王学典编译.北京：中国纺织出版社,2007：304.

[3] [汉] 许慎.说文解字[M].天津：天津古籍出版社,1991：217.

[4] [战国] 荀子.荀子[M].沈阳：万卷出版公司,2009：3.

[5] 未著撰人.黄帝内经素问[M].田代华整理.北京：人民卫生出版社,2005：10,11,78,132,133.

[6] [旧题] 秦越人.难经[M].北京：科学技术文献出版社,1996：20,24,29.

[7] [汉] 张仲景.金匮要略[M].于志贤,张智基点校.北京：中医古籍出版社,1997：3.

[8] [隋] 巢元方.诸病源候论[M].黄作阵点校.沈阳：辽宁科学技术出版社,1997：70.

[9] [唐] 孙思邈.备急千金要方[M].高文柱,沈澍农校注.北京：华夏出版社,2008：221.

[10] [宋] 陈言著.三因极一病证方论：18卷[M].北京：人民卫生出版社,1957：15,19,106.

[11] [宋] 杨士瀛.新校注杨仁斋医书：仁斋直指方论[M].福州：福建科学技术出版社,1989：168.

[12] [明] 李中梓.医宗必读[M].王卫,等点校.天津：天津科学技术出版社,1999：33,35.

[13] [清] 张隐庵集注.黄帝内经素问集注：9卷[M].上海：上海科学技术出版社,1959：17,153.

[14] [清] 高士栻.医学真传[M].宋咏梅,李圣兰点校.天津：天津科学技术出版社,2000：3.

[15] [明] 武之望.济阴纲目[M].北京：人民军医出版社,2009：4.

[16] [清] 潘楫.医灯续焰[M].杨维益点校.北京：人民卫生出版社,1988：15.

[17] [金] 刘完素.素问玄机原病式[M].石学文点校.沈阳：辽宁科学技术出版社,1997：8.

[18] [明].张介宾.类经[M].北京：中医古籍出版社,2016：422,423.

[19] [清] 叶天士.临证指南医案[M].北京：中国中医药出版社,2008：300.

[20] [清] 冯兆张,纂辑.冯氏锦囊秘录[M].田思胜,等校注.北京：中国中医药出版社,1996：215.

[21] [清] 费伯雄.医醇賸义[M].王新华点校.南京：江苏科学技术出版社,1982：4,66.

[22] [清] 顾观光.神农本草经[M].兰州：兰州大学出版社,2009：5.

[23] [明] 李时珍.本草纲目[M].太原：山西科学技术出版社,2014：45.

[24] 中医药学名词审定委员会.中医药学名词[M].北京：科学出版社,2005：20.

[25] 李振吉.中医药常用名词术语辞典[M].北京：中国中医药出版社,2001：5.

[26] 袁钟,图娅,彭泽邦,等.中医辞海：上册[M].北京：中国医药科技出版社,1999：63.

[27] 李经纬,余瀛鳌,蔡景峰,等.中医大辞典[M].2版.北京：人民卫生出版社,1995：26.

[28] 《中医学》编辑委员会.中医学：上[M]//钱信忠.中国医学百科全书.上海：上海科学技术出版社,1997：497.

[29] 李德新.中医基础理论[M].北京：人民卫生出版社,2011：532.

[30] 吴兰成.中国中医药学主题词表[M].北京：中医古籍出版社,2008：647.

（丁吉善）

七情所伤

qì qíng suǒ shāng

一、规范名

【汉文名】七情所伤。

【英文名】injury by seven emotions.

【注释】喜、怒、忧、思、悲、恐、惊七种情志变化过于强烈、持久或突然，引起脏腑气机紊乱，功能失调而致病。

二、定名依据

"七情所伤"作为喜、怒、忧、思、悲、恐、惊七种情志变化过于强烈、持久或突然，引起脏腑气机紊乱，功能失调而致病的命名最早见于《太平惠民和剂局方》，与之相关术语的记载有"七情内伤""内伤七情"等。

《严氏济生方》言"七情内伤"，《妇人大全良方》言"内伤七情"，虽与本术语概念相近，但多偏指过于强烈或持久情志变化的致病因素，由于中国语言文字特点，以"七情所伤"这一"所之结构"词组能更准确地表达临床情志致病的病机特点，符合术语定名的科学性原则。

《太平惠民和剂局方》首载"七情所伤"一词，其后多沿用，如宋代《仁斋直指方论》，元代《世医得效方》《金匮钩玄》，明代《普济方》《奇效良方》《证治准绳》《医学正传》，清代《医灯继焰》《本草崇原》《四诊抉微》等，皆使用"七情所伤"一名。这些均为历代很重要的医著，对后世有较大影响。所以"七情所伤"作为规范名便于达成共识，符合术语定名的约定俗成原则。

我国目前已出版的标准用书如国标《中医基础理论术语》以及辞书《中国医学百科全书·中医学》均以"七情所伤"作为规范名，这些均说明"七情所伤"作为本概念的规范名已成为共识。

我国 2005 年出版的全国科学技术名词审定委员会审定公布的《中医药学名词》已以"七情所伤"作为规范名，所以"七情所伤"作为规范名也符合术语定名的协调一致原则。

三、同义词

【曾称】"七情内伤"（《严氏济生方》）；"内伤七情"（《妇人大全良方》）。

四、源流考释

"七情所伤"作为喜、怒、忧、思、悲、恐、惊七种情志变化过于强烈、持久或突然，引起脏腑气机紊乱，功能失调而致病的相关记载最早见于《内经》，如《素问·阴阳应象大论》曰："人有五脏化五气，以生喜怒悲忧恐。故喜怒伤气，寒暑伤形，暴怒伤阴，暴喜伤阳。厥气上行，满脉去形，喜怒不节，寒暑过度，生乃不固。"[1]28 概论喜

怒不节，生乃不固，喜怒哀乐不节制，忽冷忽热，影响身体健康，抵抗力下降。《素问·举痛论第三十九》又曰："怒则气上，喜则气缓，悲则气消，恐则气下，寒则气收，炅则气泄，惊则气乱，劳则气耗，思则气结。"[1]223 论七情过激导致脏腑气机紊乱，功能失调而致病。《灵枢·本神》复曰："是故怵惕思虑者则伤神，神伤则恐惧流淫而不止，因悲哀动中者，竭绝而失生，喜乐者神惮散而不藏，愁忧者气闭塞而不行，盛怒者迷惑而不治，恐惧者神荡惮而不收。"[2]61 具体描述了情志不畅的病机变化特点。此时虽无"七情所伤"一词，但已明确提及了喜、怒、忧、思、悲、恐、惊七种情志刺激所导致病机变化特点不同。此外，《灵枢·本神》还论及了内脏病变而继发的病态情志活动，如："肝气虚则恐，实则怒。"[2]62 可见，《内经》乃中医学情志致病理论之肇始。

隋巢元方《诸病源候论》对七情所伤也有所论及，如该书卷十三曰："七气者，寒气、热气、怒气、恚气、忧气、喜气、愁气。凡七气积聚，牢大如杯若柈，在心下、腹中，疾痛欲死，饮食不能，时来时去，每发欲死，如有祸状，此皆七气所生……九气者，谓怒、喜、悲、恐、寒、热、忧、劳、思。因此九事而伤动于气，一曰怒则气逆，甚则呕血及食而气逆也；二曰喜则其气缓，荣卫通利，故气缓；三曰悲则气消，悲则使心系急，肺布叶举，使上焦不通，热气在内，故气消也；四曰恐则气下，恐则精却，精却则上焦闭，闭则气还，气还则下焦胀，故气不行；五曰寒则气收聚，寒使经络凝涩，使气不宣散故也；六曰热则腠理开，腠理开则荣卫通，汗大泄；七曰忧则气乱，气乱则心无所寄，神无所归，虑无所定，故气乱；八曰劳则气耗，气耗则喘且汗，外内皆越，故气耗也；九曰思则气结，气结则心有所止，故气留而不行。"[3]70 将七情中的六情喜、怒、忧、思、悲、恐与劳、寒、热合成为九事，并阐释了该九事伤而动气，引起脏腑气机紊乱，功能失调而致病实亦肇始于《内经》。

宋金元时期，首次出现了"七情所伤""七情

内伤""内伤七情"。如宋《太平惠民和剂局方》卷四首载"七情所伤"一词："四七汤一方治七情所伤，中脘不快，气不升降，腹胁胀满，用香附子炒半斤，橘红六两，甘草一两，煎服，尤妙。"[4]44言中脘不快、气不升降、腹胁胀满，乃情志因素使肝失疏泄，气机不畅所致。宋代严用和《严氏济生方·眩晕门》首载"七情内伤"："眩晕论治……由此观之，六淫外感，七情内伤，皆能所致。"[5]113论述七情内伤乃眩晕的致病因素之一。宋陈自明《妇人大全良方》卷四首载"内伤七情"："妇人腰痛方论第七……若肾气虚弱，外感六淫，内伤七情，皆致腰痛。"[6]1此后医家多沿用这些不同的称谓。如宋杨士瀛《仁斋直指方论》既沿用了"七情内伤"，又用到"七情所伤"，如该书卷五："一种妇人，平时任气，易为七情所伤，适月事经季不行，一身百病，胸臆气填，呕恶全不入食，入食则吐痰涎。"[7]118述妇人素体肝郁，更易受情志所伤，月经不行，一身百病。又如该书卷十七："今也七情内伤，六淫外侵，饮食不节，房劳致虚，脾土之阴受伤，转运之官失职，胃虽受谷，不能运化，故阳自升，阴自降，而成天地不交之否，清浊相混，隧道壅塞，郁而为热，热留为湿，湿热相生，遂成胀满。《经》曰，鼓胀是也。"[7]328论及胀满的形成与七情、六淫、饮食皆有关系。而元危亦林《世医得效方》和元朱丹溪《金匮钩玄·附录》[8]60则沿用了"七情所伤"，如《世医得效方》："聚香饮子治七情所伤，遂成七疝，心腹胀痛，痛引腰胁连背，不可俯仰。"[9]83

明清时期的医学著作中，仍然沿用相关称谓，明朱橚《普济方·头门》卷四十七曰："由此观之，六淫外气，七情内伤，皆所能致。"[10]81《普济方》卷一百六十二又曰："人参枳壳散……治七情所伤。"[10]1866《普济方·伤寒门》卷二十六再曰："吁！外感六气，内伤七情，其为害若是欤。"[10]575显然，"七情内伤""内伤七情"偏于致病因素，"七情内伤"重于病机改变。之后医籍多沿袭诸多称谓，如明代《奇效良方》[11]213《滇南

本草》[12]340《医学正传》[13]159《古今医统大全》[14]227《证治准绳》[15]6,377《寿世保元》[16]101,208《景岳全书》[17]6,254，清代《医灯继焰》[18]14,173《医门法律》[19]103《本草崇原》[20]17《四诊抉微·管窥附余》[21]220。这一时期的著作，既有运用七情所伤一词，亦有用到七情内伤、内伤七情等，且可在同一著作中先后同时出现。

现代著作中"七情所伤""七情内伤"与"内伤七情"均被提到，如《中国中医药学主题词表》[22]697《中医辞海》[23]63《中医基础理论》[24]466《中医基础理论》(孙广仁)[25]225、《中国中医药学术语集成·基础理论与疾病》[26]2《中医基础理论》(印会河)[27]98以"七情内伤"来命名；南京中医学院《中医学概论》[28]125、李家邦《中医学》[29]58以"内伤七情"来命名；《中医学概论》(樊巧玲)[30]65以"七情内伤"作为本概念的正名，以"内伤七情"为又称；《中医基础理论》(李德新)[31]532将"七情学说"作为本概念的正名，以"内伤七情"为又称。而《中国医学百科全书·中医学》[32]497《中医基础理论术语》[33]49《中医药学名词》[34]40则以"七情所伤"作为规范名。

总之，"七情内伤"(《严氏济生方》)、"内伤七情"(《妇人大全良方》)多偏指喜、怒、忧、思、悲、恐、惊七种情志致病因素。《中医药学名词》释义："喜、怒、忧、思、悲、恐、惊七种情志变化过于强烈、持久或突然，引起脏腑气机紊乱，功能失调而致病。"[34]40该释义客观、准确地表达了"七情所伤"的科学内涵和本质属性，因而应以"七情所伤"为规范名；以"七情内伤""内伤七情"作为曾称。

五、文献辑录

《素问·阴阳应象大论》："人有五脏化五气，以生喜怒悲忧恐。故喜怒伤气，寒暑伤形，暴怒伤阴，暴喜伤阳。厥气上行，满脉去形，喜怒不节，寒暑过度，生乃不固。"[1]28

"举痛论"："怒则气上，喜则气缓，悲则气消，恐则气下，寒则气收，灵则气泄，惊则气乱，

劳则气耗,思则气结。"[1]223

《灵枢·本神》:"是故怵惕思虑者则伤神,神伤则恐惧流淫而不止。因悲哀动中者,竭绝而失生。喜乐者,神惮散而不藏。愁忧者,气闭塞而不行。盛怒者,迷惑而不治。恐惧者,神荡惮而不收。"[2]61 "肝气虚则恐,实则怒。"[2]62

《诸病源候论》卷十三:"七气者,寒气、热气、怒气、恚气、忧气、喜气、愁气。凡七气积聚,牢大如杯若桴,在心下、腹中,疾痛欲死,饮食不能,时来时去,每发欲死,如有祸状,此皆七气所生。""九气者,谓怒、喜、悲、恐、寒、热、忧、劳、思。因此九事而伤动于气,一曰怒则气逆,甚则呕血及食而气逆也;二曰喜则其气缓,荣卫通利,故气缓;三曰悲则气消,悲则使心系急,肺布叶举,使上焦不通,热气在内,故气消也;四曰恐则气下,恐则精却,精却则上焦闭,闭则气还,气还则下焦胀,故气不行;五曰寒则气收聚,寒使经络凝涩,使气不宣散故也;六曰热则腠理开,腠理开则荣卫通,汗大泄;七曰忧则气乱,气乱则心无所寄,神无所归,虑无所定,故气乱;八曰劳则气耗,气耗则喘且汗,外内皆越,故气耗也;九曰思则气结,气结则心有所止,故气留而不行。"[3]70

《太平惠民和剂局方》卷四:"四七汤……一方治七情所伤,中脘不快,气不升降,腹胁胀满,用香附子炒半斤,橘红六两,甘草一两,煎服,尤妙。"[4]44

《严氏济生方·眩晕门》:"由此观之,六淫外感,七情内伤,皆能所致。"[5]113

《妇人大全良方》卷四:"若肾气虚弱,外感六淫,内伤七情,皆致腰痛。"[6]1

《仁斋直指方论》卷五:"一种妇人,平时任气,易为七情所伤,适月事经季不行,一身百病,胸臆气填,呕恶全不入食,人食则吐痰涎。"[7]118

卷十七:"今也七情内伤,六淫外侵,饮食不节,房劳致虚,脾土之阴受伤,转运之官失职,胃虽受谷,不能运化,故阳自升,阴自降,而成天地不交之否,清浊相混,隧道壅塞,郁而为热,热留

为湿,湿热相生,遂成胀满,《经》曰:鼓胀是也。"[7]328

《世医得效方》:"聚香饮子治七情所伤,遂成七疝,心腹胀痛,痛引腰胁连背,不可俯仰。"[9]83

《金匮钩玄·附录》:"气作寒治,所据何理?且言七气汤制作:其用青皮、陈皮、三棱、蓬术、益智、官桂、甘草,遂以为平和可常用,通治七情所伤,混同一意,未喻其药。"[8]60

《普济方》卷四十七:"由此观之,六淫外气,七情内伤,皆所能致。"[10]81

卷一百六十二:"人参枳壳散……治七情所伤。"[10]1866

卷二十六:"外感六气,内伤七情,其为害若是欤。"[10]575

《奇效良方》卷二十五:"玉液汤……治七情所伤,气郁生涎,随气上逆,头目眩运,心嘈惊悸,眉棱骨痛……至于七情内伤者,使藏气不平,郁而生涎,结而为饮,随气上攻,令人头晕眉棱骨痛,目不可开。"[11]213

《滇南本草》卷二:"萝卜、莱菔子、白(红)萝卜秆叶……此方又治九种胃气疼痛,此病因内伤七情,外感六郁,客寒犯胃,内外相搏,气道闭塞,郁于中焦,遂成胃气疼痛之症。"[12]340

《医学正传》卷三:"治七情所伤,忧思郁结,腑脏气不和平,心腹痞闷。"[13]159

《古今医统大全》卷八十三:"肾主于腰,若肾气虚弱,外感六邪,内伤七情,皆致腰痛。"[14]227

《证治准绳》卷一:"中气,因七情内伤,气逆为病,痰潮昏塞,牙关紧急……凡外感六淫,内伤七情,其邪展转乘于五脏,遂至大骨枯槁,大肉陷下,各见所合衰惫之证,真脏脉见则有死期。"[15]6

卷四:"香橘汤(《良方》)……治七情所伤,中脘不快,腹胁胀满……玉液汤……治七情所伤,气郁生涎,随气上逆,头目眩晕,心嘈忪悸,眉棱骨痛。聚香饮子……治七情所伤,遂成七疝,心胁引痛,不可俯仰。"[15]377

《寿世保元》卷二:"此因内伤七情,以致痰

迷心窍,神不守舍,神出舍空,空则痰生也,名曰夹痰。"[16]101

卷三:"丹溪云,七情内伤,六淫外感,饮食不节,房劳致虚,脾土之阴受伤。"[16]208

《景岳全书》卷一:"七情内伤,过于喜者,伤心而气散,心气散者,收之养之。过于怒者,伤肝而气逆,肝气逆者,平之抑之。过于思者,伤脾而气结,脾气结者,温之豁之。过于忧者,伤肺而气沉,肺气沉者,舒之举之。过于恐者,伤肾而气怯,肾气怯者,安之壮之。"[17]6

卷二十:"今暴吐下,津液顿亡,外感四气,内伤七情,攻闭诸脉,枯削于筋,宗筋失养,必致挛缩,甚则卵缩、舌卷,为难治。"[17]254

《医灯继焰》卷一:"内伤七情,因之于人。"[18]14

卷八:"玉液汤……治七情所伤。"[18]173

《医门法律》卷三:"七情内伤神明,真阴不守,而心火炎上,头目发赤,藏真既从火上炎,阴之在下者,无阳以举之,则下重。"[19]103

《本草崇原》卷上:"七伤者,喜、怒、忧、悲、思、恐、惊,七情所伤也。"[20]17

《四诊抉微·管窥附余》:"若外因六气所感,内因七情所伤,皆能阻闭经脉,而成不月之病矣。"[21]220

《中医学概论》:"内伤七情……所谓七情,指喜、怒、忧、思、悲、恐、惊的情志之病。这种病变,是人与外界事物接触后产生的,也就是各种精神活动的具体表现,随着不同事物、不同环境的影响,而有不同的变化。虽动而有节制则无伤。如果过动妄动,则精神上受刺激,就会影响生理变化而发生疾病。"[28]125

《中国中医药学主题词表》:"七情内伤……情志内伤……属病因证候;属内伤情感、思维等精神活动过于突然、强烈或持久,超过了个体心理、生理所能承受的限度,从而引起脏腑气血失调而发病。临床表现为怒则气上、喜则气缓、悲(忧)则气消、恐则气下、惊则气乱、思则气结。"[22]697

《中国医学百科全书·中医学》:"七情所伤……七情是指喜、怒、忧、思、悲、恐、惊七种感情。喜是心情愉快的表现,喜则意气和畅,营卫舒调。怒是遇事气愤不平,勃然情绪激动的表现。忧是思想上的焦虑和情志沉郁的状态,常见闷闷不乐。思是指在集中精神,运用智慧,考虑问题时的精神状态。悲是由于精神拂逆烦恼而产生的痛苦情绪。恐是一种精神极度紧张所引起的胆怯表现。惊是猝然遇到非常事变而精神上突然紧张的表现,如突然遇到危急而产生的骇惧状态。人的情志是在接受外界环境各种刺激后,或在内脏病变的基础上产生的反应。七情在一般情况下属于正常生理现象,故常言道:'喜怒哀乐,乃人之常情。'但是,如果情志波动过于剧烈,或过于持久,超越了常度,则将引起机体多功能紊乱而导致疾病。此时,七情便成为致病因子,例如过于喜会使神气耗散,如《灵枢·本神》说:'喜乐者,神惮散而不藏。'过于怒,则往往耗伤阴血,故《素问·阴阳应象大论》有'暴怒伤阴'之说。忧愁太过,则伤肺脾而使气机不利,故《灵枢·本神》说:'忧愁者,气闭塞而不行','忧愁不解则伤意。'过于悲,则伤及内脏,如《素问·痿论》说:'悲哀太甚,则胞络绝,胞络绝,则阳气内动,发则心下崩,数溲血也',《素问·举痛论》又说:'悲则心系急,肺布叶举,而上焦不通,营卫不散,热气在中,故气消矣。'过于恐惧则伤脾肾,故有'恐伤肾''恐则脾气乘矣'等论述。大惊致病多表现为内动心神而气乱不定,如《素问·举痛论》说:'惊则心无所依,神无所归,虑无所定,故气乱矣。凡此七情内伤',均受到历代医家的重视。"[32]497

《中医辞海》:"七情内伤……① 指伤五脏之所藏。见《灵枢·本神》篇:'心怵惕思虑则伤神……脾忧愁不解则伤意……肝悲哀动中则伤魂……肺喜乐无极则伤魄……肾盛怒而不止则伤志……恐惧而不解则伤情。'② 指伤五脏。即喜伤心,怒伤肝,思伤脾,忧伤肺,恐伤肾。见《素问·阴阳应象大论》。③ 指内伤精神,形气失调。即怒则气上,喜则气缓,悲则气消,恐则气下，惊则气乱，思则气结。见《素问·举痛论》。"[23]63

《中医基础理论》(李德新)："七情学说……七情，指喜、怒、忧、思、悲、恐、惊七种正常的情志活动，是人的精神意识对体内外环境刺激的不同反应，包括精神、意志及情绪活动。七情致病不同于外感病因之由肌表、口鼻而入，而是直接伤及内脏，是造成内伤病的主要致病因素之一，故又称'内伤七情'。"[31]532

《中医基础理论》(王新华)："七情内伤……七情，指喜、怒、忧、思、悲、恐、惊七种正常的情志变化，也是人的七种情感。七情具有两重性，适度的情绪反应，为人之常性，属生理范畴；七情过度，即刺激的强度和时间，超过机体生理调节范围，则成为病因，可使人致病。由于七情致病，先自脏腑郁发，外形于肢体，故称七情内伤。"[24]466

《中医基础理论》(孙广仁)："七情内伤……只有强烈持久的情志刺激，超越了人体的生理和心理适应能力，损伤机体脏腑精气，导致功能失调，或人体正气虚弱，脏腑精气虚衰，对情志刺激的适应调节能力低下，因而导致疾病发生或诱发时，七情则称之为'七情内伤'。"[25]225

《中医药学名词》："七情所伤……喜、怒、忧、思、悲、恐、惊七种情志变化过于强烈、持久或突然，引起脏腑气机紊乱，功能失调而致病。"[34]40

《中国中医药学术语集成·基础理论与疾病》："七情内伤……指突然强烈或长期持久的情志刺激，超过人体的生理活动范围，使人体内部气机紊乱，阴阳失调而发生疾病。"[26]2

《中医基础理论》(印会河)："七情内伤……七情即喜、怒、忧、思、悲、恐、惊七种情志变化，是机体的精神状态。七情是人体对客观事物的不同反映，在正常的情况下，一般不会使人致病。只有突然、强烈或长期持久的情志刺激，超过了人体本身的正常生理活动范围，使人体气机紊乱，脏腑阴阳气血失调，才会导致疾病的发

生，由于它是造成内伤病的主要致病因素之一，故又称'七情内伤'。"[27]98

《中医基础理论术语》："七情所伤……七情所(内)伤……喜、怒、忧、思、悲、恐、惊七种情志变化过于强烈、持久或突然，直接伤及相应脏腑而为病。"[33]49

《中医学概论》："七情内伤，是指突然、强烈或长期持久的情志刺激，超过了人体生理活动的调节范围，使人体气机紊乱，脏腑阴阳气血失调，导致疾病的发生。这样异常的情志活动直接影响脏腑功能而致病，是造成内伤病的主要致病因素之一，故又称'内伤七情'。"[30]65

《中医学》："内伤七情……七情是指人的喜、怒、忧、思、悲、恐、惊七种情志活动，是人对外界事物和现象的七种不同情志反映（精神状态），一般情况下属正常情志活动，不会致病。但当人受到突然、强烈或持久的情志刺激，并超过了人体自身生理调节范围与耐受能力，造成气机紊乱、脏腑气血阴阳失调时，才会成为导致疾病发生的原因。因七情异常能直接影响内脏，病自内生，故又称为'内伤七情'。"[29]58

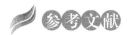 参考文献

[1] 未著撰人.素问[M].何文彬，谭一松校注.北京：中国医药科技出版社，1998：28，223.

[2] 未著撰人.灵枢经[M].何文彬，谭一松校注.北京：中国医药科技出版社，1998：61，62.

[3] [隋]巢元方.诸病源候论[M].黄作阵点校.沈阳：辽宁科学技术出版社，1997：70.

[4] [宋]陈师文.太平惠民和剂局方[M].北京：中国中医药出版社，1996：44.

[5] [宋]严用和.重订严氏济生方[M].北京：人民卫生出版社，1980：113.

[6] [宋]陈自明.妇人大全良方[M].北京：人民卫生出版社，1992：1.

[7] [宋]杨士瀛.仁斋直指方论[M].北京：中医古籍出版社，2016：118，328.

[8] [元]朱丹溪.金匮钩玄[M].北京：人民卫生出版社，1980：60.

[9] [元]危亦林.世医得效方[M].北京：人民卫生出版社，1990：83.

[10] ［明］朱橚.普济方[M].北京：人民卫生出版社，1959：81，575，1866.

[11] ［明］董宿.奇效良方[M].北京：中国中医药出版社，1995：213.

[12] ［明］兰茂.滇南本草[M].于乃义，于兰馥，胡月英，等整理.昆明：云南科技出版社，2004：340.

[13] ［明］虞抟.医学正传[M].北京：中医古籍出版社，2002：159.

[14] ［明］徐春甫.古今医统大全[M].合肥：安徽科学技术出版社，1995：227.

[15] ［明］王肯堂.证治准绳精华本[M].吴唯校注.北京：科学出版社，1998：6，377.

[16] ［明］龚廷贤.寿世保元[M].天津：天津科学技术出版社，1999：101，208.

[17] ［明］张介宾.景岳全书[M].北京：中国中医药出版社，1994：6，254.

[18] ［清］潘辑.医灯继焰[M].北京：人民卫生出版社，1988：14，173.

[19] ［清］喻昌.医门法律[M].北京：中国中医古籍出版社，2002：103.

[20] ［清］张志聪.本草崇原[M].北京：中国中医药出版社，1992：17.

[21] ［清］林之翰.四诊抉微[M].天津：天津科学技术出版社，1993：220.

[22] 吴兰成.中国中医药学主题词表[M].北京：中医古籍出版社，1996：697.

[23] 袁钟，图娅，彭泽邦，等.中医辞海[M].北京：中国医药科技出版社.1999：63.

[24] 王新华.中医基础理论[M].人民卫生出版社，2001：466.

[25] 孙广仁.中医基础理论[M].北京：人民卫生出版社，2002：225.

[26] 宋一伦，杨学智.基础理论与疾病[M]//曹洪欣，刘保延.中国中医药学术语集成.北京：中医古籍出版社，2005：2.

[27] 印会河.中医基础理论[M].2版.北京：人民卫生出版社，2006：98.

[28] 南京中医学院.中医学概论[M].北京：人民卫生出版社，1958：125.

[29] 李家邦.中医学[M].北京：人民卫生出版社，2010：58.

[30] 樊巧玲.中医学概论[M].北京：中国中医药出版社，2010：65.

[31] 李德新.中医基础理论[M].北京：人民卫生出版社，2001：532.

[32] 《中医学》编辑委员会.中医学[M]//钱信忠.中国中医学百科全书.上海：上海科学技术出版社，1997：497.

[33] 中华人民共和国国家质量监督检验检疫总局，中国国家标准化管理委员会.中医基础理论术语（GB/T 20348—2006）[M].北京：中国标准出版社，2006：49.

[34] 中医药学名词审定委员会.中医药学名词[M].北京：科学出版社，2005：40.

（唐学敏）

八　廓

bā kuò

一、规范名

【汉文名】八廓。

【英文名】eight belts。

【注释】天廓（乾）、地廓（坤）、风廓（巽）、雷廓（震）、泽廓（兑）、山廓（艮）、火廓（离）和水廓（坎）的总称。以八卦命名的外眼的 8 个部位。

二、定名依据

"八廓"作为中医眼科在外眼划分的 8 个部位的名称，最早见于宋代陈无择《三因极一病证方论》，后世著作多有沿用。宋代的《活人事证方后集》《银海精微》，元代的《世医得效方》，明清时期的《普济方》《古今医统大全》《本草纲目》《景岳全书》《张氏医通》等，皆使用"八廓"一名。这些著作均为历代重要的著作，对后世有较大影响，所以"八廓"作为规范名，便于达成共识，符合术语定名的约定俗成原则。

我国目前已出版的国标《中医基础理论术语》以"八廓"命名外眼的八个部位；"中国医学

百科全书"《WHO 西太平洋地区传统医学名词术语国际标准》亦以"八廓"作为规范名；现代有代表性的辞书类著作如《中医大辞典》《中医辞海》等均以"八廓"作为规范名记载，说明在中医基础理论中用"八廓"为正名已达成共识。

我国 2005 年出版的中医药学名词审定委员会审定公布的《中医药学名词》在"五轮八廓"条下有"八廓"的命名。

三、同义词

未见。

四、源流考释

"八廓"作为中医眼科在外眼划分的 8 个部位的相关记载始于宋代，陈无择《三因极一病证方论》卷十六曰："眼叙论……故方论有五轮、八廓、内外障等，各各不同，尤当分其所因，及脏腑阴阳，不可混滥。"[1]223 首次提到"八廓"一词。宋代刘信甫《活人事证方后集》卷十六言："头目门……故方论有五轮、八廓、内外障等，各各不同，尤当分其所主。"[2]165 亦沿用之。同时期严用和《严氏济生方·眼门》谓："眼论治……况方论有五轮八廓，内外障等之证，兹不复叙。"[3]122 笼统地用"五轮八廓"来阐述眼部疾病。

宋以后人托名孙思邈著作的《银海精微》将"五轮八廓"进一步分为"五轮""八廓"来阐述，《银海精微》卷上曰："五轮八廓总论……大抵目为五脏之精华，一身之要系，故五脏分五轮，八卦名八廓。至若八廓无位有名，大肠之腑为天廓，脾胃之腑为地廓，命门之腑为火廓，肾之腑为水廓，肝之腑为风廓，小肠之腑为雷廓，胆之腑为山廓，膀胱之腑为泽廓，斯为眼目之根本，而又借血为之胞络，或蕴积风热，或七情之气，郁结不散，上攻眼目，各随五脏所属而见。"[4]4 此即为"八廓"具体内涵的最早记载。元代危亦林将八廓在眼中划分出一定的部位，配属于相应的脏腑，并以八卦中天、水、山、雷、风、火、地、泽为八廓命名。《世医得效方》卷十六云："天廓

传道肺、大肠，地廓水谷脾、胃，火廓抱阳心、命门，水廓会阴肾，风廓养化肝，雷廓关泉小肠，山廓清净胆，泽廓津液膀胱……五轮者，应五行；八廓者，象八卦。"[5]552 五轮八廓学说作为眼科独特的辨证理论，经多次演变后，最终运用于临床实践当中。

明代许多眼科专著问世，仍沿袭"八廓"一词。但各医家对于八廓的位置、内应脏腑以及临床意义等的认识略有差异。如明代朱橚《普济方》卷七十一[6]571 所论与《世医得效方》[5]552 相同。明代周文采《医方选要》[7]234、徐春甫《古今医统大全》[8]177 亦提到八廓之名。明代葆光道人撰《秘传眼科龙木论》书后附《葆光道人龙木集》八廓歌："关泉廓：小肠之腑属关泉，受病先从心胆传；两眦多生热泪痒，但调经脉自然痊。养化廓：三焦有病肝中藏，冒暑冲风时犯光；凉膈邪犹留中宫，连投热药病难当。抱阳廓：内抱真阳是命门，眼前花乱色难分；不能补肾调肝胆，赤脉交加热有根。传道廓：道传为士本经根，肺家壅滞热风侵；太阳若顺应须愈，病涩之时翳犯睛。水谷廓：食气伤脾在胃中，更加积热两相冲；胞沿渐肿侵睛赤，不解中宫热不通。津液廓：膀胱为水肾为元，冷热相刑本截居；青赤翳来轮廓内，非凭妙手不能除。清净廓：视物依稀似雾中，似雾隐手障睛瞳；更加冷泪频频下，此是肝家虚冷攻。会阴廓：肾中之病有因由，酒色气多有带忧；莫道睛疼无大咎，那堪障翳裹睛休。"[9]79 葆光道人认为"八廓"即关泉廓、养化廓、抱阳廓、传道廓、水谷廓、津液廓、清净廓、会阴廓，不同的廓对应的脏腑不同，所导致的症状亦有异。明代龚廷贤《万病回春》卷五道："眼目……大抵眼目为五脏之精华，一身之至要也，故五脏分五轮，八卦名八廓。至若八廓，无位有名。"[10]316 明代杨希洛、夏惟勤《明目至宝》卷一曰："大抵眼目为五脏之精华，一身之至要，故五脏分五轮八廓，名八卦。至若八廓，无位有名，胆之腑为天廓，膀胱之腑为地廓，今因后八廓图改作山廓，好记亦无害，理且长于言

语,从之。"[11]165 可见杨氏认为八廓与脏腑有密切关联。明代王肯堂《证治准绳》第七册指出："后世五轮八廓之说,盖本诸此。八廓应乎八卦,脉络经纬于脑,贯通脏腑,达血气往来,以滋于目。"[12]227 明代武之望《济阳纲目》卷一百零一述："论悟之,五轮八廓亦表里之谓,表证多属三阳部分,里证多属三阴部分。"[13]1137 明张景岳《景岳全书》卷二十七称:"其五轮者,应五行,八廓者,应八卦。"[14]565 王肯堂、武之望、张景岳均认可八廓应八卦之说。而明代傅仁宇对八廓有独特的见解,其《审视瑶函》卷一曰:"五轮为病,间有知者,至于八廓之病,位且不知,况欲求其知经络之妙用乎? 故古人云:经络不明,盲子夜行。夫八廓之经络,乃验病之要领,业斯道者,岂可忽哉! 盖验廓之病,与轮不同,轮以通部形色为证,而廓惟以轮上血脉丝络为凭。人有谓此,八廓如三焦之有名无实,以为无用者,此谬之甚者也。今八廓有位有形,故如三焦之比,八廓丝络,比之三焦更为有据,三焦虽然有据,三焦在内而不见,尚有膈上膈下之分。"[15]8 总之,《葆光道人龙木集》认为八廓与脏腑有关;《万病回春》认为八廓"无位有名";《审视瑶函》认为八廓在眼各有定位,可凭(气)轮上血丝或粗细连断,或乱直赤紫,起于何位,侵犯何部,以辨何脏何腑之受病。

清代医家对"八廓有名无位"持不同看法。黄庭镜《目经大成》卷一认为:"八廓……不尘子曰:八廓备位八卦,脉络左右经纬,贯通脏腑以应乎八卦之象,又张小使大,开扩五轮之旨,故曰廓。其中脏腑相配,一遵古人成法,而八廓命名及黜三焦、以髓海膻中另配肝肾脂膈者,此不尘之创见。勿谓八廓犹三焦,有名无实,而鄙夷其说,亦毋泥八廓即八卦,义精理微,而穿凿其论。"[16]15 认为勿谓八廓犹三焦,有名无实,亦毋泥八廓即八卦,应和脏腑相配。吴谦《医宗金鉴·眼科心法要诀》卷一:"八廓部位歌……【注】八廓者,水廓、风廓、天廓、火廓、雷廓、山廓、泽廓、地廓也。此明八廓以八卦立名,示人

六腑命门包络之部位也……风廓属胆水膀胱,大肠天廓地胃乡,火廓小肠雷廓命,山泽三焦包络方。风廓即风轮也,风轮属肝,肝与胆为表里,故轮主脏为肝病,廓主腑胆病。水廓即水轮也,水轮属肾,肾与膀胱为表里,故轮主脏为肾病,廓主腑为膀胱病。天廓即气轮也,气轮属肺,肺与大肠为表里,故轮主脏为肺病,廓主腑为大肠病。地廓即肉轮也,肉轮属脾,脾与胃为表里,故轮主脏为脾病,廓主腑为胃病。火廓、雷廓、山廓,即血轮之部位也,血轮属心,心与小肠为表里,故轮主脏为心病,廓主腑为小肠病。其雷廓命门、泽廓三焦、山廓包络,皆附于血轮者,以命门、三焦、包络,俱属相火,当禀命于君火,故当附焉。"[17]2021 主张八廓分属于六腑、包络和命门,因脏腑相应,其位又多与五轮相重。林珮琴《类证治裁》卷六:"胆之府为山廓;大肠之府为天廓;膀胱之府为泽廓;肝之府为风廓;肾之府为水廓;命门之府为火廓;脾胃之府为地廓;小肠之府为雷廓,此八廓也。八廓有名无位。"[18]379 其所论有不同于《医宗金鉴》。另外,顾锡《银海指南》卷一曰:"夫五轮为捍御之司,刑防于外;八廓为转运之使,应接于内。廓取恢廓之意。"[19]5

现代有关著作大部分均沿用《三因极一病证方论》中对本术语的记载,以"八廓"作为规范名,《中医学》[20]331《中医辞海》[21]79《中医基础理论》[22]401《中医基础理论术语》[23]30《WHO 西太平洋地区传统医学名词术语国际标准》[24]37 与《中医大辞典》[25]32 均认为应以"八廓"作为规范名。

《中医药学名词》"五轮八廓"释义为:"五轮与八廓的合称。五轮,肉轮、血轮、气轮、风轮和水轮的合称,为眼睛由外向内分成的五个部位;八廓,天廓、地廓、风廓、雷廓、泽廓、山廓、火廓、水廓的合称,是中医眼科在外眼划分的八个部位。"[26]36 国标《中医基础理论术语》的释义:"八廓……天廓(乾)、地廓(坤)、风廓(巽)、雷廓(震)、泽廓(兑)、山廓(艮)、火廓(离)和水廓

（坎）的总称。为以八卦命名的外眼的八个部位。"后者的释义更为详尽一些，故建议采用，并将"八廓"作为规范名。

五、文献辑录

《三因极一病证方论》卷十六："故方论有五轮八廓、内外障等，各各不同，尤当分其所因，及脏腑阴阳，不可混滥。"[1]223

《活人事证方后集》卷十六："故方论有五轮、八廓、内外障等，各各不同，尤当分其所主。"[2]165

《严氏济生方·眼门》："况方论有五轮八廓，内外障等之证，兹不复叙。"[3]122

《银海精微》卷上："大抵目为五脏之精华，一身之要系，故五脏分五轮，八卦名八廓。至若八廓无位有名，大肠之腑为天廓，脾胃之腑为地廓，命门之腑为火廓，肾之腑为水廓，肝之腑为风廓，小肠之腑为雷廓，胆之腑为山廓，膀胱之腑为泽廓，斯为眼目之根本，而又借血为之胞络，或蕴积风热，或七情之气，郁结不散，上攻眼目，各随五脏所属而见。"[4]4

《世医得效方》卷十六："天廓传道肺、大肠，地廓水谷脾、胃，火廓 抱阳心、命门，水廓会阴肾，风廓养化肝，雷廓关泉小肠，山廓清净胆，泽廓津液膀胱……五轮者，应五行；八廓者，象八卦。"[5]552

《普济方》卷七十一："天廓，传道肺；大肠，地廓，水谷脾胃；火廓，抱阳，心，命门；水廓，会阴，肾；风廓，养化肝；雷廓，关泉小肠；山廓，清净，胆；泽廓，津液膀胱。"[6]571

《医方选要》卷八："其余五轮八廓、偷针、雀目、内障、外障及七十二证，备见本科《龙目论》中，兹不多述。"[7]234

《古今医统大全》卷六十一："夫何世谓眼科，开口五轮八廓，若遗言者，即谓弗工。"[8]177

《秘传眼科龙木论》书后附《葆光道人龙木集》："关泉廓：小肠之腑属关泉，受病先从心胆传；两眦多生热泪痒，但调经脉自然痊。养化

廓：三焦有病肝中藏，冒暑冲风时犯光；凉膈邪犹留中宫，连投热药病难当。抱阳廓：内抱真阳是命门，眼前花乱色难分；不能补肾调肝胆，赤脉交加热有根。传道廓：道传为士本经根，肺家壅滞热风侵；太阳若顺应须愈，病涩之时翳犯睛。水谷廓：食气伤脾在胃中，更加积热两相冲；胞沿渐肿侵睛赤，不解中宫热不通。津液廓：膀胱为水肾为元，冷热相刑本截居；青赤翳来轮廓内，非凭妙手不能除。清净廓：视物依稀似雾中，似雾隐手障睛瞳；更加冷泪频频下，此是肝家虚冷攻。会阴廓：肾中之病有因由，酒色气多有带忧；莫道睛疼无大咎，那堪障翳裹睛休。"[9]79

《明目至宝》卷一："大抵眼目为五脏之精华，一身之至要，故五脏分五轮八廓，名八卦。至若八廓，无位有名，胆之腑为天廓，膀胱之腑为地廓，今因后八廓图改作山廓，好记亦无害，理且长于言语，从之。"[11]165

《万病回春》卷五："大抵眼目为五脏之精华，一身之至要也，故五脏分五轮，八卦名八廓。至若八廓，无位有名。"[10]316

《证治准绳》第七册："后世五轮八廓之说，盖本诸此。八廓应乎八卦，脉络经纬于脑，贯通脏腑，达血气往来，以滋于目。"[12]227

《济阳纲目》卷一百零一："悟之，五轮八廓亦表里之谓，表证多属三阳部分，里证多属三阴部分。"[13]1137

《景岳全书》卷二十七："其五轮者，应五行，八廓者，应八卦。"[14]565

《审视瑶函》卷一："五轮为病，间有知者，至于八廓之病，位且不知，况欲求其知经络之妙用乎？故古人云：经络不明，盲子夜行。夫八廓之经络，乃验病之要领，业斯道者，岂可忽哉！盖验廓之病，与轮不同，轮以通部形色为证，而廓惟以轮上血脉丝络为凭。人有谓此，八廓如三焦之有名无实，以为无用者，此谬之甚者也。今八廓有位有形，故如三焦之比，八廓丝络，比之三焦更为有据，三焦虽然有据，三焦在内而不

见,尚有膈上膈下之分。"[15]8

《目经大成》卷一:"八廓……不尘子曰:八廓备位八卦,脉络左右经纬,贯通脏腑以应乎八卦之象,又张小使大,开扩五轮之旨,故曰廓。其中脏腑相配,一遵古人成法,而八廓命名及黜三焦、以髓海膻中另配肝肾脂膈者,此不尘之创见。勿谓八廓犹三焦,有名无实,而鄙夷其说,亦毋泥八廓即八卦,义精理微,而穿凿其论。"[16]15

《医宗金鉴·眼科心法要诀》卷一:"八廓部位歌……【注】八廓者,水廓、风廓、天廓、火廓、雷廓、山廓、泽廓、地廓也。此明八廓以八卦立名,示人六腑命门包络之部位也……风廓属胆水膀胱,大肠天廓地胃乡,火廓小肠雷廓命,山泽三焦包络方。风廓即风轮也,风轮属肝,肝与胆为表里,故轮主脏为肝病,廓主腑为胆病。水廓即水轮也,水轮属肾,肾与膀胱为表里,故轮主脏为肾病,廓主腑为膀胱病。天廓即气轮也,气轮属肺,肺与大肠为表里,故轮主脏为肺病,廓主腑为大肠病。地廓即肉轮也,肉轮属脾,脾与胃为表里,故轮主脏为脾病,廓主腑为胃病。火廓、雷廓、山廓,即血轮之部位也,血轮属心,心与小肠为表里,故轮主脏为心病,廓主腑为小肠病。其雷廓命门、泽廓三焦、山廓包络,皆附于血轮者,以命门、三焦、包络,俱属相火,当禀命于君火,故当附焉。"[17]2021

《银海指南》卷一:"夫五轮为捍御之司,刑防于外;八廓为转运之使,应接于内。廓取恢廓之意。"[19]5

《类证治裁》卷六:"胆之府为山廓;大肠之府为天廓;膀胱之府为泽廓;肝之府为风廓;肾之府为水廓;命门之府为火廓;脾胃之府为地廓;小肠之府为雷廓,此八廓也。八廓有名无位。"[18]379

《中国医学百科全书·中医学》:"八廓……将眼科分为八个部位或方位,取其匡廓卫御之意,名为'八廓'。其主要内容是以脏腑学说为基础,与八卦相配,作为眼科分类和辨证的理论。"[20]331

《中医辞海》:"八廓……基础理论名词。见《秘传眼科龙术论》,八廓是指中医眼科在外科划分的8个部位(或方位)。历代命名繁多。一般多用自然界的8种物质现象或八卦名称来命名。即天(乾)廓、地(坤)廓、风(巽)廓、雷(震)廓、泽(兑)廓、山(艮)廓、火(离)廓、水(坎)廓。称之为廓,系取其有如城廓护卫之意。至于八廓的位置、内应脏腑以及临床意义等,历来说法各家不一。如《审视瑶函》认为八廓在眼各有定位,可凭(气)轮上血丝'或粗细连断,或乱直赤紫,起于何位,侵犯何部,以辨何脏何腑之受病';但《银海精微》认为八廓'有位无名';《医宗金鉴》却主张八廓分属于六腑、包络和命门,因脏腑相应,其位又多与五轮相重。八廓在临床上的应用远不如五轮普遍。"[21]79

《中医基础理论》:"八廓,是将眼的不同部位分为水廓、风廓、天廓、地廓、火廓、雷廓、泽廓、山廓。之所以谓之'廓',是取其如城廓围护,兼能通达内外之意。历代医家对八廓的部位、涵义等的见解不尽一致。兹根据《医宗金鉴·眼科心法》所载简述之。八廓分属于六腑及命门、包络。水廓位于水轮,即瞳神,属膀胱(与肾相表里);风廓位于风轮,即黑眼,属胆(与肝相表里);天廓属于气轮,即白眼,属大肠(与肺相为表里);地廓位于肉轮,即眼胞,属胃(与脾相表里);火廓位于血轮的内眦上方,属小肠(与心相表里)。上述五廓与五轮相对应,可见'轮'主脏病,而廓主与其相为表里的腑病。此外,雷廓、泽廓和山廓,亦均位于血轮。其中,雷廓位于目内眦下方,属命门;泽廓位于目外眦下方,属三焦;山廓位于目外眦上方,属包络。有文献认为,此三方均为相火,当禀命于心火,故皆附于血轮。"[22]401

《中医药学名词》:"五轮八廓……五轮与八廓的合称。五轮,肉轮、血轮、气轮、风轮和水轮的合称,为眼睛由外向内分成的五个部位;八廓,天廓、地廓、风廓、雷廓、泽廓、山廓、火廓、水廓的合称,是中医眼科在外眼划分的八个

51

部位。"[26]36

《中医基础理论术语》："八廓……天廓（乾）、地廓（坤）、风廓（巽）、雷廓（震）、泽廓（兑）、山廓（艮）、火廓（离）和水廓（坎）的总称。为以八卦命名的外眼的八个部位。"[23]30

《WHO西太平洋地区传统医学名词术语国际标准》："eight belts 八廓　a collective term of the eight external ocular regions."[24]37

《中医大辞典》："八廓是指中医眼科在外眼划分的八个部位（或方位）。历代命名繁多，一般多用自然界八种物质现象或八卦名称来命名。即天（乾）廓、地（坤）廓、风（巽）廓、雷（震）廓、泽（兑）廓、山（艮）廓、火（离）廓、水（坎）廓。称之为廓，系取其有如城廓护卫之意。至于八廓的位置、内应脏腑以及临床意义等，历来各家说法不一。如《审视瑶函》认为八廓在眼各有定位，可凭（气）轮上血丝'或粗细连断，或乱直赤紫，起于何位，侵犯何部，以辨何脏何腑之受病'；《银海精微》认为八廓'有位无名'；《医宗金鉴》主张八廓分属于六腑、包络和命门，因脏腑相应，其位又多与五轮相重。八廓在临床上的应用远不如五轮普遍。"[25]32

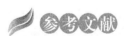 参考文献

［1］［宋］陈言.三因极一病证方论[M].北京：人民卫生出版社，1957：223.

［2］［宋］刘信甫.活人事证方后集[M].陈仁寿，曾莉主编.刘小兵校注.上海科学技术出版社，2014：165.

［3］［宋］严用和.重订严氏济生方[M].浙江省中医研究所文献组，湖州中医院整理.北京：人民卫生出版社，1980：122.

［4］［宋］孙思邈.银海精微[M].北京：人民卫生出版社，1956：4.

［5］［元］危亦林.世医得效方[M].王育学点校.北京：人民卫生出版社，1990：552.

［6］［明］朱橚.普济方[M].北京：人民卫生出版社，1959：571.

［7］［明］周文采.医方选要[M].王道瑞点校.北京：中国中医药出版社，1993：234.

［8］［明］徐春甫.古今医统大全：下册[M].北京：人民卫生出版社，1991：177.

［9］葆光道人.秘传眼科龙木论[M].北京：人民卫生出版社，1958：79.

［10］［明］龚廷贤.万病回春[M].朱广仁点校.天津：天津科学技术出版社，1993：316.

［11］［元］未著撰人，［明］杨希洛，夏惟勤整理.明目至宝[M]//徐又芳.中医五官科名著集成.北京：华夏出版社，1997：165.

［12］［明］王肯堂.证治准绳[M].北京：中国中医药出版社，1997：227.

［13］［明］武之望.济阴济阳纲目[M].苏礼校注.北京：中国中医药出版社，1996：1137.

［14］［明］张介宾.景岳全书：上册[M].上海：第二军医大学出版社，2006：565.

［15］［明］傅仁宇.审视瑶函[M].郭君双，赵艳整理.北京：人民卫生出版社，2006：8.

［16］［清］黄庭镜.目经大成[M].北京：中医古籍出版社，1987：15.

［17］［清］吴谦，等.医宗金鉴：下册[M].2版.北京：人民卫生出版社，1982：2021.

［18］［清］林珮琴.类证治裁[M].孔立校注.北京：中国中医药出版社，1997：379.

［19］［清］顾锡.银海指南[M].北京：人民卫生出版社，1960：5.

［20］《中医学》编辑委员会.中医学[M]//钱信忠.中国医学百科全书.上海：上海科学技术出版社，1997：331.

［21］袁钟，图娅，彭泽邦，等.中医辞海[M].北京：中国医药科技出版社，1999：79.

［22］王新华.中医基础理论[M].北京：人民卫生出版社，2001：401.

［23］中华人民共和国国家质量监督检验检疫总局，中国国家标准化管理委员会.中医基础理论术语（GB/T 20348—2006）[M].北京：中国标准出版社，2006：30.

［24］世界卫生组织（西太平洋地区）.WHO西太平洋地区传统医学名词术语国际标准[M].北京：北京大学医学出版社，2009：37.

［25］李经纬，余瀛鳌，蔡景峰，等.中医大辞典[M].2版.北京：人民卫生出版社，2010：32.

［26］中医药学名词审定委员会.中医药学名词[M].北京：科学出版社，2005：36.

（唐学敏）

九 窍

jiǔ qiào

一、规范名

【中文名】九窍。

【英文名】nine orifices。

【注释】头面部七窍及前、后阴的合称。

二、定名依据

"九窍"作为头面部七窍及前、后阴的合称最早见于《庄子·齐物论》，沿用至今。

自《庄子·齐物论》提出"九窍"一词，之后，《内经》《伤寒杂病论》《神农本草经》，晋代《针灸甲乙经》《脉经》《肘后备急方》，隋代《诸病源候论》，唐代《新修本草》《备急千金要方》《外台秘要》，宋代《太平惠民和剂局方》《圣济总录》，明代《普济方》《本草纲目》《景岳全书》，清代《石室秘录》《沈氏尊生书》《医林改错》等，皆使用"九窍"一名。这些著作均为历代很有影响的医学专著，所以将"九窍"作为规范名便于达成共识，符合术语定名的约定俗成原则。

我国目前已出版的国标《中医基础理论术语》以"九窍"作为规范名；《中国医学百科全书·中医学》《中国中医药学术语集成·基础理论与疾病》均主张以"九窍"作为这一器官的正名；已广泛应用于中医药文献的标引和检索的《中国中医药学主题词表》也以"九窍"作为正式主题词；现代有代表性的辞书类著作如《中医大辞典》《中医辞海》《中医药常用名词术语辞典》等也以"九窍"作为规范名，说明在中医基础理论研究中用"九窍"用为正名已达成共识。

我国2005年出版的全国科学技术名词审定委员会审定公布的《中医药学名词》已以"九窍"作为规范名。所以"九窍"作为规范名符合术语定名的协调一致原则。

三、同义词

未见。

四、源流考释

九窍作为头面部七窍及前、后阴的合称始见于《庄子》，《庄子·齐物论》曰："百骸、九窍、六藏，赅而存焉，吾谁与为亲。"[1]15 之后，《素问·生气通天论》曰："天地之间，六合之内，其气九州、九窍、五脏十二节，皆通乎天气。"[2]14 沿用"九窍"一词。《素问·阴阳应象大论》："故清阳为天，浊阴为地。地气上为云，天气下为雨；雨出地气，云出天气；故清阳出上窍，浊阴出下窍；清阳发腠理，浊阴走五脏；清阳实四支，浊阴归六腑。"[2]27 此上窍即指头面七窍，下窍指前后二阴。《灵枢·脉度》："五藏常内阅于上七窍也，故肺气通于鼻，肺和则鼻能知臭香矣；心气通于舌，心和则舌能知五味矣，肝气通于目，肝和则目能辨五色矣；脾气通于口，脾和则口能知五谷矣；肾气通于耳，肾和则耳能闻五音矣。五藏不和，则七窍不通；六府不和，则留为痈。"[3]128 明确指出七窍为目、口、舌、鼻、耳面部孔窍。

汉代张仲景《伤寒杂病论·杂病例第五》亦曰："千般疢难，不越三条；一者，经络受邪，入于脏腑，为内所因也；二者，四肢九窍，血脉相传，壅塞不通，为外皮肤所中也；三者，房室、金刃、虫兽所伤。"[4]1226 沿袭"九窍"之名。《神农本草经》卷一谓："石钟乳……主咳逆上气，明目益精，安五脏，通百节，利九窍，下乳汁（《御览》引云：一名留公乳）。"[5]9 言石钟乳温肺补肾，具有利九窍，通乳汁的作用。

魏晋南北朝时期，沿用"九窍"一词。如西晋皇甫谧《针灸甲乙经》卷四谓："太过则令人四肢不举；不及则令人九窍不通，名曰重强。"[6]36 言人身九窍发生疾患，皆因脾气不足，脾阴虚损，不能输精气于九窍，自然会发生九窍不利，如眼睛发涩、喜闭不睁、耳朵胀闷听力下降、四时鼻塞喷嚏、口淡无味、舌体僵硬、小腹下坠欲便而虚坐努厕、小便频数不畅余沥等病证。之后，晋代王叔和《脉经》[7]187、晋代葛洪《肘后备急方》[8]194 等皆沿用"九窍"一词。

隋唐时期，仍沿用"九窍"。隋代巢元方《诸病源候论》[9]3、唐代苏敬等撰《新修本草》[10]88、隋代杨上善《黄帝内经太素》[11]35、唐代孙思邈《备急千金要方》[12]44、唐代王焘《外台秘要》[13]255 等分别论述了九窍不同的病机特点及治疗。

宋金元时期，是中医学飞跃发展的关键时期，仍使用"九窍"一词。如宋代太平惠民和剂局所撰《太平惠民和剂局方》卷五曰："成炼钟乳粉……主五劳七伤，咳逆上气，治寒嗽，通音声，明目益精，安五脏，通百节，利九窍，下乳汁，益气补虚损，疗脚弱疼冷，下焦伤竭，强阴。"[14]110 述钟乳粉治五劳七伤，下乳汁，利九窍。同时期宋代赵佶《圣济总录》卷三述："肺中风……夫身之本在肾，受五脏六腑之精气，以养百骸九窍。"[15]5 言百骸九窍生理功能赖五脏六腑精气之濡养。之后宋代陈无择《三因极一病证方论》[16]8、金代张子和《儒门事亲》[17]51、宋代杨士瀛《仁斋直指方论》[18]80、元代危亦林《世医得效方》[19]73 及杜本《史氏重订敖氏伤寒金镜录》[20]53 均阐述了九窍不同疾病的形成原因及治疗药物。

明清时期，亦沿用"九窍"。明代马莳《黄帝内经素问注证发微》曰："年六十阴痿，气大衰，九窍不利，下虚上实，涕泣俱出矣。"[21]51 述年老体衰，九窍失于濡养，可能会出现涕、泣及二便失遗等临床表现。明代朱橚《普济方》[22]35、王九思《难经集注》[23]17、李时珍《本草纲目》[24]37、吴昆《医方考》[25]207、张景岳《景岳全书》[26]16 等皆认同其观点。之后，清代陈士铎《石室秘录》卷六曰："失血之症，有从口鼻出者，有从九窍出者、有从手足皮毛之孔而出者，症似各异。"[27]343 具体探讨了九窍出血的机制。清代沈金鳌认为，虚损痨瘵者，九窍出血，宜益气摄血，如其《沈氏尊生书》卷八言："有由血脱者，九窍齐出，亦用补止之（宜急用发灰、大蓟汁，人参汤调服）。"[28]137 清代王清任《医林改错》卷下："至于逆症，皆有本源，辨明本源，岂不可救？如余所治，闷痘不出，周身攒簇，细密如蚕壳……九窍流血鲜红，咳嗽声哑，饮水即呛，六七天作痒，抓破无血，七八日泄肚，胃口不开，至危之时，头不能抬，足歪不正，两目天吊，项背后反等逆症，初见之时，辨明虚实，皆可望生。"[29]46 论痘疹发病，宜辨明虚实，实则泻之，虚则补之。

现代有关著作大部分以"九窍"作为规范名，如《中医学》[30]265《中医大辞典》[31]221《中医辞海》[32]110《中医药常用名词术语辞典》[33]10《基础理论与疾病》[34]3《中医基础理论术语》[35]27《中医基础理论》（李德新）[36]773、《中医基础理论》（王新华）[37]397、《中医药学名词》[38]77。以"九窍"作为正名在现代中医界已是约定俗成的事。

我国 2005 年出版的中医药学名词审定委员会审定公布的《中医药学名词》中"九窍"释义为："头面部七窍及前、后阴的合称。"[38]77 该释义客观、准确地表达了"九窍"的科学内涵和本质属性，因而应以"九窍"一词作为规范名。

五、文献辑录

《庄子·齐物论》："百骸、九窍、六藏，赅而存焉，吾谁与为亲。"[1]15

《素问·生气通天论》："天地之间，六合之内，其气九州、九窍、五脏十二节，皆通乎天气。"[2]14

《素问·阴阳应象大论》："故清阳为天，浊阴为地。地气上为云，天气下为雨；雨出地气，云出天气；故清阳出上窍；浊阴出下窍；清阳发腠理，浊阴走五脏；清阳实四支，浊阴归六腑。"[2]27

《灵枢·脉度》："五藏常内阅于上七窍也：

故肺气通于鼻，肺和则鼻能知臭香矣；心气通于舌，心和则舌能知五味矣；肝气通于目，肝和则目能辨五色矣；脾气通于口，脾和则口能知五谷矣；肾气通于耳，肾和则耳能闻五音矣。五藏不和，则七窍不通；六府不和，则留为痈。"[3]128

《伤寒杂病论·杂病例第五》："千般疢难，不越三条；一者，经络受邪，入于脏腑，为内所因也；二者，四肢九窍，血脉相传，壅塞不通，为外皮肤所中也；三者，房室、金刃、虫兽所伤。"[4]1226

《神农本草经》卷一："石钟乳……主咳逆上气，明目益精，安五脏，通百节，利九窍，下乳汁（《御览》引云：一名留公乳）。"[5]9

《脉经》卷五："肾心俱至，则难以言，九窍不通，四肢不举。"[7]187

《针灸甲乙经》卷四："太过则令人四肢不举；不及则令人九窍不通，名曰重强。"[6]36

《肘后备急方》卷七："蛇螫人，九窍皆血出方。"[8]194

《诸病源候论》卷一："又心脉、肾脉俱至，则难以言，九窍不通，四肢不举。"[9]3

《新修本草》卷三："空青……主青盲、耳聋，明目，利九窍，通血脉，养精神，益肝气，疗目赤痛，去肤翳，止泪出，利水道，下乳汁，通关节，破坚积。"[10]88

《备急千金要方》卷二："杏仁汤……手阳明内属于大肠，主九窍，八月之时，儿九窍皆成，无食燥物，无辄失食，无忍大起。"[12]44

《黄帝内经太素》卷三："……天地之间，六合之内，其气九州九窍五脏十二节，皆通于天气。九窍等物，身内物也。气失之，则内闭九窍，外壅肌肉，卫气散解，此谓自伤，气之削也。（阴气失和，则内闭九窍，令便不通，外壅肌肉，使腠理壅塞也。）阳不胜其阴，五脏气争，九窍不通（阴胜，则脏气无卫，故外九窍闭而不通也）。"[11]35

《外台秘要》卷三十三："诊其脉，脾脉缓者为风痿，四肢不用。又心脉、肾脉俱至，即难以言，九窍不通，四肢不举，肾脉来多即死也。"[13]255

《太平惠民和剂局方》卷之五："成炼钟乳

粉……主五劳七伤，咳逆上气，治寒嗽，通音声，明目益精，安五脏，通百节，利九窍，下乳汁，益气补虚损，疗脚弱疼冷，下焦伤竭，强阴。"[14]110

《圣济总录》卷三："肺中风……夫身之本在肾，受五脏六腑之精气，以养百骸九窍。"[15]5

《三因极一病证方论》卷一："脉……长夏脾脉，当沉而濡长，太过则如水之流，令人四肢不举；不及则如鸟之喙，令人九窍不通，名曰重强。"[16]8

《儒门事亲》卷二："凡在下者皆可下式十六试举大承气之药论：大黄苦寒，通九窍，利大、小便，除五脏六腑积热；芒硝咸寒，破痰散热润肠胃；枳实苦寒为佐使，散滞气，消痞满，除腹胀；厚朴辛温，和脾胃，宽中通气。"[17]51

《仁斋直指方论》卷三："中脏者，多滞九窍，唇缓失音，耳聋，鼻塞，目瞀，大便结闭。"[18]80

《世医得效方》卷二："痃疟……发少阴汗，九窍出血，曰下厥上竭，不治。"[19]73

《史氏重订敖氏伤寒金镜录》卷三十一："黄苔黑中舌……此时热灼肝液，内风已动，九窍将闭。"[20]53

《黄帝内经素问注证发微》："年六十阴痿，气大衰，九窍不利，下虚上实，涕泣俱出矣。"[21]51

《普济方》卷四："入手之三阳，三阳得之，散之六腑，六睹下行，滋养五脏，通九窍，利周身百脉也。"[22]35

《难经集注》卷三："太过则令人四支不举，不及则令人九窍不通。"[23]17

《本草纲目·序例上》："脏腑虚实标本用药式……标病：身体胕肿，重困嗜卧，四肢不举，舌本强痛，足大趾不用，九窍不通，诸痉项强。"[24]37

《医方考》卷四："补中益气汤……五脏六腑，百骸九窍，皆受气于脾胃而后治，故曰土者万物之母。"[25]207

《景岳全书》卷一："一问寒热……凡内伤积热者，在藏痞必有形证，在血气必有明征，或九窍热于上下，或脏腑热于三焦。"[26]16

《石室秘录》卷六："失血之症，有从口鼻出者,有从九窍出者、有从手足皮毛之孔而出者,症似各异。"[27]343

《沈氏尊生书》卷八:"有由血脱者,九窍齐出,亦用补止之(宜急用发灰、大蓟汁,人参汤调服)。"[28]137

《医林改错》卷下:"至于逆症,皆有本源,辨明本源,岂不可救?如余所治,闷痘不出,周身攒簇,细密如蚕壳,平板如蛇皮,不热即出,见点紫黑,周身细密无缝,紫白灰色相间,蒙头、锁口、锁项、托腮,皮肉不肿,通身水泡,不起胀行浆,不化脓结痂,见点后抽风不止,九窍流血鲜红,咳嗽声哑,饮水即呛,六七天作痒,抓破无血,七八日泄肚,胃口不开,至危之时,头不能抬,足歪不正,两目天吊,项背后反等逆症,初见之时,辨明虚实,皆可望生。"[29]46

《中医学》:"在生理上,五脏、六腑和皮、肉、筋、脉、骨等形体组织,以及口、鼻舌、眼、耳、前后阴等五官九窍之间,存在着有机联系,他们共同完成人体统一的机能活动。"[30]265

《中医辞海》:"九窍……① 基础理论名词。指头部七窍(眼二、耳二、鼻孔二、口)及前阴尿道和后阴肛门。《素问·阴阳应象大论》:'六经为川,肠胃为海,九窍为水注之气。'马莳注:'头有七阳窍,下有二阴窍,人身只有此九窍耳。'② 气功术语。道家丹门功理功法类修为名词。"[32]110

《中医大辞典》:"九窍……指头部七窍及前、后阴。《素问·阴阳应象大论》:'六经为川,肠胃为海,九窍为水注之气。'马莳注:'头有七阳窍,下有二阴窍,人身止有此九窍耳'。"[31]221

《中医药常用名词术语辞典》:"九窍……官窍。出《素问·生气通天论》等篇。头面部七窍及前、后阴。前阴是男女外生殖器和尿道口的总称,后阴指肛门,二者皆为肾之窍。连同头面部的两眼、两耳、两鼻孔及口,合称九窍。"[33]10

《中医基础理论》(王新华):"官窍:官,是指机体有特定功能而又多与外界直接相通的器官,如耳、目、口、鼻、咽喉等。窍有孔穴、苗窍之意,是人体与外界相连通的门户、窗口。官与窍的概念虽不尽相同,但两者关系密切,官必为窍,窍多成官,故多官窍并称。古有'五官''七窍''九窍'之说,并有上窍与下窍、清窍与浊窍、阳窍与阴窍之分。通常把耳、目、口、鼻和咽喉,统称五官;头面部七个孔窍,称作七窍;七窍加前阴、后阴为九窍。习惯上五官亦可称为窍,但前、后阴只称为窍而不名为官。"[37]397

《基础理论与疾病》:"九窍……指头部的七窍及人体的前、后阴。"[34]3

《中医药学名词》:"九窍……头面部七窍及前、后阴的合称。"[38]77

《中医基础理论术语》:"九窍……七窍与前阴、后阴的统称。"[35]27

《中医基础理论》(李德新):"九窍……耳、眼、鼻、口、舌、咽喉及前后阴。"[36]773

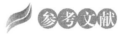

参考文献

[1] [战国] 庄周.庄子[M].王岩峻,吉云译注.太原:山西古籍出版社,2003:15.

[2] 未著撰人.素问[M].何文彬,谭一松校注.北京:中国医药科技出版社,1998:14,27.

[3] 未著撰人.灵枢经[M].何文彬,谭一松校注.北京:中国医药科技出版社,1998:128.

[4] [汉] 张仲景.伤寒杂病论[M].刘世恩点校.北京:中医古籍出版社,2007:1226.

[5] 未著撰人.神农本草经[M].陈德兴,张玉萍,徐丽莉,等注.福州:福建科学技术出版社,2012:9.

[6] [晋] 皇甫谧.针灸甲乙经[M].[宋] 林亿校.北京:人民卫生出版社,1956:36.

[7] [晋] 王叔和.脉经[M].北京:人民卫生出版社,1956:187.

[8] [晋] 葛洪.肘后备急方[M].天津:天津科技出版社,1956:194.

[9] [隋] 巢元方.诸病源候论[M].黄作阵点校.沈阳:辽宁科技出版社,1997:3.

[10] [唐] 苏敬,等.新修本草[M].上海:上海卫生出版社,1957:88.

[11] [隋] 杨上善.黄帝内经太素[M].北京:人民卫生出版社,1965:35.

[12] [唐] 孙思邈.备急千金要方[M].北京:中医古籍出版社,2002:44.

[13] [唐] 王焘撰.外台秘要[M].沈阳:辽宁科技出版社,1955:255.

[14] [宋]太平惠民和剂局.太平惠民和剂局方[M].陈庆平,陈冰鸥校注.北京:中国中医药出版社,1996:110.

[15] [宋]赵佶.圣济总录精华本[M].[清]程林,等.北京:科学出版社,1998:5.

[16] [宋]陈言.三因极一病证方论[M].北京:人民卫生出版社,1957:8.

[17] [金]张子和.儒门事亲[M].邓铁涛,赖畴整理.北京:人民卫生出版社,2005:51.

[18] [宋]杨士瀛.仁斋直指方论[M].福州:福建科学技术出版社,1989:80.

[19] [元]危亦林.世医得效方[M].王育学点校.北京:人民卫生出版社,1990:73.

[20] [元]杜清碧.史氏重订敖氏伤寒金镜录[M].史久华重订.上海:上海卫生出版社,1956:53.

[21] [明]马莳.黄帝内经素问注证发微[M].北京:人民卫生出版社,1998:51.

[22] [明]朱橚.普济方[M].北京:人民卫生出版社,1959:35.

[23] [明]王九思.难经集注[M].北京:人民卫生出版社,1956:17.

[24] [明]李时珍.本草纲目[M].太原:山西科学技术出版社,2014:37.

[25] [明]吴昆.医方考[M].南京:江苏科学技术出版社,1985:207.

[26] [明]张介宾.景岳全书[M].上海:第二军医大学出版社,2006:16.

[27] [清]陈士铎.石室秘录[M].张灿,等点校.北京:中国中医药出版社,中国中医药出版社,2008:343.

[28] [清]沈金鳌.沈氏尊生书[M].田思胜,张永臣,薛远亮,等校注.北京:中国医药科技出版社,2011:137.

[29] [清]王清任.医林改错[M].李占永,岳雪莲,校注.北京:中国中医药出版社,1995:46.

[30] 《中医学》编辑委员会.中医学[M]//钱信忠.中国医学百科全书.上海:上海科学技术出版社,1997:265.

[31] 李经纬,余瀛鳌,蔡景峰,等.中医大辞典[M].2版.北京:人民卫生出版社.2004:221.

[32] 袁钟,图娅,彭泽邦,等.中医辞海[M].北京:中国医药科技出版社.1999:110.

[33] 李振吉.中医药常用名词术语辞典[M].北京:中国中医药出版社,2001:10.

[34] 宋一伦,杨学智.基础理论与疾病[M]//曹洪欣,刘保延.中国中医药学术语集成.北京:中医古籍出版社,2005:3.

[35] 中华人民共和国国家质量监督检验检疫总局,中国国家标准化管理委员会.中医基础理论术语(GB/T 20348—2006)[M].北京:中国标准出版社,2006:27.

[36] 李德新.中医基础理论[M].北京:人民卫生出版社,2011:773.

[37] 王新华.中医基础理论[M].北京:人民卫生出版社,2001:397.

[38] 中医药学名词审定委员会.中医药学名词[M].北京:科学出版社,2005:77.

（唐学敏）

1 • 012

三 因

sān yīn

一、规范名

【汉文名】三因。

【英文名】three types of disease causes。

【注释】内因、外因、不内外因的合称。现代中医学中很少用"不内外因"来归类,而将内因、外因之外的病因概括为"其他病因"。

二、定名依据

"三因"的有关记载最早见于汉代张仲景所撰的《金匮要略》。隋代杨上善《黄帝内经太素》首次提出了三因中的"内因""外因"名称,但未提及"不内外因"。自宋代陈无择《三因极一病证方论》提出"三因"之名,并以"三因"作为本概念的名称,其后的著作多有沿用,如宋代《察病指南》,明代《医方考》《针方六集》《类经》《简明医彀》,清代《医学心悟》《望诊遵经》《沈注金匮要略》等。这些著作均为历代的重要著作,对后世有较大影响。所以"三因"作为规范名便于达成共识,符合术语定名的约定俗成原则。

我国目前出版的国标《中医基础理论术语》以"三因"作为规范名，辞书类著作《中医大辞典》、"中国中医药学术语集成"、《中医辞海》也以"三因"作为正式主题词。说明"三因"作为三因学说中内因、外因和不内外因三类病因的合称的规范名已成为共识。

我国 2005 年出版的全国科学技术名词审定委员会审定公布的《中医药学名词》已以"三因"作为规范名。所以"三因"作为规范名也符合术语定名的协调一致原则。

三、同义词

未见。

四、源流考释

"三因"的有关记载最早见于汉代张仲景所撰的《金匮要略》中，如该书《脏腑经络先后病脉证》篇曰："千般疢难，不越三条：一者，经络受邪，入脏腑，为内所因也；二者，四肢九窍，血脉相傅，壅塞不通，为外皮肤所中也；三者，房室金刃虫兽所伤，以此详之，病由都尽。"[1]3 其中的"内所因""外皮肤所中"和"房室金刃虫兽所伤"，即指三因学说中的内因、外因和不内外因三类病因，为有关"三因"术语的最早记载。

隋代杨上善《黄帝内经太素》首次提出了三因中的"内因""外因"名称，但未提及"不内外因"。如该书卷第二载："人之生病，莫不内因怒喜思忧恐等五志，外因阴阳寒暑，以发于气而生百病。所以善摄生者，内除喜怒，外避寒暑，故无道夭，遂得长生久视者也。"[2]12

"三因"之名始见于宋代陈无择《三因极一病证方论》，并以"三因"为正名记载本概念，在具体的病因上，该书不仅沿用了《黄帝内经太素》中的"内因""外因"称谓，还始载"不内外因"名称。如《三因极一病证方论·序》："论及医事之要，无出三因，辨因之初，无逾脉息……盖以人迎候外因，气口候内因，其不应人迎气口，皆不内外因。"[3]290 此外，该书还进一步指出六淫

为外因，七情为内因，其余为不内外因，如该书卷一载："然既有三因，固不可尽，详而考之，于理自备。且如疲极筋力，尽神度量，饮食饥饱，叫呼走气，房室劳逸，及金疮踒折，虎狼毒虫，鬼疰客忤，畏压溺等，外非六淫，内非七情，内外不收，必属不内不外。"[3]29 随后，宋代施发继续沿用了陈无择《三因极一病证方论》中"三因"和"不内外因"名称，同时还对三类病因的范围和概念给予了较明确的论述，如《察病指南》卷上载："寒暑燥湿风热谓之六淫，属外因。喜怒忧思悲恐惊谓之七情，属内因。疲极筋力、尽神度量、饮食饥饱、叫呼走气、房室劳逸、金疮踒折、虎狼毒虫、鬼疰客忤、畏压溺等，为不内外因。"[4]15 自此三因学说已几近完善。

明清时期的著作均沿用《三因极一病证方论》的记载以"三因"作为规范名，如明代吴昆《医方考》[5]224、吴昆《针方六集》[6]144、张景岳《类经》[7]153、孙志宏《简明医彀》[8]1，清代程国彭《医学心悟》[9]8、汪宏《望诊遵经》[10]43、沈明宗《沈注金匮要略》[11]3 等。

现代有关著作也均沿用《三因极一病证方论》的记载以"三因"作为规范名，如《中医药学名词》[12]38《中医基础理论术语》[13]44《中医大辞典》[14]54《基础理论与疾病》[15]6《中医辞海》[16]128。其中《中医药学名词》还指出现代中医学中很少用"不内外因"来归类，将其更名为"其他病因"，如《中医药学名词》："内因、外因、不内外因的总称。现代中医学中很少用'不内外因'来归类，而将内因、外因之外的病因概括为'其他病因'。"[12]38

总之，"三因"的有关记载最早见于汉代张仲景所撰的《金匮要略》，隋代杨上善《黄帝内经太素》首次提出了三因中的"内因""外因"名称，但未提及"不内外因"。自宋代陈无择《三因极一病证方论》提出"三因"之名，并以"三因"作为本概念的名称，其后著作多有沿用。现代著作也均以"三因"作为正名。

五、文献辑录

《金匮要略·脏腑经络先后病脉证》:"千般疢难,不越三条:一者,经络受邪,入脏腑,为内所因也;二者,四肢九窍,血脉相传,壅塞不通,为外皮肤所中也;三者,房室、金刃、虫兽所伤,以此详之,病由都尽。"[1]3

《黄帝内经太素》卷二:"人之生病,莫不内因怒喜思忧恐等五志,外因阴阳寒暑,以发于气而生百病。所以善摄生者,内除喜怒,外避寒暑,故无道夭,遂得长生久视者也。"[2]12

《三因极一病证方论·序》:"论及医事之要,无出三因,辨因之初,无逾脉息,遂举《脉经》曰:关前一分,人命之主,左为人迎,右为气口。盖以人迎候外因,气口候内因,其不应人迎气口,皆不内外因。"[3]29

卷一:"然既有三因,固不可尽,详而考之,于理自备。且如疲极筋力,尽神度量,饮食饥饱,叫呼走气,房室劳逸,及金疮踒折,虎狼毒虫,鬼疰客忤,畏压溺等,外非六淫,内非七情,内外不收,必属不内不外。"[3]290

《察病指南》卷上:"寒暑燥湿风热谓之六淫,属外因。喜怒忧思悲恐惊谓之七情,属内因。疲极筋力,尽神度量、饮食饥饱、叫呼走气、房室劳逸、金疮踒折、虎狼毒虫、鬼疰客忤、畏压溺等,为不内外因。"[4]15

《医方考》卷五:"三因者,内因、外因、不内外因也。"[5]224

《针方六集》卷三:"言用药治病,必详审病之三因。三因者,外因、内因、不内外因也。"[6]144

《类经》卷十二:"如《金匮玉函要略》曰:千般疢难,不越三条:一者经络受邪入脏腑,为内所因也;二者四肢九窍血脉相传,壅塞不通,为外皮肤所中也;三者房室金刃虫兽所伤也。故陈无择著三因方曰:有内因,有外因,有不内外因。"[7]153

《简明医彀》卷一:"凡人百病,无出三因。一曰外因:风、寒、暑、湿、燥、火,天之六淫是也。一曰内因:喜、怒、忧、思、悲、恐、惊,人之七情是也。一曰不内外因:起居失宜、饮食失节、房劳过度、跌损、金刃、五尸、鬼疰、邪祟、蛊毒、山岚瘴气、不伏水土等证是也。"[8]1

《医学心悟》卷一:"凡病之来,不过内伤、外感,与不内外伤,三者而已。内伤者,气病、血病、伤食,以及喜、怒、忧、思、悲、恐、惊是也。外感者,风、寒、暑、湿、燥、火是也。不内外伤者,跌打损伤,五绝之类是也。病有三因,不外此矣。"[9]8

《望诊遵经》卷上:"然病症有三因,气色有十法,又当因诊以通其变焉。"[10]43

《沈注金匮要略·叙例》:"凡人身之病,不出表里阴阳,内因、外因、不内外之三因。故曰:千般疢难,不越三条。"[11]3

《中医辞海》:"三因……基础理论名词。古代三类病因的合称。即内因、外因、不内外因。"[16]128

《中医大辞典》:"三因……古代三类病因的合称。即内因、外因、不内外因。"[14]54

《中医药学名词》:"三因……内因、外因、不内外因的总称。现代中医学中很少用'不内外因'来归类,而将内因、外因之外的病因概括为'其他病因'。"[12]38

《中国中医药学术语集成·基础理论与疾病》:"三因……是古代三类病因的合称,包括内因、外因、不内外因。"[15]6

《中医基础理论术语》:"三因……三因学说中内因、外因和不内外因三类病因的合称。"[13]44

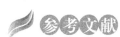 参考文献

[1] [汉]张仲景.金匮要略[M].何仁,何若苹整理.北京:人民卫生出版社,2005:3.

[2] [隋]杨上善.黄帝内经太素[M].北京:人民卫生出版社,1965:12.

[3] [宋]陈无择.三因极一病证方论[M]//王象礼.陈无择医学全书.北京:中国中医药出版社,2005:29,290.

[4] [宋]施桂堂.察病指南[M].上海:上海卫生出版社,1957:15.

[5] [明]吴昆.医方考[M].洪青山校注.北京:中国中医

药出版社,2007:224.

［6］［清］吴昆.针方六集[M].合肥:安徽科学技术出版社,1992:144.

［7］［明］张介宾.类经[M].北京:中国中医药出版社,1997:153.

［8］［明］孙志宏.简明医彀[M].余瀛鳌点校.北京:人民卫生出版社,1984:1.

［9］［清］程国彭.医学心悟[M].田代华,朱世杰,王长明点校.天津:天津科学技术出版社,1999:8.

［10］［清］汪宏.望诊遵经[M].太原:山西科学技术出版社,2011:43.

［11］［清］沈自南.沈注金匮要略[M].上海:上海科学技术出版社,1990:3.

［12］中医药学名词审定委员会.中医药学名词[M].北京:

科学出版社,2005:38.

［13］中华人民共和国质量监督检验检疫总局,中国国家标准化管理委员会.中医基础理论术语(GB/T 20348—2006)[M].北京:中国标准出版社,2006:44.

［14］李经纬,余瀛鳌,蔡景峰,等.中医大辞典[M].北京:人民卫生出版社,2004:54.

［15］宋一伦.杨学智.基础理论与疾病[M]//曹洪欣,刘保延.中国中医药学术语集成.北京:中国古籍出版社,2005:6.

［16］袁钟,图娅,彭泽邦,等.中医辞海[M].北京:中国医药科技出版社,1999:128.

（王梦婷）

三焦

sān jiāo

一、规范名

【汉文名】三焦。

【英文名】triple energizer。

【注释】上、中、下三焦的合称,既是体腔的划分概念,也是作为六腑之一的功能概念。具有通行元气、运行水液的功能。

二、定名依据

"三焦"一词据存世文献首见于《内经》,在《内经》中三焦的部位功能病变都有记载,其理论已相对成熟。

《内经》又称"三焦"为"孤之腑",《难经》又称之为"外腑",《黄帝内经太素》称为"孤腑",《备急千金要方》又名"三关"。在上述著作中,虽然出现了三焦的异名"孤之腑""外腑""孤腑""三关",但使用者较少,历代著作大多以"三焦"为正名记载本词,如《难经》《伤寒杂病论》《中藏经》《诸病源候论》《外台秘要》《黄帝内经太素》《类经》《脉诀汇辨》等。这些著作均为古代重要著作,对后世有较大影响。所以"三焦"作为规范名已是共识,也符合术语定名约定俗成的原则。

现代相关著作,如《中医大辞典》《中国医学百科全书·中医学》《中医辞海》以及全国高等中医药院校规划教材《中医基础理论》等均以"三焦"作为规范名,同时,《中国中医药学主题词表》也以"三焦"作为正式主题词,这些均说明"三焦"作为中医基础理论中的一个规范名已成为共识。

我国2005年出版的全国科学技术名词审定委员会审定公布的《中医药学名词》亦以"三焦"作为规范名。所以"三焦"作为规范名也符合术语定名的协调一致原则。

三、同义词

【曾称】"孤之腑"(《内经》);"外腑"(《难经》);"孤腑"(《黄帝内经太素》);"三关"(《备急千金要方》)。

四、源流考释

"三焦"一词始载于《内经》,《素问·灵兰秘典论》:"三焦者,决渎之官,水道出焉。"[1]545《素问·六节藏象论》:"脾、胃、大肠、小肠、三焦、膀胱者,仓廪之本,营之居也,名曰器,能化糟粕,转味而入出者也,其华在唇四白,其充在肌,其味甘,其色黄,此至阴之类,通于土气。"[1]55 指出了三焦"决渎、出水道、化糟粕"的功能,且和脾、胃、大肠、小肠一起论述,有名有形。《灵枢·邪气脏腑病形》:"三焦病者,腹气满,小腹尤坚,不得小便,窘急,溢则水留,即为胀。候在足太阳之外大络,大络在太阳少阳之间,亦见于脉,取委阳。"[2]34 记载了三焦病变表现。《灵枢·本输》:"三焦者,中渎之府也,水道出焉,属膀胱,是孤之府也。"[2]42 出现了三焦的异名"孤之府"。可见,《内经》中关于三焦的内容较为丰富。

《难经》对三焦理论有进一步发挥。《难经·二十五难》:"心与三焦为表里,俱有名而无形"[3]16,提出了三焦"有名无形"之论。《难经·三十一难》曰:"三焦者,水谷之道路,气之所终始也。上焦者,在心下,下膈,在胃上口,主内而不出……中焦者,在胃中脘,不上不下,主腐熟水谷……下焦者,当膀胱上口,主分别清浊,主出而不内。"[3]19《难经·六十六难》:"三焦者,原气之别使也,主通行三气,经历于五脏六腑。"[3]35 对三焦的具体部位和生理功能都有较为详尽的描述。《难经·三十八难》:"所以腑有六者,谓三焦也,有原气之别使,主持诸气,有名而无形,其(经)属手少阳。此外腑也,故言腑有六焉。"[3]22 指出了三焦作为六腑之一,为外腑,外腑也作为三焦的异名而出现。

《金匮要略方论》卷中:"问曰:三焦竭部,上焦竭善噫,何谓也?师曰:上焦受中焦气未和,不能消谷,故能噫耳;下焦竭,即遗溺失便,其气不和,不能自禁制,不须治,久则愈。"[4]30 详细记载了三焦病变表现、原因及治疗。《中藏经·论三焦虚实寒热生死逆顺脉证之法》[5]39 记载三焦总领五脏六腑、营卫、经络、内外、左右、上下之气,三焦通,则和内调外,导上宣下。

隋唐时期,相关著作大多沿用上述记载记录三焦。《诸病源候论》[6]17《黄帝内经太素》[7]174

《备急千金要方》[8]365《外台秘要》[9]172 等都分别从病变部位等方面记述了和三焦相关的内容。《黄帝内经太素》卷第十一:"本输……下焦如渎,从上焦下气,津液入于下焦,下焦津液流入膀胱之中,无脏为合,故曰孤腑也。孤腑内与六腑气通,故曰合也。"[7]174 出现了三焦的异名之一"孤腑"。《备急千金要方·三焦脉论第四》:"夫三焦者,一名三关也。上焦名三管反射,中焦名霍乱,下焦名走哺。合而为一,有名无形,主五脏六腑往还神道,周身贯体,可闻而不可见,和利精气,决通水道,息气肠胃之间,不可不知也。三焦名中清之腑,别号玉海。水道出属膀胱合者,虽合而不同。上中下三焦同号为孤腑,而营出中焦,卫出上焦。营者络脉之气道也,卫者经脉之气道也。其三焦形相浓薄大小,并同膀胱之形云。"[8]365 出现了三焦另外的异名"三关",但这些异名后世皆少有用者。另外,这里还沿袭了《难经》中三焦"有名无形"之论。

宋元时期关于三焦的论述在前人基础上继续发展,《太平圣惠方》[10]5《三因极一病证方论》[11]140《儒门事亲》[12]27《丹溪治法心要》[13]67 中皆有记载,如《三因极一病证方论·三焦精腑辨正》:"古人谓左肾为肾脏,其腑膀胱;右肾为命门,其腑三焦。三焦者,有脂膜如手大,正与膀胱相对,有二白脉自中出夹脊而上贯于脑。所以《经》云:丈夫藏精,女子系胞。以理推之,三焦当如上说,有形可见为是。扁鹊乃云:三焦有位无形,其意以为上中二焦,如沤如雾,下焦如渎,不可遍见,故曰有位无形。而王叔和辈,失其旨意,遽云无状空有名,俾后辈承缪不已。且名以名实,无实奚名,果其无形,尚何以藏精系胞为哉?其所谓三焦者何也?上焦在膻中,内应心;中焦在中脘,内应脾;下焦在脐下,即肾间动气,分布人身,有上中下之异。"[11]140 记载了三焦的部位,并且综合前人理论,对三焦是否"有形"进行了梳理分析,认为三焦是"有名有形"的。不过,三焦虽有"有名有形"与"有名无形"之论,但对三焦的生理功能的认识是基本一致的。

关于三焦的理论发展从一开始就是比较成熟全面的,明清时期亦在继承梳理前人成果的基础上发展,如《奇经八脉考·冲脉》:"王海藏曰:三焦者,从头至心、心至脐、脐至足,为上中下三焦,其实真元一气也。故曰有脏无腑。《脉诀》云:三焦无状空有名,寄在胸中膈相应。一云:其腑在气街中。上焦在胃上口,治在膻中;中焦在胃管,治在脐旁;下焦在脐下膀胱上口,治在脐。"[14]55 对三焦的部位病变治疗论述具体明确,可以看出,和之前的成果不可分割。另外《医方考》[15]17《脉诀汇编》[16]53《诊家正眼》[17]11《医学入门》[18]71《血证论》[19]15《读医随笔》[20]2 等都对三焦有所记录。

现代有关著作均沿用《内经》的记载以"三焦"作为本词正名,如《中医药学名词》[21]233、南京中医学院编著《中医学概论》[22]57,58《中医基础理论术语》[23]20《中医药常用名词术语辞典》[24]11《中医大辞典》[25]56《中国传统医学》[26]380《中国中医药学主题词表》[27]734《中医辞海》[28]150《中国医学百科全书·中医学》[29]312《中医基础理论》(王新华)[30]240、《中医基础理论》(孙广仁)[31]104 等。如《中医药学名词》:"三焦,上、中、下三焦的合称,既是体腔的划分概念,也是作为六腑之一的功能概念。"[21]233《中医学概论》:"三焦,指上焦、中焦、下焦而言……这就是说三焦所以被称为'外府'或'孤府',是因为它虽为六腑之一,而实系自胸至少腹的一个大囊,与胃、肠、膀胱等诸腑有所不同的缘故……温病学说中的三焦,是根据内经的理论又作了进一步的发展与运用,主要是根据三焦的部位来归纳证候……总的来说,三焦的范围是包括着五脏六腑的部位,它的功用是关系着整个脏腑的功能。"[22]57 其他辞书类、教科书类的相关记载多类于此,所不同者只在详略。

五、文献辑录

《素问·灵兰秘典论》:"三焦者,决渎之官,

水道出焉。"[1]545

"六节藏象论":"脾、胃、大肠、小肠、三焦、膀胱者,仓廪之本,营之居也,名曰器,能化糟粕,转味而入出者也,其华在唇四白,其充在肌,其味甘,其色黄,此至阴之类,通于土气。"[1]55

《灵枢·邪气脏腑病形》:"三焦病者,腹气满,小腹尤坚,不得小便,窘急,溢则水留,即为胀。候在足太阳之外大络,大络在太阳少阳之间,亦见于脉,取委阳。"[2]34

"本输":"三焦者,中渎之府也,水道出焉,属膀胱,是孤之府也。"[2]42

《难经·二十五难》:"心与三焦为表里,俱有名而无形。"[3]16

"三十一难":"三焦者,水谷之道路,气之所终始也。上焦者,在心下,下膈,在胃上口,主内而不出……中焦者,在胃中脘,不上不下,主腐熟水谷……下焦者,当膀胱上口,主分别清浊,主出而不内。"[3]19

"三十八难":"所以腑有六者,谓三焦也,有原气之别使,主持诸气,有名而无形,其(经)属手少阳。此外腑也,故言腑有六焉。"[3]22

"六十六难":"三焦者,原气之别使也,主通行三气,经历于五脏六腑。"[3]35

《金匮要略方论》卷中:"问曰:三焦竭部,上焦竭善噫,何谓也?师曰:上焦受中焦气未和,不能消谷,故能噫耳;下焦竭,即遗溺失便,其气不和,不能自禁制,不须治,久则愈。"[4]30

《中藏经·论三焦虚实寒热生死逆顺脉证之法》:"三焦者,人之三元之气也,号曰中清之府,总领五脏六腑、营卫、经络、内外、左右、上下之气也。三焦通,则内外左右上下皆通也,其于周身灌体,和内调外,营左养右,导上宣下,莫大于此也。"[5]39

《诸病源候论·三焦病候》:"三焦者,上焦、中焦、下焦是也……三焦为水谷之道路,气之所终始也。三焦气盛为有余,则胀,气满于皮肤内,轻轻然而不牢,或小便涩,或大便难,是为三焦之实也,则宜泻之;三焦之气不足,则寒气客

之，病遗尿，或泄利，或胸满，或食不消，是三焦之气虚也，则宜补之。"[6]17

《黄帝内经太素·输穴》卷第十一："下焦如渎，从上焦下气，津液入于下焦，下焦津液流入膀胱之中，无脏为合，故曰孤腑也。孤腑内与六腑气通，故曰合也。"[7]174

《备急千金要方·三焦脉论第四》："夫三焦者，一名三关也。上焦名三管反射，中焦名霍乱，下焦名走哺。合而为一，有名无形，主五脏六腑往还神道，周身贯体，可闻而不可见，和利精气，决通水道，息气肠胃之间，不可不知也。三焦名中清之腑，别号玉海。水道出属膀胱合者，虽合而不同。上中下三焦同号为孤腑，而营出中焦，卫出上焦。营者络脉之气道也，卫者经脉之气道也。其三焦形相浓薄大小，并同膀胱之形云。"[8]365

《外台秘要》卷六："病源霍乱而气筑悸者，由吐下之后，三焦五脏不和，而水气上乘于心故也，肾主水，其气通于阴，若吐下则三焦五脏不和，故脾气亦虚不能制水水不下宣，与气俱上乘心其状起脐下，上从腹至心，气筑筑然而悸动不定也。"[9]172

《太平圣惠方》卷一："与三焦脉曰手少阳及命门合。三焦有位而无形。"[10]5

《三因极一病证方论·三焦精腑辨正》："古人谓左肾为肾脏，其腑膀胱；右肾为命门，其腑三焦。三焦者，有脂膜如手大，正与膀胱相对，有二白脉自中出夹脊而上贯于脑。所以《经》云：丈夫藏精，女子系胞。以理推之，三焦当如上说，有形可见为是。扁鹊乃云：三焦有位无形，其意以为上中二焦，如沤如雾，下焦如渎，不可遍见，故曰有位无形。而王叔和辈，失其旨意，遽云无状空有名，俾后辈承缪不已。且名以名实，无实奚名，果其无形，尚何以藏精系胞为哉。其所谓三焦者何也？上焦在膻中，内应心；中焦在中脘，内应脾；下焦在脐下，即肾间动气，分布人身，有上中下之异。"[11]140

《儒门事亲·疝本肝经宜通勿塞状十九》：

"湿为燥热所壅，三焦闭涩，水道不行。"[12]27

《丹溪治法心要·消渴》："消渴之证，乃三焦受病也。"[13]67

《奇经八脉考·冲脉》："王海藏曰：三焦者，从头至心、心至脐、脐至足，为上中下三焦，其实真元一气也。故曰有脏无腑。脉诀云：三焦无状空有名，寄在胸中膈相应。一云：其腑在气街中。上焦在胃上口，治在膻中；中焦在胃管，治在脐旁；下焦在脐下膀胱上口，治在脐。"[14]55

《医方考》卷一："小承气汤不用芒硝者，以用之恐伤下焦血分之真阴，谓不伐其根也，此则上、中、下三焦皆病，痞、满、燥、实、坚皆全，故主此方以治之。"[15]17

《脉诀汇编·沉脉》："脉形偏于近下，则土位无母，何以营运三焦，熟腐五谷，中满吞酸之证至矣。"[16]53

《诊家正眼·三焦分发三部》："故三焦者，统领周身之气，而分隶于胸膈腹，即分发于寸关尺，灼然无可疑者。"[17]11

《医学入门》卷之一："三焦，如雾、如沤、如渎，虽有名而无形；主气、主食、主便，虽无形而有用。"[18]71

《血证论·脏腑病机论》中说："三焦，古作膲，即人身上下内外，相联之油膜也。"[19]15

《读医随笔》卷一："故三焦出气，以温肌肉，充皮肤，为其津；其流而不行者，为液。以其机之所动，有三焦之分出也。"[20]2

《中医药学名词》："三焦，上、中、下三焦的合称，既是体腔的划分概念，也是作为六腑之一的功能概念。"[21]233

《中医学概论》："三焦，指上焦、中焦、下焦而言……这就是说三焦所以被称为'外府'或'孤府'，是因为它虽为六腑之一，而实系自胸至少腹的一个大囊，与胃、肠、膀胱等诸腑有所不同的缘故……温病学说中的三焦，是根据内经的理论又作了进一步的发展与运用，主要是根据三焦的部位来归纳证候……总的来说，三焦的范围是包括着五脏六腑的部位，它的功用是

关系着整个脏腑的功能。"[22]57,58

《中国医学百科全书·中医学》："三焦……为六腑之一的三焦,是上焦、中焦、下焦的合称。《黄帝内经》不但指出了三焦的名称,同时论述了三焦的部位……三焦有总领五脏六腑、营卫、经络、内外、上下之气的功能,五脏六腑的气化功能都是通过三焦来实现的……协助脏腑输布饮食精微、排泄废物……人体的饮食水谷,特别是水液的消化吸收、输布与排泄,是由若干脏腑参加共同完成的一个复杂的生理过程,但都与三焦有关。"[29]312

《中医大辞典》："三焦,是脏腑外围最大的腑,又称外腑、孤腑。有主持诸气、疏通水道的作用。《难经·三十一难》:'三焦者,水谷之道路,气之所终始也。'《素问·灵兰秘典论》:'三焦者,决渎之官,水道出焉。'分上焦、中焦、下焦三部。《灵枢·营卫生会》:'上焦出于胃上口,并咽以上,贯膈而布胸中……中焦亦并胃中,出上焦之后……下焦者,别回肠,注于膀胱而渗入焉。'三焦手少阳经脉,与手厥阴心包经互相络属。"[25]56

《中国中医药学主题词表》："三焦……属六腑……上、中、下三焦的合称,既是体腔的划分概念,也是作为六腑之一的功能概念。"[27]734

《中医辞海》："六腑之一。是脏腑外围最大的腑,又称外腑、孤腑。有主持诸气,疏通水道,协助脏腑输布饮食精微、排泄废物的作用……分为上焦、中焦、下焦三部。从部位而言,上焦一般是指胸膈以上部位,包括心、肺在内;中焦指膈下、脐部以上部位,包括脾、胃等脏腑;下焦指脐以下部位包括肾、膀胱、小肠、大肠(从病理生理的角度,还包括部位较高的肝,故下焦往往肝、肾并提)。"[28]150

《中医基础理论》(王新华)："三焦……为六腑之一,是上、中、下三焦的合称。关于'焦'字的含义,历代医家认识不一。有认为'焦'当作'膲'者,膲为体内脏器,是有形之物;有认为'焦'字从火,为无形之气,能腐熟水谷之变化;有认为'焦'字当作'樵'字,樵,槌也,节也,谓人

体上、中、下三节段或三个区域……三焦的生理功能主要是运行元气、水谷和水液。"[30]238

《中医药常用名词术语辞典》："三焦,又名外腑、孤腑。分上焦、中焦、下焦,合称三焦。其部位:膈以上为上焦,含心、肺;膈至脐为中焦,含脾、胃、肝、胆;脐以下为下焦,含肾、膀胱、小肠与大肠。其功能:上焦如雾,中焦如沤,下焦如渎,实为人体脏腑气化功能的综合。手少阳三焦经,与心包经互为表里。三焦的实质,尚无定论。"[24]11

《中国大百科全书·中国传统医学》："三焦……上焦、中焦、下焦的合称。与胆、胃、小肠、大肠、膀胱合称为六腑。三焦的形态与部位,历来争论较大,概括起来可分为无形和有形两说。"[26]380

《中医基础理论术语》："三焦,属六腑。上焦、中焦和下焦的总称。"[23]20

《中医基础理论》(孙广仁)："三焦是上焦、中焦、下焦的合称。三焦作为六腑之一,必有其特定的形态结构和生理功能,有名有形;三焦作为人体上中下三个部位的划分,有名无形,但有其生理功能和各自的生理特点。六腑之三焦:三焦作为六腑之一,位于腹腔中,与胆、胃、小肠、大肠、膀胱等五腑相同,是有具体形态结构和生理功能的脏器,并有自身的经脉手少阳三焦经……作为六腑之一的三焦,其功能是疏通水道,运行水液。"[31]104

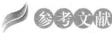 参考文献

[1] 未著撰人.素问[M].何文彬,谭一松校注.北京:中国医药科技出版社,1998:21,55,545.

[2] 未著撰人.灵枢[M].陈国印编著.北京:中医古籍出版社,2003:34,42,338.

[3] [旧题]秦越人.难经[M].北京:科学技术文献出版社,1996:16,19,22,35.

[4] 张仲景.金匮要略[M].北京:中医古籍出版社,1997:30.

[5] [汉]华佗.中藏经[M].南京:江苏科学技术出版社,1985:39.

[6] [隋]巢元方.诸病源候论[M].沈阳:辽宁科学技术出版社,1997:17.

[7] [隋]杨上善.黄帝内经太素[M].北京:人民卫生出

版社,1965：174.

[8] [唐]孙思邈.备急千金要方[M].北京：华夏出版社，2008：365.

[9] [唐]王焘.外台秘要[M].北京：人民卫生出版社，1955：172.

[10] [宋]王怀隐,等.太平圣惠方[M].郑州：河南科学技术出版社,2015：5.

[11] [宋]陈无择.三因极一病证方论[M].北京：中国中医药出版社,2007：140.

[12] [金]张从正.儒门事亲[M].沈阳：辽宁科学技术出版社,1997：27.

[13] [元]朱震亨.丹溪治法心要[M].济南：山东科学技术出版社,1985：67.

[14] [明]李时珍.奇经八脉考[M].上海：上海科学技术出版社,1990：55.

[15] [明]吴昆.医方考[M]//郭君双.吴昆医学全书.北京：中国中医药出版社,1999：17.

[16] [清]李延昰.脉诀汇辨[M].上海：上海科学技术出版社,1963：53.

[17] [明]李中梓.诊家正眼[M].南京：江苏科学技术出版社,1984：11.

[18] [明]李梴.医学入门[M].金嫣莉注.北京：中国中医药出版社,1995：71.

[19] [清]唐容川.血证论[M].金香兰注.北京：中国中医药出版社,1996：15.

[20] [清]周学海.读医随笔[M].北京：人民军医出版社，2010：2.

[21] 中医药学名词审定委员会审定.中医药学名词[M].北京：科学出版社,2005：233.

[22] 南京中医药大学.中医学概论[M].北京：人民卫生出版社,1958：57,58.

[23] 中国国家标准化管理委员会.中医基础理论术语[M].北京：中国标准出版社,2006：20.

[24] 李振吉.中医药常用名词术语辞典[M].北京：中国中医药出版社,2001：11.

[25] 李经纬,邓铁涛.中医大辞典[M].北京：人民卫生出版社,1995：56.

[26] 施奠邦.中国传统医学[M]//胡乔木.中国大百科全书.北京：中国大百科全书出版社,2002：380.

[27] 吴兰成.中国中医药学主题词表[M].北京：中国古籍出版社,1996：734.

[28] 袁钟,图娅,彭泽邦,等.中医辞海[M].北京：中国医药科技出版社,1999：149,150.

[29] 《中医学》编辑委员会.中医学[M]//钱信忠.中国医学百科全书.上海：上海科学技术出版社,1997：312.

[30] 王新华.中医基础理论[M].北京：人民卫生出版社，2001：238.

[31] 孙广仁.中医基础理论[M].北京：中国中医药出版社,2007：104.

（白红霞）

1 · 014

下 焦

xià jiāo

一、规范名

【汉文名】下焦。

【英文名】lower jiao。

【注释】腹腔脐以下部位，包括小肠、大肠、肾和膀胱等。

二、定名依据

"下焦"一词首见于《内经》，且关于下焦的部位功能病变都有记载，其理论已相对成熟。历代著作多以"下焦"为正名记载本词，如《难经》《伤寒杂病论》《脉经》《黄帝内经太素》《奇经八脉考》《类经》《脉诀汇辨》等。这些著作均为古代重要著作，对后世有较大影响。所以"下焦"作为规范名已是共识，也符合术语定名约定俗成的原则。

现代相关著作，如《中医大辞典》《中国医学百科全书·中医学》《中医辞海》以及全国高等中医药院校规划教材《中医基础理论》等均以"下焦"作为规范名，同时，已经广泛应用于中医药学文献的标引和检索的《中国中医药学主题词表》也以"下焦"作为正式主题词，这些均说明"下焦"作为中医基础理论中的一个规范名已成为共识。

我国 2005 年出版的全国科学技术名词审定委员会审定公布的《中医药学名词》亦以"下焦"作为规范名,所以"下焦"作为规范名也符合术语定名的协调一致原则。

三、同义词

未见。

四、源流考释

"下焦"一词始见于《内经》,《灵枢·营卫生会篇》:"故水谷者,常并居于胃中,成糟粕而俱下于大肠,而成下焦,渗而俱下,济泌别汁,循下焦而渗于膀胱焉……余闻上焦如雾,中焦如沤,下焦如渎,此之谓也。"[1]142 对下焦之功能部位已经有了相对明确的记载,言水谷入胃,成糟粕而后下于大肠,为下焦。《素问·举痛论》:"恐则精却,却则上焦闭,闭则气还,还则下焦胀,故气不行矣。"[2]223《灵枢·癃津液别》:"阴阳气道不通,四海闭塞,三焦不泻,津液不化,水谷并行肠胃之中,别于回肠,留于下焦,不得渗膀胱,则下焦胀,水溢则为水胀,此津液五别之逆顺也。"[1]181 对下焦的功能病变亦有具体描述。

可以看出,"下焦"的相关理论在《内经》中是相对成熟的,其后历代重要的相关著作多即沿用该书理论而进行发展,并以"下焦"为正名记载本词。《难经·三十一难》:"三焦者,水谷之道路,气之所终始也……下焦者,当膀胱上口,主分别清浊,主出而不内,以传导也。"[3]19 和《内经》"下于大肠,为下焦"相比,进一步明确下焦在"膀胱上口",并概括出下焦"主出"的主要功能。《难经·三十五难》:"小肠谓赤肠,大肠谓白肠,胆者谓青肠,胃者谓黄肠,膀胱者谓黑肠,下焦之所治也。"[3]21《金匮要略方论·藏府经络先后病脉证》:"下焦竭,即遗溺失便,其气不和,不能自禁制,不须治,久则愈。师曰:热在上焦者,因咳为肺痿;热在中焦者,则为坚;热在下焦者,则尿血,亦令淋秘不通。"[4]65 则主要述及了下焦的病变及治疗。

下焦的相关内容在《内经》时就比较成熟,描述了部位功能病变等,到《难经》《伤寒杂病论》等又对其部位功能病变治疗有了更进一步的记载。至此,下焦相关理论已经趋向完善,后世皆在继承梳理前人成果的基础上发展。晋《脉经·三焦手少阳经病证》:"热在中焦,因坚。热在下焦,因溺血。"[5]248 隋代《诸病源候论·虚劳三焦不调候》:"三焦者,谓上、中、下也……下焦有热,则大便难;有寒则小腹痛而小便数。三焦之气,主焦熟水谷,分别清浊,若不调平,则生诸病。"[6]17 又:"三焦者,谓上、中、下也。若上焦有热,则胸膈痞满,口苦咽干;有寒则吞酢而吐沫。中焦有热,则身重目黄;有寒则善胀而食不消。下焦有热,则大便难;有寒则小腹痛而小便数。三焦之气,主焦熟水谷,分别清浊,若不调平,则生诸病。"[6]17 所述亦多涉及病变及治疗。

唐宋时期《黄帝内经太素》[7]95《备急千金要方》[8]365《千金翼方》[9]12《三因极一病证方论》[10]98《本草图经》[11]539《仁斋直指方论(附补遗)》[12]368《活法机要》[13]78 等书中皆涉及下焦内容,如《三因极一病证方论·三焦精腑辨正》:"所谓三焦者何也?上焦在膻中,内应心;中焦在中脘,内应脾;下焦在脐下,即肾间动气,分布人身,有上中下之异。"[10]98 记载了下焦的部位,认为下焦"在脐下",并涉及下焦的功能病变。

明清时期著作更多,涉及下焦内容的也相对较多,如《医学正传》[14]7《奇经八脉考》[15]55《本草汇言》[16]638《奇效良方》[17]143《温病条辨》[18]197《医学从众录》[19]130《难经正义》[20]56 等著作中皆有下焦相关记载。这些记载多是关于下焦的部位、功能、病变及治疗,如《医学正传·医学或问》:"脐之下曰下焦。"[14]7《奇经八脉考·冲脉》:"下焦在脐下膀胱上口,治在脐。"[15]55《难经正义》卷三:"下焦者,当膀胱上口,乃阑门之分,盖由此清者入于膀胱而为气为溺,浊者入于大肠而为滓为秽,故主出而不纳,以传道也,其治在脐下任脉之阴交穴。"[20]56 这些著作主要述及下焦部位,在前人理论基础上总结发展,下焦在

"脐之下膀胱上口"得到广泛认可。另外《温病条辨·湿温》"此湿久郁结于下焦气分,闭塞不通之象,故用能升、能降、苦泄滞、淡渗湿之猪苓,合甘少淡多之茯苓,以渗湿利气。"[18]197《医学从众录·胀症》"胀者……病在下焦,以桂、附、吴萸温之,或兼行滞之品,而标本并治,亦有与肿症相兼者,当参看肿症辨症法。"[19]130 详细记载了下焦病变及治疗。

现代有关著作均沿用《内经》的记载以"下焦"作为本词正名,如《中医药学名词》[21]25、南京中医学院《中医学概论》[22]59《中医基础理论术语》[23]20《中医药常用名词术语辞典》[24]15《中医辞海》[25]177《中国医学百科全书·中医学》[26]312《中医大辞典》[27]79《中国大百科全书·中国传统医学》[28]380、王新华《中医基础理论》[29]242、孙广仁《中医基础理论》[30]106 等。如《中医药学名词》"下焦,腹腔脐以下部位。"[21]233 南京中医学院《中医学概论》"下焦的范围,是从胃之下口,以下至二阴的部分,它所包括的脏腑有肾、大小肠和膀胱等。下焦的功用,下焦的主要功用,是水液的灌渗与清浊的泌别,以及大小便的排泄。"[22]59 其他辞书类、教材类的相关记载多类于此,所不同者只在详略繁简。

总之,"下焦"一词首见于《内经》,关于下焦的部位功能病变都有记载,其理论已相对成熟。历代著作多以"下焦"为正名记载本名称,现代相关著作也以"下焦"一词作为正名。

五、文献辑录

《灵枢·营卫生会》"故水谷者,常并居于胃中,成糟粕而俱下于大肠,而成下焦,渗而俱下,济泌别汁,循下焦而渗于膀胱焉……余闻上焦如雾,中焦如沤,下焦如渎,此之谓也。"[1]142

"癃津液别""阴阳气道不通,四海闭塞,三焦不泻,津液不化,水谷并行肠胃之中,别于回肠,留于下焦,不得渗膀胱,则下焦胀,水溢则为水胀,此津液五别之逆顺也。"[1]181

《素问·举痛论》"恐则精却,却则上焦闭,闭则气还,还则下焦胀,故气不行矣。"[2]223

《难经·三十一难》"三焦者,水谷之道路,气之所终始也……下焦者,当膀胱上口,主分别清浊,主出而不内,以传导也。"[3]19

"三十五难""小肠谓赤肠,大肠谓白肠,胆者谓青肠,胃者谓黄肠,膀胱者谓黑肠,下焦之所治也。"[3]21

《金匮要略方论·藏府经络先后病脉证》"下焦竭,即遗溺失便,其气不和,不能自禁制,不须治,久则愈。师曰:热在上焦者,因咳为肺痿;热在中焦者,则为坚;热在下焦者,则尿血,亦令淋秘不通。"[4]65

《脉经·三焦手少阳经病证》"热在中焦,因坚。热在下焦,因溺血。"[5]248

《诸病源候论·虚劳三焦不调候》"三焦者,谓上、中、下也。若上焦有热,则胸膈痞满,口苦咽干;有寒则吞酢而吐沫。中焦有热,则身重目黄;有寒则善胀而食不消。下焦有热,则大便难;有寒则小腹痛而小便数。三焦之气,主焦熟水谷,分别清浊,若不调平,则生诸病。"[6]17

《黄帝内经太素·经脉之一》"肾主下焦,少阴为病,下焦大肠不和,故为肠澼也。下焦在脐下,当膀胱上口,主分别清浊,主出而不内,其理在脐下一寸。上焦之气如云雾在天,中焦之气如沤雨在空,下焦之气如沟渎流地也。"[7]95

《备急千金要方·三焦脉论第四》"上焦名三管反射,中焦名霍乱,下焦名走哺。合而为一,有名无形,主五脏六腑往还神道……上中下三焦同号为孤腑,而营出中焦,卫出上焦。营者络脉之气道也,卫者经脉之气道也。其三焦形相浓薄大小,并同膀胱之形云。"[8]365

《千金翼方》卷第二"疗脚弱疼冷,下焦肠竭,强阴。"[9]12

《三因极一病证方论·三焦精腑辨正》"所谓三焦者何也?上焦在膻中,内应心;中焦在中脘,内应脾;下焦在脐下,即肾间动气,分布人身,有上中下之异。"[10]98

《本草图经》卷十六"橘柚,取陈皮捣末,蜜和丸,食前酒吞三十九梧子大,主下焦积冷,亦可并杏子仁合丸,治肠间虚冷,脚气冲心,心下结硬者,悉主之。"[11]539

《仁斋直指方论(附补遗)》卷十五:"上焦曰膻中之属,宣行气血;中焦曰中脘之缘,腐熟水谷;下焦曰膀胱之所,溲便精溺。"[12]368

《活法机要·吐证》:"下焦吐者,皆从于寒,地道也。其脉沉而迟。其证朝食暮吐,暮食朝吐,小便清利,大便秘而不通。治法当以'毒药'通其秘塞,温其寒气。大便渐通,复以中焦药和之,不令大便秘结而自愈也。"[13]78

《医学正传·医学或问》:"三焦者,指腔子而言,包涵乎肠胃之总司也。胸中肓膜之上曰上焦,肓膜之下脐之上曰中焦,脐之下曰下焦,总名曰三焦。"[14]7

《奇经八脉考·冲脉》:"下焦在脐下膀胱上口,治在脐。"[15]55

《本草汇言》卷十:"厄子……治上焦、中焦火病,连壳用,治下焦火病去壳用。"[16]638

《奇效良方》卷之二十:"若邪在上焦则吐,邪在下焦则泻,邪在中焦则既吐且利。"[17]143

《温病条辨·湿温》:"此湿久郁结于下焦气分,闭塞不通之象,故用能升、能降、苦泄滞、淡渗湿之猪苓,合甘少淡多之茯苓,以渗湿利气。"[18]197

《医学从众录·胀症》:"胀者,心腹胀满。实者胀起于骤然,便实,脉滑而实,宜散之,消导之,攻下之;虚者胀成于积渐,小便利,大便滑,脉涩小虚微,病在中焦,以参、术补之;病在下焦,以桂、附、吴萸温之,或兼行滞之品,而标本并治,亦有与肿症相兼者,当参看肿症辨症法。"[19]130

《难经正义》卷三:"下焦者,当膀胱上口,乃阑门之分,盖由此清者入于膀胱而为气为溺,浊者入于大肠而为滓为秽,故主出而不纳,以传道也,其治在脐下任脉之阴交穴。"[20]56

《中医学概论》:"下焦的范围,是从胃之下口,以下至二阴的部分,它所包括的脏腑有肾、大小肠和膀胱……下焦的主要功用,是水液的灌渗与清浊的泌别,以及大小便的排泄。"[22]59

《中国医学百科全书·中医学》:"下焦的功能主要是排泄水谷之糟粕废物,故云'下焦如渎'……从部位上论三焦,则咽喉至胃上口为上焦。胃上口至胃下口为中焦,胃下口至二阴为下焦。从功能上论三焦,则上焦包括心肺的功能,中焦包括脾胃的功能,下焦包括肝、肾、大小肠、膀胱等功能。"[26]312

《中医大辞典》:"下焦……三焦之一。指体腔的下部,自胃下口至二阴的区间。它的主要功用,是分别清浊,渗入膀胱,排泄废料,其气主下行。《灵枢·营卫生会》:下焦者,别回肠,注于膀胱而渗入焉;故水谷者,常并居于胃中,成糟粕,而俱下于大肠而成下焦。渗而俱下,济泌别汁,循下焦而渗入膀胱焉。"[27]79

《中医辞海》:"下焦……基础理论名词。① 三焦之一。三焦的下部,指下腹腔自胃口至二阴部分。它的主要功用是,分别清浊,渗入膀胱,排泄废料,其气主下行。② 温病三焦辨证之一。指温病的后期或恢复期,邪已伤及肝肾。《温病条辨》:'中焦不治则传下焦,肝与肾也。'"[25]177

《中医药常用名词术语辞典》:"下焦……① 三焦之一,出《灵枢·营卫生会》,属三焦。脐以下部位为下焦,主要包括大肠、小肠、肾、膀胱等脏腑。其主要生理功能是排泄糟粕和尿液。这一作用主要是通过肾和膀胱以及大小肠的功能活动而实现的。因此,将下焦生理功能特点概括为'下焦如渎'。② 辨证,见《温病条辨·下焦》。多见于温病后期或恢复期。为温热之邪犯及下焦,劫夺肝肾之阴所表现出的证候。"[24]15

《中国大百科全书·中国传统医学》:"脐以下为下焦,包括内脏肝、肾、大肠、小肠、膀胱等。"[28]380

《中医基础理论》(王新华):"下焦主要指下腹部,包括肾、膀胱及大小肠……下焦的主要生理功能为传导糟粕,排泄二便。"[29]242

《中医基础理论》(孙广仁):"下焦:一般以脐以下的部位为下焦,包括小肠、大肠、肾、膀胱、女子胞、精室等脏腑以及两下肢。下焦的功能主要是排泄糟粕和尿液,即是指小肠、大肠、肾和膀胱的功能而言。"[30]106

《中医药学名词》："下焦，腹腔脐以下部位。"[21]233

《中医基础理论术语》："下焦……属三焦。位于脐下。包括大肠、小肠、肾、膀胱等。"[23]20

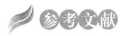

[1] 未著撰人.灵枢[M].陈国印编著.北京：中医古籍出版社，2003：142，181.

[2] 未著撰人.素问[M].何文彬，谭一松校注.北京：中国医药科技出版社，1998：223.

[3] [旧题]秦越人.难经[M].北京：科学技术文献出版社，1996：19，21.

[4] [汉]张仲景.金匮要略[M].北京：学苑出版社，2007：65.

[5] [晋]王叔和.脉经[M].北京：中国医药科技出版社，1998：248.

[6] [隋]巢元方.诸病源候论[M].沈阳：辽宁科学技术出版社，1997：17.

[7] [隋]杨上善.黄帝内经太素[M].北京：人民卫生出版社，1965：95.

[8] [唐]孙思邈.备急千金要方[M].北京：华夏出版社，2008：365.

[9] [唐]孙思邈.千金翼方[M].沈阳：辽宁科学技术出版社，1997：12.

[10] [宋]陈无择.三因极一病证方论[M].北京：人民卫生出版社，1957：98.

[11] [宋]苏颂.本草图经[M].尚志钧辑校.合肥：安徽科学技术出版社，1994：539.

[12] [南宋]杨士瀛.仁斋直指方[M].上海：第二军医大学出版社，2006：368.

[13] [金]李杲撰.活法机要[M].北京：中医古籍出版社，1987：78.

[14] [明]虞抟.医学正传[M].北京：中医古籍出版社，

[15] [明]李时珍.奇经八脉考[M].上海：上海科学技术出版社，1990：55.

[16] [明]倪朱谟.本草汇言[M].上海：上海科学技术出版社，2005：638.

[17] [明]董宿辑录.奇效良方[M].北京：中国中医药出版社，1995：143.

[18] [清]吴塘.温病条辨[M].石家庄：河北科学技术出版社，1996：197.

[19] [清]陈念祖.医学从众录[M].北京：中国中医药出版社，1996：130.

[20] [清]叶霖.难经正义[M].上海：上海科学技术出版社，1981：56.

[21] 中医药学名词审定委员会审定.中医药学名词[M].北京：科学出版社，2005：233.

[22] 南京中医学院.中医学概论[M].北京：人民卫生出版社，1958：59.

[23] 中华人民共和国质量监督检验检疫总局，中国国家标准化管理委员会.中医基础理论术语(GB/T 20348—2006)[M].北京：中国标准出版社，2006：20.

[24] 李振吉.中医药常用名词术语辞典[M].北京：中国中医药出版社，2001：15.

[25] 袁钟，图娅，彭泽邦，等.中医辞海[M].北京：中国医药科技出版社，1999：177.

[26] 《中医学》编辑委员会.中医学[M]//钱信忠.中国医学百科全书.上海：上海科学技术出版社，1997：312.

[27] 李经纬，邓铁涛.中医大辞典[M].北京：人民卫生出版社，1995：79.

[28] 施奠邦.中国传统医学[M]//胡乔木.中国大百科全书.北京：中国大百科全书出版社，2002：380.

[29] 王新华.中医基础理论[M].北京：人民卫生出版社，2001：242.

[30] 孙广仁.中医基础理论[M].北京：中国中医药出版社，2002：106.

2002：7.

（白红霞）

1·015

大 肠

dà cháng

一、规范名

【汉文名】大肠。

【英文名】large intestine。

【注释】六腑之一。位于腹中，其上口通过阑门与小肠相接，下端出口为肛门。其主要功能是接纳传导经小肠消化吸收后的食物糟粕与水液,并吸收其中的水津,经过燥化,形成粪便,经肛门排出体外。

二、定名依据

"大肠"一词始见于《内经》,并以大肠作为正名。其后的历代著作大多沿用其记载,如《难经》、南北朝陶弘景《本草经集注》,唐代苏敬等撰《新修本草》、杨上善《黄帝内经太素》,宋代唐慎微《经史证类备急本草》、陈承等《太平惠民和剂局方》,金代刘完素《素问病机气宜保命集》,元代王好古《汤液本草》、滑寿《难经本义》,明代薛己《内科摘要》、李时珍《本草纲目》、李中梓《内经知要》,清代汪昂《本草备要》、吴鞠通《温病条辨》等皆以"大肠"作为规范名,并沿用至今。

以"大肠"作为正名记载的著作,如《难经》《本草经集注》《新修本草》《黄帝内经太素》《经史证类备急本草》《太平惠民和剂局方》《素问病机气宜保命集》《汤液本草》《难经本义》《内科摘要》《本草纲目》《内经知要》《本草备要》《温病条辨》等均为历代重要著作,对后世有较大影响。

我国2005年出版的国标、行标如《中医基础理论术语》《中医药学名词》和普通高等教育中医药类规划教材《中医学概论》《中医基础理论》《中医学概论》《中医学》,以及辞书类著作《中医大辞典》《中医辞海》《中医药常用名词术语辞典》和"中国医学百科全书""中国大百科全书"等均以"大肠"作为本词规范名。已经广泛应用于中医药学文献的标引和检索的《中国中医药学主题词表》也以"大肠"作为本词的正式主题词,说明"大肠"作为本名词规范名称已成为共识。

以"大肠"作为器官名称已在现代文献著作以及临床应用中达成共识。特别是解剖学迅猛发展以来,各器官名称已经固定,因此以"大肠"作为本器官名称符合科技名词定名的约定俗成原则。

我国2005年出版的中医药学名词审定委员会审定的《中医药学名词》已将"大肠"作为本词正名,故将"大肠"作为本词正名符合科技名词协调一致的原则。

三、同义词

【曾称】"白肠"(《难经》)。

四、源流考释

"大肠"一词始见于《内经》,如《素问·灵兰秘典论》:"大肠者,传道之官,变化出焉。"[1]69 所谓传道,就是输送的意思,道音义同导。《难经》记载了大肠的另一个名称"白肠",如《难经·三十五难》曰:"小肠谓赤肠,大肠谓白肠,胆者谓青肠,胃者谓黄肠,膀胱者谓黑肠,下焦之所治也。"[2]87 其后的相关著作记载即沿用《素问》记载,均称之为"大肠",如《难经·四十二难》谓:"回肠大四寸,径一寸半,长二丈一尺,受谷一斗,水七升半……大肠重二斤十二两。"[2]100 南北朝陶弘景《本草经集注·虫兽三品》:"蜗牛,主治贼风喎僻,踠跌,大肠下脱肛,筋急及惊痫。"[3]448

隋唐时期的著作多以"大肠"为正名记载本词,如唐代苏敬等撰《新修本草》卷六:"柴胡,除伤寒心下烦热,诸痰热结实,胸中邪逆,五脏间游气,大肠停积水胀,及湿痹拘挛,亦可作浴汤。"[4]160 杨上善《黄帝内经太素》卷二:"胃受五谷,小肠盛受,大肠传导,胆为中精决,三焦司决渎,膀胱主津液,共化五谷,以奉生身。"[5]34 而在杨上善《黄帝内经太素》卷十一曰:"肺合大肠,大肠,传导之腑也。"[5]273 将"传道之府"记载为"传导之腑",并被之后的著作沿用。孙思邈《千金翼方》卷二:"桃花石……主大肠中冷脓血痢。"[6]34

其后历代的相关著作多沿用《素问》记载,以"大肠"为正名记载本词。如宋代唐慎微《经史证类备急本草》[7]25、陈承等《太平惠民和剂局方》[8]342、成无己《注解伤寒论》[9]136,金代刘完素《素问病机气宜保命集》[10]52,元代王好古《汤液本草》[11]12、滑寿《难经本义》[12]41,明代徐用诚

《本草发挥》[13]4、薛己《内科摘要》[14]2、李时珍《本草纲目》[15]68、张介宾《类经》[16]1、李中梓《内经知要》[17]21、陈士铎《外经微言》[18]8，清代章楠《灵素节注类编》[19]39、张志聪《黄帝内经素问集注》[20]29、汪昂《本草备要》[21]6、薛雪《医经原旨》[22]1、吴鞠通《温病条辨》[23]109等。如宋代唐慎微《经史证类备急本草》卷第一："序例下……此疾正是大肠移热于胃，善食而瘦。"[7]25 金代刘完素《素问病机气宜保命集》卷中："解利伤寒论第十三……是大肠受病也。"[10]52 元代王好古《汤液本草》卷之二："东垣报使……阳明大肠兼足胃，葛根白芷升麻当。"[11]12 明代徐用诚《本草发挥》卷一："金石部……能燥湿，分水道，实大肠，化食毒，行积滞，逐凝血，解烦渴，补脾胃，降心火之要药也。"[13]4 清代章楠《灵素节注类编》卷二："四时日夜阴阳之气以应人身……肝、心、脾、肺、肾五脏为阴，胆、胃、大肠、小肠、膀胱、三焦六腑为阳。"[19]39

现代有关著作均沿用《内经》记载以"大肠"作为本词正名，如《中医药学名词》[24]25《中医基础理论术语》[25]19《中医大辞典》[26]83《中医药常用名词术语辞典》[27]16《中国医学百科全书·中医学》[28]310《中国大百科全书·中国传统医学》[29]69《中医辞海》[30]195《中国中医药学主题词表》[31]129、曹洪欣《中医基础理论》[32]64、李德新《中医基础理论》[33]87、印会河《中医基础理论》[34]87、南京中医学院《中医学概论》[35]55、樊巧玲《中医学概论》[36]35 及《中医学》[37]38 等。

需要指出的是，古代著作记载的大肠与现代解剖学上的大肠并非一致。根据《内经》《难经》对大肠的位置形态、大小和重量等都有较详细的记载，大肠相当于现代解剖学上的盲肠、结肠，广肠即现代解剖学上的直肠。

另外，"大肠"尚为穴位名称，如《小儿按摩经》曰："手法歌……大肠有病泄泻多，脾土大肠久搓摩。"[38]366 前者"大肠"指六腑之一，后者"大肠"则指穴位名称，应用时需注意与本词鉴别。

关于"大肠"的含义，我国2005年出版的中医药学名词审定委员会审定公布的《中医药学名词》释义为："属六腑，位于腹中，其上口通过阑门与小肠相接；其下端出口为肛门。其主要功能是接纳传导经小肠消化吸收后的食物糟粕与水液，并吸收其中的水津，经过燥化，形成粪便，经肛门排出体外。"[24]25 该释义客观、准确地表达了"大肠"的科学内涵和本质属性。

五、文献辑录

《素问·灵兰秘典论》："大肠者，传道之官，变化出焉。"[1]69

《难经·三十五难》："小肠谓赤肠，大肠谓白肠，胆者谓青肠，胃者谓黄肠，膀胱者谓黑肠，下焦之所治也。"[2]87

"四十二难"："回肠大四寸，径一寸半，长二丈一尺，受谷一斗，水七升半……大肠重二斤十二两。"[2]100

《本草经集注·虫兽三品》："蜗牛，主治贼风喎僻，踠跌，大肠下脱肛，筋急及惊痫。"[3]448

《新修本草》卷六："柴胡，除伤寒心下烦热，诸痰热结实，胸中邪逆，五脏间游气，大肠停积水胀，及湿痹拘挛，亦可作浴汤。"[4]160

《黄帝内经太素》卷二："胃受五谷，小肠盛受，大肠传导，胆为中精决，三焦司决渎，膀胱主津液，共化五谷，以奉生身，得寿八。"[5]34

《千金翼方》卷二："桃花石……主大肠中冷脓血痢。"[6]34

《经史证类备急本草》卷一"序例下"："此疾正是大肠移热于胃，善食而瘦。"[7]25

《太平惠民和剂局方》卷一："至宝丹，又疗心肺积热，伏热呕吐，邪气攻心，大肠风秘，神魂恍惚，头目昏眩，睡眠不安，唇口干燥，伤寒狂语，并皆疗之。"[8]342

《注解伤寒论》卷六"辨少阴病脉证并治法"："并主下痢者，肺与大肠为表里，上咳下痢，治则颇同。"[9]136

《素问病机气宜保命集》卷中"解利伤寒

论"："是大肠受病也。"[10]52

《医学启源》卷上："手足三阴三阳……胆、胃、三焦、膀胱、大肠、小肠，皆属阳，六腑也。"[39]2

《汤液本草》卷二："阳明大肠兼足胃，葛根白芷升麻当。"[11]12

《难经本义》卷下："三十五难曰：五脏各有所，府皆相近，而心、肺独去大肠、小肠远者，何也？然：《经》言心荣肺卫，通行阳气，故居在上；大肠小肠传阴气而下，故居在下。大肠小肠传阴气而居下，不得不相远也。今大肠、小肠、胃与膀胱，皆受不净，其意何也。"[12]41

《本草发挥》卷一"金石部"："能燥湿，分水道，实大肠，化食毒，行积滞，逐凝血，解烦渴，补脾胃，降心火之要药也。"[13]4

《内科摘要》卷上："余曰：大肠之脉散舌下，此大肠血虚风热，当用逍遥散加槐角、秦艽治之。"[14]2

《本草纲目》卷三"火热"："黄芩，泻肺及大肠火，肌肉骨蒸诸热。"[15]68

《类经·序》："上以候上，下以候下，此脏气脉候之正理，而脉经以小肠大肠附配两寸，藏象岂容颠倒乎？"[16]1

《内经知要》卷上："大肠者，传道之官，变化出焉（大肠居小肠之下，主出糟粕，是名变化传导）。"[17]21

《外经微言》卷二"经脉相行篇"："手之三阳，阳明大肠、太阳小肠、少阳三焦也。"[18]8

《灵素节注类编》卷二："四时日夜阴阳之气以应人身……肝、心、脾、肺、肾五脏为阴，胆、胃、大肠、小肠、膀胱、三焦六腑为阳。"[19]39

《黄帝内经素问集注》卷二"阴阳别论"："交于手阳明大肠。大肠交足阳明胃。肺传大肠。大肠传胃。"[20]29

《本草备要·草部》："白术，有积痰壅滞，肺气不能下降，大肠虚而作泻者宜豁痰。"[21]6

《医经原旨》卷一"摄生第一"："秋令属金，肺与大肠应之。"[22]1

《温病条辨》卷二："其因火腑不通，左尺必现牢坚之脉（左尺，小肠脉也，俗候于左寸者非，细考《内经》自知），小肠热盛，下注膀胱、小便必涓滴赤且痛也，则以导赤去淡通之阳药，加连、柏之苦通火腑，大黄、芒硝承胃气而通大肠，此二肠同治法也。"[23]109

《中医学概论》："大肠主传泻糟粕。《素问》说：'大肠者，传道之官，变化出焉。'（《灵兰秘典论》）所谓传道，就是输送的意思，道音义同导。所谓变化，指排除的粪便，不同于摄入的五味，所以说'变化出焉'。古人对饮食物的消化、吸收、排泄的过程，认为是：胃司受纳，腐熟水谷；脾司运化，把已经腐熟的水谷精微输送到全身，以营养身体；小肠'济泌别汁'把水分中的废料经膀胱从前阴排出，糟粕经大肠从后阴排出；大肠负责输送，把剩下来的食物废料，定时的排送到体外，也是整个过程的最后阶段。由于大肠的功用是传泻糟粕，职司大便，所以在临症上凡是大便闭结或里急后重的痢疾之类的疾患，治疗时首先以疏导和通利大肠为主。"[35]55

《中国大百科全书·中国传统医学》："位于腹腔内的人体器官之一。形呈环回跌积状。分回肠和广肠两部分。回肠上接阑门，与小肠相通，下接广肠，广肠下端为肛门。大肠主传化糟粕，与胆、胃、小肠、膀胱、三焦合称为六腑。其经脉与神相连，故大肠与肺为表里关系。大肠通过经脉循行，与食指桡侧端、上肢伸侧前缘、肩、颈、面颊、牙齿、口角、上唇、鼻翼两旁等部位相连，大肠有病变时往往会在这些部位上有所反映。"[29]69

《中国医学百科全书·中医学》："大肠上端接小肠，大小肠的交界处为阑门，下端为广肠，外口即肛门。《内经》《难经》对大肠的位置形态、大小和重量等都有较详细的记载。如《灵枢·肠胃》说：'回肠，当脐左环，回周叶积而下，回运环反十六曲，大四寸，径一寸寸之少半，长二丈一尺。广肠传脊，以受问肠，左环叶积上下辟，大八寸，径二寸之大半，长二尺八寸。'《难经·四十二难》谓：'回肠大四寸，径一寸半，长二丈一尺,受谷一斗,水七升半……大肠重二斤十二两。'可知《内经》《难经》所说的回肠为大肠(相当于现代解剖学上的盲肠、结肠),广肠即现代解剖学上的直肠。根据《内经》《难经》的记载,大肠不包括直肠,而现代解剖学上的大肠包括直肠(即广肠)。大肠的主要生理功能,是主传导和主津。"[28]310

《中医辞海》:"大肠……中医术语。① 六腑之一。上接阑门,与小肠相通,下连肛门(包括结肠和直肠)。大肠主传导、主津,接纳小肠下注的消化物、吸收剩余的水分和养料,使之形成粪便,传送至肛门排出体外。是整个消化过程的最后阶段,有'传导之腑''传导之官'之称。手阳明大肠经经络于肺,与肺互为表里。《素问·灵兰秘典论》:'大肠者,传道之官,变化出焉。'《内经》《难经》对大肠的位置形态、大小和重量等都有较详细的记载。如《灵枢·肠胃》:'回肠,当脐左环,回周叶积而下,回运环反十六曲,大四寸,经一寸寸之少半,长二丈一尺。广肠传脊,以受回肠,左环叶积上下辟,大八寸,径二寸寸之大半,长二尺八寸。'《难经·二十四难》:'回肠大四寸,经一寸半,长二丈一尺,受谷一斗,水七升半……大肠重二斤十二两。'可知《内经》《难经》所说的回肠为大肠(相当于现代解剖学上的盲肠、结肠),广肠即现代解剖学上的直肠。根据《内经》《难经》的记载,大肠不包括直肠(即广肠)。② 推拿部位名。出陈氏《小儿按摩经》。一是位于示指拇侧边缘一线(《幼科推拿秘书》)。二是位于示指远端指骨的腹面(《小儿推拿方脉活婴秘旨全书》)。三是位于示指近端指骨的腹面(《小儿推拿广意》)。"[30]195

《中医药常用名词术语辞典》:"大肠……六腑。出《素问·灵兰秘典论》等篇。位于腹中,其上口与小肠相接处,称为阑门;其下端出口处,称为肛门。"[27]16

《中医基础理论》(曹洪欣):"大肠,包括结肠和直肠,是对食物残渣中的水液进行吸收,形成粪便并有度排出的脏器。大肠与肺由手阳明

大肠经与手太阴肺经相互属络而构成表里关系。大肠居腹中,其上口在阑门处与小肠相接,其下端连接肛门。大肠的上段称为'回肠',包括西医解剖学中的回肠和结肠上段;下段称为'广肠',包括乙状结肠和直肠。大肠亦是一个管腔性器官,呈回环叠积之状,主要有传化糟粕与主津的生理功能。"[32]64

《中医大辞典》:"大肠……❶ 六腑之一。上接阑门,与小肠相通,下连肛门(包括结肠和直肠)。大肠接纳小肠下注的消化物,吸收剩余的水分和养料,使之形成粪便,传送至肛门排出体外。是整个消化过程的最后阶段,有'传导之腑''传导之官'之称。手阳明大肠经络于肺,与肺互为表里。《素问·灵兰秘典论》:'大肠者,传道之官,变化出焉。'❷ 推拿部位名。出陈氏《小儿按摩经》。① 位于示指拇侧边缘一线(《幼科推拿秘书》)。② 位于示指远端指骨的腹面(《小儿推拿方脉活婴秘旨全书》)。③ 位于示指近端指骨的腹面(《小儿推拿广意》)。"[26]83

《中医药学名词》:"大肠……属六腑,位于腹中,其上口通过阑门与小肠相接;其下端出口为肛门。其主要功能是接纳传导经小肠消化吸收后的食物糟粕与水液,并吸收其中的水津,经过燥化,形成粪便,经肛门排出体外。"[24]25

《中医基础理论术语》:"大肠……属六腑。传导糟粕,吸收水分。"[25]19

《中国中医药学主题词表》:"大肠……属六腑 六腑之一,位于腹中,其上口通过阑门与小肠相接,其下端出口为肛门。其主要功能是接纳传导经小肠消化吸收后的食物糟粕与水液,并吸收其中的水津,经过燥化,形成粪便,经肛门排出体外。"[31]129

《中医学》:"大肠为管道器官,位于腹中,包括结肠和直肠,其上口于阑门处接小肠,其下端接肛门。大肠与肺由手阳明经与手太阴经相互络属,互为表里。大肠的主要生理功能是传化糟粕。"[37]37

《中医学概论》:"大肠位于腹中,上口在阑

门处与小肠相连,下口为肛门。大肠与肺相表里。大肠的主要生理功能是传化糟粕。"[36]35

《中医基础理论》(印会河):"大肠,包括结肠和直肠,是机体对饮食物糟粕中的多余水液进行吸收,并排除糟粕的脏器。大肠与肺有经脉相互络属而互为表里。"[34]87

《中医基础理论》(李德新):"大肠,包括结肠和直肠,是机体对饮食物糟粕中的多余水液进行吸收,并排除糟粕的脏器。大肠与肺有经脉相互络属而互为表里。"[33]87

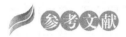 参考文献

[1] [唐]王冰.重广补注黄帝内经素问[M].范登脉校注.北京:科学技术文献出版社,2011:69.

[2] [明]张世贤.图注八十一难经[M].贺普仁校.北京:北京科学技术出版社,2014:87,100.

[3] [南朝]陶弘景.本草经集注辑校本[M].尚志钧,尚元胜辑校.北京:人民卫生出版社,1994:448.

[4] [唐]苏敬,等.新修本草辑复本[M].尚志钧辑校.合肥:安徽科学技术出版社,1981:160.

[5] [唐]杨上善.黄帝内经太素[M].萧延平校正.王洪图,李云点校.北京:科学技术文献出版社,2000:34,273.

[6] [唐]孙思邈.千金翼方[M].太原:山西科学技术出版社,2010:34.

[7] [宋]唐慎微.证类本草[M].北京:中国医药科技出版社,2011:25.

[8] [宋]陈承,等.太平惠民和剂局方[M]//中医方剂名著集成.北京:华夏出版社,1988:342.

[9] [金]成无己.注解伤寒论[M].北京:中国医药科技出版社,2011:136.

[10] [金]刘完素.素问病机气宜保命集[M].北京:中国医药科技出版社,2012:52.

[11] [元]王好古.汤液本草[M].北京:中国医药科技出版社,2011:12.

[12] [元]滑寿.难经本义[M].北京:人民卫生出版社,1963:41.

[13] [明]徐彦纯.本草发挥[M].宋咏梅,李军伟校注.北京:中国中医药出版社,2015:4.

[14] [明]薛己.内科摘要[M].北京:中国医药科技出版社,2012:2.

[15] [明]李时珍.《本草纲目》(金陵本)新校注:上[M].王庆国主校.北京:中国中医药出版社,2013:68.

[16] [明]张景岳.类经[M].太原:山西科学技术出版社,2013:1.

[17] [明]李中梓.内经知要[M]//中华医书集成:医经类.北京:中医古籍出版社,1999:21.

[18] [清]陈士铎.外经微言[M]//陈士铎医学全书.北京:中国中医药出版社,2015:8.

[19] [清]章楠.医门棒喝三集:灵素节注类编[M].方春阳,孙芝斋点校.杭州:浙江科学技术出版社,1986:39.

[20] [清]张志聪.黄帝内经素问集注[M].王宏利,吕凌校注.北京:中国医药科技出版社,2014:29.

[21] [清]汪昂.本草备要[M].北京:中国医药科技出版社,2012:6.

[22] [清]薛雪.医经原旨[M].洪丕谟,姜玉珍点校.上海:上海中医学院出版社,1992:1.

[23] [清]吴瑭.温病条辨[M].宋咏梅,臧守虎,张永臣点校.北京:中国中医出版社,2006:109.

[24] 中医药学名词审定委员会.中医药学名词[M].北京:科学出版社,2005:25.

[25] 中华人民共和国国家质量监督检验检疫总局,中国国家标准化管理委员会.中医基础理论术语(GB/T 20348—2006)[M].北京:中国标准出版社,2006:19.

[26] 李经纬,余瀛鳌,蔡景峰,等.中医大辞典[M].北京:人民卫生出版社,2005:83,84.

[27] 李振吉.中医药常用名词术语辞典[M].北京:中国中医药出版社,2001:16.

[28] 《中医学》编辑委员会.中医学[M]//钱信忠.中国医学百科全书.上海:上海科学技术出版社,1997:310.

[29] 施奠邦.中国传统医学[M]//胡乔木.中国大百科全书.北京:中国大百科全书出版社,1992:69.

[30] 袁钟,图娅,彭泽邦,等.中医辞海:上册[M].北京:中国医药科技出版社,1999:195.

[31] 吴兰成.中国中医药学主题词表[M].北京:中医古籍出版社,2008:129.

[32] 曹洪欣.中医基础理论[M].北京:中国中医药出版社,2004:64.

[33] 李德新.中医基础理论[M].北京:人民卫生出版社,2011:87.

[34] 印会河.中医基础理论[M].2版.北京:人民卫生出版社,2010:87.

[35] 南京中医学院.中医学概论[M].北京:人民卫生出版社,1962:55.

[36] 樊巧玲.中医学概论[M].北京:中国中医药出版社,2010:35.

[37] 李家邦.中医学[M].7版.北京:人民卫生出版社,2008:37.

[38] [明]杨继洲.针灸大成[M].山西:山西科学技术出版社,2008:366.

[39] [金]张元素.医学启源[M].郑洪新校注.北京:中国中医药出版社,2007:2.

(贺亚静 李 龙)

上 焦

shàng jiāo

一、规范名

【汉文名】上焦。

【英文名】upper jiao。

【注释】膈以上部位。

二、定名依据

"上焦"一词据存世文献首见于《内经》,其后历代大多著作皆以"上焦"为正名记载本词,如《难经》《中藏经》《外台秘要》《黄帝内经太素》《奇经八脉考》《本草纲目》《类经》《脉诀汇辨》等。这些著作均为古代重要著作,对后世有较大影响。所以"上焦"作为规范名已是共识,也符合术语定名约定俗成的原则。

现代相关著作,如《中医大辞典》《中国医学百科全书·中医学》《中医辞海》以及全国高等中医药院校教材《中医基础理论》等均以"上焦"作为规范名,同时,已经广泛应用于中医药学文献的标引和检索的《中国中医药学主题词表》也以"上焦"作为正式主题词,这些均说明"上焦"作为中医基础理论中的一个规范名已成为共识。

我国2005年出版的全国科学技术名词审定委员会审定公布的《中医药学名词》亦以"上焦"作为规范名,所以"上焦"作为规范名也符合术语定名的协调一致原则。

三、同义词

未见。

四、源流考释

"上焦"一词始见于《内经》,《灵枢·营卫生会》提出"上焦出于胃上口,并咽以上,贯膈而布胸中……"[1]138,对上焦的部位做出了具体描述。《灵枢·决气》:"上焦开发,宣五谷味,熏肤、充身、泽毛,若雾露之溉。"[1]177 即所谓"上焦如雾"。《素问·调经论》:"岐伯曰:阳受气于上焦,以温皮肤分肉之间,令寒气在外,则上焦不通,上焦不通,则寒气独留于外,故寒栗。帝曰:阴虚生内热奈何?岐伯曰:有所劳倦,形气衰少,谷气不盛,上焦不行,下脘不通,胃气热,热气熏胸中,故内热。"[2]323《素问·举痛论》:"上焦不通利,则皮肤致密,腠理闭塞,玄府不通,卫气不得泄越,故外热。悲则心系急,肺布叶举,而上焦不通,荣卫不散,热气在中,故气消矣。恐则精却,却则上焦闭,闭则气还,还则下焦胀,故气不行矣。"[2]323 述及了上焦的功能及病变。

"上焦"的相关理论在《内经》中已经比较成熟,后世历代重要的相关著作多沿用该书记载。《难经·三十一难》:"三焦者,水谷之道路,气之所终始也。上焦者,在心下,下膈,在胃上口,主内而不出。其治在膻中,玉堂下一寸六分,直两乳间陷者是。"[3]16《伤寒杂病论·黄连阿胶汤方》:"病温,治不得法,留久移于三焦,其在上焦,则舌蹇,神昏,宜栀子汤茯苓汤……"[4]198《金匮要略方论·三焦病症举例》:"问曰:三焦竭部,上焦竭善噫,何谓也?师曰:上焦受中焦气未和,不能消谷,故能噫耳;下焦竭,即遗溺失便,其气不和,不能自禁制,不须治,久则愈。"[5]30 主要记载了上焦的病变及治疗。

唐宋时期,"上焦"一词在继承梳理前人成果的基础上发展。《黄帝内经太素》[6]13《备急千金要方》[7]365《千金翼方》[8]93《外台秘要》[9]88《证类本草》[10]287《三因极一病证方论》[11]140《丹溪治法心要》[12]67《活法机要》[13]79 等书中皆涉及上焦相关内容，如《黄帝内经太素》卷二："上焦起胃口上，上焦既闭不通，则气不得上，还于下焦，下焦胀满，气不得行。"[6]13 进一步解释了《素问·举痛论》中"恐则精却，却则上焦闭，闭则气还，还则下焦胀，故气不行矣"[2]323。另外，《备急千金要方》卷二十："夫三焦者，一名三关也。上焦名三管反射，中焦名霍乱，下焦名走哺……上中下三焦同号为孤腑，而营出中焦，卫出上焦。营者络脉之气道也，卫者经脉之气道也。其三焦形相浓薄大小，并同膀胱之形云。"[7]365 对三焦皆另行名之，但后世从者寥寥，因此不作为异名记载。其他相关著作主要涉及上焦的病变原因、表现及治疗。

明清时期，大多仍沿用"上焦"，如《奇效良方》[14]143《医学正传》[15]7《奇经八脉考》[16]55《本草新编》[17]38《温病条辨》[18]113《脉诀汇辨》[19]51《难经正义》[20]56 等著作中皆有上焦相关记载。这些记载也基本上都是关于上焦的部位、功能、病变及治疗，如《医学正传·医学或问》："三焦者，指腔子而言，包涵乎肠胃之总司也。胸中肓膜之上曰上焦，肓膜之下脐之上曰中焦，脐之下曰下焦，总名曰三焦。"[15]7《奇经八脉考·冲脉》："上焦在胃上口，治在膻中；中焦在胃管，治在脐旁；下焦在脐下膀胱上口，治在脐。"[16]55《难经正义》卷三："上焦在膈膜之下者，以其上层与膈膜下层粘属也，其气自下而上，散于胸中，分布薰蒸于皮肤腠理，故在胃上，主纳而不令出，其治在膻中穴，属任脉，在玉堂下，同身寸之一寸六分陷者中，任脉气所发也。"[20]56 这些著作主要述及上焦部位，上焦从"胃上口"逐渐发展具体论述为"胸中肓膜之上"，也有认为在"膈膜之下者"。虽然越来越具体，并不完全一致。更多著作记载了上焦病变及治疗。如《温病条辨》卷二："湿在上焦，若中阳不虚者，必始终在上焦，断不内陷；或因中阳本虚，或因误伤于药，其势必致内陷"。[18]113

现代有关著作均沿用《内经》的记载以"上焦"作为本词正名，如《中医药学名词》[21]25《中医学概论》（南京中医学院编著）[22]58《中医基础理论术语》[23]20《中医大辞典》[24]100《中国传统医学》[25]380《中医药常用名词术语辞典》[26]21《中国中医药学主题词表》[27]760《中药学》[28]10《中医辞海》[29]253《中国医学百科全书·中医学》[30]312《中医基础理论》（王新华）[31]240、《中医基础理论》（孙广仁）[32]105 等。如《中医药学名词》："上焦，膈以上部位。"[21]25 南京中医学院《中医学概论》："上焦的范围，从胃之上口，上至舌下，至胸脘部分，都属于上焦的范围，包括了心与肺二个脏器……上焦的功用……是通达卫气……人体主司呼吸的肺和主司受纳水谷饮食的胃都开窍在上焦，所以说上焦有'主纳'的功能。"[22]58 其他辞书类、教科书类的相关记载多类于此，所不同者只在详略繁简。

五、文献辑录

《灵枢·营卫生会》："上焦出于胃上口，并咽以上，贯膈而布胸中，走腋，循太阴之分而行，还至阳明，上至舌，下足阳明……上焦如雾，中焦如沤，下焦如渎。"[1]138

"决气"："上焦开发，宣五谷味，熏肤、充身、泽毛，若雾露之溉。"[1]177

《素问·调经论》："岐伯曰：阳受气于上焦，以温皮肤分肉之间，令寒气在外，则上焦不通，上焦不通，则寒气独留于外，故寒栗。帝曰：阴虚生内热奈何？岐伯曰：有所劳倦，形气衰少，谷气不盛，上焦不行，下脘不通，胃气热，热气熏胸中，故内热。"[2]323

"举痛论"："上焦不通利，则皮肤致密，腠理闭塞，玄府不通，卫气不得泄越，故外热。悲则心系急，肺布叶举，而上焦不通，荣卫不散，热气在中，故气消矣。恐则精却，却则上焦闭，闭则气还，还则下焦胀，故气不行矣。"[2]323

《难经·三十一难》："三焦者，水谷之道路，气之所终始也。上焦者，在心下，下膈，在胃上口，主内而不出。其治在膻中，玉堂下一寸六分,直两乳间陷者是。"[3]16

《伤寒杂病论·黄连阿胶汤方》:"病温,治不得法,留久移于三焦,其在上焦,则舌蹇,神昏,宜栀子汤茯苓汤。"[4]198

《金匮要略方论·三焦病症举例》:"问曰:三焦竭部,上焦竭善噫,何谓也?师曰:上焦受中焦气未和,不能消谷,故能噫耳;下焦竭,即遗溺失便,其气不和,不能自禁制,不须治,久则愈。"[5]30

《黄帝内经太素》卷二:"上焦起胃口上,上焦既闭不通,则气不得上,还于下焦,下焦胀满,气不得行。"[6]13

《备急千金要方》卷二十:"夫三焦者,一名三关也。上焦名三管反射,中焦名霍乱,下焦名走哺。合而为一,有名无形,主五脏六腑往还神道,周身贯体,可闻而不可见,和利精气,决通水道,息气肠胃之间,不可不知也。三焦名中清之腑,别号玉海。水道出属膀胱合者,虽合而不同。上中下三焦同号为孤腑,而营出中焦,卫出上焦。营者络脉之气道也,卫者经脉之气道也。其三焦形相浓薄大小,并同膀胱之形云。"[7]365

《千金翼方》卷九:"阳明病,胁下坚满,不大便而呕,舌上苔者,可以小柴胡汤,上焦得通,津液得下,胃气因和,身濈然汗出而解。得汤反剧者,属上焦也。"[8]93

《外台秘要》卷二:"病源此由邪热客于肺也,上焦有热,其人必饮水,水停心下,则肺为之浮肺主于咳,水气乘之故咳嗽。"[9]88

《证类本草》卷第十:"桔梗,杜壬治上焦有热,口舌咽中生疮,嗽有脓血。"[10]287

《三因极一病证方论》卷八:"所谓三焦者何也?上焦在膻中,内应心;中焦在中脘,内应脾;下焦在脐下,即肾间动气,分布人身,有上中下之异。"[11]140

《丹溪治法心要·消渴》:"消渴之证,乃三焦受病也,东垣有法,分上、中、下治。上消者,肺也,多饮水而少食,大小便如常,或云小便清利,其燥在上焦也,治宜流湿润燥。"[12]67

《活法机要·吐证》:"上焦吐者,皆从于气……

其脉浮而洪。其证食已暴吐,渴欲饮水,大便结燥,气上冲而胸发痛。其治当降气和中。"[13]79

《奇效良方》卷之二十:"若邪在上焦则吐,邪在下焦则泻,邪在中焦则既吐且利。"[14]143

《医学正传·医学或问》:"三焦者,指腔子而言,包涵乎肠胃之总司也。胸中肓膜之上曰上焦,肓膜之下脐之上曰中焦,脐之下曰下焦,总名曰三焦。"[15]7

《奇经八脉考·冲脉》:"上焦在胃上口,治在膻中;中焦在胃管,治在脐旁;下焦在脐下膀胱上口,治在脐。"[16]55

《本草新编》卷一:"上法治上焦之毒,宜引而吐之;中法治中焦之毒,宜和而解之;下法治下焦之毒,宜逐而泻之。"[17]38

《温病条辨》卷二:"湿在上焦,若中阳不虚者,必始终在上焦,断不内陷;或因中阳本虚,或因误伤于药,其势必致内陷。"[18]113

《脉诀汇辨》卷三:"水饮应沉而言浮者,上焦阳不能运,随着停留;若浮而滑者,则非弦敛不鼓之象,寒当化热,饮当成痰。"[19]51

《难经正义》卷三:"上焦在膈膜之下者,以其上层与膈膜下层粘属也,其气自下而上,散于胸中,分布熏蒸于皮肤腠理,故在胃上,主纳而不令出,其治在膻中穴,属任脉,在玉堂下,同身寸之一寸六分陷者中,任脉气所发也。"[20]56

《中国医学百科全书·中医学》:"上焦的功能主要是将饮食物的精气宣散敷布于全身,像自然界的雾露一样滋润溉养全身,故云'上焦如雾'……从部位上论三焦,则咽喉至胃上口为上焦。胃上口至胃下口为中焦,胃下口至二阴为下焦。从功能上论三焦,则上焦包括心肺的功能,中焦包括脾胃的功能,下焦包括肝、肾、大小肠、膀胱等功能。"[30]312

《中医大辞典》:"上焦,三焦的上部,从咽喉至胸膈部分。"[24]100

《中国中医药学主题词表》:"上焦属三焦膈以上部位。上焦如雾,指上焦具有宣发卫气、布散水谷精微的功能,如自然界之雾露弥漫。"[27]760

《中医辞海》:"上焦,中医术语······三焦之一。三焦的上部,从咽喉至胸膈部分······上焦的主要功能是将饮食物的精气宣散敷布于全身,像自然界的雾露一样滋润溉养全身,即是形容上焦的功能和气化过程。由此可知,上焦的功能实际上就是心肺的运行气血、输布营养物质的功能。"[29]253

《中医基础理论》(王新华):"膈上为上焦,胃部为中焦,胃以下为下焦······三焦除了运行元气、水谷与水液的功能外,上、中、下三焦还有各自的功能特点:上焦主要指胸中,包括心肺二脏。心主血,推动血液运行于全身。肺主气,主宣发肃降,将水谷精气布散于全身。因此,上焦的生理功能,主要是输布水谷精微(气血)。"[31]240

《中医药常用名词术语辞典》:"上焦,出《灵枢·营卫生会》,属三焦。胸膈以上部位为上焦,主要包括心、肺等脏腑。"[26]21

《中医基础理论》(孙广仁):"一般将膈以上的胸部,包括心、肺两脏,以及头面部,称作上焦。也有人将上肢归属于上焦。上焦的生理特点是主气的宣发和升散,即宣发卫气,布散水谷精微和津液以营养滋润全身。"[32]105

《中国大百科全书·中国传统医学》:"即将躯干划分为三个部位,横膈以上为上焦,包括内脏心与肺。"[25]380

《中医药学名词》:"上焦,膈以上部位。"[21]25

《中医基础理论术语》:"上焦,属三焦,位于隔上,包括心、肺等。"[23]20

《中国中医药学术语集成·中药学》:"上焦,三焦之一。指三焦的上部,从咽喉至胸膈部分。"[28]10

《中医学概论》:"上焦的范围,从胃之上口,上至舌下,至胸脘部分,都属于上焦的范围,包括了心与肺二个脏器······上焦的功用······是通达卫气······人体主司呼吸的肺和主司受纳水谷饮食的胃都开窍在上焦,所以说上焦有'主纳'的功能。"[22]58,59

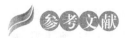参考文献

[1] 未著撰人.灵枢[M].北京:中医古籍出版社,2003:138,177.

[2] 未著撰人.素问[M].北京:中国医药科技出版社,1998:323.

[3] [旧题]秦越人.难经[M].北京:科学技术文献出版社,1996:16.

[4] [汉]张仲景.伤寒杂病论[M].郑州:河南科学技术出版社,1992:198.

[5] [汉]张仲景.金匮要略[M].北京:中医古籍出版社,1997:30.

[6] [隋]杨上善.黄帝内经太素[M].北京:人民卫生出版社,1965:13.

[7] [唐]孙思邈.备急千金要方[M].北京:华夏出版社,2008:365.

[8] [唐]孙思邈.千金翼方[M].沈阳:辽宁科学技术出版社,1997:93.

[9] [唐]王焘.外台秘要[M].北京:人民卫生出版社,1955:172.

[10] [宋]唐慎微.证类本草[M].北京:华夏出版社,1993:287.

[11] [宋]陈无择.三因极一病证方论[M].北京:中国中医药出版社,2007:140.

[12] [元]朱震亨.丹溪治法心要[M].济南:山东科学技术出版社,1985:67.

[13] [金]李杲.活法机要[M].北京:中医古籍出版社,1987:9.

[14] [明]董宿.奇效良方[M].北京:中国中医药出版社,1995:143.

[15] [明]虞抟.医学正传[M].北京:中医古籍出版社,2002:7.

[16] [明]李时珍.奇经八脉考[M].上海:上海科学技术出版社,1990:55.

[17] [清]陈士铎.本草新编[M].北京:中国中医药出版社,1996:38.

[18] [清]吴瑭.温病条辨[M].北京:中国书店,1994:113.

[19] [清]李延昰.脉诀汇辨[M].上海:上海科学技术出版社,1963:51.

[20] [清]叶霖.难经正义[M].上海:上海科学技术出版社,1981:56.

[21] 中医药学名词审定委员会审定.中医药学名词 2004[M].北京:科学出版社,2005:25.

[22] 樊巧玲.中医学概论[M].北京:中国中医药出版社,2010:58,59.

[23] 中华人民共和国质量监督检验检疫总局,中国国家标准化管理委员会.中医基础理论术语(GB/T 20348—

中医名词考证与规范 第一卷 总论、中医基础理论

2006)[M].北京：中国标准出版社,2006：20.

[24] 李经纬,邓铁涛.中医大辞典[M].北京：人民卫生出版社,1995：100.

[25] 施奠邦.中国传统医学[M]//胡乔木.中国大百科全书.北京：中国大百科全书出版社,2002：380.

[26] 李振吉.中医药常用名词术语辞典[M].北京：中国中医药出版社,2001：21.

[27] 吴兰成.中国中医药学主题词表[M].北京：中国古籍出版社,1996：760.

[28] 施毅.中药学[M]//曹洪欣,刘保延.中国中医药学术语集成.北京：中医古籍出版社,2006：10.

[29] 袁钟,图娅,彭泽邦,等.中医辞海[M].北京：中国医药科技出版社,1999：253.

[30] 《中医学》编辑委员会.中医学[M]//钱信忠.中国医学百科全书.上海：上海科学技术出版社,1997：312.

[31] 王新华.中医基础理论[M].北京：人民卫生出版社,2001：240.

[32] 孙广仁.中医基础理论[M].北京：中国中医药出版社,2002：105.

（白红霞）

小 肠

xiǎo cháng

一、规范名

【汉文名】小肠。

【英文名】 small intestine。

【注释】六腑之一。小肠居腹中,上口在幽门处与胃相连,下口在阑门处与大肠相连。其主要生理功能是受盛化物和泌别清浊。

二、定名依据

"小肠"一词始见于《内经》,并以小肠作为正名。其后的历代著作大多沿用其记载,如《难经》《神农本草经》《本草经集注》《新修本草》《黄帝内经太素》《圣济总录》《三因极一病证方论》《素问病机气宜保命集》《医学启源》《脾胃论》《此事难知》《世医得效方》《本草发挥》《内科摘要》《本草纲目》《医宗必读》《内经傅议》《冯氏锦囊秘录》《本草求真》等。以上均为历代重要著作,对后世有较大影响。所以"小肠"作为规范名已是共识,也符合术语定名约定俗成的原则。

我国目前出版的国标、行标如《中医基础理论术语》《中医药学名词》和普通高等教育中医药类规划教材《中医学概论》《中医基础理论》《中医学概要》《中医学》,以及辞书类著作《中医辞海》《中医药常用名词术语辞典》《中医大辞典》和《中国医学百科全书·中医学》《中国中医药学术语集成·基础理论与疾病》《中国大百科全书·中国传统医学》等均以"小肠"作为本词规范名。已经广泛应用于中医药学文献的标引和检索的《中国中医药学主题词表》也以"小肠"作为本词的正式主题词。

以"小肠"作为器官名称已在现代文献著作以及临床应用中达成共识。特别是解剖学迅猛发展以来,各器官名称已经固定,因此以"小肠"作为本器官名称符合科技名词定名的约定俗成原则。

三、同义词

【曾称】"赤肠"(《难经》)。

四、源流考释

"小肠"一词作为本概念的名称始见于战国时期的医学著作《内经》,如《素问·灵兰秘典论》卷第三："小肠者,受盛之官,化物出焉。"[1]69《灵枢·本输》："心合小肠,小肠者,受盛之府。"[2]1339 在此,《内经》指出小肠具有受盛的生理功能。此外《内经》还对小肠的大小、形态、位置等已有了较详尽的记载。如《灵枢·肠胃》说:"小肠后附脊左环,回周迭积,其注于回肠者,外附于脐,上回环十六曲,大二寸半,径八分分之少半,长三丈二尺。"[2]1718 又如《灵枢·平人绝谷》说:"小肠大二寸半,径八分分之少半,长三丈二尺,受谷二斗四升,水六升三合合之大半。"[2]1719

《难经》沿用《内经》的记载,以"小肠"作为本概念的名称。同时首载"赤肠"这一名称。如《难经·三十五难》曰:"小肠谓赤肠,大肠谓白肠,胆者谓青肠,胃者谓黄肠,膀胱者谓黑肠,下焦之所治也。"[3]87 同时,该书对小肠的重量及其受纳水谷的数量有较为详细的描述,如《难经·四十二难》:"小肠重二斤十四两。"[3]100 又如《难经·四十二难》:"小肠重二斤十四两,长三丈二尺,广二寸半,径八分分之少半,左回迭积十六曲,受谷二斗四升,水六升三合合之大半。"[3]100

汉代,我国现存的第一部药学专著《神农本草经》也以"小肠"作为本概念的正名,如该书卷三:"乌韭,主皮肤往来寒热,利小肠膀胱气。"[4]92

晋代也沿用了"小肠",如葛洪《肘后备急方》卷一"治卒腹痛方第九":"如小肠气痛,炒茴香、葱酒任下二十丸。"[5]16 南北朝陶弘景《本草经集注·草木上品》:"干漆,五缓六急,风寒湿痹,治咳嗽,消瘀血,痞结,腰痛,女子疝瘕,利小肠,去蛔虫。"[6]219

隋唐时期的著作多以"小肠"为正名记载本概念,如唐代苏敬等撰《新修本草》卷第八:"黄芩,疗痰热,胃中热,小腹绞痛,消谷,利小肠,女子血闭、淋露、下血,小儿腹痛。"[7]204 唐代杨上善《黄帝内经太素》卷第二:"胃受五谷,小肠盛受,大肠传导,胆为中精决,三焦司决渎,膀胱主津液,共化五谷,以奉生身,得寿八。"[8]34 唐代王焘《外台秘要》卷第二:"病源伤寒发汗后,而汗出不止,津液少,胃中极干,小肠有伏热,故小便不通也。"[9]26 本时期的《黄帝内经太素》将"受盛之府"记载为"受盛之腑",并被之后的著作沿用。如隋代杨上善《黄帝内经太素》卷第十一:

"肺合大肠,大肠者,传道之府;心合小肠,小肠者,受盛之腑也。"[8]273

明清时期相关著作记载本词即沿用《内经》记载,均称之为"小肠",如宋代赵佶《圣济总录》[10]205、陈无择《三因极一病证方论》[11]121,金代刘完素《素问病机气宜保命集》[12]118、张元素《医学启源》[13]54、李东垣《脾胃论》[14]9,元代王好古《此事难知》[15]36、危亦林《世医得效方》[16]99,明代徐用诚《本草发挥》[17]36、薛己《内科摘要》[18]40、李时珍《本草纲目》[19]698、赵献可《医贯》[20]2、李中梓《医宗必读》[21]26,清代潘辑《医灯续焰》[22]33、罗美《内经博议》[23]141、冯兆张《冯氏锦囊秘录》[24]27、黄宫绣《本草求真》[25]9 等。此时期不仅沿用了小肠受盛之说,还提出小肠为六腑之一、属阳、主传导的观念,如金代刘完素《素问病机气宜保命集》卷上"阴阳论第四":"胃、大肠、小肠、膀胱、三焦、六腑皆为阳。"[12]118 元代王好古《此事难知》卷上:"《经》言胃中有燥屎五六枚何如?……幽门接小肠上口。小肠下口,则小肠乃传导之府,小肠承奉。"[15]36 同时有的著作还提出了治疗小肠中热的方法,如明代徐用诚《本草发挥》卷二:"主小便不通,导小肠中热。通经利窍,去小肠之热。张仲景治伤寒,心下痞满,泻心汤四方皆用黄芩,以其主诸热,利小肠故也。"[17]36 清代潘辑《医灯续焰》卷二:"钱氏导赤散……治小肠伏热。"[22]33

现代有关著作均沿用《内经》记载以"小肠"作为本词正名,如《中医药学名词》[26]25《中医基础理论术语》[27]19《中医大辞典》[28]125《中医药常用名词术语辞典》[29]28《中国医学百科全书·中医学》[30]310《中国大百科全书·中国传统医学》[31]527《中医辞海》[32]356《中国中医药学主题词表》[33]994《中国中医药学术语集成·基础理论与疾病》[34]23、曹洪欣《中医基础理论》[35]63、李德新《中医基础理论》[36]86、孙广仁《中医基础理论》[37]102、印会河《中医基础理论》[38]86、南京中医学院《中医学概论》[39]55、樊巧玲《中医学概论》[40]35《中医学》[41]37 等。

另，"小肠"尚为穴位名称，如《小儿按摩经》曰："小肠有病气来攻，板门横门推可通。"[42]366应用时需注意与本词鉴别。

关于"小肠"的含义，我国2005年出版的中医药学名词审定委员会审定公布的《中医药学名词》释义为："六腑之一。小肠居腹中，上口在幽门处与胃相连，下口在阑门处与大肠相连。其主要生理功能是受盛、化物和泌别清浊。"[26]25该释义客观、准确地表达了"小肠"的科学内涵和本质属性。

五、文献辑录

《灵枢·本输》："心合小肠，小肠者，受盛之府。"[2]1339

"肠胃"："小肠后附脊左环，回周迭积，其注于回肠者，外附于脐，上回环十六曲，大二寸半，径八分分之少半，长三丈二尺。"[2]1718

"平人绝谷"："小肠大二寸半，径八分分之少半，长三丈二尺，受谷二斗四升，水六升三合合之大半。"[2]1719

《素问·灵兰秘典论》卷第三："小肠者，受盛之官，化物出焉。"[1]69

《神农本草经》卷三："乌韭，主皮肤往来寒热，利小肠膀胱气。"[4]92

《难经·三十五难》："小肠谓赤肠，大肠谓白肠，胆者谓青肠，胃者谓黄肠，膀胱者谓黑肠，下焦之所治也。"[3]87

"四十二难"："小肠重二斤十四两，长三丈二尺，广二寸半，径八分分之少半，左回迭积十六曲，受谷二斗四升，水六升三合合之大半。"[3]100

《肘后备急方》卷一"治卒腹痛方第九"："如小肠气痛，炒茴香、葱酒任下二十丸。"[5]17

《本草经集注·草木上品》："干漆，五缓六急，风寒湿痹，治咳嗽，消瘀血，痞结，腰痛，女子疝瘕，利小肠，去蛔虫。"[6]219

《新修本草》卷第八："黄芩，疗痰热，胃中热，小腹绞痛，消谷，利小肠，女子血闭、淋露、下血，小儿腹痛。"[7]204

《黄帝内经太素》卷第二："胃受五谷，小肠盛受，大肠传导，胆为中精决，三焦司决渎，膀胱主津液，共化五谷，以奉生身，得寿八。"[8]34

卷第十一："肺合大肠，大肠者，传道之府；心合小肠，小肠者，受盛之腑也。"[8]273

《外台秘要》卷第二："病源伤寒发汗后，而汗出不止，津液少，胃中极干，小肠有伏热，故小便不通也。"[9]26

《圣济总录》卷第一十二："风热，祛风利小肠。小肠结涩。"[10]205

《三因极一病证方论·诸疝证治》："失笑散……治小肠气痛，及妇人血痛，心腹绞痛欲死十余日，百药不验。"[11]121

《素问病机气宜保命集》卷上"阴阳论第四"："胃大肠小肠膀胱三焦六腑皆为阳。"[12]118

《医学启源》卷之上："胆、胃、三焦、膀胱、大肠、小肠，皆属阳，六腑也。"[13]54

《脾胃论》卷上："至而不至者，谓从后来者为虚邪，心与小肠来乘脾胃也。盖心主火，小肠主热，火热来乘土位，乃湿热相合，故烦躁闷乱也。当于心与小肠中以补脾胃之根蒂者。"[14]9

《此事难知》卷上："《经》言胃中有燥屎五六枚何如……幽门接小肠上口。小肠下口，则小肠乃传导之府，小肠承奉。"[15]36

《世医得效方》卷第三："加味通心饮，治肾与膀胱实热，小肠气痛，小腑不通。"[16]99

《本草发挥》卷二："主小便不通，导小肠中热。通经利窍，去小肠之热。张仲景治伤寒，心下痞满，泻心汤四方皆用黄芩，以其主诸热，利小肠故也。"[17]36

《内科摘要》卷下："芍药甘草汤……治小肠腑发咳，咳而失气。"[18]40

《本草纲目》第十八卷"草部"："草薢，此疾必先大腑秘热不通，水液只就小肠，大腑愈加干竭，甚则浑身热，心躁思凉水，如此即重证也。此疾本因贪酒色，积有热毒、腐物、瘀血之类，随虚水入于小肠，故便时作痛也。"[19]698

《医贯》卷之一："小肠者。胃之左有小肠，后附脊膂，左环回周叠积。"[20]2

《医宗必读》卷之一："小肠者，受盛之官，化物出焉。小肠上口在脐上二寸，近脊，水谷由此而入腹下一寸，外附于脐，为水分穴，当小肠下口。"[21]26

《医灯续焰》卷二："钱氏导赤散……治小肠伏热。"[22]33

《内经博议》附录"缪仲醇阴阳脏腑虚实论治"："小肠虚宜补气。"[23]141

《冯氏锦囊秘录》："肝、心、脾、肺、肾，五脏皆为阴，胆、胃、大肠、小肠、膀胱、三焦，六腑皆为阳。"[24]27

《本草求真》："白术……水谷之渣秽自此而入小肠。又自小肠下一十六曲。水谷始下小肠下口阑门。"[25]9

《中医学概论》："小肠主化物而分别清浊《素问》说：'小肠者，受盛之官，化物出焉。'（《灵兰秘典论》）这是说明小肠的功能是接受胃所下移的已腐熟的水谷，进行一次分别清浊的工作，是精华归于五脏去贮藏，糟粕归于六腑去排泄，并使糟粕中的水液归于膀胱，渣秽归于大肠，以完成其化物的使命。李梴《医学入门》说：'凡胃中腐熟水谷……自胃下口传入于小肠……分别清浊，水液入膀胱上口，渣秽入大肠上口。'说明小肠有分别清浊，使水液与渣秽分清的功能。因此，如果小肠机能不健全，就会影响大小便，凡是水谷不分而下痢，以及小便数量的多少、颜色的深浅，都可能与小肠有关。例如李时珍在《本草纲目·脏腑标本用药式》一文中说：'小肠本病（指病在小肠而不在小肠之经脉），大便水谷利，小便短，小便闭，小便血……'很明显地指出了所谓小肠病变主要是表现在小便方面，同时也可关系到大便方面。"[39]55

《中国大百科全书·中国传统医学》："小肠……位于腹腔内的人体器官之一。上连幽门与胃相通，下接阑门与大肠相连，是一个外形呈环回叠积状的相当长的管道。主要盛化物，分别清浊。与胆、胃、大肠、膀胱、三焦合称为六腑。其经脉与心相连，故与心为表里关系。通过经脉循行，又于小指尺侧端、上肢外侧后缘、肩胛部、颈侧、下颌角、颊部、颧部、两眼角、目下眶、耳中等部位相连，小肠有病变时往往会在这些部位上有所反映。"[31]527

《中国医学百科全书·中医学》："小肠上接胃，下接大肠。小肠与胃相接处名幽门，与大肠相接处名阑门。中国古代医家对小肠的大小、形态、位置、重量等已有了较详尽的记载。如《灵枢·肠胃》说：'小肠后附脊左环，回周迭积，其注于回肠者，外附于脐，上回环十六曲，大二寸半，径八分分之少半，长三丈二尺。'《灵枢·平人绝谷》说：'小肠大二寸半，径八分分之少半，长三丈二尺，受谷二斗四升，水六升三合合之大半。'《难经·四十二难》对小肠的重量及其受纳水谷得数量有相似的描述。它说：'小肠重二斤十四两，长三丈二尺，广二寸半，径八分分之少半，左回迭积十六曲，盛谷二斗四升，水六升三合合之大半。'"[30]310

《中医辞海》："小肠，基础理论名词。① 六腑之一。上接幽门，与胃相通，下连大肠，包括回肠、空肠、十二指肠。主要功能是主化物而泌别清浊。它承接胃腐熟的饮食物再行消化，有'受盛之腑''受盛之官'之称。食糜在小肠再经消化并分别清浊，精华部分营养全身，糟粕归大肠，水液归于膀胱。《素问·灵兰秘典论》：'小肠者，受盛之官，化物出焉。'《医学入门》：'小肠上接胃口，受盛其糟粕传化，下达膀胱，泌别其清浊宜通。'此外，小肠经与心经相表里，心经有热可以移到小肠，出现小便短赤等证候。② 推拿部位名。一是位于小指尺侧边缘一线（《幼科推拿秘书》）。一是位于中指近端指骨的腹面（《小儿推拿广意》）。一是位于食指中段指骨的腹面（《幼科铁镜》）。"[32]356

《中医药常用名词术语辞典》："小肠……六腑之一。居腹中，其上口在幽门处与胃相连，下口在阑门处与大肠相连。其主要功能为受盛、

82

化物和泌别清浊。小肠接受经胃初步消化的食糜,进一步消化,分别为水谷精微和食物残渣两部分。并将水谷精微吸收,食物残渣则输送到大肠。小肠功能失调,可以出现腹胀、腹痛、呕吐、便溏等症状。小肠与心通过经脉相互络属,互为表里。故心经有热,可下移小肠,引起尿少、尿赤;小肠有热,亦可循经上夹于心而见心烦、口舌生疮等。"[29]28

《中医基础理论》(曹洪欣):"小肠,包括十二指肠、空肠和回肠,是机体对饮食物进行消化、吸收其精微,下传其糟粕的重要脏器。小肠与心由手太阳小肠经与手少阴心经相互属络而构成表里关系。小肠位于腹中,其上口与胃在幽门相接,下口与大肠在阑门相连,是一个比较长的、呈迂曲环叠积之状的管状器官。小肠的主要生理功能为受盛化物和泌别清浊。"[35]63

《中医大辞典》:"小肠……❶ 六腑之一。上接幽门,与胃相通,下连大肠,包括回肠、空肠、十二指肠。主要功能是主化物而分别清浊,它承接胃腐熟的饮食再行消化,有'受盛之腑''受盛之官'之称。食糜在小肠再经过消化并分别清浊,精华部分营养全身,糟粕归大肠,水液归于膀胱。《素问·灵兰秘典论》:'小肠者,受盛之官,化物出焉。'《医学入门》:'小肠上接胃口,受盛其糟粕传化,下达膀胱,泌别其清浊宣通。'❷ 推拿穴位名,常用推法以治腹泻。① 位于小指尺侧缘一线(《幼科推拿秘书》),现用此处居多。② 男位于食指近端指骨的腹面,女则在食指中段指骨的腹面(《针灸大成》卷十)。③ 位于中指近端指骨的腹面(《小儿推拿广意》)。④ 位于食指中段指骨的腹面(《幼科铁镜》)。"[28]125

《中医药学名词》:"小肠:耳穴。在耳轮脚及部分耳轮与AB线之间的中1/3处。小肠:六腑之一。小肠居腹中,上口在幽门处与胃相连,下口在阑门处与大肠相连。其主要生理功能是受盛、化物和泌别清浊。"[26]25

《中医基础理论术语》:"小肠……属六腑。受盛化物,泌别清浊。"[27]19

《中国中医药学术语集成·基础理论与疾病》:"小肠……【异名】丙火之脏(《中医基础理论》);赤肠(《中医大辞典》《难经》);受盛之官(《中医基础理论》《素问》)。【定义】① 为六腑之一,与心相表里,上接幽门,与胃相通,下接阑门,连大肠。它包括回肠、空肠、十二指肠,有主受盛化物,分清泌浊的功能。(《中医大辞典》)② 是推拿部位的名词。(《中医大辞典》)"[34]23

《中国中医药学主题词表》:"小肠……属六腑 六腑之一,小肠居腹中,上口在幽门处与胃相连,下口在阑门处与大肠相连,其主要生理功能是受盛、化物和泌别清浊。"[33]994

《中医学》:"小肠位于腹中,包括十二指肠、空肠和回肠,上端接幽门与胃相通,下端通过阑门与大肠相连。小肠是机体对饮食物进行消化,吸收其精微,下传其糟粕的重要脏器,小肠与心由手太阳经与手少阴经相互络属,互为表里。"[41]37

《中医学概论》:"小肠位于腹中,上口在幽门处与胃相连,下口在阑门处与大肠相连。小肠与心相表里。小肠的主要生理功能是主受盛和化物,泌别清浊。"[40]35

《中医基础理论》(印会河):"小肠,包括十二指肠、空肠和回肠。它是机体对饮食物进行消化、吸收,并输布其精微,下传其糟粕的重要脏器。小肠与心经脉相互络属,故与心互为表里。小肠主受盛化物和泌别清浊。"[38]86

《中医基础理论》(李德新):"小肠,包括十二指肠、空肠和回肠。它是机体对饮食物进行消化、吸收,并输布其精微,下传其糟粕的重要脏器。小肠与心经脉相互络属,故与心互为表里。小肠主受盛化物和泌别清浊。"[36]86

《中医基础理论》(孙广仁等):"小肠,包括十二指肠、空肠和回肠,是机体对饮食物进行消化、吸收其精微,下传其糟粕的重要脏器。小肠与心由手太阳小肠经与手少阴心经相互属络而构成表里关系。"[37]102

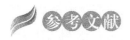

参考文献

[1] [唐]王冰.重广补注黄帝内经素问[M].范登脉校注.北京：科学技术文献出版社,2011：69.

[2] 未著撰人.黄帝内经集解：灵枢[M].龙伯坚,龙式昭校.天津：天津科学技术出版社,2016：1718,1719,1339.

[3] [明]张世贤.图注八十一难经[M].贺普仁校.北京：北京科学技术出版社,2014：87,100.

[4] 未著撰人.神农本草经[M].陈德兴,等注.福州：福建科学技术出版社,2012：92.

[5] [晋]葛洪.肘后备急方[M].北京：中国中医药出版社,2016：16.

[6] [南朝·梁]陶弘景.本草经集注[M].辑校本.尚志钧,尚元胜辑校.北京：人民卫生出版社,1994：219.

[7] [唐]苏敬,等.新修本草[M].辑复本.尚志钧辑校.合肥：安徽科学技术出版社,1981：204.

[8] [唐]杨上善.黄帝内经太素[M].萧延平校正.王洪图,李云点校.北京：科学技术文献出版社,2000：34,273.

[9] [唐]王焘.外台秘要方[M].北京：中国医药科技出版社,2011：26.

[10] [宋]赵佶.圣济总录校注[M].上海：上海科学技术出版社,2016：205.

[11] [宋]陈无择.三因极一病证方论[M].北京：中国中医药出版社,2007：121.

[12] [金]刘完素.素问病机气宜保命集[M]//宋乃光.刘完素医学全书.北京：中国中医药出版社,2006：118.

[13] [金]张元素.医学启源[M]//郑洪新.张元素医学全书.北京：中国中医药出版社,2006：54.

[14] [金]李东垣.脾胃论[M].北京：中国中医药出版社,2007：9.

[15] [元]王好古.此事难知[M].江凌圳主校.北京：中国中医药出版社,2008：36.

[16] [元]危亦林.世医得效方[M].北京：中国中医药出版社,2009：99.

[17] [明]徐彦纯.本草发挥[M].北京：中国中医药出版社,2015：36.

[18] [明]薛已.内科摘要[M].陈松育点校.南京：江苏科学技术出版社,1985：40.

[19] [明]李时珍.《本草纲目》(金陵本)新校注：上[M].王庆国主校.北京：中国中医药出版社,2013：698.

[20] [明]赵献可.医贯[M].北京：中国中医药出版社,2009：2.

[21] [明]李中梓.医宗必读[M].顾宏平校注.北京：中国中医药出版社,1998：26.

[22] [清]潘楫.医灯续焰[M].何源,等校注.北京：中国中医药出版社,1997：33.

[23] [清]罗东逸.内经博议[M]//裘吉生.珍本医书集成.上海：上海科学技术出版社,1985：141.

[24] [清]冯兆张.冯氏锦囊秘录[M].田思胜,等校注.北京：中国中医药出版社,1996：27.

[25] [清]黄宫绣.本草求真[M].太原：山西科学技术出版社,2015：9.

[26] 中医药学名词审定委员会.中医药学名词[M].北京：科学出版社,2005：25.

[27] 中华人民共和国国家质量监督检验检疫总局,中国国家标准化管理委员会.中医基础理论术语（GB/T 20348—2006）[M].北京：中国标准出版社,2006：19.

[28] 李经纬,余瀛鳌,蔡景峰,等.中医大辞典[M].北京：人民卫生出版社,2005：125.

[29] 李振吉.中医药常用名词术语辞典[M].北京：中国中医药出版社,2001：28.

[30] 《中医学》编辑委员会.中医学[M]//钱信忠.中国医学百科全书.上海：上海科学技术出版社,1997：310.

[31] 施奠邦.中国传统医学[M]//胡乔木.中国大百科全书.北京：中国大百科全书出版社,1992：527.

[32] 袁钟,图娅,彭泽邦,等.中医辞海：上册[M].北京：中国医药科技出版社,1999：356.

[33] 吴兰成.中国中医药学主题词表[M].北京：中医古籍出版社,2008：994.

[34] 宋一伦,杨学智.基础理论与疾病[M]//曹洪欣,刘保延.中国中医药学术语集成.北京：中医古籍出版社,2005：23,24.

[35] 曹洪欣.中医基础理论[M].北京：中国中医药出版社,2004：63,64.

[36] 李德新.中医基础理论[M].北京：人民卫生出版社,2011：86.

[37] 孙广仁,郑洪新.中医基础理论[M].北京：中国中医药出版社,2012：102.

[38] 印会河.中医基础理论[M].2版.北京：人民卫生出版社,2010：86.

[39] 南京中医学院.中医学概论[M].北京：人民卫生出版社,1962：55.

[40] 樊巧玲.中医学概论[M].北京：中国中医药出版社,2010：35.

[41] 李家邦.中医学[M].7版.北京：人民卫生出版社,2008：37.

[42] [明]杨继洲.针灸大成[M].太原：山西科学技术出版社,2008：366.

（贺亚静　张白雪）

卫 气

wèi qì

一、规范名

【汉文名】卫气。

【英文名】defensive qi。

【注释】由饮食水谷所化生的悍气,行于脉外,具有温煦皮肤、腠理、肌肉,司汗孔开阖与护卫肌表、抗御外邪的功能。

二、定名依据

"卫气"作为中医学名词最早出现在《内经》中,书中多处论及。其后,历代著作多沿袭使用,如汉代《伤寒论》,隋代《诸病源候论》,金代《注解伤寒论》,元代《医学发明》,明代《医旨绪余》《类经》,清代《医碥》《读医随笔》等。这些著作均为历代的重要著作,对后世有较大影响。所以"卫气"作为规范名便于达成共识,符合术语定名的约定俗成原则。

现代相关著作,如国家标准《中医基础理论术语》,相关工具书《中国中医药术语集成·基础理论与疾病》《中医大辞典》《中国医学百科全书·中医学》,以及高等医药院校使用教材《中医学概论》《中医基础理论》等均以"卫气"作为规范名称加以著录解释。说明"卫气"作为中医学基础规范名词已得到广泛的应用。

我国 2005 年出版的全国科学技术名词审定委员会审定公布的《中医药学名词》也以"卫气"作为规范名,所以"卫气"作为规范名也符合术语定名的协调一致原则。

三、同义词

【简称】"卫"(《内经》)。

四、源流考释

"卫气"一词散见于《内经》诸篇之中。如该书《素问·生气通天论》篇记载:"故圣人抟精神,服天气,而通神明。失之则内闭九窍,外壅肌肉,卫气散解,此谓自伤,气之削也。"[1]4《素问·五脏生成》篇记载:"人有大谷十二分,小谿三百五十四名,少十二俞,此皆卫气之所留止,邪气之所客也,针石缘而去之。"[1]20《素问·八正神明论》篇曰:"是故天温日月,则人血淖液而卫气浮,故血易泻,气易行;天寒日阴,则人血凝泣而卫气沉。"[1]50

但较为系统论述"卫气"的是《灵枢》。如《灵枢·营卫生会》曰:"人受气于谷,谷入于胃,以传于肺,五脏六腑,皆以受气。其清者为营,浊者为卫,营在脉中,卫在脉外。"[2]53,54 明确提出"卫气"乃由脾胃运化之水谷精微生成,并且提到"卫气"之运行是行于脉外。"邪客"篇又进一步解释到:"卫气者,出其悍气之疾,而先行于四末分肉皮肤之间而不休者也。昼日行于阳,夜行于阴,常从足少阴之分间,行于五脏六腑。"[2]135 "卫气"篇云:"其浮气之不循经者为卫气,其精气之行于经者为营气,阴阳相随,外内相贯,如环之无端,亭亭淳淳乎,孰能穷之。"[2]108 皆从不同侧面说明了"卫气"不沿脉道循行,内可至五脏六腑,外可至皮肤分肉的运行规律。《灵枢·本脏》云:"卫气者,所以温分肉,充皮肤,肥腠理,司开阖者也。"[2]96 说明了"卫气"不仅充斥人体肌表分肉,更重要的是具有温煦肌肉、腠理,控制汗孔开合,从而达到抵御外邪的作用。从以上《内经》的论述中也可以看出,《内经》的作者经常将"卫气"简称为"卫",这在继《内经》之后的《伤寒论》一书中则有更多的体现。

《伤寒论》为汉代张仲景著,是在继承《内经》的基础上,结合张仲景自身临床实践撰写的一部集理法方药为一体的外感专著,其中多以"营卫"来阐释热病之病因病机。如"太阳病篇"云:"病常自汗出者,此为荣气和。荣气和者,外不谐,以卫气不共荣气谐和故尔。以荣行脉中,卫行脉外,复发其汗,荣卫和则愈,宜桂枝汤。"成无己注:"卫即受邪则不能与荣气和,谓亦不能卫护皮腠,是以常自汗出。"[3]48 可见,此处之"卫"即《内经》所论之"温分肉,肥腠理,司关合"的"卫气"。

隋代巢元方著《诸病源候论》一书,是第一部中医学病因学专著,亦在多篇中通过"卫气"之盛衰来阐明病因,如"寒热候"云:"阳盛而外热者,上焦不通利,皮肤致密,腠理闭塞不通,卫气不得泄越,故外热也。"[4]408 "风瘙候"云:"邪气客于肌肉,则令肌肉虚,真气散去,又被寒搏皮肤,外发腠理,闭毫毛。淫邪与卫气相搏,阳胜则热,阴胜则寒;寒则表虚,虚则邪气往来,故肉痒也。凡痹之类,逢热则痒,逢寒则痛。"[4]72 可见,此处的"卫气"并未脱离《内经》所论述的概念范围。

元代李杲《医学发明·饮食劳倦论》"补中益气汤"条记载:"胃中清气在下必加升麻、柴胡以引之引黄芪、甘草上升能补卫气之散解,以缓带脉之缩急。"[5]541 通过药性的论证,表明了"卫气"行于五脏六腑,轻清上行之性。

明清时期,对"卫气"的记载仍沿用《内经》,如明代孙一奎《医旨绪余·宗气营气卫气说》:"卫气者,为言护卫周身,温分肉,肥腠理,不使外邪侵犯也。"[6]662 则直接点明了卫气的护卫作用。明代张介宾《类经·卫气失常皮肉筋骨之刺》曰:"浊者属阳,其性剽疾滑利,不能入于脉也,故不循经络,而直达肌表,充实于皮毛分肉之间,是为卫气"[7]694,不仅说明了"卫气"的运行,还点出了"卫气"属阳的阴阳属性。清代何梦瑶《医碥·气》"气一耳,以其行于脉外则曰卫气,行于脉中则曰营气,聚于胸中则曰宗气"[8]225,清代周学海《读医随笔》也有"卫气者,本于命门,达于三焦,以温肌肉、筋骨、皮肤,剽悍滑疾,而无所拘束

者也"[9]3 等关于卫气的论述。

从以上文献可以看出,"卫气"一词自《内经》论述之后,后世医家多遵循《内经》之旨,以固护卫外为"卫气"一词的主要内涵。

现代文献,也多以"卫气"为规范名称,其内涵则均以《内经》的论述为主导,如《中医学概论》[10]73《中医基础理论》(印会河)[11]58《基础理论与疾病》[12]13《中医基础理论》(李德新等)[13]408,以及《中医大辞典》[14]136《中国医学百科全书·中医学》[15]319 等。同时全国科学技术名词审定委员会审定公布的《中医药学名词》和国家标准《中医基础理论术语》也均以"卫气"为规范名称。如《中医药学名词》记载:"卫气……由饮食水谷所化生的悍气,行于脉外,具有温煦皮肤、腠理、肌肉,司汗孔开阖与护卫肌表、抗御外邪的功能。"[16]36《中医基础理论术语》:"卫气……由水谷精微所化生而行于脉外的悍气。"[17]34

从以上论证可以看出,自《内经》以来的历代著作,对"卫气"一词内涵的确定并无太大变化,皆系沿袭《内经》的论述而加以总结,可见,"卫气"作为中医基础术语名词已得到广泛认可。

五、文献辑录

《素问·生气通天论》:"故圣人抟精神,服天气,而通神明。失之则内闭九窍,外壅肌肉,卫气散解,此谓自伤,气之削也。"[1]4

"五脏生成":"人有大谷十二分,小谿三百五十四名,少十二俞,此皆卫气之所留止,邪气之所客也,针石缘而去之。"[1]20

"八正神明论":"是故天温日月,则人血淖液而卫气浮,故血易泻,气易行;天寒日阴,则人血凝泣而卫气沉。"[1]50

《灵枢·营卫生会》:"人受气于谷,谷入于胃,以传于肺,五脏六腑,皆以受气。其清者为营,浊者为卫,营在脉中,卫在脉外,营周不休,五十而复大会,阴阳相贯,如环无端。"[2]53,54

"邪客":"卫气者,出其悍气之疾,而先行于四末分肉皮肤之间而不休者也。昼日行于阳,夜

行于阴，常从足少阴之分间，行于五脏六腑。"[2]135

"卫气"："其浮气之不循经者为卫气，其精气之行于经者为营气，阴阳相随，外内相贯，如环之无端，亭亭淳淳乎，孰能穷之。"[2]108

"本脏"："卫气者，所以温分肉，充皮肤，肥腠理，司开阖者也。"[2]96

《伤寒论·太阳病篇》："病常自汗出者，此为荣气和。荣气和者，外不谐，以卫气不共荣气谐和故尔。以荣行脉中，卫行脉外，复发其汗，荣卫和则愈，宜桂枝汤。"[3]48

《诸病源候论·寒热候》："阳盛而外热者，上焦不通利，皮肤致密，腠理闭塞不通，卫气不得泄越，故外热也。"[4]408

"风瘁候"："邪气客于肌肉，则令肌肉虚，真气散去，又被寒搏皮肤，外发腠理，闭毫毛。淫邪与卫气相搏，阳胜则热，阴胜则寒；寒则表虚，虚则邪气往来，故肉瘁也。凡痹之类，逢热则痒，逢寒则痛。"[4]72

《医学发明·饮食劳倦论》："胃中清气在下必加升麻、柴胡以引之引黄芪、甘草上升能补卫气之散解，以缓带脉之缩急。"[5]541

《医旨绪余·宗气营气卫气说》："卫气者，为言护卫周身，温分肉，肥腠理，不使外邪侵犯也。"[6]662

《类经·卫气失常皮肉筋骨之刺》："浊者属阳，其性剽疾滑利，不能入于脉也，故不循经络，而直达肌表，充实于皮毛分肉之间，是为卫气。"[7]694

《医碥·气》："气一耳，以其行于脉外则曰卫气，行于脉中则曰营气，聚于胸中则曰宗气。"[8]225

《读医随笔》："卫气者，本于命门，达于三焦，以温肌肉、筋骨、皮肤，剽悍滑疾，而无所拘束者也。"[9]3

《中医学概论》："卫有捍卫、保护的意义，也是人体的一种保卫作用的物质。卫和营同样是由饮食水谷通过脾胃的消化、吸收化生而成的。不过，它们运行的道路有所不同，营在脉中，而卫在脉外。"[10]73

《中国医学百科全书·中医学》："卫有保卫、护卫义。卫气亦由水谷精微化生而来，是水谷精微中比较剽悍滑疾的部分，属于阳气之一……卫气的运行不受经脉的约束，它行于经脉之外，外而肌腠皮毛，内而胸腹脏腑，布散全身……故卫气的主要功能是：保卫肌表，抗御外邪入侵，控制汗孔的开合，调节体温，内而温煦脏腑，外而温暖皮毛。"[15]319

《中医大辞典》："卫气……属于阳气的一种。生于水谷，源于脾胃，出于上焦，行于脉外，其性刚悍，运行迅速流利，具有温养内外，护卫肌表，抗御外邪，滋养腠理，开阖汗孔等功能。"[14]136,137

《中医药学名词》："卫气……由饮食水谷所化生的悍气，行于脉外，具有温煦皮肤、腠理、肌肉，司汗孔开阖与护卫肌表、抗御外邪的功能。"[16]36

《中国中医药学术语集成·基础理论与疾病》："卫气……指运行于脉外之气，其性刚悍易动，有温分肉、肥腠理、司开合的功能，与营气相对而言，又称为卫阳。"[12]13

《中医基础理论》（印会河）："卫，有卫护、保卫之义。卫气循行于脉管之外，与行于脉内的营气相对而言，属于阳，故又称'卫阳'。卫气是由脾胃运化的水谷精微中刚悍滑利的部分所化生。卫气运行能力强，流动迅速，所以它不受脉管的约束，外达皮毛肌腠，内至胸腹脏腑……卫气的主要功能有三方面，一是护卫肌表，防御外邪入侵。二是温养脏腑、肌肉、皮毛等。三是调节控制腠理开合、汗液排泄，以维持体温的相对恒定等。"[11]58

《中医基础理论术语》："卫气……由水谷精微所化生而行于脉外的悍气。"[17]34

《中医基础理论》（李德新等）："卫，有护卫、保卫之义。卫气是行于脉外之气。卫气与营气相对而言，属于阳，故又称卫阳……卫气同营气一样，也是由水谷精微和自然之气所化生……卫气的功能主要表现在防御、温煦和调节三个方面。"[13]408

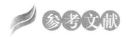 参考文献

［1］　未著撰人.黄帝内经素问［M］.田代华整理.北京：人

民卫生出版社,2017:4,20,50.

[2] 未著撰人.黄帝内经灵枢[M].田代华,刘更生整理.
北京:人民卫生出版社,2005:53,54,96,108,135.

[3] [金]成无己.注解伤寒论[M].北京:人民卫生出版
社,1956:48.

[4] 南京中医学院.诸病源候论校释[M].北京:人民卫
生出版社,1980:72,408.

[5] [元]李杲.医学发明[M]//《续修四库全书》编委会.
续修四库全书:第1005册.上海:上海古籍出版社,
1996:541.

[6] [明]孙一奎.医旨绪余[M]//韩学杰,张印生.孙一
奎医学全书.北京:中国中医药出版社,1999:662.

[7] [明]张介宾.类经[M].北京:人民卫生出版社,
1956:694.

[8] [清]何梦瑶.医碥[M]//《续修四库全书》编委会.续
修四库全书.上海:上海古籍出版社,1996:225.

[9] [清]周学海.读医随笔[M].北京:中国医药科技出
版社,2011:3.

[10] 南京中医学院.中医学概论[M].北京:人民卫生出
版社,1959:73.

[11] 印会河.中医基础理论[M].上海:上海科学技术出
版社,2006:58.

[12] 宋一伦,杨学智.基础理论与疾病[M]//曹洪欣,刘保
延.中国中医药学术语集成.北京:中医古籍出版社,
2005:13.

[13] 李德新,刘燕池.中医基础理论[M].北京:人民卫生
出版社,2011:408.

[14] 李经纬,余瀛鳌,蔡景峰,等.中医大辞典[M].北京:
人民卫生出版社,2004:136,137.

[15] 《中医学》编辑委员会.中医学[M]//钱信忠.中国医
学百科全书.上海:上海科学技术出版社,1997:319.

[16] 中医药学名词审定委员会.中医药学名词[M].北京:
科学出版社,2005:36.

[17] 中华人民共和国质量监督检验检疫总局,中国国家标
准化管理委员会.中医基础理论术语(GB/T 20348—
2006)[M].北京:中国标准出版社,2006:34.

(王梦婷)

1 · 019

卫 分

wèi fèn

一、规范名

【汉文名】卫分。

【英文名】defense aspect。

【注释】温热病初起,温热之邪侵及肌表,肺卫失和,病势较为轻浅的病理阶段。

二、定名依据

"卫分"作为温热病初起,温热之邪侵及肌表,肺卫失和,病势较为轻浅的病理阶段的命名最早见于清代叶天士《温热论》,沿用至今。

自《温热论》首次提出卫分一词,后世多沿袭。如《温热经纬》《血证论》,均使用"卫分"。这些著作均为重要的医著,对后世有较大影响。因而"卫分"作为规范名便于达成共识,符合术语定名的约定俗成原则。

我国目前已出版的《中医基础理论术语》以"卫分"作为规范名;普通高等教育国家级规划教材《中医基础理论》亦以"卫分"一词来表述温病卫气营血病机的表浅阶段,以卫气开合失司,肺气不宣为主要变化;《中国医学百科全书·中医学》以及现代有代表性的辞书类著作《中医大辞典》《中医药常用名词术语辞典》等也以"卫分"作为规范名记载。这说明在温病临床实践中用"卫分"作为正名已达成共识。

我国2005年出版的全国科学技术名词审定委员会审定公布的《中医药学名词》已以"卫分"作为规范名,所以"卫分"作为规范名符合术语定名的协调一致原则。

三、同义词

未见。

四、源流考释

卫分作为卫气营血病机的表浅阶段的有关记载最早见于《内经》。《素问·生气通天论》曰："阳者,卫外而为固也。"[1]15 卫在外,有护卫保护机体的作用。《灵枢·营卫生会》曰:"人受气于谷,谷入于胃,以传于肺,五脏六腑,皆以受气,其清者为营,浊者为卫,营在脉中,卫在脉外。营气者,泌其津液,注之于脉,化以为血,以营四末,内注五脏六腑,以应刻数焉。"[2]131 描述了饮食水谷入胃,化生气血营卫周流全身的过程,卫气司关阖,对机体有保护作用,此乃卫气营血运行变化的最早描述,为后世营卫气血辨证之肇始。《素问·调经论》又曰:"气血以并,阴阳相倾,气乱于卫,血逆于经,血气离居,一实一虚。血并于阴,气并于阳,故为惊狂;血并于阳,气并于阴,乃为灸中;血并于上,气并于下,心烦惋善怒。血并于下,气并于上,乱而喜忘。"[1]322《灵枢·寿夭刚柔》:"刺营者出血,刺卫者出气,刺寒痹者内热。"[2]50 "卫"指卫分,指卫气分布的部位,为后世卫气营血辨证之肇始。

隋唐时期,大多医家仍然在阐述营卫气血的周流转化关系,为后世卫气营血辨证理论奠定了基础。如唐代孙思邈《备急千金要方》卷一曰:"今病有内同而外异,亦有内异而外同,故五脏六腑之盈虚,血脉荣卫之通塞,固非耳目之所察,必先诊候以审之。"[3]1 疾病的发生,有的病机相同而症状不同,有的病机各异而症状相同,故而,五脏六腑之虚实,气血营卫之通塞,一定要审慎诊之。宋赵佶《圣济总录精华本》卷一十九云:"然阳为气,阴为血;气为卫,血为营。气卫血营,通贯一身,周而复会,如环无端。"[4]37 宋杨士瀛《仁斋直指方论》卷一谓:"故自其身者言之,腑为阳,脏为阴;外为阳,内为阴;上为阳,下为阴;头戴阳,足履阴;背负阳,腹抱阴;气属阳,而阳为卫;血属阴,而阴为营。阳根于阴,阴根于阳,阴阳互根,营卫不息。"[5]7 元杜本《敖氏伤寒金镜录》第一卷:"因肺主卫、主气,又主皮毛。

姜枣佐参、夏、通达营卫。"[6]2 仍然在阐述气卫血营的运行,通贯一身,周而复会,如环无端。卫在外,主皮毛,"卫分"作为卫气营血病机的表浅阶段滥觞于此。

明清时期始见"卫分"一词,明代李时珍《本草纲目》卷十五"草部"曰:"盖其性能行周身肌表,故能引诸药外至卫分而固腠理也。"[7]466 首次提出"卫分",之后医家多沿袭之。如明代李梴《医学入门》[8]363、李中梓《本草通玄》[9]512,清代喻嘉言《医门法律》[10]32 与《尚论篇》[11]93、罗美《古今名医方论》[12]23、陈士铎《本草新编》[13]152、汪昂《医方集解》[14]249 等。这一阶段的"卫分"大多指感受外邪,邪在外、在表,指病位较浅。

清叶天士首开了温热病卫气营血辨证的大法,叶天士《温热论》是论述温病证治的经典之作,创立用卫分、气分、营分、血分四个层次作为辨证的依据,《温热论》第六章:"大凡看法:卫之后方言气,营之后方言血。在卫汗之可也;到气才宜清气;乍入营分,犹可透热,仍转气分而解,如犀角、元参、羚羊等物是也;至入于血,则恐耗血动血,直须凉血散血,如生地、丹皮、阿胶、赤芍等物是也。"[15]7 并指出温病的传变方式有顺传与逆传二种:顺传由卫而气而营而血,逐步传入;逆传由卫分直入营分,且明确乍入营分,犹可犀角、元参、羚羊等清气透热;及邪入血分须生地、丹皮、阿胶、赤芍凉血散血。《温热论》第八章:"初传,绛色中兼黄白色,此气分之邪未尽也,泄卫透营,两和可也;纯绛鲜泽者,包络受邪也,宜犀角、鲜生地、连翘、郁金、石菖蒲等清泄之。"[15]44 详细阐述根据舌象判断温热病卫气营血传变的不同病理阶段,以及对应的治疗方法。"在卫汗之可也","卫"即指的"卫分"。此之后"卫分"的释义为温热病邪由卫入里,邪热亢盛,正邪交争剧烈的病理阶段。如清王孟英《温热经纬》卷三"叶香岩外感温热篇":"肺主气,属卫;心主血,属营。辨营卫气血,虽与伤寒同,若论治法,则与伤寒大异也。所以言温邪上受,首先犯肺者,由卫分而入肺经也。以卫气通肺,营气通心，而邪自卫入营，故逆传心包也。"[16]21

现代有关著作大部分以"卫分"作为规范名，如《中医学概论》[17]136《中国医学百科全书·中医学》[18]544《中医大辞典》[19]318《中医药常用名词术语辞典》[20]26《中医基础理论》（孙广仁）[21]279《中医基础理论术语》[22]76《中医学》[23]102《中医药学名词》[24]55皆以"卫分"为规范名。《中医辞海》[25]137记载有"卫分证"；自此"卫分"一词为中医界所熟知，将卫分定义为温病卫气营血病机的表浅阶段在现代中医界已是约定俗成的事。

总之，自《温热论》创立了用卫分、气分、营分、血分四个层次作为温病辨证的依据，后世医家一直沿用。我国2005年出版的中医药学名词审定委员会审定公布的《中医药学名词》释义为："温热病初起，温热之邪侵及肌表，肺卫失和的病理阶段，其病势较为轻浅。"[24]55该释义客观、准确地表达了"卫分"的科学内涵和本质属性，因而应以"卫分"为规范名。

五、文献辑录

《灵枢·寿夭刚柔》："刺营者出血，刺卫者出气，刺寒痹者内热。"[2]50

"营卫生会"："人受气于谷，谷入于胃，以传于肺，五脏六腑，皆以受气，其清者为营，浊者为卫，营在脉中，卫在脉外。营气者，泌其津液，注之于脉，化以为血，以营四末，内注五脏六腑，以应刻数焉。"[2]131

《素问·生气通天论》："阳者，卫外而为固也。"[1]15

"调经论"："气血以并，阴阳相倾，气乱于卫，血逆于经，血气离居，一实一虚。血并于阴，气并于阳，故为惊狂；血并于阳，气并于阴，乃为炅中；血并于上，气并于下，心烦惋善怒。血并于下，气并于上，乱而喜忘。"[1]322

《备急千金要方》卷一："今病有内同而外异，亦有内异而外同，故五脏六腑之盈虚，血脉荣卫之通塞，固非耳目之所察，必先诊候以审之。"[3]1

《圣济总录》卷十九："然阳为气，阴为血；气为卫，血为营。气卫血营，通贯一身，周而复会，如环无端。"[4]37

《仁斋直指方论》卷一："故自其身者言之，腑为阳，脏为阴；外为阳，内为阴；上为阳，下为阴；头戴阳，足履阴；背负阳，腹抱阴；气属阳，而阳为卫；血属阴，而阴为营。阳根于阴，阴根于阳，阴阳互根，营卫不息。"[5]7

《敖氏伤寒金镜录》卷一："因肺主卫、主气、又主皮毛。姜枣佐参、夏、通达营卫"[6]2

《本草纲目》卷十五"草部"："盖其性能行周身肌表，故能引诸药外至卫分而固腠理也。"[7]466

《医学入门》卷四："寒气入经，客于卫分，则血涩急痛，按之热则止；寒气客于荣分，则气郁满痛，甚怕按；寒气客肠胃募原，血络急引皮痛，按之则气血散而痛止；寒气客侠脊背俞之脉，则深按之不能及也；寒气客关元，则气逆喘；寒气客厥阴脉络，则胁肋与小腹或阴股引痛；寒气客小肠募原之间，则血气凝聚成积；寒气客小肠不聚，则腹痛而泄；寒气客胃，则腹痛而呕；寒气客五脏，则痛死复生。"[8]363

《本草通玄》卷一："麻黄……去营中寒气，泄卫分风邪。"[9]512

《医门法律》卷一："若卫分之脉，较前加坚实者，则阳强于外。"[10]32

《尚论篇》卷二"阳明经上篇"："盖外邪初入阳明，用桂枝汤解肌，则风邪仍从卫分出矣；用麻黄汤发汗，则寒邪仍从营分出矣。"[11]93

《古今名医方论》卷一："营分开合，肝司之；卫分开合，肺司之。"[12]23

《本草新编》卷三："（角集）麻黄 惟是麻黄性善行肌表，引诸药至卫分，入腠理，则彼此同之，故一用麻黄之梗，发汗甚速，一用麻黄之根节，而止汗亦神也。"[13]152

《医方集解》："当归六黄汤……盖其性能行周身肌表，引诸药至卫分而固腠理也。"[14]249

《温热论》："大凡看法，卫之后方言气，营之后方言血。在卫汗之可也；到气才宜清气；乍入营分，犹可透热,仍转气分而解,如犀角、元参、羚羊等物是也;至入于血,则恐耗血动血,直须凉血散血,如生地、丹皮、阿胶、赤芍等物是也。"[15]7

《温热论》:"初传,绛色中兼黄白色,此气分之邪未尽也,泄卫透营,两和可也;纯绛鲜泽者,包络受邪也,宜犀角、鲜生地、连翘、郁金、石菖蒲等清泄之。"[15]44

《温热经纬》卷三"叶香岩外感温热篇":"肺主气,属卫;心主血,属营。辨营卫气血,虽与伤寒同,若论治法,则与伤寒大异也。所以言温邪上受,首先犯肺者,由卫分而入肺经也。以卫气通肺,营气通心,而邪自卫入营,故逆传心包也。"[16]21

《中医学概论》:"一般说,新感温病多由卫分开始,渐次内传,入气、入营、入血。但这四种类型,临床上常常混合出现,很难截然划分,有已入气分而卫分之邪仍未消除的;有热势弥漫,不但气分有热而且血分亦受热灼,酿成气血两燔的;尤其是进入血分之后,大多数仍兼有营分症状。如果是伏邪温病,那就不必由卫分开始,有起初即发现气分症状的;也有起初即发现营分症状的。若是新病诱发伏邪,更要兼夹卫分症状了。"[17]136

《中医大辞典》:"卫分,病机名词,见叶天士《温热论》。叶氏将《内经》卫气营血的生理概念加以引申,结合自己的临床实践,将外感温热病进程中的病机、证候概括为卫分、气分、血分、营分四个阶段,用以说明外感温热病的病位深浅、病势轻重及其传变规律,卫分主表,病位在肺及体表,邪犯人体卫分,则病情轻浅,是外感温热病的初期阶段,属卫分证。"[25]137

《中国医学百科全书·中医学》:"临床表现除上述卫分见证外,常可兼有咳嗽、息喘等肺气不得宣降的症状,在温病中特称之为'邪在肺卫'和'肺卫受伤',并且在具体病情上尚有邪偏于卫分和偏于肺经的差别,但就其病机与病症的性质而言,均属于邪在卫分,是温病的初起阶段。"[18]544

《中医辞海》:"卫分证:中医术语。外感温病的初期阶段,邪犯人体卫外的表层之证。以恶风寒,或微恶风寒、发热、苔薄白、脉浮数为特点,或见鼻塞咳嗽,或肢酸痛头痛,无汗或少汗等。"[19]318

《中医药常用名词术语辞典》:"卫分:① 气血。源《灵枢·本脏》:'卫气者,所以温分肉,充皮肤,肥腠理,司关阖者也。'② 病机。见《温热经纬·叶香岩外感温热篇》。温病卫气营血病机的表浅阶段。一般温病病机演变,多从卫分开始,而传入气分,渐次深入营分、血分。卫分以卫气开合失司,肺气不宣为主要变化。参见卫分证条。"[20]26

《中医基础理论》:"卫分是温病的初期阶段,病位在肺卫;气分为温病的中期,病位在胃、肠、脾及肺、胆;营气是温病的严重阶段,病位在心包及心;血分属温病的晚期,病位在肝、肾及心。"[21]279

《中医药学名词》:"卫分……温热病初起,温热之邪侵及肌表,肺卫失和的病理阶段,其病势较为轻浅。"[24]55

《中华人民共和国国家标准·中医基础理论术语》:"卫分……温病初起,温邪侵袭人体肌表,肺卫功能失调的病理变化。属卫气营血病理演变过程的表浅阶段。"[22]76

《中医学》:"温热病多起于卫分,渐次转入气分、营分、血分,这是病情发展的一般规律。"[23]102

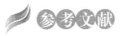 参考文献

[1] 未著撰人.素问[M].何文彬,谭一松校注.北京:中国医药科技出版社,1998:15,322.

[2] 未著撰人.灵枢经[M].何文彬,谭一松校注.北京:中国医药科技出版社,1998:50,131.

[3] [唐]孙思邈.备急千金要方[M].太原:山西科学技术出版社,2010:1.

[4] 余瀛鳌,林菁.圣济总录精华本[M].北京:科学出版社,1998:37.

[5] [宋]杨士瀛.仁斋直指方论[M].福州:福建科学技术出版社,1989:7.

[6] [元]杜本.敖氏伤寒金镜录[M].上海:上海卫生出版社,1956:2.

[7] [明]李时珍.本草纲目[M].太原:山西科学技术出版社,2014:466.

[8] [明]李梃.医学入门[M].金嫣莉,等校注.北京:中

中医基础理论

91

国中医药出版社,1995：363.

[9] [明]李中梓.本草通玄[M].北京：中国中医药出版社1999：512.

[10] [清]喻昌.医门法律[M].徐复霖点校.上海：上海科学技术出版社,1957：32.

[11] [清]喻昌.尚论篇[M].//喻嘉言医学三书.万友生,等校注.南昌：江西人民出版社,1984：93.

[12] [清]罗美.古今名医方论[M].天津：天津科学技术出版社,2000：23.

[13] [清]陈士铎.本草新编[M].北京：中国中医药出版社,1996：152.

[14] [清]汪昂.医方集解[M].北京：中国中医药出版社,1997：249.

[15] [清]叶天士.温热论[M].魏汉奇,袁宝庭注.北京：中国中医药出版社,1993：7,44.

[16] [清]王孟英.温热经纬[M].沈阳：辽宁科学出版社,1997：21.

[17] 南京中医学院.中医学概论[M].北京：人民卫生出版社,1958：136.

[18] 《中医学》编辑委员会.中医学[M]//钱信忠.中国医学百科全书.上海：上海科学技术出版社,1997：544.

[19] 袁钟,图娅,彭泽邦,等.中医辞海[M].北京：中国医药科技出版社,1999：318.

[20] 李振吉.中医药常用名词术语辞典[M].北京：中国中医药出版社,2001：26.

[21] 孙广仁.中医基础理论[M].北京：人民卫生出版社,2002：279.

[22] 中华人民共和国国家质量监督检验检疫总局,中国国家标准化管理委员会.中医基础理论术语[M].北京：中国标准出版社,2006：76.

[23] 李家邦.中医学[M].北京：人民卫生出版社,2010：102.

[24] 中医药学名词审定委员会.中医药学名词[M].北京：科学出版社,2005：55.

[25] 李经纬,余瀛鳌,蔡景峰,等.中医大辞典[M].北京：人民卫生出版社,1995：137.

（唐学敏）

1·020

天　癸

tiān guǐ

一、规范名

【汉文名】天癸。

【英文名】tian gui。

【注释】肾中精气充盈到一定程度时，产生的促进生殖器官发育成熟，维持生殖功能的精微物质。

二、定名依据

"天癸"一词，最早见于《内经》，书中指出女子、男子皆有天癸，在成年时，天癸至，在进入衰老时，天癸竭，天癸与生殖密切相关。

自《内经》提出"天癸"之名，其后历代著作多有沿用。晋代《针灸甲乙经》将《素问》中出现的四处天癸记载为天水，说明皇甫氏理解的天癸即为天水，为天癸为水说之肇始。

唐代《黄帝内经太素》认为天癸为精气。王冰注释《内经》解释天为天真之气，癸为壬癸之水，并认为天癸为精血。宋元时期《普济本事方》《世医得效方》两书将天癸与经脉不匀、月水联系在一起，为后世天癸即月经说之滥觞。《严氏济生方》直称天癸为精。明代《类经》中认为天癸是元阴，是元气。以上这些著作对天癸理解或水或为精血或为气等，本质上都是承认天癸为一种与生殖相关的精微物质，与本术语概念核心思想基本一致。

清代及民国时期，"天癸"依然为大多著作所用，如《冯氏锦囊秘录》《灵素节注类编》《伤寒论浅注补正》《懒园医语》《医经原旨》《医粹精言》等。这些著作均为历代重要著作，对后世有较大影响。所以"天癸"作为规范名便于达成共识，符合术语定名的约定俗成原则。

现代有关著作均沿用《内经》的记载，以"天癸"作为规范名。如《中医辞海》《中国中医学主题词表》《中国医学百科全书·中医学》《中医药学名词》、国标《中医基础理论术语》《中医基础理论》，基本认为天癸是肾中精气充盈到一定程度时的物质，促进人体发育、生殖机能成熟。有医学辞典，认为天癸有多重含义，如《中医大辞典》《中医药常用名词术语辞典》。历代医家对"天癸"理解虽不完全相同，但共同认为天癸与肾、与人体生殖器官成熟相联属，"天癸"一词作为规范名已成为历代共识。

三、同义词

未见。

四、源流考释

"天癸"一词，最早见于《黄帝内经素问·上古天真论》："女子……二七而天癸至，任脉通，太冲脉盛，月事以时下，故有子……七七任脉虚，太冲脉衰少，天癸竭，地道不通，故形坏而无子也。丈夫……二八，肾气盛，天癸至，精气溢泻，阴阳和，故能有子……七八……天癸竭，精少，肾脏衰，形体皆极。"[1]3,4 书中指出女子、男子皆有天癸，在成年时，天癸至，在进入衰老时，天癸竭，天癸与生殖密切相关。

晋代皇甫谧的《针灸甲乙经》是最早对《内经》进行分类研究的著作，在"形气盛衰大论"篇中曰："女子……二七天水至，任脉通，伏冲脉盛，月事以时下，故有子……七七任脉虚，伏冲脉衰少，天水竭，地道不通，故形坏而无子耳。丈夫……二八肾气盛，天水至而精气溢泻，阴阳和故能有子……七八肝气衰，筋不能动，天水竭，精少，肾气衰，形体皆极。"[2]172 此段文字与《黄帝内经素问·上古天真论》篇几乎一致，主要区别就在于将《素问》中出现的四处的天癸改为天水，说明皇甫氏理解的天癸即为天水，为天癸为水说之肇始。

唐代，杨上善认为天癸为精气。他在《黄帝内经太素》中解释说："天癸，精气也。任冲脉起于胞中下极者也，今天癸至，故任脉通也。伏冲之脉起于气街，又天癸至，故冲脉盛也。"[3]16 王冰

在注释《内经》时说："癸，谓壬癸，北方水干名也……天真之气降，与之从事，故云天癸也。"[4]9 开将天、癸两字分别解释之先河，天为天真之气，癸为壬癸之水。同书中王冰又说："男女有阴阳之质不同，天癸则精血之形亦异，阴精海满而去血，阳动应合而泄精，二者通和，故能有子。"[4]10 开天癸精血说之肇端。按照王氏的理解，男为阴，女为阳，天癸在男则为精，在女则为血。

宋元时期，许叔微在《普济本事方》中提到"妇人天癸"一说，文中曰："治妇人天癸已过期，经脉不匀，或三四月不行，或一月再至，腰腹疼痛。"[5]167 危亦林在《世医得效方》中释"天癸"为："故女子十四而天癸至，天谓天真之气降，癸谓壬癸水名，故云天癸，而冲任脉主之。冲任者，血之海也。月水者，经络之余也。"[6]459 上述两种文献，将天癸与经脉不匀、月水联系在一起，为后世天癸即月经说之滥觞。严用和在《严氏济生方》中直称天癸为精，谓："天癸者，精也。精者，身之本也。"[7]111

明代，张景岳在《类经》中认为天癸是元阴，是元气，"故天癸者，言天一之阴气耳，气化为水，因名天癸，此先圣命名之精而诸贤所未察者。其在人身，是为元阴，亦曰元气。"[8]33 在同篇他又说："男女真阴，皆称天癸，天癸即充，精乃溢泻，阴阳和合，故能生子。"[8]33

清代民国时期，"天癸"依然为大多著作所用，如《冯氏锦囊秘录》："然名天癸者，以其阴精也。盖肾属水，癸亦属水，由先天之气，畜极而生，故谓阴精为天癸。王冰以月事为天癸者非也。男女之精，皆可以天癸称。"[9]433《灵素节类编》："盖天癸者，谓天生之癸水，由阴阳精气所化者也。"[10]6 均认为天癸为精气。《伤寒论浅注补正》："天癸者，天一坎中之阳气，从命门下至胞宫，则化为水，名曰'天癸'，是督脉所发，乃先天阳气至于胞宫也。"[11]251 认为天癸为阳气。《懒园医语》："然则天癸者，人身之元阴，亦即所谓元气也，人之未生，其气蕴于父母，为先天之元气，人之既生，则此气化于吾身，为后天之元

93

气。"[12]1631 认为天癸为元气。薛雪《医经原旨》曰："天癸者,非精非血,乃天一之真,故男子亦称天癸。"[13]31 之后徐延祚在《医粹精言》也谓:"天癸者,非精非血,乃天一之真。马氏直谓阴精,殊属谬解。"[14]24 认为天癸为天一之真。

现代有关著作均沿用《内经》的记载,以"天癸"作为规范名。如《中医辞海》[15]437《中国中医学主题词表》[16]876《中国医学百科全书·中医学》[17]323《中医药学名词》[18]23《中医基础理论术语》[19]16 孙广仁《中医基础理论》[20]124。以上这些辞书或教材均认为天癸为肾精肾气充盈到一定程度而产生的一种精微物质,能促进并维持生殖功能。

但也有辞书认为天癸有多重含义。如《中医大辞典》对天癸的解释:"① 指促进人体生长发育和生殖功能所必需的物质。② 元阴的别称。③ 月经的代名词。"[21]194《中医药常用名词术语辞典》这样解释天癸:"① 出《素问·上古天真论》。肾中精气充盈到一定程度时产生的具有促进人体生殖器官成熟、维持生殖功能的物质。② 月经之别称。见《妇人大全良方·妇人天癸过期经脉不调方论》。"[22]33,34

综上所述,历代医家对"天癸"理解虽不一致,但共同认为天癸与肾相联属。天癸作为规范词使用应该毫无争议。天癸最初应指在一定年龄时期分泌的物质,促使任脉通,太冲脉盛,从而促进人体生殖器官成熟、维持生殖功能。

五、文献辑录

《黄帝内经素问·上古天真论》:"女子……二七而天癸至,任脉通,太冲脉盛,月事以时下,故有子……七七任脉虚,太冲脉衰少,天癸竭,地道不通,故形坏而无子也。丈夫……二八,肾气盛,天癸至,精气溢泻,阴阳和,故能有子……七八……天癸竭,精少,肾脏衰,形体皆极。"[1]3,4

《针灸甲乙经·形气盛衰大论》:"女子……二七天水至,任脉通,伏冲脉盛,月事以时下,故有子……七七任脉虚,伏冲脉衰少,天水竭,地道不

通,故形坏而无子耳。丈夫……二八肾气盛,天水至而精气溢泻,阴阳和故能有子……七八肝气衰,筋不能动,天水竭,精少,肾气衰,形体皆极。"[2]172

《黄帝内经太素》卷二:"天癸,精气也。任冲脉起于胞中下极者也,今天癸至,故任脉通也。伏冲之脉起于气街,又天癸至,故冲脉盛也。"[3]16

《黄帝内经》卷一:"癸,谓壬癸,北方水干名也……天真之气降,与之从事,故云天癸也。"[4]9 "男女有阴阳之质不同,天癸则精血之形亦异,阴精海满而去血,阳动应合而泄精,二者通和,故能有子。"[4]10

《普济本事方》卷十:"治妇人天癸已过期,经脉不匀,或三四月不行,或一月再至,腰腹疼痛。"[5]167

《世医得效方》卷十四:"故女子十四而天癸至,天谓天真之气降,癸谓壬癸水名,故云天癸,而冲任脉主之。"[6]459

《重辑严氏济生方·白浊赤浊遗精论治》:"天癸者,精也。精者,身之本也。"[7]111

《类经》卷三:"故天癸者,言天一之阴气耳,气化为水,因名天癸,此先圣命名之精而诸贤所未察者。其在人身,是为元阴,亦曰元气。""男女真阴,皆称天癸,天癸即充,精乃溢泻,阴阳和合,故能生子。"[8]33

《冯氏锦囊秘录》卷十六:"然名天癸者,以其阴精也。盖肾属水,癸亦属水,由先天之气,畜极而生,故谓阴精为天癸。王冰以月事为天癸者非也。男女之精,皆可以天癸称,若以女子之血为天癸,则男子之天癸亦为血耶?男女交媾之时,各有精,而行经之际,方有其血,未闻交媾时可以血言也。"[9]433

《医经原旨·藏象上第三》:"天癸者,非精非血,乃天一之真,故男子亦称天癸。"[13]31

《灵素节注类编》卷一:"盖天癸者,谓天生之癸水,由阴阳精气所化者也。"[10]6

《伤寒论浅注补正》卷五:"天癸者,天一坎中之阳气,从命门下至胞宫,则化为水,名曰'天癸',是督脉所发,乃先天阳气至于胞宫也。阳

至则阴应之胸前任脉与太冲脉皆司后天之阴血，导心血下入胞中，与天癸之水相合。女子属阴，以血为主，则气从血化，天癸之水皆变为赤色，阴之道主下行，是为月信。"[11]251

《铁如意轩医书四种·医粹精言·论天癸非精血》："天癸者，非精非血，乃天一之真。马氏直谓阴精，殊属谬解。"[14]24

《懒园医语》卷一："然则天癸者，人身之元阴，亦即所谓元气也，人之未生，其气蕴于父母，为先天之元气，人之既生，则此气化于吾身，为后天之元气。第气之初生，真阴甚微，及其既盛，精血乃旺，故女必二七，男必二八，而后天癸至，天癸至，然后阴血足，而精血化耳。"[12]1631

《中医辞海》："天癸……中医术语。指促进人体生长发育、生殖功能成熟的一种阴精。"[15]437

《中国医学百科全书·中医学》："天癸……一种能促进人体生长发育，并促使生殖功能成熟的精微物质，人体肾中阴精或元阳的重要组成成分称为天癸。"[17]323

《中医药常用名词术语辞典》："天癸……① 出《素问·上古天真论》。肾中精气充盈到一定程度时产生的具有促进人体生殖器官成熟、维持生殖功能的物质。② 月经之别称。见《妇人大全良方·妇人天癸过期经脉不调方论》。"[22]33,34

《中医大辞典》："天癸……① 指促进人体生长发育和生殖功能所必需的物质。它来源于肾精，受后天水谷精微的滋养而逐渐充盈。② 元阴的别称。《景岳全书》传忠录：'元阴者，即无形之水，以长以立，天癸是也。'③ 月经的代名词。《妇人良方》：'天癸过期。'"[21]194

《中医药学名词》："天癸……肾中精气充盈到一定程度时产生的具有促进人体生殖器官成熟，并维持生殖功能的物质。"[18]23

《中华人民共和国标准中医基础理论术语》："天癸……肾精充盈而化生的促进生殖器官成熟，维持生殖功能的精微物质。"[19]16

《中医基础理论》："天癸，是肾精及肾气充盈到一定程度而产生的一种精微物质，具有促

进人体生殖器官的发育成熟和维持人体生殖机能的作用。"[20]124

《中国中医药学主题词表》："天癸……肾中精气充盈到一定程度时产生的具有促进人体生殖器官成熟、并维持生殖功能的物质。"[16]876

 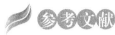 参考文献

[1] 未著撰人.黄帝内经素问[M].北京：人民卫生出版社,2012：3,4.

[2] [晋]皇甫谧.针灸甲乙经[M].黄龙祥整理.北京：人民卫生出版社,2006：172.

[3] [唐]杨上善.黄帝内经太素(附黄帝内经明堂)[M].李云点校.北京：学苑出版社,2007：16.

[4] [唐]王冰.黄帝内经[M].影印本.北京：中医古籍出版社,2003：9,10.

[5] [宋]许叔微.普济本事方[M].刘景超,李具双校注.北京：中国中医药出版社,2007：167.

[6] [元]危亦林.世医得效方[M].田代华,杨金萍,李怀芝,等整理.北京：人民卫生出版社,2006：459.

[7] [宋]严用和.重辑严氏济生方[M].王道瑞,申好真重辑.北京：中国中医药出版社,2007：111.

[8] [明]张景岳.类经[M].范志霞校注.北京：中国医药科技出版社,2011：33.

[9] [清]冯兆张.冯氏锦囊秘录[M].田思胜,马梅青,尹桂平,等校注.北京：中国医药科技出版社,2011：433.

[10] [清]章楠.医门棒喝三集·灵素节注类编[M].方春阳,孙芝斋点校.杭州：浙江科学技术出版社,1986：6.

[11] [清]唐容川.伤寒论浅注补正[M].张立光点校.北京：学苑出版社,2012：251.

[12] [民国]傅懒园.懒园医语[M]//沈洪瑞,梁秀清.中国历代名医医话大观.太原：山西科学技术出版社,1996：1631.

[13] [清]薛雪.医经原旨[M].洪丕谟,姜玉珍点校.上海：上海中医学院出版社,1992：31.

[14] [清]徐延祚.医粹精言[M]//[清]徐延祚.朱鹏举,傅海燕,赵明山校注.铁如意轩医书四种.北京：中国中医药出版社,2015：24.

[15] 袁钟,图娅,彭泽邦,等.中医辞海：上册[M].北京：中国医药科技出版社,1999：437.

[16] 吴兰成.中国中医药学主题词表[M].北京：中医古籍出版社,2008：876.

[17] 《中医学》编辑委员会.中医学[M]//钱信忠.中国医学百科全书.上海：上海科学技术出版社,1997：323.

[18] 中医药学名词审定委员会.中医药学名词[M].北京：科学出版社,2005：23.

[19] 中华人民共和国国家质量监督检验检疫总局,中国国

家标准化管理委员会.中医基础理论术语(GB/T 20348—2006)[M].北京:中国标准出版社,2006:16.

[20] 孙广仁.中医基础理论[M].北京:中国中医药出版社,2007:124.

[21] 李经纬,余瀛鳌,蔡景峰,等.中医大辞典[M].北京:人民卫生出版社,2004:194.

[22] 李振吉.中医药常用名词术语辞典[M].北京:中国中医药出版社,2001:33,34.

(李琳珂)

天 符

tiān fú

一、规范名

【汉文名】天符。

【英文名】coincidence of heavenly qi。

【注释】岁运之气与司天之气的五行属性相符合的同化关系。

二、定名依据

"天符"作为岁运之气与司天之气的五行属性相符合的同化关系的名称一词最早见于《内经》七篇大论中,由唐代王冰补入。根据文意可知,凡己丑、己未、戊寅、戊申、戊子、戊午、乙卯、乙酉、丁巳、丁亥、丙辰、丙戌十二年,都是司天之气与主岁的运气相合而同化者,盖符即为合之义,所以叫作"天符"。

宋代《太平惠民和剂局方》卷九"体玄子借地法"中也出现有天符一词,但是此处的天符应是指天神的符书,与运气术语无涉。

运气术语中的"天符",自《内经》七篇大论之后,历代均有承继,所指含义也与大论所示相同。如宋代的《圣济总录》,明代的《运气易览》《素问吴注》《痘疹心法》,清代《医门法律》《黄帝素问直解》《冯氏锦囊秘录》《目经大成》《医学源流论》等。这些著作均为历代的重要著作,对后世有较大影响。所以,"天符"作为规范名便于达成共识,符合术语定名的约定俗成原则。

现代相关著作,如国标《中医基础理论术语》《中医药常用名词术语辞典》《中医大辞典》《中医辞海》《中医药学名词》和《中国医学百科全书·中医学》均收录有"天符"一词,说明"天符"作为规范名符合术语定名的协调一致原则。

三、同义词

未见。

四、源流考释

"天符"一词最早见于《内经》运气七篇中,是运气术语,由唐代王冰补入。《黄帝内经素问·天元纪大论》:"应天为天符,承岁为岁直,三合为治。"[1]249《黄帝内经素问·六微旨大论》:"土运之岁,上见太阴;火运之岁,上见少阳、少阴;金运之岁,上见阳明;木运之岁,上见厥阴;水运之岁,上见太阳,奈何?岐伯曰:天之与会也。故《天元册》曰天符。天符岁会何如?岐伯曰:太一天符之会也。帝曰:其贵贱何如?岐伯曰:天符为执法,岁位为行令,太一天符为贵人。"[1]266《黄帝内经素问·六元正纪大论》:"五运行同天化者,命曰天符,余知之矣……戊子戊午太征上临少阴,戊寅戊申太征上临少阳,丙辰丙戌太羽上临太阳,如是者三。丁巳丁亥少角上临厥阴,乙卯乙酉少商上临阳明,己丑己未少宫上临太阴,如是者三。"[1]322

王冰在"故《天元册》曰天符"前注曰:"天气与运气相逢会也。"[2]142 新校正对此有详细的注解:"详土运之岁,上见太阴,己丑、己未也。火运之岁,上见少阳,戊寅、戊申也。上见少阴,戊子、戊午也。金运之岁,上见阳明,乙卯、乙酉也。木运之岁,上见厥阴,丁巳、丁亥也。水运之岁,上见太阳,丙辰、丙戌。"[2]142

所述"上见"及"上临"的"上",都是指的司天。以己丑年为例子,己丑年的年干是己,甲己化土,所以己丑年的大运是土运,年支是丑,丑未太阴湿土司天,大运是土,值年司天之气也是土,所以己丑年便是天符之年。凡此己丑、己未、戊寅、戊申、戊子、戊午、乙卯、乙酉、丁巳、丁亥、丙辰、丙戌十二年,都是司天之气与主岁的运气相合而同化者,正如《黄帝内经素问·六微旨大论》所谓的"天之与会",所以都叫作"天符",盖符即为合之义。

宋代《太平惠民和剂局方》卷九"体玄子借地法"中也出现有"天符"一词:"或有东海神王,或有西海神王,或有南海神王,或有北海神王,或有日游将军,白虎夫人,远去十丈,轩辕招摇,举高十丈,天符地轴,入地十丈,令此地空闲。"[3]257 但是此处的"天符"应如龚居中《福寿丹书》中所说:"乃指圣人不传不形竹帛,名曰天符。"[4]53 是指天神的符书,与运气术语无涉。

运气术语中的"天符",自《内经》七篇大论之后,历代均有承继,所指含义也与大论所示相同。如宋《圣济总录》卷一:"太阳寒水司天,太阴湿土在泉,中见太羽水运。岁水太过,气化运行先天。太过而同天化,是谓天符,平水之岁也……岁行平水之化,天符为执法,邪或中之,民有卒急之病。《经》曰中执法者,其病速而危也。"[5]36,37

明清时期有大量著作使用"天符"这一术语,如明代汪机《运气易览》:"是谓当年之中,司天之气与中气运同者,命曰天符。符之为言,合也,天符共十二年。"[6]49 吴昆《素问吴注》:"运与司天之气相应而符合,故曰天符。"[7]284 万全《痘疹心法》:"六十年中,天符十二年:戊子、戊午、己丑、己未、戊寅、戊申、乙卯、乙酉、丙辰、丙戌、丁巳、丁亥。"[8]703 清代如《医门法律》[9]69《黄帝

内经素问直解》[10]453《冯氏锦囊秘录》[11]4《目经大成》[12]330《医学源流论》[13]54 等。

现代有关著作均沿用《内经》的记载,以"天符"作为主题词,如《中医药常用名词术语辞典》[14]34《中医基础理论术语》[15]86《中医大辞典》[16]194《中医辞海》[18]439《中国医学百科全书·中医学》[17]290《中医药学名词》[19]。在《中国中医药学术语集成·基础理论与疾病》[20]46 中,也是以"天符"作为主题词,但是文中称"异名有与天之会、执法、非位、应天",值得商榷。执法、非位、应天都出现在《内经》中,本文开头有引用。这几个词作为异名欠妥,由于"应天为天符",应天是对天符的一种补充说明,"天符为执法"是要联系文中的上下词来看,执法和后面的行令、贵人都是比喻的一种说法,"与天之会"在原文中也是"天之与会","非位"更是与天符不相关联,出自《素问·六微旨大论》"非位,岁不与会也",在运气术语中是指岁运不当其位。所以,这本辞典里的异名均不应该采纳。

五、文献辑录

《黄帝内经素问·天元纪大论》:"应天为天符,承岁为岁直,三合为治。"[1]249

"六微旨大论":"土运之岁,上见太阴;火运之岁,上见少阳、少阴;金运之岁,上见阳明;木运之岁,上见厥阴;水运之岁,上见太阳,奈何?岐伯曰天之与会也。故《天元册》曰天符。天符岁会何如?岐伯曰:太一天符之会也。帝曰:其贵贱何如?岐伯曰:天符为执法,岁位为行令,太一天符为贵人。"[1]266

"六元正纪大论":"五运行同天化者,命曰天符,余知之矣……戊子戊午太征上临少阴,戊寅戊申太征上临少阳,丙辰丙戌太羽上临太阳,如是者三。丁巳丁亥少角上临厥阴,乙卯乙酉少商上临阳明,己丑己未少宫上临太阴,如是者三。"[1]322

《黄帝内经》卷十九:"天气与运气相逢会也……详土运之岁,上见太阴,己丑、己未也。火运之岁,上见少阳,戊寅、戊申也。上见少阴,

戊子、戊午也。金运之岁，上见阳明，乙卯、乙酉也。木运之岁，上见厥阴，丁巳、丁亥也。水运之岁，上见太阳，丙辰、丙戌。"[2]142

《太平惠民和剂局方》卷九："或有东海神王，或有西海神王，或有南海神王，或有北海神王，或有日游将军，白虎夫人，远去十丈，轩辕招摇，举高十丈，天符地轴，入地十丈，令此地空闲。"[3]257

《圣济总录》卷一："太阳寒水司天，太阴湿土在泉，中见太羽水运。岁水太过，气化运行先天。太过而同天化，是谓天符，平水之岁也……岁行平水之化，天符为执法，邪或中之，民有卒急之病。《经》曰中执法者，其病速而危也。"[5]36,37

《运气易览》卷二："是谓当年之中，司天之气与中气运同者，命曰天符。符之为言，合也，天符共十二年。"[6]49

《痘疹心法》卷二："六十年中，天符十二年：戊子、戊午、己丑、己未、戊寅、戊申、乙卯、乙酉、丙辰、丙戌、丁巳、丁亥。"[8]703

《黄帝内经素问吴注·天元纪大论篇》："应天为天符，承岁为岁直，三合为治……运与司天之气相应而符合，故曰天符。"[7]284

《福寿丹书·附葛仙周天火候诀法》："乃指圣人不传不形竹帛，名曰天符。"[4]53

《医门法律》卷一："天有天符，岁有岁会，人得无人和乎？"[9]69

《黄帝素问直解》卷六："应天为天符，承岁为岁直，三合为治。承上文有余不足之意，而言六十岁之中，有天符、岁直、三合之年，则为平气，无有余无不足也。"[10]453

《冯氏锦囊秘录·杂证大小合参》凡例："至于婴儿，离先天不远，神气未固，感触尤易，故出痘者，必多于子午卯酉年，而病症多应于天符岁值所属，是以内集五运六气于中，幸毋迂视。"[11]4

《目经大成》卷三："所受胎毒，遇岁会、天符，天时亢热乘心，心热则散，一齐并发……谓非此血所致，何人人不免？必岁会、天符，气满则发，何里中传染无休？"[12]330

《医学源流论》卷下："其外又有南政、北政

之反其位，天符岁会三合之不齐，太过不及之异气。"[13]54

《中医药学名词》："天符……岁运之气与司天之气的五行属性相符合。"[19]19

《中医药常用名词术语辞典》："天符……运气术语。出《素问·六元正纪大论》。岁运之气与司天之气的五行属性相符合。六十年一周中，共有十二年为天符，即己丑、己未年，土运与太阴湿土司天之气同化；戊寅、戊申、戊子、戊午年，火运与少阳相火或少阴君火司天之气同化；丁巳、丁亥年，木运与厥阴风木司天之气同化；丙辰、丙戌年，水运与太阳寒水司天之气同化；乙卯、乙酉年，金运与阳明燥金司天之气同化。"[14]34

《中国医学百科全书·中医学》："天符，通主一年中运之气，与司天之气相符而同化的，即称作天符。《素问·天元纪大论》云：'应天为天符。'也就是指运气与司天之气相应而符合的意思。例如：己丑、己未年，己为阴土运，丑未均为太阴湿土司天，是五运的己土，与司天的丑未湿土相合，故为天符。戊寅、戊申、戊子、戊午四年，戊为阳火运，寅申为少阳相火司天，子午为少阴君火司天，是五运的戊火，与司天的寅申相火，子午君火相合。乙卯、乙酉年，乙为阴金运，卯酉为阳明燥金司天，是五运的乙金，与司天的卯酉燥金相合。丁巳、丁亥年，丁为阴木运，巳亥为厥阴风木司天，是五运的丁木，与司天的巳亥风木相合。丙辰、丙戌年，丙为阳水运，辰戌为太阳寒水司天，是五运的丙水与司天的辰戌寒水相合，都叫作天符年。故六十年中，凡此己丑、己未、戊寅、戊申、戊子、戊午、乙卯、乙酉、丁巳、丁亥、丙辰、丙戌十二年，都属于天符。"[17]290

《中医辞海》："天符……运气术语。指通主一年的中运之气与司天之气相符合的年份……《素问·六微旨大论》：'土运之岁，上见太阳；火运之岁，上见少阳、少阴；金运之岁，上见阳明；木运之岁，上见厥阴；水运之岁，上见太阳。天之与会也，故《天元册》曰天符。''上见'就是指司天之气。"[18]439

《中国中医药学术语集成·基础理论与疾病》："天符……【异名】与天之会(《中医大辞典》《素问》);执法(《中医大辞典》《素问》);非位(《中医大辞典》《素问》);应天(《中医大辞典》《素问》)【定义】岁运之气(中运)与司天之气五行属性相符合的同化关系(《中医大辞典》)。"[20]46

《中医大辞典》："天符……运气学说术语。指通主一年的中运之气与司天之气相符合的年份。《素问·六微旨大论》:'土运之岁,上见太阴;火运之岁,上见少阳、少阴;金运之岁,上见阳明;木运之岁,上见厥阴;水运之岁,上见太阳。天之与会也,故天元册曰天符。''上见'就是指司天之气,如'土运之岁,上见太阴',即己丑、己未年,己为土运,丑未值太阴司天,是为土湿同化之天符年。"[16]194

《中医基础理论术语》："天符……岁运之气与司天之气的五行属性相符合的运气同化,即每年的值年大运与同年的司天之气在五行属性上相同。"[15]86

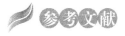参考文献

[1] 未著撰人.黄帝内经素问[M].北京:人民卫生出版社,2012:249,266,322.
[2] [唐]王冰注.黄帝内经[M].北京:中医古籍出版社,2003:142.
[3] [宋]太平惠民和剂局.太平惠民和剂局方[M].刘景源整理.北京:人民卫生出版社,2007:257.
[4] [明]龚居中.福寿丹书[M].何振中校注.北京:中国医药科技出版社,2012:53.
[5] [宋]赵佶.圣济总录[M].校点本.郑金生,汪惟刚,犬卷太一校点.北京:人民卫生出版社,2013:36,37.
[6] [明]汪机.运气易览[M].周国琪,李海峰校注.北京:中国中医药出版社,2016:49.
[7] [明]吴昆.黄帝内经素问吴注[M].2版.孙国中,方向红点校.北京:学苑出版社,2012:284.
[8] 万全.痘疹心法[M]//傅沛藩.万密斋医学全书.北京:中国中医药出版社,2015:703.
[9] [清]喻昌.医门法律[M].史欣德整理.北京:人民卫生出版社,2006:69.
[10] [清]高士宗.黄帝内经素问直解[M].孙国中,方向红点校.北京:学苑出版社,2011:453.
[11] [清]冯兆张.冯氏锦囊秘录[M].田思胜,马梅青,尹桂平,等校注.北京:中国医药科技出版社,2011:4.
[12] [清]黄庭镜.目经大成[M].李怀芝,郭君双,郑金生整理.北京:人民卫生出版社,2006:330.
[13] [清]徐大椿.医学源流论[M].万芳整理.北京:人民卫生出版社,2007:54.
[14] 李振吉.中医药常用名词术语辞典[M].北京:中国中医药出版社,2001:34.
[15] 中华人民共和国国家质量监督检验检疫总局,中国国家标准化管理委员会.中医基础理论术语(GB/T 20348—2006)[M].北京:中国标准出版社,2006:86.
[16] 李经纬,余瀛鳌,蔡景峰,等.中医大辞典[M].北京:人民卫生出版社,2004:194.
[17] 《中医学》编辑委员会.中医学[M]//钱信忠.中国医学百科全书.上海:上海科学技术出版社,1997:290.
[18] 袁钟,图娅,彭泽邦,等.中医辞海:上册[M].北京:中国医药科技出版社.1999:439.
[19] 中医药学名词审定委员会.中医药学名词[M].北京:科学出版社,2005:19.
[20] 宋一伦,杨学智.基础理论与疾病[M]//曹洪欣,刘保延.中国中医药学术语集成.北京:中医古籍出版社,2005:46.

(李琳珂)

天人相应

tiān rén xiāng yìng

一、规范名

【汉文名】天人相应。

【英文名】 correspondence between human and nature。

【注释】强调人对自然的依存与适应关系。

二、定名依据

"天人相应"之名最早见于明代汪宦的《脉理集要》,虽此前尚有"人与天地相参""人与天地相应""人与天地同流""人与天地同一气""人与天地同一橐龠"等类似概念,但根据名词术语定名的简洁性原则,"天人相应"更简短,适合作为正名。

自明代汪宦的《脉理集要》提出"天人相应"之名,其后历代著作多有沿用,如明代《脉理集要》,清代《医学源流论》《达摩洗髓易筋经》《景景室医稿杂存》等。

现代相关著作,如辞书类著作《中医大辞典》《中医药常用名词术语辞典》《中医辞海》以及《中国中医药学术语集成·基础理论与疾病》国标《中医基础理论术语》和全国高等中医药院校规划教材《中医基础理论》等均以"天人相应"作为规范名,同时,已经广泛应用于中医药学文献标引和检索的《中国中医药学主题词表》也以"天人相应"作为正式主题词,仅《中国医学百科全书·中医学》将"人与天地相应"作为正名记载,但根据名词术语定名的简洁性原则,与"天人相应"相较,该词显然不符。总体而言,现代大部分著作将"天人相应"作为规范名,因此将"天人相应"作为规范名,符合术语定名的约定俗成原则。

我国 2005 年出版的全国科学技术名词审定委员会审定公布的《中医药学名词》已以"天人相应"作为规范名,所以"天人相应"作为规范名也符合术语定名的协调一致原则。

三、同义词

未见。

四、源流考释

"天人相应"的相关概念最早见于《内经》,如《灵枢经·邪客》曰:"黄帝问于伯高曰:愿闻人之肢节,以应天地奈何?伯高答曰:天圆地方,人头圆足方以应之……地有山石,人有高骨。地有林木,人有募筋……地有四时不生草,人有无子。此人与天地相应者也。"[1]116《灵枢经·邪客》中"人与天地相应"不仅说明了人身与自然界的事物相对应关系,也指出了人与自然是一个整体,人直接或间接地受到自然界的影响。《黄帝内经素问·咳论》曰:"人与天地相参,故五藏各以治时感于寒则受病,微则为咳,甚则为泄为痛。乘秋则肺先受邪,乘春则肝先受之,乘夏则心先受之,乘至阴则脾先受之,乘冬则肾先受之。"[2]61 此"人与天地相参"指人身五脏与四季相对应,人体发病受到不同季节的影响,"人与天地相参"与"人与天地相应"系"天人相应"概念的最早出处。

唐代,杨上善《黄帝内经太素》卷二十八将《内经》"人与天地相参也,与日月相应也"解释为:"人之身也,与天地形象相参。身盛衰也,与日月相应也。"[3]531 从杨上善的注释中不难看出,"人与天地相参"不仅指人身与天地形质上的对应,人身体的阴阳盛衰也与自然界的日月相呼应,"人与天地相参"即指"天人相应"。

宋代,赵佶《圣济总录》卷三十七曰:"人与天地同流,通万物一气,故有感于山川毒厉之气而为病者,瘴疟是也。"[4]439 "人与天地同流,通万物一气"指人处于自然界中,与自然万物呼吸同样的空气,说明了人与自然是一个整体,人类的生存依赖自然界的空气,与"天人相应"的概念相同。

元代,《阴证略例》及《格致余论》中记载有"天人相应"的相关概念,如王好古《阴证略例·海藏治验录》曰:"人与天地同一气耳。阳病昼剧而夜宁,阴病夜剧而昼宁,各从其类而化也。"[5]85 根据中医基础理论,人身有阴阳,自然界也有阴阳,阳病与白昼皆属于阳,阴病与黑夜均属于阴,同气相求,则表现为"阳病昼剧而夜宁,阴病夜剧而昼宁"[5]85,人身阴阳发病分别受到与自然界的夜晚与白天的影响,因此"人与天地同一气"指人与自然是一个整体,人的疾病的发展受昼夜交替的影响。这里不仅仅体现了人对于自然的依存性，也体现了人对自然的适应性，即人身阴阳随昼夜的变化。虽然此处的适应性对人体并不都是有利的，所以"人与天地同一气"与本名词概念相同。朱震亨的《格致余论·夏月伏阴在内论》曰："天地以一元之气化生万物。根于中者，曰神机；根于外者，曰气血。万物同此一气，人灵于物，形与天地参而为三者，以其得气之正而通也。故气升亦升，气浮亦浮，气降亦降，气沉亦沉。人与天地同一橐龠。"[6]11 人身与天地相对应，人身之气与天地之气相通，人身之气随天地之气或升或浮或降或沉，"橐龠"指风箱，这里的"人与天地同一橐龠"比喻人与自然同造化，相和谐，实际即是指"天人相应"。

明清时期，明代汪宦的《脉理集要》首见"天人相应"之名。《脉理集要·政脉》曰："南北之政，先立其年，十分五运，支立司天……北政四运，面北行政，少阴司天，两尺不应，少阴在泉，两寸不应，左右同前，天人相应，故脉沉细，或无俱顺，诸脉不应，反较诊之。"[7]32,33 自然界的五运六气对应人的三关寸关尺之脉象，说明人体受自然界的环境变化的影响，脉象是其反映的外在表现。其后清代《医学源流论》[8]51《达摩洗髓易筋经》[9]26 以该词为规范名沿用，概念与本术语一致。

民国时期，陆晋笙的《景景室医稿杂存》[10]1731 沿用汪宦的《脉理集要》"天人相应"之名。如《景景室医稿杂存》曰："论人生体气实分四种……或曰：'信如子方，表里何以分乎？'曰：'表邪必有发热恶寒，或更头痛身痛见证，本无寒热而忽患寒热，本不头痛身痛而忽患头痛身痛，与内伤之时愈时发素有是疾者不同，知为外感。而欲知所感何邪，仍可于上四者辨之，天人相应，气自感召，体寒者易感寒，体热者易感热，体燥者易感燥，体湿者易感湿，内外本相因也，再参时令，再参天气，再参汗渴，病能遁情耶？'"[10]1731 同气相求，人身感受外邪的性质不仅与其自身体质寒热燥湿相适应，还有"内外本相因"，其感受外邪的性质也受时令、天气的影响，这都是人与自然相适应、相依存的结果，此处"天人相应"与本术语概念相同。

现代有关著作均沿用《脉理集要》的记载，以"天人相应"作为规范名，如《中国中医药学术语集成·基础理论与疾病》[11]44《中医大辞典》[12]199《中国中医药学主题词表》[13]880、国标《中医基础理论术语》[14]1《中医基础理论》[15]8《中医药常用名词术语辞典》[16]34《中医药学名词》[17]15，同时以"人与天地相应"作为"天人相应"的古称，如《中国医学百科全书·中医学》："人与天地相应'天地'，即指整个自然界。人类生活在自然界，自然界存在着人类赖以生存的必要条件。所谓'相应'，即是说自然界的运动变化，常常直接或间接地影响着人体，而人体受自然界的影响，也必然相应地产生生理上的适应或病理上的反应。因此，'人与天地相应'，实质上是说人与自然也具有不可分割的整体联系。"[18]264

总之，"天人相应"之名最早见于明代汪宦的《脉理集要》，此前尚有"人与天地相应"（《灵枢·邪客》）、"人与天地相参"（《素问·咳论》）、"人与天地同流"（《圣济总录》）、"人与天地同一气"（《阴证略例》）、"人与天地同一橐龠"（《格致余论》）等词与本名词概念相同，这些词在古代是异形词，均指"天人相应"。

五、文献辑录

《灵枢经·邪客》："黄帝问于伯高曰：愿闻人之肢节，以应天地奈何？伯高答曰：天圆地方，人头圆足方以应之……地有山石，人有高骨。地有林木，人有募筋……地有四时不生草，人有无子。此人与天地相应者也。"[1]116

《黄帝内经素问·咳论》："人与天地相参，故五藏各以治时感于寒则受病，微则为咳，甚则为泄为痛。乘秋则肺先受邪，乘春则肝先受之，乘夏则心先受之，乘至阴则脾先受之，乘冬则肾先受之。"[2]61

《黄帝内经太素》卷二十八："黄帝曰：可得闻乎？少师曰：人与天地相参也，与日月相应也。（人之身也，与天地形象相参。身盛衰也，与日月相应也。）"[3]531

《圣济总录·瘴疟》卷三十七："论曰：人与天地同流，通万物一气，故有感于山川毒厉之气而为病者，瘴疟是也。以其寒热时作，与疟同类，故谓之瘴疟。传谓两山夹水多疟，盖阴气多而阳气少，则易为寒热之疾故也。"[4]439

《阴证略例·海藏治验录》："宝丰弋唐臣，时始冠，平日饮食嗜冷，久遂成阴证，脉迟七八至一止，二三日后脉仅三至……余曰：人与天地同一气耳。阳病昼剧而夜宁，阴病夜剧而昼宁，各从其类而化也。"[5]85

《格致余论·夏月伏阴在内论》："天地以一元之气化生万物。根于中者，曰神机；根于外者，曰气血。万物同此一气，人灵于物，形与天地参而为三者，以其得气之正而通也。故气升亦升，气浮亦浮，气降亦降，气沉亦沉。人与天地同一橐籥。"[6]11

《脉理集要·政脉》："南北之政，先立其年，十分五运，支立司天……北政四运，面北行政，少阴司天，两尺不应，少阴在泉，两寸不应，左右同前，天人相应，故脉沉细，或无俱顺，诸脉不应，反较诊之。"[7]32,33

《医学源流论》卷下："邪说之外，有欺人之学，有耳食之学……如近人所谈司天运气之类是也。彼所谓司天运气者，以为何气司天，则是年民当何病。假如厥阴司天，风气主之，则是年之病，皆当作风治。此等议论，所谓耳食也。盖司天运气之说，黄帝不过言天人相应之理如此，其应验先候于脉。"[8]51

《达摩洗髓易筋经·运气说》："修养必先运气者，盖以气为精神枢纽……一经二气运行，分阴分阳，终无天昏地惨，天崩地裂之变，久仍归于阴阳平而四时和也。天地之气，岂自开辟，即失其常哉。亦由人心不古，呼吸达天，天人相应，积而生变，所以上古天时与晚近不同。"[9]26

《景景室医稿杂存》："或曰：'信如子方，表里何以分乎？'曰：'表邪必有发热恶寒，或更头痛身痛见证，本无寒热而忽患寒热，本不头痛身痛而忽患头痛身痛，与内伤之时愈时发素有是疾者不同，知为外感。而欲知所感何邪，仍可于上四者辨之，天人相应，气自感召，体寒者易感寒，体热者易感热，体燥者易感燥，体湿者易感湿，内外本相因也，再参时令，再参天气，再参汗渴，病能遁情耶？"[10]1731

《中国医学百科全书·中医学》："人与天地相应……'天地'，即指整个自然界。人类生活在自然界，自然界存在着人类赖以生存的必要条件。所谓'相应'，即是说自然界的运动变化，常常直接或间接地影响着人体，而人体受自然界的影响，也必然相应地产生生理上的适应或病理上的反应。因此，'人与天地相应'，实质上是说人与自然也具有不可分割的整体联系。"[18]264

《中医药常用名词术语辞典》："天人相应……整体观念。源《素问·咳论》《灵枢·经水》《灵枢·岁露》《灵枢·邪客》人对自然界的依赖与适应关系。天，指自然界。人与自然是一个统一的整体，人是自然万物之一，赖大自然而生存。自然界的变化，可直接或间接地影响人体而产生相应的变化。人犹一小天地，与自然界遵循着同一变化规律。中医学的这一基本观点，贯穿于生理、病机、诊断、治疗、养生诸方面。参见人与天地相参条。"[16]34

《中医大辞典》："天人相应：指人对天地自然的依循与适应关系，是指导中医学术的基本观念之一。《灵枢·邪客》：'此人与天地相应者也。'或如《素问·宝命全形论》所述：'人以天地之气生，四时之法成。'均说明人与自然的关系非常密切。其基本观点有二：一是人的生命活动必须与天地自然的阴阳变化相适应，能适应则健康，不适应行为病；二是人体内部的生理活动和病理变化与天地自然的变化有相类似、可类比之处，因此可以通过研究天地自然的现象来推论和阐明人体的生理和病理变化。在这种观点指导下,诊治疾病必须重视天时地理环境对人体生理、病理的影响,提出因时、因地制宜和辨证论治的原则。"[12]199

《中医药学名词》:"天人相应……强调人对自然的依存与适应关系。"[17]15

《中国中医药学术语集成·基础理论与疾病》:"天人相应:人体脏腑生成、气血变化等与自然界天象、时令、物候、八风、九野、山川、音律等存在着相合、感应的规律。"[11]44

《中医基础理论术语》:"天人相应……天人相参……人与自然密切关联的学术思想。"[14]1

《中国中医药学主题词表》:"天人相应……属整体观强调人对自然的依存与适应关系。"[13]880

《中医基础理论》:"天人相应……人类生活在自然界,自然界存在着人类赖以生存的必要条件,如阳光、空气、水、土壤。当自然环境发生变化,其相关因素又可直接或间接地影响人体的生命活动。这种人与自然的依存与适应关系就称为'天人相应'。"[15]8

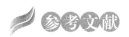

参考文献

[1] 未著撰人.灵枢经[M].史崧重编.南宁:广西科学技术出版社,2016:116.

[2] 未著撰人.黄帝内经素问[M].傅景华,陈心智点校.北京:中医古籍出版社,1997:61.

[3] [唐]杨上善.黄帝内经太素[M].北京:人民卫生出版社,1965:531.

[4] [宋]赵佶.圣济总录校注:上册[M].王振国,杨金萍主校.上海:上海科学技术出版社,2016:439.

[5] [元]王好古.阴证略例[M].王英主校.北京:中国中医药出版社,2008:85.

[6] [元]朱震亨.格致余论[M].刘更生点校.天津:天津科学技术出版社,2000:11.

[7] [明]汪宦.脉理集要[M].范欣生点校.上海:上海科学技术出版社,2004:32,33.

[8] [清]徐灵胎.医学源流论[M].刘洋校注.北京:中国中医药出版社,2008:51.

[9] [清]项扬惠,等.达摩洗髓易筋经[M].北京:科学技术文献出版社重庆分社,1990:26.

[10] [民国]陆晋笙.景景室医稿杂存[M]//沈洪瑞,梁秀清.中国历代名医医话大观:下册.太原:山西科学技术出版社,1996:1731.

[11] 宋一伦,杨学智.基础理论与疾病[M]//曹洪欣,刘保延.中国中医药学术语集成.北京:中医古籍出版社,2005:44.

[12] 李经纬,余瀛鳌,蔡景峰,等.中医大辞典[M].北京:人民卫生出版社,2004:199.

[13] 吴兰成.中国中医药学主题词表[M].北京:中医古籍出版社,2008:880.

[14] 中华人民共和国国家质量监督检验检疫总局,中国国家标准化管理委员会.中医基础理论术语(GB/T 20348—2006)[M].北京:中国标准出版社,2006:1.

[15] 王键.中医基础理论[M].北京:中国中医药出版社,2016:8.

[16] 李振吉.中医药常用名词术语辞典[M].北京:中国中医药出版社,2001:34.

[17] 中医药学名词审定委员会.中医药学名词[M].北京:科学出版社,2005:15.

[18] 《中医学》编辑委员会.中医学[M]//钱信忠.中国医学百科全书.上海:上海科学技术出版社,1997:264.

(陈玉飞　范中华　邢铭瑞)

1·023

元 气

yuán qì

一、规范名

【中文名】元气。

【英文名】primordial qi。

【注释】 禀于先天,藏于肾中,又赖后天精气以充养,维持人体生命活动的基本物质与原动力,主要功能是推动人体的生长和发育,温煦和激发脏腑、经络等组织、器官的生理功能。

二、定名依据

"元气"作为本词名称始见于《难经》。虽此前或同书中尚有相关术语"原气""本元""真气"等，但"元气"与"原气"比较更符合简明性原则，"元气"与"本元"比较更符合系统性原则，"元气"与"真气"比较更能表达出该词的本质含义属性。以"元气"作为规范名更符合科学性原则。

自《难经》提出"元气"之名，其后历代的著作多有沿用，如晋代葛洪《肘后备急方》，唐代孙思邈《备急千金要方》，宋代王怀隐《太平圣惠方》，金代刘完素《素问玄机原病式·六气为病》，元代朱丹溪《丹溪心法》，明代李时珍《本草纲目》、张介宾《类经》，清代喻昌《医门法律》、吴鞠通《温病条辨》等均以"元气"为正名。这些著作均为历代的重要著作，对后世有较大影响。所以"元气"作为规范名便于达成共识，符合术语定名的约定俗成原则。

现代相关著作中，国家标准《中医基础理论术语》等权威著作均以"元气"为正名，辞书类著作《中医大辞典》《中医辞海》及《中国医学百科全书·中医学》《中国中医药学术语集成·基础理论与疾病》也以"元气"为正名。普通高等教育中医药类规划教材《中医基础理论》等均以"元气"为正名。已经广泛应用于中医药学文献标引和检索的《中国中医药学主题词表》也以"元气"为正名。这些均说明"元气"作为规范名已成为共识。

我国2005年出版的全国科学技术名词审定委员会审定公布的《中医药学名词》已以"元气"作为规范名，所以"元气"作为规范名也符合术语定名的协调一致原则。

三、同义词

【又称】"原气"（《难经·三十六难》）。

【曾称】"本元"；"真气"（《内经》）。

四、源流考释

元气为以先天之精气为基础，赖后天精气以充养，而根源于肾之气。包括元阴之气、元阳之气。在《内经》中，虽然无"元气"之词，但是有"本元""真气"之说，如《素问·刺法论》："故要修养和神也，道贵常存，补神固根，精气不散，神守不分，然即神守而虽不去，亦能全真，人神不守，非达至真，至真之要，在乎天玄，神守天息，复入本元，命曰归宗。"[1]470《素问·上古天真论》："夫上古圣人之教下也，皆谓之虚邪贼风，避之有时，恬惔虚无，真气从之，精神内守，病安从来。"[1]1"本元"与"真气"意义可以理解为与元气相同，指的是根源于肾之气。

有关"元气"之名的记载始见于《难经》，称为"元气"或"原气"，如《难经·十四难》："上部有脉，下部无脉，其人当吐，不吐者死。上部无脉，下部有脉，虽困无能为害。所以然者，人之有尺，譬如树之有根，枝叶虽枯槁，根本将自生。脉有根本，人有元气，故知不死。"[2]7 又如《难经·三十六难》："肾两者，非皆肾也。其左者为肾，右者为命门。命门者，诸神精之所舍，原气之所系也；男子以藏精，女子以系胞。故知肾有一也。"[2]21 此书为"元气""原气"一词的最早出处。这里"元气"比作脉之根本，树之根，是发源于肾之气。命门是"原气"所维系的地方，表明"原气"也与肾密切相关，可见二词含义相同。

其后的相关著作记载本词有的沿用"元气"的名称，如晋代葛洪《肘后备急方》卷四："《经验方》，治脾元气发歇，痛不可忍者。"[3]10 唐代杨上善《黄帝内经太素》卷八："气虚则肩背痛寒，盛气冲满，肩背痛也，肩背元气虚而痛也。"[4]161 其他著作尚有唐代孙思邈《备急千金要方》[5]789，宋代王怀隐《太平圣惠方》[6]220、唐慎微《证类本草》[7]742，金代刘完素《素问玄机原病式》[8]169、张子和《儒门事亲》[9]55，元代朱丹溪《丹溪心法》卷[10]137，明代徐春甫《古今医统大全》[11]509、李时珍《本草纲目》[12]56、张介宾《类经》[13]5，清代喻昌

《医门法律》[14]60、吴鞠通《温病条辨》[15]245 等。

有的称本词为"原气",如魏晋王叔和《脉经》卷四:"肾间动气,谓左为肾,右为命门,命门者,精神之所舍,原气之所系也,一名守邪之神。以命门之神固守,邪气不得妄入,入即死矣。此肾气先绝于内,其人便死。其脉不复,反得动病也。"[16]67 唐代杨上善《黄帝内经太素》卷三:"肉之大会为谷,小会为溪。肉分之间,溪骨之会,肾间动气为原气,在溪谷间,故冬病在也。"[4]131 其他著作还有元代滑寿《难经本义》[17]135,明代朱橚《普济方》[18]405、张介宾《类经》[13]74,清代喻昌《医门法律》[14]52、沈金鳌《杂病源流犀烛》[19]168 等。

有的称本词为"本元",如明代张介宾《类经》卷一:"设使天不藏德,自专其明,是大明见则小明灭,日月之光隐矣,昼夜寒暑之令废,而阴阳失其和矣……此所以大明之德不可不藏也。所喻之意,盖谓人之本元不固,发越于外而空窍疏,则邪得乘虚而害之矣。空,孔同。"[13]5 其他著作还有明代朱橚《普济方》[18]3458、张介宾《景岳全书》[20]461、李中梓《医宗必读》[21]5,清代张璐《张氏医通》[22]238、冯兆张《冯氏锦囊秘录》[23]156、沈金鳌《杂病源流犀烛》[19]297 等。

有的称本词为"真气",如唐代杨上善《黄帝内经太素》卷第二:"顺养……寒温中适,故气将持,乃不致邪僻(五脏之中和适,则其真气内守,外邪不入,病无由生)。"[4]105 其他著作还有隋代巢元方《诸病源候论》[24]2,唐代孙思邈《备急千金要方》[5]613、王焘《外台秘要》[25]42,宋代王衮《博济方》[26]3、陈师文等《太平惠民和剂局方》[27]20,元代滑寿《难经本义》[17]234,明代张介宾《类经》[13]8,清代高世栻《黄帝素问直解》[28]2 等。

现代文献记载的"元气""原气""真气""本元"概念不完全相同。大概有以下几种情况:① 有以"原气"为正名的,把"元气"作为又称的。如《中医大辞典》:"原气亦称元气。包括元阴和元阳之气。"[29]1230 ② 有的将"原气"与"真气""元气"统称,如《中医药学常用名词术语辞典》:"原气……出《难经·三十六难》。又名元气、真

气。"[30]306 ③ 但也有人认为,元气不应与真气混称,元气属于真气的下位概念,如《中医基础理论》(李德新):"人体之气的真气是先天之气和后天之气的统称,元气属于真气的下位概念,不应与真气混称。"[31]45 ④ 有的作者认为元气是真气的一部分,如《中医药学名词》:"真气由先天元气与后天水谷之精气结合而化生,为维持全身组织、器官生理功能的基本物质与活动能力。"[32]27 ⑤ 有的认为"本元"即"元气",如《中医大辞典》:"本元,出《素问遗篇·刺法论》。即元气。"[29]206

现今大多以"元气"作为本词正名,如国家规范或标准类著作《中医药学名词》[32]27《中医基础理论术语》[33]34,辞书类著作《中医大辞典》[29]427《中医辞海》[34]417《中医药学常用名词术语辞典》[30]306,及《中国医学百科全书·中医学》[35]58《中国中医药学术语集成·基础理论与疾病》[36]39 等。此外,普通高等教育中医药类规划教材《中医基础理论》[37]135 和已经广泛应用于中医药学文献标引和检索的《中国中医药学主题词表》[38]1247 也以"元气"为正名。

五、文献辑录

《素问·刺法论遗》:"故要修养和神也,道贵常存,补神固根,精气不散,神守不分,然即神守而虽不去,亦能全真,人神不守,非达至真,至真之要,在乎天玄,神守天息,复入本元,命曰归宗。"[1]1

《素问·上古天真论》卷一:"夫上古圣人之教下也,皆谓之虚邪贼风,避之有时,恬惔虚无,真气从之,精神内守,病安从来。"[1]470

《难经·十四难》:"上部有脉,下部无脉,其人当吐,不吐者死。上部无脉,下部有脉,虽困无能为害。所以然者,人之有尺,譬如树之有根,枝叶虽枯槁,根本将自生。脉有根本,人有元气,故知不死。"[2]7

"三十六难":"肾两者,非皆肾也。其左者为肾,右者为命门。命门者,诸神精之所舍,原气之所系也;男子以藏精,女子以系胞。故知肾有一也。"[2]21

《肘后备急方》卷四："《经验方》，治脾元气发歇，痛不可忍者。"[3]10

《脉经》卷四："肾间动气，谓左为肾，右为命门，命门者，精神之所舍，原气之所系也，一名守邪之神。以命门之神固守，邪气不得妄入，人即死矣。此肾气先绝于内，其人便死。其脉不复，反得动病也。"[16]67

《诸病源候论》卷之一："风偏枯者，由血气偏虚，则腠理开，受于风湿，风湿客于半身，在分腠之间，使血气凝涩，不能润养，久不瘥，真气去，邪气独留，则成偏枯。其状半身不遂，肌肉偏枯，小而痛，言不变，智不乱是也。邪初在分腠之间，宜温卧取汗，益其不足，损其有余，乃可复也。"[24]2

《黄帝内经太素》卷二："寒温中适，故气将持，乃不致邪僻（五脏之中和适，则其真气内守，外邪不入，病无由生）。"[4]105

卷三："肉之大会为谷，小会为溪。肉分之间，溪骨之会，肾间动气为原气，在溪谷间，故冬病在也。"[4]131

卷八："气虚则肩背痛寒，盛气冲满，肩背痛也，肩背元气虚而痛也。"[4]161

《备急千金要方》卷二十一："地黄丸……论曰：凡人生放恣者众，盛壮之时，不自慎惜，快情纵欲，极意房中，渐至年长，肾气虚竭，百病滋生。又年少惧不能房，多服石散，真气既尽。"[5]613

卷二十七："凡气冬至起于涌泉，十一月至膝，十二月至股，正月至腰，名三阳成。二月至膊，三月至项，四月至顶。纯阳用事，阴亦仿此。故四月、十月不得入房，避阴阳纯用事之月也。每冬至日于北壁下厚铺草而卧，云受元气。每八月一日以后，即微火暖足，勿令下冷无生意，常欲使气在下，不欲泄于上。"[5]789

《外台秘要》卷二："病源其人血气先虚，复为虚邪所中，发汗吐下之后，经络俱损伤，阴阳竭绝，热邪始散，真气尚少，五脏犹虚，谷神未复，无津液以荣养，故虚羸而生病焉。"[25]42

《太平圣惠方》卷七："夫肾脏者，元气之根，

神精所舍。若其气虚弱，则阴气有余，阳气不足。故令心悬少气，小腹胀急，目视昏暗，耳无所闻，腰脚酸疼，心胸满闷，喜恐多唾，小便滑数，嗜卧无力，则是肾气不足之候也。"[6]220

《博济方》卷一："沉香散……治伤寒呕，结痞，心胸真气虚弱，脉息沉细，正气补元夺命。"[26]3

《证类本草》卷三十："老鸦眼睛草……生江湖间。味甘，性温，无毒。治风，补益男子元气，妇人败血。"[7]742

《太平惠民和剂局方》卷二："人参养胃汤治外感风寒，内伤生冷，憎寒壮热，头目昏疼，肢体拘急，不问风寒二证及内外之殊，均可治疗。先用厚被盖睡，连进此药数服，以薄粥汤之类佐之，令四肢微汗涓涓然。俟汗干，则徐徐去被，谨避外风，自然解散。若原自有汗，亦须温润以和解之；或有余热，则以参苏饮款款调之；或尚头疼，则以浓煎生姜葱白汤下如圣饼子。三证既除，则不必服药，但节其饮食，适其寒温，自然平治。大抵感冒，古人不敢轻发汗者，止由麻黄能开腠理，用或不能得其宜，则导泄真气，因而致虚，变生他证。"[27]20

《素问玄机原病式·六气为病》："夫太乙天真元气，非阴非阳，非寒非热也。是以精中生气，气中生神，神能御其形也。由是精为神气之本！形体之充固，则众邪难伤，衰则诸疾易染，何止言元气虚而为寒尔！"[8]169

《儒门事亲》卷二："当先固其元气，元气实，邪自去。"[9]55

《难经本义》卷上："肾间动气，人所得于天以生之气也。肾为子水，位乎坎，北方卦也，乃天一之数，而火木金土之先也。所以为生气之原，诸经之根本，又为守邪之神也。原气胜则邪不能侵，原气绝则死，如木根绝而茎叶枯矣。故寸口脉平而死者，以生气独绝于内也。"[17]135

卷下："六十难曰：头心之病，有厥痛，有真痛，何谓也？然：手三阳之脉，受风寒，伏留而不去者，则名厥头痛。详见《灵枢》二十四篇厥逆也。入连在脑者，名真头痛。真头痛，其痛甚，脑

尽痛,手足青至节,死不治。盖脑为髓海,真气之所聚,卒不受邪,受邪则死。其五脏气相干,名厥心痛。"[17]234

《丹溪心法》卷三:"水肿者,通身皮肤光肿如泡者是也,以健脾渗水利小便,进饮食,元气实者可下。"[10]137

《普济方》卷十六:"朱砂安神丸治心神烦乱,怔忪不安,兀兀欲吐,胸中气乱而热,有似懊憹之状。皆膈上血中伏火,蒸蒸而不安,宜从权衡。法以镇阴火之浮行,以养上焦原气,茯苓菖蒲丸治心气不足。"[18]405

卷二百二十五:"夫血气者人之神,所以荣养于一身。而肾为之本,若本元充实,则精与神相感,血与气通流,内有所守,病安从来,或乖将慎本脏虚损,则气血从之,动辄生疾。故有因虚而为风,因虚而成积,或耳目不能聪明,或腰膝不能轻利,或为癫冷,或为诸劳。宜有方剂以补益之,方大沉香丸出德生堂。"[18]3458

《古今医统大全》卷八:"人之元气强壮,荣卫和平,腠理致密,外邪焉能为害?"[11]509

《本草纲目·主治第三卷》:"人参(补元气,定魂魄,止烦躁,生津液,消痰)。"[12]56

《类经》卷一:"设使天不藏德,自专其明,是大明见则小明灭,日月之光隐矣,昼夜寒暑之令废,而阴阳失其和矣。此所以大明之德不可不藏也。所喻之意,盖谓人之本元不固,发越于外而空窍疏,则邪得乘虚而害之矣。空,孔同。"[13]5
"神有元神,气有元气,精得无元精乎?盖精依气生,精实而气融,元精失则元气不生,元阳不见,元神见则元气生,元气生则元精产。此言元精元气元神者,求精气神于化生之初也。"[13]74

卷二:"水为阴,火为阳,(水润下而寒,故为阴。火炎上而热,故为阳)……味归形,形归气,(归,依投也。五味生精血以成形,故味归于形。形之存亡,由气之聚散,故形归于气。)气归精(气者,真气也,所受于天,与谷气并而充身者也。人身精血,由气而化,故气归于精),精归化。"[13]8

卷六:"邪脉干肾,肾气必衰,其色黄赤,为火

土有余而肾水不足,故病腰如折也。若其哭散,肾气本虚,肾主水以生化津液,今肾气不化,故病少血。本原气衰,故令不能遽复。"[13]5

《景岳全书·卷之三十九人集》:"凡属太过,皆能生火。火盛于内,多见潮热内热,烦渴喜冷,或头痛多汗,便实尿赤,及血热妄行,但无表证,脉见缓滑不紧而发热者,便是火证,宜清化饮、保阴煎之类主之。若本元不虚,或火之甚而势之急者,即徙薪饮、抽薪饮亦所常用,不必疑也。"[20]461

《医宗必读》卷一:"病伤犹可疗,药伤最难医。故夫其难其慎,属诸司命,临症之顷,宜加战兢。若执成方,或矜家秘,惟知尽剂,不顾本元,惟知古法,不审时宜;皆读书而过,未窥元会运世之微者也。"[21]5

《医门法律》卷一:"三焦取火能腐物之义,火之性自下而上。三焦者,始于原气,出于中脘,散于膻中,皆相火之自下而上也。其曰上焦主纳而不出,下焦主出而不纳,其纳其出,皆系乎中焦之腐熟,焦之为义可见矣。"[14]52

卷二:"人身血肉之躯,皆阴也。父母媾精时,一点真阳,先身而生,藏于两肾之中,而一身之元气,由之以生,故谓生气之原。"[14]60

《张氏医通》卷九:"金太傅孙古修,误服伏火丹砂,中毒。恳治于石顽。察其本元素亏,近因虚火上炎,吞下肿胀,延及两颐。"[22]238

《冯氏锦囊秘录·杂症大小合参卷五》:"治法凡当邪气盛时,暂为清理,以衰其邪,即《内经》夺食之意。及其稍缓,便培本元,调和气血。"[23]156

《黄帝素问直解》卷一:"夫上古圣人之教下也,皆谓之虚邪贼风,避之有时,恬惔虚无,真气从之,精神内守,病安从来?惔,憺同。上古圣人,恐人为外邪所侵,故教下也。凡四时不正之气,皆谓之虚邪贼风,教其避之有时,其心则恬憺虚无,而本元之真气从之,不竭其精,时御其神,则精神内守,外知所避,内得其守,病安从来?"[28]2

《杂病源流犀烛》卷十一:"人身阴阳原气,皆起于下。《经》曰:广明之后,即为太冲。太冲

之地,属之少阴,少阴之前,乃为厥阴。其部有血海,尝与太冲腾精气而上,灌渗阴阳。可知元气固起于下,精气亦起于下矣。"[19]168

卷十七:"俗谓之心嘈,似饥不饥,似痛不痛,而有懊憹不自宁之况,其症或兼嗳气,或兼痞满,渐至胃脘作痛,皆痰火为患也,治法以半夏、橘红辈消其痰,芩、连、石膏、山栀、知母辈降其火,二术、芍药辈健脾行湿,壮其本元则安。"[19]297

《温病条辨》卷三:"若白虎则地兽之灵,得风从而其威愈震,亦不易制伏之物。况里热已极,津液垂亡,元气所存无几,而领西方之肃杀以入胃中,能无虑乎?"[15]245

《中国医学百科全书·中医学》:"元气又称'原气'。原,亦最初之义,故元气即是先天之气。它是人体中最重要、最基本的一种气,是生命活动的原动力,故称原气。"[35]58

《中医药学常用名词术语辞典》:"原气……出《难经·三十六难》。又名元气、真气。人体最基本、最重要的根源于肾的气。由先天之精所化,为人体最本原之气。原气以先天之精为基础,又赖后天之精的不断充养。根源于肾,以三焦为通道循行周身,内而五脏六腑,外而肌肤腠理。具有激发脏腑经络等组织器官生理功能,及推动人体生长、发育、生殖等作用,是人体生命活动的原动力。"[30]306

《中国中医药学主题词表》:"元气……原气。"[38]1247

《中医大辞典》:"本元:出《素问遗篇·刺法论》。即元气。详该条。"[29]206 "原气亦称元元气。包括元阴和元阳之气。禀受于先天而赖后天荣养而滋生,由先天之精所化,故名。它发源于肾(包括命门),藏于丹田,借三焦之道,通达全身,推动五脏六腑等一切器官组织的活动,为生化动力的泉源。《难经·三十六难》:'命门者,诸精神之所舍,原气之所系也。'"[29]427 "元气:即原气。详该条。"[29]1230

《中医药学名词》:"元气又称'原气'。禀于先天,藏于肾中,又赖后天精气以充养,维持人

体生命活动的基本物质与原动力,主要功能是推动人体的生长和发育,温煦和激发脏腑、经络等组织、器官的生理功能。"[32]27

《中医药学名词》:"真气由先天元气与后天水谷之精气结合而化生,为维持全身组织、器官生理功能的基本物质与活动能力。"[32]27

《中医辞海》:"元气……又称原气。指人体诸脏腑经络、气血精神等所有生命活动的根本动力和物质基础。中医学理论基础认为元气来源于先天之精气与后天之水谷精微。"[32]417

《中国中医药学术语集成·基础理论与疾病》:"元气……【异名】原气(《难经》);本元(《中医大辞典》)。【定义】① 为人体最根本、最原始、源于先天而根于肾的气。包括元阴和元阳之气。(《中医大辞典》)② 指吉祥之气。(《哲学大辞典》)③ 指生产和构成天地万物的原始物质,或指阴阳二气混沌未分的实体。(《哲学大辞典》)"[36]39

《中医基础理论术语》:"元气……原气……以先天精气为基础,赖后天精气以充养,而根源于肾之气。包括元阴之气、元阳之气。"[33]34

《中医基础理论》:"元气,是人体最极本、最重要的气,是人体生命活动的原动力。元气,《难经》又称'原气';《内经》虽无'元气'或'原气'之称,但有'真气'之说。元气、原气、真气,三者的内涵是同一的,都是指先天之气。"[31]135

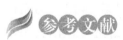 参考文献

[1] 素问[M].何文彬,谭一松校注.北京:中国医药科技出版社,1998:1,470.

[2] [旧题]秦越人.难经[M].北京:科学技术文献出版社,1996:7,21.

[3] [晋]葛洪.肘后备急方[M].汪剑,邹运国,罗思航整理.北京:中国中医药出版社,2016:10.

[4] [隋]杨上善.黄帝内经太素[M].北京:人民卫生出版社,1965:105,131,161.

[5] [唐]孙思邈.备急千金要方[M].鲁瑛,梁宝祥,高慧校注.太原:山西科学技术出版社,2010:613,789.

[6] [宋]王怀隐,等.《太平圣惠方》校注[M].田文敬校

注.郑州:河南科学技术出版社,2015:220.

[7] [宋]唐慎微.证类本草[M].上海:古籍出版社,1991:742.

[8] [金]刘完素.素问玄机原病式[M].北京:人民卫生出版社,1956:169.

[9] [金]张从正.《儒门事亲》校注[M].徐江雁,刘文礼,校注.郑州:河南科学技术出版社,2015:55.

[10] [元]朱震亨.丹溪心法[M].田思胜校注.北京:中国中医药出版社,2008:137.

[11] [明]徐春甫.古今医统大全[M].崔仲平,王耀廷主校.北京:人民卫生出版社,1991:509.

[12] [明]李时珍.本草纲目[M].张守康,张向群,王国辰主校.北京:中国中医药出版社,1998:56.

[13] [明]张介宾.类经[M].郭洪耀,吴少祯校注.北京:中国中医药出版社,1997:5,8,74.

[14] [清]喻昌.医门法律[M].徐复霖点校.上海:上海科学技术出版社,1959:52,60.

[15] [清]吴瑭.温病条辨[M].张志斌校点.福州:福建科学技术出版社,2010:245.

[16] [晋]王叔和.脉经[M].范登脉校注.北京:科学技术文献出版社,2010:67.

[17] [元]滑寿.难经本义[M].李玉清,李怀芝校注.北京:中国中医药出版社,2009:135,234.

[18] [明]朱橚,等.普济方[M].北京:人民卫生出版社,1959:405,3458.

[19] [清]沈金鳌.杂病源流犀烛[M].李占永,李晓林校注.北京:中国中医药出版社,1994:168,297.

[20] [明]张介宾.景岳全书[M].北京:中国中医药出版社.1994:461.

[21] [明]李中梓.医宗必读[M].邹高祁点校.北京:人民卫生出版社,1996:5.

[22] [清]张璐.张氏医通[M].孙玉信,王晓田点校.上海:第二军医大学出版社,2006:238.

[23] [清]冯兆张.冯氏锦囊秘录[M].田思胜,高萍,戴敬敏,等校注.北京:中国中医药出版社,1996:156.

[24] [隋]巢元方.诸病源候论[M].鲁兆麟主校.沈阳:辽宁科学技术出版社,1997:2.

[25] [唐]王焘.外台秘要方[M].太原:山西科学技术出版社,2013:42.

[26] [宋]王衮.博济方[M].王振国,宋咏梅点校.上海:上海科学技术出版社,2003:3.

[27] [宋]陈承,裴宗元,陈师文.太平惠民和剂局方[M].鲁兆麟主校.沈阳:辽宁科学技术出版社,1997:20.

[28] [清]高士宗.黄帝素问直解[M].于天星按.北京:科学技术文献出版社.1998:2.

[29] 李经纬,余瀛鳌,蔡景峰,等.中医大辞典[M].2版.北京:人民卫生出版社,2005:206,427,1230.

[30] 李振吉.中医药常用名词术语辞典[M].北京:中国中医药出版社,2001:306.

[31] 李德斯.中医基础理论[M].北京:人民卫生出版社,2011.

[32] 中医药名词审定委员会.中医药学名词[M].北京,科学出版社,2005:27.

[33] 中华人民共和国国家质量监督检验检疫总局,中国国家标准化管理委员会.中医基础理论术语(GB/T 20348—2006)[M].北京:中国标准出版社,2006:34.

[34] 袁钟,图娅,彭泽邦,等.中医辞海:上册[M].北京:中国医药科技出版社,1999:417.

[35] 《中医学》编辑委员会.中医学[M]//钱信忠.中国医学百科全书.上海:上海科学技术出版社,1997:58.

[36] 宋一伦,杨学智.基础理论与疾病[M]//曹洪欣,刘保延,中国中医药学术语集成.北京:中医古籍出版社,2005:39.

[37] 孙广仁.中医基础理论[M].北京:中国中医药出版社,2002:135.

[38] 吴兰成.中国中医药学主题词表[M].北京:中医古籍出版社,2008:1247.

(金芳芳　王梦婷)

1 · 024

无根之火

wú gēn zhī huǒ

一、规范名

【汉文名】无根之火。

【英文名】wugenzhihuo。

【注释】阴寒内盛,真阴失守,而致阳气浮越的病证。

二、定名依据

"无根之火"的相关记载,最早见于《内经》。书中指出阴虚导致的阳盛为热,可视之为对阴虚之火的探讨。

汉代,《伤寒论》中首次提到"戴阳"这一症状,指出阴寒内盛,逼迫虚阳浮越于上,而面赤。与后世"无根之火"所指的症状非常类似。

"无根之火"这一术语最早见于金元时期医家王好古的《阴证略例》中,文中指出阴气内充,阳气外游于皮肤之间,是无根之火也。

自《阴证略例》提出"无根之火",其后历代著作多有沿用,如明代《奇效良方》《古今医统大全》《伤寒证治准绳》《类经》《医学入门》,清代《医门法律》《古今名医方论》《冯氏锦囊秘录》《医述》《医方集解》《汤头歌诀》《证治汇补》等。

目前所见的医学辞典没有收录无根之火一词,但是综上可见,历代医家均对其有大量论述,"无根之火"这一术语影响深远。所以,以"无根之火"作为规范名便于达成共识,符合术语定名的约定俗成原则。

三、同义词

未见。

四、源流考释

"无根之火"的相关记载,最早见于《内经》中,《黄帝内经素问·疟论》曰:"此病藏于肾,其气先从内出之于外也。如是者,阴虚而阳盛,阳盛则热矣。"[1]141 指出阴虚导致的阳盛为热,可视之为对虚火的探讨。

汉代,《伤寒论》中首次提到"戴阳"这一症状。文中曰:"下利,脉沉而迟,其人面少赤,身有微热,下利清谷者……其面戴阳,下虚故也。"[2]98 指出阴寒内盛,逼迫虚阳浮越于上,而面赤。与后世"无根之火"所指的症状非常类似。

"无根之火"这一术语最早见于金元时期医家王好古的著作中,在《阴证略例》中,王氏称:"《内经》云:谵妄悲笑,皆属于热。《难经》谓:面赤,喜笑,烦心,亦属于热。大抵此等证脉皆洪实,按之有力。若此等证脉按之无力,即阴气内充,阳气外游于皮肤之间,是无根之火也。"[3]50 同

书还出现"故令人发燥,大渴引饮,并去盖覆,病人独觉热,他人按执之,身体肌肉骨髓血脉皆寒。此火即无根之火也,故用丁香、干姜之类热药温胃,其火自下,咳逆方止。"[3]56,57 在《汤液本草》中,王氏又谓:"以此论之,治空中氤氲之气,无根之火,以玄参为圣药。"[4]83 这三处论述对理解无根之火意义重大。其一是指出了无根之火的内涵为阴气内充,阳气外游于皮肤之间而出现假热。其二指出了此火的临床表现,病人自己觉热,他人触摸的感觉却是身体肌肉骨髓血脉皆寒。其三提出治疗无根之火的药物使用问题,用丁香、干姜、玄参等。

明代董宿、方贤的《奇效良方》曰:"若肾水受伤,其阴失守,无根之火,为虚炎之病,而以甘水之剂制之,如生地黄、玄参之属。"[5]113 提出了无根之火的成因是肾水受伤、真阴失守所致的虚火。这一观点对后世医家影响十分深远。此后,有相当一部分医家在谈论无根之火的问题时沿用其说。如徐春甫《古今医统大全》:"若肾水受伤,真阴失守,无根之火为阴虚之病,以壮水之剂制之,如生地黄、玄参之属。"[6]817《伤寒证治准绳》将有根之火、无根之火做了明确区别:"盖内热曰烦,谓心中郁烦也。外热曰躁,谓气外热躁也。内热为有根之火,故但烦不躁,及先烦后躁者,皆可治。外热为无根之火,故但躁不烦,及先躁后烦者,皆不可治也。"[7]282 张介宾在《类经》中,将内热而燥和外热而燥两种现象做出区分,他认为外热而燥,是寒证,为无根之火。文中说:"且凡内热而躁者,有邪之热也,病多属火;外热而躁者,无根之火也,病多属寒。"[8]205 李梴在《医学入门》中将不同类型的火进行了区分,特别是明确阐述了浮游之火与无根之火的区别:"《内经》病机十九条而属火者五,刘河间推广五运为病,属肝者,诸风之火;属脾胃者,诸湿痰火;属心肺者,诸热实火;属肾者,诸虚之火;散于各经,浮游之火;入气分,无根之火;入血分,消阴伏火。"[9]666 后世认为入气分为无根之火的观点大多源于此说。

清代探讨无根之火的医家众多,但基本是

对前代医家论述的继承。如《医门法律》[10]189《古今名医方论》[11]122《冯氏锦囊秘录》[12]268《医述》[13]30 均承继肾水受伤，真阴失守为无根之火的观点，《医方集解》[14]50《汤头歌诀》[15]59 均出现有"内热曰烦，为有根之火；外热曰躁，为无根之火"的记载。而李用粹在《证治汇补》中说："属肾者，诸虚阴火，散于各经，浮游之火，入气分，无根之火，入血分，消阴伏火。"[16]37 文中明确指出是引自李梴《医学入门》的论述。

目前所见的医学辞典没有收录无根之火一词，但是综上可见，"无根之火"最早见于王好古《阴证略例》中，其后历代医家均对其有大量论述，"无根之火"这一术语影响深远，为历代医家所重视。

五、文献辑录

《黄帝内经素问·疟论》："此病藏于肾，其气先从内出之于外也。如是者，阴虚而阳盛，阳盛则热矣。"[1]141

《伤寒论·辨厥阴病脉证并治》："下利，脉沉而迟，其人面少赤，身有微热，下利清谷者，必郁冒汗出而解，病人必微厥。所以然者，其面戴阳，下虚故也。"[2]98

《阴证略例·论谵言妄语有阴阳》："《内经》云：谵妄悲笑，皆属于热。《难经》谓：面赤，喜笑，烦心，亦属于热。大抵此等证脉皆洪实，按之有力。若此等证脉按之无力，即阴气内充，阳气外游于皮肤之间，是无根之火也。"[3]50

"论阴证咳"："故令人发燥，大渴引饮，并去盖覆，病人独觉热，他人按执之，身体肌肉骨髓血脉皆寒。此火即无根之火也，故用丁香、干姜之类热药温胃，其火自下，咳逆方止。"[3]56,57

《汤液本草》卷四："以此论之，治空中氤氲之气，无根之火，以玄参为圣药。"[4]83

《奇效良方》卷八："若肾水受伤，其阴失守，无根之火，为虚炎之病，而以甘水之剂制之，如生地黄、玄参之属。"[5]113

《伤寒证治准绳》卷五："盖内热曰烦，谓心中郁烦也。外热曰躁，谓气外热躁也。内热为有根之火，故但烦不躁，及先烦后躁者，皆可治。外热为无根之火，故但躁不烦，及先躁后烦者，皆不可治也。"[7]282

《古今医统大全》卷二十："若肾水受伤，真阴失守，无根之火为阴虚之病，以壮水之剂制之，如生地黄、玄参之属。"[6]817

《类经》卷十三："且凡内热而躁者，有邪之热也，病多属火；外热而躁者，无根之火也，病多属寒。"[8]205

《医学入门》卷四："《内经》病机十九条而属火者五，刘河间推广五运为病，属肝者，诸风之火；属脾胃者，诸湿痰火；属心肺者，诸热实火；属肾者，诸虚之火；散于各经，浮游之火；入气分，无根之火；入血分，消阴伏火。"[9]666

《医门法律》卷四："若肾水受伤，真阴失守，无根之火，为阴虚之病，以壮水之剂制之。"[10]189

《古今名医方论》卷四："若肾水受伤，真阴失守，无根之火，为阴虚之病，以壮水之剂济之，如生地、玄参之属。"[11]122

《医方集解·大青龙汤》："内热曰烦，为有根之火；外热曰躁，为无根之火。故但躁不烦及先躁后烦者，皆不治。"[14]50

《证治汇补》卷一："属肾者，诸虚阴火，散于各经，浮游之火，入气分，无根之火，入血分，消阴伏火。"[16]37

《汤头歌诀·益元汤》："内热曰烦，为有根之火；外热曰躁，为无根之火。"[15]59

《冯氏锦囊秘录·杂证大小合参》卷九："若肾水受伤，真阴失守，无根之火，为阴虚之病者，宜以壮水之剂制之，如生地黄、玄参之属，若右肾命门火衰，为阳脱之病者，宜以温热之剂济之，如附子、干姜之属……然非实热不可轻投，盖有根之火，有病病以当之，无根之火，元气受伤而立败，故曰，误服寒凉者立死。"[12]268

《医述》卷一："若肾水受伤，真阴失守，无根之火，为阴虚之病，以壮水之剂制之，如生地、元参之属；若右肾命门火衰，为阳脱之病，以温热

111 of the 704

之剂济之,如附子、干姜之属;若胃虚过食冷物,抑遏阳气于脾土,为火郁之病,以升散之剂发之,如升麻、葛根之属。"[13]30

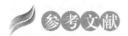 参考文献

［1］未著撰人.黄帝内经素问[M].北京:人民卫生出版社,2012:41.
［2］[汉]张仲景.伤寒论[M].[晋]王叔和撰次.钱超尘,郝万山整理.北京:人民卫生出版社,2005:98.
［3］[元]王好古.阴证略例[M].李君校注.北京:中国医药科技出版社,2011:50,56,57.
［4］[元]王好古.汤液本草[M].竹剑平,王英,江凌圳,等校注.北京:中国中医药出版社,2008:83.
［5］[明]董宿,方贤.奇效良方[M].田代华,张晓杰,何永点校.天津:天津科学技术出版社,2005:113.
［6］[明]徐春甫.古今医统大全:上册[M].崔仲平,王耀廷主校.北京:人民卫生出版社,2008:817.
［7］[明]王肯堂.证治准绳(三)伤寒证治准绳[M].宋立人点校.北京:人民卫生出版社,2014:282.
［8］[明]张景岳.类经[M].范志霞校注.北京:中国医药科技出版社,2011:205.
［9］[明]李梴.医学入门[M].田代华,张晓杰,何永,等整理.北京:人民卫生出版社,2006:666.
［10］[清]喻昌.医门法律[M].史欣德整理.北京:人民卫生出版社,2006:189.
［11］[清]罗美.古今名医方论[M].曹瑛,张晓伟校注.北京:中国医药科技出版社,2012:122.
［12］[清]冯兆张.冯氏锦囊秘录[M].田思胜,马梅青,尹桂平,等校注.北京:中国医药科技出版社,2011:268.
［13］[清]程杏轩.医述[M].合肥:安徽科学技术出版社,1983:30.
［14］[清]汪昂.医方集解[M].苏礼,焦振廉,任娟莉,等整理.北京:人民卫生出版社,2006:50.
［15］[清]汪昂.汤头歌诀[M].项长生校注.北京:中国中医药出版社,2007:59.
［16］[清]李用粹.证治汇补[M].吴唯校注.北京:中国中医药出版社,1999:37.

(李琳珂)

1·025

五夺

wǔ duó

一、规范名

【汉文名】五夺。

【英文名】 five exhaustions.

【注释】因极度羸弱、大汗、大泄、大失血或产后大出血等5种原因导致气血津液严重耗损的病理变化。

二、定名依据

"五夺"一词始见于《黄帝内经》,后沿用至今。

自《灵枢·五禁第六十一》首次提出"五夺"一词,晋代《针灸甲乙经》,金代《伤寒明理论》,明代《普济方》《古今医统大全》《医学纲目》《针灸大成》《景岳全书》、清代《伤寒论纲目》,皆使用"五夺"一名。这些著作均为历代重要的医著,对后世有较大影响。所以"五夺"作为规范名便于达成共识,符合术语定名的约定俗成原则。

我国目前已出版的《中国中医药学术语集成》以"五夺"一词来表述这一病理变化;现代有代表性的辞书类著作如《中医大辞典》《中医辞海》《中医药常用名词术语辞典》均以"五夺"作为规范名记载;这说明"五夺"作为正名已达成共识。

我国2005年出版的全国科学技术名词审定委员会审定公布的《中医药学名词》已以"五夺"作为规范名,所以"五夺"作为规范名也符合术语定名的协调一致原则。

三、同义词

未见。

四、源流考释

"五夺"一词首见于《内经》,《灵枢·五禁》谓:"黄帝曰:余闻刺有五夺。岐伯曰:无泻其不可夺者也……黄帝曰:何谓五夺?岐伯曰:形肉已夺,是一夺也;大夺血之后,是二夺也;大汗出之后,是三夺也;大泄之后,是四夺也;新产及大血之后,是五夺也。此皆不可泻。"[1]284 此乃将极度羸弱、大汗、大泄、大失血或产后大出血5种原因导致气血津液严重耗损的病理变化称为"五夺"的最早描述。

晋代医家沿袭之,晋皇甫谧《针灸甲乙经》卷五曰:"凡刺之理,补泻无过其度。病与脉逆者,无刺。形肉已夺,是一夺也。大夺血之后,是二夺也。大夺汗之后,是三夺也。大泄之后,是四夺也。新产及大下血,是五夺也。此皆不可泻也。"[2]43 金元时期,金成无己《伤寒明理论》卷中云:"故《经》曰:下利不可攻其表,汗出必胀满者是矣。大抵下利脱气至急,五夺之中,此为甚者。"[3]38 此说依旧承《内经》之意,后世医家对"五夺"的释义多从之。

之后医著,多沿用"五夺"一词,如明代朱橚《普济方》[4]1366、徐春甫《古今医统大全》[5]464、楼英《医学纲目》[6]158 均依《内经》之言,诠释"五夺"。明代万全《万氏家传痘疹心法》曰:"六腑气绝于外者,手足寒;五脏气绝于内者,利不止,五夺之中,此为最甚。但正气内脱者,淹延而死,邪气内陷者,烦渴而死,此为异耳。"[7]43 指出痘疹患者正气内脱,邪气内陷,亦致死,但与泻下之后气血津液严重耗损的五夺有异。明代杨继洲《针灸大成》曰:"五夺不可泻。"[8]25 言气血津液严重耗损的脱证禁用泻法。之后,明代王肯堂《证治准绳》[9]775、张介宾《景岳全书》[10]107 均持有相同的观点,清代王三尊《医权初编》则曰:"此皆舍脉从症之治也。如五夺之症脉当微弱,与症相应。不知健壮者,虽夺而犹未虚,或本邪未清,或复染他疾,其脉数大有力,此非亡阳之脉,仍当以实症实脉治之也。"[11]793 认为素体虚

弱者,极度羸弱、大汗、大泄、大失血或产后大出血后气血津液严重耗损,脉症相符;体质壮实者,虽夺而未虚,非亡脱脉症,实症实脉可泻也。同时,清代沈金鳌《伤寒论纲目》[12]166、杨璿《伤寒瘟疫条辨》[13]94、日本丹波元简《灵枢识》[14]820、程文囿《医述》[15]1023 均认为五夺之中下利不止尤为危重。丹波元简《杂病广要》曰:"大泻如倾,元气渐脱者,宜速用四味回阳饮或六味回阳饮主之。凡暴泻如此者,无不即效。若久泻至此,犹恐无及。盖五夺之中,惟泻最急,是不可见之不早也。倘药未及效,仍宜速灸气海,以挽回下焦之阳气,仍须多服人参膏。"[16]334 指出了五夺之中泻利最重,速与回阳饮回阳救逆,并灸气海,以挽回下焦之阳气。

现代有关著作大部分沿用《内经》的记载,以"五夺"作为规范名,如《中医药常用名词术语辞典》[17]38《中国中医药学术语集成·基础理论与疾病》[18]32《中医辞海》[19]495《中医大辞典》[20]218《中医药学名词》[21]45 等都认为以"五夺"为正名。"五夺"一词为中医学术界耳熟能详,这在现代的中医学术界已是约定俗成的事。

总之,《灵枢·五禁》首次提出了"五夺"一词后,后世医学著作多沿用,我国2005年出版的中医药学名词审定委员会审定公布的《中医药学名词》释义:"因极度羸弱、大汗、大泄、大失血或产后大出血等5种原因导致气血津液严重耗损的病理变化。"[21]45 该释义客观、准确地表达了"五夺"的科学内涵和本质属性,因而应以"五夺"为规范名。

五、文献辑录

《灵枢·五禁》:"黄帝曰:何谓五夺?岐伯曰:形肉已夺,是一夺也;大夺血之后,是二夺也;大汗出之后,是三夺也;大泄之后,是四夺也;新产及大血之后,是五夺也。此皆不可泻。"[1]284

《针灸甲乙经》卷五:"凡刺之理,补泻无过其度,病与脉逆者,无刺。形肉已夺,是一夺也;大夺血之后,是二夺也;大夺汗之后,是三夺也;

大泄之后,是四夺也;新产及大下血,是五夺也;此皆不可泻也。"[2]43

《伤寒明理论》卷中:"故《经》曰,下利不可攻其表,汗出必胀满者是矣。大抵下利,脱气至急,五夺之中,此为甚者。"[3]38

《普济方》卷一百四十三:"故《经》曰,下利不可攻表,其汗出必胀满者是矣;大抵下利,脱气至急,五夺之中,此为甚者,其或邪盛正虚,邪拥正气下脱,多下利而死。"[4]1366

《古今医统大全》:"五夺不可泻……形肉已脱,一夺也;大脱血之后,是二夺也,大汗出之后,是三夺也;大泄之后,是四夺也;新产大血之后,是五夺也;此皆不可泻。"[5]464

《医学纲目》卷九:"形肉已夺,是一夺也;大夺血之后,是二夺也;大夺汗之后,是三夺也;大泄之后,是四夺也;新产又大下血,是五夺也;此皆不可泻也。"[6]158

《万氏家传痘疹心法》卷三:"六腑气绝于外者,手足寒;五脏气绝于内者,利不止。五夺之中,此为最甚。但正气内脱者,淹延而死,邪气内陷者,烦渴而死,此为异耳。"[7]43

《针灸大成》卷一:"五夺不可泻。"[8]28

《证治准绳·幼科》:"六腑气绝于外者,手足寒,五脏气绝于内者,利不止。五夺之中,此为最甚,但正气内脱者淹延而死,邪气内陷者烦渴而死,此为异耳。"[9]775

《景岳全书》卷二十四:"凡暴泻如此者,无不即效,若久泻至此,犹恐无及。盖五夺之中,惟泻最急,是不可见之不早也。"[10]107

《医权初编》卷上:"此皆舍脉从症之治也。如五夺之症脉当微弱,与症相应。不知健壮者,虽夺而犹未虚,或本邪未清,或复染他疾,其脉数大有力,此非亡阳之脉,仍当以实症实脉治之也。"[11]793

《伤寒论纲目》卷六:"凡利家身凉脉小者为顺,身热脉大者为逆,此以外无表症,而病之在脏者言也。大抵下利一症,惟脱气至急,五夺之中,惟此为甚。六脉气绝于外者,手足寒,五脏气绝

于内者,利下不禁,脏气既脱,不能治也。"[12]166

《伤寒瘟疫条辨》卷三:"此《内经》通因通用之法也,大抵下利脱气至急,五夺之中惟此为甚,故不厌详审。伤寒下利日十余行,脉反实大者死;伤寒发热下利至甚,厥不止者死。"[13]94

《灵枢识》卷五:"是五夺也 张云,此五夺者,皆元气之大虚者也。若再泻之,必置于殆,不惟针刺,用药亦然。"[14]820

《医述》卷十五:"仓廪不藏者,是门户不要也。六腑气绝于外者手足寒,五脏气绝于内者下利不止。五夺之中,此为最甚。但正气内脱者,淹延而死。"[15]1023

《杂病广要·脏腑类》:"大泻如倾,元气渐脱者,宜速用四味回阳饮或六味回阳饮主之。凡暴泻如此者,无不即效。若久泻至此,犹恐无及。盖五夺之中,惟泻最急,是不可见之不早也。倘药未及效,仍宜速灸气海,以挽回下焦之阳气,仍须多服人参膏。"[16]334

《中医辞海》:"五夺……病证名。指气血津液损失殆尽的五种证候。包括肌肉极度消瘦、大失血、大汗出、大泄、新产流血过多及大量出血等。"[19]495

《中医药常用名词术语辞典》:"五夺,病机。除《灵枢·五禁》。气血津液严重耗损。形肉已夺、大夺血、大汗出、大泄、新产及大血之后而致。"[17]38

《中医药学名词》:"五夺……因极度羸弱、大汗、大泄、大失血或产后大出血等5种原因导致气血津液严重耗损的病理变化。"[21]45

《中国中医药学术语集成·基础理论与疾病》:"五夺……指气血津液严重耗损,元气不支,禁用泻法的五种情况。"[18]32

《中医大辞典》:"五夺。夺,耗损。指气血津液严重耗损,元气不支,禁用泻法的五种情况。"[20]218

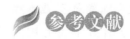

［1］ 未著撰人.灵枢经[M].何文彬,谭一松校注.北京:

中国医药科技出版社,2005：284.

[2]［晋］皇甫谧.针灸甲乙经［M］.沈阳：辽宁科学技术出版社,1997：43.

[3]［金］成无己.伤寒明理论［M］.北京：商务印书馆,1955：38.

[4]［明］朱橚,等.普济方［M］.北京：人民卫生出版社,1959：1366.

[5]［明］徐春甫.古今医统大全［M］.北京：人民卫生出版社,1991：464.

[6]［明］楼英.医学纲目［M］.北京：中国中医药出版社,1996：158.

[7]［明］万全.万氏家传痘疹心法［M］.武汉：湖北科学技术出版社,1985：43.

[8]［明］杨继洲.针灸大成［M］.北京：中医古籍出版社,2006：25.

[9]［明］王肯堂.证治准绳［M］.北京：人民卫生出版社,1993：775.

[10]［明］张介宾.景岳全书［M］.刘孝培,邱宗志,周志枢.重庆：重庆大学出版社,1988：107.

[11]［清］王三尊.医权初编［M］//裘庆元辑.珍本医书集成.医案、杂著类.北京：中国中医药出版社,1999：793.

[12]［清］楼英.伤寒论纲目［M］.上海：上海卫生出版社,1958：166.

[13]［清］杨璿.伤寒瘟疫条辨［M］.北京：中国中医药出版社,2002：94.

[14]［日］丹波元简.灵枢识［M］.北京：人民卫生出版社,1984：820.

[15]［清］程文囿.医述［M］.合肥：安徽科学技术出版社,1983：1023.

[16]［日］丹波元坚.杂病广要精要［M］.张文平,王静主编.贵阳：贵州科技出版社,2008：334.

[17]李振吉.中医药常用名词术语辞典［M］.北京：中国中医药出版社,2001：38.

[18]宋一伦,杨学智.基础理论与疾病［M］//曹洪欣,刘保延.中国中医药学术语集成.北京：中医古籍出版社,2005：32.

[19]袁钟,图娅,彭泽邦,等.中医辞海［M］.北京：中国医药科技出版社,1999：495.

[20]李经纬,余瀛鳌,蔡景峰,等.中医大辞典［M］.2版.北京：人民卫生出版社,2010：218.

[21]中医药学名词审定委员会.中医药学名词［M］.北京：科学出版社,2005：45.

（唐学敏）

1 · 026

五 邪

wǔ xié

一、规范名

【汉文名】五邪。

【英文名】five pathogens。

【注释】① 邪在五脏。② 中风、伤暑、伤寒、中湿、饮食劳倦五种病因。③ 根据五脏五行属性进行分类的实邪、虚邪、贼邪、微邪、正邪的合称。邪气从子脏传向母脏为实邪，从母脏传向子脏为虚邪，从所不胜传所胜为贼邪，从所胜传所不胜为微邪，感五行中同行之邪为正邪。

二、定名依据

"五邪"作为邪在五脏的命名首见于《内经》；作为中风、伤暑、伤寒、中湿、饮食劳倦五种病因的命名始见于《难经》；作为实邪、虚邪、贼邪、微邪、正邪的命名始见于《难经》。

自《灵枢·五邪》首次提出"五邪"（邪在五脏）一词，其后隋代《黄帝内经太素》，明代《证治准绳》《景岳全书》，清代《医门法律》《素问悬解》《医述》等均沿袭邪在五脏之意。

自《难经》首载"五邪"（中风、伤暑、伤寒、中湿、饮食劳倦）一词，隋代《诸病源候论》《黄帝内经太素》，宋代《备急千金要方》《圣济总录》，明代《普济本事方》《医学纲目》《针灸大成》《济阴纲目》等，皆使用"五邪"一名来表述风、寒、暑、湿、饮食劳倦五中致病邪气。自《难经》首次使用"五邪"（实邪、虚邪、贼邪、微邪、正邪）一词，其后历代著作多有沿用，如宋代《普济本事方》，金代《素问要旨论》，明代《医学正传》《医学入门》，清代《目经大成》等，这些著作均为历代重要的医著，对后世有较大影响。所以"五邪"作为规范名便于达成共识，符合术语定名的约定俗成的法则。

现代相关著作，如《中国中医药学术语集成·基础理论与疾病》《中医基础理论术语》《中医药常用名词术语辞典》《中医大辞典》《中医辞海》《中医药学名词》等均以"五邪"作为规范名，说明在中医基础理论的研究中用"五邪"用为正名已达成共识。

我国2005年出版的全国科学技术名词审定委员会审定公布的《中医药学名词》已以"五邪"作为规范名，所以，"五邪"作为规范名符合术语定名的协调一致原则。

三、同义词

未见。

四、源流考释

"五邪"作为邪在五脏的命名始见于《内经》，《灵枢·五邪》曰："邪在肺，则病皮肤痛……邪在肝，则两胁中痛……邪在脾胃，则病肌肉痛……邪在肾，则病骨痛……邪在心，则病心痛，喜悲时眩仆。"[1]58此详细论述了心、肝、脾胃、肺、肾不同脏腑损伤，所导致的疾病不同。汉末张仲景《金匮要略·脏腑经络先后病脉证》言："清邪居上，浊邪居下，大邪中表，小邪中里，馨饪之邪，从口入者，宿食也。五邪中人，各有法度，风中于前，寒中于暮，湿伤于下，雾伤于上，风令脉浮，寒令脉急，雾伤皮肤，湿流关节，食伤脾胃，极寒伤经，极热伤络。"[2]5阐释风、寒、湿、雾、饮食五种致病因素的致病特点各不相同。明确提出"五邪"乃中风、伤暑、伤寒、中湿、饮食劳倦五种病因的命名首见于《难经》，《难经·四十九难》曰："何谓五邪？然：有中风，有伤暑，有饮食劳倦，有伤寒，有中湿。此之谓五邪……此五邪之法也。"[3]27同时《难经·五十难》亦曰："病有虚

邪，有实邪，有贼邪，有微邪，有正邪，何以别之？然：从后来者为虚邪，从前来者为实邪，从所不胜来者为贼邪，从所胜来者为微邪，自病者为正邪。何以言之？假令心病，中风得之为虚邪，伤暑得之为正邪，饮食劳倦得之为实邪，伤寒得之为微邪，中湿得之为贼邪。"[3]28根据五脏五行属性进行分类，将实邪、虚邪、贼邪、微邪、正邪合称为"五邪"。邪气从子脏传向母脏为实邪，从母脏传向子脏为虚邪，从所不胜传所胜为贼邪，从所胜传所不胜为微邪，感五行中同行之邪为正邪，且和中风、伤暑、伤寒、中湿、饮食劳倦五种病因联系起来作了解释。

隋唐时期，仍沿用五邪之名，部分医家尊《难经》，释"五邪"为中风、伤暑、伤寒、中湿、饮食劳倦五种病因，如隋巢元方《诸病源候论》卷二："故病有五邪：一曰中风，二曰伤暑，三曰饮食劳倦，四曰中寒，五曰中湿。其为病不同。"[4]11唐代苏敬等撰《新修本草》卷六："黄芝主心腹五邪，益脾气，安神，忠信和乐。"[5]147唐孙思邈《备急千金要方》卷十四："茯神汤……治五邪气入人体中，见鬼妄语，有所见闻，心悸跳动，恍惚不定方。"[6]421皆然之。部分医家遵《内经》，释"五邪"为五脏邪，如唐代杨上善《黄帝内经太素》卷二十二："邪在肺，则病皮肤寒热……邪在肝，则两胁中痛……邪在脾胃，则肌肉痛……邪在肾，则骨痛阴痹……邪在心，则病心痛，喜悲，时眩仆。"[7]359同时《黄帝内经太素》卷第二十六亦言："五脏病传，凡有五邪，谓虚、实、贼、微、正等。邪从后来名虚邪，从前来名实邪，从所不胜来名微邪，从胜处来名贼邪，邪从自起名曰正邪。"[7]466可见，"邪在五脏""中风、伤暑、伤寒、中湿、饮食劳倦""虚、实、贼、微、正邪"之间不是截然分开，而是有一定内在联系的，发病过程中可以互相释义转化。

宋金元时期，仍沿袭之前对"五邪"的释义。如宋代赵佶《圣济总录》卷二十一曰："五邪脉证各不同，伤风者必恶风，其脉浮缓，伤寒者必恶寒，其脉浮紧，以至伤暑脉虚。伤湿脉濡，人迎

紧盛为伤寒,气口紧盛为伤食,诊得五邪,知其本也。"[8]80 解释风、寒、署、湿、伤食为"五邪"。如宋代代陈自明《妇人大全良方》[9]146、元代危亦林《世医得效方》[10]5 等从之。而宋代许叔微《普济本事方》卷一曰:"定风饼子……常服解五邪伤寒,辟雾露瘴气,爽慧神志,诸风不生。"[11]17《普济本事方》卷八曰:"予曰:《难经》论五邪,有实邪、虚邪、正邪、微邪、贼邪。今心先受暑而湿邪胜之,水克火,从所不胜,斯谓之贼邪,此五邪之中最逆也。"[11]124 金刘完素《素问要旨论》卷四曰:"邪淫已胜,而为病始,故有虚实微正贼之五邪也。"[12]92 遵《难经》的观点。

明清时期,对"五邪"的释义,基本沿袭了《内经》《难经》的观点。如明朱橚《普济方》卷一百一:"故病有五邪,一曰中风,二曰伤暑,三曰饮食劳倦,四曰中寒,五曰中湿。《经》言:病有五邪,而中风居其一,此之谓也。"[13]317 他如明代楼英《医学纲目》[14]68,160、杨继洲《针灸大成》[15]33、武之望《济阴纲目》[16]185、赵献可《医贯》[17]103,清代李梴《医学入门》[18]58、黄庭镜《目经大成》[19]45 等,皆从《难经》的观点。而明代王九思《难经集注》卷一曰:"故圣人谓之五邪也……其言肝邪干心,胆邪干小肠者,此皆虚邪干心也。心邪自干心,小肠邪自干小肠者,此皆为正邪也。脾邪干心,胃邪干小肠者,此皆为实邪也。肺邪干心,大肠邪干小肠者,此皆微邪也。肾邪干心,膀胱邪干小肠者,此皆贼邪也。"[20]29 他如明代虞抟《医学正传》[21]5、王肯堂《证治准绳·杂病》[22]218、张景岳《景岳全书》[23]565,清代喻嘉言《医门法律》[24]49、黄元御《素问悬解》[25]11、程文囿《医述》[26]76 等,皆遵《内经》的观点。

现代有关著作大部分沿用《内经》《难经》的记载,以"五邪"作为规范名,如《中医辞海》[27]495《中医药常用名词术语辞典》[28]38《中国中医药学术语集成·基础理论与疾病》[29]33《中医基础理论术语》[30]45《中医大辞典》[31]218《中医药学名词》[32]38 等,皆以"五邪"为规范名。

我国 2005 年出版的中医药学名词审定委员会审定公布的《中医药学名词》释义"五邪"有不同内涵:"① 邪在五脏,称为五邪。② 中风、伤暑、伤寒、中湿、饮食劳倦五种病因。③ 根据五脏五行属性进行分类的实邪、虚邪、贼邪、微邪、正邪的合称。邪气从子脏传向母脏为实邪,从母脏传向子脏为虚邪,从所不胜传所胜为贼邪,从所胜传所不胜为微邪,感五行中同行之邪为正邪。"[32]38 该释义客观、准确地表达了"五邪"的科学内涵和本质属性,因而应以"五邪"作为规范名。

五、文献辑录

《灵枢·五邪》:"邪在肺,则病皮肤痛……邪在肝,则两胁中痛……邪在脾胃,则病肌肉痛……邪在肾,则病骨痛……邪在心,则病心痛,喜悲时眩仆。"[1]58

《金匮要略·脏腑经络先后病脉证》:"清邪居上,浊邪居下,大邪中表,小邪中里,馨饪之邪,从口入者,宿食也。五邪中人,各有法度,风中于前,寒中于暮,湿伤于下,雾伤于上,风令脉浮,寒令脉急,雾伤皮肤,湿流关节,食伤脾胃,极寒伤经,极热伤络。"[2]5

《难经·四十九难》:"何谓五邪?然:有中风,有伤暑,有饮食劳倦,有伤寒,有中湿。此之谓五邪……此五邪之法也。"[3]27

《难经·五十难》:"曰:病有虚邪,有实邪,有贼邪,有微邪,有正邪,何以别之?然:从后来者为虚邪,从前来者为实邪,从所不胜来者为贼邪,从所胜来者为微邪,自病者为正邪。何以言之?假令心病,中风得之为虚邪,伤暑得之为正邪,饮食劳倦得之为实邪,伤寒得之为微邪,中湿得之为贼。"[3]28

《诸病源候论》卷二:"故病有五邪:一曰中风,二曰伤暑,三曰饮食劳倦,四曰中寒,五曰中湿。其为病不同。"[4]11

《新修本草》卷六:"黄芝主心腹五邪,益脾气,安神,忠信和乐。"[5]147

《黄帝内经太素》卷二十二:"邪在肺,则病皮肤寒热……邪在肝，则两胁中痛……邪在脾胃，则肌肉痛……邪在肾，则骨痛阴痹……邪在心，则病心痛，喜悲，时眩仆。"[7]359

《黄帝内经太素》卷二十六："五脏病传，凡有五邪，谓虚、实、贼、微、正等。邪从后来名虚邪，从前来名实邪，从所不胜来名微邪，从胜处来名贼邪，邪从自起名曰正邪。"[7]466

《备急千金要方》卷十四："茯神汤……治五邪气入人体中，见鬼妄语，有所见闻，心悸跳动，恍惚不定方。"[6]421

《圣济总录》卷二十一："五邪脉证各不同，伤风者必恶风，其脉浮缓，伤寒者必恶寒，其脉浮紧，以至伤暑脉虚。伤湿脉濡，人迎紧盛为伤寒，气口紧盛为伤食，诊得五邪，知其本也。"[8]80

《普济本事方》卷一："定风饼子……常服解五邪伤寒，辟雾露瘴气，爽慧神志，诸风不生。"[11]17

《普济本事方》卷八："予曰：《难经》论五邪，有实邪、虚邪、正邪、微邪、贼邪。今心先受暑而湿邪胜之，水克火，从所不胜，斯谓之贼邪，此五邪之中最逆也。"[11]124

《妇人大全良方》卷六："评曰：夫痰之为害，多因外感五邪（五邪者：寒、暑、燥、湿、风），内伤七气（七气者：喜、怒、忧、思、惊、恐、恚）。因五邪而得者，得风为风痰，得寒为寒痰，得冷为冷痰，得热为热痰，得暑为暑痰。岂特只因风冷而成哉！所以外感五邪、内伤七气。"[9]146

《世医得效方》卷一："赤白痢疾，古人所谓滞下者是也，究疾之原，无非外感五邪之气，内伤生硬冷热之食，不能克化，致令积滞而成。"[10]5

《素问要旨论》卷四："邪淫已胜，而为病始，故有虚实微正贼之五邪也。"[12]92

《普济方》卷一百一："故病有五邪，一曰中风，二曰伤暑，三曰饮食劳倦，四曰中寒，五曰中湿。经言：病有五邪，而中风居其一，此之谓也。"[13]317

《难经集注》卷一："故圣人谓之五邪也……其言肝邪干心，胆邪干小肠者，此皆虚邪干心也。心邪自干心，小肠邪自干小肠者，此皆为正邪也。脾邪干心，胃邪干小肠者，此皆为实邪也。肺邪干心，大肠邪干小肠者，此皆微邪也。肾邪干心，膀胱邪干小肠者，此皆贼邪也。"[20]29

《医学正传》卷一："欲观五脏之五邪，当辨四时之令色。《经》曰：从前来者为实邪，子能令母实也。从后来者为虚邪，母能令子虚也。从所胜来者为微邪，妻乘夫位也。从所不胜来者为贼邪，鬼贼为害也。"[21]5

《医学纲目》卷四："〔《难》〕有正经自病，有五邪所伤，何以别之？《经》言忧愁思虑则伤心，形寒饮冷则伤肺，恚怒气逆上而不下则伤肝，饮食劳倦则伤脾，久坐湿地、强力入水则伤肾，是正经自病者也。何谓五邪？有中风，有伤暑，有饮食劳倦，有伤寒，有中湿，此之谓五邪。此五邪之法也。"[14]68

卷三十三："有人难曰：何名贼邪？予曰：《难经》云五邪，有实邪、虚邪、正邪、微邪、贼邪。今心先受暑，而湿邪胜之，水克火，从所不胜，斯谓之贼邪，五邪之中最逆也。"[14]760

《针灸大成》卷一："《四十九难》曰：有正经自病，有五邪所伤，何以别之？然，忧愁思虑则伤心；形寒饮冷则伤肺；恚怒气逆，上而不下，则伤肝；饮食劳倦则伤脾；久坐湿地，强力入水则伤肾……何谓五邪？然，有中风，有伤暑，有饮食劳倦，有伤寒，有中湿，此之谓五邪……其脉沉濡而大，此五邪之法也。"[15]33

《证治准绳·杂病》第二册："《灵枢·五邪》篇谓：邪在肺，上气喘汗出……诸逆之气盛，先入于所胜之脏，甚而至于上焦，或因火而径冲于肺，此亦火之合并脏气五邪者也。"[22]218

《济阴纲目》卷十一："《大全》云：产后恶血，虽常通行，或因外感五邪，内伤七气，致令斩然而止，余血壅滞，所下不尽，故令腹痛，当审其因而治之。"[16]185

《医贯》卷五："得于六淫五邪饮食所伤之外。"[17]103

《医学入门》卷一："自其补泻言之：外感内伤，病有虚、实、贼、微、正五邪之分。假令心病，伤暑得之为正邪，中风得之为虚邪，饮食劳倦得之为实邪，伤寒得之为微邪，中湿得之为贼邪，是之谓五邪也。"[18]58

《景岳全书》心腹痛："《五邪篇》曰：邪在肝，则两胁中痛……邪在脾胃，则病肌肉痛……邪在心，则病心痛喜悲，时眩仆。"[23]565

《医门法律》卷一："咳嗽外感六淫，郁而成火，必六淫相合内伤；五脏相胜，必五邪相并，有此不同，而中间又有敛散二法。"[24]49

《目经大成》卷一："五邪之来，又当有别，盖从前来者为实邪，从后来者为虚邪，从所不胜来者为贼邪，从所胜来者为微邪，自病为正邪。"[19]45

《素问悬解》卷一："邪风有八，而经止五风（风论：肝风、心风、脾风、肺风、肾风，是为五风，即下文东西南北中央之五风也），缘八风各自冲后发为邪风是其常也（经，常也），而风客五脏，脏伤病发，止有五邪，故曰五风。"[25]11

《医述》卷二："凡闻声不能分呼、笑、歌、哭、呻，以求五脏善恶，五邪所干，及神气所主之病者，医之过也。"[26]76

《中医辞海》："五邪……① 五脏病邪的合称。《灵枢·五邪》：'邪在肺，则病皮肤病，寒热，上气喘，汗出……邪在肝，则病两邪中间……邪在脾胃，则病肌肉痛……邪在肾，则病骨痛，阴痹……邪在心，则病心病，喜悲，时眩仆。'②《难经·四十九难》：'有中风，有伤暑，有饮食劳倦，有伤寒，有中湿，此之谓五邪。'③《难经·五十难》：'病有虚邪，有实邪，有贼邪，有微邪，有正邪，何以别之？'所指的是另五种邪，但未明五邪之词。④ 指风、寒、湿、雾、饮食之邪。《金匮要略·脏腑经络先后病脉证》：'清邪居上，浊邪居下，大邪中表，小邪中里，馨饪之邪从口入者宿食也。'⑤《灵枢》篇名。五邪，指五脏的病邪。本篇主要讨论邪在肝、心、脾、肺、肾、所出现的症状和针法，故名。"[27]495

《中医药常用名词术语辞典》："五邪：病因。① 见《灵枢·五邪》。五脏邪在肺、肝、脾胃、肾、心。② 见《灵枢·刺节真邪》。痛邪、大邪、小

邪、热邪、寒邪总称。③ 出《难经·四十九难》。五种病因，即中风、伤暑、饮食劳倦、伤寒、中湿。④ 见《金匮要略·脏腑经络先后病脉证并治》。风、寒、湿、雾、饮食之邪。⑤ 见《难经·五十难》。虚，实、贼、微、正的名称，为五脏与五行属性相互联系。在邪气的传变和感受中，根据邪气从母脏传子脏（虚邪），从子脏传母脏（实邪），所不胜传所胜（贼邪），从所胜传所不胜（微邪），或感中行中同行之邪（正邪）来区别的五种邪气。"[28]38

《中医药学名词》："五邪 five pathogens 有不同内涵：① 邪在五脏，称为五邪。② 中风、伤暑、伤寒、中湿、饮食劳倦五种病因。③ 根据五脏五行属性进行分类的实邪、虚邪、贼邪、微邪、正邪的合称。邪气从子脏传向母脏为实邪，从母脏传向子脏为虚邪，从所不胜传所胜为贼邪，从所胜传所不胜为微邪，感五行中同行之邪为正邪。"[32]38

《中国中医药学术语集成·基础理论与疾病》："五邪……英文名：Five Pathogenic Factors（《汉英中医药分类大词典》）。定义：指五种病邪。（《中医大辞典》）"[29]33

《中医基础理论术语》："五邪　邪在肺、肝、脾胃、肾、心五脏的总称。〈病机〉虚邪、实邪、贼邪、微邪、正邪的总称。"[30]45

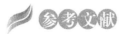 参考文献

[1] 未著撰人.灵枢经[M].何文彬，谭一松校注.北京：中国医药科技出版社，1998：58.

[2] [汉] 张仲景.金匮要略[M].北京：人民卫生出版社，2005：5.

[3] 秦越人.难经[M].北京：科学技术文献出版社，1996：27，28.

[4] [隋] 巢元方.诸病源候论[M].沈阳：辽宁科学技术出版社，1997：11.

[5] [唐] 苏敬等.新修本草[M].辑复本.合肥：安徽科学技术出版社，1981：147.

[6] [唐] 孙思邈.备急千金要方[M].太原：山西科学技术出版社，2010：421.

[7] [隋] 杨上善.黄帝内经太素[M].北京：人民卫生出

版社,1965:359,466.

[8] [宋]赵佶.圣济总录[M].[清]程林删定.合肥:安徽科学技术出版社,1992:80.

[9] [宋]陈自明.妇人大全良方[M].北京:人民卫生出版社,2006:146.

[10] [元]危亦林.世医得效方[M].北京:人民卫生出版社,1990:5.

[11] [宋]许叔微.普济本事方[M].北京:中国中医药出版社,2007:17,124.

[12] [金]刘完素.河间医集:素问要旨[M].北京:人民卫生出版社,1998:92.

[13] [明]朱橚.普济方[M].北京:人民卫生出版社,1959:317.

[14] [明]楼英.医学纲目[M].北京:中国中医药出版社,1996:68,760.

[15] [明]杨继洲.针灸大成[M].北京:人民卫生出版社,2006:33.

[16] [明]武之望.济阴纲目[M].北京:中国中医药出版社,1995:185.

[17] [明]赵献可.医贯[M].北京:人民卫生出版社,2009:103.

[18] [明]李梴.医学入门[M].北京:中国中医药出版社,1995:58.

[19] [清]黄庭镜.目经大成[M].北京:人民卫生出版社,2006:45.

[20] [明]王九思.难经集注[M].北京:人民卫生出版社,1963:29.

[21] [明]虞抟.医学正传[M].北京:人民卫生出版社,1965:5.

[22] [明]王肯堂.证治准绳[M].北京:人民卫生出版社,1991:218.

[23] [明]张景岳.景岳全书[M].北京:人民卫生出版社,2007:565.

[24] [清]喻昌.医门法律[M].太原:山西科学技术出版社,2006:49.

[25] [清]黄元御.素问悬解[M]//黄元御医学全书.太原:山西科学技术出版社,2010:11.

[26] [清]程文囿.医述[M].合肥:安徽科学技术出版社,1983:76.

[27] 袁钟,图娅,彭泽邦,等.中医辞海[M].北京:中国医药科技出版社,1999:495.

[28] 李振吉.中医药常用名词术语辞典[M].北京:中国中医药出版社,2001:38.

[29] 宋一伦,杨学智.基础理论与疾病[M].//曹洪欣,刘保延.中国中医药学术语集成.北京:中医古籍出版社,2005:33.

[30] 中华人民共和国国家质量监督检验检疫总局,中国国家标准化管理委员会.中医基础理论术语(GB/T 20348—2006)[M].北京:中国标准出版社,2006:45.

[31] 李经纬,余瀛鳌,蔡景峰,等.中医大辞典[M].2版.北京:人民卫生出版社,2010:218.

[32] 中医药学名词审定委员会.中医药学名词[M].北京:科学出版社,2005:38.

（唐学敏）

1 · 027

五 行

wǔ xíng

一、规范名

【汉文名】五行。

【英文名】five phases。

【注释】木、火、土、金、水五种基本物质及其运动变化。

二、定名依据

"五行"一词始载于《尚书》,医学文献五行一词首见于《内经》。《内经》在五行自然观以及逐渐抽象的哲学概念基础上,结合当时认识到的医学实践,建立了五行与人体及自然界相应的基本系统。

之后,历代著作皆以"五行"为正名记载本词,如《难经》《中藏经》《诸病源候论》《备急千金要方》《黄帝内经太素》《证类本草》《本草乘雅半偈》《类经》等。这些著作均为古代重要著作,对后世有较大影响。所以"五行"作为规范名已是共识,也符合术语定名约定俗成的原则。

现代相关著作,如国标《中医基础理论术

语》，著名辞书类著作《中国医学百科全书·中医学》和《中医辞海》《中医大辞典》，以及全国高等中医药院校规划教材《中医基础理论》等均以"五行"作为规范名。同时，已经广泛应用于中医药学文献的标引和检索的《中国中医药学主题词表》也以"五行"作为正式主题词。这些均说明"五行"作为中医基础理论中的一个规范名已成为共识。

我国 2005 年出版的全国科学技术名词审定委员会审定公布的《中医药学名词》亦以"五行"作为规范名，所以"五行"作为规范名也符合术语定名的协调一致原则。

三、同义词

未见。

四、源流考释

"五行"一词传世文献中始载于先秦《尚书》，《尚书·洪范》："五行，一曰水，二曰火，三曰木，四曰金，五曰土。水曰润下，火曰炎上，木曰曲直，金曰从革，土曰稼穑。"[1]136 五行起源有五星、五方、五季、五材等说，古代思想家欲以五种常见物质"水、火、木、金、土"为五行来阐释万物，故称"五材"。如《国语·郑语》："夫和实生物，同则不继……故先王以土与金、木、水、火杂，以成百物。"[2]119《左传·襄公二十七年》："天生五材，民并用之。"[3]243 上述文献皆为五行发展之初"五材"说，且虽论及五行，然甚为质朴，是先民为理解世界万物组成而将事物归类形成的朴素哲学观，和后世成固定排序及生克关系的五行说有很大区别。

《管子·五行》篇打破四季，于夏秋之交增长夏与五行相应："五声既调，然后作立五行，以正天时，五官以正人位。人与天调，然后天地之美生。睹甲子，木行御……七十二日而毕。睹丙子，火行御……七十二日而毕。睹戊子，土行御……七十二日而毕。睹庚子，金行御……七十二日而毕。睹壬子，水行御……七十二日而

毕。"[4]127 按照季节轮转次序排列，有五行相生之意。在《管子·五行》篇还描述了五味、五脏、五肉等，虽和《内经》相比，对应关系粗劣，但对中医五脏五行说当有较大影响。至汉墓帛书《易传》及《五行》，思孟学派将儒家义理与五行之德相统一，五行由《尚书》中的"水、火、木、金、土"而发展演变为帛书《五行》中的"仁、义、礼、智、圣"[5]7，五德之说虽有附会之意，但儒家学派对五行学说的传播有巨大的推动作用。

医学文献中五行一词首见于《内经》，如《素问·脏气法时论》："五行者，金、木、水、火、土也，更贵更贱，以知死生，以决成败，而定五脏之气，间甚之时，死生之期也。"[6]137 因五行定五脏，且有五行"金、木、水、火、土"之排序。《素问·阴阳应象大论》："天有四时五行，以生长收藏，以生寒暑燥湿风……苍东方生风，风生木，木生酸，酸生肝，肝生筋，筋生心，肝主目……南方生热，热生火，火生苦，苦生心，心生血，血生脾，心主舌。"[6]27 五行与五方、五脏、五官、五位对应，其次序为"木、火、土、金、水"，已和后世所谓五行相生次序完全一致。《灵枢·五乱》[6]114《灵枢·阴阳系日月》[7]137《灵枢·官能》[7]373 等篇从五行次序、五行与阴阳与人体之关系等方面记载五行。总之，五行这一概念在《内经》中已发展得较为完备，后世医家之五行概念大体沿用《内经》说而进行阐发。

《难经·十八难》[8]85 中明确提出"五行子母更相生养"之五行相生之理论。《难经·七十五难》曰："金、木、水、火、土，当更相平。"[8]239 对五行"金、木、水、火、土"之排序同《素问·脏气法时论》，同时具体阐述了五行实虚补泄，和《内经》中所述及理论，共同构成中医五行辨证论治之理论基石。

其后历代重要的相关著作皆以"五行"为正名记载本词，如《中藏经·生成论》："天地有阴阳五行，人有血脉五脏。五行者，金、木、水、火、土也；五脏者，肺、肝、心、肾、脾也。"[9]5 明确五行排序及五脏对应。《伤寒杂病论》正文中并无

"五行"一词,但《伤寒杂病论·序》云:"夫天布五行,以运万类,人禀五常,以有五脏,经络府俞,阴阳会通,玄冥幽微,变化难极,自非才高识妙,岂能探其理致哉!"[10]1 言及五行于自然万物人体五脏经络的重要性。

隋唐医家著述中言及五行者有《诸病源候论》[11]120《备急千金要方》[12]6《新修本草》[13]198《黄帝内经太素》[14]30 等。如《诸病源候论·土注候》:"夫五行金木水火土,六甲之辰,并有禁忌。人禀阴阳而生,含血气而长,人之五脏,配合五行,土内主于脾气,为五行五脏之主,其所禁忌,尤难触犯。"[11]120《备急千金要方·论诊候第四》:"然愚医不思脉道,反治其病,使脏中五行共相克切,如火炽燃,重加其油,不可不慎。"[12]6《黄帝内经太素·阴阳》:"天有八风之纪,纪生万物,地有五行之理,理成万物,故为父母也……面部有五脏六腑五行气色,观乎即知病在何脏腑也,此谓察色而知也。"[14]30

至宋金元时期,《本草衍义》[15]70《苏沈良方》[16]135《三因极一病证方论》[17]18《儒门事亲》[18]276 等书皆有五行相关记载,如《本草衍义》卷十一:"射(音夜)干……殊不知五行只以水、火、木、金、土而言之。"[15]70《苏沈良方·唐中书侍郎崔知悌序》:"夫含灵受气,禀之于五行。摄生乖理,降之以六疾。"[16]135 对五行的论述沿袭前人,并无太大发展。

明清时期对五行的论述较多,在《普济方》[19]72《类经》[20]1082《本草乘雅半偈》[21]474《医学从众录》[22]143《脉诀汇辨》[23]2《读医随笔》[24]43 等书中皆有提及五行,但同宋金元一样,沿袭前人,少有新意。如《普济方·针灸》:"五脏六腑变化流注出入旁通法:五行:木、火、土、金、水(以上各主一脏)。"[19]72《读医随笔·虚实补泻论》:"此又五行子母顺逆衰旺之大道也。"[24]43

现代有关著作均沿用《内经》记载以"五行"作为本词正名,如《中医药学名词》[25]16《中医学概论》[26]14 国标《中医基础理论术语》[27]4《中医药常用名词术语辞典》[28]38《中医大辞典》[29]218《中国中医药学主题词表》[30]956《中医辞海》[31]495《中国医学百科全书·中医学》[32]273 印会河《中医基础理论》[33]18 李德新《中医基础理论》[34]71 等。如《中医药学名词》:"五行,木、火、土、金、水五种基本物质及其运动变化。"[35]16《中国医学百科全书·中医学》:"五行由水、火、木、金、土五个方面构成,每一个方面即每一行不仅代表一种物质,而且代表一种功能属性。'水曰润下,火曰炎上,木曰曲直,金曰从革,土爰稼穑。'(《书·洪范》)。它们之间,具有生克、乘侮、胜复、制化的关系。通过这些相互作用关系,五行整体获得动态平衡,从而维持事物的生存和发展。"[32]273 其他辞书类、教材类的相关记载多类于此,所不同者只在详略繁简。

五、文献辑录

《尚书·洪范》:"五行:一曰水,二曰火,三曰木,四曰金,五曰土。水曰润下,火曰炎上,木曰曲直,金曰从革,土曰稼穑。"[1]136

《国语·郑语》:"夫和实生物,同则不继……故先王以土与金木水火杂,以成百物。"[2]119

《左传·襄公二十七年》:"天生五材,民并用之,废一不可。"[3]243

《管子·五行》:"五声既调,然后作立五行,以正天时,五官以正人位。人与天调,然后天地之美生。睹甲子,木行御……七十二日而毕。睹丙子,火行御……七十二日而毕。睹戊子,土行御……七十二日而毕。睹庚子,金行御……七十二日而毕。睹壬子,水行御……七十二日而毕。"[4]127

马王堆帛书《德行》:"德之行五和谓之德……庞朴曰:佚书以'仁义礼智圣'为五行。"[5]7

《灵枢·五乱》:"五行有序,四时有分,相顺则治,相逆则乱。"[7]114

"阴阳系日月":"五行以东方为甲乙木主春。"[7]137

"官能":"明于五俞徐疾所在,屈伸出入,皆有条理。言阴与阳,合于五行,五脏六腑,亦有所藏,四时八风,尽有阴阳。"[7]373

《素问·阴阳应象大论》:"天有四时五行,以生长收藏,以生寒暑燥湿风……苍东方生风,风生木,木生酸,酸生肝,肝生筋,筋生心,肝主目……南方生热,热生火,火生苦,苦生心,心生血,血生脾,心主舌。"[6]27

"脏气法时论":"五行者,金木水火土也,更贵更贱,以知死生,以决成败,而定五脏之气,间甚之时,死生之期也。"[6]137

《难经·十八难》:"手心主、少阳火,生足太阴、阳明土,土主中宫,故在中部也。此皆五行子母更相生养者也。"[8]85

七十五难:"金、木、水、火、土,当更相平。东方木也,西方金也。木欲实,金当平之;火欲实,水当平之;土欲实,木当平之;金欲实,火当平之;水欲实,土当平之。东方肝也,则知肝实;西方肺也,则知肺虚。泻南方火,补北方水。南方火,火者,木之子也;北方水,水者,木之母也。水胜火。子能令母实,母能令子虚,故泻火补水,欲令金不得平木也。"[8]239

《中藏经·生成论》:"天地有阴阳五行,人有血脉五脏。五行者,金、木、水、火、土也;五脏者,肺、肝、心、肾、脾也。"[9]5

《伤寒杂病论·序》:"夫天布五行,以运万类,人禀五常,以有五脏,经络府俞,阴阳会通,玄冥幽微,变化难极,自非才高识妙,岂能探其理致哉!"[10]1

《诸病源候论·土注候》:"夫五行金木水火土,六甲之辰,并有禁忌。人禀阴阳而生,含血气而长,人之五脏,配合五行,土内主于脾气,为五行五脏之主,其所禁忌,尤难触犯。"[11]120

《新修本草·五味子》:"《本经》云:味酸,当以木为五行之先也。"[13]198

《备急千金要方·论诊候第四》:"然愚医不思脉道,反治其病,使脏中五行共相克切,如火炽燃,重加其油,不可不慎。"[12]6

《黄帝内经太素·阴阳》:"天有八风之纪,纪生万物,地有五行之理,理成万物,故为父母

也……面部有五脏六腑五行气色,观乎即知病在何脏腑也,此谓察色而知也。"[14]30

《本草衍义》卷十一:"射干……殊不知五行只以水、火、木、金、土而言之,故儒者以草、木皆木也,金、铅皆金也,粪、土皆土也,灰、火皆火也,水、池皆水也。"[15]70

《苏沈良方·唐中书侍郎崔知悌序》:"夫含灵受气,禀之于五行。摄生乖理,降之以六疾。"[16]135

《三因极一病证方论·脏腑配天地论》:"是以六气纬空,五行丽地,人则默而象之。"[17]18

《儒门事亲·刘河间先生三消论》:"五常之道,阴中有阳,阳中有阴。孤阴不长,独阳不成。但有一物皆备,五行递相济养,是谓和平。"[18]276

《普济方·针灸》:"五脏六腑变化流注出入旁通法:五行:木、火、土、金、水(以上各主一脏)……五行相生:水、木、火、土、金(以上五脏相生)。五行相克:金、木、土、水、火。"[19]72

《类经·阴阳五行》:"微妙在脉,不可不察,察之有纪,从阴阳始,始之有经,从五行生,生之有度,四时为宜,补泻勿失,与天地如一,得一之精,以知死生。是故声合五音,色合五行,脉合阴阳。"[20]1082

《本草乘雅半偈·米》:"然谷府之受盛五谷,本具木火土金水之五行,升出中降入之五气,乃能敷布化育,宣五谷味。"[21]474

《医学从众录·泄泻》:"亦谓之脾者,以泄泻之时,一定不移,五行之土,犹五常之信也,四神丸加味主之。"[22]143

《脉诀汇辨·脉位法天地五行论》:"以五行相生之理言之,天一生水,故先从左尺肾水生左关肝木,肝木生左寸心火。"[23]2

《读医随笔·虚实补泻论》:"有以气上壅为实,下陷为虚,气内结为实,外散为虚者,是以病形之积、散、空、坚言之也。至如从前来者为实邪,从后来者为虚邪,此又五行子母顺逆衰旺之大道也。"[24]43

《中医学概论》:"五行……木火土金水之

名,始见于《周书·洪范》篇,并且具体地说明了五者的各自性质。"[26]14

《中医辞海》:"五行,基础理论名词。五行学说是古代自然哲学之一。医学上的五行学说主要是以五行配五脏为中心:肝木,心火,脾土,肺金,肾水。基本内容:① 在五脏为中心的基础上,通过经络以联系全身,说明人体的整体性,并通过自然现象的观察与医学实践联系到五方、四时等,说明人与自然界的统一性。② 用五行的生、克和相侮、相乘理论以阐述五脏之间的互相依存、互相制约的关系,与阴阳学说贯通一起,可以认识到一些防治疾病的道理。"[31]495

《中医大辞典》:"五行,指木、火、土、金、水五类自然事物及其运动。中国古代思想家用日常生活中习见的上述五类事物来说明自然万物的起源和多样性的统一,这种哲学思想早见于《左传》《国语》《尚书·洪范》等书中。"[29]218

《中国医学百科全书·中医学》:"五行由水、火、木、金、土五个方面构成,每一个方面即每一行不仅代表一种物质,而且代表一种功能属性。'水曰润下,火曰炎上,木曰曲直,金曰从革,土爰稼穑'(《尚书·洪范》)。它们之间,具有生克、乘侮、胜复、制化的关系。通过这些相互作用关系,五行整体获得动态平衡,从而维持事物的生存和发展。"[32]273

《中医药常用名词术语辞典》:"五行,古代哲学。中国古代哲学理论范畴。出《尚书·洪范》《尚书·甘誓》等。木、火、土、金、水五类事物及其运动变化。古代哲学家在朴素的唯物论和自发的辩证法思想指导下,认为自然界万物都是由木、火、土、金、水五种物质构成的,并以五行生克制化的原理,来说明事物在运动变化过程中的相互关系,形成了五行学说,是古代用以认识自然、解释自然现象、探索自然规律的一种宇宙观和方法论。"[28]38

《中医药学名词》:"五行,木、火、土、金、水五种基本物质及其运动变化。"[25]16

《中医基础理论术语》:"五行,木、火、土、金、水五种基本物质及其运动变化。"[27]4

《中医基础理论》:"五行,即是木、火、土、金、水五种物质的运动……还以五行之间的生、克关系来阐释事物之间的相互联系,认为任何事物都不是孤立的、静止的,而是在不断的相生、相克的运动之中维持着协调平衡。"[33]18

《中国中医药学主题词表》:"五行,属五行学说,木、火、土、金、水五种基本物质及其运动变化。"[30]956

《中医基础理论讲稿》:"五行是指木、火、土、金、水五种基本物质及其运动变化,是说明人与自然以及人体脏腑之间相互关系的思想方法。"[34]71

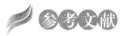

参考文献

[1] 未著撰人.尚书[M].冀昀主编.北京:线装书局,2007:136.

[2] [春秋]左丘明.国语[M].焦杰校点.沈阳:辽宁教育出版社,1997:119.

[3] [春秋]左丘明.左传[M].长沙:岳麓书社,1988:243.

[4] [战国]管仲.管子[M].沈阳:辽宁教育出版社,1997:127.

[5] 魏启鹏.马王堆帛书《德行》校释[M].成都:巴蜀书社,1991:7.

[6] 未著撰人.素问[M].何文彬,谭一松校注.北京:中国医药科技出版社,1998:27,137.

[7] 灵枢[M].何文彬,谭一松校注.北京:中国医药科技出版社,2005:114,137,373.

[8] 未著撰人.难经[M].刘渊,吴潜智主编.四川:四川科学技术出版社,2008:85,239.

[9] [后汉]华佗.中藏经[M].北京:学苑出版社,2007:5.

[10] [东汉]张仲景.伤寒杂病论[M].北京:中医古籍出版社,2012:1.

[11] [隋]巢元方.诸病源候论[M].沈阳:辽宁科学技术出版社,1997:120.

[12] [唐]孙思邈.备急千金要方[M].太原:山西科学技术出版社,2010:6.

[13] [唐]苏敬.新修本草[M].合肥:安徽科学技术出版社,1981:198.

[14] [隋]杨上善.黄帝内经太素[M].北京:人民卫生出版社,1965:30.

[15] [宋]寇宗奭.本草衍义[M].北京：人民卫生出版社，1990：70.

[16] [宋]沈括,苏轼.苏沈良方[M].上海：上海科学技术出版社，2003：135.

[17] [宋]陈言.三因极一病证方论[M].北京：人民卫生出版社，1957：18.

[18] [金]张从正.儒门事亲[M].沈阳：辽宁科学技术出版社，1997：276.

[19] [明]朱橚.普济方[M].北京：人民卫生出版社，1959：72.

[20] [明]张介宾.类经评注[M].郭教礼,张西相.西安：陕西科学技术出版社，1996：1082.

[21] [明]卢之颐.本草乘雅半偈[M].北京：人民卫生出版社，1986：474.

[22] [清]陈念祖.医学从众录[M].北京：中国中医药出版社，1996：143.

[23] [清]李延昰.脉诀汇辨[M].上海：上海科学技术出版社，1963：2.

[24] [清]周学海.读医随笔[M].北京：中国中医药出版社，1997：43.

[25] 中医药学名词审定委员会.中医药学名词[M].北京：科学出版社，2005：16.

[26] 南京中医学院.中医学概论[M].北京：人民卫生出版社，1958：14.

[27] 中华人民共和国国家质量监督检验检疫总局,中国国家标准化管理委员会.中医基础理论术语（GB/T 20348—2006）[M].北京：中国标准出版社，2006：4.

[28] 李振吉.中医药常用名词术语辞典[M].北京：中国中医药出版社，2001：38.

[29] 李经纬,邓铁涛.中医大辞典[M].北京：人民卫生出版社，1995：218.

[30] 吴兰成.中国中医药学主题词表[M].北京：中国古籍出版社，2008：956.

[31] 袁钟,等.中医辞海[M].北京：中国医药科技出版社，1992：495.

[32] 《中医学》编辑委员会.中医学[M]//钱信忠,中国医学百科全书.上海：上海科学技术出版社，1997：273.

[33] 印会河.中医基础理论[M].上海：上海科学技术出版社，1984：18.

[34] 李德新.中医基础理论讲稿[M].北京：人民卫生出版社，2011：71.

（白红霞）

五 运

wǔ yùn

一、规范名

【汉文名】五运。

【英文名】five evolutive phases。

【注释】木运、火运、土运、金运、水运的合称，即木、火、土、金、水五行之气在天地间的运行变化。

二、定名依据

作为中医学基础理论术语概念的"五运"一词最早见于《内经》，且对五运的概念内涵的记载已经相对成熟。

自出现以来，历代著作多以"五运"为正名记载本词，如《本草纲目》《本草乘雅半偈》《类经》《脉诀汇辨》《温病条辨》等。这些著作皆为古代重要著作，对后世有较大影响。所以"五运"作为规范名已是共识，也符合术语定名约定俗成的原则。

现代相关著作，如国标《中医基础理论术语》《中医药常用名词术语辞典》《中医大辞典》《中医辞海》和《中国医学百科全书·中医学》以及全国高等中医药院校教材《中医基础理论》等均以"五运"作为规范名。同时，已经广泛应用于中医药学文献标引和检索的《中国中医药学主题词表》也以"五运"作为正式主题词。这些均说明"五运"作为中医基础理论中的一个规范名已成为共识。

我国2005年出版的全国科学技术名词审定委员会审定公布的《中医药学名词》亦以"五运"作为规范名，所以"五运"作为规范名也符合术语定名的协调一致原则。

三、同义词

未见。

四、源流考释

"五运"一词最早出现在《内经》中，《素问·天元纪大论》："夫五运阴阳者，天地之道也，万物之纲纪，变化之父母，生杀之本始，神明之府也，可不通乎……神在天为风，在地为木；在天为热，在地为火；在天为湿，在地为土；在天为燥，在地为金；在天为寒，在地为水。故在天为气，在地成形，形气相感，而化生万物矣……寒暑燥湿风火，天之阴阳也，三阴三阳上奉之。木、火、土、金、水，地之阴阳也，生长化收藏下应之……甲己之岁，土运统之；乙庚之岁，金运统之；丙辛之岁，水运统之；丁壬之岁，木运统之；戊癸之岁，火运统之。"[1]348 明确"五运"即木、火、土、金、水五行之气在天地间的运行变化，且以干支符号作为演绎工具，来推论探索自然与生命现象共有的规律。另外，在《素问·五运行大论》[1]355《素问·六微旨大论》[1]367 中对"五运"的相关内容进行了细致深入的阐述，可以说是比较成熟的。

之后历代重要的相关著作大多沿用该书记载，以"五运"为正名记载本词，相关理论亦在此基础上进行发展。唐代相关文献所见较少，宋代《苏沈良方·原序》："而又调其衣服，理其饮食，异其居处，因其情变，或治以天，或治以人，五运六气，冬寒夏暑，暘雨电雹，鬼灵魇蛊，甘苦寒温之节，后先胜负之用，此天理也，盛衰强弱，五脏异禀，循其所同，察其所偏，不以此形彼，亦不以一人例众人，此人事也。"[2]17《史载之方》卷下："推其变化之间，凝而为质，五行名之，化而为气，五运统之，钟而为人，五脏应之，自此而后，物之可名，数之可推，理之可穷，而道之迹乃可得而言之也，大而天地，小而一身，理或皆然，统而论之，要其所养，一归之无失而已。"[3]74《黄帝素问宣明论方》卷三："以四时五运六气千变

万化，冲荡推击无穷，安得失时而绝也。"[4]32 多在前人理论基础上进行总结概括。

明清时期，和五运相关内容也较多，在《本草纲目》[5]30《类经》[6]23《本草乘雅半偈》[7]104《脉诀汇辨》[8]142《本草问答》[9]1《温病条辨》[10]222 等著作中都有体现。如《本草纲目·气味阴阳》："况四时六位不同，五运六气各异，可以轻用为哉。"[5]30《类经·五气之合人万物之生化》："五行之气，化有不同。天干所临，是为五运；地支所司，是为六气。五运六气，皆有主客之分。故岁时变迁，五气更立，各有所先，以主岁气也。"[6]23《脉诀汇辨》卷八："运气之教，先立其年。干分五运，支立司天。五运者，金木水火土也。六气者，风寒暑湿燥火也。南北二政，运有不同。上下阴阳，脉有不应。先立其年者，如甲子、乙丑之类，左右应见，乃可以言死生之逆顺也。其法合十干为五运，对十二支为六气。"[8]142 对五运六气进行了概括论述，其他著作中和五运六气相关的内容，亦多总结概括前人理论，不一一列举。

现代有关著作均以"五运"作为本词正名，如《中医药学名词》[11]18、国标《中医基础理论术语》[12]80《中医药常用名词术语辞典》[13]38《中医大辞典》[14]219《中国中医药学主题词表》[15]958《中医辞海》[16]499《中国医学百科全书·中医学》[17]《中医经典词典》[18]99《中医基础理论讲稿》[19]520《运气学说六讲》[20]35 等。如《中医药学名词》："五运，木运、火运、土运、金运、水运的合称，即木、火、土、金、水五行之气在天地间的运行变化。"[11]18《中医基础理论术语》："五运，木运、火运、土运、金运、水运的合称。木、火、土、金、水五行之气在天地间的运行变化。甲、乙、丙、丁、戊、己、庚、辛、壬、癸十天干以定运。"[12]80 其他辞书类、教科书类的相关记载多类于此，所不同者只在详略繁简。

五、文献辑录

《素问·天元纪大论》："夫五运阴阳者，天

地之道也,万物之纲纪,变化之父母,生杀之本始,神明之府也,可不通乎……神在天为风,在地为木;在天为热,在地为火;在天为湿,在地为土;在天为燥,在地为金;在天为寒,在地为水。故在天为气,在地成形,形气相感,而化生万物矣……寒暑燥湿风火,天之阴阳也,三阴三阳上奉之。木火土金水,地之阴阳也,生长化收藏下应之……甲己之岁,土运统之;乙庚之岁,金运统之;丙辛之岁,水运统之;丁壬之岁,木运统之;戊癸之岁,火运统之。"[1]348

"五运行大论":"余闻五运之数于夫子,夫子之所言,正五气之各主岁尔,首甲定运,余因论之。鬼臾区曰:土主甲己,金主乙庚,水主丙辛,木主丁壬,火主戊癸。子午之上,少阴主之;丑未之上,太阴主之;寅申之上,少阳主之;卯酉之上,阳明主之;辰戌之上,太阳主之;巳亥之上,厥阴主之。"[1]355

"六微旨大论":"帝曰:何谓当位? 岐伯曰:木运临卯,火运临午,土运临四季,金运临酉,水运临子。所谓岁会,气之平也。帝曰:非位何如? 岐伯曰:岁不与会也。帝曰:土运之岁,上见太阴;火运之岁,上见少阳、少阴;金运之岁,上见阳明;木运之岁,上见厥阴;水运之岁,上见太阳,奈何? 岐伯曰:天之与会也。"[1]367

《苏沈良方·原序》:"而又调其衣服,理其饮食,异其居处,因其情变,或治以天,或治以人,五运六气,冬寒夏暑,暘雨电雹,鬼灵魇蛊,甘苦寒温之节,后先胜负之用,此天理也,盛衰强弱,五脏异禀,循其所同,察其所偏,不以此形彼,亦不以一人例众人,此人事也。"[2]17

《史载之方》卷下:"为医总论……推其变化之间,凝而为质,五行名之,化而为气,五运统之,钟而为人,五脏应之,自此而后,物之可名,数之可推,理之可穷,而道之迹乃可得而言之也,大而天地,小而一身,理或皆然,统而论之,要其所养,一归之无失而已。"[3]74

《黄帝素问宣明论方》卷三:"以四时五运六气千变万化,冲荡推击无穷,安得失时而

绝也。"[4]32

《本草纲目·气味阴阳》:"况四时六位不同,五运六气各异,可以轻用为哉。"[5]30

《类经·五气之合人万物之生化》:"五行之气,化有不同。天干所临,是为五运;地支所司,是为六气。五运六气,皆有主客之分。故岁时变迁,五气更立,各有所先,以主岁气也。"[6]23

《本草乘雅半偈·蒲黄》:"系五运之相袭,六气之对待,以及标本病传,比量推度,则得之矣。"[7]104

《脉诀汇辨》卷八:"运气之教,先立其年。干分五运,支立司天。五运者,金木水火土也。六气者,风寒暑湿燥火也。南北二政,运有不同。上下阴阳,脉有不应。先立其年者,如甲子、乙丑之类,左右应见,乃可以言死生之逆顺也。其法合十干为五运,对十二支为六气。"[8]142

《本草问答》卷上一:"问曰:药者,昆虫土石、草根树皮等物,与人异类,而能治人之病者,何也? 答曰:天地只此阴阳二气流行,而成五运(金木水火土为五运),对待而为六气(风寒湿燥火热是也)。人生本天亲地,即秉天地之五运六气以生五脏六腑。"[9]1

《温病条辨·风论》:"再由五运六气而推,大运如甲己之岁,其风多兼湿气;一年六气中,客气所加何气,则风亦兼其气而行令焉。然则五运六气非风不行,风也者,六气之帅也,诸病之领袖也,故曰:百病之长也。"[10]222

《中医辞海》:"五运六气,运气术语,运气学说的中心内容。以十天干的甲己配为土运,乙庚配为金运,丙辛配为水运,丁壬配为木运,戊癸配为火运,统称五运……五运,即五行之气,因其变化运行,故名。"[16]499

《中医大辞典》:"五运,运气学说术语。即土运、金运、水运、木运、火运的合称。土、金、水、木、火在地为五行,五行之气运化在天,故称。古人认为自然气候的转变是由于阴阳五行轮转运动、往来不息、周而复始的结果。《素问·天元纪大论》:'论言五运相袭而皆治之。

终期之日,周而复始。'"[14]219

《中国医学百科全书·中医学》:"五运即以木、火、土、金、水五行之气来概括一年五个季节气象变化规律的总称。《素问·天元纪大论》说:'五运阴阳者,天地之道也。'道,就是运行变化的规律。五行之所以化为五运,虽是由于十天干的推衍而得,但它毕竟不同于五行的分属。《素问·五运行大论》说:'土主甲己,金主乙庚,水主丙辛,木主丁壬,火主戊癸'……五运,旨在探索一年五个季节变化的运动规律。"[17]283

《中医药常用名词术语辞典》:"五运,运气术语。出《素问·天元纪大论》。木运、火运、土运、金运、水运的简称,是木、火、土、金、水五行之气在天地间的运行变化。五运六气学说用以代表不同年份和不同节气的气候特征。五运又有岁运、主运、客运之分。"[13]38

《中医药学名词》:"五运……木运、火运、土运、金运、水运的合称,即木、火、土、金、水五行之气在天地间的运行变化。"[11]18

《中医基础理论术语》:"五运……木运、火运、土运、金运、水运的合称。木、火、土、金、水五行之气在天地间的运行变化。甲、乙、丙、丁、戊、己、庚、辛、壬、癸十天干以定运。"[12]80

《中国中医药学主题词表》:"五运六气,属中医基础理论;属运气学说五运和六气的合称。五运:木运、火运、土运、金运、水运的简称,即木、火、土、金、水五行之气在天地间的运行变化。六气即厥阴风木、少阴君火、少阳相火、太阴湿土、阳明燥金、太阳寒水的简称,配一年主气六步分六气。初之气配厥阴风木、二之气配少阴君火、三之气配少阳相火、四之气配太阴湿土、五之气配阳明燥金、六(终)之气配太阳寒水。"[15]958

《运气学说六讲》:"用木、火、土、金、水五行来说明一年五个季节的基本特性就是名为五运的基本意义所在。每一季节各有三'生'两'为',即由于季节变换,而有不同的发生和作为之意。至每一季节的性、德、用、化、政、令,即各

个季节正常气候的多方面表现。色和虫,是不同季节的物候。变和眚,是不同季节的反常变化。五个季节的中央,名为长夏,可以说是一年之中的转变时期。于此可知所谓五运,即将一年气象分为五季,各按五行之性有规律地运行之谓。"[20]35

《中医基础理论》:"五运,是木运、火运、土运、金运、水运的合称,即木、火、土、金、水五行之气在天地间的运行变化……五行与十天干相合而能运……五运,即木运、火运、土运、金运、水运的统称。运者,轮转运动,循环不已之谓。故曰:'五运阴阳者,天地之道也。'(《素问·天元纪大论》)五运又有大运(中运)、主运、客运之分,它们的变化都是以当年纪年的天干及其阴阳属性为准则的。"[19]520

《中医经典词典》:"五运,木运、火运、土运、金运、水运的合称。在运气学说中,五运用以推测不同年份或季节的气候变化。有大运(也称中运、岁运)、主运、客运之分。大运主管全年气候,每年由一运所主,按木、火、土、金、水相生顺序,五年一个周期。主运主管一年之中每一季节的气候,年年如此,固定不变。客运也是主时之运,每年轮转,随主岁大运变化而变化。"[18]99

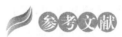

参考文献

[1] 未著撰人.素问[M].北京:中国医药科技出版社,1998:348,355,367.

[2] [宋]苏轼.苏沈良方[M].上海:上海科学技术出版社,2003:17.

[3] [宋]史堪.史载之方[M].上海:上海科学技术出版社,2003:74.

[4] [明]刘完素.黄帝素问宣明论方[M].北京:中国中医药出版社,2007:32.

[5] [明]李时珍.本草纲目[M].北京:中医古籍出版社,1994:30.

[6] [明]张介宾.类经[M].北京:中国医药科技出版社陕西科学技术出版社,2011:23.

[7] [明]卢之颐.本草乘雅半偈[M].北京:人民卫生出版社,1986:104.

[8] [清]李延昰.脉诀汇辨[M].上海:上海科学技术出

版社,1963：142.

[9] [清] 唐容川.本草问答[M].北京：中国中医药出版社,2013：1.

[10] [清] 吴瑭.温病条辨[M].北京：中国书店,1994：222.

[11] 中医药学名词审定委员会.中医药学名词[M].北京：科学技术出版社,2005：18.

[12] 中华人民共和国质量监督检验检疫总局,中国国家标准化管理委员会.中医基础理论术语(GB/T 20348—2006)[M].北京：中国标准出版社,2006：80.

[13] 李振吉.中医药常用名词术语辞典[M].北京：中国中医药出版社,2001：38.

[14] 李经纬,邓铁涛,等.中医大辞典[M].北京：人民卫生出版社,1995：653.

[15] 吴兰成.中国中医药学主题词表[M].北京：中国古籍出版社,2008：958.

[16] 袁钟,等.中医辞海[M].北京：中国医药科技出版社,1992：499.

[17] 《中医学》编辑委员会.中医学[M]//钱信忠.中国医学百科全书.上海：上海科学技术出版社,1997：283.

[18] 邢玉瑞.中医经典词典[M].北京：人民卫生出版社,2016：99.

[19] 李德新.中医基础理论[M].北京：人民卫生出版社,2011：520.

[20] 任应秋.运气学说六讲[M].北京：中国中医药出版社,2010：35.

（白红霞）

五 劳

wǔ láo

一、规范名

【汉文名】五劳。

【英文名】five consumption。

【注释】久视、久卧、久坐、久立、久行五种过度劳累而致病的因素的合称。

二、定名依据

"五劳"一词最早见于《内经》,其后历代著作均沿用该词作为正名,如晋代《肘后备急方》《小品方》,南北朝《本草经集注》,唐代《备急千金要方》,宋代《证类本草》《仁斋直指方论》,元代《丹溪心法》,明代《普济方》《本草纲目》《类经》《景岳全书》,清代《黄帝内经素问直解》等,这些著作均为历代的重要著作,对后世有较大影响。所以"五劳"作为规范名便于达成共识,符合术语定名的约定俗成原则。

现代相关著作,如国标《中医基础理论术语》,工具书《中医大辞典》《中医辞海》《中医药常用名词术语辞典》和《中国医学百科全书·中医学》《中国中医药学术语集成·基础理论与疾病》等,均以"五劳"作为规范名,说明"五劳"作为规范名已成为共识。

我国2005年出版的由全国科学技术名词审定委员会审定公布的《中医药学名词》已以"五劳"作为规范名,所以"五劳"作为规范名也符合术语定名的协调一致原则。

三、同义词

未见。

四、源流考释

"五劳"名称始见于《黄帝内经素问·宣明五气》："久视伤血,久卧伤气,久坐伤肉,久立伤骨,久行伤筋。是谓五劳所伤。"[1]47 指的是久视、久卧、久坐、久立、久行五种过劳的致病因素。其后的相关著作即沿用该书记载,以"五劳"为正名,如晋代葛洪《肘后备急方》卷四曰："治五劳七伤,阳气衰弱,腰脚无力,羊肾苁蓉羹法。羊肾一对,去脂膜,细切,肉苁蓉一两,酒浸一宿,刮去皱皮,细切,相和作羹,葱白盐五味等。如常法事治,空腹食之。"[2]99 晋代陈延之《小品方》卷七记载:"妇人产时,骨分开解,是以子路开张,儿乃得出耳。满百日乃得完合平复也。妇人不自知,唯满月便云是平复,合会阴阳,动伤百脉,则为五劳七伤之疾。"[3]281 南北朝陶弘景《本草经集注·玉石三品》记载:"云母……味甘,平,无毒。主治身皮死肌,中风寒热。如在车船上,除邪气,安五脏,益子精,明目,下气,坚肌,续绝,补中,疗五劳七伤,虚损少气,止痢。"[4]134

但以下文献在本词的概念上与《内经》记载不完全相同,如隋代巢元方《诸病源候论》卷三记载:"夫虚劳者,五劳、六极、七伤是也。五劳者:一曰志劳,二曰思劳,三曰心劳,四曰忧劳,五曰瘦劳。又,肺劳者,短气而面肿,鼻不闻香臭。肝劳者,面目干黑,口苦,精神不守,恐畏不能独卧,目视不明。心劳者,忽忽喜忘,大便苦难,或时鸭溏,口内生疮。脾劳者,舌本苦直,不得咽唾。肾劳者,背难以俯仰,小便不利,色赤黄而有余沥,茎内痛,阴湿,囊生疮,小腹满急。"[5]15 可见,《诸病源候论》所指的五劳有二,一为志劳、思劳、心劳、忧劳、瘦劳这五种病因;一为肺劳、肝劳、心劳、脾劳、肾劳五种虚劳病证。

其后的相关著作有的称"五劳"为久视、久卧、久坐、久立、久行五种过劳的致病因素,如唐代孙思邈《备急千金要方》卷二记载:"妇人方上……论曰:凡人无子,当为夫妻俱有五劳七伤,虚羸百病所致,故有绝嗣之患。夫治之之法,男服七子散,女服紫石门冬丸及坐药荡胞汤,无不有子也。"[6]29 以及宋代唐慎微《证类本草》[7]739、陈师文《太平惠民和剂局方》[8]44,金代刘完素《黄帝素问宣明论方》[9]7,宋代杨士瀛《仁斋直指方论》[10]326,元代朱丹溪《丹溪心法》[11]150,明代朱橚《普济方》[12]461、李时珍《本草纲目》[13]552、张介宾《类经》[14]252、张介宾《景岳全书》[15]630,清代喻昌《医门法律》[16]305、高士宗《黄帝内经素问直解》[17]98 等;有的称"五劳"为志

劳、思劳、心劳、忧劳、瘦劳这五种病因,如唐代孙思邈《备急千金要方》记载:"五劳者,一曰志劳,二曰思劳,三曰忧劳,四曰心劳,五曰疲(瘦)劳。"[6]569 有的称"五劳"为肺劳、肝劳、心劳、脾劳、肾劳五种虚劳病症,如《证治要诀》:"五劳者,五脏之劳也"。[18]110《医学纲目》:"何谓五劳?心劳血损,肝劳神损,脾劳食损,肺劳气损,肾劳精损。"[19]82 以及唐代苏敬等撰《新修本草》[20]144,宋代王怀隐《太平圣惠方》[21]169、赵佶《圣济总录》[22]1493、陈无择《三因极一病证方论》[23]125,明代董宿《奇效良方》[24]151、徐春甫《古今医统大全》[25]217,清代冯兆张《冯氏锦囊秘录》[26]311 等。

现代有关著作大多以"五劳"为正名,载录以上三种解释,如《中医大辞典》[27]219《中医学》[28]1724《中医辞海》[29]498《中医药常用名词术语辞典》[30]39《中国中医药学术语集成·基础理论与疾病》[31]34 等。但国标《中医基础理论术语》则以久视、久卧、久坐、久立、久行五种过劳的致病因素作为正式注释,将肺劳、肝劳、心劳、脾劳、肾劳五脏的虚劳病这一概念附于正式注释之后。如《中医基础理论术语》:"五劳……久视、久坐、久立、久行五种过劳的致病因素。久视伤血、久卧伤气、久坐伤肉、久立伤骨、久行伤筋。〈疾病〉肝、心、脾、肺、肾五脏的虚劳病。"[32]51 而国家规范《中医药学名词》则只收录了久视、久卧、久坐、久立、久行五种过劳的致病因素这一注释,如《中医药学名词》:"五劳……久视、久卧、久坐、久立、久行五种过度劳累而致病的因素的统称。"[33]40

总之,"五劳"一词最早见于《内经》中,指久视、久卧、久坐、久立、久行五种过劳的致病因素,而《诸病源候论》中"五劳"的含义则有所不同,既指志劳、思劳、心劳、忧劳、瘦劳五种致病因素,又指肺劳、肝劳、心劳、脾劳、肾劳五脏的虚劳病。现代相关著作则载有以上三种注释,且以久视、久卧、久坐、久立、久行五种过劳的致病因素作为"五劳"的规范注释。

五、文献辑录

《黄帝内经素问·宣明五气》:"五劳所伤:久视伤血、久卧伤气、久坐伤肉、久立伤骨、久行伤筋。是谓五劳所伤。"[1]47

《肘后备急方》卷四:"治五劳七伤,阳气衰弱,腰脚无力,羊肾苁蓉羹法。羊肾一对,去脂膜,细切,肉苁蓉一两,酒浸一宿,刮去皴皮,细切,相和作羹,葱白盐五味等。如常法事治,空腹食之。"[2]99

《小品方》卷七:"妇人产时,骨分开解,是以子路开张,儿乃得出耳。满百日乃得完合平复也。妇人不自知,唯满月便云是平复,合会阴阳,动伤百脉,则为五劳七伤之疾。"[3]281

《本草经集注·玉石三品》:"云母……味甘,平,无毒。主治身皮死肌,中风寒热。如在车船上,除邪气,安五脏,益子精,明目,下气,坚肌,续绝,补中,疗五劳七伤,虚损少气,止痢。"[4]134

《诸病源候论》卷三:"夫虚劳者,五劳、六极、七伤是也。五劳者:一曰志劳,二曰思劳,三曰心劳,四曰忧劳,五曰瘦劳。又,肺劳者,短气而面肿,鼻不闻香臭。肝劳者,面目干黑,口苦,精神不守,恐畏不能独卧,目视不明。心劳者,忽忽喜忘,大便苦难,或时鸭溏,口内生疮。脾劳者,舌本苦直,不得咽唾。肾劳者,背难以俯仰,小便不利,色赤黄而有余沥,茎内痛,阴湿,囊生疮,小腹满急。"[5]15

《新修本草》卷六:"泽泻 味甘、咸,寒,无毒。主风寒湿痹,乳难,消水,养五脏,益气力,肥健。补虚损五劳,除五脏痞满,起阴气,止泄精、消渴、淋沥,逐膀胱三焦停水。"[20]144

《备急千金要方》卷二:"论曰:凡人无子,当为夫妻俱有五劳七伤,虚羸百病所致,故有绝嗣之患。夫治之之法,男服七子散,女服紫石门冬丸及坐药荡胞汤,无不有子也。"[6]29

卷十九:"五劳者,一曰志劳,二曰思劳,三曰忧劳,四曰心劳,五曰疲劳。"[6]569

《太平圣惠方》卷二十六:"夫五劳者,其源

从脏腑所起也,鼓生死之浮沉,动百病之虚实,逆于阴阳,伤于荣卫,皆因劳瘵而生,故曰五劳也。肝劳病者,补心气以益之,心王则感肝矣,人逆春气,则足少阳不生,而肝气内变,顺之则疗,逆之则乱,反顺为逆,是谓关格。病则生矣,所以肝怒不止则伤精,伤精则面䴤色,青盲而无所见,毛瘁色夭,死于秋也。"[21]169

《证类本草》卷三十:"半天回……生施州。春生苗,高二尺以来,赤斑色,至冬苗叶皆枯。其根味苦、涩,性温,无毒。土人夏月采之。与鸡翁藤、野兰根、崖棕等四味,洗净,去粗皮。焙干等分,捣罗为末,温酒调服二钱匕,疗妇人血气并五劳七伤。妇人服忌羊血、鸡、鱼、湿面;丈夫服无所忌。"[7]739

《太平惠民和剂局方》卷二:"十华散……治丈夫五劳七伤,浑身疼痛,四肢拘急,腰膝无力,脾元气虚,不思饮食,霍乱吐泻,四肢冷麻。兼解二毒伤寒,疗脚气流注肿痛,行步不得,及虚劳等患,并皆治之。"[8]44

《圣济总录》卷八十六:"所谓五劳者,一曰,肺劳令人短气,面肿鼻不闻香臭;二曰,肝劳令人面目干黑,口苦目视不明;三曰,心劳令人忽忽喜忘,大便苦难,时或溏泄,口中生疮;四曰,脾劳令人舌本苦直,不能咽唾;五曰,肾劳令人背难以俯仰,小便黄赤,时有余沥,阴痛生疮,小腹满急。此五者劳气在五脏也,故名五劳。"[22]1493

《黄帝素问宣明论方》卷一:"瘦病证……蛊腹痛,肾传心,觔脉相引而急,精液少,觔脉不荣而引急。加减建中汤主之:治瘦,觔病相引而急,及五劳七伤,小便数,腹痛难立。"[9]7

《三因极一病证方论》卷八:"五劳者,皆用意施为,过伤五脏,使五神不宁而为病,故曰五劳。以其尽力谋虑则肝劳,曲运神机则心劳,意外致思则脾劳,预事而忧则肺劳,矜持志节则肾劳。是皆不量禀赋,临事过差,遂伤五脏。以脏气本有虚实,因其虚实而分寒热。世医例以传尸骨蒸为五劳者,非也。彼乃瘵疾,各一门类,不可不知。"[23]125

《仁斋直指方论》卷九："七圣神效散（秘方）……治男子妇人远年近日五劳七伤，喘嗽血尸劳等疾，前药无效，针灸不应，命将终，服此神效。"[10]326

《丹溪心法》卷三："无比山药丸……治诸虚百损，五劳七伤，肌体消瘦，肤燥脉弱。"[11]150

《普济方》卷十九："《内经》谓病蛊弗治，肾传之心，筋脉相引而急，病名曰瘛。夫精属肾，筋属肝，脉属心，精盛则滋养诸筋，荣灌诸脉，故筋脉和柔。今风客于肾，病蛊出白，则精已亏矣。《经》所谓风客淫气精乃亡，邪伤肝者如此，其证筋脉燥急，相引而瘛是也。方肉苁蓉丸……治瘛病筋脉相引，及五劳七伤，小便数，腰疼，久立不得，坐即脚痹，腹肚不安。"[12]461

《奇效良方》卷二十一："尽力谋为，劳伤乎肝，应乎筋极；曲运神机，劳伤乎心，应乎脉极；意外过思，劳伤乎脾，应乎肉极；预事而忧，劳伤乎肺，应乎气；极矜持志节，劳伤乎肾，应乎骨极。此五劳应乎五脏之劳极。"[24]151

《古今医统大全》卷三："五劳者，五脏之劳，皆因动作勉强，用力过度曰劳。"[25]217

《医学纲目》："何谓五劳？心劳血损，肝劳神损，脾劳食损，肺劳气损，肾劳精损"。[19]82

《本草纲目·草部》："天门冬……镇心，润五脏，补五劳七伤，吐血，治嗽消痰，去风热烦闷（大明）。主心病，嗌干心痛，渴而欲饮，痿蹶嗜卧，足下热而痛（好古）。润燥滋阴，清金降火（时珍）。阳事不起，宜常服之（思邈）。"[13]552

《类经》卷十五："五劳所伤：久视伤血（久视则劳神，故伤血，《营卫生会篇》曰：血者神气也），久卧伤气（久卧则阳气不伸，故伤气），久坐伤肉（久坐则血脉滞于四体，故伤肉），久立伤骨（立者之劳在骨也），久行伤筋（行者之劳在筋也），是谓五劳所伤。"[14]252

《证治要诀》卷九："五劳者，五脏之劳也"。[18]110

《景岳全书·本草正》："黄精……一名救穷草。味甘微辛，性温。能补中益气，安五脏，疗

五劳七伤，助筋骨，益脾胃，润心肺，填精髓，耐寒暑，下三虫，久服延年不饥，发白更黑，齿落更生。"[15]630

《医门法律》卷六："十全大补散……治男子妇人诸虚不足，五劳七伤，不进饮食，久病虚损，时发潮热，气攻骨脊，拘急疼痛，夜梦遗精，面色萎黄，脚膝无力，喘嗽中满，脾肾气弱，五心烦闷，并皆治之。"[16]305

《黄帝内经素问直解》卷三："五劳所伤：久视伤血，久卧伤气，久坐伤肉，久立伤骨，久行伤筋，是谓五劳所伤。言久视久卧久坐久立久行为五劳，劳则五脏因之以伤。心主血，久视则伤之；肺主气，久卧则伤之；脾主肉，久坐则伤之；肾主骨，久立则伤之；肝主筋，久行则伤之。凡此是谓五劳所伤。"[17]98

《冯氏锦囊秘录·杂症大小合参》："五劳者，五脏之劳，皆因动作勉强，用力过度曰劳。又曰：受气贪欲则为劳。"[26]311

《中医辞海》："中医术语。① 指久视、久卧、久坐、久立、久行五种过劳致病因素。《素问·宣明五气》：'久视伤血，久卧伤气，久坐伤肉，久立伤骨，久行伤筋。是谓五劳所伤。'② 指志劳、思劳、心劳、忧劳、瘦劳（《千金药方》作疲劳）五种过劳致病因素（见《诸病源候论》）。③ 五脏的劳损。即肺劳、肝劳、心劳、脾劳、肾劳五种虚劳病症。《证治要诀》：'五劳者，五脏之劳也。'《医学纲目》：'何谓五劳？心劳血损，肝劳神损，脾劳食损，肺劳气损，肾劳精损。'"[29]498

《中国医学百科全书·中医学》："五脏受损的病证，称五劳。五劳的名称出《内经》。《素问·宣明五气》：'久视伤血、久卧伤气、久坐伤肉、久立伤骨、久行伤筋，是谓五劳所伤。'《金匮要略》也有五劳之称。《诸病源候论》以志劳、思劳、心劳、忧劳、瘦劳为五劳；《千金翼方》则以志劳、思劳、心劳、忧劳、疲劳为五劳；后世医家多将'五劳'指为五脏劳损，如《古今医统大全·劳瘵门》：'五劳者，心肝脾肺肾也。'"[28]1724

《中医药常用名词术语辞典》："① 病因。

❶ 出《素问·宣明五气篇》等。即久视、久卧、久坐、久立、久行五种过劳的致病因素。即久视伤血、久卧伤气、久坐伤肉、久立伤骨、久行伤筋。是谓五劳所伤。❷ 见《诸病源候论·五劳候》。志、思、心、忧、瘦（疲）五种过劳致病因素。② 疾病。见《证治要诀》。肝、心、脾、肺、肾五脏的虚劳病。"[30]39

《中医大辞典》："五劳……① 指久视、久卧、久坐、久立、久行五种过劳致病因素。《素问·宣明五气篇》：'久视伤血，久卧伤气，久坐伤肉，久立伤骨，久行伤筋。是谓五劳所伤。'② 指志劳、思劳、心劳、忧劳、瘦劳（《千金要方》作疲劳）五种过劳致病因素（见《诸病源候论》）。③ 五脏的劳损。即肺劳、肝劳、心劳、脾劳、肾劳五种虚劳病症。《证治要诀》：'五劳者，五脏之劳也。'"[27]219

《中医药学名词》："五劳……久视、久卧、久坐、久立、久行五种过度劳累而致病的因素的合称。"[33]40

《中国中医药学术语集成·基础理论与疾病》："五劳……① 指《诸病源候论》中所指五种过劳致病因素：志劳、思劳、心劳、忧劳、瘦劳。（《中医大辞典》）② 指五脏的劳损，即肺劳、肝劳、肾劳、脾劳、心劳。（《中医大辞典》）③ 指《素问》中所指五种过劳致病因素：久视、久卧、久坐、久立、久行。（《中医大辞典》）"[31]34

《中医基础理论术语》："五劳……久视、久坐、久卧、久立、久行五种过劳的致病因素。久视伤血、久卧伤气、久坐伤肉、久立伤骨、久行伤筋。〈疾病〉肝、心、脾、肺、肾五脏的虚劳病。"[32]51

参考文献

[1] 未著撰人.黄帝内经素问[M].田代华整理.北京：人民卫生出版社，2017：47,48.

[2] [晋]葛洪.肘后备急方[M].汪剑，邹运国，罗思航整理.北京：中国中医药出版社，2016：99.

[3] [南北朝] 陈延之.小品方[M].高文铸校注.北京：中国中医药出版社，1995：281.

[4] [南北朝] 陶弘景.本草经集注[M].尚志钧，尚元胜辑校.北京：人民卫生出版社，1994：134.

[5] [隋] 巢元方.诸病源候论[M].鲁兆麟主校.沈阳：辽宁科学技术出版社，1997：15.

[6] [唐] 孙思邈.备急千金要方[M].鲁瑛，梁宝祥，高慧校注.太原：山西科学技术出版社，2010：29,569.

[7] [宋] 唐慎微.证类本草[M].郭君双，金秀梅，赵益梅校注.北京：中国医药科技出版社，2011：739.

[8] [宋] 太平惠民和剂局编.太平惠民和剂局方[M].陈庆平，陈冰欧校注.北京：中国中医药出版社，1996：44.

[9] [金] 刘完素.黄帝素问宣明论方[M].宋乃光校注.北京：中国中医药出版社，2007：7.

[10] [宋] 杨士瀛.仁斋直指方论[M].盛维忠，王致谱，傅芳，等校注.福州：福建科学技术出版社，1989：326.

[11] [元] 朱震亨.丹溪心法[M].田思胜校注.北京：中国中医药出版社，2008：150.

[12] [明] 朱橚.普济方[M].北京：人民卫生出版社，1959：461.

[13] [明] 李时珍.本草纲目[M].张守康，张向群，王国辰主校.北京：中国中医药出版社，1998：552.

[14] [明] 张景岳.类经[M].范志霞校注.北京：中国医药科技出版社，2011：252.

[15] [明] 张介宾.景岳全书[M].夏之秋等校注.北京：中国中医药出版社，1994：630.

[16] [清] 喻昌.医门法律[M].张晓梅，肖培新，袁尚华校注.北京：中国中医药出版社，2002：305.

[17] [清] 高士宗.素问直解[M].成建军，刘娟，李玉清校注.北京：中国医药科技出版社，2014：98.

[18] [明] 戴原礼.秘传证治要诀及类方[M].才维秋，赵艳，胡海波校注.北京：中国中医药出版社，1998：110.

[19] [明] 楼英.医学纲目[M].阿静校注.北京：中国中医药出版社，1996：82.

[20] [唐] 苏敬.新修本草[M].胡方林整理.太原：山西科学技术出版社，2013：144.

[21] [宋] 王怀隐，等.《太平圣惠方》校注[M].田文敬，孙现鹏，牛国顺校注.郑州：河南科学技术出版社，2015：169.

[22] [宋] 赵佶.圣济总录[M].北京：人民卫生出版社，1962：1493.

[23] [宋] 陈无择.三因极一病症方论[M].侯如燕校注.北京：中国医药科技出版社，2011：125.

[24] [明] 董宿.奇效良方[M].北京：中国中医药出版社，1995：151.

[25] [明] 徐春甫.古今医统大全[M].崔仲平，王耀廷主校.北京：人民卫生出版社，1991：217.

[26] [清] 冯兆张.冯氏锦囊秘录[M].田思胜，高萍，戴敬敏，等校注.北京：中国中医药出版社，1996：311.

[27] 李经纬，余瀛鳌，蔡景峰，等.中医大辞典[M].北京：

人民卫生出版社,2004:219.

[28] 《中医学》编辑委员会.中医学[M]//钱信忠.中医学百科全书.上海:上海科学技术出版社,1997:1724.

[29] 袁钟,图娅,彭泽邦,等.中医辞海[M].北京:中国医药科技出版社,1995:498.

[30] 李振吉.中医药常用名词术语辞典[M].北京:中国中医药出版社,2001:39.

[31] 宋一伦,杨学智.基础理论与疾病[M]//曹洪欣,刘保延.中国中医药学术语集成.北京:中医古籍出版社,

2005:34.

[32] 中华人民共和国质量监督检验检疫总局,中国国家标准化管理委员会.中医基础理论术语(GB/T 20348—2006)[M].北京:中国标准出版社,2006:51.

[33] 中医药学名词审定委员会.中医药学名词[M].北京:科学出版社,2005:40.

（王梦婷　李　龙）

1 • 030

五 体

wǔ tǐ

一、规范名

【汉文名】五体。

【英文名】 five body constituents。

【注释】指筋、脉、肉、皮、骨的总称。

二、定名依据

"五体"作为筋、脉、肉、皮、骨的总称的命名首见于《外台秘要》。与之相关术语的记载有"形体""五形",现已很少应用。

《内经》记载的"形体"与《本草乘雅半偈》记载"五形",虽与本术语概念相同,但在古代医书中就很少使用。用"五体"一词来表达的中医学术语,对应中医五行属性"五脏""五声""五色"等更容易被人所理解与接受。

明清时期的《外科启玄》《黄帝内经素问集注》《洞天奥旨》《黄帝素问直解》《望诊遵经》等,皆使用"五体"一名。这些著作均为历代重要的中医学著作,对后世有较大影响,因而"五体"作为规范名便于达成共识,符合术语定名的约定俗成的原则。

我国目前已出版的国标《中医基础理论术语》以"五体"作为规范名;《中国医学百科全书·中医学》和《中医药常用名词术语辞典》《中医大辞典》《中医辞海》等均以"五体"作为规范名记载。这说明在中医基础理论中使用"五体"作为正名已经达成共识。

我国 2005 年出版的由全国科学技术名词审定委员会审定公布的《中医药学名词》已以"五体"作为规范名,所以"五体"作为规范名符合术语定名的协调一致原则。

三、同义词

【曾称】"形体"(《内经》);"五形"(《本草乘雅半偈》)。

四、源流考释

"五体"作为筋、脉、肉、皮、骨总称的有关记载最早见于《内经》,《灵枢·五色》云:"肝合筋,心合脉,肺合皮,脾合肉,肾合骨也。"[1]2 阐释了筋、脉、肉、皮、骨与五脏的关系。《素问·痹论》曰:"以冬遇此者为骨痹,以春遇此者为筋痹,以夏遇此者为脉痹,以至阴遇此者为肌痹,以秋遇此者为皮痹。"[2]244 论述了五体痹与季节的关系。《内经》亦称筋、脉、肉、皮、骨五体为"形体",如《素问·上古天真论》曰:"七八,肝气衰,筋不能动,天癸竭,精少,肾藏衰,形体皆极。"[2]2 然《灵枢·根结》谓:"黄帝曰:逆顺五体者,言人骨节之大小,肉之坚脆,皮之厚薄,血之清浊,气之滑涩,脉之长短,血之多少,经络之数,余已知之矣,此皆布衣匹夫之士也。"[1]43 此"五体"的含

义乃指五种不同体质之人。

　　唐宋时期，首次出现了以"五体"作为肢体筋、脉、肉、皮、骨总称的命名，唐代王焘《外台秘要》卷三十七记载："夫二仪含象，三才贯形，五体以类于五行，六腑乃同于六旬。"[3]1042 对人体而言，木、火、土、金、水五行对应"五脏""五体""五液""五声"等，五体即筋、脉、肉、皮、骨。然陈自明《妇人大全良方》卷一道："精未通而御女以通其精，则五体有不满之处，异日有难状之疾。"[4]12 此"五体"当指形体。另南宋周守忠《养生类纂》卷上："极热扇手心，五体俱凉。"[5]32 五体指四肢与头。

　　明清时期，仍沿用"五体""形体"，如明代王肯堂《郁冈斋医学笔麈》卷下曰："命门从右者五体生成，形质之道也。"[6]78 明代申斗垣《外科启玄》卷一谓："夫人之体者五也，皮肉脉筋骨共则成形。五体悉具，外有部位，中有经络，内应脏腑是也。"[7]1 清代张志聪《黄帝内经素问集注》卷二称："是以岐伯论天之五方、五气、五色、五音，地之五行、五味，以应人之五体、五脏、五窍、五志也。"[8]105 清代陈士铎的外科专著《洞天奥旨》卷十四道："盖人之五体，皮、肉、筋、骨、血也，得五行之精而病除矣。"[9]180 明确五体指筋、脉、肉、皮、骨。清代高世栻的著作中，既提到"五体"，又用到"形体"，如《黄帝素问直解》卷一记载："肝者，人之脏，筋者，人之体，谓五脏五体之属于人也，人有五体，而五体复有所生，故筋生心，人有五脏，而五脏各有所主，故肝主目。"[10]41《黄帝素问直解》卷五："人身形体，外而皮毛，内而五脏，由浅入深，阴阳相应，故夫邪之客于形身也，必先舍于皮毛，留而不去。"[10]435 而清代薛雪《医经原旨》卷一曰："血气、经络者，内之根本也，形体者，外之枝叶也，人之形体，骨为君，肉为臣，形体虽充，又必以肉之坚脆分寿夭也。"[11]34 言"形体"为"五体"。清代汪宏《望诊遵经》卷上道："由是而参之五官，五官其应也，参之五体，五体其应也，参之情志形容，声音臭味，与夫毛发皮肉，经络筋骨，皆其应也。"[12]29

清代唐宗海《中西汇通医经精义》卷下云："五脏之本味，即能伤及五体，总见太过之为病也。"[13]120 仍言筋、脉、肉、皮、骨为五体。然明代卢之颐《本草乘雅半偈》曰："皮毛、血、肉、筋、骨为五形。"[14]630 首次以"五形"作为筋、脉、肉、皮、骨的概称。且清代薛雪《医经原旨》卷二亦曰："候八节、八风之正邪以察其表，审五脏、五形之部位以察其里。"[11]73 此时期特点是"五体""形体"并存，亦有言"五形"者。

　　须予指出的是，《灵枢·根结》言"五体"，尚指五种不同体质之人；《养生类纂》述"五体"，另指四肢与头。

　　现代有关著作大多以"五体"作为规范名，如《中医辞海》[15]500《中医基础理论术语》[16]24《中医基础理论》[17]769《中医学》[18]20《中国医学百科全书·中医学》[19]275《中医大辞典》[20]219《中医药常用名词术语辞典》[21]39《中医药学名词》[22]78 等。"五体"一词为中医界所熟知，而广泛应用这一术语，这在现代中医界已是约定俗成的事。

　　总之，"形体"（《内经》）、"五形"（《本草乘雅半偈》）与"五体"概念基本相同。我国2005年出版的由中医药学名词审定委员会审定公布的《中医药学名词》释义为"筋、脉、皮、肉、骨的合称"。[22]78 该释义客观、准确地表达了"五体"的科学内涵和本质属性。因而应以"五体"作为规范名，以"形体""五形"作为曾称。

五、文献辑录

《灵枢·五色》："肝合筋，心合脉，肺合皮，脾合肉，肾合骨也。"[1]2

"根结"："黄帝曰：逆顺五体者，言人骨节之大小，肉之坚脆，皮之厚薄，血之清浊，气之滑涩，脉之长短，血之多少，经络之数，余已知之矣，此皆布衣匹夫之士也。"[1]43

《素问·上古天真论》："七八，肝气衰，筋不能动，天癸竭，精少，肾藏衰，形体皆极。"[2]2

"痹论"："以冬遇此者为骨痹；以春遇此者为筋痹；以夏遇此者为脉痹；以至阴遇此者为肌

痹；以秋遇此者为皮痹。"[2]244

《外台秘要》卷三十七："夫二仪含象，三才贯形，五体以类于五行，六腑乃同于六吕。人之肉也，则脾之所主，人之皮肤，则肺之所管，肤肉受病，皆由滋味而与衣服，衣服厚暖则表之呼寒，滋味失度则脏腑皆热。"[3]1042

《妇人大全良方》卷一："精未通而御女以通其精，则五体有不满之处，异日有难状之疾。"[4]12

《养生类纂》卷上："极热扇手心，五体俱凉。"[5]32

《郁冈斋医学笔麈》卷下："坎中之阳偏于右者，阴阳所行之道路固然耳。如上所用者，左升右旋，流行之路也。命门从右者五体生成，形质之道也，本左阳而右阴，气阳而血阴，坎中之阳，火也气也，坎体之阴，水也血也，肾坎居下焦，地道也，万物皆生于地，长于地，故坎中之阳火。"[6]78

《外科启玄》卷一："夫人之体者五也。皮肉脉筋骨共则成形，五体悉具，外有部位，中有经络，内应脏腑是也。"[7]1

《本草乘雅半偈》第十帙："五脏之所合也。皮毛、血、肉、筋、骨，为五形。"[14]630

《黄帝内经素问集注》卷二："是以岐伯论天之五方、五气、五色、五音，地之五行、五味，以应人之五体、五脏、五窍、五志也。"[8]105

《洞天奥旨》卷十四："盖人之五体，皮、肉、筋、骨、血也，得五行之精而病除矣。"[9]180

《黄帝素问直解》卷一："肝者，人之脏。筋者，人之体。谓五脏五体之属于人也，人有五体，而五体复有所生，故筋生心，人有五脏，而五脏各有所主，故肝主目。"[10]41

《黄帝素问直解》卷五："人身形体，外而皮毛，内而五脏，由浅入深，阴阳相应，故夫邪之客于形身也，必先舍于皮毛，留而不去。"[10]435

《医经原旨》卷一："天癸竭绝，故形体衰坏而不能有子矣。魄离者，形体衰败也。凡此形体，血气既已异于上寿，则其中寿而尽，固有所由禀受而然也。血气、经络者，内之根本也；形

体者，外之枝叶也。人之形体，骨为君，肉为臣。形体虽充，又必以肉之坚脆分寿夭也。"[11]34

卷二："候八节、八风之正邪以察其表，审五脏、五形之部位以察其里。"[11]73

《望诊遵经》卷上："由是而参之五官，五官其应也。参之五体，五体其应也。参之情志形容，声音臭味，与夫毛发皮肉，络筋骨，皆其应也。"[12]29

《中西汇通医经精义》卷下："五脏之本味，即能伤及五体，总见太过之为病也。"[13]120

《中国医学百科全书·中医学》："形体……筋、脉、肉、皮毛、骨。"[19]275

《中医辞海》："五体：基础理论名词。① 指肢体的筋、肉、皮、脉、骨等。五体与五脏有联系。《灵枢·五色》：'肝合筋，心合脉，肺合皮，脾合肉，肾合骨也。'② 指肥人、瘦人、常人、壮士及婴儿五种体质，见《灵枢·逆顺肥瘦》刘衡如校本。"[15]500

《中医基础理论》："五体：形体。形体的概念，有广义和狭义之分。狭义的形体，特指'五体'，即皮，肉，筋，骨，脉五种组织结构，其为构成整个人身形体的重要组织。"[17]769

《中医药常用名词术语辞典》："五体：① 形体。源《素问·阴阳应象大论》。筋脉皮肉骨的合称。五体与五脏有密切关系，五体有赖于五脏精气的盛衰。其余五脏的对应联系为：肝在体为筋，心在体为脉，肺在体为皮，脾在体为肉，肾在体为骨。② 五种形体类型。即肥人，瘦人，常人，壮士及婴儿。出《灵枢·根结》。详述了如何根据这五种形体来决定进针的深浅，留针的时间及用针次数等。"[21]39

《中医药学名词》："五体……筋、脉、皮、肉、骨的合称。"[22]78

《中医基础理论术语》："五体 皮、脉、筋、骨、肉的总称。"[16]24

《中医学》："五体：在五行归类表格中五脏（肝、心、脾、肺、肾）对应形体（筋、脉、肉、皮、骨）。《中医基础理论》：'心在体合脉，肝在体合筋，脾

在体合肉,肺在体合皮,肾在体合骨。'"[18]20

《中医大辞典》:"五体……① 指肢体的筋、脉、肉、皮、骨等。五体与五脏有联系。《灵枢·五色》:'肝合筋,心合脉,肺合皮,脾合肉,肾合骨也。'② 指肥人、瘦人、常人、壮士及婴儿五种体质,见《灵枢·逆顺肥瘦》刘衡如校本。"[20]219

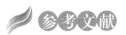 参考文献

[1] 未著撰人.灵枢经[M].何文彬,谭一松校注.北京:中国医药科技出版社,1998:2,43.

[2] 未著撰人.素问[M].何文彬,谭一松校注.北京:中国医药科技出版社,1998:2,244.

[3] [唐]王焘.外台秘要[M].北京:人民卫生出版社,1955:1042.

[4] [宋]陈自明.妇人大全良方[M].北京:人民卫生出版社,1992:12.

[5] [南宋]周守忠.养生类纂[M]//[明]胡文焕辑;孙炜华校点.上海:上海中医学院出版社,1989:32.

[6] [明]王肯堂.郁冈斋医学笔麈[M].陆拯主编.北京:中国中医药出版社,1999:78.

[7] [明]申斗垣.外科启玄[M].北京:人民卫生出版社,1955:1.

[8] [清]张隐庵.黄帝内经素问集注[M].孙国中,方向红,点校.北京:学苑出版社,2002:105.

[9] [清]陈士铎.洞天奥旨[M].孙光荣,等点校.北京:中医古籍出版社,1992:180.

[10] [清]高士宗.黄帝素问直解[M].北京:科学技术文献出版社,1982:41,435.

[11] [清]薛雪.医经原旨[M].上海:上海中医学院出版社,1992:34,73.

[12] [清]汪宏.望诊遵经[M].上海:上海科学技术出版社,1959:29.

[13] [清]唐宗海.中西汇通医经精义[M].上海:上海古籍出版社,1996:120.

[14] [明]卢之颐.本草乘雅半偈[M].北京:人民卫生出版社,1986:630.

[15] 袁钟,图娅,彭泽邦,等.中医辞海:下册[M].北京:中国医药科技出版社,1999:500.

[16] 中华人民共和国国家质量监督检验检疫总局,中国国家标准化管理委员会.中医基础理论术语(GB/T 20348—2006)[M].北京:中国标准出版社,2006:24.

[17] 李德新.中医基础理论[M].北京:人民卫生出版社,2001:769.

[18] 李家邦.中医学[M].北京:人民卫生出版社,2010:20.

[19] 《中医学》编辑委员会.中医学[M]//钱信忠.中国医学百科全书.上海:上海科学技术出版社,1997:275.

[20] 李经纬,余瀛鳌,蔡景峰,等.中医大辞典[M].2版.北京:人民卫生出版社,2010:219.

[21] 李振吉.中医药常用名词术语辞典[M].北京:中国中医药出版社,2001:39.

[22] 中医药学名词审定委员会.中医药学名词[M].北京:科学出版社,2005:78.

(唐学敏　魏小萌)

五轮

wǔ lún

一、规范名

【汉文名】五轮。

【英文名】five orbiculi。

【注释】肉轮、血轮、气轮、风轮和水轮的合称,为眼睛由外向内分成的五个部位。

二、定名依据

"五轮"作为肉轮、血轮、气轮、风轮和水轮的合称,为眼睛由外向内分成的五个部位的命名,最早见于宋代王怀隐的《太平圣惠方》。

自《太平圣惠方》使用"五轮"一词,宋代《三因极一病证方论》《严氏济生方》,金代《儒门事亲》,元代《世医得效方》《原机启微》,明代《秘传眼科龙木论》《万病回春》《审视瑶函》,清代《医方集解》《类证治裁》等,皆沿用"五轮"一名。这些著作均为历代重要的医著,对后世有较大影响。所以"五轮"作为规范名便于达成共识,符

合术语定名的约定俗成原则。

我国目前出版的国标《中医基础理论术语》以"五轮"作为规范名；《中国医学百科全书·中医学》《中国中医药学术语集成·基础理论与疾病》亦遵之；已广泛应用于中医药文献的标引和检索的《中国中医药学主题词表》也以"五轮"作为正式主题词；全国高等中医药院校规划教材《中医基础理论》以及现代有代表性的辞书《中医大辞典》《中医辞海》《中医药常用名词术语辞典》等也以"五轮"作为规范名记载。这说明在中医临床实践中用"五轮"作为正名已达成共识。

我国2005年出版的由中医药学名词审定委员会审定公布的《中医药学名词》在"五轮八廓"条下见到"五轮"的命名。

三、同义词

未见。

四、源流考释

"五轮"作为是肉轮、血轮、气轮、风轮和水轮的合称，为眼睛由外向内分成的五个部位相关的内容记载最早见于《内经》，《灵枢·大惑论》曰："五脏六腑之精气，皆上注于目而为之精，精之窠为眼，骨之精为瞳子，筋之精为黑眼，血之精为络，其窠气之精为白眼，肌肉之精为约束，裹撷筋骨血气之精，而与脉并为系。"[1]382 虽未有"五轮"之命名，但后世"五轮学说"肇始于此。

宋金元时期，始见到"五轮"命名。宋代王怀隐首次提出"五轮"一词，如其《太平圣惠方》卷三十二有云："又曰：眼有五轮，风轮、血轮、气轮、水轮、肉轮，五轮应于五藏……肝藏病者，应于风轮……心藏病者，应于血，血轮病……脾藏病者，应于肉轮……肺藏病者，应于气轮……肾藏病者，应于水轮。"[2]32 明确指出五轮分别相对应的五脏及临床症状。《太平圣惠方·眼内障论》卷三十三又云："故眼通五脏，气贯五轮，肺管白睛，白应庚辛之位；肾关黑水，黑属壬癸之方；血应丙丁，肉轮戊己；眼归甲乙，木乃应

肝。"[2]82 进一步论述了眼内障的成因，关联的五脏不同症状亦有很大差异。后世医家承此沿用"五轮"一词，宋代陈无择《三因极一病证方论》卷十六曰："故方论有五轮八廓、内外障等，各各不同，尤当分其所因，及脏腑阴阳，不可混滥。"[3]223 宋代刘信甫《活人事证方后集》卷十六谓："故方论有五轮、八廓、内外障等，各各不同，尤当分其所主。"[4]205 他如金代张从正《儒门事亲》[5]27，宋代严用和《严氏济生方·眼门》[6]122，元代危亦林《世医得效方》[7]270、倪维德《原机启微·附录》[8]38 皆遵之。尤其随着眼科专著的问世，对于眼科疾病有了更明晰的论述，如《银海精微》卷上云："大抵目为五脏之精华，一身之要系，故五脏分五轮，八卦名八廓。五轮：肝属木曰风轮，在眼为乌睛；心属火曰血轮，在眼为二眦；脾属土曰肉轮，在眼为上下胞睑；肺属金曰气轮，在眼为白仁；肾属水曰水轮，在眼为瞳仁。"[9]4《银海精微》疑为宋代以后医家假托孙思邈所撰，这些观点一直被后世沿用。

明清时期，大多医著及眼科专著沿承"五轮"一词，并详细探讨眼科疾病病机特点及治疗，如明代葆光道人《秘传眼科龙木论》谓："迎风有泪者何也？答曰，此肾家虚也，五轮曰黑睛属肾。"[10]84 言迎风流泪责之于肾虚。明代龚廷贤《万病回春》卷五道："眼目大抵眼目为五脏之精华，一身之至要也，故五脏分五轮，八卦名八廓。五轮者，肝属木，曰风轮，在眼为乌睛；心属火，曰火轮，在眼为二眦；脾属土，曰肉轮，在眼为上下胞；肺属金，曰气轮，在眼为白睛；肾属水，曰水轮，在眼为瞳子。"[11]316 分述了眼睑、白睛、黑睛、目眦及瞳子等眼部不同部位所对应的五脏，便于临床眼疾的治疗。明代傅仁宇撰《审视瑶函》卷一称："夫目有五轮，属乎五脏。五轮者，皆五脏之精华所发，名之曰轮，其像如车轮圆转，运动之意也。五轮之中，四轮不能视物，惟水轮普照无遗，神妙莫测，乃先天之精液，肇始之元灵，人身之至宝，犹夫天之日月也，是以

人之瞳神损者，不能治矣。"[12]7 认为水轮由先天肾所主，瞳神受损则不治。而清代汪昂对眼部疾病亦有详尽的描述，其《医方集解·明目之剂第十九》道："目有五轮：白睛为气轮，属肺金，故独坚；青睛为风轮，属肝木，内包膏汁，涵养瞳神；目角大小皆为血轮，大眦属心君火，大眦赤者为实火，小眦属心包相火，小眦赤者为虚火；两睑为肉轮，属脾土，土藏万物，故包四轮，开动为阳，为应用；闭静为阴，则睡矣。"[13]257 清代黄庭镜《目经大成》卷一谓："五轮诗曰：肝木风轮乃青睛，肉轮黄土睑脾荣，水轮肾水瞳神黑，肺本金轮白气清，两眦血轮心火赤，五轮元自五行生。要知脏应五轮，一归乎气，《经》曰：诸气膹郁，皆属于肺是也。爰合五行主属，象形会意曰五轮，以便呼名云。"[14]14 将五轮对应的五脏及疾病归纳为"五轮诗"，使后学者易学易记易用。清代朱时进《一见能医》[15]255、林珮琴《类证治裁》[16]310 均沿用之。

现代有关著作大多沿用《太平圣惠方》的记载，以"五轮"作为规范名，如《中国医学百科全书·中医学》[17]331《中医辞海》[18]502《中医药常用名词术语辞典》[19]39《中医基础理论》[20]401《中国中医药学术语集成·基础理论与疾病》[21]36《中医基础理论术语》[22]29《中国中医药学主题词表》[23]955《WHO西太平洋地区传统医学名词术语国际标准》[24]37《中医大辞典》[25]220 均主张以"五轮"作为正名。

总之，"五轮"首见于《太平圣惠方》，其后大多医家沿用之。我国2005年出版的由中医药学名词审定委员会审定公布的《中医药学名词》释义为"五轮八廓……五轮与八廓的合称。五轮，肉轮、血轮、气轮、风轮和水轮的合称，为眼睛由外向内分成的五个部位；八廓，天廓、地廓、风廓、雷廓、泽廓、山廓、火廓、水廓的合称，是中医眼科在外眼划分的八个部位"。[26]33 根据"五轮八廓"古今名实的演变，该释义涵盖了"五轮""八廓"两个名词，《中医药学名词》的释义不够准确，因此建议采用国标《中医基础理论术语》

的释义："五轮，肉轮、血轮、气轮、风轮和水轮的合称，为眼睛由外向内分成的五个部位。"以"五轮"作为规范名。

五、文献辑录

《灵枢经·大惑论》："五脏六腑之精气，皆上注于目而为之精。精之窠为眼，骨之精为瞳子，筋之精为黑眼，血之精为络，其窠气之精为白眼，肌肉之精为约束，裹撷筋骨血气之精，而与脉并为系。"[1]382

《太平圣惠方》卷三十二："又曰：眼有五轮，风轮、血轮、气轮、水轮、肉轮，五轮应于五藏……肝藏病者，应于风轮……心藏病者，应于血，血轮病……脾藏病者，应于肉轮……肺藏病者，应于气轮……肾藏病者，应于水轮。"[2]32

"眼内障论"卷三十三："故眼通五脏，气贯五轮，肺管白睛，白应庚辛之位；肾关黑水，黑属壬癸之方；血应丙丁，肉轮戊己，眼归甲乙，木乃应肝。"[2]82

《三因极一病证方论》卷十六："故方论有五轮八廓、内外障等，各各不同，尤当分其所因，及脏腑阴阳，不可混滥。"[3]223

《活人事证方后集》卷十六："故方论有五轮、八廓、内外障等，各各不同，尤当分其所主。"[4]205

《儒门事亲》卷一："目疾头风出血最急说八 夫目之五轮，乃五脏六腑之精华，宗脉之所聚。"[5]27

《严氏济生方·眼门》："眼通五脏，气贯五轮……况方论有五轮八廓，内外障等之证，兹不复叙。若纵恣乖违，触犯禁忌，自贻其咎，必须丧明而后已，可不谨欤。"[6]122

《世医得效方》卷十六："其五轮者，应五行；八廓者，象八卦。"[7]270

《银海精微》卷上："大抵目为五脏之精华，一身之要系，故五脏分五轮，八卦名八廓。五轮：肝属木曰风轮，在眼为乌睛；心属火曰血轮，在眼为二眦；脾属土曰肉轮，在眼为上下胞睑；肺属金曰气轮，在眼为白仁；肾属水曰水轮，在眼为瞳仁。"[9]4

《原机启微·附录》："夫目之五轮,乃五脏六腑之精华,宗脉之所聚。"[8]38

《秘传眼科龙木论》附·葆光道人眼科龙木集："迎风有泪者何也? 答曰,此肾家虚也,五轮曰黑睛属肾。"[10]84

《万病回春》卷五："大抵眼目为五脏之精华,一身之至要也,故五脏分五轮,八卦名八廓。五轮者,肝属木,曰风轮,在眼为乌睛;心属火,曰火轮,在眼为二眦;脾属土,曰肉轮,在眼为上下胞;肺属金,曰气轮,在眼为白睛;肾属水,曰水轮,在眼为瞳子。"[11]316

《审视瑶函》卷一："夫目有五轮,属乎五脏。五轮者,皆五脏之精华所发,名之曰轮,其像如车轮圆转,运动之意也。五轮之中,四轮不能视物,惟水轮普照无遗,神妙莫测,乃先天之精液,肇始之元灵,人身之至宝,犹夫天之日月也,是以人之瞳神损者,不能治矣。"[12]7

《医方集解·明目之剂》："目有五轮:白睛为气轮,属肺金,故独坚;青睛为风轮,属肝木,内包膏汁,涵养瞳神;目角大小皆为血轮,大眦属心君火,大眦赤者为实火,小眦属心包相火,小眦赤者为虚火;两脸为肉轮,属脾土,土藏万物,故包四轮,开动为阳,为应用;闭静为阴,则睡矣。"[13]257

《目经大成》卷一："五轮诗曰:肝木风轮乃青睛,肉轮黄土睑脾荣,水轮肾水瞳神黑,肺本金轮白气清,两眦血轮心火赤,五轮元自五行生……要知脏应五轮,一归乎气,《经》曰:诸气膹郁,皆属于肺是也。爱合五行主属,象形会意曰五轮,以便呼名云。"[14]14

《一见能医》卷七："目疾者肝火之因又云:目有五轮,藏腑之精华,宗脉之所聚,其白精属肺金,内轮属脾土,乌精属肝木,瞳人属肾水,赤脉属心火。"[15]255

《类证治裁》卷六："故肝属木,为黑睛,曰风轮;心属火,为二眦,曰血轮;脾属土,为上下胞,曰肉轮;肺属金,为白仁,曰气轮;肾属水,为瞳神,曰水轮;此五轮也。五轮壅起,目胀不能转,

若鹘之睛,酒煎散。"[16]310

《中国医学百科全书·中医学》："五轮,把眼的五个部分——胞睑、两眦、白睛、黑睛、瞳神,分属于五脏,取其像似车轮圆转运动之义而冠以'轮'字,名曰五轮。五轮即肉轮、气轮、血轮、风轮和水轮。主要内容是以脏腑、五行学说为指导,阐述五轮之生理功能,病理变化及相应变化。"[17]331

《中医辞海》："五轮,眼科术语。按五行学说,中医眼科将眼由外向内划分五部分,以内应五脏,名五轮,即肉轮、血轮、气轮、风轮、水轮。轮,指眼珠形圆转动灵活似车轮。见《太平圣惠方》卷三十二。《灵枢·大惑论》:'五脏六腑之精气,皆上注于目而为之精。精之窠为眼,骨之精为瞳子,筋之精为黑眼,血之精为络,其窠气之精为白眼,肌肉之精为约束……'五轮作为眼科的基本理论,指导临床诊断与治疗。"[18]502

《中医基础理论》："五轮……五轮学说将眼自外向内分为肉轮、血轮、气轮、风轮、水轮五个部分。分别内应脾、心、肺、肝、肾五脏。"[20]401

《中医药常用名词术语辞典》："五轮:官窍。见《秘传眼科龙木论》卷一。肉轮,血轮,气轮,风轮,水轮之总称。五轮内应五脏。肉轮指上下胞睑,属脾,脾主肌肉,与胃相表里,胞睑疾病多与脾胃有关;血轮指内外两眦,属心,心主血脉,与小肠相表里,两眦疾病多与小肠相关;气轮指白睛,属肺,肺主气,与大肠相表里,白睛疾病多与肺和大肠相关;风轮指黑睛,属肝,肝主筋,为风木之脏,与胆相表里,黑睛疾病多与肝胆相关;水轮指瞳神,属肾,肾主水,与膀胱相表里,瞳神疾病多与肾和膀胱相关。脏有所病,必现于轮,故每以轮为标,以脏为本,辨明其证而论治。"[19]39

《中医基础理论术语》："五轮,肉轮、血轮、气轮、风轮和水轮的总称,为眼睛由外而内划分的与五脏相应的五个部位。"[22]29

《中国中医药学术语集成·基础理论与疾病》："五轮……为肉轮、血轮、气轮、风轮和水轮

的合称。(《中医大辞典》)"[21]36

《中医药学名词》:"五轮八廓……五轮与八廓的合称。五轮,肉轮、血轮、气轮、风轮和水轮的合称,为眼睛由外向内分成的五个部位。"[26]33

《中国中医药学主题词表》:"五轮,五轮八廓……属目五轮与八廓的合称。五轮,肉轮、血轮、气轮、风轮和水轮的合称,为眼睛由外向内分成的五个部位;八廓,天廓、地廓、风廓、雷廓、泽廓、山廓、火廓、水廓的合称,是中国眼科在外眼划分的八个部位。"[23]955

《WHO西太平洋地区传统医学名词术语国际标准》:"five wheels 五轮 five regions of the eye from the outer to the inner: the flesh wheel, blood wheel, qi wheel, wind wheel and water wheel。"[24]37

《中医大辞典》:"五轮,见《秘传眼科龙木论》。为肉轮、血轮、气轮、风轮和水轮的合称。五轮与五脏生理病理有一定的联系。《河间六书》:'眼通五脏,气贯五轮。'肉轮指上下眼皮(胞睑)部位,属脾,脾主肌肉与胃相表里,故其疾患多与脾胃有关;血轮指两眦血络,属心,心主血,与小肠相表里,故其疾患多与心小肠有关;气轮指白睛,属肺,肺主气与大肠相表里,故其疾患多与肺、大肠有关;风轮指黑睛,属肝,肝为风木之脏,与胆相表里,故其疾患多与肝胆有关;水轮指瞳孔,属肾,肾主水,与膀胱相表里,故其疾患多与肾,膀胱有关。历代用五轮学说说明眼的组织结构和生理、病理现象等,成为眼科的独特理论。"[25]220

参考文献

[1] 未著撰人.灵枢经[M].何文彬,谭一松校注.北京:中国医药科技出版社,1998:382.

[2] [宋]王怀隐,等.《太平圣惠方》校注[M].田文敬,孙现鹏,牛国顺校注.郑州:河南科学技术出版社,2015:32,82.

[3] [宋]陈无择.三因极一病证方论[M].北京:人民卫生出版社,1957:223.

[4] [宋]刘信甫.活人事证方后集[M].李克复点校.上海:上海科学技术出版社,2003:205.

[5] [金]张从正.儒门事亲[M].刘更生点校.天津:天津科学技术出版社,1999:27.

[6] [宋]严用和.严氏济生方[M].北京:人民卫生出版社,1956:122.

[7] [元]危亦林.世医得效方[M].王育学,等校注.北京:中国中医药出版社,1996:270.

[8] [元]倪维德.原机启微[M].[明]薛己校补.上海:上海卫生出版社,1958:38.

[9] [唐]孙思邈.银海精微[M].北京:人民卫生出版社,1956:4.

[10] [明]葆光道人.秘传眼科龙木论[M].谢立科整理.海口:海南国际新闻出版中心,1995:84.

[11] [明]龚廷贤.万病回春[M].朱广仁点校.天津:天津科学技术出版社,1993:316.

[12] [明]傅仁宇.审视瑶函[M].图娅点校.沈阳:辽宁科学技术出版社,1997:7.

[13] [清]汪昂.医方集解[M].鲍玉琴,杨德利校注.北京:中国中医药出版社,1997:257.

[14] [清]黄庭镜.目经大成[M].北京:中医古籍出版社,1987:14.

[15] [清]朱时进.一见能医[M].陈熠,郑雪君点校.上海:上海科学技术出版社,2004:255.

[16] [清]林珮琴.类证治裁[M].刘荩文主校.北京:人民卫生出版社,1988:310.

[17] 《中医学》编辑委员会.中医学[M]//钱信忠.中国医学百科全书.上海:上海科学技术出版社,1997:331.

[18] 袁钟,图娅,彭泽邦,等.中医辞海[M].北京:中国医药科技出版社.1999:502.

[19] 李振吉.中医药常用名词术语辞典[M].北京:中国中医药出版社,2001:39.

[20] 王新华.中医基础理论[M].人民卫生出版社,2001:401.

[21] 宋一伦,杨学智.基础理论与疾病[M]//曹洪欣,刘保延.中国中医药学术语集成.北京:中医古籍出版社,2005:36.

[22] 中华人民共和国国家质量监督检验检疫总局,中国国家标准化管理委员会.中医基础理论术语(GB/T 20348—2006)[M].北京:中国标准出版社,2006:29.

[23] 吴兰成.中国中医药学主题词表[M].北京:中医古籍出版社,2008:955.

[24] 世界卫生组织(西太平洋地区).WHO西太平洋地区传统医学名词术语国际标准[M].北京:北京大学医学出版社,2009:37.

[25] 李经纬,余瀛鳌,蔡景峰,等.中医大辞典[M].2版.北京:人民卫生出版社,2010:220.

[26] 中医药学名词审定委员会.中医药学名词[M].北京:科学出版社,2005:33.

(唐学敏)

五神

wǔ shén

一、规范名

【汉文名】五神。

【英文名】 five emotions。

【注释】 神、魂、魄、意、志五种精神活动的合称。

二、定名依据

"五神"作为神、魂、魄、意、志五种精神活动的合称,始见于南朝陶弘景《养生导引秘籍》,沿用至今。

之后,隋代《黄帝内经太素》,唐代《备急千金要方》《黄帝内经素问遗篇》,宋代《三因极一病证方论》《史载之方》《圣济总录》,金代《素问要旨论》《世医得效方》,明代《普济方》《证治准绳》《类经》《医门法律》,清代《黄帝素问直解》《中西汇通医经精义》等,皆使用"五神"一词。这些著作均为历代重要的医籍,对后世有较大影响。所以"五神"作为规范名已达成共识,符合术语定名的约定俗成原则。

我国目前已出版的《中国中医药学术语集成·基础理论与疾病》以"五神"一词来表述这一中医名词;高等教育规划教材《中医学》亦主张以"五神"作为正名。现代有代表性的辞书类著作如《中医大辞典》《中医辞海》《中医药常用名词术语辞典》等均以"五神"作为规范名记载。这就表明了在中医基础理论中使用"五神"作为正名已经达成共识。

我国 2005 年出版的由全国科学技术名词审定委员会审定公布的《中医药学名词》已以"五神"作为规范名,所以"五神"作为规范名也符合术语定名的协调一致原则。

三、同义词

未见。

四、源流考释

"神"源于我国古代的思想文化,先秦、两汉文化是以巫术、神学思想为主,如《周易·系辞上》曰:"一阴一阳之谓道,阴阳不测谓之神。"[1]51《荀子·天论》说:"风雨博施,万物各得其和以生,各得其养以成,不见其事,而见其功,夫是之谓神。"[2]147 概言天地万物由阴和阳两种基本"元素"构成,阴阳之间协调的运行变化即为道,阴阳变化无常,无法用世间事物之常理去推测,即为神。《内经》始将"神"应用于人体、生命、疾病等范畴,对"神"的涵义有了新的发展。

五神作为神、魂、魄、意、志五种精神活动合称命名的有关描述最早见于《内经》,《素问·宣明五气》曰:"心藏神,肺藏魄,肝藏魂,脾藏意,肾藏志,是为五脏所藏。"[3]147《灵枢·本神》卷之二记载:"肝藏血,血舍魂……脾藏营,营舍意……心藏脉,脉舍神……肺藏气,气舍魄……肾藏精,精舍志。"[4]62 这一时期,虽未见"五神"一词,但对神、魂、魄、意、志五种精神活动及所关联的五脏之间的关系有了详尽的阐述。

"五神"一词首见于南朝陶弘景的《养生导引秘籍》,其"教诫篇第一"篇曰:"神为五脏之神。肝藏魂,肺藏魄,心藏神,肾藏精,脾藏志。五脏尽伤则五神去,是谓玄牝。"[5]65 该书明确指出,五神指神、魂、魄、精、志,神乃五脏之神,五脏损伤,会影响到神的藏泻。

隋唐时期,仍沿用"五神"来描述精神活动的变化,如隋杨上善的《黄帝内经太素·摄生之二寿限篇》中曰:"至于百岁,五脏虚坏,五神皆

中医名词考证与规范　第一卷　总论·中医基础理论

去,枯骸独居,称为死也。"[6]22《黄帝内经太素》卷五又曰:"是心藏神,心藏神者,心藏于脉;肺藏气者,肺藏于气,气以舍魄,今藏气者言其舍也;肝藏血,血藏于肝以舍魂,今藏血者,亦言其舍;脾藏肉,脾藏肉者,脾主于肉,故曰藏肉,非正藏肉,脾于营以为正也。脾藏营,营以舍意及智二神。肾藏志,而此成形,肾藏志者肾藏于精,精以舍志。"[6]410 详细阐述了五脏所藏五神,其"五神"指神、魂、魄、营、精,且释"营以舍意及智二神""肾藏于精,精以舍志"。可见言营、意、智一也,述精、志同矣。唐代孙思邈的《备急千金要方》卷十三则记载为:"心重十二两,中有三毛七孔,盛精汁三合,神名呴呴,主藏神,号五神居,随节应会,故云心藏脉,脉舍神,在气为吞,在液为汗。"[7]56 其言心为五神居,尤其强调了五脏之中心之于五神的重要性;《备急千金要方》卷二十九亦有记载:"五神:志(精)、神、血(魂)、气(魄)、意(智又作营意)。"[7]90 在此处又指志与精、神、血与魂、气与魄之间关系,强调意、智又作营意。

宋金元时期,仍沿用"五神"一词,宋刘温舒《黄帝内经素问遗篇·卷五第二十》"本病论篇"曰:"人犯五神易位,即神光不圆也。"[8]所六16 五脏所藏指人的精神意识活动是以五脏精气为物质基础的,因而精神状态的异常与脏腑功能失调有关。日丹波康赖《医心方》卷二曰:"又云:凡平旦至食时(魂在中府,魄在目眦,神在膀胱,志在天窗,意在人中)、禺中(魂在大中交,一云在太阴,魄在口左右,神在中廉,志在天窗,意在人中)、日中(魂在气阴迎,魄在厥阴,神在目眦,曲泽,志在阴谷,意在太阴)、日昳至晡时(魂在期门,魄在尺泽,神在目,志在脐,意在尺泽、精明)。上五神所处,不可刺灸,禁之。"[9]77 其描述临床五神在针灸中的应用,在不同时辰五神所藏部位不同,所述"五神"的内涵与《内经》的表达一致。宋代史堪《史载之方》卷下:"五脏相传,五气相灭,五神耗散,荣泣卫除,而精神荣卫。"[10]76 宋代赵佶《圣济总录》卷一百九十九:"三尸永绝,乃得精神安宅,骸室长存,五神恬

静,不复搔扰迷乱。"[11]66 宋陈言《三因极一病证方论》卷八:"五劳者,皆用意施为,过伤五脏,使五神不宁而为病,故曰五劳。"[12]102 皆阐释了五脏受损,会五神迷乱,导致"五神耗散""五神不宁"而发病。宋代刘完素《素问要旨论》卷八曰:"五脏生五神者,魂神意魄志也。"[13]105 元代危亦林《世医得效方》卷二十:"既屏外缘,会须守五神(肝、心、脾、肺、肾)。"[14]666 在这个时期的中医学著作中的"五神"均指五种精神活动的合称,即神、魄、魂、志、意。

明清时期,仍沿袭"五神"一词,多数是指神、魄、魂、意、志五种精神活动,如明代戴思恭《推求师意》卷上云:"心为离火,内阴而外阳;肾为坎水,内阳而外阴。内者是主,外者是用,又主内者五神,外用者五气,是故心以神为主,阳为用;肾以志为主,阴为用。"[15]15 更明确阐述五脏藏五神于内,功用体现于外。明代王肯堂《证治准绳·杂病》第五册述:"故惊之变态亦不一状,随其所之,与五神相应而动,肝脏魂,魂不安则为惊骇,为惊妄。肺脏魄,魄不安则惊躁。脾脏意,意不专则惊惑。肾脏志,志慊则惊恐,心惕惕然。"[16]200 分述了神、魄、魂、意、志五种精神状态异常会出现不同的临床表现。明代张介宾《类经》卷三:"此即吾身之元神也。外如魂魄志意五神五志之类,孰匪元神所化而统乎一心?"[17]49 清代喻昌《医门法律》卷一亦言:"人身神藏五,形藏四,合为九藏,而胸中居一焉。胸中虽不藏神,反为五神之主。"[18]7 均认为心为五神之主。清代罗美认为"五神之决断,取决于胆",如其《内经博议》卷一道:"五神之决断,凡十一脏皆取决于胆,经之所谓谓此也,要其为腑,虽微有出入。"[19]5 之后,清代顾世澄《疡医大全》[20]47、吴仪洛《成方切用》[21]190、沈金鳌《杂病源流犀烛》[22]151、唐宗海《中西汇通医经精义》[23]102 等分别表述了精神意识活动与脏腑的关系,以及精神状态异常的治疗。然,明清时期"五神"所表述的内涵亦有与神、魂、魄、意、志略有区别,如明代倪朱谟《本草汇言》卷九木部(乔

木类)的合欢:"昼出于阳,夜入于阴,更可安营气之周行经隧,调和血气者也。如阴阳、营卫、血气,咸得安常,则五神之心神、肺魄、肝魂、脾意、肾智,亦咸得其和矣。五神既和,安有肝之怒,脾之悲,肺之忧,肾之恐也耶。如是推之,始于天地阴阳开合之得其常,则营卫出入自和。营卫出入既和,则血气经隧自调,血气经隧既调,则五神自安,五神既安,则五情亦无复妄动。"[24]591又如明代卢之颐《本草乘雅半偈》第十帙的虫白蜡:"精、神、魂、魄、意,为五神。"[25]632再有清代黄元御《难经悬解》卷下四十二难:"魂、神、意、魄、精,是谓五神。"[26]654五神之中,虽有"精""智""志"的差异,实际从志与精、神、血与魂之间关系来理解,意、智又作营意,是一体的。

现代有关著作大部分沿用《养生导引秘籍》的记载,以"五神"作为规范名,《中国中医药学术语集成·基础理论与疾病》[27]36《中医学》[28]20《中医药常用名词术语辞典》[29]40《中医辞海》[30]511《中医大辞典》[31]221《中医药学名词》[32]77等认为应以"五神"为正名。"五神"一词为中医学术界耳熟能详,五神作为规范名在现代中医学术界约定俗成。

总之,《养生导引秘籍》首载"五神"后,后世医学著作多沿用,我国2005年出版的由中医药学名词审定委员会审定公布的《中医药学名词》释义为"五种精神活动的合称,即神、魄、魂、意、志"。[32]77该释义客观、准确地表达了"五神"的科学内涵和本质属性,因而应以"五神"作为规范名。

五、文献辑录

《周易·系辞上》:"一阴一阳之谓道,阴阳不测谓之神。"[1]51

《荀子·天论》:"风雨博施,万物各得其和以生,各得其养以成,不见其事,而见其功,夫是之谓神。"[2]147

《灵枢·本神》:"肝藏血,血舍魂,脾藏营,营舍意,心藏脉,脉舍神,肺藏气,气舍魄,肾藏精,精舍志。"[4]62

《素问·宣明五气》:"心藏神,肺藏魄,肝藏魂,脾藏意,肾藏志,是为五脏所藏。"[3]147

《养生导引秘籍·养性延命录·教诫篇第一》:"神为五脏之神。肝藏魂,肺藏魄,心藏神,肾藏精,脾藏志。五脏尽伤则五神去,是谓玄牝。"[5]65

《黄帝内经太素》卷二:"至于百岁,五脏虚坏,五神皆去,枯骸独居,称为死也。"[6]22

卷五:"是心藏神,心藏神者,心藏于脉;肺藏气者,肺藏于气,气以舍魄,今藏气者言其舍也;肝藏血,血藏于肝以舍魂,今藏血者,亦言其舍;脾藏肉,脾藏肉者,脾主于肉,故曰藏肉,非正藏肉,脾于营以为正也。脾藏营,营以舍意及智二神。肾藏志,而此成形,肾藏志者肾藏于精,精以舍志。"[6]410

《备急千金要方》卷十三:"心重十二两,中有三毛七孔,盛精汁三合,神名呴呴,主藏神,号五神居,随节应会,故云心藏脉。脉舍神,在气为吞,在液为汗。"[7]56

卷二十九:"五神:志(精)神 血(魂)气(魄)意(智又作营意)"[7]90

《黄帝内经素问遗篇·卷五第二十》"本病论篇":"人犯五神易位,即神光不圆也。"[8]所六16

《医心方》卷二:"又云:凡平旦至食时(魂在中府,魄在目眦,神在膀胱,志在天窗,意在人中)、禺中(魂在大中交,一云在太阴,魄在口左右,神在中廉,志在天窗,意在人中)、日中(魂在气阴迎,魄在厥阴,神在目眦、曲泽,志在阴谷,意在太阴)、日昳至晡时(魂在期门,魄在尺泽,神在目,志在脐,意在尺泽、精明)。上五神所处,不可刺灸,禁之。"[9]77

《史载之方》卷下:"五脏相传,五气相灭,五神耗散,荣泣卫除,而精神荣卫。"[10]76

《圣济总录》卷一百九十九:"神仙去尸虫上三尸永绝,乃得精神安宅,骸室长存,五神恬静,不复搔扰迷乱。"[11]66

《三因极一病证方论》卷八:"五劳者,皆用意施为,过伤五脏,使五神不宁而为病,故曰五劳。"[12]102

《素问要旨论》卷八："五养生五子者，心脾肺肾肝也。五脏生五神者，魂神意魄志也，五神生五志者，怒喜思悲恐也。"[13]105

《世医得效方》卷二十："既屏外缘，会须守五神（肝、心、脾、肺、肾）。"[14]666

《推求师意》卷上："心为离火，内阴而外阳；肾为坎水，内阳而外阴。内者是主，外者是用，又主内者五神，外用者五气，是故心以神为主，阳为用。"[15]15

《证治准绳·杂病》第五册："故惊之变态亦不一状，随其所之，与五神相应而动，肝脏魂，魂不安则为惊骇，为惊妄。肺脏魄，魄不安则惊躁。脾脏意，意不专则惊惑。肾脏志，志慊则惊恐，心惕惕然。"[16]200

《类经》卷三："此即吾身之元神也。外如魂魄志意五神五志之类，孰匪元神所化而统乎一心？"[17]49

《医门法律》卷一："人身神藏五，形藏四，合为九藏，而胸中居一焉。胸中虽不藏神，反为五神之主。"[18]7

《内经博议》卷一："凡诸腑脏不得此气，则不能以为和，是胆之为用，能起九地，而升其地德，亦能出三阳，而布其天德，不止为中正之官。五神之决断，凡十一脏皆取决于胆，《经》之所谓谓此也。要其为腑，虽微有出入。"[19]5

《疡医大全》卷一："胜复衰已，则各补养而平定之，必清必静，无妄挠之，则六气循环，五神安泰。若运气之寒热，治之平之，亦各归司天地气也。此总结言治胜复之大体者也。"[20]47

《成方切用》卷六："瘫患者，以风火挟痰，注于四肢故也。观《金匮》此方，可见非退火则风不熄，非填窍则风复生，风火一炽，则五神无主，故共用药如是之周到也。"[21]190

《杂病源流犀烛》卷十："亦十一经所以取决于胆之故也，岂特为中正之官，为五神之决断已哉。"[22]151

《中西汇通医经精义》卷上："夫此灵秀之气，非空无所寄而已，实则藏于五脏之中，是为五脏

之神，人死则其神脱离五脏，人病则五脏之神不安。知五神之所司，而后知五病之情状。"[23]102

《本草汇言》卷九："昼出于阳，夜入于阴，更可安营气之周行经隧，调和血气者也。如阴阳、营卫、血气，咸得安常，则五神之心神、肺魄、肝魂、脾意、肾智，亦咸得其和矣。五神既和，安有肝之怒，脾之悲，肺之忧，肾之恐也耶。如是推之，始于天地阴阳开合之得其常，则营卫出入自和。营卫出入既和，则血气经隧自调，血气经隧既调，则五神自安，五神既安，则五情亦无复妄动。"[24]591

《本草乘雅半偈》第十帙："精、神、魂、魄、意，为五神。心、肾、肝、肺、脾，为五脏。皮毛、血、肉、筋、骨，为五形。肾藏精，骨者，肾之合也；肝藏魂，筋者，肝之合也；脾藏意，肌肉者，脾之合也；心藏神，血脉者，心之合也；肺藏魄，皮毛者，肺之合也。"[25]632

《难经悬解》卷下："魂、神、意、魄、精，是谓五神。"[26]654

《中医辞海》："五神……基础理论名词。五种精神活动。即神、魄、魂、意、志，分别为五脏所藏。《素问遗篇·本病论》：'人犯五神易位，即神光不圆也。'见五脏所藏条。"[30]511

《中医大辞典》："五神……五种精神活动，即神、魂、魄、意、志，分别为五脏所藏。《素问遗篇·本病论》：'人犯五神易位，即神光不圆也。'"[31]221

《中医药常用名词术语辞典》："五神……脏腑。见《素问遗篇·本病论》。神、魂、魄、意、志的统称。分别为五脏所藏。人的精神意识活动是以五脏精气为物质基础的，因而精神状态的异常与脏腑功能失调有关，心藏神，肝藏魂，肺藏魄，脾藏意，肾藏志。"[29]40

《中医药学名词》："五神……五种精神活动的合称，即神、魄、魂、意、志。"[32]77

《中国中医药学术语集成·基础理论与疾病》："五神……五种神志活动，即魂、神、魄、意、志，分别为五脏所藏。"[27]36

《中医学》："五神：中医学将神分为神、魂、魄、意、志。分别归藏于'五神脏'，如《素问·宣

明五气》所说'心藏神,肺藏魄,肝藏魂,脾藏意,肾藏志'。"[28]20

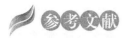参考文献

[1] 未著撰人.周易[M].廖名春,朱新华,等校点.沈阳:
辽宁教育出版社,1997:51.

[2] [战国] 荀况.荀子[M].谢丹译注.太原:书海出版
社,2001:147.

[3] 未著撰人.素问经[M].何文彬 谭一松校注.北京:中
国医药科技出版社,1998:147.

[4] 未著撰人.灵枢[M].何文彬,谭一松校注.北京:中
国医药科技出版社,1998:62.

[5] [南朝] 陶弘景.养生导引秘籍[M].韦溪,张苍编校.
北京:中国人民大学出版社,1990:65.

[6] [隋] 杨上善.黄帝内经太素[M].北京:人民卫生出
版社,1965:22,410.

[7] [唐] 孙思邈.备急千金要方[M].北京:中医古籍出
版社,2002:56,90.

[8] [宋] 刘温舒.黄帝内经素问遗篇[M].明正统道藏
本.上海:商务印书馆,1925:所六16.

[9] [日] 丹波康赖.医心方[M].高文铸等校注研究本.
北京:华夏出版社,1996:77.

[10] [宋] 史堪.史载之方[M].上海:上海科学技术出版
社,2003:76.

[11] [宋] 赵佶.圣济总录[M].北京:人民卫生出版社,
1962:66.

[12] [宋] 陈言.三因极一病证方论[M].北京:人民卫生
出版社,1957:102.

[13] [金] 刘完素.素问要旨论[M]//刘完素医学全书.北
京:中国中医药出版社,2006:105.

[14] [元] 危亦林.世医得效方[M].北京:人民卫生出版
社,1990:666.

[15] [明] 戴思恭.推求师意[M].南京:江苏科学技术出
版社,1984:15.

[16] [明] 王肯堂.证治准绳[M].上海:上海卫生出版社,
1958:200.

[17] [明] 张介宾.类经[M].北京:人民卫生出版社,
1965:49.

[18] [清] 喻昌.医门法律[M].上海:上海科学技术出版
社,1959:7.

[19] [清] 罗美.内经博议[M].上海:上海古籍出版社,
1996:5.

[20] [清] 顾世澄.疡医大全[M].北京:人民卫生出版社,
1987:47.

[21] [清] 吴仪洛.成方切用[M].上海:上海科学技术出
版社,1958:190.

[22] [清] 沈金鳌.杂病源流犀烛[M].李占永,等校注.北
京:中国中医药出版社,1994:151.

[23] [清] 唐宗海.中西汇通医经精义[M].上海:上海古
籍出版社,1996:102.

[24] [明] 倪朱谟.本草汇言[M].戴慎,等点校.上海:上
海科学技术出版社,2005:591.

[25] [明] 卢之颐.本草乘雅半偈[M].冷方南,王齐南校
点.北京:人民卫生出版社,1986:632.

[26] [清] 黄元御.难经悬解[M]//黄元御医书十一种:
上.北京:人民卫生出版社,1990:654.

[27] 宋一伦,杨学智.基础理论与疾病[M]//曹洪欣,刘
延.中国中医药学术语集成.北京:中医古籍出版社,
2005:36.

[28] 李家邦.中医学[M].北京:人民卫生出版社,2010:20.

[29] 李振吉.中医药常用名词术语辞典[M].北京:中国
中医药出版社,2001:40.

[30] 袁钟,图娅,彭泽邦,等.中医辞海[M].北京:中国医
药科技出版社,1999:511.

[31] 李经纬,余瀛鳌,蔡景峰,等.中医大辞典[M].北京:
中国医药科技出版社,1999:221.

[32] 中医药学名词审定委员会.中医药学名词[M].北京:
科学出版社,2005:77.

（唐学敏）

1·033

五 脏

wǔ zàng

一、规范名

【汉文名】五脏。

【英文名】five viscera。

【注释】心、肝、脾、肺、肾五个脏器的合
称,具有化生、贮藏功能,生理特点是藏精气而
不泻,满而不能实。

二、定名依据

中医"五脏"概念明确于《内经》。其后的著作如晋代皇甫谧《针灸甲乙经》，南北朝《中藏经》，唐代王冰《重广补注黄帝内经素问》，金代张元素《医学启源》，元代朱震亨《格致余论》，明代张景岳《类经》，清代喻昌《医门法律》、唐宗海《中西汇通医经精义》等均把"五脏"作为正名。这些著作均为历代的重要著作，对后世有较大影响。所以，"五脏"作为规范名便于达成共识，符合术语定名的约定俗成原则。

现代相关著作，国标《中医基础理论术语》以"五脏"作为规范名，《中医药常用名词术语辞典》《中医辞海》《中医大辞典》和《中国医学百科全书·中医学》等辞书类著作以及中医药教材如《中医基础理论》等均以"五脏"作为规范名。已经广泛应用于中医药学文献的标引和检索的《中国中医药学主题词表》也以"五脏"作为正式主题词。这些均说明"五脏"作为专指词已成为共识。

我国 2005 年出版的由全国科学技术名词审定委员会审定公布的《中医药学名词》已以"五脏"作为规范名，所以"五脏"作为规范名也符合术语定名的协调一致原则。

三、同义词

未见。

四、源流考释

"五脏"概念由《内经》确立，并以"五脏"为正名。如《黄帝内经素问·五脏别论》曰："所谓五脏者，藏精气而不泻也，故满而不能实。"[1]22《灵枢经·本脏》："五脏者，所以藏精神血气魂魄者也……五脏者，固有小大高下坚脆端正偏倾者。"[2]97《黄帝内经素问·五脏生成》："五脏之象，可以类推。"[1]21,22 王冰注："象，谓气象也，言五脏虽隐而不见，然其气象性用，犹可以物类推之，何者？肝象木而曲直，心象火而炎上，脾象土而安静，肺象金而刚决，肾象水而润下。夫

如是皆大举宗兆，其中随事变化，象法傍通者，可以同类而推之尔。"[3]116 说明五脏概念的形成，与五行之意象思维有关，它所表征的五脏是"气象性用"即功能特性。

《难经》使五脏概念得以彰显和规范化。如《难经·三十四难》有五脏主五声、五色、五臭、五味、五液、七神之论。[4]20 东汉张仲景《金匮要略》"诊治总论"和"脉证"阐述中的五脏概念，均以《内经》为圭臬，如首篇"五脏元真"[5]1 之论，"五脏风寒积聚病"篇的五脏风寒病[5]29，"水气病"篇五脏水等[5]37，可以看作是该概念的临床验证。

晋唐时期，是五脏概念的整理和阐释时期。南北朝《中藏经》"论五脏六腑虚实寒热生死逆顺之法"[6]23 中汇集了《内经》五脏应四时五行属性、脉象、藏神、主官窍及寒热虚实证候的有关经文，可以视为对五脏概念经文的简约概要。隋代杨上善《黄帝内经太素》："此为五脏阴阳。心肺居膈以上为阳，肝脾肾居膈以下为阴。"[7]56 唐代王冰注《黄帝内经素问·至真要大论》"治其王气是以反"云："肝气温和，心气暑热，肺气清凉，肾气寒冽，脾气兼并之……以寒热温凉为五脏本脏之气。"[3]766 对认识五脏生理特性及探讨脏腑疾病机理甚为重要。

宋元时期，五脏概念得以发挥和丰富。北宋钱乙《小儿药证直诀》上卷"脉证治法"篇的"五脏所主""五脏病"[8]2 等条目中，确立了五脏证治纲领，其对五脏概念的应用是根据《黄帝内经》五脏五行特性，并结合小儿临床实践确立的，如"心主惊""肝主风""脾主困""肺主喘""肾主虚"，[8]2 并分虚实寒热辨证治疗。金张元素《医学启源》，以"五脏六腑，除心包十一经脉证法"[9]3 为题，对五脏脉证作系统、全面论述，特别是五脏病证用药，专辟有"五脏补泻法"[9]37，根据五脏的功能特性厘定的具体用药，是对五脏概念的深入阐释。元代朱震亨《格致余论·阳有余阴不足》："天地以五行更迭衰旺而成四时，人之五脏六腑亦应之而衰旺。"[10]3 突出五脏生克制化，进一步加强《内经》五脏概念的四时

法则。元代王履《医经溯洄集》："亢则害，乘乃制之道，盖无往而不然也。惟无往而不然，故求之于人，则五脏更相平也。"[11]4 将五脏关系纳入精气-阴阳-五行方法论中。

明清时期，五脏概念臻于完善和成熟。如明代张介宾《景岳全书》："命门为元气之根，为水火之宅。五脏之阴气非此不能滋，五脏之阳气非此不能发，而脾胃中州之气，非此不能生。"[12] 又如清代喻昌《医门法律》卷二："五脏治内属阴，主藏精宅神。"[13]79 唐宗海《中西汇通医经精义》上卷："实则藏于五脏之中，是为五脏之神。人死则其神脱离五脏，人病则五脏之神不安。"[14]19 明确五脏藏精舍神功能。

在现代，五脏概念有异化现象。以《中医基础理论》教材为例，如"心具有推动血液在脉管中运行的功能"[15]157，将中医之心看作是血泵；又说"肝的藏血功能，主要体现于肝内必须贮存一定的血量，以制约肝的阳气升腾，勿使过亢，以维护肝的疏泄功能，使之冲和条达"[16]37，把肝看成是一个贮藏血液的解剖实体器官；再如"肾主水液，主要是指肾中精气的气化功能对于维持体内津液代谢的平衡起着极为重要的调节作用"[17]153。可见，几乎所有的《中医基础理论》教材，都没有涉及五脏精气及其气化功能的四时、昼夜消长节律，也很少阐述五脏的阴阳五行整体联系。

现代有关著作大多沿用《内经》的记载以"五脏"作为本词正名，如《中医药学名词》[18]19、国标《中医基础理论术语》[19]8 等权威著作，《中医药常用名词术语辞典》[20]40《中医辞海》[21]512《中医大辞典》[22]222《中国医学百科全书·中医学》[23]298 等辞书类著作，以及中医药教材如《中医基础理论》[15]157 等均以"五脏"作为本病证规范名。已经广泛应用于中医药学文献标引和检索的《中国中医药学主题词表》[24]958 也以"五脏"作为正式主题词。说明"五脏"作为规范名称已成为共识。

总之，中医学"五脏"概念，确立于《内经》，

以"五脏"为正名，其后历代医家均沿用之，并不断加以完善和深化。

五、文献辑录

《灵枢经·本脏》："五脏者，所以藏精神血气魂魄者也……五藏者，固有小大高下坚脆端正偏倾者。"[2]97

《黄帝内经素问·五脏别论》："所谓五藏者，藏精气而不写也，故满而不能实。"[1]22

"五脏生成"："心之合脉也，其荣色也，其主肾也；肺之合皮也，其荣毛也，其主心也；肝之合筋也，其荣爪也，其主肺也；脾之合肉也，其荣唇也，其主肝也；肾之合骨也，其荣发也，其主脾也。"又曰："五脏之象，可以类推。"[1]21

《难经·十五难》："《经》言春脉弦，夏脉钩，秋脉毛，冬脉石，是王脉耶？将病脉也？然：弦、钩、毛、石者，四时之脉。春脉弦者，肝东方木也，万物始生，未有枝叶，故其脉之来，濡弱而长，故曰弦。夏脉钩者，心南方火也，万物之所茂，垂枝布叶，皆下曲如钩，故其脉之来，来疾去迟，故曰钩。秋脉毛者，肺西方金也，万物之所终，草木花叶，皆秋而落，其枝独在，若毫毛也，故其脉之来，轻虚以浮，故曰毛。冬脉石者，肾北方水也，万物之所藏也，极冬之时，水凝如石，故其脉之来，沉濡而滑，故曰石。此四时之脉也。"[4]20

三十四难："五脏各有声、色、臭、味、液，皆可晓知以不？然：《十变》言：肝色青，其臭臊，其味酸，其声呼，其液泣；心色赤，其臭焦，其味苦，其声言，其液汗；脾色黄，其臭香，其味甘，其声歌，其液涎；肺色白，其臭腥，其味辛，其声哭，其液涕；肾色黑，其臭腐，其味咸，其声呻，其液唾。是五脏声、色、臭、味、液也。"又"五脏有七神，各何所藏耶？然：脏者，人之神气所舍藏也。故肝藏魂，肺藏魄，心藏神，脾藏意与智，肾藏精与志也。"[4]20

《金匮要略》："五脏元真通畅。"[5]1

《中藏经》："肝者，与胆为表里，足厥阴少阳是其经也。王于春，春乃万物之始生。其气嫩而软、虚而宽，故其脉弦。"[6]23,24

《黄帝内经太素》卷第五："此为五脏阴阳。心肺居膈以上为阳，肝脾肾居膈以下为阴。"[7]56

《重广补注黄帝内经素问》："象，谓气象也，言五脏虽隐而不见，然其气象性用，犹可以物类推之，何者？肝象木而曲直，心象火而炎上，脾象土而安静，肺象金而刚决，肾象水而润下。夫如是皆大举宗兆，其中随事变化，象法傍通者，可以同类而推之尔。"[3]26"肝气温和，心气暑热，肺气清凉，肾气寒冽，脾气兼并之……以寒热温凉为五脏本藏之气。"在注释"诸寒之而热者取之阴，热之而寒者取之阳，所谓求其属"云："益火之源以消阴翳，壮水之主以制阳光。"[3]766

《小儿药证直诀》上卷"五脏所主"："心主惊，肝主风，脾主困，肺主喘，肾主虚。"[8]2-3 又五脏病："肝病，心病，脾病，肺病，肾病。"[8]3

《医经溯洄集》："亢则害，承乃制之道，盖无往而不然也。惟无往而不然，故求之于人，则五脏更相平也。"[11]4

《格致余论·阴不足阳有余》："天地以五行更迭衰旺而成四时，人之五脏六腑亦应之而衰旺。"[10]3

《景岳全书》："命门为元气之根，为水火之宅。五脏之阴气非此不能滋，五脏之阳气非此不能发，而脾胃中州之气，非此不能生。"[12]

《医门法律》卷二："五脏治内属阴，主藏精宅神。"[13]79

《中西汇通医经精义》上卷："夫此灵秀之气，非空无所寄而已，实则藏于五脏之中，是为五脏之神。人死则其神脱离五脏，人病则五脏之神不安。"[14]19

《中医基础理论》（印会河）："五脏，是心、肺、脾、肝、肾的合称。"[16]29"肝的藏血功能，主要体现于肝内必须贮存一定的血量，以制约肝的阳气升腾，勿使过亢，以维护肝的疏泄功能，使之冲和条达。"[16]37

《中医基础理论》（刘燕池）："肾主水液，主要是指肾中精气的气化功能对于维持体内津液代谢的平衡起着极为重要的调节作用。"[17]153

《中医大辞典》："五脏：心、肝、脾、肺、肾五个脏器的合称。脏是指胸腹腔内之组织充实致密，并能贮存、分泌或制造精气的脏器。《素问·五脏别论》：'所谓五脏者，藏精气而不泻也，故满而不能实。'《灵枢·本脏》：'五脏者，所以藏精神血气魂魄者也。'根据藏象学说，五脏是人体生命活动的中心，精神意识活动分属于五脏，加上六腑的配合，把人体表里的组织器官联系起来，构成一个统一的整体。"[22]222

《中国医学百科全书·中医学》："五脏：心、肝、脾、肺、肾的总称为五脏。它们的生理功能主要是生化和贮藏精、气、血、津液和神。"[23]298

《中医辞海》："五脏：基础理论名词，又作五藏，心、肝、脾、肺、肾五个脏器的合称。"[21]512

《中医基础理论》："心具有推动血液在脉管中运行的功能。"[15]157

《中医药常用名词术语辞典》："五脏：脏腑。出《素问·五脏别论》等篇。心、肝、脾、肺、肾五个脏器的合称。其生理功能特点是生化和贮藏精气，故'藏精气而不泻'，'满而不实'。在藏象学说中，人体是以五脏为中心的统一整体。脏与腑通过经络相为表里，五脏各与形体官窍有特定的联系，人的精神情志分属五脏，机体正是通过五脏与六腑的联系，五脏与经络的联系，五脏与形体诸窍的联系，五脏与精神情志活动的关系来沟通内外环境间的联系，维系内外环境间的相对平衡协调。五脏生理功能之间的平衡协调，是维持机体内在环境相对恒定的重要环节。"[20]40

《中医药学名词》："五脏……心、肝、脾、肺、肾五个脏器的合称，具有化生、贮藏功能，生理特点是藏精气而不泻，满而不能实。"[18]19

《中华人民共和国国家标准·中医基础理论术语》："五脏：肝、心、脾、肺、肾五个内脏的总称。"[19]8

《中国中医药主题词表》："五脏：属脏腑……心、肝、脾、肺、肾五个脏器的合称；具有化生、贮藏功能，生理特点是藏精气而不泻，满而不能实。

中医五脏不局限于解剖概念。"[24]958

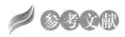

[1] 未著撰人.黄帝内经素问[M].田代华整理.北京：人民卫生出版社,2005：21,22.
[2] 未著撰人.灵枢经[M].田代华,刘更生整理.北京：人民卫生出版社,2005：42,76,80.
[3] [唐]王冰注.黄帝内经[M].影印本.北京：中国古籍出版社,1994：116,766.
[4] [旧题]秦越人.难经[M].北京：科学技术文献出版社,1996：20.
[5] [汉]张仲景.金匮要略[M].于志贤,张智基点校.北京：中医古籍出版社,1997：1,29,37.
[6] [后汉]华佗.中藏经[M].农汉才点校.北京：学苑出版社,2007：23.
[7] [隋]杨上善.黄帝内经太素[M].北京：人民卫生出版社,1965：56.
[8] [宋]钱乙.小儿药证直诀[M].[宋]阎孝忠编集.郭君双整理.北京：人民卫生出版社,2006：2,3.
[9] [金]张元素.医学启源[M].郑洪新校注.北京：中国中医药出版社,2007：3,37.
[10] [元]朱震亨.格致余论[M].毛俊同点注.南京：江苏科学技术出版社,1985.
[11] [元]王履.医经溯洄集[M].南京：江苏科学技术出版社,1985：4.
[12] [明]张景岳.景岳全书[M].赵立勋校.北京：人民卫生出版社,1991.
[13] [清]喻昌.医门法律[M].赵俊峰点校.北京：中医古籍出版社,2002：79.
[14] [清]唐容川.中西汇通医经精义 医易通说 医学见解 痢证三字诀 本草问答[M].太原：山西科学技术出版社,2013：19.
[15] 王新华.中医基础理论[M].北京：人民卫生出版社,2001：157.
[16] 印会河.中医基础理论[M].上海：上海科学技术出版社,1984：37.
[17] 刘燕池.中医基础理论[M].南昌：江西科学技术出版社,1987：153.
[18] 中医药学名词审定委员会.中医药学名词[M].北京：科学出版社,2005：19.
[19] 中华人民共和国国家质量监督检验检疫总局,中国国家标准化管理委员会.中医基础理论术语（GB/T 20348—2006)[M].北京：中国标准出版社,2006：8.
[20] 李振吉.中医药常用名词术语辞典[M].北京：中国中医药出版社,2001：40.
[21] 袁钟,图娅,彭泽邦,等.中医辞海[M].北京：中国医药科技出版社,1999：512.
[22] 李经纬,余瀛鳌,蔡景峰,等.中医大辞典[M].2版.北京：人民卫生出版社,2010：222.
[23] 《中医学》编辑委员会.中医学：上册[M]//钱信忠.中国医学百科全书.上海：上海科学技术出版社,1997：298.
[24] 吴兰成.中国中医药学主题词表[M].北京：中医古籍出版社,2008：958.

（丁吉善）

1 • 034

五 液

wǔ yè

一、规范名

【汉文名】五液。

【英文名】five humors。

【注释】五脏所化生的液体,即汗、涕、泪、涎、唾。

二、定名依据

"五液"作为五脏所化生的液体,即汗、涕、泪、涎、唾的命名始见于《内经》,一直沿用至今。

自《素问·宣明五气》提出"五液"之名之后,唐代《备急千金要方》,宋代《圣济总录》,金代《脾胃论》,明代《本草纲目》《证治准绳》《景岳全书》《医宗必读》,清代《温热经纬》等均沿用"五液"作为规范名,以上均为对后世有较大影响的重要著作,所以"五液"作为规范名便于达成共识,符合术语定名的约定俗成原则。

我国目前已出版的国标《中医基础理论术语》以"五液"一词来命名五脏所化生的液体；辞书类著作《中医大辞典》《中医辞海》《中医药常用名词术语辞典》亦遵之；《中医基础理论》亦主张以"五液"作为规范名。这说明在中医基础理论中以"五液"为正名已达成共识。

我国 2005 年出版的由全国科学技术名词审定委员会审定公布的《中医药学名词》已以"五液"作为规范名，所以"五液"作为规范名也符合术语定名的协调一致原则。

三、同义词

未见。

四、源流考释

五液作为五脏所化生的液体，即汗、涕、泪、涎、唾之命名，首见于《素问·宣明五气》："五脏化液：心为汗，肺为涕，肝为泪，脾为涎，肾为唾，是是五液。"[1]146 明确指出了汗、涕、泪、涎、唾的化生与五脏的关系。《灵枢·五癃津液别》亦曰："水谷入于口，输于肠胃，其液别为五：天寒衣薄则为溺与气，天热衣厚，则为汗。悲哀气并，则为泣，中热胃缓，别为唾，邪气内逆，则气为之闭塞而不行，不行则为水胀。"[2]197 从津液的生成与输布阐释了汗、涕、泪、涎、唾之间的关系。

唐宋时期医家多沿袭"五液"一词，并有多数医家提出肾主五液的观点。如唐代孙思邈《备急千金要方》卷二十九曰："五液：唾、汗、泪、涕、涎。"[3]521 明确指出唾、汗、泪、涕、涎即为五液。宋代赵佶《圣济总录》卷七十七曰："虫因虚动，上蚀于膈，则呕逆烦闷，下蚀肠中，则肛门疮烂，久而不瘥，变成痔，或下赤汁，水血相半，腥不可近，是谓五脏俱损，而五液杂下，此为难治。"[4]186 指出五脏俱损，导致五液的异常，则预后欠佳。金代李杲《脾胃论》卷下描述："火曰炎上，水曰润下，今言肾主五液，上至头，出于空窍，俱作泣、涕、汗、涎、唾者何也？曰：病痫者，涎沫出于口，冷汗出于身，清涕出于鼻，皆阳蹻、

阴蹻、督、冲四脉之邪上行，肾水不任煎熬，沸腾上行为之也。"[5]21 东垣认为"肾主五液"，泣、涕、汗、涎、唾的代谢总关乎肾的功能。元代陈自明《外科精要》卷中谓："肾主五液，开窍于二阴。"[6]48 可见肾主水化气的温煦功能与五液代谢密切相关。元代王好古《汤液本草》卷之四记载："《经》云：肾主五液，化为五湿，自入为唾，入肝为泣，入心为汗，入脾为痰，入肺为涕。"[7]99 详解了肾与五脏均参与五液的调节。

明清时期，仍沿用"五液"一词，部分医学典籍分别阐释了五脏化生五液和肾主五液的不同。前者如明代戴思恭《推求师意》卷下："谓五脏化五液：心为汗，肝为泣，肺为涕，脾为涎，肾为唾。"[8]48 认为汗、涕、泪、涎、唾的生成分别于对应的五脏有关。而明代薛己《外科枢要》卷四曰："盖肾主五液，开窍于二阴，若津液滋润，大便通调；若津液不足，脾气亏损，必当培补，犹忌前药。"[9]1146 强调肾、脾与五液的代谢尤为密切。明代李时珍《本草纲目》[10]848、王肯堂《证治准绳·杂病》[11]53、缪希雍《神农本草经疏》[12]537、张介宾《景岳全书》[13]135、李梴《医学入门》[14]57、武之望《济阴济阳纲目》[15]430 等均主张"肾主五液"。而明代李中梓在《医宗必读》提出食辛以润肾燥："肾为作强之官，藏精，为水脏，主五液，其性本润，是故恶燥，宜知母之辛以润之。"[16]16 之后清代吴谦《四诊心法要诀·四诊心法要诀（上）》[17]52、叶桂《叶选医衡》[18]112、黄元御《金匮悬解》[19]535、薛雪《医经原旨》[20]308、沈金鳌《杂病源流犀烛》[21]66、王孟英《温热经纬》[22]2 均用到"五液"。五液具体所指内容和肾主五液表述不同，其内在本质实则一致。五脏所主五液是津液淖注于外窍而致，而肾主水，故五液皆与肾有关。临床可以通过五液各自病理变化，分析判断本脏的病变，甚或作为肾病辨证的参考。

现代有关著作多沿用《素问·宣明五气》的记载，以"五液"作为五脏所化生的液体，即汗、涕、泪、涎、唾的规范名。如《中医药常用名词术语辞典》[23]40《中医基础理论》（王新华）[24]369、《中

医基础理论》(李德新)[25]74、《中医辞海》[26]516《中国中医药学术语集成·基础理论与疾病》[27]38《中医基础理论术语》[28]36《中医大辞典》[29]223《中医药学名词》[30]20 等均以"五液"为规范名,说明业界已达成共识。

我国 2005 年出版的由中医药学名词审定委员会审定公布的《中医药学名词》释义:"五脏所化生的液体,即汗、涕、泪、涎、唾。"[30]20 该释义客观、准确地表达了"五液"的科学内涵和本质属性,因而应以"五液"为规范名。

五、文献辑录

《灵枢·五癃津液别》:"水谷入于口,输于肠胃,其液别为五:天寒衣薄则为溺与气,天热衣厚,则为汗。悲哀气并,则为泣,中热胃缓,别为唾,邪气内逆,则气为之闭塞而不行,不行则为水胀。"[2]197

《素问·宣明五气》:"五脏化液:心为汗,肺为涕,肝为泪,脾为涎,肾为唾,是为五液。"[1]146

《备急千金要方》卷二十九:"五液:唾、汗、泪、涕、涎。"[3]521

《圣济总录》卷七十七:"虫因虚动,上蚀于膈,则呕逆烦闷,下蚀肠中,则肛门疮烂,久而不瘥,变成疳,或下赤汁,水血相半,腥不可近,是谓五脏俱损而五液杂下,此为难治。"[4]186

《脾胃论》卷下:"火曰炎上,水曰润下,今言肾主五液,上至头,出于空窍,俱作泣、涕、汗、涎、唾者何也?曰:病痫者,涎沫出于口,冷汗出于身,清涕出于鼻,皆阳跷、阴跷、督、冲四脉之邪上行,肾水不任煎熬,沸腾上行为之也。"[5]21

《外科精要》卷中:"肾主五液,开窍于二阴。"[6]48

《汤液本草》卷四:"《经》云:肾主五液,化为五湿,自入为唾,入肝为泣,入心为汗,入脾为痰,入肺为涕。"[7]99

《推求师意》卷下:"谓五脏化五液:心为汗,肝为泣,肺为涕,脾为涎,肾为唾。"[8]48

《外科枢要》卷四:"盖肾主五液,开窍于二阴,若津液滋润,大便通调;若津液不足,脾气亏损,必当培补,犹忌前药。"[9]1146

《本草纲目》果部卷三十二:"肾主五液:入肺为痰,入脾为涎,入心为汗,入肝为泪,自入为唾,其本皆水也。"[10]848

《证治准绳·杂病》:"肾居五脏之下,是至阴,主水,以生津液,是故津液在百体,犹水在地中行,五气所化之五液,悉属于肾。"[11]53

《本草经疏》卷十四:"肾主纳气,虚则不能纳矣;又主五液,涎乃脾之所统,脾肾气虚,二脏失职,是肾不能纳,脾不能摄,故主气逆上浮,涎秽泛滥而上溢也。"[12]537

《景岳全书》卷二:"且血本精类,而肾主五液,故凡病血者,虽有五脏之辨然无不由于水亏。"[13]135

《医学入门·内集》卷一:"肾主液,(应冬,水性濡润,五液皆出于肾,分灌五脏)自入为唾,(肾主骨,则肾之液从齿中而生)入肝为泣,入心为汗,入脾为涎,入肺为涕。"[14]57

《济阴济阳纲目》卷十二:"今言肾主五液,上至头,出于空窍,俱作泣涕汗涎唾者,何也?曰:病痫者,涎沫出于口,冷汗出于身,清涕出于鼻,皆阳跷、阴跷、督、冲四脉之邪上行,肾水不任煎熬,沸腾上行为之也。"[15]430

《医宗必读》卷一:"肾苦燥,急食辛以润之,肾为作强之官,藏精,为水脏,主五液,其性本润,是故恶燥,宜知母之辛以润之。"[16]16

《四诊心法要诀·四诊心法要诀(上)》:"肾主五液,心汗肝泣,自入为唾,脾涎肺涕。肾主五液,凡病者多液、少液,皆主于肾,此统而言之也。"[17]52

《叶选医衡》卷下:"盖脾土主运行,肺金主气化,肾水主五液,凡五气所行之液,悉属于肾;五液所行之气,悉属于肺;转二脏以制水生金者,悉属于脾,故肿胀不外乎三经也。"[18]112

《金匮悬解》卷十四:"肝窍于目,肾主五液,入肝为泪,木郁风动,肝液升泄,故目泪自出。"[19]535

《医经原旨》卷五:"五液者,阴精之总称也。溺、汗、泣、唾、水,故名为五。五脏化液,心为汗,肺为涕,肝为泪"[20]308

《杂病源流犀烛》卷五："而张介宾以为未有不干于脾肺肾三脏者，其意以脾主运化精微，肺主气行治节，肾主五液而行水，凡五气所化之液，悉属于肾，五液所行之气，悉属于肺，输转二脏，利水生金，悉属于脾，所以肿胀之生，无不由三者失职，旨哉，洞本之论也。"[21]66

《温热经纬》卷一："苦渴数饮，肾主五液而恶燥，病热则液伤而燥，故苦渴而饮水求救也。"[22]2

《中医辞海》："五液……基础理论名词。①五脏所化生的液体，即汗、涕、涎、唾、泪。《素问·宣明五气》：'五脏化液：心为汗，肺为涕，肝为泪，脾为涎，肾为唾。是为五液。'见五脏化液条。②指水谷所化生的津液，包括汗、溺、唾、泪、髓等五种（《灵枢·五癃津液别》）。"[26]516

《中医基础理论》（王新华）："五液……汗、涕、泪、涎、唾五种分泌物或排泄物称之为五液。五液由五脏所化生，即心为汗，心为汗，肺为涕，肝为泪，脾为涎，肾为唾。"[24]369

《中医药常用名词术语辞典》："五液：津液。出《素问·宣明五气》。五脏所化生的液体，即汗，涕，泪，涎，唾。"[23]40

《中医基础理论》（李德新）："五液：泪、汗、涎、涕、唾。"[25]167

《中医药学名词》："五液……五脏所化生的液体，即汗、涕、泪、涎、唾。"[30]20

《中国中医药学术语集成·基础理论与疾病》："五液……定义：①五脏所化生的液体。即汗、涕、泪、涎、唾。（《中医大辞典》）②指水谷化生的津液。即汗、溺、唾、泪、髓。（《中医大辞典》）"[27]38

《中医基础理论术语》："五液：五脏所化生汗、涕、泪、涎、唾或水谷所化生的汗、溺、唾、泪、髓的总称。"[28]36

《中医大辞典》："五液……①五脏所化生的液体，即汗、涕、泪、涎、唾。《素问·宣明五气篇》：'五脏化液：心为汗，肺为涕，肝为泪，脾为涎，肾为唾，是为五液。'参见五脏化液条。②水

谷所化生的津液，包括汗、溺、唾、泪、髓等五种。见《灵枢·五癃津液别》。"[29]223

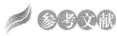 参考文献

[1] 未著撰人.素问[M].何文彬 谭一松校注.北京：中国医药科技出版社,1998：146.

[2] 未著撰人.灵枢经[M].何文彬 谭一松校注.北京：中国医药科技出版社,1998：197.

[3] [唐]孙思邈.备急千金要方[M].北京：人民卫生出版社,1982：521.

[4] [宋]赵佶.圣济总录纂要[M].程林删定.北京：人民卫生出版社,1992：186.

[5] [宋]陈自明.外科精要[M].北京：人民卫生出版社,1982：48.

[6] [金]李杲.脾胃论[M].沈阳：辽宁科学技术出版社,1997：21.

[7] [元]王好古.汤液本草[M].北京：人民卫生出版社,1987：99.

[8] [明]戴思恭.推求师意[M].南京：江苏科学技术出版社,1984：48.

[9] [明]薛己.外科枢要[M].北京：中国中医药出版社,1997：1146.

[10] [明]李时珍.本草纲目[M].太原：山西科学技术出版社,2014：848.

[11] [明]王肯堂.证治准绳（精华本）[M].北京：科学出版社,1998：53.

[12] [明]缪希雍.神农本草经疏[M].郑金生校注.北京：中医古籍出版社,2002：537.

[13] [明]张介宾.景岳全书[M].刘孝培,等编著；邱宗志等点校.重庆：重庆大学出版社,1988：135.

[14] [明]李梴.医学入门[M].北京：中国中医药出版社,1995：57.

[15] [明]武之望.济阴济阳纲目[M].北京：中国中医药出版社,1996：430.

[16] [明]李中梓.医宗必读[M].天津：天津科学技术出版社,1999：16.

[17] [清]吴谦.四诊心法要诀[M].上海：上海中医药大学出版社,2006：52.

[18] [清]叶桂.叶选医衡[M].张明锐,刘连续,德学慧,等校注.北京：人民军医出版社,2012：112.

[19] [清]黄元御.金匮悬解[M].//黄元御医学全书.太原：山西科学技术出版社,2010：535.

[20] [清]薛雪.医经原旨[M].上海：上海中医学院出版社,1992：308.

[21] [清]沈金鳌.杂病源流犀烛[M].北京：中国中医药出版社,1994：66.

[22] [清]王孟英.温热经纬[M].沈阳：辽宁科学出版社,

中医基础理论

153

1997：2.

[23] 李振吉.中医药常用名词术语辞典[M].北京：中国中医药出版社，2001：40.

[24] 王新华.中医基础理论[M].北京：人民卫生出版社，2001：369.

[25] 李德新.中医基础理论[M].北京：人民卫生出版社，2011.167.

[26] 袁钟，图娅，彭泽邦，等.中医辞海：下册[M].北京：中国医药科技出版社，1999：516.

[27] 宋一伦，杨学智.基础理论与疾病[M]//曹洪欣，刘保延.中国中医药学术语集成.北京：中医古籍出版社，

2005：38.

[28] 中华人民共和国国家质量监督检验检疫总局，中国国家标准化管理委员会.中医基础理论术语（GB/T 20348—2006)[M].北京：中国标准出版社，2006：36.

[29] 李经纬，余瀛鳌，蔡景峰，等.中医大辞典[M].2版.北京：人民卫生出版社，2010：223.

[30] 中医药学名词审定委员会审定.中医药学名词[M].北京：科学出版社，2005：20.

（唐学敏）

五行学说

wǔ xíng xué shuō

一、规范名

【汉文名】五行学说。

【英文名】 five phases theory。

【注释】中国古代哲学关于研究五行内涵、特性及生克制化规律，以五行特性为依据归类自然界各种事物，以生克制化规律阐释宇宙万物之间相互关系的学说，运用于中医领域，以阐释人体内脏之间相互关系、脏腑组织器官属性、运动变化及人体与外界环境关系的理论。

二、定名依据

五行学说是现代出现的概念，但五行学说的内容却早已有之。医学文献"五行"一词首见于《内经》，《内经》在五行自然观以及逐渐抽象的哲学概念基础上，结合当时认识到的医学实践，建立了五行与人体及自然界相应的基本系统。

自"五行"一词出现以来，历代著作皆从《内经》以"五行"为正名记载本词，如《难经》《中藏经》《诸病源候论》《备急千金要方》《黄帝内经太素》《儒门事亲》《妇人大全良方》《脉诀汇辨》等。其内容多在《内经》等著作的基础上，研究阐述

五行内涵、特性及生克制化规律，以阐述人体内脏及与外界环境关系，即后世所谓"五行学说"。

现代相关著作，如《中医基础理论术语》《中医大辞典》《中医辞海》和《中国医学百科全书·中医学》，以及全国高等中医药院校规划教材《中医基础理论》等均以"五行学说"作为规范名，同时，已经广泛应用于中医药学文献标引和检索的《中国中医药学主题词表》也以"五行学说"作为正式主题词，这些均说明"五行学说"作为中医基础理论中的一个规范名已成为共识。

我国2005年出版的由全国科学技术名词审定委员会审定公布的《中医药学名词》亦以"五行学说"作为规范名，所以"五行学说"作为规范名也符合术语定名的协调一致原则。

三、同义词

未见。

四、源流考释

"五行学说"一词是现代出现的术语，但"五行"一词早在《尚书》[1]136 中已经出现，是先民为理解世界万物组成而将事物归类形成的朴素哲学观。《管子·五行》篇相关内容[2]127，即打破四

季,于夏秋之交增长长夏与五行相应,按照季节轮转次序排列,有五行相生之意,并描述了五味、五脏、五肉等,虽和《内经》相比,对应关系粗劣,但对中医五脏五行说当有较大影响。另外,《文子·上德》记载:"金之势胜木,一刃不能残一林;土之势胜水,一掬不能塞江河;水之势胜火,一酌不能救一车之薪。"[3]152 将五行能否相胜和数量联系起来,论述是比较具体客观的。《逸周书·周祝》:"陈彼五行必有胜,天之所覆尽可称。"[4]75 较早出现了五行相胜的内容。以上五行学说的内容主要都是从哲学概念上阐述的。

《内经》中五行学说相关内容的阐述颇多,因五行定五脏,并综合生克关系来看待疾病的变化。如《素问·脏气法时论》:"五行者,金木水火土也,更贵更贱,以知死生,以决成败,而定五脏之气,间甚之时,死生之期也……夫邪气之客于身也,以胜相加,至其所生而愈,至其所不胜而甚,至于所生而持,自得其位而起。"[5]139 从生克乘侮来阐述人体病变及相互关系。如《素问·五运行大论》:"气有余,则制己所胜,而侮所不胜;其不及,则己所不胜,侮而乘之,己所胜,轻而侮之。"[5]358《素问·宝命全形论》说:"木得金而伐,火得水而灭,土得木而达,金得火而缺,水得土而绝。万物尽然,不可胜竭。"[5]153

至《难经·十八难》,明确提出"五行子母更相生养"[6]85 之五行相生之理论。《难经·七十五难》曰:"金、木、水、火、土,当更相平。东方木也,西方金也。木欲实,金当平之;火欲实,水当平之;土欲实,木当平之;金欲实,火当平之;水欲实,土当平之。东方肝也,则知肝实;西方肺也,则知肺虚。泻南方火,补北方水。南方火,火者,木之子也;北方水,水者,木之母也。水胜火。子能令母实,母能令子虚,故泻火补水,欲令金不得平木也。"[6]239 具体阐述了五行实虚补泻,和《内经》中所述及理论,共同构成中医五行辨证论治之理论基石。

有关"五行学说"的相关内容在《内经》和《难经》中已经比较成熟,是以后世医家之五行学说大体沿用《内经》《难经》之说而进行阐发。如《中藏经·生成论》明确五行排序及五脏对应,并阐述了五行相生:"天地有阴阳五行,人有血脉五脏。五行者,金、木、水、火、土也;五脏者,肺、肝、心、肾、脾也……金生水,水生木,木生火,火生土,土生金,则生成之道,循环无穷;肺生肾,肾生肝,肝生心,心生脾,脾生肺,上下荣养,无有休息。"[7]5

隋唐时期,《诸病源候论》《黄帝内经太素》延续《内经》五行五脏论,《诸病源候论·土注候》:"夫五行金木水火土,六甲之辰,并有禁忌。人禀阴阳而生,含血气而长,人之五脏,配合五行,土内主于脾气,为五行五脏之主,其所禁忌,尤难触犯。"[8]120《黄帝内经太素·阴阳》:"天有八风之纪,纪生万物,地有五行之理,理成万物,故为父母也……面部有五脏六腑五行气色,观乎即知病在何脏腑也,此谓察色而知也。"[9]30《备急千金要方》则将五行生克制化规律阐释人体内脏之间相互关系及生克制化,以诊疗疾病。《备急千金要方·论诊候第四》:"凡人火气不调,举身蒸热;风气不调,全身强直,诸毛孔闭塞;水气不调,身体浮肿,气满喘粗;土气不调,四肢不举,言无音声。火去则身冷,风止则气绝,水竭则无血,土散则身裂,然愚医不思脉道,反治其病,使脏中五行共相克切,如火炽燃,重加其油,不可不慎。"[10]25《备急千金要方·霍乱第六》:"夫五脏者,即是五行。内为五行,外为五味。五行五味,更宜扶抑。所以春夏秋冬,逆调理之,食啖不可过度。凡饮食于五脏相克者,为病相生无他。"[10]369

宋金元时期,有关"五行"的记载,多从实际病例出发联系五行生克制化关系。如《圣济总录》卷第九十:"肺主气,气为卫,营卫不调,金火相克,其病难治,则因咳嗽间有脓血者,津液腐化也,宜润养上焦,滋益营卫,则病缓而可已。"[11]914 又如《扁鹊心书·汗后发噫》:"一人病伤寒至六日,微发黄,一医与茵陈汤。次日,更深黄色,遍身如栀子,此太阴证误服凉药而致肝木侮脾。"[12]30 另有《儒门事亲》[13]39《妇人大全良方》[14]124 亦此类也。

明清五行学说在前人基础上继续发展，如《普济方·针灸》总结了五行生克规律："五行：木、火、土、金、水（以上各主一脏）……五行相生：水、木、火、土、金（以上五脏相生）。五行相克：金、木、土、水、火。"[15]72 另有《针灸神书》[16]11《丹溪治法心要》[17]151《脉诀汇辨》[18]2 等书中都论述了五行与人体病变关系。

现代有关著作均以"五行学说"作为本概念正名，如《中医药学名词》[19]16《中医学概论》[20]14、国标《中医基础理论术语》[21]4《中医药常用名词术语辞典》[22]38《中医大辞典》[23]233《中国中医药学主题词表》[24]957《中医辞海》[25]495《中国医学百科全书·中医学》[26]273、印会河《中医基础理论》[27]18、李德新《中医基础理论》[28]71 等。如《中医基础理论术语》："五行学说，中国古代哲学理论范畴。木、火、土、金、水的生克制化是宇宙间各种事务普遍联系、协调平衡的基本规律。中医学用以说明人体自身及其与外界环境的统一性，以系统的观点阐明生命、健康和疾病。"[20]4《中医基础理论》："五行学说，是研究木、火、土、金、水五行的内涵、特性、归类及生克乘侮规律，并用以阐释宇宙万物的发生、发展、变化及相互关系的一种古代哲学思想。"[27]71 其他辞书类、教科书类的相关记载多类于此，所不同者只在详略繁简。

总之，"五行学说"这一术语虽然出现于现代，但"五行"在《尚书》中已经出现，《内经》中相关记载颇多。后世著作均以"五行"记载本概念，其内容也从最初以五行特性为依据归类自然界各种事物，到用以阐释人体内脏之间相互关系，并从生克制化规律进行疾病的预防和诊疗。

五、文献辑录

《尚书·洪范》："五行：一曰水，二曰火，三曰木，四曰金，五曰土。水曰润下，火曰炎上，木曰曲直，金曰从革，土曰稼穑。"[1]136

《管子·五行》："五声既调，然后作立五行，以正天时，五官以正人位。人与天调，然后天地之美生。睹甲子，木行御……七十二日而毕。睹丙子，火行御……七十二日而毕。睹戊子，土行御……七十二日而毕。睹庚子，金行御……七十二日而毕。睹认字，水行御……七十二日而毕。"[2]

《文子·上德》："金之势胜木，一刃不能残一林；土之势胜水，一掬不能塞江河；水之势胜火，一酌不能救一车之薪。"[3]29

《逸周书·周祝》："陈彼五行必有胜，天之所覆尽可称。"[4]75

《素问·藏气法时论》："夫邪气之客于身也，以胜相加，至其所生而愈，至其所不胜而甚，至于所生而持，自得其位而起。"[5]139

"五运行大论"："气有余，则制己所胜，而侮所不胜；其不及，则己所不胜，侮而乘之，己所胜，轻而侮之。"[5]358

"宝命全形论"："木得金而伐，火得水而灭，土得木而达，金得火而缺，水得土而绝。万物尽然，不可胜竭。"[5]153

《难经·十八难》："手心主、少阳火，生足太阴、阳明土，土主中宫，故在中部也。此皆五行子母更相生养者也。"[6]85

七十五难："金、木、水、火、土，当更相平。东方木也，西方金也。木欲实，金当平之；火欲实，水当平之；土欲实，木当平之；金欲实，火当平之；水欲实，土当平之。东方肝也，则知肝实；西方肺也，则知肺虚。泻南方火，补北方水。南方火，火者，木之子也；北方水，水者，木之母也。水胜火。子能令母实，母能令子虚，故泻火补水，欲令金不得平木也。"[6]239

《中藏经·生成论》："天地有阴阳五行，人有血脉五脏。五行者，金、木、水、火、土也；五脏者，肺、肝、心、肾、脾也。金生水，水生木，木生火，火生土，土生金，则生成之道，循环无穷；肺生肾，肾生肝，肝生心，心生脾，脾生肺，上下荣养，无有休息。"[7]5

《诸病源候论·土注候》："夫五行金、木、水、火、土,六甲之辰,并有禁忌。人禀阴阳而生,含血气而长,人之五脏,配合五行,土内主于脾气,为五行五脏之主,其所禁忌,尤难触犯。"[8]120

《黄帝内经太素·阴阳》："天有八风之纪,纪生万物,地有五行之理,理成万物,故为父母也……面部有五脏六腑五行气色,观乎即知病在何脏腑也,此谓察色而知也。"[9]30

《备急千金要方·论诊候第四》："凡人火气不调,举身蒸热;风气不调,全身强直,诸毛孔闭塞;水气不调,身体浮肿,气满喘粗;土气不调,四肢不举,言无音声。火去则身冷,风止则气绝,水竭则无血,土散则身裂,然愚医不思脉道,反治其病,使脏中五行共相克切,如火炽燃,重加其油,不可不慎。"[10]25

《霍乱第六》："夫五脏者,即是五行。内为五行,外为五味。五行五味,更宜扶抑。所以春夏秋冬,逆调理之,食啖不可过度。凡饮食于五脏相克者,为病相生无他。"[10]369

《圣济总录》卷第九十："肺主气,气为卫,营卫不调,金火相克,其病难治,则因咳嗽间有脓血者,津液腐化也,宜润养上焦,滋益营卫,则病缓而可已。"[11]914

《扁鹊心书·汗后发噫》："一人病伤寒至六日,微发黄,一医与茵陈汤。次日,更深黄色,遍身如栀子,此太阴证误服凉药而致肝木侮脾。"[12]30

《妇人大全良方·妇人伤寒伤风方论第九》："五行相克以生,相扶以出。平居之日,水常养于木,水木相生,则荣血于室。"[14]124

"诊妇人有妊歌第二"："谓子气犯母气相乘兮,逆行之气相参合也。"[14]225

《针灸神书·琼瑶神针书定生死之法千金不传十五》："皮硬肉稀,气微不至,金能克木也,水能克火,必是死症也。肉紧硬,属脾土,乃五行相生也。"[16]11

《儒门事亲·虫之生湿热为主诀二十八》："如

风胜则倮虫不滋。此之类也,皆五行之相克也。惟湿复则鳞见于陆,为湿土相克,水长则反增,水鳞虽多,然见于陆则反当死,故不同也。"[13]39

《丹溪治法心要·瘘(第八十六)》："就生克言补泻,而大经大法不外于此。盖东方木,肝也;西方金,肺也;南方火,心也;北方水,肾也。五行之中,惟火有二,肾虽有两,水居其一,阳常有余,阴常不足,故《经》曰:一水不胜二火,理之必然。"[17]151

《普济方·针灸》："五行:木、火、土、金、水(以上各主一脏)……五行相生:水、木、火、土、金(以上五脏相生)。五行相克:金、木、土、水、火。"[15]72.

《脉诀汇辨·脉位法天地五行论》："以五行相生之理言之,天一生水,故先从左尺肾水生左关肝木,肝木生左寸心火。"[18]2

《中医学概论》："五行……木火土金水之名,始见于周书洪范篇,并且具体地说明了五者的各别性质。其次序是'一曰水,二曰火,三曰木,四曰金,五曰土。水曰润下,火曰炎上,木曰曲直,金曰从革,土爰稼穑。'这是古人观察自然所得出的一个朴素的唯物概念,认为木火土金水,是构成宇宙万物的五类基础物质。后来又发展了这种认识,从五者的不同特性,作为一切事物的归类方法和推演事物间相互联系及其变化的一种论理工具,这就是流传至今的五行说的开端。"[20]17

《中医大辞典》："五行学说,指五行在医学应用、发展为一种中医的学术理论。它主要是以五行配五脏为中心:肝木,心火,脾土,肺金,肾水。基本内容:① 在五脏为中心的基础上,通过经络以联系全身,说明人体的整体性,并通过自然现象的观察与医学实践联系到五方、四时等,说明人与自然界的统一性……② 用五行的生、克和相侮、相乘等理论以阐述五脏之间的互相依存、互相制约的关系,与阴阳学说贯通一起,可以认识到一些防治疾病的道理。"[23]233

《中医辞海》："五行学说是古代自然哲学之

一。医学上的五行学说主要是以五行配五脏为中心：肝木，心火，脾土，肺金，肾水。"[25]496

《中医学》："五行学说，古代的一种朴素的系统理论五行学说，它以朴素的系统观点观察一切，把世界和万物看作是有统一结构的整体，它力图用水、火、木、金、土五种物质属性来概括自然事物，以统计和取象比类等方法将诸种自然物归纳为五大类，通过说明它们之间的稳定联系，证明自然界的一切事物具有共同的功能结构，这种共同的功能结构就是五行……五行学说的基本内容可概括为两个方面，一是五行归类，一是生克乘侮。"[26]18

《中医药常用名词术语辞典》："五行学说，古代哲学。中医学的哲学基础之一。五行学说是以木、火、土、金、水五类物质的特性及其生克制化规律来认识世界、解释世界的世界观和方法论。"[22]38

《中医药学名词》："五行学说，将古代哲学理论中以木、火、土、金、水五类物质的特性及其生克制化规律来认识、解释自然的系统结构和方法论运用到中医学而建立的中医基本理论，用以解释人体内脏之间的相互关系、脏腑组织器官的属性、运动变化及人体与外界环境的关系。"[19]16

《中医基础理论》（印会河）："五行学说，是在'五材'说的基础上，进一步引申为世界上的一切事物，都是由木、火、土、金、水五种基本物质之间的运动变化而生成的……以五行之间的生、克关系来阐释事物之间的相互联系，认为任何事物都不是孤立的、静止的，而是在不断的相生、相克的运动之中维持着协调平衡的。这即是五行学说的基本涵义。"[27]18

《中医基础理论术语》："五行学说，中国古代哲学理论范畴。木、火、土、金、水的生克制化是宇宙间各种事务普遍联系、协调平衡的基本规律。中医学用以说明人体自身及其与外界环境的统一性，以系统的观点阐明生命、健康和疾病。"[21]4

《中国中医药学主题词表》："五行学说，属中医基础理论；属中医各家学说。将古代哲学理论中以木、火、土、金、水五类物质的特性及其生克制化规律来认识、解释自然的系统结构和方法论，运用到中医学而建立的中医基本理论，用以解释人体内脏之间的相互关系、脏腑组织器官的属性、运动变化及人体与外界环境的关系。"[24]957

《中医基础理论》（李德新）："五行学说，是研究木、火、土、金、水五行的内涵、特性、归类及生克乘侮规律，并用以阐释宇宙万物的发生、发展、变化及相互关系的一种古代哲学思想……五行学说渗透到中医学中，与医学的理论和实践相结合，以五行的特性和生克乘侮规律来阐释人体五脏的生理特点、病理联系以及与外在环境的联系，指导疾病的诊断和防治。"[28]71

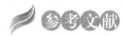

参考文献

［1］ 未著撰人.尚书[M].冀昀主编.北京：线装书局，2007：136.

［2］ [战国]管仲.管子[M].沈阳：辽宁教育出版社，1997：127.

［3］ [战国]文子.文子[M].李德山译注.哈尔滨：黑龙江人民出版社，2003：152.

［4］ [战国]逸周书[M].沈阳：辽宁教育出版社，1997：75.

［5］ 未著撰人.素问[M].何文彬，谭一松校注.北京：中国医药科技出版社，1998：131,137,139,153,358.

［6］ 未著撰人.难经[M].刘渊，吴潜智主编.成都：四川科学技术出版社，2008：85,239.

［7］ [汉]华佗.中藏经[M].北京：学苑出版社，2007：5.

［8］ [隋]巢元方.诸病源候论[M].沈阳：辽宁科学技术出版社，1997：120.

［9］ [隋]杨上善.黄帝内经太素[M].北京：人民卫生出版社，1965：30.

［10］ [唐]孙思邈.备急千金要方[M].北京：华夏出版社，2008：25,369.

［11］ [宋]赵佶.圣济总录[M].上海：上海科学技术出版社，2016：914.

［12］ [宋]窦材辑.扁鹊心书[M].北京：中医古籍出版社，1992：30.

［13］ [金]张从正.儒门事亲[M].沈阳：辽宁科学技术出版社，1997：39.

[14] [宋]陈自明.妇人大全良方[M].天津:天津科学技术出版社,2003:124,225.

[15] [明]朱橚.普济方[M].北京:人民卫生出版社,1959:72.

[16] [宋]琼瑶真人.针灸神书[M].北京:中医古籍出版社,1987:11.

[17] [元]朱震亨.丹溪治法心要.[M].济南:山东科学技术出版社,1985:151.

[18] [清]李延昰.脉诀汇辨[M].上海:上海科学技术出版社,1963:2.

[19] 中医药学名词审定委员会.中医药学名词[M].北京:科学出版社,2005:16.

[20] 南京中医学院.中医学概论[M].北京:人民卫生出版社,1958:14.

[21] 中华人民共和国国家质量监督检验检疫总局,中国国家标准化管理委员会.中医基础理论术语(GB/T 20348—2006)[M].北京:中国标准出版社,2006:4.

[22] 李振吉.中医药常用名词术语辞典[M].北京:中国中医药出版社,2001:38.

[23] 李经纬,邓铁涛,等.中医大辞典[M].北京:人民卫生出版社,1995:218.

[24] 吴兰成.中国中医药学主题词表[M].北京:中国古籍出版社,2008:957.

[25] 袁钟,等.中医辞海[M].北京:中国医药科技出版社,1992:496.

[26] 《中医学》编辑委员会.中医学[M]//钱信忠.中国医学百科全书.上海:上海科学技术出版社,1997:273.

[27] 印会河.中医基础理论[M].上海:上海科学技术出版社,1984:18.

[28] 李德新.中医基础理论[M].北京:人民卫生出版社,2011:71.

(白红霞)

1 · 036

五行相生

wǔ xíng xiāng shēng

一、规范名

【汉文名】五行相生。

【英文名】mutual generation of five phases。

【注释】木、火、土、金、水之间递相资生、助长和促进的关系,其规律是木生火,火生土,土生金,金生水,水生木。

二、定名依据

五行相生的理论在《内经》中已经出现,名之以"生""相生"。五行相生一词首次出现于隋唐时《黄帝内经太素》中。其后一些重要医学著作也以"五行相生"为正名记载本概念,如《苏沈良方》《奇效良方》《本草备要》《脉诀汇辨》等。另有一些著作仍旧用"相生"记载本概念。

相关著作,如国标《中医基础理论术语》和普通高等教育中医药类教材《中医学概论》《中医基础理论》以及辞书类著作《中医药学名词》《中医辞海》《中医药常用名词术语辞典》和《中国医学百科全书·中医学》等均以"五行相生"作为本概念规范名。已经广泛应用于中医药学文献标引和检索的《中国中医药学主题词表》也以"五行相生"作为本概念的正式主题词,说明现代"五行相生"作为本概念规范名称已成为共识。

我国2005年出版的由全国科学技术名词审定委员会审定公布的《中医药学名词》亦以"五行相生"作为规范名,所以"五行相生"作为规范名也符合术语定名的协调一致原则。

三、同义词

【又称】"生""相生"(《内经》)。

四、源流考释

"五行相生"一词隋唐时方出,然五行相生的内容却早已有之。《管子·五行》篇,即打破四季,于夏秋之交增长夏与五行相应:"五声既调,然后作立五行,以正天时,五官以正人位。人与天调,然后天地之美生。睹甲子,木行

159

御……七十二日而毕。睹丙子,火行御……七十二日而毕。睹戊子,土行御……七十二日而毕。睹庚子,金行御……七十二日而毕。睹壬子,水行御……七十二日而毕。"[1]127 按照季节轮转次序排列,有五行相生之意。

医学文献中五行相生的内容在《内经》中已经出现,《素问·阴阳应象大论》:"天有四时五行,以生长收藏,以生寒暑燥湿风。"[2]27 四时五行,以生长收藏,语虽简而涵义广,包含了四时五行木火土金水递相资生之意。《素问·藏气法时论》:"夫邪气之客于身也,以胜相加,至其所生而愈,至其所不胜而甚,至于所生而持,自得其位而起。"[2]137 综合生克两种关系来看待疾病的变化。《灵枢·邪气藏府病形》:"见其色而不得其脉,反得其相胜之脉,则死矣;得其相生之脉,则病已矣。"[3]194 虽然所言是脉象相生相胜,但对后世五行相生之理论的发展亦有影响。《灵枢·五乱》:"五行有序,四时有分,相顺则治,相逆则乱。"[3]235 其中"序"包含了五行生克次序之意。总之,《内经》中以"生""相生"来表示五行相生,并且有较多关于五行相生的内容。

《难经》和《中藏经》在《内经》基础上进行阐述,《难经·十八难》:"手心主少阳火,生足太阴、阳明土,土主中宫,故在中部也。此皆五行子母更相生养者也。"[4]30 明确提出"五行子母更相生养"的五行相生理论。西汉董仲舒《春秋繁露·五行之义》:"木生火,火生土、土生金、金生水、水生木,此其父子也。"[5]227 明确了木、火、土、金、水五行相生次序。《中藏经·生成论》:"五行者,金、木、水、火、土也;五脏者,肺、肝、心、肾、脾也。金生水,水生木,木生火,火生土,土生金,则生成之道,循环无穷;肺生肾,肾生肝,肝生心,心生脾,脾生肺,上下荣养,无有休息……五脏五行,相成相生,昼夜流转,无有始终。"[6]5 对五行之间递相资生、助长和促进的关系和规律的描述渐趋完善。

如上所述,《内经》《难经》和《中藏经》对五行相生这一理论的阐述已经较为完备,其后历

代重要医学著作多沿用上述记载并进行阐发。如唐代《黄帝内经太素·调食》:"黄帝并依五行相配、相克、相生,各入脏腑,以为和性之道也。"[7]15《黄帝内经太素·寿限》:"肝为木,心为火,脾为土,肺为金,肾为水,此为五行相生次第,故先肝衰次第至肾也。"[7]23 这里首次出现了"五行相生"一词。宋代《苏沈良方·炼丹砂法》:"第四五日兼夜用冬火,缓于炊饭。依五行相生,用文武火助之。"[8]3 也提到了五行相生,不过此处"五行相生"所阐述的无关疾病,而是炼丹所用之火。

明清时期关于五行相生的论述较为丰富,明代《普济方》[9]71《奇效良方》[10]593《本草乘雅半偈》[11]313《本草纲目》[12]175,清代《本草备要》[13]4《叶天士医案精华》[14]18《脉诀汇辨》[15]2《医原》[16]11,115 等著作都述及五行相生,有的沿袭前作进行总结,也有的在实际论治中联系五行相生,如《奇效良方》卷六十五:"热毒攻肝冲于目,夫肝木胜,脾土衰,且风入脏腑,热则为肠风,为秘结,为下鲜血;冷则为不食,为飧泄,为肢厥,此五行相生相克之意也。"[10]593

现代有关著作均沿用《黄帝内经太素》的记载以"五行相生"作为本概念正名,如《中医药学名词》[17]17《中医学概论》[18]14、国标《中医基础理论术语》[19]5《中医药常用名词术语辞典》[20]42《中国中医药学主题词表》[21]957《中国医学百科全书·中医学》[22]273、印会河《中医基础理论》[23]18、李德新《中医基础理论》[24]73。如《中医药学名词》:"五行相生,木、火、土、金、水之间存在着递相资生,助长和促进的关系,其规律是木生火,火生土,土生金,金生水,水生木。"[17]16 又如《中医学概论》:"生,是含有资生、助长的意义。五行之中,都具有相互促进、相互依存的关系。这种关系,就称作'相生'。五行相生的规律为:水生木,木生火,火生土,土生金,金生水,如此循环生生化化,无有终时。它们彼此间的关系,也可理解为一种推动发展的作用。"[18]14 其他辞书类、教科书类的相关记载多类于此,所不同者只

在详略繁简。

五、文献辑录

《管子·五行》："五声既调，然后作立五行，以正天时，五官以正人位。人与天调，然后天地之美生。睹甲子，木行御……七十二日而毕。睹丙子，火行御……七十二日而毕。睹戊子，土行御……七十二日而毕。睹庚子，金行御……七十二日而毕。睹壬子，水行御……七十二日而毕。"[1]127

《灵枢·邪气藏府病形》："见其色而不得其脉，反得其相胜之脉，则死矣；得其相生之脉，则病已矣。"[3]194

"五乱"："五行有序，四时有分，相顺则治，相逆则乱。"[3]235

《素问·阴阳应象大论》："天有四时五行，以生长收藏，以生寒暑燥湿风……东方生风，风生木，木生酸，酸生肝，肝生筋，筋生心，肝主目。"[2]27

"藏气法时论"："夫邪气之客于身也，以胜相加，至其所生而愈，至其所不胜而甚，至于所生而持，自得其位而起。"[2]137

《难经·十八难》："手心主少阳火，生足太阴、阳明土，土主中宫，故在中部也。此皆五行子母更相生养者也。"[4]30

《春秋繁露·五行之义》："木生火、火生土、土生金、金生水、水生木，此其父子也。"[5]227

《中藏经·生成论》："五行者，金、木、水、火、土也；五脏者，肺、肝、心、肾、脾也。金生水，水生木，木生火，火生土，土生金，则生成之道，循环无穷；肺生肾，肾生肝，肝生心，心生脾，脾生肺，上下荣养，无有休息……五脏五行，相成相生，昼夜流转，无有始终。"[6]5

《黄帝内经太素·调食》："黄帝并依五行相配、相克、相生，各入脏腑，以为和性之道也。"[7]15

"寿限"："肝为木，心为火，脾为土，肺为金，肾为水，此为五行相生次第，故先肝衰次第至肾也。"[7]23

《苏沈良方·炼丹砂法》："第四五日兼夜用冬火，缓于炊饭。依五行相生，用文武火助之。"[8]3

《普济方·针灸》："五脏六腑变化流注出入旁通法：五行：木、火、土、金、水（以上各主一脏）……五行相生：水、木、火、土、金（以上五脏相生）。五行相克：金、木、土、水、火。"[9]71

《奇效良方》卷六十五："热毒攻肝冲于目，夫肝木胜，脾土衰，且风入脏腑，热则为肠风，为秘结，为下鲜血；冷则为不食，为飧泄，为肢厥，此五行相生相克之意也。"[10]593

《本草乘雅半偈·梅实》："是以对待水液焦涸，致热烦满闷，及上气令心不安，与偏枯不仁、致肢体痛，及死肌恶肉，青黑痣者，咸可濡以润之，藉子母更相生耳。"[11]313

《本草纲目》卷六："火内阴而外阳，主乎动者也，故凡动皆属火。以名而言，形气相生，配于五行，故谓之君。"[12]175

《本草备要·药性总义》："人之五脏应五行，金、木、水、火、土，子母相生。《经》曰：虚则补其母，实则泻其子。又曰：子能令母实。如肾为肝母，心为肝子，故入肝者，并入肾与心；肝为心母，脾为心子，故入心者，并入肝与脾；心为脾母，肺为脾子，故入脾者，并入心与肺；脾为肺母，肾为肺子，故入肺者，并入脾与肾；肺为肾母，肝为肾子，故入肾者，并入肺与肝。此五行相生，子母相应之义也。"[13]4

《叶天士医案精华·咳嗽》："古人于有年久嗽，都从脾肾子母相生主治。"[14]18

《脉诀汇辨·脉位法天地五行论》："以五行相生之理言之，天一生水，故先从左尺肾水生左关肝木，肝木生左寸心火。心火为君主，其位至高不可下，乃分权于相火。相火寓于右肾，肾本水也，而火寓焉。如龙伏海底，有火相随。右尺相火生右关脾土，脾土生右寸肺金，金复生水，循环无端，此相生之理也。"[15]2

《医原·五行生克论》："水木火土金五行生克，一阴阳升降之旋相为宫也。生为长养，即为阴升；克为制化，即是阳降。然必阴先升而后阳乃降,亦必阳能降而后阴转升。五行不克则不生,如有妻而无夫也。"[16]11

"女科论":"益火以治土之母,培土以生水之源,所谓先后天一气相生者此也。"[16]155

《中医学概论》:"生,是含有资生、助长的意义。五行之中,都具有相互促进、相互依存的关系。这种关系,就称作'相生'。五行相生的规律为:水生木,木生火,火生土,土生金,金生水,如此循环生生化化,无有终时。它们彼此间的关系,也可理解为一种推动发展的作用。"[18]14

《中国医学百科全书·中医学》:"相生,即滋助、养长、促进的意思;相克或相胜,则包含克制、压抑、约束之意。依照五行法则,相生相克关系是固定不变的,即木生火,火生土,土生金,金生水,水生木。"[22]275

《中医药常用名词术语辞典》:"五行相生,五行。木、火、土、金、水之间存在着有序的依次递相资生、助长和促进的关系。其次序是木生火、火生土、土生金、金生水、水生木。相生关系又称母子关系,即生我者为母,我生者为子。中医学以五行相生说明五脏之间的联系:如肝藏血以济心,即木生火;心阳温煦脾土,助脾运化,即火生土;脾气散精,上归于肺,即土生金;肺气清肃下行,通调水道,以助肾,即金生水;肾藏精以滋养肝血,即水生木。"[20]42

《中医药学名词》:"五行相生:木、火、土、金、水之间存在着递相资生,助长和促进的关系,其规律是木生火,火生土,土生金,金生水,水生木。"[17]16

《中医基础理论》(印会河):"相生是指这一事物对另一事物具有促进、助长和资生的作用……五行相生的次序是:木生火,火生土,土生金,金生水,水生木。五行相克的次序是:木克土,土克水,水克火,火克金,金克木。这样以次相生,以次相克,如环无端,生化不息,维持着事物之间的动态平衡。"[23]18

《中医基础理论术语》:"五行相生,木、火、

土、金、水之间的递相资生、助长和促进。其规律是木生火,火生土,土生金,金生水,水生木。任何一行都具有生我(母)、我生(子)两方面的关系。"[19]4

《中国中医药学主题词表》:"五行相生,属五行生克,木、火、土、金、水之间存在着递相资生、助长和促进的关系,其规律是木生火,火生土,土生金,金生水,水生木。"[21]956

《中医基础理论》(李德新):"五行相生,是指木、火、土、金、水五行之间存在着有序的依次递相资生、助长和促进的关系。五行相生的次序是木生火,火生土,土生金,金生水,水生木。依次递相资生,往复不休。五行的这一相生次序,是古人对季节气候的变化顺序进行分析总结而得出的认识……因此,所谓五行相生,实为五行中的任何一行对其'子行'的资生、助长和促进。"[24]73

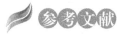参考文献

[1] [战国]管仲.管子[M].沈阳:辽宁教育出版社,1997:127.

[2] 未著撰人.素问[M].何文彬,谭一松校注.北京:中国医药科技出版社,1998:27,137.

[3] 未著撰人.灵枢[M].陈国印.北京:中国古籍出版社,2003:194,235.

[4] 未著撰人.难经[M].孙桐.中国医药科技出版社,1998:30.

[5] [战国]董仲舒.春秋繁露[M].曾振宇,等注释,北京:商务印书馆,2010:227.

[6] [后汉]华佗.中藏经[M].北京:学苑出版社,2007:5.

[7] [隋]杨上善.黄帝内经太素[M].北京:人民卫生出版社,1965:15,23.

[8] [宋]沈括,苏轼.苏沈良方[M].上海:上海科学技术出版社,2003:3.

[9] [明]朱橚.普济方[M].北京:人民卫生出版社,1959:71.

[10] [明]董宿.奇效良方[M].北京:中国中医药出版社,1995:593.

[11] [明]卢之颐.本草乘雅半偈[M].北京:人民卫生出版社,1986:313.

[12] [明]李时珍.本草纲目[M].北京:中医古籍出版社,1994:175.

[13] ［清］汪昂.本草备要[M].北京：中国中医药出版社，1998：4.

[14] ［清］叶天士.叶天士医案[M].上海：上海卫生出版社，1958：18.

[15] ［清］李延昰.脉诀汇辨[M].上海：上海科学技术出版社，1963：2.

[16] ［清］石寿棠.医原[M].南京：江苏科学技术出版社，1983：11，155.

[17] 中医药学名词审定委员会.中医药学名词[M].北京：科学出版社，2005：16.

[18] 南京中医学院.中医学概论[M].北京：人民卫生出版社，1958：14.

[19] 中华人民共和国国家质量监督检验检疫总局，中国国家标准化管理委员会.中医基础理论术语（GB/T 20348—2006)[M].北京：中国标准出版社，2006：4.

[20] 李振吉.中医药常用名词术语辞典[M].北京：中国中医药出版社，2001：42.

[21] 吴兰成.中国中医药学主题词表[M].北京：中国古籍出版社，2008：956.

[22] 《中医学》编辑委员会.中医学[M]//钱信忠.中国医学百科全书.上海：上海科学技术出版社，1997：275.

[23] 印会河.中医基础理论[M].上海：上海科学技术出版社，1984：18.

[24] 李德新.中医基础理论[M].北京：人民卫生出版社，2011：73.

（白红霞）

五行相克

wǔ xíng xiāng kè

一、规范名

【汉文名】五行相克。

【英文名】 mutual restriction of five phases。

【注释】木、火、土、金、水之间递相克制、制约的关系，其规律是木克土，土克水，水克火，火克金，金克木。

二、定名依据

五行相克的相关理论在《内经》中已经出现，"五行相克"一词作为正名首次出现于唐代杨上善的《黄帝内经太素》中。

其后历代重要医学著作多以"五行相克"为正名记载本概念，如《儒门事亲》《妇人大全良方》《奇效良方》《本草乘雅半偈》《脉诀汇辨》等。这些著作均为历代重要著作，对后世有较大影响，所以"五行相克"作为规范名已是共识，也符合术语定名约定俗成的原则。

现代著作，如国标《中医基础理论术语》和普通高等教育中医药类教材《中医学概论》《中医基础理论》以及辞书类著作《中医辞海》《中医药常用名词术语辞典》和《中国医学百科全书·中医学》等均以"五行相克"作为本概念规范名。已经广泛应用于中医药学文献标引和检索的《中国中医药学主题词表》也以"五行相克"作为本概念的正式主题词，说明"五行相克"作为本概念规范名称已成为共识。

我国2005年出版的由全国科学技术名词审定委员会审定公布的《中医药学名词》亦以"五行相克"作为规范名，所以"五行相克"作为规范名也符合术语定名的协调一致原则。

三、同义词

【又称】"相克"（《黄帝内经太素》）；"五行生克"（《医原》）。

四、源流考释

五行相克的理论在《内经》中已经出现，《素问·宝命全形论》："木得金而伐，火得水而灭，土得木而达，金得火而缺，水得土而绝。万物尽然，不可胜竭。"[1]153 伐、灭、达、缺、绝是五行相克的五种不同形式和结果。《素问·五运行大论》：“气有余，则制己所胜，而侮所不胜；其不及，则己所不胜，侮而乘之，己所胜，轻而侮之。”[1]358 "所胜"和"所不胜"分别即相克中的"我克"和"克我"。

《难经》承接《素问》中五行生克之"所胜""所不胜"之论，亦有相关论述。如《难经·五十难》："从后来者为虚邪，从前来者为实邪，从所不胜来者为贼邪，从所胜来者为微邪，自病者为正邪。"[2]184

"五行相克"一词首次出现于唐代杨上善《黄帝内经太素》中，《黄帝内经太素·设方》："言阴阳相分，五行相克，还复相资。"[3]327 同时，《黄帝内经太素·色脉诊》："欲行补泻权衡相夺之法，以太阴五行之气以为始也。行五行气于不胜，被他乘克，故为逆死也；行于所胜，能克于他故为顺也。"[3]277 论述较为详细。唐代《备急千金要方》中也记载了"五行"及"相克"，但其所谓"五行"仅指"五脏"，《备急千金要方·霍乱第六》："夫五脏者，即是五行。内为五行，外为五味。五行五味，更宜扶抑。所以春夏秋冬，逆调理之，食啖不可过度。凡饮食于五脏相克者，为病相生无他。"[4]6

其后历代重要医学著作多以"五行相克"为正名记载本概念，如金代《儒门事亲·虫之生湿热为主诀二十八》[5]39，宋代《妇人大全良方》[6]124，明代《普济方》[7]71《奇效良方》[8]593《本草乘雅半偈》[9]370《脉诀汇辨》[10]2 等。内容上也多从具体病变治疗来阐述五行相克，如《儒门事亲·虫之生湿热为主诀二十八》："如风胜则，虫不滋。此之类也，皆五行之相克也。惟湿复则鳞见于陆，为湿土相克，水长则反增，水鳞虽多，然见于陆则反当死，故不同也。"[5]39《奇效良方·疮诊论卷六十五》："热毒攻肝冲于目，夫肝木胜，脾土衰，且风入脏腑，热则为肠风，为秘结，为下鲜血；冷则为不食，为飧泄，为肢厥，此五行相生相克之意也。"[8]593《本草乘雅半偈·大黄》："五行相克，更为父母，《素问》云：承乃制，制则生化，是故五行之体以克为用，其润下

者正炎上之用乎。"[9]370

同时，《黄帝内经太素·调食》："黄帝并依五行相配、相克、相生，各入脏腑，以为和性之道也。"出现了"相克"一词，后世也有一些著作以"相克"记载本概念，如明代张介宾《类经》卷三："主客相遇，上下相临，相得者，如彼此相生则气和而病微；不相得者，如彼此相克则气乖而病甚也。"[11]42 清代《本草备要·木部》："诸病之中，火证为多，有本经自病者，如忿怒生肝火，焦思生心火之类是也；有子母相克者，如金火克肺金，肝木克脾火之类是也。"[12]151 另外，清代《医原·五行生克论》出现了"五行生克"，有时也被解读为"五行相克"："水木火土金五行生克，一阴阳升降之旋相为宫也。生为长养，即为阴升；克为制化，即是阳降。然必阴先升而后阳乃降，亦必阳能降而后阴转升。五行不克则不生，如有妻而无夫也。"[13]11

现代有关著作均沿用《黄帝内经太素》的记载以"五行相克"作为本概念正名，如《中医药学名词》[14]17《中医学概论》[15]14、国标《中医基础理论术语》[16]5《中医药常用名词术语辞典》[17]42《中国中医药学主题词表》[18]957《中国医学百科全书·中医学》[19]273、印会河《中医基础理论》[20]18、李德新《中医基础理论》[21]73。如《中医药学名词》："五行相克，木、火、土、金、水之间存在着递相克制、制约的关系，其规律是木克土，土克水，水克火，火克金，金克木。"[13]17 南京中医学院《中医学概论》："五行说的基本精神包含着一切事物'相生''相克'互相联系的两个方面……相克规律：'克'，是含有制、胜的意思。五行之中，具有相互制约、相互克服的关系。这种关系称作'相克'。五行相克的规律为：木克土，土克水，水克火，火克金，金克木。"[14]16 其他辞书类、教科书类的相关记载多类于此，所不同者只在详略繁简。

总之，"五行相克"木、火、土、金、水之间递相克制、制约的相关理论在《内经》中已经出现，《内经》中的"伐""灭""达""缺""绝"是五行相克

的五种不同形式和结果。"五行相克"一词作为正名首次出现于唐代杨上善的《黄帝内经太素》中，"五行相克"又称"相克"（《黄帝内经太素》）、"五行生克"（《医原》）。

五、文献辑录

《素问·宝命全形论》："木得金而伐，火得水而灭，土得木而达，金得火而缺，水得土而绝。万物尽然，不可胜竭。"[1]153

"五运行大论"："气有余，则制己所胜，而侮所不胜；其不及，则己所不胜，侮而乘之，己所胜，轻而侮之。"[1]358

《难经·五十难》："从后来者为虚邪，从前来者为实邪，从所不胜来者为贼邪，从所胜来者为微邪，自病者为正邪。"[2]184

《黄帝内经太素·调食》："黄帝并依五行相配、相克、相生，各入脏腑，以为和性之道也。"[3]15

"色脉诊"："上帝使贷季调理人之色脉，令通神明，外合五行四时阴阳八风六合等物变化常道，深观常道物理之妙，能知深妙色脉之用也。欲行补泻权衡相夺之法，以太阴五行之气以为始也。行五行气于不胜，被他乘克，故为逆死也；行于所胜，能克于他，故为顺也。"[3]277

"设方"："言阴阳相分，五行相克，还复相资。如金以克木，水以克火，土以克水，始土克水，得水通易……"[3]327

《备急千金要方·霍乱第六》："夫五脏者，即是五行。内为五行，外为五味。五行五味，更宜扶抑。所以春夏秋冬，逆调理之，食啖不可过度。凡饮食于五脏相克者，为病相生无他。"[4]6

《儒门事亲·虫之生湿热为主诀二十八》："如风胜则，虫不滋。此之类也，皆五行之相克也。惟湿复则鳞见于陆，为湿土相克，水长则反增，水鳞虽多，然见于陆则反当死，故不同也。"[5]39

《妇人大全良方》卷九："五行相克以生，相扶以出。"[6]124

《普济方·针灸》："五行：木、火、土、金、水（以上各主一脏）……五行相生：水、木、火、土、金（以上五脏相生）。五行相克：金、木、土、水、火。"[7]71

《奇效良方》卷六十五："热毒攻肝冲于目，夫肝木胜，脾土衰，且风入脏腑，热则为肠风，为秘结，为下鲜血；冷则为不食，为飧泄，为肢厥，此五行相生相克之意也。"[8]593

《本草乘雅半偈·大黄》："五行相克，更为父母，《素问》云：承乃制，制则生化，是故五行之体以克为用，其润下者正炎上之用乎。"[9]370

《脉诀汇辨·脉位法天地五行论》："更以五行相克之理言之，相火在右尺，将来克金，赖对待之左尺，实肾水也。"[10]2

《类经》卷三："主客相遇，上下相临，相得者，如彼此相生则气和而病微；不相得者，如彼此相克则气乖而病甚也。"[11]42

《本草备要·木部》："诸病之中，火证为多，有本经自病者，如忿怒生肝火，焦思生心火之类是也；有子母相克者，如金火克肺金，肝木克脾火之类是也。"[12]151

《医原·五行生克论》："水木火土金五行生克，一阴阳升降之旋相为宫也。生为长养，即为阴升；克为制化，即是阳降。然必阴先升而后阳乃降，亦必阳能降而后阴转升。五行不克则不生，如有妻而无夫也。"[13]11

《中医学概论》："五行说的基本精神包含着一切事物'相生''相克'互相联系的两个方面……相克规律：'克'，是含有制、胜的意思。五行之中，具有相互制约、相互克服的关系。这种关系称作'相克'。五行相克的规律为：木克土，土克水，水克火，火克金，金克木。"[15]14

《中国医学百科全书·中医学》："在五行系统中，五行之间的相生相克是最基本的功能关系……相克或相胜，则包含克制、压抑、约束之意。依照五行法则，相生相克关系是固定不变的，即木生火，火生土，土生金，金生水，水生木；木克土，土克水，水克火，火克金，金克木。"[19]275

《中医药常用名词术语辞典》："五行相克，

五行。木、火、土、金、水之间存在着有序的间隔递相克制、制约的关系。其次序是木克土、土克水、水克火、火克金、金克木。中医学以五行相克说明五脏之间相互制约的关系：如肾水滋润上行以制约心火，即水克火；心火的温煦以制约肺气的肃降太过，即火克金；肺气的清肃下行可抑制肝气的升发太过，即金克木；肝木条达可疏泄脾土之壅滞，即木克土；脾土的充实防止肾脏的泛滥，即土克木。"[17]42

《中医药学名词》："五行相克，木、火、土、金、水之间存在着递相克制、制约的关系，其规律是木克土，土克水，水克火，火克金，金克木。"[14]16

《中医基础理论》（印会河）："相克，是指这一事物对另一事物的生长和功能具有抑制和制约的作用……五行相克的次序是：木克土，土克水，水克火，火克金，金克木。这样以次相生，以次相克，如环无端，生化不息，维持着事物之间的动态平衡……以五行学说来说明五脏疾病的传变，可以分为相生关系的传变和相克关系的传变……相克关系的传变包括'相乘'和'相侮'（即'反侮'）两个方面。"[20]19

《中医基础理论术语》："五行相克，木、火、土、金、水之间的递相制胜。其规律是木克土，土克水，水克火，火克金，金克木。任何一行都有人克（所胜）、克我（所不胜）两方面的关系。"[16]4

《中国中医药学主题词表》："五行相克，属五行生克，木、火、土、金、水之间存在着递相克制、制约的关系，其规律是木克土、土克水、水克火、火克金、金克木。"[18]957

《中医基础理论》（李德新）："五行相克，是指木、土、水、火、金五行之间存在着有序的递相克制和制约关系。五行相克的次序是木克土，土克水，水克火，火克金，金克木。依次递相制约和克制，循环不止。五行相克及其次序，可能源于古人在观察木火土金水这五种自然物质的相互作用过程中产生的直观而朴素的认识……五行相克，实际上是指五行中的任何一行对其'所胜行'的制约与克制。"[21]73

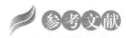

参考文献

［1］ 未著撰人.素问［M］.何文彬,谭一松校注.北京：中国医药科技出版社,1998：153,358.

［2］ 未著撰人.难经［M］.刘渊,吴潜智主编.成都：四川科学技术出版社,2008：184.

［3］ ［隋］杨上善.黄帝内经太素［M］.北京：人民卫生出版社,1965：15,277,327.

［4］ ［唐］孙思邈.备急千金要方［M］.太原：山西科学技术出版社,2010：6.

［5］ ［金］张从正.儒门事亲［M］.沈阳：辽宁科学技术出版社,1997：39.

［6］ ［宋］陈自明.妇人大全良方［M］.天津：天津科学技术出版社,2003：124.

［7］ ［明］朱橚.普济方［M］.北京：人民卫生出版社,1959：71.

［8］ ［明］董宿.奇效良方［M］.北京：中国中医药出版社,1995：593.

［9］ ［明］卢之颐.本草乘雅半偈［M］.北京：人民卫生出版社,1986：370.

［10］ ［清］李延昰.脉诀汇辨［M］.上海：上海科学技术出版社,1963：2.

［11］ ［明］张介宾.类经：上［M］.北京：中医古籍出版社,2016：42.

［12］ ［清］汪昂.本草备要［M］.北京：中国中医药出版社,1998：151.

［13］ ［清］石寿棠.医原［M］.南京：江苏科学技术出版社,1983：11.

［14］ 中医药学名词审定委员会.中医药学名词［M］.北京：科学出版社,2005：16.

［15］ 南京中医学院.中医学概论［M］.北京：人民卫生出版社,1958：14.

［16］ 中华人民共和国国家质量监督检验检疫总局,中国国家标准化管理委员会.中医基础理论术语（GB/T 20348—2006）［M］.北京：中国标准出版社,2006：4.

［17］ 李振吉.中医药常用名词术语辞典［M］.北京：中国中医药出版社,2001：42.

［18］ 吴兰成.中国中医药学主题词表［M］.北京：中国古籍出版社,2008：957.

［19］ 《中医学》编辑委员会.中医学［M］//钱信忠.中国医学百科全书.上海：上海科学技术出版社,1997：275.

［20］ 印会河.中医基础理论［M］.上海：上海科学技术出版社,1984：19.

［21］ 李德新.中医基础理论［M］.北京：人民卫生出版社,2011：73.

（白红霞）

五行相侮

wǔ xíng xiāng wǔ

一、规范名

【汉文名】五行相侮。

【英文名】counter restriction of five phases。

【注释】五行中某一行对其所不胜的反向克制,为五行之间的异常克制现象。

二、定名依据

五行相侮是现代出现的概念,但五行相侮的相关内容在《内经》中已经出现,不过较为简单且不够明确。到明代,相关内容稍多,《周慎斋遗书》《木草乘雅半偈》都有记载,但和五行相生相乘等方面的内容相比,相侮的内容较少。

现代相关著作,如《中医基础理论术语》《中医药常用名词术语辞典》《中国医学百科全书·中医学》《中医辞海》以及全国高等中医药院校规划教材《中医基础理论》等均以"五行相侮"作为规范名,这些均说明"五行相侮"作为中医基础理论中的一个规范名已成为共识。

我国 2005 年出版的全国科学技术名词审定委员会审定公布的《中医药学名词》亦以"五行相侮"作为规范名,所以"五行相侮"作为规范名也符合术语定名的协调一致原则。

三、同义词

【又称】"反克"(《黄帝内经太素》);"反侮"(《类经》)。

四、源流考释

五行相侮是现代出现的概念,和五行相生、相克、相乘等内容相比,五行相侮的内容是比较少的。在《内经》中虽有"侮"字出现,但所论非确指五行相侮。《素问·五运行大论》:"气有余,则制己所胜,而侮所不胜;其不及,则己所不胜,侮而乘之,己所胜,轻而侮之。"[1]358 没有"五行相侮"或"相侮"的词汇出现,并且其所论当指五气之运行,然其内容和后世发展五行相侮之内容相似,应该是有影响之功的。另外,《素问·五常政大论》:"不恒其德,则所胜来复,政恒其理,则所胜同化。"[1]398 所论也可看作是五行相侮之相关内容。

唐代杨上善的《黄帝内经太素》记述相关内容,并以"反克"记载本词。《黄帝内经太素》卷十五:"肝来乘肺,是邪来乘不已,至春木王之时当病……有胃无毛,但有弦者,是木反克金,故曰今病。"[2]451

宋代许叔微《普济方本事》中,记载了五脏之间肝侮肺的异常克制的现象,如《普济本事方·灸中风十二穴》:"肺缘久病气弱,金胜无能,受肝凌侮,其病时复头眩,心胞伏涩,久之,则害脾气,要当平肝气使归经,则脾不受克,脾为中州土,主四肢一体之事,脾气正则土生金,金旺则肺安矣,今疾欲作时,觉气上冲者,是肝侮肺,肺不受侮,故有此上冲。"[3]19

明代周之干《周慎斋遗书》记载了肺弱肝强、肝旺乘土、土侮脾虚等五行之间异常克制现象,如《周慎斋遗书·阴阳脏腑》:"肺气弱,则肝必强,肝旺则乘土,土受侮则金之脾胃虚,金虚则寒而不能生肾水,是为水冷金寒,非用热则金水成冰,而肺气不纳乎肾矣。"[4]7《周慎斋遗书·亢害承制》:"盖五脏之气,皆能奉脾土归气于先天之原,万万物赖阳而生,从土而发,土不得阳,则不能制水,水无以生化,则反来侮土,土自救无暇,焉能复生金乎?"[4]12 卢之颐《本草乘雅半偈》[5]记载了侮土之风,需培其根种以治疗的方

中医基础理论

法，如《本草乘雅半偈·云母》："土主肌肉，若风木相乘者，培其根种，则侮土之风，不期自退。"[5]30 张介宾《类经》中不但记述了五行之间的异常克制现象，还首次出现以"反侮"记载本词。如《类经》卷十五："脾胃属土，所以制水，土弱则寒水反侮之，故腹中鸣而食不下。胃主肌肉，其脉行于足，水气居于肉中，故身重不能行……风生于肾，则反克脾土，故不能食。肾邪犯心，则神气失守，故善惊。惊后而心气痿弱不能复者，心肾俱败，水火俱困也。"[6]435

清代石寿棠的《医原》和王邦傅《脉诀乳海》中都记载了五行间异常克制出现的病变表现。如《医原》卷一："或木火刑金，致生干咳、吐血等证；或燥木侮土，致生胁痛、呕吐、蛊、膈等证。是肝气不得归肾也。"[7]20《脉诀乳海》卷四："盖谓三焦相火盛而能制阳明金，故木来相侮。《内经》曰：侮谓胜己也。木主生五虫。"[8]120

现代有关著作有以"五行相侮"作为本概念正名，如《中医药学名词》[9]16、国标《中医基础理论术语》[10]4《中医药常用名词术语辞典》[11]38、李德新《中医基础理论》[12]71 等。如《中医药学名词》："五行相侮，五行中某一行对其所不胜的反向克制，为五行之间的异常克制现象。"[9]16《中医药常用名词术语辞典》："五行相侮，侮，欺侮、欺凌之意。五行中某一行对其所不胜一行的反向克制，即反克，是五行之间的异常克制现象。"[11]38 详略稍异，大致类同。亦有以"相侮"记载本词的，如《中医学概论》[13]14《中医基础理论》[14]18《中医辞海》[15]495《中国医学百科全书·中医学》[16]273。如《中医学概论》："侮，即欺侮之意。一般来说，'相乘'与'相克'的意义相似；'相侮'与'反克'的意义相似，所以又称'反侮'。一切事物，有其正面，亦有其反面；有其正常，亦必有其反常。五行生克的规律同样如此。上述五行制化，即正常现象，此言相乘相侮就是反常现象。因为任何一行发生太过或不及，则其生与克便失去平衡状态，制约生化的正常规律就被打破，因而产生了相乘相侮的贼害现象。"[13]14

其他辞书类、教材类的相关记载多类于此，所不同者只在详略繁简。虽然亦有以"相侮"记载本词，但鉴于《中医药学名词》和国标《中医基础理论术语》以"五行相侮"作为本词正名，加之"五行相生""五行相克"等皆以四字为名，从权威性和规范性来看，当以"五行相侮"作为本词正名为宜。

总之，"五行相侮"所指的五行中某一行对其所不胜的反向克制，表现为五行之间的异常克制现象的相关理论在《内经》中已经出现，但内容较少。唐代杨上善的《黄帝内经太素》中，首次以"反克"记载本词。明代张介宾《类经》中曾用"反侮"记载本词。现代规范著作，多以"五行相侮"记载本概念。

五、文献辑录

《素问·五运行大论》："气有余，则制己所胜，而侮所不胜；其不及，则己所不胜，侮而乘之，己所胜，轻而侮之。"[1]115

"五常政大论"："不恒其德，则所胜来复，政恒其理，则所胜同化。"[1]358

《黄帝内经太素》卷十五："肝来乘肺，是邪来乘不已，至春木王之时当病……有胃无毛，但有弦者，是木反克金，故曰今病。"[2]451

《普济本事方·灸中风十二穴》："肺缘久病气弱，金胜无能，受肝凌侮，其病时复头眩，心胞伏涩，久之，则害脾气，要当平肝气使归经，则脾不受克，脾为中州土，主四肢一体之事，脾气正则土生金，金旺则肺安矣，今疾欲作时，觉气上冲者，是肝侮肺，肺不受侮，故有此上冲。"[3]19

《周慎斋遗书·阴阳脏腑》："又如肺气弱，则肝必强，肝旺则乘土，土受侮则金之脾胃虚，金虚则寒而不能生肾水，是为水冷金寒，非用热则金水成冰，而肺气不纳乎肾矣。"[4]7

"亢害承制"："盖五脏之气，皆能奉脾土归气于先天之原，万病俱消矣。万物赖阳而生，从土而发，土不得阳，则不能制水，水无以生化，则反来侮土，土自救无暇，焉能复生金乎？"[4]12

《本草乘雅半偈·云母》："土主肌肉，若风木相乘者，培其根种，则侮土之风，不期自退。"[5]30

《类经》卷十五："脾胃属土，所以制水，土弱则寒水反侮之，故腹中鸣而食不下。胃主肌肉，其脉行于足，水气居于肉中，故身重不能行……风生于肾，则反克脾土，故不能食。肾邪犯心，则神气失守，故善惊。惊后而心气痿弱不能复者，心肾俱败，水火俱困也。"[6]435

《医原》卷一："或木火刑金，致生干咳、吐血等证；或燥木侮土，致生胁痛、呕吐、蛊、膈等证。是肝气不得归肾也。"[7]20

《脉诀乳海·涩脉指法主病》："今借居土后，则火挟子势，而反来侮水。"[8]120

"结脉指法主病"："盖谓三焦相火盛而能制阳明金，故木来相侮。《内经》曰：侮谓胜己也。木主生五虫。"[8]135

《中医学概论》："侮，即欺侮之意。一般来说，'相乘'与'相克'的意义相似；'相侮'与'反克'的意义相似，所以又称'反侮'。一切事物，有其正面，亦有其反面；有其正常，亦必有其反常。五行生克的规律同样如此。上述五行制化，即正常现象，此言相乘相侮就是反常现象。因为任何一行发生太过或不及，则其生与克便失去平衡状态，制约生化的正常规律就被打破，因而产生了相乘相侮的贼害现象。"[13]14

《中医辞海》："用五行的生、克和相侮、相乘理论以阐述五脏之间的互相依存、互相制约的关系，与阴阳学说贯通一起，可以认识到一些防治疾病的道理。"[15]495

《中国医学百科全书·中医学》："侮是恃强而欺弱。相乘即相克关系太过，超过了正常约制的程度。相侮，是相克的逆行，即被克者由于偏盛反过来克制克己者。例如火太过，便会对金发生超过正常限度的克制，称之为相乘，并反过来欺凌本来克制自己的水，称之为反侮或相侮。"[16]273

《中医药常用名词术语辞典》："五行相侮，侮，欺侮、欺凌之意。五行中某一行对其所不胜一行的反向克制，即反克，是五行之间的异常克制现象。"[11]38

《中医药学名词》："五行相侮，五行中某一行对其所不胜的反向克制，为五行之间的异常克制现象。"[9]16

《中医基础理论》（印会河）："相侮，又称反侮，即是相克的反向而致病……相乘与相侮，都是相克的异常而致病……五行学说认为五脏病变时的相互传变，均可以五行间的生克乘侮规律来阐明。"[14]18

《中医基础理论术语》："五行相侮……在五行相克中，一行对其所不胜一行的反向克制。其顺序与五行相克反向。"[10]4

《中医基础理论》（李德新）："相侮，有恃强凌弱之义。五行相侮，是指五行中的一行对其'所不胜行'的反向制约，又称'反克'。五行相侮，实为五行之间的反向克制，故相侮的次序与相克、相乘相反。即木侮金，金侮火，火侮水，水侮土，土侮木。依次循环。"[12]71

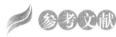

参考文献

［1］未著撰人.素问[M].何文彬，谭一松校注.北京：中国医药科技出版社，1998：115,358.

［2］[唐]杨上善.黄帝内经太素[M].北京：科学技术文献出版社，2008：451.

［3］[宋]许叔微.普济本事方[M].北京：中国中医药出版社，2007：19.

［4］[明]周之干.周慎斋遗书[M].北京：中国中医药出版社，2016：7,12.

［5］[明]卢之颐.本草乘雅半偈[M].北京：人民卫生出版社，1986：30.

［6］[明]张介宾.类经[M].北京：中医古籍出版社，2016：435.

［7］[清]石寿棠.医原[M].南京：江苏科学技术出版社，1983：20.

［8］[清]王邦傅.脉诀乳海[M].上海：上海科学技术出版社，1985：120.

［9］中医药学名词审定委员会.中医药学名词[M].北京：科学出版社，2005：16.

［10］中华人民共和国国家质量监督检验检疫总局，中国国家标准化管理委员会.中医基础理论术语（GB/T

20348—2006)[M].北京：中国标准出版社,2006：4.

[11] 李振吉.中医药常用名词术语辞典[M].北京：中国中医药出版社,2001：38.

[12] 李德新.中医基础理论[M].北京：人民卫生出版社,2011：71.

[13] 南京中医学院.中医学概论[M].北京：人民卫生出版社,1958：14.

[14] 印会河.中医基础理论[M].上海：上海科学技术出版社,1984：18.

[15] 袁钟,图娅,彭泽邦,等.中医辞海[M].北京：中国医药科技出版社,1992：495.

[16] 《中医学》编辑委员会.中医学[M]//钱信忠.中国医学百科全书.上海：上海科学技术出版社,1997：273.

（白红霞）

五行相乘

wǔ xíng xiāng chéng

一、规范名

【汉文名】五行相乘。

【英文名】over restriction of five phases。

【注释】五行中某一行对其所胜一行的过度克制,为五行之间的异常克制现象。

二、定名依据

五行相乘是现代出现的概念,但相乘的内容《内经》中已经出现,以"乘"名之,相乘一词始见于《难经》,不过此处相乘所指乃"阴阳相乘"。五行相乘的内容在宋代《妇人大全良方》。明清时期《本草乘雅半偈》《医经原旨》《素圃医案》等书中有所体现。"五行相乘"一词,据所查文献,最早出现清代《素圃医案》一书中。

现代相关著作,如《中医药学名词》和国标《中医基础理论术语》以及全国高等中医药院校教材《中医基础理论》等均以"五行相乘"作为规范名。同时,《中国中医药学主题词表》也以"五行相乘"作为正式主题词。虽然在《中医辞海》等书中亦有以"相乘"记载本词,但鉴于《中医药学名词》和国标《中医基础理论术语》以"五行相乘"作为本词正名,加之"五行相生""五行相克"等皆以四字为名,从权威性和规范性来看,当以"五行相乘"作为本词正名为宜。

三、同义词

【又称】"乘"(《内经》);"相乘"(《难经》)。

四、源流考释

"五行相乘"是现代出现的概念,但相乘的内容早已有之。其理论在先秦时期已经运用于实践,如《左传·哀公九年》载宋国伐郑,晋赵鞅卜救郑,遇水适火,史墨解释此卦象曰:"炎帝为火师,姜姓其后也,水胜火,伐姜则可。"[1]402《文子·上德》:"金之势胜木,一刃不能残一林;土之势胜水,一掬不能塞江河;水之势胜火,一酌不能救一车之薪。"[2]152《逸周书·周祝》:"陈彼五行必有胜,天之所覆尽可称。"[3]75《墨子·经说》:"火铄金,火多也。金靡炭,金多也。合之府木,木离木。若识麋与鱼之数,惟所利。"[4]97上述文献从哲学上阐述了五行所胜,并指出了数量的重要性,所胜太过,即为相乘,数量至关重要。

医学文献中"相乘"的内容在《内经》中已经出现,如《素问·五运行大论》:"气有余,则制己所胜,而侮所不胜;其不及,则己所不胜侮而乘之,己所胜轻而侮之。"[5]358 以"乘"名之,此处所论"制己所胜""侮而乘之"本非五行相乘,但其观点无疑对后世五行相乘的内容有较大影响,几乎接近后世所谓"五行相乘"之内涵。《素问·玉机真脏论》："因而喜大虚,则肾气乘矣,怒则肝气乘矣,悲则肺气乘矣,恐则脾气乘矣,忧则心气乘矣,此其道也。故病有五,五五二十五变及其传化。传,乘之名也。"[5]115 此处所言五脏五行,可视为与"五行相乘"的相关内容。

相乘一词始见于《难经·三难》："脉有太过,有不及,有阴阳相乘,有覆有溢,有关有格,何谓也?"[6]18 此处虽出现"相乘"一词,不过此处相乘所指乃阴阳彼此乘袭叠加,而非"五行相乘"。东汉张仲景在《伤寒杂病论》中有相乘内容的记载,如《伤寒杂病论》卷三:"腹满谵语,寸口脉浮而紧,此肝乘脾也。"[7]48

唐代《黄帝内经太素·诊候之一》："秋脉王时,得于脾脉,上来乘金,名曰虚邪,故为病也。夏脉王时得脾脉者,上来乘火,名曰实邪,故为病也。"[8]240 此处之"乘"为五行之相乘。至宋代,所查"相乘"多为"阴阳相乘""寒湿相乘",不再赘述。《妇人大全良方》卷之十一:"谓子气犯母气相乘兮,逆行之气相参合也。"[9]225 此处所言,当明确是五行相乘的内容了。

明清时五行相乘的内容较唐宋相对丰富,如《奇效良方》卷十三曰:"有因脏气发动,干犯肠胃而得者,须察其何脏相乘,以平治之。"[10]87《本草乘雅半偈·云母》:"土主肌肉,若风木相乘者,培其根种,则侮土之风,不期自退。"[11]30《素圃医案》卷四:"冷体既消,热性随发,脾土得温而实,则肾水不上乘心,心火不逆,口疮不治而自愈,此五行相乘之道也。"[12]84《医经原旨》卷二:"若其色部虽有变见,但得彼此生王,互相乘袭,而无克贼之见者,虽病甚不死。"[13]113 在《素圃医案》中,首次出现了"五行相乘"一词。

现代有关著作有以"五行相乘"作为本概念正名的,如《中医药学名词》[14]18、国标《中医基础理论术语》[15]6《中医药常用名词术语辞典》[16]43、李德新《中医基础理论》[17]75。《中医药学名词》:"五行相乘,五行中某一行对其所胜一行的过度克制,为五行之间的异常克制现象。"[14]18 也有

仅以"相乘"来记载本词的,如《中医学概论》[18]14《中医辞海》[19]495《中国医学百科全书·中医学》[20]273。南京中医学院《中医学概论》:"五行说……在'生'与'克'的基础上,又以制化、相乘、相侮来进一步说明事物的复杂变化……'乘',即乘袭之意……言相乘相侮就是反常现象。因为任何一行发生太过或不及,则其生与克便失去平衡状态,制约生化的正常规律就被打破,因而产生了相乘相侮的贼害现象。"[13]18 其他辞书类、教科书类的相关记载多类于此,所不同者只在详略繁简。鉴于《中医药学名词》和国标《中医基础理论术语》以"五行相乘"作为本词正名,加之"五行相生""五行相克"等皆以四字为名,从权威性和规范性来看,当以"五行相乘"作为本词正名为宜。

五、文献辑录

《左传·哀公九年》:"炎帝为火师,姜姓其后也,水胜火,伐姜则可。"[1]402

《文子·上德》:"金之势胜木,一刃不能残一林;土之势胜水,一掬不能塞江河;水之势胜火,一酌不能救一车之薪。"[2]152

《逸周书·周祝》:"陈彼五行必有胜,天之所覆尽可称。"[3]75

《墨子·经说》:"火铄金,火多也。金靡炭,金多也。合之府木,木离木。若识麋与鱼之数,惟所利。"[4]97

《素问·玉机真脏论》:"大虚则肾气乘矣,怒则肝气乘矣,悲则肺气乘矣,恐则脾气乘矣,忧则心气乘矣,此其道也。故病有五,五五二十五变及其传化。传,乘之名也"[5]115

"五运行大论":"气有余,则制己所胜,而侮所不胜;其不及,则己所不胜,侮而乘之,己所胜,轻而侮之。"[5]358

《难经·三难》:"脉有太过,有不及,有阴阳相乘,有覆有溢,有关有格,何谓也?"[6]18

《伤寒杂病论》卷三:"腹满谵语,寸口脉浮而紧,此肝乘脾也。"[7]48

《黄帝内经太素·诊候之一》："秋脉王时，得于脾脉，上来乘金，名曰虚邪，故为病也。夏脉王时得脾脉者，上来乘火，名曰实邪，故为病也。"[8]240

《妇人大全良方》卷十一："谓子气犯母气相乘兮，逆行之气相参合也。"[9]225

《奇效良方》卷十三："有因脏气发动，干犯肠胃而得者，须察其何脏相乘，以平治之。"[10]87

《本草乘雅半偈·云母》："土主肌肉，若风木相乘者，培其根种，则侮土之风，不期自退。"[11]30

《素圃医案》卷四："而冷体既消，热性随发，脾土得温而实，则肾水不上乘心，心火不逆，口疮不治而自愈，此五行相乘之道也。"[12]84

《医经原旨》卷二："若其色部虽有变见，但得彼此生王，互相乘袭，而无克贼之见者，虽病甚不死。"[13]113

《中医学概论》："五行说……在'生'与'克'的基础上，又以制化、相乘、相侮来进一步说明事物的复杂变化……'乘'，即乘袭之意……言相乘相侮就是反常现象。因为任何一行发生太过或不及，则其生与克便失去平衡状态，制约生化的正常规律就被打破，因而产生了相乘相侮的贼害现象。"[18]14

《中医辞海》："用五行的生、克和相侮、相乘理论以阐述五脏之间的互相依存、互相制约的关系，与阴阳学说贯通一起，可以认识到一些防治疾病的道理。"[19]495

《中国医学百科全书·中医学》："五行由水、火、木、金、土五个方面构成……它们之间具有生克、乘侮、胜复、制化的关系。通过这些相互作用关系，五行整体获得动态平衡，从而维持事物的生存和发展……在五行系统中，五行之间的相生相克是最基本的功能关系。乘侮、胜复和制化关系是在相生相克的基础上产生出来的……相乘和相侮，则属于事物的异常现象。所谓异常包括太过或不及两种情况……相乘和相侮的出现，将造成五行系统的局部不平衡。"[20]273

《中医药常用名词术语辞典》："五行相乘，五行。乘，凌也，即欺负之意。五行中某一行对其所胜的一行的过度克制，为五行之间的异常克制现象。"[16]43

《中医药学名词》："五行相乘，五行中某一行对其所胜一行的过度克制，为五行之间的异常克制现象。"[14]18

《中医基础理论术语》："五行相乘，在五行相克中，一行对其所胜一行的过度制约。其顺序与五行相克相同。"[15]6

《中医基础理论》："相乘，即乘虚侵袭之义。五行相乘，是指五行中的一行对其'所胜行'的过度克制和制约，又称'倍克'。五行相乘，实为五行之间过度的'相克'，故相乘的次序与相克相同。即木乘土，土乘水，水乘火，火乘金，金乘木。"[17]75

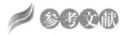

参考文献

［1］［春秋］左丘明.左传［M］.长沙：岳麓书社，1988：402.

［2］［战国］文子.文子［M］.李德山译注.哈尔滨：黑龙江人民出版社，2003：152.

［3］未著撰人.逸周书［M］.沈阳：辽宁教育出版社，1997：75.

［4］［战国］墨子.墨子［M］.沈阳：辽宁教育出版社，1997：97.

［5］未著撰人.素问［M］.何文彬，谭一松校注.北京：中国医药科技出版社，1998：115,358.

［6］未著撰人.难经［M］.刘渊，吴潜智.成都：四川科学技术出版社，2008：18.

［7］［东汉］张仲景.伤寒杂病论［M］.北京：人民卫生出版社，2005：48.

［8］［隋］杨上善.黄帝内经太素［M］.北京：人民卫生出版社，1965：240.

［9］［宋］陈自明.妇人大全良方［M］.天津：天津科学技术出版社，2003：225.

［10］［明］董宿.奇效良方［M］.北京：中国中医药出版社，1995：87.

［11］［明］卢之颐.本草乘雅半偈［M］.北京：人民卫生出版社，1986：30.

［12］［清］郑重光.素圃医案［M］.北京：人民军医出版社，2012：84.

[13] [清]薛雪.医经原旨[M].上海:上海中医学院出版社,21992:113.

[14] 中医药学名词审定委员会.中医药学名词[M].北京:科学出版社,2005:18.

[15] 中华人民共和国国家质量监督检验检疫总局,中国国家标准化管理委员会.中医基础理论术语(GB/T 20348—2006)[M].北京:中国标准出版社,2006:6.

[16] 李振吉.中医药常用名词术语辞典[M].北京:中国中医药出版社,2001:43.

[17] 李德新.中医基础理论[M].北京:人民卫生出版社,2011:75.

[18] 南京中医学院.中医学概论[M].北京:人民卫生出版社,1958:14.

[19] 袁钟,图娅,彭泽邦,等.中医辞海[M].北京:中国医药科技出版社,1992:495.

[20] 《中医学》编辑委员会.中医学[M]//钱信忠.中国医学百科全书.上海:上海科学技术出版社,1997:273.

（白红霞）

1 • 040

五志之火

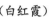

wǔ zhì zhī huǒ

一、规范名

【汉文名】五志之火。

【英文名】 five minds transforming into fire.

【注释】喜、怒、忧、思、恐等各种情志活动失调,导致气机失常而变生的火热之邪。

二、定名依据

五志之火的有关记载始见于《素问·解精微论》中,该篇首次提出"五火"这一术语。随后,《针灸甲乙经》《黄帝内经素问》(王冰注)、《圣济总录》《素问玄机原病式》等著作中也引用《内经》之语,文中出现五火一词。虽然这些著作对五火的内涵都没有再做详细说明,但是后世学者多认为五火等同于后世所言的五志之火。

元代朱丹溪不仅在《丹溪心法》中首创"五志之火"这一概念,而且在《格致余论》中对《内经》五火涵义做了阐发,释其为五者之性为物所感。

明代,不少医家同时使用过五火和五志之火两个术语。如《医学正传》《古今医统大全》《赤水玄珠》《古今医鉴》等。

清代至民国时期,文献中使用"五志之火"的著作众多。如《医门法律》《目经大成》《删补名医方论》《杂病源流犀烛》《懒园医语》《增订通俗伤寒论》等。这一时期,数位医家直言五火即为五志之火,如《顾松园医镜》《吴医汇讲》《类证治裁》等。因此,可以理解为五火和五志之火是完全相同的两个概念,五火为五志之火简称。

现代有关著作如《中医大辞典》《中医辞海》以"五火"作为词条名,均释义为五脏之亢阳。《中国中医药学术语集成·基础理论与疾病》同时收录有五志之火和五火。

综上所见,五火、五志之火皆为医学文献中极为重要的术语,历代重要医家均对其有发明研究。五火虽首见于《内经》,但是太过简略,容易引起歧义,后世文献多见于对其进行解释。五志之火首见较晚,但丹溪之后,历代医家使用频繁,以五志之火作为规范词更能准确概括此词内涵。

三、同义词

【简称】"五火"(《内经》)。

四、源流考释

五志之火的有关记载始见于《黄帝内经素

问·解精微论》:"夫一水不胜五火,故目眦盲。"[1]387 随后晋皇甫谧的《针灸甲乙经》卷十二中有:"夫一水不能胜五火,故目盲。"[2]286 虽然杨上善的《黄帝内经太素》此处作"两火"[3]410,但后世绝大部分医家还是持"五火"的观点。

唐代,王冰对《黄帝内经》注曰:"五火,谓五脏之厥阳也……言一水不可胜五火者,是手足之阳为五火。"[4]205 王氏"五脏之厥阳"的观点对后世产生深远影响。

宋代,《圣济总录》卷第一百二有类似记载:"一水不胜五火而目盲。"[5]1206 金代刘完素《素问玄机原病式》曰:"夫一水不胜五火,故目视盲。"[6]30 虽然这几种书对五火的内涵都没有再做详细说明,但是后世医家学者多认为五火等同于后世所言的五志之火。

元代,朱丹溪对五火有深刻的认识,他在《丹溪心法》中首创"五志之火"这一概念,文中曰:"怒气逆甚则呕血,暴瘴内逆,肝肺相搏,血溢鼻口,但怒气致血证者则暴甚,故《经》曰:抑怒以全阴者是也。否则五志之火动甚,火载血上,错经妄行也。"[7]100 在《格致余论·相火论》中对《内经》五火涵义做了阐发,释其为五性感物之动,文中曰:"神发知矣,五性感物而万事出,有知之后,五者之性为物所感,不能不动。谓之动者,即《内经》五火也……彼五火之动皆中节,相火惟有裨补造化,以为生生不息之运用耳,何贼之有?"[8]46

明代,医家们同时使用过五火和五志之火两个术语。如虞抟《医学正传》卷二中沿用丹溪之语:"五者之性为物所感,不能不动,谓之动者,即《内经》五火也。"[9]54 在卷七中又谓:"盖妇人百病,皆自心生,如五志之火一起,则心火亦从而燔。"[9]222 在徐春甫《古今医统大全》中也同时使用过这两个术语,在卷二十"火证门"曰:"谓之动者,即《内经》五火也……人心听命于道心,而又能主之以静,彼五火将寂然不作。"[10]814 卷四十二"血证门"曰:"否则五志之火动甚,火载血上,错经妄行也。"[10]1202 孙一奎《赤水玄珠》

卷十:"一水不胜五火,况又加以热剂,则水愈涸而火转盛,久而咳痰、咳血,潮热烦渴,喜冷,犹且喜补不已,如此死者,医杀之耳。"[11]179 《赤水玄珠》卷一:"顾其为疾,不独待于君相,凡五志之火,皆生眚也……惟善摄生者,其五行五志之火,有以默裨其生生之功,故人莫得而见其端……以外君相言之,则有令气之序;以内君相言之,则少阴、少阳、厥阴自明,五志之火自见也。"[11]11,12 龚信《古今医鉴》卷二:"中年以后之人,过用厚味、酒肉,多有痰火,且不能远房事,往往致阴虚火动,火动则生风,所谓一水不能胜五火也。"[12]50 卷六:"其不善摄生者,五志之火,无时不起。五味之偏,无时不伤。"[12]148

清代至民国时期,文献中使用"五志之火"的著作众多。如《医门法律》[13]228《目经大成》[14]30《删补名医方论》[15]17《杂病源流犀烛》[16]29《懒园医语》[17]1663《增订通俗伤寒论》[18]312 等。这一时期,数位医家直言五火即为五志之火。我们可以理解为五火和五志之火是完全相同的两个概念,五火为五志之火简称。如顾靖远《顾松园医镜》:"五火者,五志之火也。一水者,肾中真阴之水也。"[19]176 唐大烈《吴医汇讲》:"五火者,五志之火也;一水者,肾中真阴之水也。"[20]144 林珮琴《类证治裁》:"五火者五志之火,临于五位,即相火之煽而妄动者也。"[21]61

现代有关著作如《中医大辞典》[22]218《中医辞海》[23]491 以"五火"作为正名,均释义为五脏之亢阳。《中国中医药学术语集成·基础理论与疾病》同时收录有"五志之火"[24]34 和"五火"[24]32。五火释义同上,五志之火释义为"指五志过极,情志活动失调影响机体而致发火证的致病因素"。[24]34

综上所见,五火、五志之火皆为医学文献中极为重要的术语,历代重要医家均对其有发明研究,较多医家认为"五火"和"五志之火"是一个概念,"五火"应为"五志之火"的简称。

五、文献辑录

《黄帝内经素问》卷二十四："夫一水不胜五火，故目眦盲。"[1]387

《针灸甲乙经》卷十二："夫一水不能胜五火，故目盲。"[2]286

《黄帝内经太素》卷二十九："夫一水不胜两火，故目眦而盲。"[3]410

《黄帝内经·解精微论》："五火，谓五脏之厥阳也。""言一水不可胜五火者，是手足之阳为五火"。[4]205

《圣济总录》卷一百二："神志俱悲而泣下，则以水火相感故也。一水不胜五火而目盲，则以阴阳各并故也。"[5]1206

《素问玄机原病式·火类》："夫一水不胜五火，故目视盲。是以冲风泣下而不止。"[6]30

《丹溪心法》卷二："怒气逆甚则呕血，暴瘅内逆，肝肺相搏，血溢鼻口，但怒气致血证者则暴甚，故经曰：抑怒以全阴者是也。否则五志之火动甚，火载血上，错经妄行也。"[7]100

《格致余论·相火论》："周子曰：神发知矣，五性感物而万事出，有知之后，五者之性为物所感，不能不动。谓之动者，即《内经》五火也……彼五火之动皆中节，相火惟有裨补造化，以为生生不息之运用耳，何贼之有？"[8]46

卷二："又曰：五者之性为物所感，不能不动，谓之动者，即《内经》五火也……五性之火，为物所感而动，即《内经》一水不能胜五火也。"[9]54,55

《医学正传》卷七："盖妇人百病，皆自心生，如五志之火一起，则心火亦从而燔。"[9]222

《古今医统大全》卷二十："谓之动者，即《内经》五火也。……人心听命于道心，而又能主之以静，彼五火将寂然不作。"[10]814

卷四十二："否则五志之火动甚，火载血上，错经妄行也。"[10]1202

《赤水玄珠》卷一："顾其为疾，不独待于君相，凡五志之火，皆生眚也。……惟善摄生者，

其五行五志之火，有以默裨其生生之功，故人莫得而见其端。……以外君相言之，则有令气之序；以内君相言之，则少阴、少阳、厥阴自明，五志之火自见也。"[11]11,12

卷十：一水不胜五火，况又加以热剂，则水愈涸而火转盛，久而咳痰、咳血，潮热烦渴，喜冷，犹且喜补不已，如此死者，医杀之耳。[11]179

《古今医鉴》卷二："中年以后之人，过用厚味、酒肉，多有痰火，且不能远房事，往往致阴虚火动，火动则生风，所谓一水不能胜五火也，故以此方疏风降火为主。"[12]50

卷六："其不善摄生者，五志之火，无时不起。五味之偏，无时不伤。"[12]148

《医门法律》卷四："五脏五志之火，皆有真液以养之，故凝聚不动，而真液尤赖肾之阴精，胃之津液，交灌于不竭。若肾胃之水不继，则五脏之真阴随耗，五志之火，翕然内动，而下、上、中三消之病作矣。"[13]228

《顾松园医镜》卷十一："一水不能胜五火。五火者，五志之火也。一水者，肾中真阴之水也。"[19]176

《目经大成》卷一："亢阳者，物欲过极，扰乱逆郁，脏腑之火迭起，名曰五志之火，邪火也。天成之火生生不已，五志之火乃能为病。"[14]30

《删补名医方论》卷一："五志之火既清，五脏之阴安堵，则阴平阳秘，而血归经矣。"[15]17

《杂病源流犀烛》卷一："五志之火上炎，阴虚内烁，肝火挟心而刑金，亦能伤肺，故其现症，如肺痿、肺痈、痿躄、吐血、声嘶、息有音、衄衊、掌热、喘不休、口血出、皮毛焦，皆由火燥焦卷之故。"[16]29

《吴医汇讲》卷十："其余患此症者，《经》云：一水不能胜五火。五火者，五志之火也；一水者，肾中真阴之水也。"[20]144

《类证治裁》卷一："五火者五志之火，临于五位，即相火之煽而妄动者也。……凡治五志之火起于五位者：肺火，以黄芩清肺饮加豆豉、杏仁、枇杷叶降之，以人参平肺散调之；心火，以

泻心汤泄之,以补心丹养之;脾火,以泻黄散发之,以补中益气汤升之;肝火,以左金丸平之,以龙荟丸折之;肾火,治法见上。"[21]61,62

《懒园医语》卷二:"凡五志之火皆能及胃,而血出自咽者,岂止胃病?惟咳而出者,必出于喉,出于喉者,当察五藏;呕而出者,必出于咽,出于咽者,则五藏六府皆能及之。……若出于精道之血,必自精宫、血海而出于命门,盖肾主水受五藏六府之精而藏之,故凡劳伤五藏,或五志之火,致令冲任动血者,多从精道而出。"[17]1663

《增订通俗伤寒论·发狂伤寒》:"然虚狂亦不鲜,余每作神经衰弱,骤有感触,五志之火,上烁脑髓,神经顿失其常性,遂发似狂非狂之证,东医所谓'性情之狂',通称为'精神病'是也,与感证之阳盛发狂迥异,自制牛马二宝散(西牛黄、马宝各一钱,共研匀细,每服二分,一日二服),用人参竹沥饮调下,历治多验。"[18]312

《中医辞海》:"五火……基础理论名词。五脏之元阳。《素问·解精微论》:'夫一水不胜五火,故目眦盲。'张志聪注:'一水,谓太阳之水;五火,五脏之阳气也。'王冰注:'五火,谓五脏之厥阳。'"[23]491

《中医大辞典》:"五火……五脏各有阴有阳,阴阳各有盛衰之变,五火是指五脏之亢阳。《素问·解精微论》:'夫一水不胜五火,故目眦盲。'张志聪注:'一水,谓太阳之水;五火,五脏之阳气也。'王冰注:'五火,谓五脏之厥阳。'"[22]218

《中国中医药学术语集成·基础理论与疾病》:"五火……指五脏之亢阳。"[24]32 "五志之火……指五志过极,情志活动失调影响机体而致发火证的致病因素。"[24]34

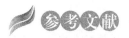
参考文献

[1] 未著撰人.黄帝内经素问[M].北京:人民卫生出版社,2012:387.

[2] [晋]皇甫谧.针灸甲乙经[M].黄龙祥整理.北京:人民卫生出版社,2006:286.

[3] [唐]杨上善.黄帝内经太素附黄帝内经明堂[M].李云点校.北京:学苑出版社,2007:410.

[4] [唐]王冰.黄帝内经[M].影印本.北京:中医古籍出版社,2003:205.

[5] [宋]赵佶.圣济总录[M].郑金生,汪惟刚,犬卷太一校点.北京:人民卫生出版社,2013:1206.

[6] [金]刘完素.素问玄机原病式[M].孙洽熙,孙峰整理.北京:人民卫生出版社,2005:30.

[7] [元]朱震亨.丹溪心法[M].王英,竹剑平,江凌圳,整理.北京:人民卫生出版社,2005:100.

[8] [元]朱震亨.格致余论[M].施仁潮整理.北京:人民卫生出版社,2005:46.

[9] [明]虞抟.医学正传[M].张丽君,丁侃校注.北京:中国医药科技出版社,2011:54,55,222.

[10] [明]徐春甫.古今医统大全上册[M].崔仲平,王耀廷主校.北京:人民卫生出版社,2008:814,1202.

[11] [明]孙一奎.赤水玄珠[M].叶川,建一,校注.北京:中国中医药出版社,1996:11,12,179.

[12] [明]龚信.古今医鉴[M].达美君,王荣根,周金根,等校注.北京:中国中医药出版社,2006:50,148.

[13] [清]喻昌.医门法律[M].史欣德整理.北京:人民卫生出版社,2006:228.

[14] [清]黄庭镜.目经大成[M].李怀芝,郭君双,郑金生整理.北京:人民卫生出版社,2006:30.

[15] [清]吴谦.删补名医方论[M].李顺保,樊小青,校注.北京:学苑出版社,2013:17.

[16] [清]沈金鳌.杂病源流犀烛[M].田思胜整理.北京:人民卫生出版社,2006:29.

[17] [民国]傅崇黻.懒园医语[M]//沈洪瑞,梁秀清.中国历代名医医话大观.太原:山西科学技术出版社,1996:1663.

[18] [民国]何廉臣.增订通俗伤寒论[M].福州:福建科学技术出版社,2004:312.

[19] [清]顾靖远.顾松园医镜[M].袁久林校注.北京:中国医药科技出版社,2014:176.

[20] [清]唐笠山.吴医汇讲[M].丁光迪校.北京:中国中医药出版社,2013:144.

[21] [清]林珮琴.类证治裁[M].李德新整理.北京:人民卫生出版社,2005:61,62.

[22] 李经纬,余瀛鳌,蔡景峰,等.中医大辞典[M].北京:人民卫生出版社,2004:218.

[23] 袁钟,图娅,彭泽邦,等.中医辞海[M].北京:中国医药科技出版社,1999:491.

[24] 宋一伦,杨学智.基础理论与疾病[M]//曹洪欣,刘保延.中国中医药学术语集成.北京:中医古籍出版社,2005:32,34.

(李琳珂)

少 火

shào huǒ

一、规范名

【汉文名】少火。

【英文名】moderate fire。

【注释】正常的、具有生气的火,是维持人体生命活动的阳气。

二、定名依据

"少火"一词最早见于《黄帝内经素问·阴阳应象大论》,是指药食气味温和者。

唐代《黄帝内经太素》将少火发挥为小微火暖之气。王冰在《黄帝内经》注中将少火引申与人体阳气关联,实开后世少火喻人身阳气说之先河,与本术语概念基本一致。

宋代,《证类本草》中出现有"少火"一词,明确了少火、壮火、衰火为人体生命过程中阳气盛衰不同的三个阶段,可以体会出少火在此有"人年当少时,体内气血旺盛"之意,与本术语概念基本一致。

自王冰在《黄帝内经》注中将少火理解为人身阳气,其后历代著作虽表述不同,但是实质还是认为少火为维持人体生命活动的阳气之火。如明代《周慎斋遗书》《医方考》《寿世保元》《质疑录》《医宗必读》《神农本草经疏》,清代《黄帝内经素问直解》《冯氏锦囊秘录》《医宗金鉴》《得配本草》,民国时期《慈济医话》《全体病源类纂》。这些著作均为历代重要著作,对后世有较大影响。所以"少火"作为规范名符合系统性、简明性原则。

现代有关著作,如《中医大辞典》、国标《中医基础理论术语》《中医辞海》均以"少火"作为规范名,说明"少火"作为规范名已成为共识。

三、同义词

未见。

四、源流考释

"少火"一词最早见于春秋战国至秦汉时期的医学著作《内经》中,《素问·阴阳应象大论》曰:"水为阴,火为阳,阳为气,阴为味。……味厚者为阴,薄为阴之阳。气厚者为阳,薄为阳之阴。味厚则泄,薄则通。气薄则发泄,厚则发热。壮火之气衰,少火之气壮。壮火食气,气食少火。壮火散气,少火生气。气味,辛甘发散为阳,酸苦涌泄为阴。"[1]22,23 文中指出了少火和气的密切关系,气能养饲少火,少火也能生气。少火和气相互滋生,相互为用。根据上下文义,这里的壮火与少火,是指药食气味的纯阳与温和而言,其中药食气味纯阳者为壮火,温和者为少火,此应为少火之本义。

唐代,杨上善《黄帝内经太素》对"壮火之气衰,少火之气壮"注曰:"壮盛火热之气,盛必衰也。小微火暖之气,必为壮盛。此阴阳之节也。"[2]20 指出少火即小微火暖之气,王冰注"壮火""少火"云:"人之阳气,壮少亦然。"[3]18 他不直言二火指什么,却径自引申与人体阳气关联,王氏实开后世少火为人身阳气说之先河。

宋代,本草学著作《证类本草》中出现有"少火"一词:"凡人少、长、老,其气血有盛、壮、衰三等。故岐伯曰:少火之气壮,壮火之气衰。盖少火生气,壮火散气,况复衰火,不可不知也。"[4]24 在此,文中提出衰火一词与少火、壮火二词并列,明确了少火、壮火、衰火为人体生命过程中阳气盛衰不同的三个阶段,可以体会出少火在

中医基础理论

此有人年当少时,体内气血旺盛之意,与本术语概念基本一致。

明代,对少火的认识进一步深入。虞抟在《苍生司命》中论少火的重要性说:"壮火不可有,少火不可无,天非此火不足以生万物,人非此火不足以有生。"[5]80 但对少火之具体所指,则有以下几种不同理解:① 少火为丹田之火。周慎斋明确指出少火为丹田之火,在《周慎斋遗书》卷八中说:"丹田之火为少火,火在下化谷为气,少火生气也。"[6]164 ② 相火即少火。《医方考》曰:"命门,相火也,相火即少火耳。"[7]123 为后世少火即相火说之滥觞。其后《寿世保元》中也直指相火为少火,谓"命门相火也,相火即少火耳"[8]140。③ 少火为人体真阳。《质疑录》中对"少火生气"一词作了明确中肯的解释:"故胃气有谷气、荣气、卫气、宗气、阳气之别名,要皆此元气之异称,而此气即《内经》所谓'少火生气'之气也。'少火生气',即为真阳之气,乃生人立命之根。"[9]24《医宗必读》谓:"下元有真阳谓之少火,天非此火,不能生物,人非此火,不能有生。"[10]160 ④ 少火为阴阳和平的状态。《神农本草经疏》曰:"夫火者,阳也,气也,与水为对待者也。水为阴精,火为阳气。二物匹配,名曰阴阳和平,亦名少火生气,如是则诸病不作矣。"[11]12 这些都是从不同侧面对少火进行阐释,但实质还是认为少火为维持人体生命活动阳气之火。

另外,也有医家从药食气味不同的角度来论述少火、壮火,如马莳在《黄帝内经素问注证发微》中称:"盖以气味太厚者,火之壮也,用壮火之品,则吾人之气不能当之,而反衰矣;如用乌、附之类,而吾人之气不能胜之,故发热。气味之温者,火之少也。用少火之品,则吾人之气渐尔生旺而益壮矣。如用参、归之类,而气血渐旺者是也。"[12]48 楼英《医学纲目》认为升麻、葛根之类是少火。文中称:"壮火,姜、附之属,少火,升麻、葛根之属。"[13]45

清代,学者们对少火的理解认识更加细化,少火为药食气味薄者之意已罕有医家提及。其

他对少火的理解表述可归纳为:① 少火为君火。如《黄帝内经素问直解》曰:"'少火',和缓之火,即君火也。"[14]40 ② 少火为元气。如《冯氏锦囊秘录》曰:"少火非火,乃丹田生生真元之阳气,一呼一吸,赖以有生,即人之受胎,先禀此命。"[15]78 又曰:"少火生气,即为真阳之气。"[15]148 ③ 少火为命门之火。《医宗金鉴·编辑四诊心法要诀》曰:"命门之少火,即肾间动气,是为生气之原也。"[16]728《得配本草》:"命门之火,安其位为生生之少火,出其位即为烁阴食气之壮火。"[17]214

民国时期,对少火的认识表述渐趋统一,主要认为少火是一种温和和平之气。如《慈济医话》曰:"少火乃五脏所藏之血,得天气以温之者。……由心包分布于四脏,皆曰少火。"[18]1407《全体病源类纂》曰:"和平亦名少火生气,如是则诸病不生矣;倘不善摄养,以致阴亏水涸,则火偏胜,是谓阳盛阴虚,亦曰壮火食气,是知火即热气之最甚者也。"[19]530

现代有关著作,均以"少火"作为规范名,如《中医大辞典》[20]261 国标《中医基础理论术语》[21]35《中医辞海》[22]545。

总之,"少火"一词最早见于《内经》,最初应是指药食气味温和者而言,唐代杨上善在《黄帝内经太素》中将少火发挥为小微火暖之气。王冰在《素问》注中将少火引申与人体阳气关联,实开少火喻人身阳气说之先河。宋代,《证类本草》中出现有"少火"一词,指体内气血旺盛之意,与本术语概念基本一致。明代,有少火为丹田之火说(《周慎斋遗书》),相火即少火说(《医方考》),少火为人体真阳说(《质疑录》《医宗必读》),少火为阴阳和平的状态(《神农本草经疏》),这些从不同侧面对少火进行阐释,实质还是认为少火为维持人体生命活动阳气之火。另外,也有医家从药食气味不同的角度来论述少火、壮火,如《黄帝内经素问注证发微》《医学纲目》。清代,少火为药食气味薄者之意已罕有医家提及,但学者们对少火的理解认识更加细化,

有少火为君火说（《黄帝内经素问直解》），少火为元气说（《冯氏锦囊秘录》），少火为命门之火说（《四诊心法要诀》《得配本草》），但其核心之义仍是温和之阳气。民国时期，主要表述少火为温和和平之气（《慈济医话》《全体病源类纂》）。

五、文献辑录

《黄帝内经素问·阴阳应象大论》："水为阴，火为阳，阳为气，阴为味……味厚者为阴，薄为阴之阳。气厚者为阳，薄为阳之阴。味厚则泄，薄则通。气薄则发泄，厚则发热。壮火之气衰，少火之气壮。壮火食气，气食少火。壮火散气，少火生气。气味，辛甘发散为阳，酸苦涌泄为阴。"[1]22,23

《黄帝内经太素》卷三："壮盛火热之气，盛必衰也。小微火暖之气，必为壮盛。此阴阳之节也。"[2]20

《黄帝内经·阴阳应象大论》："人之阳气，壮少亦然。"[3]18

《证类本草》卷一："凡人少、长、老，其气血有盛、壮、衰三等。故岐伯曰：少火之气壮，壮火之气衰。盖少火生气，壮火散气，况复衰火，不可不知也。"[4]24

《苍生司命》卷二："壮火不可有，少火不可无，天非此火不足以生万物，人非此火不足以有生。"[5]80

《周慎斋遗书》卷八："丹田之火为少火，火在下化谷为气，少火生气也。"[6]164

《黄帝内经素问注证发微》卷一："盖以气味太厚者，火之壮也，用壮火之品，则吾人之气不能当之，而反衰矣；如用乌、附之类，而吾人之气不能胜之，故发热。气味之温者，火之少也，用少火之品，则吾人之气渐尔生旺而益壮矣。如用参、归之类，而气血渐旺者是也。"[12]48

《医学纲目》卷三："壮火之气衰，少火之气壮。壮火食气，气食少火。壮火散气，少火生气（《阴阳应象论》），壮火，姜、附之属，少火，升麻、葛根之属。"[13]45

《医方考》卷三："又曰：肾有两枚，左为肾，右为命门。命门，相火也，相火即少火耳。"[7]123

《寿世保元》卷四："命门相火也，相火即少火耳。"[8]140

《质疑录·论相火为元气之贼》："故胃气有谷气、荣气、卫气、宗气、阳气之别名，要皆此元气之异称，而此气即《内经》所谓'少火生气'之气也。'少火生气'，即为真阳之气，乃生人立命之根。"[9]24

《神农本草经疏》卷一："夫火者，阳也，气也，与水为对待者也。水为阴精，火为阳气。二物匹配，名曰阴阳和平，亦名少火生气，如是则诸病不作矣。"[11]12

《医宗必读》卷四："下元有真阳谓之少火，天非此火，不能生物，人非此火，不能有生。"[10]160

《黄帝内经素问直解》卷一："'少火'，和缓之火，即君火也。亢盛之壮火宜衰，和缓之少火宜壮。……少火何以宜壮？以气食少火故也。所谓壮火食气，实壮火散气也；所谓气食少火，实少火生气也。"[14]40

《冯氏锦囊秘录·杂症大小合参》卷一："少火非火，乃丹田生生真元之阳气，一呼一吸，赖以有生，即人之受胎，先禀此命。"[15]78

卷四："少火生气，即为真阳之气。"[15]148

《医宗金鉴·编辑四诊心法要诀》："命门之少火，即肾间动气，是为生气之原也。"[16]728

《得配本草》卷七："命门之火，安其位为生生之少火，出其位即为烁阴食气之壮火。"[17]214

《慈济医话》卷一："少火乃五脏所藏之血，得天气以温之者。壮火以小肠为主，以三焦为散布于各脏之机关，心得壮火而温血，名曰君火；经过心包名曰相火；由心包分布于四脏，皆曰少火。"[18]1407

《全体病源类纂·火淫》："和平亦名少火生气，如是则诸病不生矣；倘不善摄养，以致阴亏水涸，则火偏胜，是谓阳盛阴虚，亦曰壮火食气，是知火即热气之最甚者也。"[19]530

《中医辞海》："少火……中医术语。《素问·阴阳应象大论》：'少火之气壮''少火生气'。少火与壮火相对而言。是一种正常的、具有生气的火，是维持人体正常生理活动所必需的物质力量。"[22]545

《中医大辞典》："少火……指正常的、具有生气的火，是维持人体生命活动的阳气。"[20]261

《中医基础理论术语》："少火……正常的具有生气的火，维持人体生命活动的阳气。"[21]35

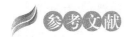

[1] 未著撰人.黄帝内经素问[M].北京：人民卫生出版社,2012：22,23.

[2] [唐]杨上善.黄帝内经太素：附黄帝内经明堂[M].李云点校.北京：学苑出版社,2007：20.

[3] [唐]王冰.黄帝内经[M].影印本.北京：中医古籍出版社,2003：18.

[4] [宋]唐慎微.证类本草[M].郭君双,金秀梅,赵益梅校注.北京：中国医药科技出版社,2011：24.

[5] [明]虞抟.苍生司命[M].王道瑞,申好真校注.北京：中国中医药出版社,2004：80.

[6] [明]周之干.慎斋遗书[M].熊俊校注.北京：中国中医药出版社,2016：164.

[7] [明]吴昆.医方考[M].张宽,齐贺彬,李秋贵整理.北京：人民卫生出版社,2007：123.

[8] [明]龚廷贤.寿世保元[M].2版.鲁兆麟主校.北京：人民卫生出版社,2001：140.

[9] [明]张景岳.质疑录[M].王新华点注.南京：江苏科学技术出版社 1981：24.

[10] [明]李中梓.医宗必读[M].郭霞珍,王志飞,袁卫玲,等整理.北京：人民卫生出版社,2006：160.

[11] [明]缪希雍.神农本草经疏[M].李玉清,成建军,等校注.北京：中国医药科技出版社,2011：12.

[12] [明]马莳.黄帝内经素问注证发微[M].孙国中,方向红点校.北京：学苑出版社,2011：48.

[13] [明]楼英.医学纲目[M].赵燕宜,于燕莉校注.北京：中国医药科技出版社,2011：45.

[14] [清]高士宗.黄帝内经素问直解[M].孙国中,方向红点校.北京：学苑出版社,2011：40.

[15] [清]冯兆张.冯氏锦囊秘录[M].田思胜,马梅青,尹桂平,等校注.北京：中国医药科技出版社,2011：78,148.

[16] [清]吴谦.医宗金鉴[M].郑金生整理.北京：人民卫生出版社,2006：728.

[17] [清]严洁,施雯,洪炜.得配本草[M].郑金生整理.北京：人民卫生出版社,2007：214.

[18] [民国]孙子云.慈济医话[M]//沈洪瑞,梁秀清.中国历代名医医话大观.太原：山西科学技术出版社,1996：1407.

[19] 郑守谦.全体病源类纂[M]//刘炳凡,周绍明.湖湘名医典籍精华·内科卷.长沙：湖南科学技术出版社,1999：530.

[20] 李经纬,余瀛鳌,蔡景峰,等.中医大辞典[M].北京：人民卫生出版社,2004：261.

[21] 中华人民共和国国家质量监督检验检疫总局,中国国家标准化管理委员会.中医基础理论术语（GB/T 20348—2006)[M].北京：中国标准出版社,2006：35.

[22] 袁钟,图娅,彭泽邦,等.中医辞海：上册[M].北京：中国医药科技出版社.1999：545.

（李琳珂）

中气

zhōng qì

一、规范名

【中文名】中气。

【英文名】middle qi。

【注释】又称"脾胃之气"。中焦脾、胃、小肠对饮食水谷的消化、吸收、转输、升清降浊等生理功能。

二、定名依据

"中气"作为本词的正名始见于《内经》。自《内经》提出"中气"之名，其后的著作多有沿用，如晋代皇甫谧《针灸甲乙经》，唐代孙思邈《备急千金要方》,宋代唐慎微《证类本草》,元代朱丹溪《丹溪心法》,明代徐春甫《古今医统大全》,清代吴鞠通《温病条辨》、张锡纯《医学衷中参西录·医方》等在载录本词时大多即以"中气"作为正名。这些著作均为历代的重要著作,对后世有较大影响,所以"中气"作为正名便于达成共识,符合术语定名的约定俗成原则。

《中医基础论术语》等权威著作,《中医大辞典》《中医辞海》《中医药常用名词术语辞典》等辞书类著作及《中国医学百科全书·中医学》等百科全书类著作均以"中气"作为正名。已经广泛应用于中医药学文献标引和检索的《中国中医药学主题词表》也以"中气"作为正式主题词。这些均说明"中气"作为本词正名已成为共识。

我国 2005 年出版的由全国科学技术名词审定委员会审定公布的《中医药学名词》已以"中气"作为正名,所以"中气"作为正名也符合术语定名的协调一致原则。

三、同义词

【又称】"脾胃之气"(《内经》)。

【曾称】"胃气"(《脾胃论》)。

四、源流考释

中气作为本词的正名,始见于《内经》,如《灵枢·口问》:"凡此十二邪者,皆奇邪之走空窍者也。故邪之所在,皆为不足,故上气不足,脑为之不满,耳为之苦鸣,头为之苦倾,目为之眩;中气不足,溲便为之变,肠为之苦鸣;下气不足,则乃为痿厥心悗。补足外踝下留之。"[1]110 又如《素问·脉要精微论》:"五脏者,中之守也,中盛脏满,气盛伤恐者,声如从室中言,是中气之湿也。"[2]30 同一时期,出现了本词的曾称"脾胃之气",如《素问·三部九候论》:"岐伯曰:天地之至数,始于一,终于九焉。一者天,二者地,三者人,因而三之,三三者九,以应九野。故人有三部,部有三候,以决死生,以处百病,以调虚实,而除邪疾……故下部之天以候肝,地以候

肾,人以候脾胃之气。"[2]42 充分说明了脾胃之气对于人体的重要性。

此后至唐宋之前,有的医家继续沿用"中气"之名,如晋代皇甫谧《针灸甲乙经》卷十一:"有病胸胁满,妨于食,食至则先闻腥臊臭,出清涕,先唾血,四肢清,目眩,时时前后血,何以得之?对曰:病名曰血枯,此得之少年时,有所大夺血。若醉以入房,中气竭,肝伤,故使月事衰少不来也。治之以乌贼鱼骨、蘆茹二物并合,丸以雀卵,大如小豆,以五丸为后饭,饮以鲍鱼汁,以饮利肠中及伤肝也。"[3]188 "中气竭"即是"中焦之气"即脾胃之气衰竭之义。与现代"中气"含义相同。有的继续沿用"脾胃之气"的名称,如汉代张仲景《伤寒杂病论·辨阴阳易差后劳复病脉证并治》:"病人脉已解,而日暮微烦,以病新差,人强与谷,脾胃气尚弱,不能消谷,故令微烦,损谷则愈。"[4]107 强调了疾病初愈,脾胃之气尚弱的特点。

隋唐宋时期,"中气"与"脾胃之气"依旧同时并存,有的继续沿用"中气"之名。如唐代孙思邈《备急千金要方》卷十五:"有所击仆,若醉饱入房,汗出当风则伤脾,脾伤则中气阴阳离别,阳不从阴,故以三分候死生。"[5]268 又如宋代陈文中《小儿痘疹方论·附方》:"补中益气汤……治中气不足,困睡发热,或元气虚弱,感冒风寒诸症。"[6]41 其他沿用"中气"之名的文献还有唐代杨上善《黄帝内经太素》卷第三[7]97、宋代唐慎微《证类本草》卷第六[8]182 等。有的继续沿用"脾胃之气"的名称,如隋代巢元方《诸病源候论》卷四十六:"风邪外客于皮肤,内有痰饮渍于腑脏,使血气不和,阴阳交争,则寒热往来。其脾胃之气,宿挟虚冷,表虽寒热,而内冷发动。故食不消也。"[9]21 又如唐代杨上善《黄帝内经太素》:"脾胃之气失守,则仓廪不藏,以其咽口门户不自要约,遂食于身不便之物也。"[7]547 其他沿用"脾胃之气"之名的文献有宋代王怀隐《太平圣惠方》[10]156、钱乙《小儿药证直诀》[11]634 等。

金元至明清时期,出现了本词的另一曾称

"胃气"。始见于金代李东垣《脾胃论·饮食劳倦所伤始为热中论》："人以胃气为本。盖人受水谷之气以生。"[12]30 又曰："元气之充足,皆由脾胃之气无所伤,而后能滋养元气。若胃气本弱,饮食自倍,则脾胃之气既伤,而元气亦不能充,而诸病之所由也。"[12]2 李东垣此处所说的"胃气",乃指脾、胃、小肠对饮食水谷的消化、吸收、转输、升清降浊等生理功能,与本词中气所指相同,故为中气的又称。有的继续沿用"胃气"之名,如明代徐春甫《古今医统大全》[13]879、张景岳《景岳全书》[14]203 等。有的继续沿用"中气"之名,如元代杜本《敖氏伤寒金镜录》[15]13、朱丹溪《丹溪心法》[16]36,明代徐春甫《古今医统大全》[13]129、张景岳《景岳全书》[14]7,清代张璐《伤寒缵论》[17]157、吴鞠通《温病条辨》[18]150、张锡纯《医学衷中参西录》[19]27 等。有的沿用"脾胃之气"之名,如金代张子和《儒门事亲》[20]242,明代朱橚《普济方》[21]1995、张介宾《类经》[22]423,清代张志聪《黄帝内经素问集注》[23]145、张璐《张氏医通》[24]62、张锡纯《医学衷中参西录》[19]34 等。

须予指出的是,"中气"在古代文献中还可以指病名,属类中风类型之一,即气中。如魏晋王叔和《脉经》卷六："脾中风者,翕翕发热,形如醉人,腹中烦重,皮肉𥧌𥧌而短气也,凡有所击仆,若醉饱入房,汗出当风,则伤脾。脾伤则中气,阴阳离别,阳不从阴,故以三分候死生。"[25]117 又如明代戴元礼《证治要诀》卷一："中气,因七情内伤,气逆为病。痰潮昏塞,牙关紧急。但七情皆能使人中,因怒而中尤多。中气之状,大略与中风同,风与气亦自难辨。"[26]7 以上"中气"均为病名。

"中气"在古代文献中还可以指运气术语。指中见之气。如《素问·至真要大论》："是故百病之起,有生于本者,有生于标者,有生于中气者。"[2]186 又如《类经》："中气,中见之气也。如少阳、厥阴互为中气,阳明、太阴互为中气,太阳、少阴互为中气,以其相为表里,故其气互通也。"[22]307

现代有关著作中,中气、脾胃之气、胃气三个名称常常混用,但是"中气"作为本词正名频率显然较其他两词为高。《中医药学名词》[27]36、国标《中医基础论术语》[28]87 等权威著作,《中医大辞典》[29]266《中医辞海》[30]549《中医药常用名词术语辞典》[31]50 等辞书类著作及《中国医学百科全书·中医学》[32]318 等百科全书类著作均以"中气"作为正名。中医药教材《中医基础理论》也以"中气"[33]127 为正名。已经广泛应用于中医药学文献标引和检索的《中国中医药学主题词表》[34]1305 也以"中气"作为正式主题词。说明"中气"作为正名已成为共识。

另需说明的是,"中气"在现代文献里还指"脾气",如《中医大辞典》："中气:① 泛指中焦脾胃之气和脾胃等脏腑对饮食的消化运输、升清降浊等生理功能。② 指脾气。脾气主升,脾虚下陷可发生,脱肛、子宫脱垂等病症,用补益中气的方法治疗,补益中气就是补脾和升提下陷的脾气。"[29]266

五、文献辑录

《黄帝内经灵枢·口问》："凡此十二邪者,皆奇邪之走空窍者也。故邪之所在,皆为不足。故上气不足,脑为之不满,耳为之苦鸣,头为之苦倾,目为之眩。中气不足,溲便为之变,肠为之苦鸣。下气不足,则乃为痿厥心悗。补足外踝下留之。"[1]110

《黄帝内经素问·脉要精微论》："五脏者,中之守也,中盛脏满,气盛伤恐者,声如从室中言,是中气之湿也。"[2]30

"三部九候论"："岐伯曰:天地之至数,始于一,终于九焉。一者天,二者地,三者人,因而三之,三三者九,以应九野。故人有三部,部有三候,以决死生,以处百病,以调虚实,而除邪疾……故下部之天以候肝,地以候肾,人以候脾胃之气。"[2]42

"至真要大论"："是故百病之起,有生于本者,有生于标者,有生于中气者。"[2]186

《伤寒杂病论·辨阴阳易差后劳复病脉证并治》："病人脉已解，而日暮微烦，以病新差，人强与谷，脾胃气尚弱，不能消谷，故令微烦，损谷则愈。"[4]107

《针灸甲乙经》卷十一："有病胸胁满，妨于食，食至则先闻腥臊臭，出清涕，先唾血，四肢清，目眩，时时前后血，何以得之？对曰：病名曰血枯，此得之少年时，有所大夺血。若醉以入房，中气竭，肝伤，故使月事衰少不来也。治之以乌贼鱼骨、蘆茹二物并合，丸以雀卵，大如小豆，以五丸为后饭，饮以鲍鱼汁，以饮利肠中及伤肝也。"[3]188

《脉经》卷六："脾中风者，翕翕发热，形如醉人，腹中烦重，皮肉瞤瞤而短气也，凡有所击仆，若醉饱入房，汗出当风，则伤脾。脾伤则中气，阴阳离别，阳不从阴，故以三分候死生。"[25]117

《诸病源候论》卷四十六："风邪外客于皮肤，内有痰饮渍于腑脏，使血气不和，阴阳交争，则寒热往来。其脾胃之气，宿挟虚冷，表虽寒热，而内冷发动。故食不消也。"[9]21

《黄帝内经太素》卷第三："大肠痹者，数饮出而不得，中气喘争，时发飧泄。"[7]97

《黄帝内经太素》："脾胃之气失守，则仓廪不藏，以其咽口门户不自要约，遂食于身不便之物也。"[7]547

《备急千金要方》卷十五："有所击仆，若醉饱入房，汗出当风则伤脾，脾伤则中气阴阳离别，阳不从阴，故以三分候死生。"[5]268

《小儿痘疹方论·附方》："补中益气汤……治中气不足，困睡发热，或元气虚弱，感冒风寒诸症。"[6]41

《太平圣惠方》卷五："夫脾胃之气，候于唇口，通于咽喉，连于舌本。"[10]156

《证类本草》卷六："甜藤……味甘，寒，无毒。去热烦，解毒，调中气，令人肥健。又主剥马血毒入肉，狂犬，牛马热黄。"[8]182

《小儿药证直诀》卷一："若乍凉乍热，喘嗽气粗，大便黄白，呕乳不消，脾肺气虚而有邪也，先用惺惺散，后用四君子汤。若误用下药而作渴者，脾胃之气伤也，用白术散，或六君子、补中益气二汤补之。"[11]634

《儒门事亲》卷十三："后之医者，欲以燥热之剂，以养脾胃，滋土之气，不亦外乎？况消渴之病者，本湿寒之阴气极衰，燥热之阳气太甚，更服燥热之药，则脾胃之气竭矣。"[20]242

《脾胃论·饮食劳倦所伤始为热中论》"元气之充足，皆由脾胃之气无所伤，而后能滋养元气。若胃气本弱，饮食自倍，则脾胃之气既伤，而元气亦不能充，而诸病之所由也。"[12]2："人以胃气为本，盖人受水谷之气以生。"[12]30

《敖氏伤寒金镜录·黑尖舌》："竹叶石膏汤……【介按】此张仲景先生治伤寒解后，虚羸少气，气急欲吐之方也。张隐庵曰：'竹叶凌冬青翠得冬令寒水之气。半夏生当夏半，得一阴之气。参草粳米，资养胃气以生津液。麦冬通胃气之络，石膏纹肌色白，能通胃中之逆气，达于肌腠。总令津液生而中气足，虚热解而吐自平矣。'兹治舌见红色而尖见青黑者。是清胃热而存津液也。"[15]13

《丹溪心法》："中气不足者，味用甘寒，山栀子仁大能降火从小便泄去，其性能屈曲下降，人所不知，亦治痞块中火邪。"[16]36

《证治要诀》卷一："中气因内伤气逆为病，痰湿昏塞，牙关紧急，但七情皆能使人中，因怒而中尤多。中气之状，大略与中风同，风与气亦自难辨。"[26]7

《普济方》卷一百六十八："《素问》曰：积聚留饮，痞膈中满，湿积霍乱，吐下癥症，坚硬腹满，皆大阴湿土，乃脾胃之气。"[21]1995

《古今医统大全》卷二："中气不足，不能灌溉于四旁，则五脏不和，故九窍不通也。"[13]129

卷二十三："李东垣曰：历考《内经》，元气之充足，皆由脾胃之气无所伤，而后能滋养元气。若胃气之本弱，饮食自倍，则脾胃之气既伤，而元气亦不能充，而诸病由生也。"[13]879

《类经》卷十四："帝曰：'脾与胃以膜相连耳，而能为之行其津液何也?'(此下言三阴三阳之脉皆禀于脾胃之气也。'膜',模、莫二音)"[22]423

《类经》:"中气,中见之气也。如少阳、厥阴互为中气,阳明、太阴互为中气,太阳、少阴互为中气,以其相为表里,故其气互通也。"[22]307

《景岳全书·卷之一入集》:"劳倦伤脾者,脾主四肢也,须补其中气。"[14]7

卷之十六理集"杂证谟":"盖人受水谷之气以生,所谓元气、谷气、营气、卫气、清气、春升生发之气,此六者以谷气上行,皆胃气之别称也。使谷气不得升浮,生长之令不行,则无阳以护其营卫,不任风寒,乃生寒热,皆脾胃之气不足所致也。然而与外感风寒之证颇同而理异。"[14]203

《伤寒缵论》卷下:"言脾胃之气不相顺接,胃中阳气不行,不能敷布中外,故四肢逆冷,脾中阴气孤弱,不能约制下焦,故五液注下,圊便类数,下重而难也。"[17]157

《黄帝内经素问集注》卷五:"久风入中,则为肠风飧泄,外在腠理,则为泄风。(此论久在肌腠之风,入中则为肠风飧泄,在外则为泄风。盖脾胃之气外主肌腠,内主腹中,风邪久在肌腠而入于中,则脾胃之气受伤,而为肠风、飧泄,盖大肠小肠皆属于胃也。若久在外之腠理,则阳气外弛而为泄风。泄风者,腠理开而汗外泄也。以上论风气之善行数变,所中不一其处,而见证各有不同。)"[23]145

《张氏医通》卷三:"夫胀皆脾胃之气虚弱,不能运化精微,致水谷聚而不散,故成胀满。"[24]62

《温病条辨》卷二:"脾主四肢,脾阳郁故四肢乍冷。湿渍脾而脾气下溜,故自利。目白精属肺,足太阴寒则手太阴不能独治,两太阴同气也,且脾主地气,肺主天气,地气上蒸,天气不化,故目睛黄也。白滑与灰,寒湿苔也。湿困中焦,则中气虚寒,中气虚寒,则阳光不治。主正阳者心也,心藏神,故神昏。"[18]150

《医学衷中参西录·医方》:"人之脏腑皆赖气以撑悬,是以膈上有大气,司肺呼吸者也。膈下有中气,保合脾胃者也。脐下有元气,固性命之根蒂者也。"[19]27 "或问:脉既有力矣,何以复用补气之药?答曰:脉之有力,有真有假。凡脉之真有力者,当于敦厚和缓中见之,此脾胃之气壮旺,能包括诸脏也。"[19]34

《中国医学百科全书·中医学》:"中气,即中焦脾胃之气,乃脾胃功能活动的总称。脾胃活动产生了中气,中气又支持了脾胃活动。其生理作用是腐熟和运化水谷,化生营养精微。由于全身各脏腑组织的功能活动,都有赖于脾胃所化生的精微支持,因此称脾胃是'气血化生之源',为'后天之本'。如果脾胃功能减退,中气不足,气血化生无力,生命活动也就衰减乃至停止。《素问·太阴阳明论》说:'四肢皆禀气于胃,而不得至经,必因于脾,乃得禀也……故太阴为之行气于三阴,阳明者,表也,五脏六腑之海也,亦为之行气于三阳。'李东垣《脾胃论·脾胃盛衰论》亦说:'脾禀气于胃,而浇灌四旁,营养气血者也。'《脾胃论·饮食劳倦所伤始为热中论》说:'人以胃气为本,盖人受水谷之气以生。'综上所述,中气是概括脾胃之气而言,以其位于中焦,能溉四旁,故以'中气'名之。"[32]318

《中医辞海》:"中气……中医术语。① 泛指中焦脾胃之气和脾胃等脏腑对饮食的消化运输、升清降浊等生理功能。脾胃活动产生了中气,中气又支持了脾胃活动。其生理作用是腐熟和运化水谷,化生营养精微。由于全身各脏腑组织的功能活动,都有赖于脾胃所化生的精微支持,因此称脾胃是'气血化生之源',为'后天之本'。如果脾胃功能减退,中气不足,气血化生无力,生命活动也就衰减乃至停止。《素问·太阴阳明论》说:'四肢皆禀气于胃,而不得至经,必因于脾,乃得禀也……故太阴为之行气于三阴。阳明者,表也,五脏六腑之海也,亦为之行气于三阳。'综上所述,中气是概括脾胃之气而言,以其位于中焦,能溉四旁,故以'中气'名之。② 指脾气。脾气主升,脾虚下陷可发生脱肛、子宫脱垂等病症,用补益中气的方法治疗,补益中气就是补脾和升提下陷的脾气。

③ 运气术语。指中见之气。《素问·至真要大论》:'是故百病之起,有生于本者,有生于标者,有生于中气者。'《类经》:'中气,中见之气也。如少阳厥阴互为中气,阳明太阴互为中气,太阳少阴互为中气,以其相为表里,故其气互通也。'④ 病证名。类中风类型之一。即气中。《证治要诀》卷1:'中气因内伤气逆为病,痰湿昏塞,牙关紧急,但七情皆能使人中,因怒而中尤多。中气之状,大略与中风同,风与气亦自难辩。'"[30]549

《中医药常用名词术语辞典》:"中气……① 气的一种。❶ 中焦脾胃之气。脾胃对饮食物的消化、吸收、转输、升清降浊等生理功能。饮食物的消化、吸收等过程是在脾、胃、小肠的共同作用下完成的。这一过程可用脾的升清、胃的降浊概括。脾气宜升,胃气宜降。脾气升则水谷精微得以输布;胃气降则水谷及糟粕得以下行。若中焦脾胃之气升降失常,就会导致饮食物的消化、吸收和排泄糟粕等环节障碍,出现腹胀、飧泄等病理表现。❷ 脾气。脾气主升,一方面吸收水谷精微,化生气血上输心、肺、头目。另一方面升举内脏,使其保持在一定位置而不致下垂。中气不足,升举无力,则可出现眩晕、神疲乏力、泄泻,甚则脱肛、内脏下垂等病症。② 五运六气。出《素问·至真要大论》。中见之气。③ 疾病。见《证治要诀·卷一》'诸中门'。中气(zhòng qì),属类中风之气中。多由七情郁结或怒动肝气、气逆上行所致。"[31]50

《中医大辞典》:"中气……① 泛指中焦脾胃之气和脾胃等脏腑对饮食的消化运输、升清降浊等生理功能。② 指脾气。脾气主升,脾虚下陷可发生脱肛、子宫脱垂等病症,用补益中气的方法治疗,补益中气就是补脾和升提下陷的脾气。③ 运气术语。指中见之气。《素问·至真要大论》:'是故百病之起,有生于本者,有生于标者,有生于中气者。'《类经》:'中气,中见之气也。如少阳厥阴互为中气,阳明太阴互为中气,太阳少阴互为中气,以其相为表里,故其气互通也。'④ 病证名。类中风类型之一,即气中。《证

治要诀》卷一:'中气因内伤气逆为病,痰湿昏塞,牙关紧急,但七情皆能使人中,因怒而中尤多。中气之状,大略与中风同,风与气亦自难辨。'"[29]266

《中医药学名词》:"中气又称'脾胃之气'。中焦脾、胃、小肠对饮食水谷的消化、吸收、转输、升清降浊等生理功能。"[27]36

《中医基础理论术语》:"中气,在标本中气中,本气之下,标气之上,介于标本之间之气。"[28]87

《中国中医药学主题词表》:"中气'属气'又称'脾胃之气'。中焦脾、胃、小肠对饮食水谷的消化、吸收、转输、升清降浊等生理功能。"[34]1305

《中医基础理论》:"胃气……指脾气与胃气的合称,又称'中气'。中气的盛衰影响着整个消化系统的机能,关系着机体的营养来源,乃至于人体生命活动的强弱与存亡。"[33]127

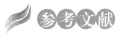

参考文献

[1] 未著撰人.黄帝内经灵枢[M].樊德春,李泰然点校.上海:第二军医大学出版社.2005:110.

[2] 未著撰人.黄帝内经素问[M].田代华整理.北京:人民卫生出版社,2005:30,42,186.

[3] [晋] 皇甫谧.针灸甲乙经[M].韩森宁,张春生,徐长卿点校.郑州:河南科学技术出版社,2017:188.

[4] [汉] 张仲景.伤寒论[M].钱超尘,郝万山整理.北京:人民卫生出版社.2005:107.

[5] [唐] 孙思邈.备急千金要方[M].北京:人民卫生出版社,1982:268.

[6] [宋] 陈文中.小儿痘疹方论[M].上海:上海科学技术出版社,2003:41.

[7] [唐] 杨上善.黄帝内经太素[M].北京:科学技术文献出版社,2000:97.

[8] [宋] 唐慎微.证类本草[M].北京:华夏出版社,1993:182.

[9] [隋] 巢元方.诸病源候论[M].鲁兆麟主校.沈阳:辽宁科学技术出版社.1997:21.

[10] [宋] 王怀隐.《太平圣惠方》校注[M].田文敬,孙现鹏,牛国顺校注.郑州:河南科学技术出版社,2015:156.

[11] [宋] 钱乙.小儿药证直诀[M].阎孝忠编集.郭君双整理.北京:人民卫生出版社,2006:634.

[12] [金] 李东垣.脾胃论[M].北京:中国中医药出版社,

[13] [明] 徐春甫. 古今医统大全 [M]. 崔仲平, 王耀廷主校. 北京: 人民卫生出版社, 1991: 129, 879.

[14] [明] 张景岳. 景岳全书 [M]. 北京: 中国中医药出版社. 1994: 7, 203.

[15] [元] 杜清碧原. 史氏重订敖氏伤寒金镜录 [M]. 史久华重订. 上海: 上海卫生出版社, 1956: 13.

[16] [元] 朱丹溪. 丹溪心法 [M]. 刘志龙, 宋含平整理. 太原: 山西科学技术出版社. 2013: 36.

[17] [清] 张璐. 伤寒缵论 [M]. 北京: 中国中医药出版社. 2015: 157.

[18] [清] 吴鞠通. 全注全译温病条辨 [M]. 李长秦, 孙守才. 贵阳: 贵州教育出版社, 2010: 150.

[19] [清] 张锡纯. 医学衷中参西录 [M]. 太原: 山西科学技术出版社, 2009: 34, 27.

[20] [金] 张子和. 儒门事亲 [M]. 太原: 山西科学技术出版社. 2009: 242.

[21] [明] 朱橚. 普济方 [M]. 北京: 人民卫生出版社. 1959: 1995.

[22] [明] 张景岳. 类经 [M]. 太原: 山西科学技术出版社. 2013: 423, 307.

[23] [清] 张志聪. 黄帝内经素问集注 [M]. 王宏利, 吕凌校注. 北京: 中国医药科技出版社, 2014: 145.

[24] [清] 张璐. 张氏医通 [M]. 太原: 山西科学技术出版社. 2010: 62.

[25] [晋] 王叔和. 脉经 [M]. 范登脉校注. 北京: 科学技术文献出版社, 2010: 117.

[26] [明] 戴原礼. 秘传证治要诀及类方 [M]. 才维秋, 赵艳, 胡海波校注. 北京: 中国中医药出版社, 2006: 7.

[27] 中医药学名词审定委员会. 中医药学名词 [M]. 北京: 科学出版社, 2005: 36.

[28] 中华人民共和国国家质量监督检验检疫总局, 中国国家标准化管理委员会. 中医基础理论术语 (GB/T 20348—2006) [M]. 北京: 中国标准出版社, 2006: 87.

[29] 李经纬, 余瀛鳌, 蔡景峰, 等. 中医大辞典 [M]. 北京: 人民卫生出版社, 2004: 266.

[30] 袁钟, 图娅, 彭泽邦, 等. 中医辞海: 上册 [M]. 北京: 中国医药科技出版社. 1999: 549.

[31] 李振吉. 中医药常用名词术语辞典 [M]. 北京: 中国中医药出版社, 2001: 50.

[32] 《中医学》编辑委员会. 中医学 [M] // 钱信忠. 中国医学百科全书. 上海: 上海科学技术出版社, 1997: 318.

[33] 孙广仁, 郑洪新. 中医基础理论 [M]. 北京: 中国中医药出版社, 2012: 127.

[34] 吴兰成. 中国中医药学主题词表 [M]. 北京: 中医古籍出版社, 2008: 1305.

(金芳芳　王梦婷　任嘉慧)

1 · 043

中焦

zhōng jiāo

一、规范名

【汉文名】中焦。

【英文名】middle jiao。

【注释】膈以下、脐以上部位。

二、定名依据

"中焦"一词首见于《内经》，中焦的部位功能病变在《内经》中都有记载，其理论已相对成熟。

历代大多著作皆以"中焦"为正名记载本词，如《难经》《伤寒杂病论》《脉经》《黄帝内经太素》《奇经八脉考》《类经》《脉诀汇辨》等。这些著作均为古代重要著作，对后世有较大影响。所以"中焦"作为规范名已是共识，也符合术语定名约定俗成的原则。

现代相关著作，如《中医大辞典》《中国医学百科全书·中医学》《中医辞海》以及全国高等中医药院校教材《中医基础理论》等均以"中焦"作为规范名。同时，已经广泛应用于中医药学文献标引和检索的《中国中医药学主题词表》也以"中焦"作为正式主题词。这些均说明"中焦"作为中医基础理论中的一个规范名已成为共识。

我国2005年出版的由全国科学技术名词审

定委员会审定公布的《中医药学名词》亦以"中焦"作为规范名，所以"中焦"作为规范名也符合术语定名的协调一致原则。

三、同义词

未见。

四、源流考释

"中焦"一词始见于《内经》，如《灵枢·营卫生会》："中焦亦并胃中，出上焦之后，此所受气者，泌糟粕，蒸津液，化其精微，上注于肺脉乃化而为血，以奉生身，莫贵于此，故独得行于经隧，命曰营气……上焦如雾，中焦如沤，下焦如渎，此之谓也。"[1]141 又如《灵枢·痈疽》："中焦出气如露，上注溪谷，而渗孙脉，津液和调，变化而赤为血。"[1]497 指出了中焦的具体部位"并胃中"，且对其"泌糟粕，蒸津液，化其精微"等功能有较为详细的阐释。

《难经》沿用了《内经》有关中焦部位功能的记载，并以"中焦"为正名记载本词，如《难经·三十一难》："三焦者，水谷之道路，气之所终始也……中焦者，在胃中脘，不上不下，主腐熟水谷。其治在脐傍。"[2]19

汉代，张仲景论述了中焦的相关病变及治疗方法。如《伤寒杂病论·黄连阿胶汤方》："病温，治不得法，留久移于三焦……其在中焦，则腹痛而利，利后腹痛，唇口干燥，宜白虎加地黄汤。"[3]198《金匮要略方论·藏府经络先后病脉证》："热在中焦者，则为坚；热在下焦者，则尿血，亦令淋秘不通。大肠有寒者，多鹜溏；有热者，便肠垢。小肠有寒者，其人下重便血；有热者，必痔。"[4]130

中焦的相关内容从《内经》时就比较成熟，描述了部位功能病变等，到《难经》《伤寒杂病论》又对其病变治疗有了更详细的记载，至此，中焦相关理论已经趋向完善，后世皆在继承梳理前人成果的基础上发展。晋《脉经·三焦手少阳经病证》："热在中焦，因坚。热在下焦，因溺血。"[5]248 隋《诸病源候论·虚劳三焦不调

候》："三焦者，谓上、中、下也……中焦有热，则身重目黄；有寒则善胀而食不消。下焦有热，则大便难；有寒则小腹痛而小便数。三焦之气，主焦熟水谷，分别清浊，若不调平，则生诸病。"[6]17 所述亦多涉病变及治疗。

唐宋时期，《黄帝内经太素》[7]95《备急千金要方》[8]365《千金翼方》[9]190《三因极一病证方论》[10]120《妇人大全良方》[11]345《仁斋直指方论（附补遗）》[12]400《活法机要》[13]79 等书中皆涉及中焦相关内容，如《黄帝内经太素·经脉之一》："中焦之气如沤雨在空，下焦之气如沟渎流地也。"[7]95 形象地解释了对中焦"化精微"的功能。《备急千金要方·三焦脉论第四》："夫三焦者，一名三关也。上焦名三管反射，中焦名霍乱，下焦名走哺……上中下三焦同号为孤腑，而营出中焦，卫出上焦。营者络脉之气道也，卫者经脉之气道也。其三焦形相浓薄大小，并同膀胱之形云。"[8]365 对三焦皆另行名之，中焦也不例外，但后世从者寥寥，因此不作为异名记载。其他相关著作中，《千金翼方》[9]190《活法机要》[13]79 等著作主要涉及中焦的病变原因、表现及治疗，《三因极一病证方论》[10]120《妇人大全良方》[11]345《仁斋直指方论（附补遗）》[12]400 等则主要涉及中焦的功能、分布。

明清时期著作更多，涉及中焦内容的也相对较多，如《医学正传》[14]8《奇经八脉考》[15]55《类经》[16]40《本草汇言》[17]395《温病条辨》[18]298《脉诀汇辨》[19]227《医学从众录》[20]131 等著作中皆有中焦相关记载。这些记载也基本上都是关于上焦的部位、功能、病变及治疗，如《医学正传·医学或问》："三焦者，指腔子而言，包涵乎肠胃之总司也。胸中肓膜之上曰上焦，肓膜之下脐之上曰中焦，脐之下曰下焦，总名曰三焦。"[14]《奇经八脉考·冲脉》："中焦在胃管，治在脐旁；下焦在脐下膀胱上口，治在脐。"[15]55《类经·精气津液血脉脱则为病》："中焦者，并胃中，出上焦之下。凡水谷之入，必先归胃，故中焦受谷之气，取谷之味，输脾达脏，由黄白而渐变为赤，以奉

187

生身者，是谓之血。"[16]40《脉诀汇辨》卷十："中焦当胃之中脘，主腐熟水谷，蒸津液，化精微，上注于肺，化而为血，以奉生身。"[19]227 这些著作主要述及中焦部位，多沿袭前人理论，认为中焦"并胃中""在胃管"，并逐渐发展论述为"包肝裹胃"，将肝部也纳入进来。《温病条辨·疟疾论》详细记载了中焦病变："中焦受伤，无以散精气，则五脏之汁亦干；无以行悍气，而卫气亦馁，卫气馁故多汗，汗多而营血愈虚，血虚故肢体日瘦，中焦湿聚不化而腹满，腹日满而肢愈瘦，故曰干生于湿也。"[18]298《本草汇言》《医学从众录》也记载了中焦病变及治疗。

现代有关著作均沿用《内经》的记载以"中焦"作为本词正名，如《中医药学名词》[21]25、南京中医学院《中医学概论》[22]67、国标《中医基础理论术语》[23]《中医药常用名词术语辞典》[24]51《中医大辞典》[25]49《中国中医药学主题词表》[26]1317《中医辞海》[27]583《中国医学百科全书·中医学》[28]312、王新华《中医基础理论》[29]242、孙广仁《中医基础理论》[30]142 等。如《中医药学名词》："中焦，膈以下、脐以上部位。"[23]25 南京中医学院《中医学概论》："中焦的范围，《灵枢》说：'中焦亦并胃中，出上焦之后。'（营卫生会篇）《千金方》说：'中焦如沤（沤是水上之气泡），其气起于胃中管。'又说：'下焦如渎，其气起于胃下管，别迴肠……'由此可见，中焦是指上自胃上口，下至胃下口的部分，它所包括的脏腑是腐熟水谷和运化水谷精微的脾胃。中焦的功用，从中焦的范围以及它所包括的脏腑来看，我们可以理解它的功能是：腐熟水谷，吸取精华，以生化血气，滋养全身，如《灵枢》说：'中焦受气，取汁变化而赤，是谓血。'（决气篇）又说："中焦亦并胃中……此所受气者，泌糟粕、蒸津液，化其精微，上注于肺脉，乃化而为血。'（营卫生会篇）因此，如果中焦的功用一有障碍，就会产生消化不好，营养不良，影响血气的化生了。"[24] 其他辞书类、教材的相关记载多类于此，所不同者只在详略繁简。

五、文献辑录

《灵枢·营卫生会》："中焦亦并胃中，出上焦之后，此所受气者，泌糟粕，蒸津液，化其精微，上注于肺脉乃化而为血，以奉生身，莫贵于此，故独得行于经隧，命曰营气……上焦如雾，中焦如沤，下焦如渎，此之谓也。"[1]141

"痈疽"："中焦出气如露，上注溪谷，而渗孙脉，津液和调，变化而赤为血。"[1]497

《难经·三十一难》："三焦者，水谷之道路，气之所终始也……中焦者，在胃中脘，不上不下，主腐熟水谷。其治在脐傍。"[2]19

《伤寒杂病论·黄连阿胶汤方》："病温，治不得法，留久移于三焦……其在中焦，则腹痛而利，利后腹痛，唇口干燥，宜白虎加地黄汤；其在下焦，从腰以下热，齿黑，咽干，宜百合地黄牡丹皮半夏茯苓汤。"[3]198

《金匮要略方论·藏府经络先后病脉证》："热在中焦者，则为坚；热在下焦者，则尿血，亦令淋秘不通。大肠有寒者，多鹜溏；有热者，便肠垢。小肠有寒者，其人下重便血；有热者，必痔。"[4]130

《脉经·三焦手少阳经病证》："热在中焦，因坚。热在下焦，因溺血。"[5]248

《诸病源候论·虚劳三焦不调候》："三焦者，谓上、中、下也。若上焦有热，则胸膈痞满，口苦咽干；有寒则吞酢而吐沫。中焦有热，则身重目黄；有寒则善胀而食不消。下焦有热，则大便难；有寒则小腹痛而小便数。三焦之气，主焦熟水谷，分别清浊，若不调平，则生诸病。"[6]17

《备急千金要方·三焦脉论第四》："上焦名三管反射，中焦名霍乱，下焦名走哺。合而为一，有名无形，主五脏六腑往还神道……上中下三焦同号为孤腑，而营出中焦，卫出上焦。营者络脉之气道也，卫者经脉之气道也。其三焦形相浓薄大小，并同膀胱之形云。"[8]365

《黄帝内经太素·经脉之一》："中焦之气如沤雨在空，下焦之气如沟渎流地也。"[7]95

《千金翼方》卷十九："主三焦受寒，寒在中焦，即满噫气吞酸，或咽中不下，中冷，胃不可下食，食已或满不消，痛上抢心，结食拘痛，时时泻痢不食，温温如醉方。"[9]190

《三因极一病证方论·三焦精腑辨正》："所谓三焦者何也？上焦在膻中，内应心；中焦在中脘，内应脾；下焦在脐下，即肾间动气，分布人身，有上中下之异。"[10]120

《妇人大全良方》卷之二十二："脾者主中焦，为三焦之关，五脏之仓廪，贮积水谷。"[11]345

《仁斋直指方论（附补遗）》卷十五："上焦曰膻中之属，宣行气血；中焦曰中脘之缘，腐熟水谷；下焦曰膀胱之所，溲便精溺。"[12]400

《活法机要·吐证》："中焦吐者，皆从于积。有阴有阳。食与气相假为积而痛，其脉浮而匿。一其证或先痛而后吐，或先吐而后痛。"[13]79

《医学正传·医学或问》："三焦者，指腔子而言，包涵乎肠胃之总司也。胸中肓膜之上曰上焦，肓膜之下脐之上曰中焦，脐之下曰下焦，总名曰三焦。"[14]8

《奇经八脉考·冲脉》："中焦在胃管，治在脐旁；下焦在脐下膀胱上口，治在脐。"[15]55

《类经·精气津液血脉脱则为病》："中焦者，并胃中，出上焦之下。凡水谷之入，必先归胃，故中焦受谷之气，取谷之味，输脾达脏，由黄白而渐变为赤，以奉生身者，是谓之血。"[16]40

《本草汇言》卷十："厄子……治上焦、中焦火病，连壳用，治下焦火病去壳用。"[17]395

《脉诀汇辨》卷十："中焦当胃之中脘，主腐熟水谷，蒸津液，化精微，上注于肺，化而为血，以奉生身。"[18]227

《温病条辨·疟疾论》："中焦受伤，无以散精气，则五脏之汁亦干；无以行悍气，而卫气亦馁，卫气馁故多汗，汗多而营血愈虚，血虚故肢体日瘦，中焦湿聚不化而腹满，腹日满而肢愈瘦，故曰干生于湿也。"[19]298

《医学从众录·胀症》："胀者，心腹胀满。实者胀起于骤然，便实，脉滑而实，宜散之，消导之，攻下之；虚者胀成于积渐，小便利，大便滑，脉涩

小虚微，病在中焦，以参、术补之；病在下焦，以桂、附、吴萸温之，或兼行滞之品，而标本并治，亦有与肿症相兼者，当参看肿症辨症法。"[20]131

《中医大辞典》："中焦：三焦之一。在焦的中部，指上腹腔部分。它的主要功用是助脾胃，主腐熟水谷，泌糟粕，蒸津液，化精微，是血液营养生化的来源。《灵枢·营卫生会》：'中焦亦并胃中，出上焦之后。此所受气者，泌糟粕，蒸津液，化其精微，上注于肺脉乃化为血，以奉生身，莫贵于此。'"[25]49

《中国医学百科全书·中医学》："中焦的功能主要是受纳腐熟水谷，泌别清浊，将水谷之精微转输于上焦，将糟粕部分移传于下焦，故云'中焦如沤'。《灵枢·营卫生会》说：'中焦亦并胃中……此所受气者，泌糟粕，蒸津液，化其精微，上注于肺脉。'可见，中焦的功能就是脾胃受纳、腐熟和运化水谷的功能……从部位上论三焦，则咽喉至胃上口为上焦。胃上口至胃下口为中焦，胃下口至二阴为下焦。从功能上论三焦，则上焦包括心肺的功能，中焦包括脾胃的功能，下焦包括肝、肾、大小肠、膀胱等功能。"[28]312

《中国中医药学主题词表》："中焦，属三焦，膈以下、脐以上的部位。中焦如沤，指中焦具有腐熟饮食水谷的功能，如水长久渍物使之稀软。"[26]1317

《中医辞海》："中焦，中医术语。三焦之一，三焦的中部，指上腹腔部分。它的主要功能是助脾胃，主腐熟水谷，泌糟粕，蒸津液，化精微，是血液营养生化的来源。《灵枢·营卫生会》：'中焦亦并胃中，出上焦之后。此所受气者。泌糟粕，蒸津液，化其精微，上注于肺脉乃化为血，以奉生身，莫贵于此。'"[27]583

《中医基础理论》（王新华）："中焦如沤，中焦主要指上腹部，包括脾、胃及肝、胆等内脏。胃主腐熟，脾主运化，肝胆主疏泄，并分泌、排泄胆汁以助消化。因此，中焦具有消化、吸收并转输水谷精微和化生气血的功能。"[29]242

《中医基础理论》（孙广仁）："中焦是指膈以

下、脐以上的上腹部，包括脾胃和肝胆等脏腑。中焦具有消化、吸收并输布水谷精微和化生血液的功能。"[30]142

《中医药常用名词术语辞典》："中焦……① 三焦之一。出《灵枢营卫生会》。属三焦。膈以下、脐以上的上腹部为中焦，主要包括脾、胃、肝、胆。其生理功能主要是对饮食水谷的消化、吸收和生成水谷精微。中焦的生理特点概括为'中焦如沤'，即是强调了胃的受纳腐熟水谷和脾的消化吸收功能。② 辨证。属温病三焦辨证。见《温病条辨中焦》。出现在温病中期，邪在中焦脾胃，表现为阳明燥热证或太阴湿热证。"[24]51

《中医药学名词》："中焦，膈以下、脐以上部位。"[21]25

《中医基础理论术语》："中焦，位于膈下脐上。包括脾、胃、肝、胆等。"[23]20

《中医学概论》："中焦的范围，《灵枢》说：'中焦亦并胃中，出上焦之后。'（营卫生会篇）《千金方》说：'中焦如沤（沤是水上之气泡），其气起于胃中管。'又说：'下焦如渎，其气起于胃下管，别迴肠……'由此可见，中焦是指上自胃上口，下至胃下口的部分，它所包括的脏腑是腐熟水谷和运化水谷精微的脾胃。中焦的功用，从中焦的范围以及它所包括的脏腑来看，我们可以理解它的功能是：腐熟水谷，吸取精华，以生化血气，滋养全身，如《灵枢》说：'中焦受气，取汁变化而赤，是谓血。'（决气篇）又说：'中焦亦并胃中……此所受气者，泌糟粕、蒸津液，化其精微，上注于肺脉，乃化而为血。'（营卫生会篇）因此，如果中焦的功用一有障碍，就会产生消化不好，营养不良，影响血气的化生了。"[22]67

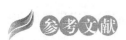 参考文献

［1］ 未著撰人.灵枢[M].陈国印编著.北京：中医古籍出版社，2003：141，497.

［2］ [战国]秦越人.难经[M].北京：科学技术文献出版社，1996：19.

［3］ [汉]张仲景.伤寒杂病论[M]郑州：河南科学技术出版社，1992：198.

［4］ [汉]张仲景.金匮要略[M].北京：中国中医药出版社，1999：130.

［5］ [晋]王叔和.脉经[M].北京：中国医药科技出版社，1998：248.

［6］ [隋]巢元方.诸病源候论[M].沈阳：辽宁科学技术出版社，1997：17.

［7］ [隋]杨上善.黄帝内经太素[M].北京：人民卫生出版社，1965：95.

［8］ [唐]孙思邈.备急千金要方[M].北京：华夏出版社，2008：365.

［9］ [唐]孙思邈.千金翼方[M].沈阳：辽宁科学技术出版社，1997：190.

［10］ [宋]陈无择.三因极一病证方论[M].北京：中国医药科技出版社，2011：120.

［11］ [宋]陈自明.妇人大全良方[M].太原：山西科学技术出版社，2006：345.

［12］ [宋]杨士瀛.仁斋直指方论[M].福州：福建科学技术出版社，1989：400.

［13］ [金]李杲.活法机要[M].北京：中医古籍出版社，1987：79.

［14］ [明]虞抟.医学正传[M].北京：中医古籍出版社，2002：8.

［15］ [明]李时珍.奇经八脉考[M].上海：上海科学技术出版社，1990：55.

［16］ [明]张介宾.类经[M].北京：中国中医药出版社，1997：40.

［17］ [明]倪朱谟.本草汇言[M].北京：中医古籍出版社，2005：395.

［18］ [清]吴塘.温病条辨[M].北京：中国医药科技出版社，2014：298.

［19］ [清]李延昰.脉诀汇辨[M].上海：上海科学技术出版社，1963：227.

［20］ [清]陈修园.医学从众录[M].北京：中国中医药出版社，2016：131.

［21］ 中医药学名词审定委员会审定.中医药学名词[M].北京：科学出版社，2005：25.

［22］ 南京中医药大学.中医学概论[M].长沙：湖南科学技术出版社，2013：67.

［23］ 中华人民共和国质量监督检验检疫总局,中国国家标准化管理委员会.中医基础理论术语(GB/T 20348—2006)[M].北京：中国标准出版社，2006：20.

［24］ 李振吉.中医药常用名词术语辞典[M].北京：中国中医药出版社，2001：51.

［25］《中医大辞典》编辑委员会.中医大辞典[M].北京：人民卫生出版社，1982：49.

［26］ 吴兰成.中国中医药学主题词表[M].北京：中国古籍出版社，1996：1317.

［27］ 袁钟,图娅,彭泽邦,等.中医辞海[M].北京：中国医

药科技出版社,1999:583.

[28] 《中医学》编辑委员会.中医学[M]//钱信忠.中国医学百科全书.上海:上海科学技术出版社,1997:312.

[29] 王新华.中医基础理论[M].北京:人民卫生出版社,2001:242.

[30] 孙广仁.中医基础理论[M].北京:中国中医药出版社,2001:142.

（白红霞）

内 火

nèi huǒ

一、规范名

【汉文名】内火。

【英文名】neihuo。

【注释】与外火相对。脏腑阴阳气血功能失调,而致火热内扰的病理变化。

二、定名依据

"内火"名称在医学文献中最早见于南北朝时期雷敩《雷公炮炙论》,虽然在此是指灶额内燃烧之火,和后世中医理论中内火一词含义相差甚远,但是这一名词的出现对金元医家将内火理解为人体内之火有启迪意义。

宋金元时期,"内火"作为一种人体病理现象的名称,最早见于金代张子和《儒门事亲》,张氏四次使用"内火"这一术语,均指体内病理之火。此后,还有《格致余论》使用此术语。

自金代张子和首次从体内病理之火角度使用"内火"之名,其后历代著作多有沿用,如明代《本草发挥》《保婴撮要》《医学纲目》《类经》《济阳纲目》,清代《冯氏锦囊秘录》《医学心悟》《外经微言》《辨证录》《三指禅》《类证治裁》《温热经纬》等。这些著作均为历代重要著作,对后世有较大影响。因此将"内火"作为规范名符合术语定名的约定俗成原则。

现代的国标《中医基础理论术语》一书也以"内火"作为规范名,说明"内火"作为规范名,符合术语定名的协调一致原则。

三、同义词

未见。

四、源流考释

内火的有关记载始见于南北朝时期雷敩《雷公炮炙论》中,该书伏龙肝一条曰:"其伏龙肝,是十年已来,灶额内火气积自结,如赤色石,中黄,其形貌八棱。"[1]18 虽然在此,有两种断句方式,一是"灶额内,火气聚",一是"灶额,内火气积"。文中虽未涉及,但是无论哪种断句,此处的含义灶额内燃烧之火聚集,无疑对金元之后医家从后世人体内生理、病理之火的角度理解有启迪意义。

宋金元时期,张子和《儒门事亲》一书中,四次记载"内火"这一名称,这也是作为病理意义的内火的最早记载。张氏文中的内火无疑就是指脏腑阴阳气血功能失调,火热内扰,与本概念一致。仅在卷一中就两篇文献涉及内火:"及天下多故之时,荧惑失常,师旅数兴,饥馑相继,赋役既多,火化大扰,属阳,内火又侵。"[2]17 "盖扰攘之时,政令烦乱,徭役纷冗,朝戈暮戟,略无少暇,内火与外火俱动。在侯伯官吏尤甚,岂可与夷静之人同法而治哉?"[2]21 张氏注意到外在社会环境对人体的影响,社会动乱会化作外火,引发内火,批判了当时"医者不时达变,犹用辛温"的做法。这一时期医家们使用"内火"这一名称的还有元代朱丹溪《格致余论·脾约丸论》篇中曰:"原其所由,久病、大下、大汗之后,阴血枯槁,内火燔灼,热伤元气,又伤于脾,而成此证。"[3]32

明代,医家们普遍对内火进行思考、研究和总结,"内火"的名称已为大多著作所采用,许多著作对内火的产生原因作出过说明。如明代《本草发挥》中言:"然食淡味,又须安心,使内火不起可也。"[4]84 指出食淡、心安和内火不起的关系。《保婴撮要》曰:"热毒疮疥,因乳哺过早,或嗜甘肥,脏腑积热,或母食膏粱浓味,或七情内火所致。"[5]160《医学纲目》曰:"或劳怒伤情,内火便动,亦能堕胎。"[6]818 指明了内火的出现是由于七情所致。《类经》:"西北气寒气凉,人多食热而内火盛,故宜治以寒凉。"[7]485《济阳纲目》:"又疠疡久而不愈者,有不慎起居饮食,内火妄动者。"[8]1023 认为内火的产生是由于饮食起居不注意导致。

清代,学者们在前代的基础上,对内火的研究更加全面深刻。冯兆张在《冯氏锦囊秘录》中说:"内火无形,随神意而起。内火有三种:精为民火,气为臣火,神为君火。君火者,心火也,性火也。"[9]335 从修道运气的角度,把无形之内火,细化为三种,民火、臣火、君火,使对内火的理解视角更加广阔多样。程国彭《医学心悟》首次明确了内火的定义:"内火:七情色欲,劳役耗神,子火也。"并指出养子火即养内火有四法:达、滋、温、引。[10]10,11 此外,这一时期使用"内火"这一名称的还有《外经微言》[11]58《辨证录》[12]235,236《三指禅》[13]48《类证治裁》[14]358《温热经纬》[15]75 等。绝大多数医家还是认为内火是由于诸如七情、饮食起居不当、劳役耗神等导致功能失调,火热妄动的病理变化。

现代有关著作如国标《中医基础理论术语》沿用《儒门事亲》的记载以"内火"作为正名,释义为:"与外火相对。脏腑阴阳气血功能失调,而致火热内扰的病理变化。"[16]64

总之,内火一词在医学文献中最早是指灶内燃烧之火(《雷公炮炙论》),金元时期首次将内火作为病理概念术语(《儒门事亲》),与本术

语概念一致。后世绝大多数医家认为内火是一种病理之火,诸如七情、饮食起居不当、劳役耗神等因素被作为内火妄动的主要因素。

五、文献辑录

《雷公炮炙论》卷上:"其伏龙肝,是十年已来,灶额内火气积自结,如赤色石,中黄,其形貌八棱。"[1]18

《儒门事亲》卷一:"及天下多故之时,荧惑失常,师旅数兴,饥馑相继,赋役既多,火化大扰,属阳,内火又侵,医者不达时变,犹用辛温,兹不近于人情也。止可用刘河间辛凉之剂,三日以里之证,十痊八九。"[2]17"盖扰攘之时,政令烦乱,徭役纷冗,朝戈暮戟,略无少暇,内火与外火俱动,在侯伯官吏尤甚,岂可与夷静之人,同法而治哉?余亲见泰和六年丙寅,征南师旅大举,至明年军回。"[2]21

《格致余论·脾约丸论》:"原其所由,久病、大下、大汗之后,阴血枯槁,内火燔灼,热伤元气,又伤于脾,而成此证。"[3]32

《本草发挥》卷三:"然食淡味,又须安心,使内火不起可也。"[4]84

《保婴撮要》卷十一:"热毒疮疥,因乳哺过早,或嗜甘肥,脏腑积热,或母食膏粱浓味,或七情内火所致。"[5]160

《医学纲目》卷三十五:"或劳怒伤情,内火便动,亦能堕胎。"[6]818

《类经》卷二十五:"西北气寒气凉,人多食热而内火盛,故宜治以寒凉,及行水渍之法,谓用汤液浸渍以散其外寒也。"[7]485

《济阳纲目》卷八十三:"又疠疡久而不愈者,有不慎起居饮食,内火妄动者;有脏腑伤损,气血疲乏者。"[8]1023

《外经微言》卷六:"暑,外火,火,内火也。雷公曰:等火耳,火与火相合而相应也,奈何异视之?岐伯曰:内火之动,必得外火之引,外火之侵,必得内火之召也,似可合以立论,而终不可合以分门者,内火与外火异也。盖外火,君火

也；内火，相火也。"[11]58

《辨证录》卷六："且人静则火降，人动则火起，内火既盛，自索外水以相救，喜饮水而恶热汤，又何疑乎。"[12]235,236

《冯氏锦囊秘录》卷十一："人身火有内外，外火有质，藉谷气而生，内火无形，随神意而起。内火有三种：精为民火，气为臣火，神为君火。君火者，心火也，性火也。"[9]335

《医学心悟》卷一："内火：七情色欲，劳役耗神，子火也。……养子火有四法：一曰达……二曰滋……三曰温……四曰引。"[10]10,11

《三指禅》卷二："脉而洪数则内火炽矣，火愈炽而血愈亡，血愈亡而阴愈虚，故曰阳邪之甚，害必归阴。"[13]48

《类证治裁》卷六："若骤服寒凉，外邪益闭，内火益焰，咽痛愈剧，溃腐日甚矣。"[14]358

《温热经纬》卷三："面苍阴虚之人，其形瘦者，内火易动，湿从热化，反伤津液，与阳虚治法正相反也。"[15]75

《中医基础理论术语》："内火……与外火相对。脏腑阴阳气血功能失调，而致火热内扰的病理变化。"[16]64

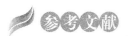

参考文献

[1] ［南北朝］雷敩.雷公炮炙论[M].尚志钧辑校.合肥：安徽科学技术出版社，1991：18.

[2] ［金］张子和.儒门事亲[M].邓铁涛，赖畴整理.北京：人民卫生出版社，2005：17,21.

[3] ［元］朱震亨.格致余论[M].施仁潮整理.北京：人民卫生出版社，2005：32.

[4] ［元］徐彦纯.本草发挥[M].宋咏梅，李军伟校注.北京：中国中医药出版社，2015：84.

[5] ［明］薛铠.保婴撮要[M].［明］薛己增补.邸若虹校注.北京：中国医药科技出版社，2014：160.

[6] ［明］楼英.医学纲目[M].赵燕宜，于燕莉校注.北京：中国医药科技出版社，2011：818.

[7] ［明］张景岳.类经[M].范志霞校注.北京：中国医药科技出版社，2011：485.

[8] ［明］武之望.济阴济阳纲目[M].苏礼，等校注.北京：中国中医药出版社，1996：1023.

[9] ［清］冯兆张.冯氏锦囊秘录[M].田思胜，马梅青，尹桂平，等校注.北京：中国医药科技出版社，2011：335.

[10] ［清］程国彭.医学心悟[M].田代华整理.北京：人民卫生出版社，2006：10,11.

[11] ［清］陈士铎.外经微言[M].柳璇，宋白杨校注.北京：中国医药科技出版社，2011：58.

[12] ［清］陈士铎.辨证录[M].王小芸，王象礼，刘德兴，等校注.北京：中国中医药出版社，2007：235,236.

[13] ［清］周学霆.三指禅[M].周乐道，李家和，刘军点校.北京：中国中医药出版社，1992：48.

[14] ［清］林珮琴.类证治裁[M].李德新整理.北京：人民卫生出版社，2005：358.

[15] ［清］王孟英.温热经纬[M].南京中医药大学温病学教研室整理.北京：人民卫生出版社，2005：75.

[16] 中华人民共和国质量监督检验检疫总局，中国国家标准化管理委员会.中医基础理论术语（GB/T 20348—2006）[M].北京：中国标准出版社，2006：64.

（李琳珂）

内 伤

nèi shāng

一、规范名

【中文名】内伤。

【英文名】internal damage。

【注释】七情过极、劳倦损伤、饮食失调等致病因素导致气机紊乱，脏腑受损而发病的过程。

二、定名依据

"内伤"一词最早出现在《内经》。"内伤"较"内损"更能够体现出损伤，伤害之义，更能够精确地表达概念的内涵和本质属性,更通俗易懂,更符合现代汉语习惯,符合术语定名的科学性原则。

其后的著作如西晋皇甫谧《针灸甲乙经》,隋代巢元方《诸病源候论》,唐代杨上善《黄帝内经太素》,宋代王怀隐《太平圣惠方》,元代危亦林《世医得效方》,明代徐春甫《古今医统大全》,清代俞昌《医门法律》等在载录时大多即以"内伤"作为正名,这些著作均为历代的重要著作,对后世有较大影响。所以"内伤"作为正名便于达成共识,符合术语定名的约定俗成原则。

现代著作中,国标《中医基础理论术语》和中医药类教材《中医基础理论》(曹洪欣)、《中医基础理论》(李德新)、《中医基础理论》(印会河)、《中医学概论》《中医学概要》《中医学》等以及辞书类著作《中医大辞典基础理论》《中医大辞典》《中医辞海》《中医药常用名词术语辞典》等均以"内伤"作为本病证正名。同时,已经广泛应用于中医药学文献的标引和检索的《中国中医药学主题词表》也以"内伤"作为正式主题词。这些均说明"内伤"作为正名已成为共识。

我国 2005 年出版的由全国科学技术名词审定委员会审定公布的《中医药学名词》已以"内伤"作为正名,所以"内伤"作为正名也符合术语定名的协调一致原则。

三、同义词

【曾称】"内损"(《诸病源候论》)。

四、源流考释

"内伤"一词的相关记载始见于《黄帝内经素问·疏五过论》如:"诊有三常,必问贵贱,封君败伤,及欲侯王?故贵脱势,虽不中邪,精神内伤,身必败亡。"[1]265 又如《黄帝内经灵枢·百病始生》:"卒然中外于寒,若内伤于忧怒,则气上逆,气上逆则六俞不通,温气不行,凝血蕴里而不散,津液涩渗,着而不去,而积皆成矣。"[2]285 这里的内伤指七情过极导致人体脏腑受损而发病的过程。

此后至魏晋南北朝时期,医家多沿用《内经》的记载,以"内伤"作为本词的名称。如西晋皇甫谧《针灸甲乙经》卷五:"人迎脉口俱盛四倍(《灵枢》作三倍)以上,名曰阴阳俱溢。如是者,不开则血脉闭塞,气无所行,流淫于中,五脏内伤。"[3]93 其他沿用"内伤"一名的文献还有:《神农本草经》[4]60、魏晋王叔和《脉经》[5]73、南北朝陶弘景《本草经集注》[6]184 等。

隋唐时期,医家大多沿用"内伤"作为本词的正名,如隋代巢元方《诸病源候论》卷四:"虚劳手足皮剥候,此由五脏之气虚少故也。血行通荣五脏,五脏之气,润养肌肤,虚劳内伤,血气衰弱,不能外荣于皮,故皮剥也。"[7]21 又如唐代杨上善《黄帝内经太素》卷三:"故喜怒伤气,内伤者也。"[8]49 指的是七情导致的脏腑受损。此外,这一时期还首次出现了"内损"这一名称。如隋代巢元方《诸病源候论》卷二:"风邪者,谓风气伤于人也。人以身内血气为正,外风气为邪。若其居处失宜,饮食不节,致腑脏内损,血气外虚,则为风邪所伤。故病有五邪:一曰中风,二曰伤暑,三曰饮食劳倦,四曰中寒,五曰中湿。其为病不同。"[7]11 这里的内损与内伤意义基本相同,指内在脏腑受损的过程。

宋代以后,出现了"内伤"和"内损"并存的情况。有的沿用"内伤"之名,又如宋代王怀隐《太平圣惠方》卷三:"夫肝脏虚损,气血不荣,内伤寒冷,致使两胁胀满,筋脉拘急,四肢厥冷,心腹疼痛,眼目昏暗,手足常青,胸中不利,不能大息者,是肝气不足之候也。"[9]81 此处的"内伤"指的是寒邪作用于人体导致的脏腑受损。其他沿用"内伤"之名的文献还有元代危亦林《世医得效方》[10]209、明代徐春甫《古今医统大全》[11]107、清代俞昌《医门法律》[12]117 等。有的以"内损"为名,意义与内伤相同。如唐代杨上善《黄帝内经太素》卷二十七:"击仆当风,外损也。醉以入房汗出,内损也。内外二损,故伤脾也。"[8]853 指的是房劳所导致的脏腑受损。又如宋代唐慎微《经史证类备急本草》卷三:"无名异……味甘,平。主金疮折伤内损,止痛,生肌肉。"[13]87 指的是外伤导致的脏腑内损。

需要指出的是,古代著作记载的内伤,有时是指疾病,又称内损,与现代意义不同。如唐代王焘《外台秘要》卷二十九:"又此病有两种,一者外损,一者内伤,外损因坠打压损,或手足肢节肱头项伤折骨节,痛不可忍,觉内损者,须依前内损法服汤药,如不内损,只伤肢节,宜依后生地黄一味敷之法,及芥子苏等摩之方。"[14]557 指的是与外损相对而言的内在损伤之病,是一种外科病证名,为肢体深部组织及内脏、脏腑、气血损伤的总称。

古代文献中出现的"内损"一名,现代文献中已经很少出现,现代有关著作均沿用《内经》的记载以"内伤"作为正名,指的是各种致病因素作用于人体导致人体脏腑受损的过程。我国中医药名词术语的权威著作如《中医药学名词》[15]40、国标《中医基础理论术语》[16]45 以"内伤"作为正名,中医药类教材如《中医基础理论》(曹洪欣)[17]174、《中医基础理论》(李德新)[18]532、《中医基础理论》(印会河)[19]98、《中医学概论》[20]126《中医学概要》[21]64《中医学》[22]58 等也以"内伤"作为正名。辞书类著作《中医大辞典》[23]280《中医辞海》[24]587《中医药常用名词术语辞典》[25]279 等均以"内伤"作为正名。已经广泛应用于中医药学文献标引和检索的《中国中医药学主题词表》[26]605 也以"内伤"作为正式主题词,说明"内伤"作为正名称已成为共识。

五、文献辑录

《黄帝内经灵枢·百病始生》:"卒然中外于寒,若内伤于忧怒,则气上逆,气上逆则六俞不通,温气不行,凝血蕴里而不散,津液涩渗,着而不去,而积皆成矣。"[2]285

《黄帝内经素问·疏五过论》:"诊有三常,必问贵贱,封君败伤,及欲侯王?故贵脱势,虽不中邪,精神内伤,身必败亡。"[1]265

《神农本草经》卷三:"石南……味辛,苦。

主养肾气、内伤、阴衰,利筋骨皮毛。实:杀蛊毒,破积聚,逐风痹。一名鬼目。生山谷。"[4]60

《针灸甲乙经》卷五:"人迎脉口俱盛四倍(《灵枢》作三倍)以上,名曰阴阳俱溢。如是者,不开则血脉闭塞,气无所行,流淫于中,五脏内伤。"[3]93

《脉经》卷五:"病人着床,心痛短气,脾竭内伤,百日复愈。能起傍徨,因坐于地,其亡倚床,能治此者,可谓神良。"[5]73

《本草经集注·草木上品》:"枸杞味苦,寒,根大寒,子微寒,无毒。主治五内邪气,热中,消渴,周痹,风湿,下胸胁气,客热,头痛,补内伤,大劳,嘘吸,坚筋骨,强阴,利大小肠。久服坚筋骨,轻身,耐老,耐寒暑。"[6]184

《诸病源候论》卷二:"风邪者,谓风气伤于人也。人以身内血气为正,外风气为邪。若其居处失宜,饮食不节,致腑脏内损,血气外虚,则为风邪所伤。故病有五邪:一曰中风,二曰伤暑,三曰饮食劳倦,四曰中寒,五曰中湿。其为病不同。"[7]11

卷四:"虚劳手足皮剥候……此由五脏之气虚少故也。血行通荣五脏,五脏之气,润养肌肤,虚劳内伤,血气衰弱,不能外荣于皮,故皮剥也。"[7]21

《黄帝内经太素》卷三:"故喜怒伤气,内伤者也。"[8]49

卷二十七:"击仆当风,外损也。醉以入房汗出,内损也。内外二损,故伤脾也。"[8]853

《外台秘要》卷二十九:"又此病有两种,一者外损,一者内伤,外损因坠打压损,或手足肢节肱头项伤折骨节,痛不可忍,觉内损者,须依前内损法服汤药,如不内损,只伤肢节,宜依后生地黄一味敷之法,及芥子苏等摩之方。"[14]557

《太平圣惠方》卷三:"夫肝脏虚损,气血不荣,内伤寒冷,致使两胁胀满,筋脉拘急,四肢厥冷,心腹疼痛,眼目昏暗,手足常青,胸中不利,不能大息者,是肝气不足之候也。"[9]81

《经史证类备急本草》卷三:"无名异 味甘,平。主金疮折伤内损,止痛,生肌肉。"[13]87

《世医得效方》卷五:"去麻黄五积散炒过,

名和气饮。治脾胃宿冷，腹内切痛，或外感风寒，内伤生冷，泄泻黄白色不止。"[10]209

《古今医统大全》卷二："西方之民，水土刚强，腠理闭密，外邪不能伤，故病多内伤七情，饮水色欲而已。治宜毒药攻其内也。"[11]107

《医门法律》卷三："中风之脉，各有所兼，兼则益造其偏，然必显呈于脉。盖新风挟旧邪，或外感，或内伤，其脉随之忽变。"[12]117

《中医学概论》："内伤的原因，固然还是来之于外，但是这种外来因素往往影响了人身气血的正常流行，而这种影响的程度，又根据各人的禀赋、环境而各异，因之内伤的病因，较为复杂了。"[20]126

《中医辞海》："内伤……① 中医术语。出《素问·疏五过论》。一为病因之一。泛指内损脏气的致病因素。如七情不节、饮食饥饱、劳倦、房事过度等。二为损伤病证分类之一。义与内损同，指由撞击跌仆，强力负重或其他因素伤及脏腑气血得一类病证。② 外科病证名。见《外台秘要》卷二十九。又名内损。为肢体深部组织及内脏、脏腑、气血损伤的总称。其病因有二：因跌打、坠堕、碰撞、用力举重、旋转内挫等外力过重所致；由于内因及部分不内不外因所成；统称内伤。"[24]587

《中医药常用名词术语辞典》："内伤……① 病因。出《素问·刺要论》等篇。泛指七情、劳倦、饮食等伤及人体脏气而发病的致病因素。因邪自内生，又直接伤及内脏的脏腑，故名。② 疾病。见《外台秘要》卷二十九。又名内损。创伤损及肢体深部组织及脏腑、气血的疾患。"[25]279

《中医大辞典》："内伤……出《素问·疏五过论》。① 病因之一。泛指内损脏气的致病因素。如七情不节、饮食饥饱、劳倦、房事过度等。② 病名。指创伤损及肢体深部组织及脏腑、气血的病患。见《外台秘要》卷二十九。又名内损。"[23]280

《中医基础理论》（印会河）："内伤病因，是与外感病因相对而言，因其致病由内而生，故称内伤。内伤病因泛指人的情感或行为不循常度，超过人

体自身调节范围，直接伤及脏腑的致病因素，主要内容有七情内伤、饮食失宜、劳逸失度等。"[19]98

《中医基础理论》（曹洪欣）："内伤致病因素，主要包括七情内伤、饮食失宜、劳逸所伤等方面。"[17]174

《中医药学名词》："内伤……七情过极、劳倦损伤、饮食失调等致病因素导致气机紊乱，脏腑受损而发病的过程。"[15]40

《中医基础理论术语》："内伤……内伤病因〈发病〉七情、劳倦、饮食等内伤病邪直接损伤脏腑而发病的方式与途径。"[16]45,46

《中医学》："内伤致病，是指人的情志活动或生活起居有违常度，超过了人体自身调节范围，直接伤及脏腑气血阴阳而发病。内伤致病因素与外感致病因素相对而言，病自内而生，主要有七情、饮食失宜和劳逸失度等。"[22]58

《中国中医药学主题词表》："内伤……属中医病因；宜用专指词；允许组配/致病力……病因之一，泛指内损脏气的致病因素。病名，与内损同，由撞击跌扑、强力负重或其他因素伤及脏腑气血的一类病证。"[26]605

《中医学概要》："内伤病因是指人体的情志、饮食、劳逸等不循常度，导致气血津液失调、脏腑组织异常的致病因素。内伤病因与外感病因相对而言，主要在于邪气来源、侵入途径、致病特点等有所差异。内伤病因包括七情内伤、饮食失宜、劳逸失度等。"[21]64

《中医基础理论》（李德新）："内伤病因，是与外感病因相对而言，因其致病由内而生，故称内伤。内伤病因泛指人的情感或行为不循常度，超过人体自身调节范围，直接伤及脏腑的致病因素，主要内容有七情内伤、饮食失宜、劳逸失度等。"[18]532

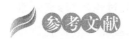

参考文献

［1］ 未著撰人.黄帝内经素问［M］.北京：中国医药科技出版社,2016：265.

[2] 未著撰人.黄帝内经:灵枢篇[M].邢汝雯编著.武汉:华中科技大学出版社,2017:285.

[3] [晋]皇甫谧.针灸甲乙经[M]韩森宁,张春生,徐长卿点校.郑州:河南科学技术出版社,2017:93.

[4] [魏]吴普述.神农本草经[M].南宁:广西科学技术出版社,2016:60.

[5] [晋]王叔和.脉经[M].北京:科学技术文献出版社,1996:73.

[6] [南朝]陶弘景.本草经集注(辑校本)[M].尚志钧尚元胜辑校.北京:人民卫生出版社,1994:184.

[7] [隋]巢元方.诸病源候论[M].黄作阵点校.沈阳:辽宁科学技术出版社,1997:21,11.

[8] [唐]杨上善.黄帝内经太素[M].萧延平校正.王洪图,李云点校.北京:科学技术文献出版社,2000:49,853.

[9] [宋]王怀隐.《太平圣惠方》校注1[M].田文敬,孙现鹏,牛国顺校注.郑州:河南科学技术出版社,2015.81.

[10] [元]危亦林.世医得效方[M].北京:中国中医药出版社,2009:209.

[11] [明]徐春甫.古今医统大全:上[M].崔仲平,王耀廷主校.北京:人民卫生出版社,1991:107.

[12] [清]喻昌.医门法律[M].张晓梅,等校注.北京:中国中医药出版社,2002:117.

[13] [宋]唐慎微.重修政和经史证类备急本草[M].尚志钧,等校点.北京:华夏出版社,1993:87.

[14] [唐]王焘.外台秘要方[M].高文铸校注.北京:华夏出版社,1993:557.

[15] 中医药学名词审定委员会.中医药学名词[M].北京:科学出版社,2005:40.

[16] 中华人民共和国质量监督检验检疫总局,中国国家标准化管理委员会.中医基础理论术语(GB/T 20348—2006)[M].北京:中国标准出版社,2006:45,46.

[17] 曹洪欣.中医基础理论[M].北京:中国中医药出版社,2004:174.

[18] 李德新,刘燕池.中医基础理论[M].北京:人民卫生出版社,2011:532.

[19] 印会河.中医基础理论[M].上海:上海科学技术出版社,1984:98.

[20] 南京中医学院.中医学概论[M].北京:人民卫生出版社,1958:126.

[21] 樊巧玲.中医学概要[M].北京:中国中医药出版社,2010:64.

[22] 李家邦.中医学[M].北京:人民卫生出版社,2006:58.

[23] 李经纬,余瀛鳌,蔡景峰,等.中医大辞典[M].北京:人民卫生出版社,2004:280.

[24] 袁钟,图娅,彭泽邦,等.中医辞海:上册[M].北京:中国医药科技出版社,1999:587.

[25] 李振吉.中医药常用名词术语辞典[M].北京:中国中医药出版社,2001:279.

[26] 吴兰成.中国中医药学主题词表[M].北京:中医古籍出版社,2008:605.

（金芳芳　王梦婷　徐变玲）

1·046

气 化

qì huà

一、规范名

【汉文名】气化。

【英文名】qi transformation。

【注释】通过气的运动所产生的各种变化,具体表现为精、气、血、津液各自的新陈代谢及其相互转化。

二、定名依据

"气化"名称始见于战国秦汉时期《内经》,其后历代著作均沿用该书记载以"气化"作为正名,如隋代《诸病源候论》,宋代《太平圣惠方》《圣济总录》,金代《儒门事亲》,元代《敖氏伤寒金镜录》,明代《丹溪心法》《本草纲目》《类经》《内经知要》,清代《医门法律》《张氏医通》《冯氏锦囊秘录》《血证论》等。这些著作均为历代的重要著作,对后世有较大影响。所以"气化"作为规范名便于达成共识,符合术语定名的约定俗成原则。

现代相关著作,如国家标准《中医基础理论术语》,相关工具书《中医大辞典》《中医辞海》《中医药常用名词术语辞典》和《中国医学百科全书·中医学》《中国大百科全书·中国传统医学》《中国中医药学术语集成·基础理论与疾病》，以及全国高等中医药院校教材《中医学》等均以"气化"作为规范名。同时，已经广泛应用于中医药学文献标引和检索的《中国中医药学主题词表》也以"气化"作为正式主题词。这些均说明"气化"作为规范名已成为共识。

我国 2005 年出版的由全国科学技术名词审定委员会审定公布的《中医药学名词》已以"气化"作为规范名，所以"气化"作为规范名也符合术语定名的协调一致原则。

三、同义词

未见。

四、源流考释

"气化"是指气的运动所产生的各种变化，具体表现为精、气、血、津液各自的新陈代谢及其相互转化。"气化"名称始见于战国秦汉时期《内经》中，如《黄帝内经素问·灵兰秘典论》："膀胱者，州都之官，津液藏焉，气化则能出矣。"[1]16 这里指膀胱的生理功能，使津液转化为糟粕物质而排泄出去的运动变化。

其后的相关著作即沿用该书记载，以"气化"为正名记载本词。如隋代巢元方《诸病源候论》卷十五记载："膀胱象水，旺于冬。足太阳其经也，肾之腑也。五谷五味之津液悉归于膀胱，气化分入血脉，以成骨髓也；而津液之余者，入胞则为小便。"[2]167,168 这里"气化"是指通过膀胱功能的运动变化，把五谷五味的津液转化为精微物质注入血脉。

宋金元时期，依旧沿用"气化"为正名。如王怀隐《太平圣惠方》[3]250、刘完素《素问病机气宜保命集》[4]3、赵佶《圣济总录》[5]986、张子和《儒门事亲》[6]197、杜本《敖氏伤寒金镜录》[7]41、朱丹溪《丹溪心法》[8]323 等，均是指脏腑的生理功能。

明清时期，"气化"一词的应用范围扩大了，不仅指脏腑的生理功能，如膀胱、三焦的气化功

能，也指精、气、血、津液的相互化生，如李时珍《本草纲目·序例上》记载："气为阳，味为阴。阳气出上窍，阴味出下窍。气化则精生，味化则形长。故地产养形，形不足者温之以气。"[9]28 此处是指阴阳与精形的相互转化。张介宾《类经》卷一记载："先天者，真一之气，气化于虚，因气化形，此气自虚无中来；后天者，血气之气，气化于谷，因形化气，此气自调摄中来。此一形字，即精字也。"[10]5 李中梓在其《内经知要》卷上曰："有真人者，提挈天地，把握阴阳，呼吸精气，独立守神，肌肉若一（真，天真也。不假修为，故曰真人；心同太极，德契两仪。提挈，把握也。全真之人，呼接天根，吸接地脉，精化为气也，独立守神，气化为神也）。"[11]1 喻昌《医门法律》记载："气有外气，天地之六气也；有内气，人身之元气也。气失其和则为邪气，气得其和则为正气，亦为真气。但真气所在，其义有三：曰上中下也。上者所受于天，以通呼吸者也。中者生于水谷，以养营卫者也。下者气化于精，藏于命门，以为三焦之根本者也。故上有气海，曰膻中也，其治在肺。中有水谷气血之海，曰中气也，其治在脾胃。下有气海，曰丹田也，其治在肾。"[12]56 张璐《张氏医通》卷二曰："盖阳则气化通达，阴则痰凝气滞，清阳下陷，阴火上升，则为气逆，浊气凝滞，则为痰厥。"[13]35 冯兆张《冯氏锦囊秘录·杂症大小合参》记载："精食气，形食味（气化则精生，味和则形长，故云食之也），化生精，气生形（精微之液，惟血化而成，形质之有，资气行营立，故斯二者各奉生乎）。"[14]28 唐宗海《血证论》卷四记载："凡气盛者疮易托化，气虚者疮难托化，气即水也。气至则水至，故血从气化，则从其水之形，而变为脓，刀伤粘水，亦从水而化脓。水即气之质，血从气化，有如此者，是故闪跌血积，得气化之，则肿处成脓，不得气化之，则肿处仍是血。以知血从气，气运血。"[15]55

现代有关著作均沿用《内经》的记载以"气化"作为本词正名，如《中医药学名词》[16]35《中医基础理论术语》[17]33《中医大辞典》[18]310《中国医

学百科全书·中医学》[19]318《中国大百科全书·中国传统医学》[20]324《中医辞海》[21]607《中医药常用名词术语辞典》[22]60《中国中医药学主题词表》[23]657《中国中医药学术语集成·基础理论与疾病》[24]63《中医学》[25]44 等。

须予指出的是，古代著作记载的气化，有时是指自然六气的变化。如《黄帝内经素问·气交变大论》："帝曰：夫子之言岁候不及，其太过而上应五星，今夫德化政令灾眚变易非常而有也，卒然而动，其亦为之变乎？岐伯曰：承天而行之，故无妄动，无不应也。卒然而动者，气之交变也，其不应焉。故曰应常不应卒，此之谓也。黄帝曰：其应奈何？岐伯曰：各从其气化也。"[1]137 应注意鉴别。

五、文献辑录

《黄帝内经素问·灵兰秘典论》："膀胱者，州都之官，津液藏焉，气化则能出矣。"[1]16

"气交变大论"："帝曰：夫子之言岁候，其不及太过，而上应五星。今夫德化政令，灾眚变易，非常而有也，卒然而动，其亦为之变乎？岐伯曰：承天而行之，故无妄动，无不应也。卒然而动者，气之交变也，其不应焉。故曰：应常不应卒。此之谓也。帝曰：其应奈何？岐伯曰：各从其气化也。"[1]137

《诸病源候论》卷十五："膀胱象水，旺于冬。足太阳其经也，肾之腑也。五谷五味之津液悉归于膀胱，气化分入血脉，以成骨髓也；而津液之余者，入胞则为小便。"[2]167,168

《太平圣惠方》卷七："夫膀胱者，脬囊也，合于肾，足太阳是其经，为津液之府。凡五脏六腑，五味五谷之津液，悉归于膀胱，气化出焉，可溲便下注也。"[3]250

《圣济总录》卷五十三："论曰，膀胱者州都之官，津液藏焉，气化则能出矣，其气有余则实，实则热气留之。故壅阏而不通，其内证胞闭不得小便，烦满而躁，其外证体热，腰中痛，头眩是也。《内经》曰，膀胱不利为癃者以此。"[5]986

《素问病机气宜保命集》卷上："出入废则神机化灭，升降息则气立孤危。故气化则物生，气变则物易，气盛则物壮，气弱则物衰气绝则物死，气正则物和，气乱则物病，皆随气之盛衰而为变化也。"[4]3

《儒门事亲》卷十："膜胀……浊气在上不散，可服木香槟榔丸、青皮、陈皮。属大肠为浊气逆，肺金为清气逆，气化则愈矣。"[6]197

《敖氏伤寒金镜录·中黄边白舌》："表邪未罢，将欲化热，则舌见边白中黄，其苔必然黏腻，因为水停胸中而津不升，则作烦渴，甚则渴欲饮水，水入即吐矣，治宜用五苓散以发汗，则膀胱之气化而津液生，呕渴自止。盖以膀胱化水下出为小便，化气外出于皮毛，皮毛又为肺所主，故兼用益元散清肺利湿以助之，原文所谓'须待黄尽'，是待舌苔纯黄而言，倘如舌变纯黄而厚燥者，方可用攻下之剂，惟在呕吐之时，如能兼用泻心汤法则奏效尤速也。"[7]41

《丹溪心法·附录》："翁不自满足，益以三家之说推广之，谓刘、张之学，其论脏腑气化有六，而于湿热相火三气致病为最多。遂以推陈致新，泻火之法疗之，此固高出前代矣。然有阴虚火动，或阴阳两虚，湿热自盛者，又当消息而用之。"[8]323

《本草纲目·序例上》："湿剂……气为阳，味为阴。阳气出上窍，阴味出下窍。气化则精生，味化则形长。故地产养形，形不足者温之以气。"[9]28

《类经》卷一："先天者，真一之气，气化于虚，因气化形，此气自虚无中来；后天者，血气之气，气化于谷，因形化气，此气自调摄中来。此一'形'字，即'精'字也。"[10]5

《内经知要》卷上："有真人者，提挈天地，把握阴阳，呼吸精气，独立守神，肌肉若一（真，天真也。不假修为，故曰真人；心同太极，德契两仪。提挈，把握也。全真之人，呼接天根，吸接地脉，精化为气也，独立守神，气化为神也。精气皆化，独有神存，故曰独立，肌肉若一者，神还虚无，虽有肌肉而体同虚空也。仙家所谓抱元守一，又曰了得一，万事毕。即形与神俱之义也）。"[11]1

《医门法律》："气有外气，天地之六气也；有内气，人身之元气也。气失其和则为邪气，气得其和则为正气，亦为真气。但真气所在，其义有三，曰上、中、下也。上者所受于天，以通呼吸者也。中者生于水谷，以养营卫者也。下者气化于精，藏于命门，以为三焦之根本者也。故上有气海，曰膻中也，其治在肺。中有水谷气血之海，曰中气也，其治在脾胃。下有气海，曰丹田也，其治在肾。"[12]56

《张氏医通》卷二："盖阳则气化通达，阴则痰凝气滞，清阳下陷，阴火上升，则为气逆，浊气凝滞，则为痰厥。"[13]35

《冯氏锦囊秘录·杂症大小合参》："精食气，形食味（气化则精生，味和则形长，故云食之也），化生精，气生形（精微之液，惟血化而成，形质之有，资气行营立，故斯二者各奉生乎）。"[14]28

《血证论》卷四："凡气盛者疮易托化，气虚者疮难托化，气即水也。气至则水至，故血从气化，则从其水之形，而变为脓，刀伤粘水，亦从水而化脓。水即气之质，血从气化，有如此者，是故闪跌血积，得气化之，则肿处成脓，不得气化之，则肿处仍是血。以知血从气，气运血。"[15]55

《中医辞海》："气化……基础理论名词。气的运动变化。① 机体内精微物质的化生及其转化，叫作气化。精微物质的化生以及精微物质转化为功能和废物，都是气的功能。因此，气化作用是气的功能之一。气化作用主要表现在两个方面。一是指精、气、血、津液的化生及其相互转化。如《素问·阴阳应象大论》：'气归精，精归化，精食气，形食味，化生精，气生形……精化为气'等，即是精气之间的相互化生。二是指脏腑的某种功能活动，及代谢产物的产生和排泄等。如尿的产生和排泄是肾和膀胱的气化作用。《素问·灵兰秘典》：'膀胱者，州都之官，津液藏焉，气化则能出矣。'又如津液的化汗、化涕、化唾、化泪等，均属之。② 自然界六气的变化。《素问·气交变大论》：'各从其气化也。'"[21]607

《中国医学百科全书·中医学》："所谓'气化'，是指机体内精微物质的化生及其转化。"[19]318

《中医药常用名词术语辞典》："气化……① 脏腑生理功能。出《素问·灵兰秘典论》等篇。中国古代哲学的重要范畴。阴阳之气化生万物。引入中医学领域，用以说明物质世界和生命运动变化的总过程。其含义为：气的运动所产生的各种变化。精、气、血、津液的各自新陈代谢及其相互转化。气化过程是生命最基本的特征，新陈代谢、物质转化、能量转化是生命的基本过程，没有气化就没有生命。② 人体某些脏腑器官在津液输布代谢中的生理作用。如三焦对水液的调节称'三焦气化'，肾与膀胱的生成尿液、排尿功能称'肾的气化、膀胱气化'。③ 五运六气。出《素问·六元正纪大论》。自然界六气的变化。"[22]60

《中国大百科全书·中国传统医学》："气化……气的运动变化。包括两层含义：① 自然界风、寒、暑、湿、燥、火六气的运动变化。《素问·气交变大论》称：'各从其气化也。'② 对人体内复杂的物质代谢过程的高度概括，它贯穿于生命始终。在这一过程中，气具有体现于各脏腑器官的生理活动之中。如脏腑的功能、气血的输布、经络的流注等。通过升降出入四种基本运动形式（见气机），促使体内精、气、血、津液等精微物质的化生及其相互转化，以及代谢产物的产生和排泄等。其中又较多用以表示三焦对水液的输布（三焦气化）及肾与膀胱的泌尿（膀胱气化）。在病证中，常以气化无权（或气化不利）来表示由于体内阳气不足而致消化、吸收不良，影响气、血、精、津液等精微物质的化生和体液代谢物的排除。因阳虚而引起的水液代谢机能障碍，引致水湿不化、小便不利，痰饮内停等病证较为多见。其中实证病变多在腑，与膀胱、三焦有关；虚证病变多在脏，与肺、脾、肾有关。"[20]324

《中医大辞典》："气化……气的运动变化。① 泛指人体各脏腑器官的气化活动,其中较多用以表示三焦输布水液及肾与膀胱的泌尿功能。《素问·灵兰秘典论》:'膀胱者,州都之官,津液藏焉 气化则能出矣。'② 自然六气的变化。《素问·气交变大论》:'各从其气化也。'"[18]310

《中医药学名词》："气化……通过气的运动所产生的各种变化,具体表现为精、气、血、津液各自的新陈代谢及其相互转化。"[16]35

《中医基础理论术语》："气化……气的运动所产生的各种变化。由气化生万物,与形化对称。"[17]33

《中国中医药学术语集成·基础理论与疾病》："气化……① 气的运动变化,泛指人体脏腑、经络等的生理活动。(《中医大辞典》)② 指气变化生万物。阴阳动静的变化,事物种类和特性的形成,都是气化的结果。(《哲学大辞典》)③ 运气学说中指自然界风、寒、暑、湿、燥、火六气的变化。(《中医大辞典》)"[24]63

《中国中医药学主题词表》："气化……属气血精津液……通过气的运动所产生的各种变化,具体表现为精、气、血、津液各自的新陈代谢及其相互转化。"[23]657

《中医学》："气化……是指通过气的运动而产生的各种生理功能效应。具体表现在精、气、血、津液各自的新陈代谢及其相互转化。"[25]44

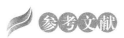

参考文献

[1] 未著撰人.黄帝内经素问[M].田代华整理.北京:人民卫生出版社,2017:16,137.

[2] [隋]巢元方.诸病源候论[M].刘宇,孙冬莉点校.北京:北京科学技术出版社,2016:167,168.

[3] [宋]王怀隐.《太平圣惠方》校注[M].田文敬,孙现鹏,牛国顺校注.郑州:河南科学技术出版社,2015:250.

[4] [金]刘完素.素问病机气宜保命集[M].刘阳校注.北京:中国医药科技出版社,2012:3.

[5] [宋]赵佶.圣济总录[M].北京:人民卫生出版社,1962:986.

[6] [金]张子和.儒门事亲[M].王雅丽校注.北京:中国医药科技出版社,2011:197.

[7] [元]杜清碧原编,史氏重订.敖氏伤寒金镜录[M].上海:上海卫生出版社,1956:41.

[8] [元]朱震亨.丹溪心法[M].刘志龙,宋含平整理.太原:山西科学技术出版社,2013:323.

[9] [明]李时珍.本草纲目[M].张守康,张向群,王国辰主校.北京:中国中医药出版社,1998:28.

[10] [明]张景岳.类经[M].李廷荃,王新民,王润平,等校注.太原:山西科学技术出版社,2013:5.

[11] [明]李中梓.内经知要[M].陆鸿元,包来发校注.北京:中国中医药出版社,1994:1.

[12] [清]喻昌.医门法律[M].张晓梅点校.北京:中国中医药出版社,2002:56.

[13] [清]张璐.张氏医通[M].李静芳,建一校注.北京:中国中医药出版社,1995:35.

[14] [清]冯兆张.冯氏锦囊秘录[M].田思胜,高萍,戴敬敏,等校注.北京:中国中医药出版社,1996:28.

[15] [清]唐宗海.血证论[M].魏武英,曹健生点校.北京:人民卫生出版社,1990:55.

[16] 中医药学名词审定委员会.中医药学名词[M].北京:科学出版社,2005:35.

[17] 中华人民共和国质量监督检验检疫总局,中国国家标准化管理委员会.中医基础理论术语(GB/T 20348—2006)[M].北京:中国标准出版社,2006:33.

[18] 李经纬,余瀛鳌,蔡景峰,等.中医大辞典[M].北京:人民卫生出版社,2005:310.

[19] 《中医学》编辑委员会.中医学[M]//钱信忠.中国医学百科全书.上海:上海科学技术出版社,1997:318.

[20] 施奠邦.中国传统医学[M]//胡乔木.中国大百科全书.北京:中国大百科全书出版社,2002:324.

[21] 袁钟,图娅,彭泽邦,等.中医辞海[M].北京:中国医药科技出版社,1995:607.

[22] 李振吉.中医药常用名词术语辞典[M].北京:中国中医药出版社,2001:60.

[23] 吴兰成.中国中医药学主题词表[M].北京:中医古籍出版社,2008:657.

[24] 宋一伦,杨学智.基础理论与疾病[M]//曹洪欣,刘保延.中国中医药学术语集成.北京:中医古籍出版社,2005:63.

[25] 李家邦.中医学[M].北京:人民卫生出版社,2008:44.

（王梦婷）

气 分

qì fèn

一、规范名

【中文名】气分。

【英文名】qi aspect。

【注释】温热病邪由卫入里，邪热亢盛，正邪交争剧烈的病理阶段。

二、定名依据

气分作为温热病邪由卫入里，邪热亢盛，正邪交争剧烈的病理阶段的命名最早见于《温热论》。

自《温热论》提出"气分"一词，并将其作为本概念的名称，其后著作如《齐氏医案》《温热经纬》《温病条辨》皆沿用之。这些著作均为重要的医著，对后世有较大影响。因而"气分"作为规范名便于达成共识，符合术语定名的约定俗成原则。

我国目前已出版的标准用书国标《中医基础理论术语》以"气分"作为规范名；《WHO西太平洋地区传统医学名词术语国际标准》《中国医学百科全书·中医学》亦遵之；已广泛应用于中医药文献的标引和检索的《中国中医药学主题词表》也以"气分"作为正式主题词；全国高等中医药院校教材《中医基础理论》及辞书《中医大辞典》《中医辞海》《中医药常用名词术语辞典》也以"气分"作为规范名记载。这说明"气分"作为本概念的规范名已成为共识。

我国2005年出版的由全国科学技术名词审定委员会审定公布的《中医药学名词》已以"气分"作为规范名，所以"气分"作为规范名也符合术语定名的协调一致原则。

三、同义词

未见。

四、源流考释

气分作为温热病邪由卫入里，邪热亢盛，正邪交争剧烈的病理阶段有关描述最早见《内经》，《灵枢·营卫生会》曰："人受气于谷，谷入于胃，以传于肺，五脏六腑，皆以受气，其清者为营，浊者为卫，营在脉中，卫在脉外。营气者，泌其津液，注之于脉，化以为血，以营四末，内注五脏六腑，以应刻数焉。"[1]131 此描述了饮食水谷入胃，化生气血营卫周流全身的过程，为后世营卫气血辨证之肇始。

"气分"一词最早见于《金匮要略·水气病脉证并治》，但并非指的是温热病的病理阶段，而是指病名，如："气转膀胱，荣卫俱劳；阳气不通即身冷，阴气不通即骨疼；阳前通则恶寒，阴前通则痹不仁；阴阳相得，其气乃行，大气一转，其气乃散；实则失气，虚则遗尿，名曰气分。气分，心下坚大如盘，边如旋杯，水饮所作，桂枝去芍药加麻辛附子汤主之。"[2]508 此"气分"指寒气乘阳之虚而结于气分之病。

晋代仍然沿袭《金匮要略》将"气分"作为病名来解释使用。如葛洪《肘后备急方》卷一曰："治心下坚痛，大如碗边，如旋柈，名为气分，饮水所结方。"[3]18

隋代巢元方仍沿用之前著作，将"气分"作为病名来记载，如《诸病源候论》卷十三："夫气分者，由水饮搏于气，结聚所成。气之流行，常无壅滞，若有停积，水饮搏于气，则气分结而住，故云气分。"[4]72

宋金元时期，有医家仍沿袭将"气分"作为疾病名称，而亦有医家则将"气分"泛指气的范围的功能活动及病变。继续将"气分"作为疾病名称的有宋代陈无择《三因极一病证方论》卷十四曰:"气分与胸痹、中满皆相类,但胸痹属气实,中满为气虚,气分则挟涎饮。其脉寸口迟而涩,迟则为气不足,涩则为血不足;趺阳脉微而迟,微则为气,迟则寒,斯证也,名曰气分。"[5]195 宋杨士瀛《仁斋直指方论》卷二曰:"气为饮隔,痞满腹鸣,骨痛冷痹,则曰气分;经脉不行,血化为水,四肢红肿,则曰血分。"[6]256 将"气分"泛指气的范围的功能活动及病变的如金张元素《医学启源》上卷曰:"手少阳,为父气。气分热,柴胡饮子、白虎汤;血分热,桃仁承气汤、清凉饮子;通治其热之气,三黄丸、黄连解毒汤是也。"[7]28 此"气分"主要相对于血分而言,如邪在气分、气分湿热等。如元杜本《史氏重订敖氏伤寒金镜录》卷一所言:"此是湿邪在于气分也。"[8]1

明清时期仍沿袭"气分"一词,主要以"气分"概括气的范围的功能活动及病变,如《伤寒六书》卷二:"夫阳厥者,先自三阳经气分,因感寒邪,起于头疼发热,恶寒,已后传进三阳血分,变出四肢厥冷,乍温,大便燥实,谵语发渴,扬手掷足,不恶寒反怕热,脉沉有力,此见传经热证,谓之阳厥。"[9]61 沿用此记载的还有明代虞抟《医学正传》[10]285、薛己《内科摘要》[11]473、汪机《石山医案》[12]28、龚廷贤《万病回春》[13]116、赵献可《医贯》[14]46、缪希雍《神农本草经疏》[15]112、李中梓《医宗必读》[16]95、张景岳《景岳全书》[17]2,清代的俞昌《医门法律》[18]81、高士宗《黄帝素问直解》[19]207、罗美《古今名医方论》[20]8、陈士铎《辨证录》[21]86、冯兆张《冯氏锦囊秘录》[22]293、张璐《张氏医通》[23]427、程国彭《医学心悟》[24]159、叶天士《临证指南医案》[25]57、唐宗海《血证论》[26]81、周学海《读医随笔》[27]44 等。

"气分"作为温热病邪由卫入里,邪热亢盛,正邪交争剧烈的病理阶段的名称始见于清代叶天士的《温热论》,叶天士首开了温热病卫气营血辨证的大法,创立用卫分、气分、营分、血分四个层次作为辨证的依据,并指出温病的传变方式有顺传与逆传二种:顺传由卫而气而营而血,逐步传入;逆传由卫分直入营分。如《温热论》:"肺主气属卫;心主血属营。辨营卫气血虽与伤寒同;若论治法,则与伤寒大异。"[28]1 阐述温热病卫气营血辨证,其本质与伤寒六经辨证雷同,然治疗方法则迥异。再如《温热论》:"大凡看法:卫之后方言气,营之后方言血。在卫汗之可也;到气才宜清气;乍入营分,犹可透热,仍转气分而解,如犀角、元参、羚羊等物是也;至入于血,则恐耗血动血,直须凉血散血,如生地、丹皮、阿胶、赤芍等物是也。"[28]7 指出温病的传变方式有顺传与逆传二种:顺传由卫而气而营而血,逐步传入;逆传由卫分直入营分。且明确乍入营分,犹可犀角、元参、羚羊等清气透热,使邪转气分而解;及邪入血分须生地、丹皮、阿胶、赤芍凉血散血。此外《温热论》:"初传,绛色中兼黄白色,此气分之邪未尽也,泄卫透营,两和可也;纯绛鲜泽者,包络受邪也,宜犀角、鲜生地、连翘、郁金、石菖蒲等清泄之。"[28]44 详细阐述根据舌象判断温热病卫气营血传变的不同病理阶段,以及对应的治疗方法,其后医家无出其右。如清吴瑭《温病条辨》[29]50、齐有堂《齐氏医案》[30]256、王孟英《温热经纬》[31]21,63。

现代有关著作均以"气分"作为规范名,只是对其释义存在较大分歧。如《中医学概论》[32]136《中国医学百科全书·中医学》[33]544 释义了温热病的卫气营血的传变过程。《中医辞海》[34]608《中医药常用名词术语辞典》[35]60《中医大词典》[36]310 释义为:"① 泛指气的范围及其病证。② 温热病邪由卫入里,邪热亢盛,正邪交争剧烈的病理阶段。涉及的范围较广,以中焦阳明为主,包括胃、脾、肺、胆、肝、大肠等脏腑。"《中医基础理论》[37]279《中医基础理论术语》[38]76《WHO西太平洋地区传统医学名词术语国际标准》[39]39《中医学》[40]102《中医药学名词》[41]55 明确定义气分指温热病邪由卫入里,邪热亢盛,正邪交争剧烈的病理阶段。

须予指出的是,宋代以前"气分"主要指一病名。宋金元时期,有的医家将"气分"作为疾病名称,而有的医家则将"气分"泛指气的范围的功能活动及病变。

"气分"作为温热病邪由卫入里,邪热亢盛,正邪交争剧烈的病理阶段的名称始见于清代叶天士的《温热论》,并多为后世医家沿用。我国2005年出版的由中医药学名词审定委员会审定公布的《中医药学名词》释义为"温热病邪由卫入里,邪热亢盛,正邪交争剧烈的病理阶段。"[41]55该释义客观、准确地表达了"气分"的科学内涵和本质属性,因而应以"气分"为规范名。

五、文献辑录

《灵枢·营卫生会》:"人受气于谷,谷入于胃,以传于肺,五脏六腑,皆以受气,其清者为营,浊者为卫,营在脉中,卫在脉外。营气者,泌其津液,注之于脉,化以为血,以营四末,内注五脏六腑,以应刻数焉。"[1]131

《金匮要略·水气病脉证并治》:"气转膀胱,荣卫俱劳,阳气不通即身冷,阴气不通即骨疼;阳前通则恶寒,阴前通则痹不仁;阴阳相得,其气乃行,大气一转,其气乃散;实则失气,虚则遗尿,名曰气分。气分,心下坚大如盘,边如旋杯,水饮所作,桂枝去芍药加麻辛附子汤主之。"[2]508

《肘后备急方》卷一:"治心下坚痛,大如碗边,如旋桦,名为气分,饮水所结为。"[3]18

《诸病源候论》卷十三:"夫气分者,由水饮搏于气,结聚所成。气之流行,常无壅滞,若有停积,水饮搏于气,则气分结而住,故云气分。"[4]72

《三因极一病证方论》卷十四:"气分与胸痹、中满皆相类,但胸痹属气实,中满为气虚,气分则挟涩饮。其脉寸口迟而涩,迟则为气不足,涩则为血不足,趺阳脉微而迟,微则为气,迟则寒,斯证也,名曰气分。"[5]195

《仁斋直指方论》卷二:"气为饮隔,痞满腹鸣,骨痛冷痹,则曰气分;经脉不行,血化为水,四肢红肿,则曰血分。"[6]256

《医学启源》上卷:"手少阳,为父气。气分热,柴胡饮子、白虎汤;血分热,桃仁承气汤、清凉饮子;通治其热之气,三黄丸、黄连解毒汤是也。"[7]28

《史氏重订敖氏伤寒金镜录》第一卷:"此是湿邪在于气分也。"[8]1

《伤寒六书·伤寒家秘》卷二:"夫阳厥者,先自三阳经气分,因感寒邪,起于头疼发热,恶寒,已后传进三阳血分,变出四肢厥冷,乍温,大便燥实,谵语发渴,扬手掷足,不恶寒反怕热,脉沉有力,此见传经热证,谓之阳厥。"[9]61

《医学正传》卷六:"如渴而小便不利者,热在上焦气分,肺金主之,宜用淡渗之药,茯苓、泽泻、琥珀、灯心、通草、车前子、瞿麦、萹蓄之类,以清肺金之气,泻其火以滋水之上源也。清肺饮子东垣,治渴而小便闭涩不利,邪热在上焦气分。"[10]285

《内科摘要》卷下:"清心莲子饮……治热在气分,口干作渴,小便白浊,夜安昼热,或口舌生疮,咽干烦躁作渴,小便赤淋。"[11]473

《石山医案》卷下:"又寒热互发者,盖气少不能运行而滞于血分,故发热;血少不得流利而滞于气分,故发寒。"[12]28

《万病回春》卷二:"食少而肥者,虽肥则四肢不举,盖脾因邪胜也;食多而瘦者,胃伏火邪于气分则能食,虽多食而不能生肌肉也。"[13]116

《医贯》:"症因差误治法不合,且口干作渴,皆属阳明气分之病,今先生不分气分血分之所属,竟云滋补肾中真阴,不知邪热未去,虽日进滋阴,无益于病。及其云行雨施,则天气分而清凉,龙雷各自隐伏。"[14]46

《神农本草经疏》卷八:"苦以燥脾胃之湿,兼泄气分之热,寒以除血分之热。"[15]112

《医宗必读》卷三:"大黄乃血分之药,若在气分,是谓诛伐无过矣。若结胸在气分,只用小陷胸汤,痞满在气分,只用半夏泻心汤。渴在上焦气分,而防己乃下焦血分药,二也。伤寒邪传肺经,气分湿热,而小便黄赤,禁用血药,三也。"[16]95

《景岳全书》卷一:"以药而言,则升散者为阳,敛降者为阴;辛热者为阳,苦寒者为阴;行气分者为阳，行血分者为阴；性动而走者为阳，性静而守者为阴。"[17]2

《医门法律》卷一："心痛彻背，背痛彻心，乃阴寒之气，厥逆而上干者，横格于胸背经脉之间，牵连痛楚，乱其气血，紊其疆界，此而用气分诸药，则转益其痛，势必危殆。"[18]81

《黄帝素问直解》卷三："邪气之至，其行无常处，或在血分之阴，或在气分之阳，而不可为度，从其在阴在阳而察之，审其三部九候之中，邪之所在，卒然逢之，勿使真邪相合，是当早遏其路。"[19]207

《古今名医方论》卷三："四君子气分之总方也，人参致冲和之气，白术培中宫，茯苓清治节，甘草调五脏，诸气既治，病安从来？然拨乱反正，又不能无为而治，必举夫行气之品以辅之，则补品不至泥而不行。"[20]8

《辨证录》卷二："或曰痹成于气血之虚，治法自宜气血双补矣，何以方中止用气分之药以益气，绝不用血分之药以益血也？不知气旺自能生血，且血有形之物，补之艰于速生，且恐因循等待，有碍生气之速，不若专补其气，而去风去湿去寒之更捷也。"[21]86

《冯氏锦囊秘录》卷十一："如丹溪于产后发热，用参、芪、归、芎，黑姜以佐之，或问曰，干姜辛热，何以用之？盖姜味辛，能引血药入气分而生新血，况炒黑则止而不走。"[22]293

《张氏医通》卷十六："茯苓甘草汤（《玉函》）……治风邪入犯膀胱气分。（酥炙）桂枝去芍药加麻黄附子细辛汤（《金匮》）治气分……病在气分。"[23]427

《医学心悟》："东垣云：渴而小便不利者，热在上焦气分也，宜用四苓散加山栀、黄芩等药以分利之。"[24]159

《临证指南医案》卷二："拟从温治上焦气分……治在气分，湿痰多阻气分，壅阻气分，气分咳。"[25]57

《温热论》："肺主气属卫；心主血属营。辨营卫气血虽与伤寒同；若论治法，则与伤寒

大异。"[28]1"大凡看法：卫之后方言气，营之后方言血。在卫汗之可也；到气才宜清气；乍入营分，犹可透热，仍转气分而解，如犀角、元参、羚羊等物是也；至入于血，则恐耗血动血，直须凉血散血，如生地、丹皮、阿胶、赤芍等物是也。"[28]7"初传，绛色中兼黄白色，此气分之邪未尽也，泄卫透营，两和可也；纯绛鲜泽者，包络受邪也，宜犀角、鲜生地、连翘、郁金、石菖蒲等清泄之。"[28]44

《温病条辨》卷一："秋感燥气，右脉数大，伤手太阴气分者，桑杏汤主之。其由于本气自病之燥证，初起必在肺卫，故以桑杏汤清气分之燥也。翘荷汤者，亦清上焦气分之燥热也。"[29]50

《齐氏医案》卷六："吴又可曰：疫挨气分，法当汗解；疫挨血分，法当斑消；气血两挨，法当斑汗并行而愈。"[30]256

《温热经纬》："病在卫分……以邪从气分下行为顺，邪入营分内陷为逆也。"[31]21

卷五："方论气分热结者，与柴胡为耦。以柴胡能开气分之结，不能泄气分之热；芍药能开血分之结，不能清迫血之热；黄连能治湿生之热，不能治热生之湿。故黄芩协柴胡能清气分之热。散中用桔梗为疏通气分之主。"[31]63

《血证论》卷三："刀伤乃是气分之血。在气分。气分之血病也。从气分以发之。从气分以夺之。从气分以和之。而兼用气分之药。"[26]81

《读医随笔》卷三："有以病在气分无形为虚，血分有形为实者，白虎与承气之分也。尤有要者，病在气分而虚不任攻者，补其血而攻其气；病在血分而虚不任攻者，补其气而攻其血。"[27]44

《中医学概论》："一般说，新感温病多由卫分开始，渐次内传，入气、入营、入血。但这四种类型，临床上常常混合出现，很难截然划分，有已入气分而卫分之邪仍未消除的；有热势弥漫，不但气分有热而且血分亦受热灼，酿成气血两燔的；尤其是进入血分之后，大多数仍兼有营分症状。如果是伏邪温病，那就不必由卫分开始，有起初即发现气分症状的；也有起初即发现营分症状的。若是新病诱发伏邪，更要兼夹卫分

症状了。"[32]136

《中医大辞典》："气分……① 泛指属于气的范围的功能活动及病变，长相对于血分而言，如邪在气分、气分湿热等。② 温热病卫气营血辨证的实质阶段。以中焦阳明为主，包括肺、胆、脾、胃、大肠等脏腑，范围较广。③ 病名。出《金匮要略·水气病脉证并治》。指寒气乘阳之虚而结于气分之病。《诸病源候论·气病诸候》：'夫气分者，由水饮搏于气，结聚所成，气之流行，常无壅滞，若有停积水饮搏于气则气分结而往，故云气分。'"[36]310

《中国医学百科全书·中医学》："温热病邪在卫分不解，即向里传变而进入气分，或不经卫分而直接侵入气分，即可导致气的运行流布、升降出入的失常，甚至影响某些脏腑器官的功能与气机，从而发生相应的病理变化。"[33]544

《中医辞海》："气分……基础理论名词。① 泛指的气的范围及其病证。② 温热病卫气营血辨证的实热阶段。以中焦阳明为主，包括肺、胆、脾、胃、大肠等脏腑，范围较广。见气分证条。③ 病证名。出《金匮要略·水气病脉证并治》。指寒气乘阳之虚而结于气分之病。《诸病源候论·气病诸候》：'夫气分者，由水饮搏于气，结聚所成，气之流行，常无壅滞，若有停积水饮搏于气则气分结而往，故云气分。'"[34]608

《中医药常用名词术语辞典》："气分……① 气血。见《温疫论·热邪散漫》。气的功能活动范围。与血分相对而言。② 病机。见《温热经纬·叶香岩外感温热篇》。卫气营血证候的邪气初入里、尚未深入营血的阶段，其证属实热。涉及的范围较广，以中焦阳明为主，包括胃、脾、肺、胆、肝、大肠等脏腑。参见气分证条。③ 疾病。见《金匮要略·水气病脉证并治》。寒气水饮乘阳气不足而结于气分之病。症见心下坚，大如盘，边如旋杯。"[35]60

《中医基础理论》："卫分是温病的初期阶段，病位在肺卫；气分为温病的中期，病位在胃、肠、脾及肺、胆；营分是温病的严重阶段，病位在心包及心；血分属温病的晚期，病位在肝、肾及心。"[37]279

《中医药学名词》："气分：温热病邪由卫入里，邪热亢盛，正邪交争剧烈的病理阶段。"[41]55

《中医基础理论术语》："气分：温邪由卫入里，正邪剧争，里热亢盛，耗伤津液的病理变化。"[38]76

《WHO西太平洋地区传统医学名词术语国际标准》："qi aspect …… 气分 …… the second stratum of the body deeper than the defense aspect, often referring to the lung, gallbladder, spleen, stomach and large intestine。"[39]39

《中医学》："温热病多起于卫分，渐次转入气分、营分、血分，这是病情发展的一般规律。"[40]102

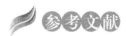参考文献

[1] 未著撰人. 灵枢经[M]. 何文彬 谭一松校注. 北京：中国医药科技出版社，1998：131.

[2] [汉] 张仲景. 金匮要略[M]. 陈纪藩主编. 北京：人民卫生出版社，2003：508.

[3] [晋] 葛洪. 肘后备急方[M]. 王均宁点校. 天津：天津科学技术出版社，2005：18.

[4] [隋] 巢元方. 诸病源候论[M]. 沈阳：辽宁科学技术出版社，1997：72.

[5] [宋] 陈言. 三因极一病证方论[M]. 北京：人民卫生出版社，1957：195.

[6] [宋] 杨士瀛. 仁斋直指方论[M]. 福州：福建科学技术出版社，1989：256.

[7] [金] 张元素. 医学启源[M]. 北京：人民卫生出版社，1978. 28.

[8] [元] 杜清碧. 史氏重订敖氏伤寒金镜录[M]. 史久华重订. 上海：上海卫生出版社，1956：1.

[9] [明] 陶节庵. 伤寒六书[M]. 北京：人民卫生出版社，1990：61.

[10] [明] 虞抟. 医学正传[M]. 北京：人民卫生出版社，1965：285.

[11] [明] 薛己. 内科摘要[M]//薛氏医案选. 北京：人民卫生出版社，1983：473.

[12] [明] 汪机. 石山医案[M]. 南京：江苏科学技术出版社，1984：28.

[13] [明] 龚廷贤. 万病回春[M]. 天津：天津科学技术出版社，1993：116.

[14] [明] 赵献可. 医贯[M]. 北京：中国中医药出版社，2009：46.

[15] ［明］缪希雍.神农本草经疏[M].北京：中国中医药出版社，1997：112.

[16] ［明］李中梓.医宗必读[M].北京：中国中医药出版社，1999：95.

[17] ［明］张景岳.景岳全书：上册[M].上海：第二军医大学出版社，2006：2.

[18] ［清］喻昌.医门法律[M].北京：中医古籍出版社，2002：81.

[19] ［清］高士宗.黄帝素问直解[M].北京：科学技术文献出版社，1982.207.

[20] ［清］罗美.古今名医方论[M].天津：天津科学技术出版社，2000：8.

[21] ［清］陈士铎.辨证录[M].上海：第二军医大学出版社，2005：86.

[22] ［清］冯兆张.冯氏锦囊秘录[M].北京：中国中医药出版社，1996：293.

[23] ［清］张璐.张氏医通[M].李静芳，建一校注.北京：中国中医药出版社，1995：427.

[24] ［清］程国彭.医学心悟[M].北京：中国中医药出版社，1996：159.

[25] ［清］叶天士.临证指南医案[M].北京：华夏出版社，1995：57.

[26] ［清］唐宗海.血证论[M].北京：中国中医药出版社，1996：81.

[27] ［清］周学海.读医随笔[M].南京：江苏科学技术出版社，1983：44.

[28] ［清］叶天士.温热论[M].魏汉奇，袁宝庭注.北京：中国中医药出版社，1993：1，7，44.

[29] ［清］吴瑭.温病条辨[M].徐树楠，王亚利，杨子，等注.石家庄：河北科学技术出版社，1996：50.

[30] ［清］齐有堂.齐氏医案[M].北京：中国中医药出版社，1997：256.

[31] ［清］王孟英.温热经纬[M].沈阳：辽宁科学出版社，1997：21，63.

[32] 南京中医学院.中医学概论[M].北京：民卫生出版社，1958：136.

[33] 《中医学》编辑委员会.中医学[M]//钱信忠.中国医学百科全书.上海：上海科学技术出版社，1997：544.

[34] 袁钟，图娅，彭泽邦，等.中医辞海[M].北京：中国医药科技出版社，1999：608.

[35] 李振吉.中医药常用名词术语辞典[M].北京：中国中医药出版社，2001：60.

[36] 李经纬.中医大辞典[M].北京：人民卫生出版社，1995：310.

[37] 孙广仁.中医基础理论[M].北京：中国中医药出版社，2002：279.

[38] 中华人民共和国国家质量监督检验检疫总局，中国国家标准化管理委员会.中医基础理论术语（GB/T 20348—2006）[M].北京：中国标准出版社，2006：76.

[39] 世界卫生组织（西太平洋地区）.WHO西太平洋地区传统医学名词术语国际标准[M].北京：北京大学医学出版社，2009：39.

[40] 李家邦.中医学[M].北京：人民卫生出版社，2010：102.

[41] 中医药学名词审定委员会.中医药学名词[M].北京：科学出版社，2005：55.

（唐学敏）

1 • 048

气　机

qì jī

一、规范名

【汉文名】气机。

【英文名】activities of qi。

【注释】气的运动，以升、降、出、入为基本形式。

二、定名依据

"气机"一名最早出现在宋代赵佶《圣济总录》。其后的著作如元代滑寿《十四经发挥·序》，明代朱橚《普济方》、张景岳《景岳全书》，清代潘楫《医灯续焰》、吴鞠通《温病条辨》等在载录时大多以"气机"作为规范名。这些著作均为历代的重要著作，对后世有较大影响。所以"气机"作为规范名便于达成共识，符合术语定名的约定俗成原则。

现代著作中，国标《中医基础论术语》和中医药类教材《中医基础理论》（曹洪欣）、《中医基础理论》(李德新)、《中医基础理论》(孙广仁)等以及辞书类著作《中医大辞典》《中医辞海》《中医药常用名词术语辞典》等均以"气机"作为规范名。同时,已经广泛应用于中医药学文献标引和检索的《中国中医药学主题词表》也以"气机"作为正式主题词。这些均说明"气机"作为规范名已成为共识。

我国 2005 年出版的由全国科学技术名词审定委员会审定公布的《中医药学名词》已以"气机"作为规范名,所以以"气机"作为规范名也符合术语定名的协调一致原则。

三、同义词

未见。

四、源流考释

气机(气的运动,以升、降、出、入为基本形式)的有关描述首见于《内经》。《内经》中虽无"气机"之名,但有很多关于气机的论述,如《素问·六微旨大论》记载:"非出入,则无以生、长、壮、老、已;非升降,则无以生、长、化、收、藏。是以升降出入,无器不有,出入废,则神机化灭;升降息,则气立孤危。"[1]369 指出升降出入是人体之气的基本运动形式,升降出入一旦停止,则生命终结。又如《素问·生气通天论》:"大怒则形气绝,而血苑于上,使人薄厥。"[1]14 指出大怒使人气机逆乱,发为"薄厥"。又如《素问·阴阳应象大论》:"其高者,因而越之;其下者,引而竭之;其在皮者,汗而发之;其实者,散而泻之。"[1]30 指出顺应人体气机的运动趋势而驱邪的方法。

其后虽无气机之名的出现,但是有关气机不畅的描述可以散见于历代文献之中,如东汉张仲景《金匮要略·呕吐哕下利病脉证治》云:"呕而肠鸣,心下痞者,半夏泻心汤主之。"[2]74 指出中焦气机壅滞可表现为呕吐、肠鸣、心下痞满等症状。隋代巢元方《诸病源候论》卷十三记载:"怒则气逆,甚则呕血,及食而气逆上也。喜则气和,荣卫行通利,故气缓焉。悲则心系急,

肺布叶举,使上焦不通,荣卫不散,热气在内,故气消也。恐则精却,精却则上焦闭,闭则气还,还则下焦胀,故气不行。"[3]68 指出人体的七情可导致气机失调。

唐代气机理论已被应用于中医临床实践之中,如唐代孙思邈《备急千金要方》卷十二:"温胆汤治大病后虚烦不得眠,此胆寒故也,宜服之方。半夏、竹茹、枳实(各二两),橘皮(三两),甘草(一两),生姜(四两),上六味哎咀,以水八升煮取二升,分三服。"[4]270 温胆汤运用枳壳、橘皮等理气化痰之药物,通过调畅中焦之气机来达到治疗作用。

"气机"作为本词的规范名,始见于宋代赵佶《圣济总录》卷四:"矧夫中央之地,阴阳所交,风雨所会,其地平以湿,其民食杂而不劳,其病多痿厥寒热,故导引按跷之术,本从中央来,盖斡旋气机,周流营卫,宣摇百关,疏通凝滞,然后气运而神和。"[5]351 这里的"气机"即指气的运动。其后的相关著作即沿用该书记载,以"气机"为规范名记载本词,含义与前代相同。如元代滑寿《十四经发挥·序》:"今吾友滑君起而继之,凡四家微辞秘旨,靡不贯通,发挥之作,必将与其书并传无疑也,呜呼!囊龠一身之气机,以补以泻,以成十全之功者,其唯针砭之法乎。"[6]2 指出针灸可以调理气机的运动。

明清时期,医家继续沿用"气机"之名作为本词的规范名,如明代朱橚《普济方》卷二百五:"(人参散出《圣惠方》)治五噎,胃脘气滞,心胸满闷,咽喉中噎塞,气机不运,不能下食。"[7]2955 指出人参散可以治疗气机不运。其他沿用"气机"之名的文献还有:明代张景岳《景岳全书》[8]119,清代潘辑《医灯续焰》[9]8、李中梓《病机沙篆》[10]7、张志聪《黄帝内经素问集注》[11]52、吴鞠通《温病条辨》[12]119 等。

现代文献中,我国中医名词术语权威著作如《中医药学名词》[13]6、国标《中医基础理论术语》[14]33 均以"气机"为规范名。中医药类教材如《中医基础理论》(曹洪欣)[15]19、《中医基础理

论》（李德新）[16]131、《中医基础理论》（孙广仁）[17]73 等也以"气机"为正名。辞书类著作如《中医大辞典》[18]272《中医辞海》[19]606《中医药常用名词术语辞典》[20]60 等均以"气机"作为规范名。已经广泛应用于中医药学文献的标引和检索的《中国中医药学主题词表》[21]657 也以"气机"作为正式主题词。说明"气机"作为规范名称已成为共识。

总之，《内经》中虽无"气机"之名，但有很多关于气机的论述。"气机"一名最早出现在宋代赵佶《圣济总录》。其后的著作大多沿用"气机"一词。现代著作中也均以"气机"作为规范名。因此，以"气机"作为规范名词符合名词定名的约定俗成和协调一致原则。

五、文献辑录

《素问·六微旨大论》："非出入，则无以生、长、壮、老、已；非升降，则无以生、长、化、收、藏。是以升降出入，无器不有，出入废，则神机化灭；升降息，则气立孤危。"[1]369

"生气通天论"："大怒则形气绝，而血菀于上，使人薄厥。"[1]14

"阴阳应象大论"："其高者，因而越之；其下者，引而竭之；其在皮者，汗而发之；其实者，散而泻之。"[1]30

《金匮要略·呕吐哕下利病脉证治》："呕而肠鸣，心下痞者，半夏泻心汤主之。"[2]74

《诸病源候论》卷十三："怒则气逆，甚则呕血，及食而气逆上也。喜则气和，荣卫行通利，故气缓焉。悲则心系急，肺布叶举，使上焦不通，荣卫不散，热气在内，故气消也。恐则精却，精却则上焦闭，闭则气还，还则下焦胀，故气不行。"[3]68

《备急千金要方》卷十二："温胆汤治大病后虚烦不得眠，此胆寒故也，宜服之方。半夏、竹茹、枳实（各二两），橘皮（三两），甘草（一两），生姜（四两）。上六味㕮咀，以水八升煮取二升，分三服。"[4]270

《圣济总录》卷四："矧夫中央之地，阴阳所交，风雨所会，其地平以湿，其民食杂而不劳，其病多痿厥寒热，故导引按跷之术，本从中央来，盖斡旋气机，周流营卫，宣摇百关，疏通凝滞，然后气运而神和。"[5]351

《十四经发挥·序》："今吾友滑君起而继之，凡四家微辞秘旨，靡不贯通，发挥之作，必将与其书并传无疑也，呜呼！橐龠一身之气机，以补以泻，以成十全之功者，其唯针砭之法乎。"[6]2

《普济方》卷二百五："（人参散出《圣惠方》）治五噎，胃脘气滞，心胸满闷，咽喉中噎塞，气机不运，不能下食。"[7]2955

《景岳全书》："六曰劳逸，乃男女之气机也。劳者气散而怯，逸者气聚而坚，既可为破敌之兵机，亦可为种植之农具，动得其宜，胜者多矣。"[8]119

《医灯续焰》卷一："今即以一弦脉论之。若过于微弦而太弦，是谓太过。太过则气实强，气实强则气鼓于外，而病生于外。若不及于微弦而不弦，是谓不及，不及则气虚微。气虚微则气馁于内，而病生于内。其钩毛石之太过不及，病亦犹是。今不但不见春弦之太过不及，而反见毛浮之秋脉。当升而反降，当生而反杀。气机大逆，神转不回，是谓克贼，未有不病而死者。春木既为金克，金日邪旺，正何以堪，故死于此。五脏皆以此理推之，自无差失。"[9]8

《病机沙篆》卷上："噎者饮食入咽，阻滞不通，梗塞难下，皆咽喉闭塞之貌，由于悲思过度、忧怒不节，则气机凝阻、清浊相干，违其运行之常，乃成噎塞。"[10]7

《黄帝内经素问集注》卷三："盖荣卫气机，从内达外。风寒之邪，从外内侵，荣卫受伤，则脉气反陷。然犹藉其根气盛强，则邪随正而复出于外。若正气虚甚，邪惟内侵，邪盛正虚，必死之候也。"[11]52

《温病条辨》卷二："秽湿着里，舌黄脘闷，气机不宣，久则酿热，三加减正气散主之。"[12]119

《中医辞海》："气机：基础理论名词。泛指气的功能活动，用以概括各脏器的生理性或病理性活动。生理性主要有推动、温煦、防御、固摄、气化等作用,病理性如气机失调、气机阻滞等。"[19]606

《中医基础理论》(李德新):"气的运动称为气机,是自然界一切事物发生发展变化的根源。气化活动是以气机升降出入运动而体现出来的。"[16]131

《中医药常用名词术语辞典》:"气机:气的运动,以升、降、出、入为基本形式。人体之气的不断运动,无处不至,流行于脏腑组织器官,从而发挥它的推动、温煦、固摄、防御、气化等作用。气的正常运行及升降出入的协调平衡,即为'气机条畅'。若气的运行不畅及升降出入运动失常,则气机失调可出现气滞、气逆、气陷、气闭、气脱等病变。"[20]60

《中医基础理论》(曹洪欣):"气的运动称为气机。人体之气处于不断的运动之中,它流行于全身各脏腑、经络等组织器官,无处不到,时刻激发和推动人体各脏腑组织的生理活动。气的运动一旦停止,就失去了维持自身生命活动的作用,人的生命活动也就终止了。"[15]19

《中医大辞典》:"气机指人体内气的正常运行机制,包括脏腑经络等的功能活动。人体气机活动的基本形式主要为升降出入,若气机的升降出入失常,则可出现气逆、气郁、气滞、气陷、气闭甚至气泄气脱等病变。"[18]272

《中医药学名词》:"气机……气的运动,以升、降、出、入为基本形式。"[13]6

《中医基础理论术语》:"气机……气的运动。"[14]33

《中医基础理论》(孙广仁):"气的运动称作气机。人体之气是不断运动着的活力很强的极细微物质,它流行全身,内至五脏六腑,外达筋骨皮毛,发挥其生理功能,推动和激发人体的各种生理活动。"[17]73

《中国中医药学主题词表》:"气机属气血精津液气的运动,以升降出入为基本形式。"[21]657

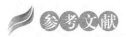

参考文献

[1] 未著撰人.素问[M].何文彬,谭一松校注.北京:中国医药科技出版社,1998:14,30,369.

[2] [汉]张仲景.金匮要略[M].北京:中国医药科技出版社.2013:74.

[3] [隋]巢元方.诸病源候论[M].鲁兆麟主校.沈阳:辽宁科学技术出版社,1997:68.

[4] [唐]孙思邈.备急千金要方[M].鲁瑛,梁宝祥,高慧,校注.太原:山西科学技术出版社,2010:270.

[5] [宋]赵佶.圣济总录[M].北京:人民卫生出版社,1962:351.

[6] [元]滑寿.十四经发挥[M].李玉清主校.北京:中国医药科技出版社,2011:2.

[7] [明]朱橚.普济方[M].北京:人民卫生出版社,1959:2955.

[8] [清]潘楫.医灯续焰[M].何源注,闫志安,张黎临校注.北京:中国中医药出版社,1997:8.

[9] [清]李中梓.病机沙篆[M].上海:上海校经山房印行,1978:7.

[10] [清]张志聪.黄帝内经素问集注[M].王宏利,吕凌校注.北京:中国医药科技出版社,2014:52.

[11] [明]张介宾.景岳全书[M].赵立勋校.北京:人民卫生出版社,1991:119.

[12] [清]吴瑭.温病条辨[M].张志斌校点.福州:福建科学技术出版社,2010:93.

[13] 中医药学名词审定委员会.中医药学名词[M].北京:科学出版社,2005:6.

[14] 中华人民共和国质量监督检验检疫总局,中国国家标准化管理委员会.中医基础理论术语(GB/T 20348—2006)[M].北京:中国标准出版社,2006:33.

[15] 曹洪欣.中医基础理论[M].北京:中国中医药出版社.2004:19.

[16] 李德新.中医基础理论[M].北京:人民卫生出版社,2001:131.

[17] 孙广仁.中医基础理论[M].北京:中国中医药出版社,2007:73.

[18] 李经纬,余瀛鳌,蔡景峰,等.中医大辞典[M].北京:人民卫生出版社,2005:272.

[19] 袁钟,图娅,彭泽邦,等.中医辞海[M].北京:中国医药科技出版社,1995:606.

[20] 李振吉.中医药常用名词术语辞典[M].北京:中国中医药出版社,2001:60.

[21] 吴兰成.中国中医药学主题词表[M].北京:中医古籍出版社,2008:657.

(金芳芳　王梦婷　徐变玲)

气为血帅

qì wéi xuě shuài

一、规范名

【汉文名】气为血帅。

【英文名】qi being commander of blood。

【注释】气对血有推动、统摄和化生等作用,具体表现为气能生血,气能行血,气能摄血。

二、定名依据

"气为血帅"这一名词最早出现于清代汪昂《本草备要》,而相关概念最早见于东汉《难经》,至明代李时珍《本草纲目》总结提出"气者血之帅也"。自汪昂提出"气为血帅"之后,医家们大多沿用以之为正名,如清代《成方切用》《沈氏女科辑要》《温病条辨》《医述》《本草思辨录》等。说明以"气为血帅"为规范名已达成共识,符合术语定名的约定俗成原则。

虽然之后在清代程文囿《程杏轩医案》出现本词别称"气为血之帅",但较之"气为血帅","气为血之帅""气者血之帅也"作为名词略为冗长,而"气为血帅"更加简明易懂,符合术语定名的简明性原则。

现代相关著作,如国家标准《中医基础理论术语》,辞书《中医辞海》《中医药常用名词术语辞典》和《中国中医药学术语集成·基础理论与疾病》,以及全国高等中医药院校教材《中医基础理论》等均以"气为血帅"作为规范名。同时,已经广泛应用于中医药学文献标引和检索的《中国中医药学主题词表》也以"气为血帅"作为正式主题词。这些均说明"气为血帅"作为规范名已成为共识。

全国科学技术名词审定委员会审定公布的《中医药学名词》已以"气为血帅"作为规范名,

所以"气为血帅"作为规范名也符合术语定名的协调一致原则。

三、同义词

【曾称】"气者血之帅也"(《本草纲目》);"气为血之帅"(《程杏轩医案》)。

四、源流考释

"气为血帅"概念的有关记载始见东汉《难经·二十二难》:"《经》言脉有是动,有所生病。一脉变为二病者,何也?然:《经》言是动者,气也;所生病者,血也。邪在气,气为是动;邪在血,血为所生病,气主煦之。血主濡之。气留而不行者,为气先病也;血壅而不濡者,为血后病也。故先为是动,后所生病也。"[1]63 说明气有推动、激发、固摄等作用,血有营养、滋润等作用。气是血液生成和运行的动力,血是气的化生基础和载体。

自汉代以后直至明代,这一概念代有发挥,后李时珍明确提出了"气者血之帅也",如在《本草纲目》卷五十二记载:"人血……血之与气,异名同类;清者为营,浊者为卫,营行于阴,卫行于阳;气主煦之,血主濡之。血体属水,以火为用,故曰气者血之帅也。气升则升,气降则降;气热则行,气寒则凝。"[2]1202 说明血液的化生、运行都离不开气的作用。气的推动作用是血液循环的动力,气行则血行,气滞则血瘀。

"气为血帅"作为本词的名称始见于清代汪昂《本草备要·谷菜部》:"葱……气通则血活(气为血帅),故治吐血衄血,便血痢血(《食医心镜》:葱煮粥食,治赤白痢,薤粥亦良),折伤血出(火煨研封,止痛无瘢),乳痈风痹,通乳安胎(妇人妊娠伤寒,葱白一物汤,发汗而安胎,加生姜亦佳)。"[3]215 其后的相关著作有的称之为"气者血之帅也",如清代丁锦《古本难经阐注》曰："《经》言脉有是动,有所生病……此章言血病必由于气病,气者血之帅也,脉者气之充也,气先病脉即应之,故《经》言是动者气也。血后病,病可验之,故曰所生病者血也。"[4]27 有的称之为"气为血帅",如吴仪洛《成方切用》记载:"妇人多忧郁,故气病为多。气为血帅,气滞则血亦不能行,故月候不调。"[5]413 沈尧封《沈氏女科辑要》卷上曰:"方约之曰:妇人不得自专,每多忿怒,气结则血亦枯。王孟英按:此至言也。气为血帅,故调经必先理气。然理气不可徒以香燥也,盖郁怒为情志之火,频服香燥,则营阴愈耗矣。"[6]3 吴鞠通《温病条辨》卷一记载:"寒热,热伤于表也;舌白不渴,湿伤于里也;皆在气分,而又吐血,是表里气血俱病,岂非暑瘵重证乎?此证纯清则碍虚,纯补则碍邪,故以清络饮清血络中之热,而不犯手;加杏仁利气,气为血帅故也。"[7]42 程文囿《医述》卷六曰:"内因伤损,其治更繁,若嗔怒而动及肝阳,血随气逆者,用缪氏气为血帅法。"[8]395 周岩《本草思辨录》卷一曰:"桔梗……气为血帅,气利则血亦利,故桔梗汤并主血痹。"[9]28 张乃修《张聿青医案》卷七记载:"气郁……营阴不足,厥气有余。腹中有形,发则嗳噫痛胀,阳气上旋,耳鸣眩晕。经事不调。气为血帅,调血当先调气也。"[10]107

同时又出现了本词的又称"气为血之帅",如程文囿《程杏轩医案·续录》记载:"现今胃气空虚,呕吐恶闻药气,焉能强进?考古人治血气两伤之候,先当益气,气为血之帅也。"[11]99 唐宗海在其《血证论》卷二记载:"盖人身之气游于血中,而出于血外,故上则出为呼吸,下则出为二便,外则出于皮毛而为汗。其气冲和则气为血之帅,血随之而运行,血为气之守,气得之而静谧,气结则血凝,气虚则血脱。"[12]16《资生集》卷一记载:"调经莫先于调气,气为血之帅,气热则热,气寒则寒。气升则升,气降则降,气凝则凝,气滞则滞,气虚则虚,气实则实。"[13]4

现代有关著作均沿用《本草备要》的记载以"气为血帅"作为本词正名,如《中医药学名词》[14]37《中医基础理论术语》[15]36《中医辞海》[16]608《中医药常用名词术语辞典》[17]64《中国中医药学主题词表》[18]659《中国中医药学术语集成·基础理论与疾病》[19]63《中医基础理论》[20]91《中国医学百科全书·中医学》[21]323 等。

总之,"气为血帅"的相关概念最早见于东汉《难经》中,至明代李时珍《本草纲目》明确提出了"气者血之帅也",而直至清代汪昂《本草备要》中才正式提出了本词的正名"气为血帅"。现代著作记载本词均沿用《本草备要》,以"气为血帅"为正名。

五、文献辑录

《难经·二十二难》:"《经》言脉有是动,有所生病。一脉变为二病者,何也?然:经言是动者,气也;所生病者,血也。邪在气,气为是动;邪在血,血为所生病,气主呴之。血主濡之。气留而不行者,为气先病也;血壅而不濡者。为血后病也。故先为是动,后所生病也。"[1]63

《本草纲目·人部第五十二卷》:"清者为营,浊者为卫,营行于阴,卫行于阳;气主煦之,血主濡之。血体属水,以火为用,故曰气者血之帅也。"[2]1202

《本草备要·谷菜部》:"葱……气通则血活(气为血帅),故治吐血衄血,便血痢血(《食医心镜》:葱煮粥食,治赤白痢,薤粥亦良),折伤血出(火煨研封,止痛无瘢),乳痈风痹,通乳安胎(妇人妊娠伤寒,葱白一物汤,发汗而安胎,加生姜亦佳)。"[3]215

《古本难经阐注》:"《经》言脉有是动,有所生病……此章言血病必由于气病,气者血之帅也,脉者气之充也,气先病脉即应之,故《经》言是动者气也。血后病,病可验之,故曰所生病者血也。"[4]27

《程杏轩医案·续录》:"现今胃气空虚,呕吐恶闻药气,焉能强进?考古人治血气两伤之候,先当益气,气为血之帅也。"[11]99

《成方切用》:"妇人多忧郁,故气病为多。气为血帅,气滞则血亦不能行,故月候不调。"[5]413

《沈氏女科辑要》卷上:"方约之曰:妇人不得自专,每多忿怒,气结则血亦枯。王孟英按:此至言也。气为血帅,故调经必先理气。然理气不可徒以香燥也,盖郁怒为情志之火,频服香燥,则营阴愈耗矣。"[6]3

《温病条辨》卷一:"寒热,热伤于表也;舌白不渴,湿伤于里也;皆在气分,而又吐血,是表里气血俱病,岂非暑瘵重证乎?此证纯清则碍虚,纯补则碍邪,故以清络饮清血络中之热,而不犯手;加杏仁利气,为血帅故也。"[7]42

《医述》卷六:"内因伤损,其治更繁,若嗔怒而动及肝阳,血随气逆者,用缪氏气为血帅法。"[8]395

《血证论》卷二:"盖人身之气游于血中,而出于血外,故上则出为呼吸,下则出为二便,外则出于皮毛而为汗。其气冲和则气为血之帅,血随之而运行,血为气之守,气得之而静谧,气结则血凝,气虚则血脱。"[12]16

《资生集》卷一:"调经莫先以调气,气为血之帅,气热则热,气寒则寒。气升则升,气降则降,气凝则凝,气滞则滞,气虚则虚,气实则实。"[13]4

《本草思辨录》卷一:"桔梗……气为血帅,气利则血亦利,故桔梗汤并主血痹。"[9]28

《张聿青医案》卷七:"气郁……营阴不足,厥气有余。腹中有形,发则嗳噫痛胀,阳气上旋,耳鸣眩晕。经事不调。气为血帅,调血当先调气也。"[10]107

《中医辞海》:"气为血帅……基础理论名词。指气对血的推动、统摄和化生的作用。气为阳,是运行的动力;血为阴,是物质的基础。气行血亦行,气虚血亦虚,气滞血亦滞,脾气虚则血失统摄而溢,气火盛则迫血妄行而泄。"[16]608

《中国医学百科全书·中医学》:"气为血帅……主要表现在如下几个方面:气能生血、气能行血、气能摄血。"[21]323

《中医药常用名词术语辞典》:"气为血帅……气血关系。源《本草纲目》卷五十二。气对血的推动、统摄和化生等作用。气属阳,血属

阴,血液的化生、运行都离不开气的作用。具体表现在三个方面:气能行血,气能摄血,气能生血。气的推动作用是血液循行的动力,气行则血行,气滞则血瘀;气对血液又有固摄作用,使其行于脉中而不致溢于脉外;气能化生血液,气化作用是血液生成的动力。营气、水谷精微是生成血液的基本物质。气虚不能化生血液可致血少;气虚不摄,血溢脉外而为离经之血;气虚推动无力,气滞血行不畅可致血瘀。故临床上针对气与血的密切关系,治疗上采用益气摄血、补气生血、行气活血、益气固脱等都是这种理论的运用。"[17]64

《中医药学名词》:"气为血帅……气对血有推动、统摄和化生等作用,具体表现为气能生血,气能行血,气能摄血。"[14]37

《中国中医药学术语集成·基础理论与疾病》:"气为血帅……气能行血,气能摄血,故气是血的统帅。"[19]63

《中医基础理论术语》:"气为血帅……气对血的推动、统摄和化生作用。"[15]36

《中医基础理论》:"气有推动、激发、固射等作用,血有营养、滋润等作用。故《难经·二十二难》说:'气主呴之,血主濡之。'气是血液生成和运行的动力,血是气的化生基础和载体,因而有'气为血之帅,血为气之母'的说法。"[20]91

《中国中医药学主题词表》:"气为血帅……属气血精津液……气对血有推动、统摄和化生等作用具体表现为气能生血、气能行血、气能摄血。"[18]659

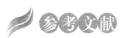 参考文献

[1] [春秋]秦越人.难经[M].柴铁劬,付漫娣校注.北京:科学技术文献出版社,2010:63.

[2] [明]李时珍.本草纲目[M].张守康,张向群,王国辰主校.北京:中国中医药出版社,1998:1202.

[3] [清]汪昂.本草备要[M].余力,陈赞育校注.北京:中国中医药出版社,1998:215.

[4] [清]丁锦.古本难经阐注[M].上海:科技卫生出版

社,1959：27.

[5] [清]吴仪洛.成方切用[M].李志庸,廖俊翔,支济靓校注.北京：中医古籍出版社,2013：413.

[6] [清]沈又彭.沈氏女科辑要[M].陈丹华点注.南京：江苏科学技术出版社,1983：3.

[7] [清]吴瑭.温病条辨[M].张志斌校点.福州：福建科学技术出版社,2010：42.

[8] [清]程杏轩.医述[M].李明回,王乐匋校注.合肥：安徽科学技术出版社,1983：395.

[9] [清]周岩.本草思辨录[M].邹运国点校.北京：人民军医出版社,2015：28.

[10] [清]张乃修.张聿青医案[M].国华校注.北京：中国医药科技出版社,2014：107.

[11] [清]程杏轩.杏轩医案[M].储全根,李董男校注.北京：中国中医药出版社,2009：99.

[12] [清]唐容川.血证论[M].谷建军校注.北京：中国医药科技出版社,2011：16.

[13] [清]佚名撰.资生集[M].郭永洁点校.上海：上海科学技术出版社,2004：4.

[14] 中医药学名词审定委员会.中医药学名词[M].北京：

科学出版社,2005：37.

[15] 中华人民共和国质量监督检验检疫总局,中国国家标准化管理委员会.中医基础理论术语(GB/T 20348—2006)[M].北京：中国标准出版社,2006：36.

[16] 袁钟,图娅,彭泽邦,等.中医辞海[M].北京：中国医药科技出版社,1995：608.

[17] 李振吉.中医药常用名词术语辞典[M].北京：中国中医药出版社,2001：64.

[18] 吴兰成.中国中医药学主题词表[M].北京：中医古籍出版社,2008：659.

[19] 宋一伦,杨学智.基础理论与疾病[M]//曹洪欣,刘保延.中国中医药学术语集成.北京：中医古籍出版社,2005：63.

[20] 孙广仁.中医基础理论[M].北京：中国中医药出版社,2007：91.

[21] 《中医学》编辑委员会.中医学[M]//钱信忠.中国医学百科全书.上海：上海科学技术出版社,1997：323.

（王梦婷）

1 · 050

气血失调

qì xuè shī tiáo

一、规范名

【中文名】气血失调。

【英文名】imbalance of qi and blood。

【注释】气血的生成、代谢和功能异常,以及气血互根互用关系失调的病理变化。

二、定名依据

气血失调一词首见于《眼科阐微》,此前相关术语的记载有"血气不和""气血失常""气血不和"等,现在大多作为别名或俗称。

《内经》言"血气不和",《诸病源候论》言"气血不和",《普济方》谓"气血失常",与本术语含义相同,以"气血失调"一词来组成病机表述用语,能更准确描述气血之间的互根互用关系失去平衡的动态变化过程,符合术语定名的科学性原则。

《眼科阐微》之后,清代的《王九峰医案》《疡科纲要》亦使用"气血失调"一词。尽管气血失调一词始现于清代,然更易被理解接受,故"气血失调"作为规范名便于达成共识。

我国目前已出版的标准用书国标《中医基础理论术语》以"气血失调"一词来表述这名词；《WHO西太平洋地区传统医学名词术语国际标准》亦主张以"气血失调"作为规范名；已广泛应用于中医药文献的标引和检索的《中国中医药学主题词表》也以"气血失调"作为正式主题词；现代有代表性的辞书类著作如《中医辞海》《中医药常用名词术语辞典》《中医大辞典》等均以"气血失调"作为规范名记载；说明"气血失调"作为正名已达成共识,符合名词定名的约定俗成原则。

我国 2005 年出版的由全国科学技术名词审定委员会审定公布的《中医药学名词》已以"气血失调"作为规范名。所以"气血失调"作为规范名也符合术语定名的协调一致原则。

三、同义词

【又称】"血气不和"（《素问》）；"气血不和"（《诸病源候论》）；"气血失常"（《普济方》）。

四、源流考释

"气血失调"作为气血的生成、代谢和功能异常，以及气血互根互用关系失调的病理变化的相关记载始见于《内经》。《素问·调经论》曰："血气不和，百病乃变化而生。"[1]321 此"血气不和"即指气血互根互用关系失调的病理变化，与疾病的发生发展有着密切的关系，义与"气血失调"同。

晋唐时期，首次使用"气血不和"一词。例如隋代巢元方《诸病源候论》卷之三十一云："漏腋候……此亦是气血不和，为风邪所搏，津液蕴瘀，故令湿臭。"[2]144 认为"漏腋候"乃气血不和所导致，首次将气血关系异常的病理变化命名为"气血不和"。

宋金元时期，沿用"血气不和""气血不和"。如宋代王怀隐《太平圣惠方》卷八十五曰："治小儿急惊风诸方……夫小儿急惊风者，由气血不和，夙有实热，为风邪所乘，干于心络之所致也。"[3]182 显然论小儿急惊风乃气血互根互用关系失调所致。《太平圣惠方》卷七十三："治妇人赤白带下诸方……治妇人血气不和，赤白带下，牛角䚡散方。"[3]104 此血气不和另指妇人月经病。宋代王衮《博济方》卷四："赤芍药散……治妇人气血不和，心胸烦闷，不思饮食，四肢少力，头目昏眩，身体疼痛。"[4]138 宋代赵佶《圣济总录》卷一百六十三云："治产后虚损，气血不和，腰痛难忍。治产后虚冷，气血不和腰痛。"[5]1547 《圣济总录》卷一百六十九："小儿血气不和，宿有实热，若为风邪所乘，则热盛血乱，血气相并，

则神舍不安，故猝然而惊，古人所谓阳痫者是也。"[5]1602 宋代陈无择《三因极一病证方论》卷九："一握七丸治脏腑宿蕴风冷，气血不和，停滞宿饮，结为癥瘕痃块；及妇人血瘕，肠胃中塞，饮食不下，咳逆胀满；及下利赤白，霍乱转筋；及躄蹩拳挛，腰脊脚膝疼痛，行步不能。"[6]122 金代张子和《儒门事亲》卷十一："产后亦无一切虚热气血不和之疾。"[7]270 均以气血不和概括气血的生成、代谢和功能异常所导致的病理变化。宋代陈自明《妇人大全良方》卷六："赤芍药散治妇人气血不和，心胸烦闷，不思饮食，四肢少力，头目昏眩，身体疼痛。"[8]121 宋代陈自明《妇人大全良方》卷七："陈氏二神丸 治妇人血气不和，作痛不止，及下血无时，月水不调。"[8]159 宋代陈自明《妇人大全良方》卷十二："若气血不和则精神衰弱，故邪毒之气得以中之。"[8]259 陈自明论述了妇人气血不和，可导致肝失疏泄的心胸烦闷；亦见脾失健运的不思饮食，四肢无力；清阳不升，清窍被扰的头目昏眩；以及月水不调精神情志的异常。宋代杨士瀛《仁斋直指方论》卷三："寒热，作痢，气血不和。"[9]135 元代危亦林《世医得效方》卷四："一握七丸治脏腑宿蕴风冷，气血不和，停滞宿饮，结为癥瘕痃块。"[10]62 《世医得效方》卷一："妇人产前产后，血气不和。产前产后，血气不和，入荆芥。"[10]163 《太平圣惠方》《圣济总录》《妇人大全良方》《世医得效方》均同时见到了"血气不和""气血不和"，其含义没有太大的区别。

明清时期，"气血失调"一词开始出现。清代马化龙《眼科阐微》卷三描述："夫胎前产后，多因气血失调，以致燥火上攻，阴阳涩滞，或风邪乘虚，邪火浸淫，七情抑郁，六气引邪。"[11]61 首次以"气血失调"一词概括气血运行失调的功能异常及病理变化。其后，有的著作使用"气血失调"一词。例如清代王九峰《王九峰医案》副卷二记载："妇人腹中沉坠，肝脾气血失调，病延已久，治之不易。"[12]195 清代张山雷著《疡科纲要》卷上阐释："结代之脉……结为无定之止，尚

是气血失调,偶然停顿;代为有定之止,竟是脏气缺陷,习为故常。"[13]34 有的著作仍沿用"血气不和""气血不和"。例如明代朱橚《普济方》卷一百七十五曰:"若久不瘥,则经络痞塞,气血不和,四肢时作寒热。"[14]2172《普济方》卷二百四十再曰:"行气散,治血气不和,脚气频发。"[14]3894 类似的著作尚有明代徐春甫《古今医统大全》[15]563、楼英《医学纲目》[16]53、杨继洲原著及靳贤补辑重编《针灸大成》[17]385、王肯堂《证治准绳》[18]382、缪希雍《神农本草经疏》[19]136、倪朱谟《本草汇言》[20]211、清代冯兆张《冯氏锦囊秘录》[21]489、薛雪《医经原旨》[22]155、程国彭《医学心悟》[23]119 等。还有的著作使用"气血失常"一词。例如明代朱橚《普济方》卷八十七又曰:"气血失常,乱于胸中,壅于经络。"[14]3 明代李中梓《医宗必读》卷之九述:"督与肝二经并循阴器,系廷孔,病则营卫不至,气血失常,莫能约束水道之窍,故遗失不禁。"[24]335 清代沈金鳌《杂病源流犀烛》卷七记载:"肝督二经之脉,并循阴器系廷孔,病则营卫不至,气血失常,莫能约束水道之窍,故遗溺不止也(肝病宜川芎、归身、泽泻、白芍,督脉病宜荆芥、黄连、防风)。"[25]111 均用气血失常来表述气血互根互用关系失调的病理变化。这一时期的特点是相关的词语同时存在。

现代著作中,《中国中医药学术语集成·基础理论与疾病》[26]64 一书中同时出现了"气血不和""气血失衡"一词,并就此名词给出了不同的解释。"气血不和"指气血之间失去正常的协调关系,不能和洽、畅通的病机。"气血失衡"指气血的生成、运行异常,或气血的生理功能异常,或气血间的相互关系异常的病机。除此之外大都沿用"气血失调"一词。如《中医辞海》[27]610《中医药常用名词术语辞典》[28]64、国标《中医基础理论术语》[29]60《中国中医药学主题词表》[30]661《WHO 西太平洋地区传统医学名词术语国际标准》[31]55《中医大辞典》[32]320 均以"气血失调"作为规范名记载,因此将气与血及其相互关系异常的病理变化定名为气血失调,已达成共识。

总之,"血气不和"(《素问·调经论》)、"气血不和"(《诸病源候论》)、"气血失常"(《普济方》)与"气血失调"为同一概念。我国中医药学名词审定委员会审定公布《中医药学名词》[33]49 的释义:"气血失调:气血的生成、代谢和功能异常,以及气血互根互用关系失调的病理变化。"该释义客观、准确地表达了"气血失调"的科学内涵和本质属性,因而应以"气血失调"为规范名;以"血气不和""气血不和""气血失常"为又称。

五、文献辑录

《素问·调经论》:"血气不和,百病乃变化而生。"[1]321

《诸病源候论》卷三十一:"漏腋候……此亦是气血不和,为风邪所搏,津液蕴瘀,故令湿臭。"[2]144

《太平圣惠方》卷七十三:"治妇人赤白带下诸方……治妇人血气不和。"[3]104

卷八十五:"治小儿急惊风诸方……夫小儿急惊风者,由气血不和,夙有实热,为风邪所乘,干于心络之所致也。"[3]182

《博济方》卷四:"赤芍药散……治妇人气血不和,心胸烦闷,不思饮食,四肢少力,头目昏眩,身体疼痛。"[4]138

《圣济总录》卷一百六十三:"产后腰痛治产后虚损,气血不和,腰痛难忍,治产后虚冷,气血不和腰痛。"[5]1547

卷一百六十九:"小儿血气不和,宿有实热,若为风邪所乘,则热盛血乱,血气相并,则神舍不安,故猝然而惊,古人所谓阳痫者是也。"[5]1602

《三因极一病证方论》卷九:"一握七丸……治脏腑宿蕴风冷,气血不和,停滞宿饮,结为癥瘕痞块;及妇人血瘕,肠胃中塞,饮食不下,咳逆胀满;及下利赤白,霍乱转筋;及蹩躄拳挛,腰脊脚膝疼痛,行步不能。"[6]122

《儒门事亲》卷十一:"产后亦无一切虚热气血不和之疾。"[7]270

《妇人大全良方》卷六："赤芍药散……治妇人气血不和，心胸烦闷，不思饮食，四肢少力，头目昏眩，身体疼痛。"[8]121

卷七："陈氏二神丸……治妇人血气不和，作痛不止，及下血无时，月水不调。"[8]159

卷十二："若气血不和则精神衰弱，故邪毒之气得以中之。"[8]259

《仁斋直指方论》卷三："寒热，作痢，气血不和。"[9]135

《世医得效方》卷一："妇人产前产后，血气不和。产前产后，血气不和，入荆芥。"[10]163

卷四："一握七丸 治脏腑宿蕴风冷，气血不和，停滞宿饮，结为癥瘕痞块。"[10]62

《眼科阐微》卷三："夫胎前产后，多因气血失调，以致燥火上攻，阴阳涩滞，或风邪乘虚，邪火浸淫，七情抑郁，六气引邪。"[11]61

《王九峰医案》副卷二："妇人腹中沉坠，肝脾气血失调，病延已久，治之不易。"[12]195

《疡科纲要》卷上："结代之脉……结为无定之止，尚是气血失调，偶然停顿；代为有定之止，竟是脏气缺陷，习为故常。"[13]34

《普济方》卷八十七："气血失常，乱于胸中，壅于经络。"[14]3

卷一百七十五："若久不瘥，则经络痞塞，气血不和，四肢时作寒热。"[14]2172

卷二百四十："行气散……治血气不和，脚气频发。"[14]3894

《古今医统大全》卷之九："此亦风邪搏于皮肤之间，气血不和所生也。"[15]563

《医学纲目》卷九："调摄宜禁气血不和，不足以复此生意。"[16]53

《针灸大成》卷十："运五经，动五脏之气，肚胀，上下气血不和，四肢掣，寒热往来，去风除腹响。"[17]385

《证治准绳》第五册："分气饮……治脾胃虚弱，气血不和，胸膈不利，或痰气喘嗽，饮食少思。"[18]382

《神农本草经疏》卷九："延胡索……妇人月经之所以不调者，无他，气血不和因而凝滞，则不能以时至，而多后期之证也。"[19]136

《本草汇言》卷三："红蓝花……又如经闭不通而寒热交作，或过期腹痛而紫黑淋漓，或跌扑损伤而气血瘀积，或疮疡痛痒而肿溃不安，是皆气血不和之证，非红花不能调。"[20]211

《冯氏锦囊秘录》卷十九："（痈疽）若误认毒为有迹之物，寒凉攻削，则阴滞之毒，势必愈致其危，即阳盛之毒，亦必难溃难长，盖由气血不和而致病，岂可更令气血不调而增病乎！痈疽之生，始于喜怒哀乐之不时，饮食居处之不节，或金石草药之发动。"[21]489

《医经原旨》卷三："冲脉挟脐上行，至于胸中，故其气不顺则膈塞逆，气血不和则胸腹里急也。"[22]155

《医学心悟》卷三："方按，女人经水不调，乃气血不和，其病尤浅。"[23]119

《医宗必读》卷九："督与肝二经并循阴器，系廷孔，病则营卫不至，气血失常，莫能约束水道之窍，故遗失不禁。"[24]335

《杂病源流犀烛》卷七："肝督二经之脉，并循阴器系廷孔，病则营卫不至，气血失常，莫能约束水道之窍，故遗溺不止也（肝病宜川芎、归身、泽泻、白芍，督脉病宜荆芥、黄连、防风）。"[25]111

《中医辞海》："气血失调……基础理论名词。气与血失去相互协调作用的病机。生理上，气血是相依相附的，气以生血，血以养气，气为血帅，血为气母。人若有病，气病可以影响血病，血病可以影响气病。如气滞可致血滞，血滞亦可致气滞，出现疼痛、血瘀等证；气逆可致血逆而上溢，出现吐血、咯血、衄血等症；气虚不能统摄血液，可使血不循经而见便血、尿血、月经不调、崩漏、皮下出血等症。临床上凡是久痛、厥逆、月经不调、慢性出血等病证，多与气血失调有关。"[27]610

《中医药常用名词术语辞典》："气血失调……病机。气与血失去相互协调。生理上，气与血之间具有互相滋生、互相为用的关系。

血对气有濡养和运载作用，气对血有温煦、推动、统摄和化生的作用。病理上，血病可以导致气病，气病也可以导致血病。如气滞可致血瘀，气虚亦可致血瘀，气逆则血亦随之而上逆；血脱可致气脱，血瘀则气亦必随之而郁滞。气血失调主要表现为气滞血瘀、气虚血瘀、气不摄血、气随血脱以及气血两虚等方面。"[28]64

《中医药学名词》："气血失调……气与血失去相互协调平衡的病理变化。"[33]49

《中国中医药学术语集成·基础理论与疾病》："气血不和……指气血之间失去正常的协调关系，不能和洽、畅通的病机。（中医基础理论）气血失衡……指气血的生成、运行异常，或气血的生理功能异常，或气血间的相互关系异常的病机（中医基础理论）。"[26]64

《中医基础理论术语》："气血失调……气与血及其相互关系异常的病理变化。"[29]60

《中国中医药学主题词表》："气血不和……属气血同病；属中医病机；指证候、亦指病机，不用/致病力气血相互为用的功能失调。气属于阳，血属于阴，两者之间的关系，犹如阴阳相随、相互依存、相互为用。气对于血，具有推动、温煦、化生、统摄的作用；血对于气，则具有濡养和运载等作用。气的虚衰和升降出入异常，必然影响及血，血的虚衰和血的运行失常时，也必然影响及气。1987D 气血失调。"[30]661

《WHO西太平洋地区传统医学名词术语国际标准》："Term disharmony of qi and blood Chinese……气血失调……Definition/Description any failure in the mutually coordinating relationship of qi and blood."[31]55

《中医大辞典》："气血失调……病机。气与血失去互相协调作用的病机。生理上，气血是相依相附的，气以生血，血以养气，气为血帅，血为气母。人若有病，气病可以影响血病，血病可以影响气病。如气滞可以致血滞，血滞亦可致气滞，出现疼痛，瘀血等症；气逆可致血逆而上溢，出现吐血、咯血、衄血等症；气虚不能统摄血液，

可使血不循经而见便血、尿血、月经不调、崩漏、皮下出血等症。临床上凡是久痛、厥逆、月经不调、慢性出血等病症，多与气血失调有关。"[32]320

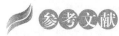 参考文献

［1］未著撰人.素问［M］.何文彬,谭一松校注.北京：中国医药科技出版社,1998：321.

［2］［隋］巢元方.诸病源候论［M］.沈阳：辽宁科学技术出版社,1997：144.

［3］［宋］王怀隐.太平圣惠方［M］.田文敬,等校注.郑州：河南科学技术出版社,2015：182,104.

［4］［宋］王衮.博济方［M］.上海：上海科学技术出版社,2003：138.

［5］［宋］赵佶.圣济总录［M］.王振国,杨金萍主校.上海：上海科学技术出版社,2016：1547,1602.

［6］［宋］陈无择.三因极一病证方论［M］.北京：人民卫生出版社,1957：122.

［7］［金］张从正.儒门事亲［M］.张宝春点校.沈阳：辽宁科学技术出版社,1997：270.

［8］［宋］陈自明.妇人大全良方［M］.天津：天津科学技术出版社,2003：121,159,259.

［9］［宋］杨士瀛.仁斋直指方论［M］.福州：福建科学技术出版社,1989：135.

［10］［元］危亦林.世医得效方［M］.北京：中国中医药出版社,1996：62,163.

［11］［清］马化龙.眼科阐微［M］.南京：江苏科学技术出版社,1984：61.

［12］［清］王九峰.王九峰医案［M］.上海：上海科学技术出版社,2004：195.

［13］［清］张山雷.疡科纲要［M］.上海：上海卫生出版社,1958：34.

［14］［明］朱橚.普济方［M］.北京：人民卫生出版社,1959：3,2172,3894.

［15］［明］徐春甫.古今医统大全［M］.北京：人民卫生出版社,1991：563.

［16］［明］楼英.医学纲目［M］.重庆：重庆大学出版社,1999：53.

［17］［明］杨继洲.针灸大成［M］.北京：人民卫生出版社,1963：385.

［18］［明］王肯堂.证治准绳［M］.沈阳：辽宁科学技术出版社,2007：382.

［19］［明］缪希雍.神农本草经疏［M］.北京：中国中医药出版社,1997：36.

［20］［明］倪朱谟.本草汇言［M］.戴慎,陈仁寿,虞舜点校.上海：上海科学技术出版社,2005：211.

［21］［清］冯兆张.冯氏锦囊秘录［M］.北京：中国中医药

出版社,1996:489.

[22] ［清］薛雪.医经原旨[M].上海:上海中医学院出版社,1992:155.

[23] ［清］程国彭.医学心悟[M].北京:中国中医药出版社,1996:119.

[24] ［明］李中梓.医宗必读[M].天津:天津科学技术出版社,199:335.

[25] ［清］沈金鳌.杂病源流犀烛[M].北京:中国中医药出版社,1994:111.

[26] 宋一伦,杨学智.基础理论与疾病[M]//曹洪欣,刘保延.中国中医药学术语集成.北京:中医古籍出版社,2005:64.

[27] 袁钟,图娅,彭泽邦,等.中医辞海[M].北京:中国医药科技出版社.1999:610.

[28] 李振吉.中医药常用名词术语辞典[M].北京:中国

中医药出版社,2001:64.

[29] 中华人民共和国国家质量监督检验检疫总局,中国国家标准化管理委员会.中医基础理论术语（GB/T 20348—2006)[M].北京:中国标准出版社,2006:60.

[30] 吴兰成.中国中医药学主题词表[M].北京:中医古籍出版社,2008:661.

[31] 世界卫生组织.WHO西太平洋地区传统医学名词术语国际标准[M].北京:北京大学医学出版社,2009:55.

[32] 李经纬,余瀛鳌,蔡景峰,等.中医大辞典[M].2版.北京:人民卫生出版社,2010:320.

[33] 中医药学名词审定委员会.中医药学名词[M].北京:科学出版社,2005:49.

（唐学敏）

1 · 051

升降出入

shēng jiàng chū rù

一、规范名

【汉文名】升降出入。

【英文名】 ascending, descending, exiting and entering.

【注释】气运动的四种基本形式。升降,是气的上下运动;出入,是气的内外运动。

二、定名依据

"升降出入"一词最早记载见于《内经》,其后历代著作均以之为正名,如宋代《圣济总录》,金代《素问玄机原病式》《儒门事亲》,明代《普济方》《本草纲目》《医方考》《医贯》,清代《医学真传》等,说明古代医家以"升降出入"为正名已达成共识,以"升降出入"为正名符合科技名词约定俗称原则。

现代相关著作,如国家标准《中医基础理论术语》,相关工具书《中医大辞典》《中国大百科全书·中国传统医学》《中医药常用名词术语辞典》《中国中医药学术语集成·基础理论与疾

病》,以及全国高等中医药院校教材《中医基础理论》等,均以"升降出入"作为规范名。说明"升降出入"作为规范名已成为共识。

全国科学技术名词审定委员会审定公布的《中医药学名词》已以"升降出入"作为规范名,所以"升降出入"作为规范名也符合术语定名的协调一致原则。

三、同义词

未见。

四、源流考释

"升降出入"一词的记载始见于《内经》,如该书《素问·六微旨大论》:"出入废则神机化灭,升降息则气立孤危。故非出入则无以生长壮老已;非升降则无以生长化收藏。是以升降出入,无器不有。故器者生化之宇,器散则分之,生化息矣。故无不出入,无不升降。化有小大,期有近远,四者之有,而贵常守,反常则灾害至矣。"[1]131,132描述的就是气的"升降出入"的运

219

动变化。可见"升降出入"是万物变化的根本，是生命活动的体现。一旦升降出入失去协调平衡，就会出现各种病理变化，而升降出入止息，则生命活动也就终止。可见气的升降出入运动变化对我们人体的重要性。

自《内经》提出"升降出入"一词后，其后历代著作均沿用《内经》记载的名称，但内涵更加丰富，如唐代王冰的《黄帝内经素问》[2]113。宋金元时期，关于"升降出入"的记载沿用《内经》，但其内涵不仅仅局限于人体之气的运动变化，更体现在指导人们养生。如宋代赵佶《圣济总录》卷四曰："圣人谓呼吸精气，独立守神，然后能寿敝天地，调和阴阳，积精全神，然后能益其寿命，盖大而天地。小而人物，升降出入，无器不有，善摄生者，惟能审万物出入之道，适阴阳升降之理，安养神气，完固形体，使贼邪不得入，寒暑不能袭，此导引之大要也。"[3]184 提出养生之道，则是要顺应天地万物出入的变化，安养形体，从而避免身体受到灾害。金代刘完素《素问玄机原病式·六气为病》记载："人之眼、耳、鼻、舌、身、意、神识，能为用者，皆由升降出入之通利也，有所闭塞者，不能为用也。"[4]35 金代张子和《儒门事亲》卷十三曰："故非出入，则无以生长壮老已；非升降，则无以生长化收藏。是知出入升降，无器不有。故知人之眼、耳、鼻、舌、身、意、神、识，能为用者，皆有升降出入之通利也。"[5]254 这一时期医家们认为，人的眼、耳、鼻、舌、身、意、神、识的运用，离不开气的升降出入的通利，强调了气的运动对人体正常运行的重要性。

明清时期，医家们对"升降出入"的认识更加具体，明确了脏腑部位之气的运动变化。如明代朱橚《普济方》卷二百四记载："夫人之胸膈，升降出入，无所滞碍，名曰平人。若寒温失节，忧患不时，饮食乖戾思虑不已，则阴阳拒膈，胸脘痞塞，故名膈。"[6]2917 明代李时珍《本草纲目·序例上》曰："三焦为相火之用，分布命门元气，主升降出入，游行天地之间，总领五脏六腑营卫经络内外上下左右之气，号中清之府。上

主纳，中主化，下主出。"[7]38 明代吴昆《医方考》卷三："气，阳也，升降出入，法乾之行健不息，使气无留滞，斯无痛苦。若人也，以寒、热、怒、恚、喜、忧、愁七气干之，则痞闷痛楚之疾生尔。"[8]127 明代赵献可《医贯》卷六："心肺在上，肾肝在下，脾胃处于中州，为四脏之主气者。中焦无形之气，所以蒸腐水谷，升降出入，乃先天之气，又为脾胃之主。后天脾土，非得先天之气不行。"[9]136 指出胸膈之气的升降出入，三焦之气的升降出入，上焦心肺、中焦脾胃之气的升降出入等。

需要指出的是，"升降出入"一词还指药性，须与气运动的"升降出入"相鉴别。如清代高士宗《医学真传·用药大略》中曰："药性必分脏腑经脉，升降出入。或行皮毛，或解肌腠，或通经脉，或起水土之气上行，或助金木之气转输，或秉镇坠之质下降。以药性之运气，合人身之运气而用之，斯为有本。"[10]45 此处指的就是中药性能的升降出入。

现代有关著作均沿用《内经》的记载以"升降出入"作为本词正名，如《中医药学名词》[11]35《中医基础理论术语》[12]33《中医大辞典》[13]326《中国大百科全书·中国传统医学》[14]399《中医药常用名词术语辞典》[15]68《中国中医药学术语集成·基础理论与疾病》[16]43《中医基础理论》[17]73 等。

总之，"升降出入"最早见于春秋战国至秦汉时代的医学著作《内经》中，其后历代著作均沿用《内经》的名称，以"升降出入"为正名，但其内涵不断充实。现代著作也均以"升降出入"作为本词正名。

五、文献辑录

《黄帝内经素问·六微旨大论》："出入废则神机化灭，升降息则气立孤危。故非出入则无以生长壮老已；非升降则无以生长化收藏。是以升降出入，无器不有。故器者生化之宇，器散则分之，生化息矣。故无不出入，无不升降。化有小大，期有近远，四者之有，而贵常守，反常则灾害至矣。"[1]131,132

《黄帝内经素问》(王冰注)："出入废则神机化灭，升降息则气立孤危。故非出入，则无以生长壮老已；非升降，则无以生长化收藏。是以升降出入，无器不有。故器者生化之宇，器散则分之，生化息矣。故无不出入，无不升降。化有小大，期有近远，四者之有，而贵常守，反常则灾害至矣。"[2]113

《圣济总录》卷四："圣人谓呼吸精气，独立守神，然后能寿敝天地，调和阴阳，积精全神，然后能益其寿命，盖大而天地。小而人物，升降出入，无器不有，善摄生者，惟能审万物出入之道，适阴阳升降之理，安养神气，完固形体，使贼邪不得入，寒暑不能袭，此导引之大要也。"[3]184

《素问玄机原病式·六气为病》："人之眼、耳、鼻、舌、身、意、神识，能为用者，皆由升降出入之通利也，有所闭塞者，不能为用也。"[4]35

《儒门事亲》卷十三："故非出入，则无以生长壮老已；非升降，则无以生长化收藏。是知出入升降，无器不有。故知人之眼、耳、鼻、舌、身、意、神、识，能为用者，皆有升降出入之通利也。"[5]254

《普济方》卷二百四："夫人之胸膈，升降出入，无所滞碍，名曰平人。若寒温失节，忧患不时，饮食乖戾思虑不已，则阴阳拒膈，胸脘痞塞，故名膈。"[6]2917

《本草纲目·序例上》："三焦为相火之用，分布命门元气，主升降出入，游行天地之间，总领五脏六腑营卫经络内外上下左右之气，号中清之府。上主纳，中主化，下主出。"[7]38

《医方考》卷三："气，阳也，升降出入，法乾之行健不息，使气无留滞，斯无痛苦。若人也，以寒、热、怒、恚、喜、忧、愁七气干之，则痞闷痛楚之疾生尔。"[8]127

《医贯》卷六："心肺在上，肾肝在下，脾胃处于中州，为四脏之主气者。中焦无形之气，所以蒸腐水谷，升降出入，乃先天之气，又为脾胃之主。后天脾土，非得先天之气不行。"[9]136

《医学真传·用药大略》："药性必分脏腑经脉，升降出入。或行皮毛，或解肌腠、或通经脉、或起水土之气上行，或助金木之气转输，或秉镇坠之质下降。以药性之运气，合人身之运气而用之，斯为有本。"[10]45

《中医药常用名词术语辞典》："升降出入……气运动的四种基本形式。出《素问·六微旨大论》。升降出入为生命活动的根本保证，能推动和激发人体各种生理功能，并且具体表现于脏腑经络等组织器官的生理活动中。如脾的升清，胃的降浊，肝的升发，肺的宣发肃降，心火下交于肾、肾水上济于心等。脏腑组织共处于升降、出入的对立统一体中，共同完成整个机体的新陈代谢。气的升、降、出、入运动只有在相对协调平衡状态下，才能发挥其维持人体生命活动的作用，太过与不及都会导致病变。"[15]68

《中国大百科全书·中国传统医学》："升降出入……为气自下向上、自上向下、由内向外、由外向内的四种基本运动形式。"[14]399

《中医大辞典》："升降出入……气机运动的基本形式。出《素问·六微旨大论》：'出入废则神机化灭，升降息则气立孤危。故非出入则无以生长壮老已；非升降则无以生长化收藏。是以升降出入，无器不有。'升降指气的上升与下降，是气在人体内部的运动形式；出入则是内外气的交换形式，因此升降出入是气机运动的基本形式，亦是生命存在的根本保证。"[13]326

《中医药学名词》："升降出入……气运动的四种基本形式：向上为升，向下为降，向外为出，向内为入。"[11]35,36

《中国中医药学术语集成·基础理论与疾病》："升降出入……指中医学用升、降、出、入四种气的运动形式描述气的运动规律。"[16]43

《中医基础理论术语》："升降出入……气运动的上升、下降、外出、内入四种形式。"[12]33

《中医基础理论》："气的运动形式……可以简单地归纳为升、降、出、入四种基本形式。所谓升，是指气自下而上的运行；降，是指气自上而下的运行；出，是指气由内向外的运行；入，是指气自外向内的运行。"[17]73

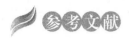

[1] 未著撰人.黄帝内经素问[M].田代华整理.北京：人民卫生出版社,2017：131,132.

[2] [唐]王冰.黄帝内经素问[M].戴铭,张淑贤,林怡点校.南宁：广西科学技术出版社,2016：113.

[3] [宋]赵佶.圣济总录[M].北京：人民卫生出版社,1962：184.

[4] [金]刘完素.素问玄机原病式[M].宋乃光点校.北京：中国中医药出版社,2007：35.

[5] [金]张子和.儒门事亲[M].王雅丽校注.北京：中国医药科技出版社,2011：254.

[6] [明]朱橚.普济方[M].北京：人民卫生出版社,1960：2917.

[7] [明]李时珍.本草纲目[M].太原：山西科学技术出版社,2014：38.

[8] [明]吴昆.医方考[M].洪青山校注.北京：中国中医药出版社,2007：127.

[9] [明]赵献可.医贯[M].晏婷婷校注.北京：中国中医药出版社,2009：136.

[10] [清]高士栻.医学真传[M].宋咏梅,李圣兰点校.天津：天津科学技术出版社,2000：45.

[11] 中医药学名词审定委员会.中医药学名词[M].北京：科学出版社,2005：35,36.

[12] 中华人民共和国国家质量监督检验检疫总局,中国国家标准化管理委员会.中医基础理论术语（GB/T 20348—2006)[M].北京：中国标准出版社,2006：33.

[13] 李经纬,余瀛鳌,蔡景峰,等.中医大辞典[M].北京：人民卫生出版社,2004：326.

[14] 施奠邦.中国传统医学[M]//胡乔木.中国大百科全书.北京：中国大百科全书出版社,2002.3.

[15] 李振吉.中医药常用名词术语辞典[M].北京：中国中医药出版社,2001：68.

[16] 宋一伦,杨学智.基础理论与疾病[M]//曹洪欣,刘保延.中国中医药学术语集成.北京：中医古籍出版社,2005：43.

[17] 孙广仁.中医基础理论[M].北京：中国中医药出版社,2007：73.

（王梦婷）

1·052

六气

liù qì

一、规范名

【汉文名】六气。

【英文名】six climatic factors。

【注释】风、热、火（暑）、湿、燥、寒六种气候变化。六气配三阴三阳,分别称为厥阴风木、少阴君火、太阴湿土、少阳相火、阳明燥金和太阳寒水。

二、定名依据

"六气"一词出现较早,《远游》《左传》《庄子》中皆曾出现,指"阴、阳、风、雨、晦、明"六种自然气候变化的现象。作为中医学基础理论术语概念的"六气"一词最早见于《内经》,且对六气概念内涵的记载已经相对成熟。

自出现以来,历代著作多以"六气"为正名记载本词,如《本草纲目》《本草乘雅半偈》《类经》《脉诀汇辨》《温病条辨》等。这些著作皆为古代重要著作,对后世有较大影响。所以"六气"作为规范名已是共识,也符合术语定名约定俗成的原则。

现代相关著作,如国标《中医基础理论术语》《中医大辞典》《中医辞海》和《中国医学百科全书·中医学》以及全国高等中医药院校教材《中医基础理论》等均以"六气"作为规范名。同时,已经广泛应用于中医药学文献标引和检索的《中国中医药学主题词表》也以"六气"作为正式主题词。这些均说明"六气"作为中医基础理论中的一个规范名已成为共识。

我国2005年出版的由全国科学技术名词审

定委员会审定公布的《中医药学名词》亦以"六气"作为规范名,所以"六气"作为规范名也符合术语定名的协调一致原则。

三、同义词

【曾称】"六元"(《内经》)。

四、源流考释

"六气"一词出现较早,屈原《远游》:"餐六气而饮沆瀣兮,漱正阳而含朝霞,保神明之清澄兮,精气入而粗秽除。"[1]37《左传·昭公元年》:"天有六气,降生五味……六气曰阴、阳、风、雨、晦、明也。"[2]272《庄子·在宥》:"天气不和,地气郁结,六气不调,四时不节。"[3]169 这些著作中的"六气"是"阴、阳、风、雨、晦、明"六种自然气候变化的现象,是比较朴素的概念,相比后来医学上的"六气"还是有区别的。

医学文献中"六气"一词最早出现在《内经》中,《素问·天元纪大论》:"寒暑燥湿风火,天之阴阳也,三阴三阳上奉之。木火土金水,地之阴阳也,生长化收藏下应之……厥阴之上,风气主之;少阴之上,热气主之;太阴之上,湿气主之;少阳之上,相火主之;阳明之上,燥气主之;太阳之上,寒气主之。所谓本也,是谓六元。"[4]349《素问·六元纪大论》:"夫六气者,行有次,止有位,故常以正月朔日平旦视之,睹其位而知其所在矣。运有余其致先,运不及其至后,此天之道,气之常也。运非有余,非不足,是谓正岁,其至当其时也……风温春化同,热曛昏火夏化同,胜与复同,燥清烟露秋化同,云雨昏瞑埃长夏化同,寒气霜雪冰冬化同,此天地五运六气之化,更用盛衰之常也。"[4]430 明确了六气为"寒暑燥湿风火",和《左传》《庄子》中"阴、阳、风、雨、晦、明"六种自然现象相比,有了进一步发展,详细论证了六气三阴三阳之递相主时对天地万物的作用特点,且出现了六气的异名"六元",但后世较少使用。除此之外,在《素问·五运行大论》[4]338《素问·至真要大论》[4]665 等篇中,都对

六气有详细深入的论述。

可以看出,有关"六气"的内容,在《内经》中阐述已经比较成熟,之后历代重要的相关著作大多沿用该书记载,以"六气"为正名记载本词,相关理论亦在此基础上进行发展。

唐代著述中和六气相关的内容所见不多,《新修本草·孔志约序》:"而五味或爽,时味甘辛之节;六气斯沴,易愆寒燠之宜。"[5]4 宋元时期,六气相关内容在《黄帝素问宣明论方》[6]32《丹溪心法》[7]7 中有所体现,如《丹溪心法·审察病机无失气宜》:"是故疾病之生,不胜其众,要其所属,不出乎五运六气而已。诚能于此审察而得其机要,然后为之治,又必使之各应于运气之宜。"[7]7 亦多总括阐述前人理论,难有创新。

明清著作颇丰,和"六气"相关内容也较多,在《本草纲目》[8]30《神农本草经疏》[9]9《类经》[10]862《脉诀汇辨》[11]142《本草乘雅半偈》[12]104《温病条辨》[13]56《运气要诀》[14]11《本草问答》[15]1 等著作中都有体现。如《本草纲目·气味阴阳》:"况四时六位不同,五运六气各异,可以轻用为哉。"[8]30《神农本草经疏》卷一:"以上皆四时六气所伤致病,并证重舍时,时重舍证,用药主治之大法,万世遵守之常经,圣哲复起,不可改已。所云六气者,即风寒暑湿燥火是也。"[9]9《本草乘雅半偈·蒲黄》:"参五运之相袭,六气之对待,以及标本病传,比量推度,则得之矣。"[12]104 在实践运用中,要辩证考虑五运六气各异,比量推度,方可对症下药。其他著作中和六气相关的内容,多总结概括前人理论,不一一列举。

现代有关著作均以"六气"记载本词,如《中医药学名词》[16]18《中医辞海》[17]723《中国医学百科全书·中医学》[18]286《中医大辞典》[19]321《中医药常用名词术语辞典》[20]79《中国中医药学主题词表》[21]958《中医经典词典》[22]185、国标《中医基础理论术语》[23]80《中医基础理论》[24]526《运气学说六讲》[25]35 等。《中医药学名词》:"六气即厥阴风木,少阴君火,少阳相火,太阴湿土,阳明燥

金,太阳寒水的合称,配一年主气六步分六气。初之气配厥阴风木,二之气配少阴君火,三之气配少阳相火,四之气配太阴湿土,五之气配阳明燥金,六(终)之气配太阳寒水。"[16]18《中国中医药学主题词表》:"六气即厥阴风木、少阴君火、少阳相火、太阴湿土、阳明燥金、太阳寒水的简称,配一年主气六步分六气。初之气配厥阴风木、二之气配少阴君火、三之气配少阳相火、四之气配太阴湿土、五之气配阳明燥金、六(终)之气配太阳寒水。"[21]958 其他辞书类、教材的相关记载多类于此,只是详略繁简有所不同。

五、文献辑录

《远游》:"餐六气而饮沆瀣兮,漱正阳而含朝霞,保神明之清澄兮,精气入而粗秽除。"[1]37

《左传·昭公元年》:"天有六气,降生五味……六气曰阴、阳、风、雨、晦、明也。"[2]272

《庄子·在宥》:"天气不和,地气郁结,六气不调,四时不节。"[3]169

《素问·六元纪大论》:"夫六气者,行有次,止有位,故常以正月朔日平旦视之,睹其位而知其所在矣。运有余其致先,运不及其至后,此天之道,气之常也。运非有余,非不足,是谓正岁,其至当其时也……风温春化同,热曛昏火夏化同,胜与复同,燥清烟露秋化同,云雨昏暝埃长夏化同,寒气霜雪冰冬化同,此天地五运六气之化,更用盛衰之常也。"[4]338"神在天为风,在地为木;在天为热,在地为火;在天为湿,在地为土;在天为燥,在地为金;在天为寒,在地为水。故在天为气,在地成形,形气相感,而化生万物矣……寒暑燥湿风火,天之阴阳也,三阴三阳上奉之。木火土金水,地之阴阳也,生长化收藏下应之……厥阴之上,风气主之;少阴之上,热气主之;太阴之上,湿气主之;少阳之上,相火主之;阳明之上,燥气主之;太阳之上,寒气主之。所谓本也,是谓六元。"[4]349

"五运行大论":"燥以干之,暑以蒸之,风以动之,湿以润之,寒以坚之,火以温之,故风寒在下,燥热在上,湿气在中,火游行其间,寒暑六入,故令虚而生化也。故燥胜则地干,暑胜则地热,风胜则地动,湿胜则地泥,寒胜则地裂,火胜则地固矣。"[4]430

"至真要大论":"六气分治,司天地者,其至何如……厥阴司天,其化以风;少阴司天,其化以热;太阴司天,其化以湿;少阳司天,其化以火;阳明司天,其化以燥;太阳司天,其化以寒,以所临脏位,命其病者也。"[4]665

《新修本草·孔志约序》:"而五味或爽,时味甘辛之节;六气斯沴,易愆寒燠之宜。"[5]4

《黄帝素问宣明论方》卷三:"以四时五运六气千变万化,冲荡推击无穷,安得失时而绝也。"[6]32

《丹溪心法·审察病机无失气宜》:"是故疾病之生,不胜其众,要其所属,不出乎五运六气而已。诚能于此审察而得其机要,然后为之治,又必使之各应于运气之宜。"[7]7

《本草纲目·气味阴阳》:"况四时六位不同,五运六气各异,可以轻用为哉。"[8]30

《神农本草经疏》卷一:"以上皆四时六气所伤致病,并证重舍时,时重舍证,用药主治之大法,万世遵守之常经,圣哲复起,不可改已。所云六气者,即风寒暑湿燥火是也。"[9]9

《类经·五运六气上下之应》:"此即大气之所化,是为六气而运用于天地之间者也。曰燥,曰暑,曰风,曰湿,曰寒,曰火,六者各一其性,而功用亦异。"[10]862

《脉诀汇辨》卷八:"运气之教,先立其年。干分五运,支立司天。五运者,金木水火土也。六气者,风寒暑湿燥火也……六气循环无已,此所以上下左右阴阳逆顺有异,而见气候之变迁也。"[11]142

《本草乘雅半偈·蒲黄》:"参五运之相袭,六气之对待,以及标本病传,比量推度,则得之矣。"[12]104

《温病条辨·补秋燥胜气论》:"盖《内经》六气,但分阴阳主治,以风热火三气属阳同治,但药有辛凉、苦寒、咸寒之异;湿、燥、寒三气属阴同治,但药有苦热、苦温、甘热之不同。"[13]56

《运气要诀·运气合脏腑十二经络歌》:"五运五行五气化,六气天地阴阳生。人皆知五运化自五行、五质、五气也,而不知六气化自天地阴阳、六质、六气也。六气者,即经曰风、暑、湿、燥、寒、火,天之阴阳也,三阴三阳上奉之也。地支阴阳合而为六,故主六气。故一岁中运,以七十二日五位分主之,六气以六十日六步分主之也。"[14]11

《本草问答》卷上一:"问曰:药者,昆虫土石、草根树皮等物,与人异类,而能治人之病者,何也? 答曰:天地只此阴阳二气流行,而成五运(金、木、水、火、土为五运),对待而为六气(风、寒、湿、燥、火、热是也)。人生本天亲地,即秉天地之五运六气以生五脏六腑。"[15]1

《中医辞海》:"五运六气,运气术语,运气学说的中心内容。以十天干的甲己配为土运,乙庚配为金运,丙辛配为水运,丁壬配为木运,戊癸配为火运,统称五运。前干属阳,后干属阴,如年干逢甲,便是阳土运年,年干逢己,便是阴土运年,阳年主太过,阴年主不及,依法推算,便知本年属某运。以十一二地支的巳亥配为厥阴风木,子午配为少阴君火,寅申配为少阳相火,丑未配为太阴湿土,卯酉配为阳明燥金,辰戌配为太阳寒水,叫作六气。"[17]723

《中医药常用名词术语辞典》:"六气……① 运气术语:六元。出《素问·天元纪大论》。配主气六步的六气。初之气配厥阴风木、二之气配少阴君火、三之气配少阳相火、四之气配太阴湿土、五之气配阳明燥金、六(终)之气配太阳寒水。② 见《素问·至真要大论》。自然界风、热(暑)、湿、火、燥、寒六种正常气候。③ 节气。见《素问·六节脏象论》。一节为十五日,六气即六节气,共九十日,计三个月为一季,所谓六气谓之时。④ 气血津液精脉。见《灵枢·决气》。人体气、血、津、液、精、脉六者。"[19]79

《中医学》:"六气即风、热(暑)、火、湿、燥、寒六种不同的气旋活动,它是根据中国各地区的气候特点而产生的。由于东、南、西、北、中五方气候的干燥度、蒸发量、雨量等差异,必然产生风(温的意思)、热(火)、湿、燥、寒等不同气候特征。"[18]286

《中医大辞典》:"六气……① 人体气、血、津、液、精、脉等六种基本物质。因其均发生于后天水谷精气,故名。《灵枢·决气》:'余闻人有精、气、津、液、血、脉……六气者,各有部主也,其贵贱善恶,可为常主,然五谷与胃为大海也。'② 风、热(暑)、湿、火、燥、寒等六种气候。亦称六元。见《素问·天元纪大论》。"[20]321

《中医药学名词》:"六气即厥阴风木,少阴君火,少阳相火,太阴湿土,阳明燥金,太阳寒水的合称,配一年主气六步分六气。初之气配厥阴风木,二之气配少阴君火,三之气配少阳相火,四之气配太阴湿土,五之气配阳明燥金,六(终)之气配太阳寒水。"[16]18

《中医经典词典》:"六元,即六气。风、热、湿、火、燥、寒为三阴三阳之本元,故称'六元'……六气……运气术语。指自然界风、热、湿、火、燥、寒,有主气与客气之分。"[23]185

《中国中医药学主题词表》:"六气即厥阴风木、少阴君火、少阳相火、太阴湿土、阳明燥金、太阳寒水的简称,配一年主气六步分六气。初之气配厥阴风木、二之气配少阴君火、三之气配少阳相火、四之气配太阴湿土、五之气配阳明燥金、六(终)之气配太阳寒水。"[21]958

《运气学说六讲》:"六气,是从我国的气候区划、气候特征来讨论气旋活动规律的问题,这当中自然也包括对灾害性天气的研究。气候的六种特征即风、热、湿、火、燥、寒六气。六气之化,复用三阴三阳以为之识别,风化厥阴,热化少阴,湿化太阴,火化少阳,燥化阳明,寒化太阳。以六气之化为本,三阴三阳之辨为标。这六种具有不同特征的气候,时至而气至,便为六元的正气;如果化非其时,便为邪气,也就是气候学所谓的灾害性天气。"[25]35

《中医基础理论》:"六气,在运气学说中,是指风、寒、湿、燥、君火、相火配主气六步之气的总称,又称六元。即初之气配厥阴风木,二之气配少阴君火,三之气配少阳相火,四之气配太阴湿土,五之气配阳明燥金,六(终)之气配太阳寒水。风、热(暑)、火、湿、燥、寒,这六种气候变化要素,也就是在天的阴阳之气……六气以三阴三阳为主,结合地支,用以说明和推算每年气候的一般变化和特殊变化。每年的六气,一般分为主气、客气、客主加临三种情况。主气用以述其常,客气用以测其变。主气和客气相合,称为客主加临,可以用来进一步分析气候的复杂变化。"[24]526

《中医基础理论术语》:"六气,自然界风、暑(热)、湿、燥、火、寒六种正常气候。子、丑、寅、卯、辰、巳、午、未、申、酉、戌、亥十二地支以定气。"[22]80

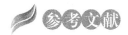

参考文献

[1] [战国]屈原.楚辞[M].涂小马校点.沈阳:辽宁教育出版社,1997:37.

[2] [春秋]左丘明.左传[M].长沙:岳麓书社,1988:272.

[3] [春秋]庄周.庄子[M].方勇注译.北京:中华书局,2010:169.

[4] 未著撰人.素问[M].北京:中国医药科技出版社,1998:338,349,438,665.

[5] [唐]苏敬.新修本草[M].上海:上海卫生出版社,1957:4.

[6] [明]刘完素.黄帝素问宣明论方[M].北京:中国中医药出版社,2007:32.

[7] [元]朱震亨,丹溪心法[M].西安:三秦出版社,2005:7.

[8] [明]李时珍.本草纲目[M].北京:中国古籍出版社,1994:30.

[9] [明]缪希雍.神农本草经疏[M].北京:中医古籍出版社,2002:9.

[10] [明]张介宾.类经[M].西安:陕西科学技术出版社,1996:19.

[11] [清]李延昰.脉诀汇辨[M].上海:上海科学技术出版社,1963:142.

[12] [明]卢之颐.本草乘雅半偈[M].北京:人民卫生出版社,1986:104.

[13] [清]吴瑭.温病条辨[M].北京:中国书店,1994:56.

[14] [清]吴谦.运气要诀释义[M].周德生.西安:山西科学技术出版社,2011:11.

[15] [清]唐容川.本草问答[M].陆拯校点.北京:中国中医药出版社,2013:1.

[16] 中医药学名词审定委员会.中医药学名词[M].北京:科学技术出版社,2005:18.

[17] 袁钟,图娅,彭泽邦,等.中医辞海[M].北京:中国医药科技出版社,1992:723.

[18] 《中医学》编辑委员会.中医学[M]//钱信忠.中国医学百科全书.上海:上海科学技术出版社,1997:286.

[19] 李经纬,邓铁涛.中医大辞典[M].北京:人民卫生出版社,1995:321.

[20] 李振吉.中医药常用名词术语辞典[M].北京:中国中医药出版社,2001:38.

[21] 吴兰成.中国中医药学主题词表[M].北京:中国古籍出版社,2008:958.

[22] 邢玉瑞.中医经典词典[M],北京:人民卫生出版社,2016:185.

[23] 中华人民共和国质量监督检验检疫总局,中国国家标准化管理委员会.中医基础理论术语(GB/T 20348—2006)[M].北京:中国标准出版社,2006:80.

[24] 李德新.中医基础理论[M].北京:人民卫生出版社,2011:526.

[25] 任应秋.运气学说六讲[M].北京:中国中医药出版社,2010:35.

(白红霞)

1 • 053

六 淫

liù yín

一、规范名

【汉文名】六淫。

【英文名】 six climate exopathogens。

【注释】 风、寒、暑、湿、燥、火(热)六种外感病邪的统称。

二、定名依据

"六淫"作为风、寒、暑、湿、燥、火（热）六种外感病邪的统称的命名首见于宋代陈无择《三因极一病证方论》，与其相关的术语记载如"六邪"，现在已很少沿用。

自《三因极一病证方论》言"六淫"，其后历代的著作多有沿用，如宋代的《察病指南》，元代《扁鹊神应针灸焦玉龙经》，明代《古今医统大全》《外科正宗》《医学入门》《济阳纲目》，清代《幼幼集成》《医医病书》等。这些医著对后世影响较大，所以"六淫"作为规范名便于达成共识，符合术语定名的约定俗成原则。

我国目前已出版的国标《中医基础理论术语》以"六淫"作为规范名；《中医学》《中医学概论》《中国中医药学术语集成·基础理论与疾病》等亦遵之；已广泛应用于中医药文献的标引和检索的《中国中医药学主题词表》也以"六淫"作为正式主题词；高等中医药院校教材《中医基础理论》及代表性辞书《中医辞海》《中医大辞典》《中医药常用名词术语辞典》等均以"六淫"作为规范名记载。这说明"六淫"作为外感病因的正名已达成共识。

我国2005年出版的由全国科学技术名词审定委员会审定公布的《中医药学名词》已以"六淫"作为规范名，所以"六淫"作为规范名也符合术语定名的协调一致原则。

三、同义词

【又称】"六邪"（《扁鹊神应针灸玉龙经》）。

四、源流考释

"六淫"作为风、寒、暑、湿、燥、火（热）六种外感病邪统称的相关描述《礼记》中即可见到，《礼记·郊特牲》记载："天地之道，寒暑不时则疾。"[1]111 同时期《管子·度地》亦云："人多疾病而不止……凡天灾害之下也，君子谨避之，故不八九死也。大寒、大暑、大风、大雨，其至不时

者，此谓四刑。"[2]159 这已比较明确了风、寒、暑、雨（湿）之邪的概念。而"六淫"最早的渊源出现在《左传·昭公元年》："天有六气……淫生六疾。六气曰阴、阳、风、雨、晦、明也……过则为灾。阴淫寒疾，阳淫热疾，风淫末疾，雨淫腹疾，晦淫惑疾，明淫心疾。女，阳物而晦时，淫则生内热惑蛊之疾。"[3]257 首次提出了"六气"的概念。对后世六淫的发展有一定影响。《庄子·齐物论》云："民湿寝则腰疾偏死。"[4]7《吕氏春秋·季春纪第三》云："天生阴阳、寒暑、燥湿、四时之化……莫不为利，莫不为害……大寒、大热、大燥、大湿、大风、大霖、大雾，七者动精则生害矣。"[5]64 至此，风、寒、暑、湿、燥、热六种邪气的概念全部明确提出。《淮南子·椒真训》云："形伤于寒暑燥湿之虐者。"[6]46 把"燥"当作了致病的原因。从以上典籍的记载可以看出，"六淫"作为外感病因的概念在《内经》之前有着内容由粗略到详尽、由简单到丰富，涵义由模糊到明确，逐步发展完善的比较清晰的脉络。

六淫源于六气太过，六气是正常的自然界气候变化，自然四时之气，各不相同，是形成六淫病因的基础。《内经》虽然没有"六淫"一词，然而对六淫的实质内涵有明确的描述，《素问·至真要大论》曰："风淫于内……热淫于内……湿淫于内……火淫于内……燥淫于内……寒淫于内。"[7]473 论述了风气、热气、湿气、火气、燥气、寒气浸淫体内分别予以不同性味的药物来治疗。《素问·天元纪大论》云："在天为热，在地为火；在天为湿，在地为土；在天为燥，在地为金；在天为寒，在地为水。故在天为气，在地成形。"[7]348 指出了五运六气与四时气候变化的关系。《灵枢·四时气》谓："四时之气，各不同形，百病之起，皆有所生。"[8]136 表明一年四季春夏秋冬的自然之气有寒热温凉的差异，四时之气有升降浮沉的不同，人应顺应天气，同样有升降浮沉的变化，否则易引发疾病。《素问·阴阳应象大论》："是以春伤于风，邪气.留连，乃为洞泄；夏伤于暑，秋为疟疾；秋伤于湿，上逆而咳，

发为痿厥；冬伤于寒，春必温病。四时之气，更伤五脏。"[7]28《灵枢·口问》道："夫百病之始生也，皆生于风雨寒暑，清湿喜怒，饮食住处，大惊卒恐。"[8]171 这里提到了疾病的病因与"风雨寒暑清湿燥"有关，与春秋战国时期的认识一致。《素问》在"运气七篇"理论基础上，形成了较系统的六淫致病说。自此，六淫学说的理论框架基本形成。

东汉张仲景依据时令与气候的相互关系，论述了反常气候的形成，仲景称之为客气邪风，后世通称为"六淫"，皆能影响及人而导致疾病的产生。《金匮要略》述："问曰：有未至而至，有至而不至，有至而不去，有至而太过，何谓也？师曰：冬至之后，以得甲子，而天温如盛夏五六月时，此为至而太过也。"[9]59

隋唐时期论六气之变体现了六淫之意。在《重广补注黄帝内经素问》中曰："风寒暑湿燥火，天之六气也，静而顺者为化，动而变者为变，故曰之化之变也。"[10]538

宋金元时期，北宋陈无择首先提"六淫"之名，《三因极一病证方论》卷之二阐述："于是资生皮肉筋骨、精髓血脉、四肢九窍、毛发齿牙唇舌，总而成体，外则气血循环，流注经络，喜伤六淫；内则精神魂魄志意思，喜伤七情。六淫者，寒暑燥湿风热是；七情者，喜怒忧思悲恐惊是。然六淫，天之常气，冒之则先自经络流入，内合于脏腑，为外所因；七情，人之常性，动之则先自脏腑郁发，外形于肢体，为内所因；其如饮食饥饱，叫呼伤气，尽神度量，疲极筋力，阴阳违逆，乃至虎狼毒虫，金疮踒折，疰忤附着，畏压溺等，有背常理，为不内外因。"[11]19 六气是指自然界客观存在的六种不同气候的变化，六气太过，浸淫人体，则成为导致人体发病的致病因素。六气在《内经》中亦可视作正常状态，如在《灵枢·决气》，又可以指人体的精津液气血脉等六种基本物质，因此单独使用时难以决断其具体含义，《三因极一病证方论》则概名为六淫，淫者不正、过度、非常之谓，一字之改，直接而本质地揭示

其致病特征，不复与相关概念混淆，确是创造性地发展，至今仍予沿用。如当时的施桂堂《察病指南》云："寒暑燥湿风热谓之六淫，属外因。"[12]15 然而元代王国瑞《扁鹊神应针灸玉龙经》以六邪指六淫："天有六气，阴、阳、风、雨、晦、明；地有六邪，风、寒、暑、湿、温、燥；人有六情，喜、怒、哀、乐、好、恶。"[13]34

明清时期，有医家遵陈无择，如清代黄元御《伤寒说意》曰："天有六气，风、热、暑、湿、燥、寒。"[14]576 其中所述的六淫内容，均论及"热"而无"火"。然多数医家仍以"六淫"概括风、寒、暑、湿、燥、火，如明代沈之问《解围元薮》明确指出："六淫，即风、寒、暑、湿、燥、火，乃天地六欲不正之气也。"[15]15 余如明代徐春甫《古今医统大全》："外则气血循环，流注经络，喜伤六淫；内则精神魂魄志意思，喜伤七情。六淫者，寒暑燥湿风热是；七情者，喜怒悲思惊。"[16]1385 明代龚廷贤《万病回春》："外感六淫者，风寒暑湿燥火也。"[17]180 明代陈实功《外科正宗》："六淫者，风、寒、暑、湿、燥、火是也。此六淫者，皆从外而入之，体实之人遇而不中者有，体弱之人感而随发者多。"[18]2 明代李梴《医学入门》："五邪，正、微、虚、实、贼；六淫，风、寒、暑、湿、燥、火。"[19]632 明代武之望《济阳纲目》："夫天有六邪，风、暑、热、湿、燥、火也；人有七情，喜、怒、忧、思、悲、恐、惊也。七情内召，六邪外从，从而不休，随召见病，此心火乘金，水衰反制之原也。"[20]1178 皆以风、寒、暑、湿、燥、火（热）乃六种导致人体发病的致病因素为"六淫"，惟热与火之异尔，然热为火之渐，火为热之极，实无二也。清代医家亦趋之，如清代陈复正《幼幼集成》曰："彼风寒暑湿燥火六淫之来（前云风自内生，此又明言六淫外至，不知孰是孰非），皮毛受之，即入犯乎肺。燥火暑邪，一入则热，与热依而热虚；风寒湿邪一入，肺窍为之闭塞（六淫初来，无过皮毛，犹为太阳所主）。"[21]103 清代温病大家吴鞠通在《医医病书》中云："风、寒、暑、湿、燥、火，六淫之病，唐宋以后，皆未分析清楚，如以伤寒法治温病，而又以温病法治燥症。

附陆君《六淫说》原文：六淫者，即天之六气，风、寒、暑、湿、燥、火也。"[22]144 清代郑钦安《医法圆通》谓："六客辨解今人动云六淫之气所伤。六淫之气，即风、寒、暑、湿、燥、火是也。"[23]191 清代汪艺香在其医案中："六淫即谓之六邪，六邪之中暑湿两字每多连呼者，良有暑为天之气，而湿为地之气。"[24]4 大多以"六淫"或"六邪"概括六种外感病邪。

现代有关著作大部分沿用陈无择的说法，以"六淫"作为规范名，如《中医学概论》[25]35《中医辞海》[26]730《中医药常用名词术语辞典》[27]79《中医基础理论》（王新华）[28]452、《中医基础理论》（孙广仁）[29]217、《中国中医药学术语集成·基础理论与疾病》[30]41《中医基础理论术语》[31]46《中国中医药学主题词表》[32]535《WHO西太平洋地区传统医学名词术语国际标准》[33]40《中医学》[34]54《中医大辞典》[35]368《中医药学名词》[36]38 等均以"六淫"为规范名，已为中医界所熟知。

总之，"六邪"（《扁鹊神应针灸玉龙经》）与"六淫"概念基本相同，我国 2005 年出版的由中医药学名词审定委员会审定公布的《中医药学名词》释义："六淫，风、寒、暑、湿、燥、火六种外感病邪的总称。"[36]38 该释义客观、准确地表达了"六淫"的科学内涵和本质属性。因而应以"六淫"为规范名；以"六邪"作为又称。

五、文献辑录

《礼记·郊特牲》："天地之道，寒暑不时则疾。"[1]111

《管子·度地》："人多疾病而不止……凡天灾害之下也，君子谨避之，故不八九死也。大寒、大暑、大风、大雨，其至不时者，此谓四刑。"[2]159

《左传·昭公元年》："天有六气……淫生六疾……阴淫寒疾，阳淫热疾，风淫末疾，雨淫腹疾，晦淫惑疾，明淫心疾。"[3]257

《庄子·齐物论》："民湿寝则腰疾偏死。"[4]7

《吕氏春秋·季春纪第三》云："天生阴阳、寒暑、燥湿、四时之化……莫不为利，莫不为害……大寒、大热、大燥、大湿、大风、大霖、大雾，七者动精则生害矣。"[5]64

《淮南子·椒真训》："形伤于寒暑燥湿之虐者。"[6]46

《灵枢·四时气》："四时之气，各不同形，百病之起，皆有所生。"[8]136

"口问"："夫百病之始生也，皆生于风雨寒暑，阴阳喜怒，饮食住处，大惊卒恐。"[8]171

《素问·阴阳应象大论》："是以春伤于风，邪气留连，乃为洞泄；夏伤于暑，秋为疟疾；秋伤于湿，上逆而咳，发为痿厥；冬伤于寒，春必温病。四时之气，更伤五脏。"[7]28

"至真要大论"："风淫于内……热淫于内……湿淫于内……火淫于内……燥淫于内……寒淫于内。"[7]473

"天元纪大论"："在天为热，在地为火；在天为湿，在地为土；在天为燥，在地为金；在天为寒，在地为水。故在天为气，在地成形。"[7]348

《金匮要略》："问曰：有未至而至，有至而不至，有至而不去，有至而太过，何谓也？师曰：冬至之后，以得甲子，而天温如盛夏五六月时，此为至而太过也。"[9]59

《重广补注黄帝内经素问》："风寒暑湿燥火，天之六气也。静而顺者为化，动而变者为变，故曰化之变也。"[10]538

《三因极一病证方论》卷二："于是资生皮肉筋骨、精髓血脉、四肢九窍、毛发齿牙唇舌，总而成体，外则气血循环，流注经络，喜伤六淫；内则精神魂魄志意思，喜伤七情。六淫者，寒暑燥湿风热是；七情者，喜怒忧思悲恐惊是。然六淫，天之常气，冒之则先自经络流入，内合于脏腑，为外所因；七情，人之常性，动之则先自脏腑郁发，外形于肢体，为内所因；其如饮食饥饱，叫呼伤气，尽神度量，疲极筋力，阴阳违逆，乃至虎狼毒虫，金疮踒折，疰忤附着，畏压溺等，有背常理，为不内外因。"[11]19

《察病指南》卷上："寒暑燥湿风热谓之六淫。"[12]15

《扁鹊神应针灸玉龙经》:"天有六气,阴、阳、风、雨、晦、明;地有六邪,风、寒、暑、湿、温、燥;人有六情,喜、怒、哀、乐、好、恶。"[13]34

《伤寒说意》:"天有六气,风、热、暑、湿、燥、寒。"[14]576

《解围元薮》卷一:"六淫,即风、寒、暑、湿、燥、火,乃天地六欲不正之气也。"[15]15

《古今医统大全》九十九:"外则气血循环,流注经络,喜伤六淫;内则精神魂魄志意思,喜伤七情。六淫者,寒暑燥湿风热是;七情者,喜怒悲思惊。"[16]1385

《万病回春》卷三:"外感六淫者,风寒暑湿燥火也。"[17]180

《外科正宗》卷一:"六淫者,风、寒、暑、湿、燥、火是也。此六淫者,皆从外而入之,体实之人遇而不中者有,体弱之人感而随发者多。"[18]2

《医学入门》卷七:"五邪,正、微、虚、实、贼;六淫,风寒、暑、湿、燥、火。"[19]632

《济阳纲目》卷一〇一:"夫天有六邪,风、暑、热、湿、燥、火也;人有七情,喜、怒、忧、思、悲、恐、惊也。七情内召,六邪外从,从而不休,随召见病,此心火乘金,水衰反制之原也。"[20]1178

《幼幼集成》卷二:"彼风寒暑湿燥火六淫之来(前云风自内生,此又明言六淫外至,不知孰是孰非),皮毛受之,即入犯乎肺。燥火暑邪,一入则热,与热依而热虚;风寒湿邪一入,肺窍为之闭塞(六淫初来,无过皮毛,犹为太阳所主)。"[21]103

《医医病书》:"风、寒、暑、湿、燥、火,六淫之病,唐宋以后,皆未分析清楚,如以伤寒法治温病,而又以温病法治燥症。附陆君《六淫说》原文:六淫者,即天之六气,风、寒、暑、湿、燥、火也。"[22]144

《医法圆通》卷四:"六客辨解今人动云,六淫之气所伤。六淫之气,即风、寒、暑、湿、燥、火是也。"[23]191

《汪艺香先生医案》卷上:"六淫即谓之六邪,六邪之中暑湿两字每多连呼者,良有暑为天之气,而湿为地之气。"[24]4

《中医学概论》:"太过与不及的反常气候,对一切生物的生长发展是不利的,所以称之为六淫。六淫是风、寒、暑、湿、燥、火的总称,为外感病的主要因素。在正常情况下风寒暑湿燥火,一般称为六气,它可以有助于万物的生长。反之,不正常的六气,就叫它六淫,它可以伤害万物。"[25]35

《中医辞海》:"六淫:中医基础理论名词。风、寒、暑、湿、燥、火六种病邪的合称。淫,邪也,过也,甚也。泛指六气的太过、不及或不应时而有,成了致病的邪气,属于外感病的一类病因。六淫不但影响人体对气候变化的反应性,并可助长病原体的繁殖,故实际上包括着一些流行性疾病和传染病的病因。六淫致病,自外而如,称为外因。《三因极一病证方论》:'然六淫,天之常气,冒之则先自经络流入,内合于脏腑,为外所因。'"[26]730

《中医基础理论》:"六淫,即风、热、暑、湿、燥、寒六种外感病邪的总称。风热暑湿燥寒,本是自然界的六种气候变化,正常气候变化称为'六气'。六气是万物生长变化的自然条件,也是人类赖以生存的自然条件。《素问·宝命全形论》说:'人以天地之气生,四时之法成。'所以,人类长期生活在自然界中,对各种气候变化都有一定的适应能力,在一般情况下,气候因素不会使人致病,但气候变化异常,非其时而有其气,或气候变化过于急骤,在人体正气不足,抵抗力下降时,六气便可成为致病因素导致人体发生疾病。这种使人致病的'六气',称为'六淫',又称为'六邪'。"[28]452

《中医药常用名词术语辞典》:"六淫:病因。风、寒、暑、湿、燥、火六种外感病邪的总称。六气太过或不及,非其时而有其气,或气候变化过于急骤,均可使机体不能适应而致病。太过、不及或非时之气称为六淫。六淫为外感病的病因。六淫致病具有以下共同特点:外感性,六淫之邪皆从肌表、口、鼻侵犯人体而发病。季节性,如春多风,夏多暑,长夏多湿,秋多燥,冬多寒。地区性,六淫致病与居住环境相关。如久居潮湿环境多湿病,高温环境作业多多火病。相兼行,六淫邪气既可以单独侵犯人体,又可两种或两种以上相兼同时侵犯人体。转化性,六淫所致病证的性质可以转化。如寒证转化为热证,热证可转化为寒证。"[27]79

《中医基础理论》:"六淫……为外感病因之一。即风寒暑湿燥火(热)。六种外感病邪的统称。《三因方》中指出六淫,天之常气。冒之则先自经络流入,内合脏腑,为外所因。淫,有太过和浸润之意。由于六淫是致病邪气,所以又称其为六邪。"[29]217

《中医大辞典》:"六淫,风、寒、暑、湿、燥、火六种外感病邪的总称。"[35]368

《中国中医药学术语集成·基础理论与疾病》:"六淫……即风、寒、暑、湿、燥、火六种外感病-邪的统称。"[30]41

《中医基础理论术语》:"六淫……风、寒、暑、湿、燥、火六种外感病邪的统称。"[31]46

《中国中医药学主题词表》:"六淫,属中医病因;宜用专指词……风、寒、暑、湿、燥、火六种外感病邪的统称。"[32]535

《WHO西太平洋地区传统医学名词术语国际标准》:"six excesses……六淫……a collective term for the six excessive or untimely climatic influences as external pathogenic factors: wind, cold, summerheat, dampness, dryness and fire, also the same as six climatic pathogenic factors."[33]40

《中医学》:"六淫是风、寒、暑、湿、燥、火六种外感病邪的统称。"[34]54

《中医药学名词》:"六淫,风、寒、暑、湿、燥、火六种外感病邪的总称。"[36]38

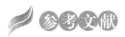

参考文献

[1] [西汉] 戴圣.礼记[M].沈阳:辽宁教育出版社,1997:111.

[2] [战国] 管仲.管子[M].沈阳:辽宁教育出版社,1997:159,160.

[3] [春秋] 左丘明.左传[M].徐明校点.沈阳:辽宁教育出版社,1997:257.

[4] [战国] 庄子.庄子[M].涂小马校点.沈阳:辽宁教育出版社,1997:7.

[5] [战国] 吕不韦.吕氏春秋[M].关贤柱,廖进碧,钟雪丽译注.贵阳:贵州人民出版社,2008:64.

[6] [汉] 刘安.淮南子[M].陈广忠译注.上海:上海古籍出版社.2017:46.

[7] 未著撰人.素问[M].何文彬 谭一松校注.北京:中国医药科技出版社,1998:28,348,473.

[8] 未著撰人.灵枢经[M].何文彬,谭一松校注.北京:中国医药科技出版社,1998:136,171.

[9] [汉] 张仲景.金匮要略[M].陈纪藩.北京:人民卫生出版社,2003:59.

[10] [唐] 王冰.重广补注黄帝内经素问[M].北京:人民卫生出版社,1963:538.

[11] [宋] 陈无择.三因极一病证方论[M].北京:人民卫生出版社,1957:19.

[12] [宋] 施桂堂.察病指南[M].上海:上海卫生出版社,1957:15.

[13] [元] 王国瑞.扁鹊神应针灸焦玉龙经[M].合肥:安徽科学技术出版社,1992:34.

[14] [清] 黄元御.伤寒说意[M]//黄元御医学全书.太原:山西科学技术出版社,2010:576.

[15] [明] 沈之问.解围元薮[M].上海:上海科学技术出版社,1959:15.

[16] [明] 徐春甫.古今医统大全[M].北京:人民卫生出版社,1991:1385.

[17] [明] 龚廷贤.万病回春[M].天津:天津科学技术出版社,1993:180.

[18] [明] 陈实功.外科正宗[M].北京:中国医药科技出版社,1999:2.

[19] [明] 李梴.医学入门[M].北京:中国中医药出版社,1995:632.

[20] [明] 武之望.济阴济阳纲目:济南纲目[M].北京:中国中医药出版社,1996:1178.

[21] [清] 陈复正.幼幼集成[M].北京:人民卫生出版社,1988:103.

[22] [清] 吴鞠通.吴鞠通医学全书:医医病书[M].李刘坤.北京:中国中医药出版社,1999:144.

[23] [清] 郑寿全.中医火神三书:医法圆通[M].陶春晖校注.北京:中国医药科技出版社,2014:191.

[24] [清] 汪艺香.汪艺香先生医案[M].上海:上海科学技术出版社,2004:4.

[25] 南京中医学院.中医学概论[M].北京:人民卫生出版社,1958:35.

[26] 袁钟,图娅,彭泽邦,等.中医辞海[M].北京:中国医药科技出版社,1999:730.

[27] 李振吉.中医药常用名词术语辞典[M].北京:中国

中医药出版社,2001:79.

[28] 王新华.中医基础理论[M].人民卫生出版社,2001:
452.

[29] 孙广仁.中医基础理论[M].北京:人民卫生出版社,
2002:217.

[30] 宋一伦,杨学智.基础理论与疾病[M]//曹洪欣,刘保
延.中国中医药学术语集成.北京:中医古籍出版社,
2005:41.

[31] 中华人民共和国国家质量监督检验检疫总局,中国国
家标准化管理委员会.中医基础理论术语(GB/T
20348—2006)[M].北京:中国标准出版社,2006:46.

[32] 吴兰成.中国中医药学主题词表[M].北京:中医古
籍出版社,2008:535.

[33] 世界卫生组织(西太平洋地区).WHO 西太平洋地区
传统医学名词术语国际标准[M].北京:北京大学医
学出版社,2009:40.

[34] 李家邦.中医学[M].北京:人民卫生出版社,2010:
54.

[35] 李经纬,余瀛鳌,蔡景峰,等.中医大辞典[M].2 版.
北京:人民卫生出版社,2010:368.

[36] 中医药学名词审定委员会.中医药学名词[M].北京:
科学出版社,2005:38.

（唐学敏）

六 腑

liù fǔ

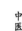

一、规范名

【汉文名】六腑。

【英文名】six fu-organ。

【注释】胆、胃、大肠、小肠、三焦、膀胱六
个脏器的合称,具有受纳、传化、排泄功能,其生
理特点是传化物而不藏,实而不能满。

二、定名依据

"六腑"作为胆、胃、大肠、小肠、三焦、膀胱
六个脏器的合称的命名,始见于《内经》,沿用
至今。

自《灵枢·本脏》首次提出"六腑"一词,经
典之作《伤寒杂病论》《神农本草经》《难经》亦用
之;晋代《肘后备急方》,隋代《诸病源候论》,唐
代《备急千金要方》,宋代《太平圣惠方》《儒门事
亲》《世医得效方》,明代《普济方》《景岳全书》,
清代《石室秘录》等,皆使用"六腑"一名。这些
著作均为历代重要的医学专著,对后世有较大
影响。所以"六腑"作为规范名便于达成共识,
符合术语定名的约定俗成原则。

目前已出版的国标《中医基础理论术语》以

"六腑"作为规范名;《WHO 西太平洋地区传统
医学名词术语国际标准》《中医学概论》和《中国
医学百科全书·中医学》《中国中医药学术语集
成·基础理论与疾病》均以"六腑"一词来命名。
已广泛应用于中医药文献的标引和检索的《中
国中医药学主题词表》也以"六腑"作为正式主
题词。全国高等中医药院校教材《中医基础理
论》,以及代表性的辞书类著作《中医辞海》《中
医大辞典》《中医药常用名词术语辞典》等均以
"六腑"作为规范名记载。这说明在中医临床实
践中用"六腑"用为正名已达成共识。

我国 2005 年出版的由全国科学技术名词审
定委员会审定公布的《中医药学名词》已以"六
腑"作为规范名,所以"六腑"作为规范名也符合
术语定名的协调一致原则。

三、同义词

未见。

四、源流考释

"六腑"一词相关的记载最早见于《尚书》,
《尚书·大禹谟》曰:"德惟善政,正在养民,水、

火、木、金、土、谷，惟修、正德、利用、厚生惟和。九功为叙，九叙为歌……劝之以九歌……地平天成，六府三事允治，万世永赖。"[1]13《周礼·曲礼下》谓："九德之歌，水火金木土谷谓之六府，正德、利用、厚生谓之三事，六府三事罔之九功，九功之德可歌，谓之九歌。"[2]65"六府"其最早含义是指帝王掌管六种财物的库储，这六物系指六类生活必需品。由于这些物品属日常消费品，须经常更替，故而府不仅是个库储，也是一个通道。在人体中，府的这种功能即是腑——表示食物进出、成分代替、保持畅通的场所。此后，《说文解字》中提出："府，文书藏也。"[3]1266 彼时，将储藏文书或财物的地方称为府。

六腑作为人体器官的命名，指胆、胃、大肠、小肠、三焦、膀胱六个器官的合称，始见于《内经》。《灵枢·本脏》曰："五脏者，所以藏精神血气魂魄者也；六腑者，所以化水谷而行津液者也。"[4]231《素问·五脏别论》曰："脑、髓、骨、脉、胆、女子胞，此六者，地气之所生也，皆藏于阴而象于地，故藏而不泻，名曰奇恒之腑。夫胃、大肠、小肠、三焦、膀胱，此五者天气之所生也……名曰传化之腑……所谓五脏者，藏精气而不泻也，故满而不能实。六腑者，传化物而不藏，故实而不能满也。"[5]67 分别阐释了"六腑"具有受纳、传化、排泄功能，其生理特点是传化物而不藏，实而不能满。

汉代张仲景《伤寒杂病论·辨咳嗽水饮黄汗历节病脉证并治》中提出："咳嗽发于肺，不专属于肺病也。五脏，六腑，感受客邪，皆能致咳。所以然者，邪气上逆，必干于肺，肺为气动，发声为咳，欲知其源，必察脉息，为子条记，传与后贤。"[6]619 阐述了五脏六腑皆令人咳。汉代《神农本草经》卷一中提出："朴硝……主百病，除寒热邪气，逐六腑积聚，结固留癖，能化七十二种石。"[7]10《八十一难经·从三十难至四十七难论脏腑》篇中曰："五脏不和，则九窍不通；六腑不和，则留结为痈。"[8]30 阐释六腑以通为用，腑气不通，则结聚成癖。

隋唐时期，仍沿用"六腑"一词。如晋代葛洪《肘后备急方》卷四谓："又骨蒸亦曰内蒸，所以言内者，必外寒内热附骨也，其根在五脏六腑之中，或皮燥而无光。"[9]125 南北朝的陶弘景《本草经集注·序录上》中云："五脏未虚，六腑未竭，血脉未乱，精神未散，食药必活。"[10] 均强调五脏六腑功能正常，关乎于疾病发生发展及预后。隋代巢元方《诸病源候论》卷六中提出："六腑不和而成痈，夫服散之人，若将适失宜，散动热气，内乘六腑，六腑血气行于经脉，经脉为热所搏，而外有风邪乘之，则石热痈结，血气涩滞，而成痈肿。"[11]38 阐释六腑生理特点是传化物而不藏，以通为用，六腑不通，气血壅滞不通而成痈肿。唐代孙思邈《备急千金要方》卷十九中曰："乐令建中汤……治虚劳少气，心胸淡冷，时惊惕，心中悸动，手足逆冷，体常自汗，五脏六腑虚损，肠鸣风湿，营卫不调百病，补诸不足，又治风里急方。"[12]355 说明五脏六腑虚损，影响其受纳、传化功能，导致肠鸣风湿诸疾。唐代杨上善的《黄帝内经太素》卷二十四中记载："虚实所生阳，六腑也。风雨寒暑外邪，从外先至六腑，故曰生于阳也（六腑主外为阳，故阳盛外热也）。岐伯对曰：五脏者，故得六腑与为表里，经络支节，各生虚实（内有五脏，外有六腑，腑脏经络表里诸支节，是生虚实，其亦甚多，不相违也）。"[13]419 述五脏六腑互为表里，共同维护其生理功能。唐代王焘《外台秘要》卷九道："肺主气，合于皮毛，邪之初伤，先客皮毛，故肺先受之，五脏与六腑为表里，皆禀气于肺，以四时更王，各以其时感于寒而受病，故以咳嗽形证不同。五脏咳久不已，传与六腑。"[14]157 阐明了"五脏六腑皆有咳嗽"的病机变化过程。

宋金元时期，许多医学著作仍沿用"六腑"一名。如宋代王怀隐《太平圣惠方》[15]234、庞安常《伤寒总病论》[16]27、陈无择《三因极一病证方论》[17]21，金代成无己《注解伤寒论》[18]52、张子和《儒门事亲》[19]40、王好古《阴证略例·活人阴脉例》[20]19、李东垣《脾胃论》[21]9，元代危亦林《世医得效方》[22]1、滑寿《难经本义》[23]56 分别论述了六腑的生理功能及病理特点。

明清时期,仍沿袭"六腑"一词。如明代朱橚《普济方》卷一百七十六:"由是观之,则五脏六腑,四肢百体,皆禀受于脾胃,行其津液,相与濡润滋养。"[24]2186 戴思恭《推求师意》卷之上:"荣卫之气日行一周,历五脏六腑十二经络,界分必有其舍,舍与邪合,合则阴盛,阴盛则阳虚,于是阴阳相并而病作。"[25]2 同一时期王肯堂《证治准绳·杂病》中道:"邪入六腑,身热喘呼,不得卧。饮食劳役,喜怒不节,水谷之寒热,感则害人六腑,皆由中气不足。又云:犯贼风虚邪者,阳受之,阳受之则入六腑,入六腑则身热,不时卧,上为喘呼。胃者六腑之海,其气亦下行,阳明逆,不得从其道,故不得卧也。"[26]335 此后明代张介宾《景岳全书》卷十七:"人受气于谷,谷入于胃,以传于肺,五脏六腑,皆以受气,其清者为营,浊者为卫,营在脉中,卫在脉外。营气者,泌其津液,注之于脉,化以为血,以营四末,内注五脏六腑,以应刻数焉。"[27]688 而清代医家陈士铎《石室秘录》卷五(书集)云:"雷真君曰:五脏六腑,人所知也。然而,五脏不止五,六腑不止六,人未之知也。至小肠、大肠、膀胱、胆、胃、三焦,此六腑也。六腑外,更有膻中,亦一腑也。"[28]203 明确指出六腑者,小肠、大肠、膀胱、胆、胃、三焦也,且述膻中亦一腑也。此后唐宗海《中西医判》中提到:"六腑者所以化水谷而行津液者也,六腑化水谷行津液,亦皆见六腑条矣。六腑皆主化水谷,髓足则精气能供五脏六腑之驱使,而究与六腑之输泻者不同。"[29]1 描述六腑化水谷而行津液表明其具有受纳、传化、输泻的生理特点。

现代有关著作大部分沿用《内经》的记载,以"六腑"作为规范名,如《中医学概论》[30]39《中国中医药学主题词表》[31]533《中国医学百科全书·中医学》[32]309《中医辞海》[33]730《中医药常用名词术语辞典》[34]79《中医基础理论》(李德新)[35]265、《中医基础理论》(王新华)[36]224、《中

基础理论》(孙广仁)[37]67 等。《基础理论与疾病》[38]41《中医基础理论术语》[39]17《中医基础理论》(印会河)[40]28、《WHO 西太平洋地区传统医学名词术语国际标准》[41]22《中医大辞典》[42]368《中医学》[43]20《中医药学名词》[44]24 均以"六腑"为正名。因为中医学界认为应尊重中医经典著作《灵枢·本脏》,主张以"六腑"作为这一器官的正名。认为这在现代中医界已是约定俗成的事。

总之,《灵枢·本脏》首载"六腑",被后世广泛引用。我国 2005 年出版的由中医药学名词审定委员会审定公布的《中医药学名词》释义"胆、胃、大肠、小肠、三焦、膀胱六个脏器的合称,具有受纳、传化、排泄功能,生理特点是传化物而不藏,实而不能满。"[44]24 该释义客观、准确地表达了"六腑"的科学内涵和本质属性,因而以"六腑"为规范名。

五、文献辑录

《尚书·大禹谟》:"德惟善政,正在养民,水、火、木、金、土、谷惟修,正德、利用、厚生惟和。九功为叙,九叙为歌……劝之以九歌……地平天成,六府三事允治,万世永赖。"[1]13

《周礼·曲礼下》:"九德之歌,水火金木土谷谓之六府,正德、利用、厚生谓之三事,六府三事谓之九功,九功之德可歌,谓之九歌。"[2]65

《说文解字》:"府,文书藏也。"[3]1266

《灵枢·本脏》曰:"五脏者,所以藏精神血气魂魄者也;六腑者,所以化水谷而行津液者也。"[4]231

《素问·五脏别论》:"脑、髓、骨、脉、胆、女子胞,此六者,地气之所生也,皆藏于阴而象于地,故藏而不泻,名曰奇恒之腑。夫胃、大肠、小肠、三焦、膀胱,此五者天气之所生也……名曰传化之腑……所谓五脏者,藏精气而不泻也,故满而不能实。六腑者,传化物而不藏,故实而不能满也。"[5]67

《伤寒杂病论·辨咳嗽水饮黄汗历节病脉

证并治》："咳嗽发于肺，不专属于肺病也。五脏，六腑，感受客邪，皆能致咳。所以然者，邪气上逆，必干于肺，肺为气动，发声为咳，欲知其源，必察脉息，为子条记，传与后贤。"[6]619

《神农本草经》卷一："朴硝……主百病，除寒热邪气，逐六腑积聚，结固留癖，能化七十二种石。"[7]10

《八十一难经·五十五难》："故积者，五脏所生；聚者，六腑所成也。"[8]30

《肘后备急方》卷四："又骨蒸亦曰内蒸，所以言内者，必外寒内热附骨也，其根在五脏六腑之中，或皮燥而无光。"[9]125

《本草经集注·序录上》："五脏未虚，六腑未竭，血脉未乱，精神未散，食药必活。"[10]

《诸病源候论》卷六："六腑不和而成痈。夫服散之人，若将适失宜，散动热气，内乘六腑，六腑血气行于经脉，经脉为热所搏，而外有风邪乘之，则石热痈结，血气痞涩，而成痈肿。"[11]38

《备急千金要方》卷十九："乐令建中汤……治虚劳少气，心胸淡冷，时惊惕，心中悸动，手足逆冷，体常自汗，五脏六腑虚损，肠鸣风湿，营卫不调百病，补诸不足，又治风里急方。"[12]355

《黄帝内经太素》卷二十四："虚实所生阳，六腑也。风雨寒暑外邪，从外先至六腑，故曰生于阳也（六腑主外为阳，故阳盛外热也）。岐伯对曰：五脏者，故得六腑与为表里，经络支节，各生虚实（内有五脏，外有六腑，腑脏经络表里诸支节，是生虚实，其亦甚多，不相违也）。"[13]419

《外台秘要》卷九："肺主气，合于皮毛，邪之初伤，先客皮毛，故肺先受之，五脏与六腑为表里，皆禀气于肺，以四时更王，五脏六腑皆有咳嗽，各以其时感于寒而受病，故以咳嗽形证不同。五脏咳久不已，传与六腑。"[14]157

《太平圣惠方》卷二十六："治精极诸方……通主五脏六腑之病候也。若五脏六腑衰，邪气逆于六腑，次治六腑五脏。阴邪损六腑，五脏六腑俱伤，五脏六腑虚羸。"[15]234

《伤寒总病论》卷一："故《素问》云：六日三阴三阳、五脏六腑皆受病，荣卫不行，五脏不通，则死矣。是表里次第传，不必两感，亦有至六日传遍五脏六腑而死者也。"[16]27

《注解伤寒论》卷二："四藏气绝者，脉四损；五藏气绝者，脉五损；五藏六府俱绝者，脉六损。"[18]52

《三因极一病证方论》卷二："六腑无中风论，惟胃有者，以胃为脏海，纳五味以滋养五脏，虚而中邪风。"[17]21

《儒门事亲·补论》卷一："五脏之极，传而之六腑；六腑之极，遍而之三焦，则百病交起，万疾俱生。"[19]40

《阴证略例·活人阴脉例》："入六腑则身热不时卧，为喘呼；入五脏则满闭塞，下为飧泄，久为肠澼。"[20]19

《脾胃论》卷上："阳受之则入六腑，阴受之则入五脏。入六腑，则身热不得卧，上为喘呼；入五脏，则腹满闭塞，下为飧泄，久为肠澼。"[21]9

《世医得效方》卷一："浮以诊其腑，见六腑之盛衰；沉以诊其脏，见五脏死生盈虚；中则诊其胃气。"[22]1

《难经本义》下卷："盖诸府体为阳而用则阴，《经》所谓浊阴归六腑是也。男子于此而藏精，受五脏六腑之精而藏之也；女子于此而系胞，是得精而能施化，胞则受胎之所也。六腑不和，则留结为痈。六腑阳也，阳不和则病于外……邪在六腑，则阳脉不和；阳脉不和，则气留之；气留之，则阳脉盛矣。其者，指物之辞，因上文六腑不和，及邪在六腑而言之也。"[23]56

《普济方》卷一百七十六："由是观之，则五脏六腑，四肢百体，皆禀受于脾胃，行其津液，相与濡润滋养。"[24]2186

《推求师意》卷上："荣卫之气日行一周，历五脏六腑十二经络，界分必有其舍，舍与邪合，合则阴盛，阴盛则阳虚，于是阴阳相并而病作。"[25]2

《证治准绳·杂病》："邪入六腑，身热喘呼，不得卧。饮食劳役，喜怒不节，水谷之寒热，感则害人六腑，皆由中气不足。又云：犯贼风虚邪者,阳受之,阳受之则入六腑,入六腑则身热,不时卧,上为喘呼。胃者六腑之海,其气亦下行,阳明逆,不得从其道,故不得卧也。"[26]335

《景岳全书》卷十七:"脾胃……经义《营卫生会篇》曰:人受气于谷,谷入于胃,以传于肺,五脏六腑,皆以受气,其清者为营,浊者为卫,营在脉中,卫在脉外。营气者,泌其津液,注之于脉,化以为血,以营四末,内注五脏六腑,以应刻数焉。"[27]688

《石室秘录》卷五:"雷真君曰:五脏六腑,人所知也。然而,五脏不止五,六腑不止六,人未之知也。至小肠、大肠、膀胱、胆、胃、三焦,此六腑也。六腑外,更有膻中,亦一腑也。"[28]203

《中西医判》:"六腑者所以化水谷而行津液者也,六腑化水谷行津液,亦皆见六腑条矣。六腑皆主化水谷,髓足则精气能供五脏六腑之驱使,而究与六腑之输泻者不同。"[29]1

《中医学概论》:"六腑,即胆、胃、大肠、小肠、膀胱、三焦。"[30]39

《中国中医药学主题词表》:"六腑……属脏腑……宜用专指词胆、胃、大肠、小肠、三焦、膀胱六个脏器的合称,具有受纳、传化、排泄功能,生理特点是传化物而不藏,实而不能满。"[31]533

《中国医学百科全书·中医学》:"六腑……胃、小肠、大肠、膀胱、胆和三焦的总称为六腑。"[32]309

《中医辞海》:"六腑……基础理论名词。① 胆、胃、大肠、小肠、三焦、膀胱六个器官的合称。具有受纳、转输、传化水谷的共同功能。《灵枢·本脏》:'六腑者,所以化水谷而行津液者也。'《素问·五脏别论》:'六腑者,传化物而不藏,故实而不能满也。'② 推拿部位名。出陈氏《小儿按摩经》。一是位于前臂屈侧尺侧边,自肘至腕一线(《小儿按摩经》)。一是位于前臂伸侧,自肘至腕一线(《幼科铁镜》)。"[33]730

《中医基础理论》(李德新):"六腑……即是胆、胃、大肠、小肠、膀胱、三焦的总称。腑,原作府。《说文解字》曰:'府,文书藏也。'《说文解字

注》曰:'文书所藏之处曰府。'《玉篇》也说'府'有聚,藏货之义。可知府为府库之义。六腑之'府',也是与五脏之'藏'相对而言。因'府'为'府库',故借'府'以说明六腑的共同生理功能是受纳腐熟水谷,传化精微,排泄糟粕。《素问·五脏别论》以'府库'之意来说明传化水谷的共同生理特点,故说:'六腑者,传化物而不藏,故实而不能满也。所以然者水谷入口,则胃实而肠虚,食下则肠实而胃虚。'这里所谓的'传化物而不藏','实而不能满'等均是说明水谷在体内不能久留,即六腑是以通为用的。"[35]265

《中医药常用名词术语辞典》:"六腑……脏腑。① 胆、胃、大肠、小肠、三焦、膀胱六个器官的合称。具有受纳,传化水谷,排泄糟粕的功能。故有实而不能满,以降为顺,以通为用的生理特点。六腑与五脏有表里相合关系,以共同维持人体生命活动的正常进行。② 推拿部位名。❶ 位于前臂屈侧自肘至腕。见《陈氏小儿按摩经·女子右手正面之图》。❷ 位于前臂伸侧,自肘至腕。见《幼科铁镜》。"[34]79

《中医基础理论》(王新华):"六腑……胆、胃、小肠、大肠、膀胱、三焦的合称。"[36]224

《中医基础理论》(孙广仁):"六腑……六腑是胆、胃、小肠、大肠、膀胱、三焦的总称。腑有六,即胆、胃、小肠、大肠、膀胱、三焦合称六腑。"[37]67

《中医药学名词》:"六腑……胆、胃、大肠、小肠、三焦、膀胱六个脏器的合称,具有受纳、传化、排泄功能,生理特点是传化物而不藏,实而不能满。"[44]24

《中医基础理论术语》:"六腑……胆、胃、小肠、大肠、膀胱、三焦的合称。"[38]17

《中医基础理论》(印会河):"六腑……即胆、胃、大肠、小肠、膀胱、三焦的总称。它们共同的生理功能是:将饮食物腐熟消化,传化糟粕……腑,即胆、胃、大肠、小肠、膀胱、三焦,合称为'六腑';六腑的共同生理特点,是受盛和传化水谷。"[40]28

《中国中医药学术语集成·基础理论与疾

病》："六腑……【英文名】Six Fu（中国中医药学主题词表）【定义】胆、胃、大肠、小肠、三焦、膀胱六个器官的合称。具有受纳转输传化水谷的共同功能。"[39]41

《WHO西太平洋地区传统医学名词术语国际标准》："seven emotions …… 六腑 …… six bowels 六腑 a collective term for the gallbladder，stomach，large intestine，small intestine，urinary bladder and triple energizers。"[41]22

《中医大辞典》："六腑 …… 亦作六府。① 胆、胃、大肠、小肠、三焦、膀胱六个器官的合称。具有出纳、转输、传化水谷的共同功能。《灵枢·本藏》：'六府者，所以化水谷而行津液者也。'《素问·五脏别论》：'六府者，传化物而不藏，故实而不能满也。'② 推拿部位名。出陈氏《小儿按摩经》。❶ 位于前臂屈侧尺侧边，自肘至腕一线（《小儿按摩经》）。❷ 位于前臂伸侧，自肘至腕一线（《幼科铁镜》）。"[42]368

《中医学》："六腑……即胆、胃、小肠、大肠、膀胱、三焦。六腑多为中空管腔性脏器，其共同的生理功能主要是受盛、传化水谷糟粕。《素问·五脏别论》说：'所谓五脏者，藏精气而不泻也，故满而不能实。六腑者，传化物而不藏，故实而不能满也。'"[43]20

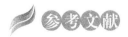 参考文献

［1］ ［春秋］孔子.儒家道家经典全释：尚书［M］.侯光复.大连：大连出版社，1998：13.

［2］ ［西周］姬旦·周礼［M］.黄公渚选注.上海：商务印书馆，1936：65.

［3］ ［汉］许慎撰.说文解字［M］.周秉钧注译.长沙：岳麓书社，1997：1266.

［4］ 未著撰人.灵枢经［M］.何文彬，谭一松校注.北京：中国医药科技出版社，1998：231.

［5］ 未著撰人.素问［M］.何文彬，谭一松校注.北京：中国医药科技出版社，1998：67.

［6］ ［汉］张仲景.伤寒杂病论［M］//刘世恩点校.张仲景全书.北京：中医古籍出版社，2007：619.

［7］ ［汉］神农本草经［M］.陈德兴，等注.福州：福建科学技术出版社，2012：10.

［8］ ［旧题］秦越人.难经［M］.北京：科学技术文献出版社，1996：30.

［9］ ［晋］葛洪.肘后备急方［M］.王均宁点校.天津：天津科学技术出版社，2005：125.

［10］ ［隋］陶弘景.本草经集注［M］.尚志钧.皖南医学院科研科，1985.

［11］ ［隋］巢元方.诸病源候论［M］.黄作阵点校.沈阳：辽宁科学技术出版社，1997：38.

［12］ ［唐］孙思邈.备急千金要方［M］.沈澍农校注.北京：华夏出版社，2008：355.

［13］ ［隋］杨上善.黄帝内经太素［M］.北京：人民卫生出版社，1965：419.

［14］ ［唐］王焘.外台秘要［M］.北京：华夏出版社，1993：157.

［15］ ［宋］王怀隐.太平圣惠方［M］.北京：人民卫生出版社，1958：234.

［16］ ［宋］庞安时.伤寒总病论［M］.邹德琛，刘华生点校.北京：人民卫生出版社，1989：27.

［17］ ［宋］陈无择.三因极一病证方论［M］.北京：中国中医药出版社，2007：21.

［18］ ［宋］成无己.注解伤寒论［M］.北京：商务印书馆，1955：52.

［19］ ［金］张从正.儒门事亲［M］.张宝春点校.沈阳：辽宁科学技术出版社，1997：40.

［20］ ［元］王好古.阴证略例［M］.左言富点校.南京：江苏科学技术出版社，1985：19.

［21］ ［金］李杲.脾胃论［M］.彭建中点校.沈阳：辽宁科学技术出版社，1997：9.

［22］ ［元］危亦林.世医得效方［M］.王育学，等校注.北京：人民卫生出版社，1990：1.

［23］ ［元］滑寿.难经本义［M］.傅贞亮，张崇孝点校.北京：人民卫生出版社，1995：56.

［24］ ［明］朱橚.普济方［M］.北京：人民卫生出版社，1959：2186.

［25］ ［明］戴思恭.推求师意［M］.南京：江苏科学技术出版社，1984：2.

［26］ ［明］王肯堂.证治准绳［M］//精华本.北京：科学出版社，1998：335.

［27］ ［明］张景岳.景岳全书［M］.上海：上海科学技术出版社，1959：688.

［28］ ［清］陈士铎.石室秘录［M］//张灿，等点校.陈士铎医学全集.北京：中国古籍出版社，1999：203.

［29］ ［清］唐宗海.中西医判［M］.上海：上海二马路千顷堂发行：1.

［30］ 南京中医学院.中医学概论［M］.北京：民卫生出版社，1958：39.

［31］ 吴兰成.中国中医药学主题词表［M］.北京：中医古籍出版社，1996：533.

［32］ 《中医学》编辑委员会.中医学［M］//钱信忠.中国医

学百科全书.上海:上海科学技术出版社,1997:309.

[33] 袁钟,图娅,彭泽邦,等.中医辞海[M].北京:中国医药科技出版社,1999:730.

[34] 李振吉.中医药常用名词术语辞典[M].北京:中国中医药出版社,2001:79.

[35] 李德新.中医基础理论[M].北京:人民卫生出版社,2001:265.

[36] 王新华.中医基础理论[M].北京:人民卫生出版社,2001:224.

[37] 孙广仁.中医基础理论[M].北京:中国中医药出版社,2002:67.

[38] 宋一伦,杨学智.基础理论与疾病[M]//曹洪欣,刘保延.中国中医药学术语集成.北京:中医古籍出版社,2005:41.

[39] 中华人民共和国国家质量监督检验检疫总局,中国国家标准化管理委员会.中医基础理论术语(GB/T 20348—2006)[M].北京:中国标准出版社,2006:17.

[40] 印会河.中医基础理论[M].2版.北京:人民卫生出版社,1984:28.

[41] 世界卫生组织(西太平洋地区).WHO西太平洋地区传统医学名词术语国际标准[M].北京:北京大学医学出版社,2009:22.

[42] 李经纬,余瀛鳌,蔡景峰,等.中医大辞典[M].2版.北京:人民卫生出版社,2010:368.

[43] 李家邦.中医学[M].北京:人民卫生出版社,2010:20.

[44] 中医药学名词审定委员会.中医药学名词[M].北京:科学出版社,2005:24.

（唐学敏）

火 邪

huǒ xié

一、规范名

【中文名】火邪。

【英文名】 fire pathogen。

【注释】具有炎上、易伤津耗气、生风动血,且易扰动心神特点的邪气。

二、定名依据

"火邪"原指"火"(《内经》),"火邪"一词最早见于宋代赵佶《圣济总录》。虽然此前相关著作中记载的"火""邪热"(《伤寒论》)与本术语概念相同,但是"邪热"一词在明清时期较少应用,而"火邪"应用广泛。如明代李时珍《本草纲目》、马莳《灵枢注证发微》、缪希雍《神农本草经疏》、清代张璐《张氏医通》、冯兆张《冯氏锦囊秘录》、沈金鳌《杂病源流犀烛》、吴鞠通《温病条辨》等,说明以"火邪"作为规范名便于达成共识,符合术语定名的约定俗成原则。

同时"火"不仅指邪气,也指自然界正常的气候。因此,以"火"为正名其含义易于混淆,而把"火邪"作为规范名更符合术语定名单义性原则。

现代文献均以"火邪"为正名,如国家标准《中医基础理论术语》,辞书《中医大辞典》《中医辞海》和《中国大百科全书·中国传统医学》《中国中医药学术语集成·基础理论与疾病》,以及全国高等中医药院校教材《中医基础理论》(孙广仁)等,均以"火邪"作为规范名,同时,已经广泛应用于中医药学文献标引和检索的《中国中医药学主题词表》也以"火邪"作为正式主题词,这些均说明"火邪"作为规范名已成为共识。

我国2005年出版的由全国科学技术名词审定委员会审定公布的《中医药学名词》已以"火邪"作为规范名,所以以"火邪"作为规范名也符合术语定名的协调一致原则。

三、同义词

【曾称】"火"(《内经》);"邪热"(《伤寒论》)。

四、源流考释

"火邪"原称为"火",始见于《黄帝内经素问·至真要大论》:"夫百病之生也,皆生于风寒暑湿燥火,以之化之变也。"[1]170"火"作为六淫之一,与温、热、暑等病邪属于同一性质而较甚。故其后的著作记载火邪性质的外邪有的称"邪热",如汉代张仲景《伤寒论·辨脉法》记载:"本以数脉动脾,其数先微,故知脾气不治,大便硬,气噫而除。今脉反浮,其数改微,邪气独留,心中则饥,邪热不杀谷,潮热发渴,数脉当迟缓,脉因前后度数如法,病者则饥。数脉不时,则生恶疮也。"[2]3南北朝时期陶弘景在其《本草经集注·草木中品》曰:"沙参……味苦,微寒,无毒。主治血积,惊气,除寒热,补中,益肺气。治胃痹,心腹痛,结热邪气,头痛,皮间邪热,安五脏,补中。"[3]280唐代杨上善《黄帝内经太素》卷九曰:"邪风客于皮肤,则为肿也。邪热燥于皮肤,则皮干无汗。"[4]26宋代王怀隐《太平圣惠方》卷四曰:"夫心属火,主于血。血实则生热,风邪搏于阳经,伤于血脉,荣气不行,心脏壅滞,邪热之气,稽留不散,则令心胸烦乱,语错多惊,故名风热也。"[5]126以上文献所载"邪热"均是指伤人的一种病邪。

"火邪"作为本词之名始见于宋代赵佶《圣济总录》,如该书卷一记载:"食豆以辟虚邪,虽有火邪,不能为害,终之气,自小雪日午正。至大寒日辰正,六十日有奇,主位太羽水,客气阳明金,中见土运,土能生金,金能生水,三气相得而行顺化。"[6]3此处"火邪"并不明确是否伤人,其内涵较为模糊。随着医学的发展医家们认识到"火邪"作为一种伤人的病邪,其特性具有易扰动心神,耗气伤津,如宋代杨士瀛《仁斋直指方论》卷一记载:"大抵寒、暑、燥、湿、风、火之气,木、火、土、金、水之形,亢极则所以害其物,承乘则所以制其极。故木极而似金,火极而似水,土极而似木,金极而似火,水极而似土……少阳为标,相火为本,其火邪伤于人也,为热而瞀瘛,躁扰而狂越,如丧神守之病生矣。火淫所胜,平以咸冷。"[7]23该书指出火邪伤人的表现为扰动心神,"热而瞀瘛,躁扰而狂越"。金代刘完素《素问病机气宜保命集》卷中记载:"火邪不能

胜水也,太阴经不能传少阴,而反火邪上乘肺经,而痢必白脓也。"[8]77元代朱丹溪《丹溪心法》卷三曰:"《经》言劳者温之,损者温之,惟以补中益气汤温药,以补元气而泻火邪。"[9]159而有的医家记载火邪性质的外邪仍称为"邪热",如金代刘完素《黄帝素问宣明论方》卷五:"夫伤寒之候,头项痛,腰脊强,身体拘急,表热恶寒,不烦躁,无自汗,或头而痛,肌热鼻干,或胸满而喘,手足指末微厥,脉浮数而紧者,邪热在表,皆麻黄汤发汗之证也,或天水散之类,甚佳。"[10]54

明清时期,"火邪"的内涵由六淫之一的外火,扩展为脏腑所生的内火。如明代朱橚《普济方》卷四曰:"生气,是三焦之气,旺于脾脏旁。脾受湿而反热,传至大肠,故发疼痛。乃大肠金受三焦火邪,故入大肠,药泻三焦火邪则愈,禁暴用寒药急攻,当缓缓下之。"[11]69此处"三焦火邪"则指脏腑所生之火。同时明代李时珍《本草纲目》[12]355、马莳《灵枢注证发微》[13]178、缪希雍《神农本草经疏》[14]182、张璐《张氏医通》[15]154、冯兆张《冯氏锦囊秘录》[16]199、沈金鳌《杂病源流犀烛》[17]335、吴鞠通《温病条辨》[18]194等,均记载脏腑所生"火邪"。

现代有关著作多沿用《圣济总录》的记载以"火邪"作为本词正名,如《中医药学名词》[19]40《中医基础理论术语》[20]48《中医大辞典》[21]376《中国大百科全书·中国传统医学》[22]191《中医辞海》[23]737《中国中医药学主题词表》[24]396《中国中医药学术语集成·基础理论与疾病》[25]72《中医基础理论》[26]221等。

须予指出的是,古代著作记载的太阳伤寒误用火熏致病的病因亦称为"火邪"。如《伤寒论·辨太阳病脉证并治》:"太阳病,以火熏之,不得汗,其人必燥,到经不解,必圊血(便血),名为火邪。"[2]33与本词非同一概念。

总之,"火邪"原称为"火",指六淫之一。而"邪热"一词最早见于汉代张仲景《伤寒论》中,指伤人的一种外邪。"火邪"一词最早见于宋代赵佶《圣济总录》,随着对"火邪"认识的深入,至

明清时期,"火邪"亦指内生于脏腑的邪气。现代著作均以"火邪"为正名。

五、文献辑录

《黄帝内经素问·至真要大论》:"厥阴司天,其化以风;少阴司天,其化以热;太阴司天,其化以湿;少阳司天,其化以火。"[1]70

《伤寒论·辨太阳病脉证并治》:"太阳病,以火熏之,不得汗,其人必躁,到经不解,必清血,名为火邪。"[2]33

"辨脉法":"本以数脉动脾,其数先微,故知脾气不治,大便硬,气噫而除。今脉反浮,其数改微,邪气独留,心中则饥,邪热不杀谷,潮热发渴,数脉当迟缓,脉因前后度数如法,病者则饥。数脉不时,则生恶疮也。"[2]3

《本草经集注·草木中品》:"沙参……味苦,微寒,无毒。主治血积,惊气,除寒热,补中,益肺气。治胃痹,心腹痛,结热邪气,头痛,皮间邪热,安五脏,补中。"[3]280

《黄帝内经太素》卷九:"邪风客于皮肤,则为膜肿也。邪热燥于皮肤,则皮干无汗。"[4]26

《太平圣惠方》卷四:"夫心属火,主于血。血实则生热,风邪搏于阳经,伤于血脉,荣气不行,心脏壅滞,邪热之气,稽留不散,则令心胸烦乱,语错多惊,故名风热也。"[5]126

《圣济总录》卷一:"食豆以辟虚邪,虽有火邪,不能为害,终之气,自小雪日午正。至大寒日辰正,六十日有奇,主位太羽水,客气阳明金,中见土运,土能生金,金能生水,三气相得而行顺化。"[6]3

《仁斋直指方论》卷一:"大抵寒、暑、燥、湿、风、火之气,木、火、土、金、水之形,亢极则所以害其物,承乘则所以制其极。故木极而似金,火极而似水,土极而似木,金极而似火,水极而似土……少阳为标,相火为本,其火邪伤于人也,为热而瞀瘛,躁扰而狂越,如丧神守之病生矣。火淫所胜,平以咸冷。"[7]23

《黄帝素问宣明论方》卷五:"夫伤寒之候,头项痛,腰脊强,身体拘急,表热恶寒,不烦躁,无自汗,或头而痛,肌热鼻干,或胸满而喘,手足指末微厥,脉浮数而紧者,邪热在表,皆麻黄汤发汗之证也,或天水散之类,甚佳。"[10]54

《素问病机气宜保命集》卷中:"火邪不能胜水也,太阴经不能传少阴,而反火邪上乘肺经,而痢必白脓也。"[8]77

《丹溪心法》卷三:"劳者温之,损者温之,惟以补中益气汤温药,以补元气而泻火邪。"[9]159

《普济方》卷四:"生气,是三焦之气,旺于脾脏旁,脾受湿而反热,传至大肠,故发疼痛,乃大肠金受三焦火邪,故入大肠,药泻三焦火邪则愈,禁暴用寒药急攻,当缓缓下之。"[11]69

《本草纲目·主治》:"(人参)治心腹鼓痛,泻心肺脾中火邪。"[12]355

《灵枢注证发微》卷三:"暴痹内逆,肝肺相搏,血溢鼻口,取天府。此节以天府所治之病言之也。暴时大热,而在内气逆,乃肝肺两经之火邪相为搏击,以致血溢于鼻口,当取上文天府穴耳。"[13]178

《神农本草经疏》卷八:"芍药味酸寒得木化,金色白,故白者兼金气者也。专入脾经血分,能泻肝家火邪,故其所主收而补。"[14]182

《张氏医通》卷七:"盖肾脏真阴虚,则火邪胜,火邪上升,必伤肺而为咳逆。"[15]154

《冯氏锦囊秘录·杂症大小合参》:"鼻塞不闻香臭者,俗谓肺寒,而用解利辛温之药不效,殊不知多因肺经素有火邪,故遇寒便塞也。"[16]199

《杂病源流犀烛》卷二十一:"凡治吐症,用半夏、藿香。独痧症作吐,半夏性燥,须防火邪,切不可用。"[17]335

《温病条辨》卷三:"肾主五液而恶燥,暑先入心,助心火独亢于上,肾液不供,故消渴也。再心与肾均为少阴,主火,暑为火邪,以火从火,二火相搏,水难为济,不消渴得乎!"[18]194

《中医辞海》:"火邪……基础理论名词。① 六淫之一。与温、热、暑等病邪同一属性而较甚。② 太阳伤寒误用火熏所致之病。《伤寒论·辨太阳病脉证并治》:'太阳病,以火重之,不得汗，其人必燥，到经不解，必圊血（便血），名为火邪。'"[23]737

《中国大百科全书·中国传统医学》："火邪……又常称为温邪、热邪、温热之邪。虽可混称，但在程度上有所区别，有'火为热之极，热为温之渐'之说。火邪有内外之分，习惯上常将外火称为温邪、热邪或温热之邪，内火称为火邪、火热之邪。"[22]191

《中医大辞典》："火邪……① 六淫之一。与温、热、暑等病邪同一属性而较甚者。② 太阳伤寒误用火熏所致之病。《伤寒论·辨太阳病脉证并治》：'太阳病，以火熏之，不得汗，其人必燥，到经不解，必圊血（便血），名为火邪。'"[21]376

《中医药学名词》："火邪……具有炎上、易伤津耗气、生风动血，且易扰动心神特点的邪气。"[19]40

《中国中医药学术语集成·基础理论与疾病》："火邪……温热病邪的泛称，为六淫之一。指自然界中具有火之炎热特性的外邪，虽与夏气相通，但无季节气候限制，属阳邪，性炎上。"[25]72

《中医基础理论术语》："火邪……六淫中具有炎上、耗气伤津、生风动血、扰动心神特性的邪气。"[20]48

《中医基础理论》："火邪……凡致病具有炎热升腾等特性的外邪，称为火热之邪。"[26]221

《中国中医药学主题词表》："火邪……属六淫；宜用专指词……阳盛太过，耗散人体正气的病邪，又有内火、外火之分。"[24]396

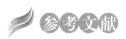参考文献

[1] 未著撰人.黄帝内经素问[M].田代华整理.北京：人民卫生出版社，2017：170.

[2] [汉] 张仲景.伤寒论[M].北京：中国古籍出版社，1997：3，33.

[3] [南北朝] 陶弘景.本草经集注[M].尚志钧，尚元胜辑校.北京：人民卫生出版社，1994：280.

[4] [隋] 杨上善.黄帝内经太素[M].北京：人民卫生出版社，1965：26.

[5] [宋] 王怀隐.《太平圣惠方》校注[M].田文敬，牛国顺，孙现鹏校注.郑州：河南科学技术出版社，2015：126.

[6] [宋] 赵佶.圣济总录[M].北京：人民卫生出版社，1962：3.

[7] [宋] 杨士瀛.仁斋直指方论[M].盛维忠，王致谱，傅芳，等校注.福州：福建科学技术出版社，1989：23.

[8] [金] 刘完素.素问病机气宜保命集[M].宋乃光校注.北京：中国医药出版社，2007：77.

[9] [元] 朱震亨.丹溪心法[M].田思胜校注.北京：中国中医药出版社，2007：159.

[10] [金] 刘完素.黄帝素问宣明论方[M].宋乃光校注.北京：中国中医药出版社，2007：54.

[11] [明] 朱橚.普济方[M].北京：人民卫生出版社，1959：69.

[12] [明] 李时珍.本草纲目[M].刘山永校注.北京：华夏出版社，2013：355.

[13] [明] 马莳.灵枢注证发微[M].田代华主校.北京：人民卫生出版社，1994：178.

[14] [明] 缪希雍.神农本草经疏[M].张淑祥，于新丽，于静，等校注.太原：山西科学技术出版社，2013：182.

[15] [清] 张璐.张氏医通[M].李静芳，建一校注.北京：中国中医药出版社，1995：154.

[16] [清] 冯兆张.冯氏锦囊秘录[M].田思胜，高萍，戴敬敏，等校注.北京：中国中医药出版社，1996：199.

[17] [清] 沈金鳌.杂病源流犀烛[M].李占永，李晓林校注.北京：中国中医药出版社，1994：335.

[18] [清] 吴塘.温病条辨[M].宋咏梅，臧守虎，张永臣点校.北京：中国中医药出版社，2006：194.

[19] 中医药学名词审定委员会.中医药学名词[M].北京：科学出版社，2005：40.

[20] 中华人民共和国质量监督检验检疫总局，中国国家标准化管理委员会.中医基础理论术语(GB/T 20348—2006)[M].北京：中国标准出版社，2006：48.

[21] 李经纬，余瀛鳌，蔡景峰，等.中医大辞典[M].北京：人民卫生出版社，2004：376.

[22] 施奠邦.中国传统医学[M]//胡乔木.中国大百科全书.北京：中国大百科全书出版社，2002：191.

[23] 袁钟，图娅，彭泽邦，等.中医辞海[M].北京：中国医药科技出版社，1995：737.

[24] 吴兰成.中国中医药学主题词表[M].北京：中医古籍出版社，2008：396.

[25] 宋一伦，杨学智.基础理论与疾病[M]//钱信忠.中国医学百科全书.北京：中医古籍出版社，2005：72.

[26] 孙广仁.中医基础理论[M].北京：中国中医药出版社，2007：221.

（王梦婷）

火性炎上

huǒ xìng yán shàng

一、规范名

【汉文名】火性炎上。

【英文名】fire characterized by flaring up。

【注释】火邪致病具有炎热及向上趋势的特点。

二、定名依据

先秦著作《尚书·洪范》为较早阐释五行的著作，文中有"火曰炎上"一语，对医学上"火性炎上"术语的创建具有启发意义。

最早在医学著作中描述火性特征的当属《黄帝内经素问·至真要大论》，有"冲上""火"的记载，与"火性炎上"的含义基本一致，但是中文并未出现"火性炎上"这一名称。

"火性炎上"作为阐释火邪致病时有炎热及向上趋向特点的名称，最早见于宋金时期成无己的《注解伤寒论》自其提出"火性炎上"之名，其后历代的著作多有沿用，如宋金元时期《注解伤寒论》《小儿卫生总微论方》《丹溪治法心要》，明代《奇效良方》《医学原理》《医旨绪余》《类经》《医宗必读》，清代《温热经纬》《脉义简摩》等。这些著作均为历代的重要著作，对后世有较大影响。所以"火性炎上"作为规范名已经达成共识，符合术语定名的约定俗成原则。

现代的相关著作如《中医辞海》《中医大辞典》《中医药学名词》《中医基础理论术语》和《中国中医药学术语集成·基础理论与疾病》等均收录有"火性炎上"一词，说明"火性炎上"这一术语已成为共识，符合术语定名的协调一致原则。

三、同义词

未见。

四、源流考释

"火性炎上"这一术语是指火邪致病时具有炎热及向上趋势的特点。先秦著作《尚书·洪范》是较早阐释五行基本内涵的著作，书中有"水曰润下，火曰炎上，木曰曲直，金曰从革，土曰稼穑"[1]452的记载，文中"火曰炎上"一语无疑对医学上"火性炎上"术语的创建具有极大启发意义。

最早在医学著作中描述火性特征的当属《黄帝内经素问·至真要大论》："诸逆冲上，皆属于火。"[2]363 与后世的火性炎上的含义基本一致，但是中文并未出现"火性炎上"这一名称。

目前所见文献中最早使用"火性炎上"名称的当属宋金时期成无己的《注解伤寒论》，文中曰："医以火灸取汗而不得汗，邪无从出，又加火气相助，则热愈甚，身半以上，同天之阳，半身以下，同地之阴，火性炎上，则腰以下阴气独治，故从腰以下必重而痹也。"[3]93 解释了腰以下重痹的原因为火性炎上所致。随后宋金元时期使用"火性炎上"名称的医家著作，多认为火性炎上是导致某类疾病的原因。如无名氏《小儿卫生总微论方》："且五脏皆有毛。其发属心。心为火。火性炎上。故发生上枪也。"[4]15 用火性炎上来解释眉毛上枪的原因。朱丹溪《丹溪治法心要》："火性炎上，若嗜欲无节则水失所养，火寡于畏而侮所胜，肺金得火邪而热矣。"[5]94 指出火性炎上，水失所养会带来肺金的损伤。

明清时期使用"火性炎上"这一名称的医家众多，应用日益广泛，或用以说明病因、病机，或用以说明临床现象、病情变化，或指出治则治法等。如明代董宿《奇效良方》："盖痰者本流动之物，又因火动而助其愈盛，火性炎上，得风则愈炽，风火两动，痰之愈作。"[6]484 用火性炎上来说明痰证发作的原因。明代汪机《医学原理》："火性炎上，是以载血上出诸窍而为吐衄等症。"[7]162 指出吐血、衄血是由火性炎上导致载血上行所致。明代孙一奎《医旨绪余》："火性炎上，怫逆不遂则郁。"[8]53 指明郁证的产生于火性炎上有关。张介宾《类经》在解释《黄帝内经素问·至真要大论》中的"诸逆冲上，皆属于火"时说"火性炎上，故诸逆冲上者皆属于火。然诸脏诸经皆有逆气，则其阴阳虚实有不同矣。"[9]204 非常深刻地说明了诸逆冲上是由于火性炎上，然而由于逆气存在于诸脏诸经，所以火有阴阳虚实的不同。李中梓《医宗必读》："火性炎上，故宜使之下。"[10]8 则指出对治火性炎上的方法为使之下，即用下法。清代王孟英《温热经纬》："头为诸阳之首，火性炎上，毒火盘踞于内，五液受其煎熬，热气上腾，如笼上熏蒸之露。"[11]164,165 指出头痛的原因是因为火性上炎至头的缘故。周学海《脉义简摩》："火性炎上，故尤强在寸"[12]167 指出火性炎上，在脉象上的体现为寸脉强。

现代的相关著作如《中医辞海》[13]739《中医大辞典》[14]381《中医药学名词》[15]40《中国中医药学术语集成·基础理论与疾病》[16]72、国标《中医基础理论术语》[17]48 等均收录有"火性炎上"这一术语。

总之，"火性炎上"这一术语是借用先秦五行学说中"火曰炎上"来阐释火邪炎热及向上趋势的特点。文献中最早使用"火性炎上"名称的为宋代成无己的《注解伤寒论》。之后，宋元明清至民国间有大量医家沿用"火性炎上"这一名称。现代的权威辞典、工具书、标准书均收录有"火性炎上"这一术语，说明火性炎上这一术语已被历代医家认可和使用并成为共识，可作为规范语使用。

五、文献辑录

《尚书·洪范》："水曰润下，火曰炎上，木曰

曲直，金曰从革，土曰稼穑。"[1]452

《黄帝内经素问·至真要大论》："诸逆冲上，皆属于火。"[2]363

《注解伤寒论》卷三："医以火灸取汗而不得汗，邪无从出，又加火气相助，则热愈甚，身半以上，同天之阳，半身以下，同地之阴，火性炎上，则腰以下阴气独治，故从腰以下必重而痹也。"[3]93

《小儿卫生总微论方》卷二："且五脏皆有毛。其发属心。心为火。火性炎上。故发生上枪也。"[4]15

《丹溪治法心要》卷六："火性炎上，若嗜欲无节则水失所养，火寡于畏而侮所胜，肺金得火邪而热矣。"[5]94

《奇效良方》卷二十五："盖痰者本流动之物，又因火动而助其愈盛，火性炎上，得风则愈炽，风火两动，痰之愈作。"[6]484

《医学原理》卷五："火性炎上，是以载血上出诸窍而为吐衄等症。"[7]162

《医旨绪余》卷上："火性炎上，怫逆不遂，则郁。"[8]53

《类经》卷十三："火性炎上，故诸逆冲上者皆属于火。然诸脏诸经皆有逆气，则其阴阳虚实有不同矣。"[9]204

《医宗必读》卷一："火性炎上，故宜使之下；水性就下，故宜使之上。"[10]8

《温热经纬》卷四："头为诸阳之首，火性炎上，毒火盘踞于内，五液受其煎熬，热气上腾，如笼上熏蒸之露。"[11]164,165

《脉义简摩》卷六："火性炎上，故尤强在寸，治之须由寸渐降于关尺而始平。"[12]167

《中医辞海》："火性炎上……基础理论名词。借用五行学说中阐述火焰上炎的现象以比喻火邪致病时其病变有上趋的特点。如火热伤肺则见喘咳、咯血、鼻衄等症；火迫心神，则见头痛、呕吐、昏迷、谵妄等症；阴虚火旺则见烦躁、咽痛、声嘶、齿龈出血、耳鸣等症，均属火性炎上的病变。"[13]739

《中医大辞典》："火性炎上……借用五行学

说中阐述火焰上炎的现象以比喻火邪致病时其病变有向上趋向的特点。《素问·至真要大论》：'诸逆冲上，皆属于火。'如火热伤肺则见喘咳、咯血、鼻衄等症；火迫心神，则见头痛、呕吐、昏迷、谵妄等症；阴虚火旺则见烦躁、咽痛、声嘶、齿龈出血、耳鸣等症，均属火性炎上的病变。"[14]381

《中医药学名词》："火性炎上……火邪致病具有炎热及向上趋势的特点。"[15]40

《中国中医药学术语集成·基础理论与疾病》："火性炎上……五行学说中，火性升腾向上，中医学中以此说明心的生理特点。"[16]72

《中医基础理论术语》："火性炎上……火邪具有燔灼向上之性，其致病热象显著，多见人体上部。"[17]48

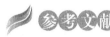 参考文献

[1] ［汉］孔安国传，［唐］孔颖达正义.尚书正义［M］.黄怀信整理.上海：上海古籍出版社，2007：452.

[2] 未著撰人.黄帝内经素问［M］.北京：人民卫生出版社，2012：363.

[3] ［汉］张仲景著.［晋］王叔和撰次.［金］成无己注.［明］汪济川校.注解伤寒论［M］.北京：人民卫生出版社，2012：93.

[4] ［宋］未著撰人.小儿卫生总微论方［M］.上海：上海卫生出版社，1958：15.

[5] ［元］朱震亨.丹溪治法心要［M］.北京：人民卫生出版社，1983：94.

[6] ［明］董宿，方贤.奇效良方［M］.田代华，张晓杰，何永，点校.天津：天津科学技术出版社，2005：484.

[7] ［明］汪机.医学原理［M］.储全根，万四妹校注.北京：中国中医药出版社，2009：162.

[8] ［明］孙一奎.医旨绪余［M］.韩学杰，张印生校注.北京：中国中医药出版社，2008：53.

[9] ［明］张景岳.类经［M］.范志霞校注.北京：中国医药科技出版社，2011：204.

[10] ［明］李中梓.医宗必读［M］.郭霞珍，王志飞，袁卫玲，等整理.北京：人民卫生出版社，2006：8.

[11] ［清］王孟英.温热经纬［M］.南京中医药大学温病学教研室整理.北京：人民卫生出版社，2005：164，165.

[12] ［清］周学海.脉义简摩［M］.胡玲，张琳叶，焦振廉，等校注.北京：中国中医药出版社，2016：167.

[13] 袁钟，图娅，彭泽邦，等.中医辞海：上册［M］.北京：中国医药科技出版社.1999：739.

[14] 李经纬，余瀛鳌，蔡景峰，等.中医大辞典［M］.北京：人民卫生出版社，2004：381.

[15] 中医药学名词审定委员会.中医药学名词［M］.北京：科学出版社，2005：40.

[16] 宋一伦，杨学智.基础理论与疾病［M］//曹洪欣，刘保延.中国中医药学术语集成.北京：中医古籍出版社，2005：72.

[17] 中华人民共和国国家质量监督检验检疫总局，中国国家标准化管理委员会.中医基础理论术语（GB/T 20348—2006）［M］.北京：中国标准出版社，2006：48.

（李琳珂）

1·057

心

xīn

一、规范名

【汉文名】心。

【英文名】heart。

【注释】五脏之一，位居胸腔之内，膈之上，有心包卫护于外，其主要生理功能是主血脉、主神志，并与舌和汗液密切相关。

二、定名依据

"心"作为五脏之一，其相关论述最早见于《内经》。该书全面论述了心所具有的"主血脉""主神""开窍于舌""其液为汗"的作用，奠定了中医藏象学说中"心"的基本内涵。其后历代著作均沿用《内经》的记载，如晋代《脉经》，唐代《外台秘要》《备急

千金要方》,宋代《圣济总录》,元代《脏腑标本寒热虚实用药式》,明代《医旨绪余》《景岳全书》《医学原理》,清代《医碥》《医镜》等,说明古代以"心"为规范名已达成共识,符合术语定名约定俗成原则。

现代相关著作,如国标《中医基础理论术语》和普通高等教育中医药类教材《中医基础理论》(印会河)、《中医基础理论》(吴敦序)以及辞书类著作《中医大辞典》和《中国医学百科全书·中医学》等均以"心"作为中医藏象名词的标准词著录解释,其所述"心"的内涵也均以《内经》所述为主。这些均说明"心"作为这一规范名已成为共识。

我国2005年出版的由全国科学技术名词审定委员会审定公布的《中医药学名词》已以"心"作为规范名。所以"心"作为规范名也符合术语定名的协调一致原则。

三、同义词

未见。

四、源流考释

远在殷商时期,"心"字已作为一个独立的名词出现,写作 $\heartsuit$ 或 $\heartsuit$,像心脏之形,说明古人已对心的形态有了初步的认识。战国至秦汉时代的医学著作《内经》,是最早系统论述心的功能的中医学典籍。《黄帝内经素问·灵兰秘典论》提出:"心者,君主之官也,神明出焉……故主明则下安,以此养生则寿,殁世不殆,以为天下则大昌。主不明则十二官危,使道闭塞而不通,形乃大伤,以此养生则殃,以为天下者,其宗大危,戒之戒之。"[1]16 明确了心在人体各器官中的主导作用。在此基础上,《内经》又论述了心在人体中的具体作用,《黄帝内经素问·痿论》提出"心主身之血脉",心与脉在组织上相互衔接,在功能上亦相互依存和协调,是气血周流不息,保证其他脏器正常功能的重要条件。《黄帝内经素问·六节藏象论》又说:"心者,生之本,神之处也,其华在面,其充在血脉,为阳中之太

阳,通于夏气。"[1]18 进一步指出了心、神、血、面、脉之间的相互关系。

心不仅与血脉相关,还主导人的精神意识,《黄帝内经灵枢·邪客》篇记载:"心者,五脏六腑之大主也,精神之所舍也,其脏坚固,邪弗能容也。容之则心伤,心伤则神去,神去则死矣。"[2]137 《黄帝内经灵枢·本神》记载:"所以任物者谓之心。"[2]25 神虽分藏于五脏,但均统属于心,由心神所支配。《黄帝内经素问》提出"心开窍于舌"的论点,《黄帝内经素问·阴阳应象大论》云:"心主舌……在窍为舌,在味为苦,在志为喜。"[1]10 《黄帝内经灵枢·五阅五使》云:"舌者,心之官也。"[2]83 心的生理功能正常,则"心和则舌能知五味"心病则"舌卷短,颧赤"。《黄帝内经素问·宣明五气》记载:"五脏化液:心为汗。"[1]47

自《内经》提出心的相关记载后,后世医家多有沿用,如《难经》完全继承了《内经》对心的认知,也主张"心藏神""主血""其液汗""心气通于舌"。但《难经》也提出了较《内经》略为详备的解剖记载。如《难经·四十二难》记载:"心重十二两,中有七孔三毛,盛精汁三合。"[3]106 《中藏经》将心的作用归纳为"心者,五脏之尊号,帝王之称也;与小肠为表里,神之所舍,又主于血、属火,王于夏,手少阴是其经也。"[4]21 所述心的功用与《内经》并无本质差别。但《中藏经》更加强调了心在人体中的主导作用,认为心为"五脏之尊","帝王之称"。

晋唐时期,对于"心"的记载有所发展,如唐代孙思邈《备急千金要方·心脏脉论》综合了"阴阳应象大论""灵兰秘典论"等《内经》各篇章,曰:"心主神。神者,五脏专精之本也,为帝王监领四方……所以任物谓之心,神者,心之藏也。舌者,心之官。故心气通于舌,舌和则能审五味矣。心在窍为耳……心气通于舌,舌非窍也。其通于窍者,寄见于耳……心重十二两,中有三毛七孔,盛精汁三合,神名藏神,号五神居,随节应会,故云心藏脉,脉舍神,在气为吞,在液为汗。"[7]283 孙氏对心的认识除沿袭《内经》理论

外,也指出了心之所以为"五脏主",依赖于所藏"心神"的"外接任物"与"随节应会",阐明了"心"与"心神"的关系,并且提出了"心气通于舌"外,又"寄窍于耳"的观点。

通过以上论述可以考见,自先秦以至晋唐,历代医家已形成对心的功能的基本认知,均认为心为"人身之主,"具有主血脉而藏神,汗为其外液,舌为其外应的作用。唐代以后,医家多从临床证治入手,探讨心经及心病证治的有效方案,而其立论基础则沿袭了自《内经》以来对心的功用的认识。如宋代赵佶《圣济总录·口舌生疮》记载:"论曰:口舌生疮者,心脾经蕴热所致也,盖口属脾,舌属心,心者火。"[8]2005 金元时期张元素在《脏腑标本寒热虚实用药式·心》记载:"心主血,补心必先补血,生心祛滞,皆所以为补也。"[9]142

明清时期是中医临证医学迅速发展的时期,但诸医家所论"心"的生理作用,均以《内经》所论为基础而稍加阐释。所不同的是,自明代后期以后,医家对心的解剖部位的探讨日渐增多,相对具体地指出了心与其他四脏的解剖关系。如明代孙一奎《医旨绪余》:"心者,深也。为之君主,神明出焉,深居端拱,而相火代之以行事也。"[10]659 孙氏强调了心的主导作用,同时也提出"相火代君行事",探讨了心与相火的体用关系,细化了心病证治的理论基础。张介宾《景岳全书·藏象别论》记载:"血者水谷之精也,源源而来,而实生化于脾,总统于心,藏受于肝,宣布于肺,施泄于肾,而灌溉一身。"[11]45 张氏认为,血液的化生建立在五脏协同作用的基础上,脾之运化,肝之受藏,肺之宣布,肾之施泄对血液的生化运行虽有作用,但却受制于心的调整与节制。张氏的论述不仅强调了"心主血脉"的理论,更加阐明了五脏在血液生成中的主次关系。明代汪机《医学原理》:"心者,君主之官,神明出焉,乃生之本,神之变也……其充在血脉……其外候舌……其形如未敷莲花,居肺下、膈上,附着于脊之第五椎。有二系,一系上

于肺通;一系入肺两大叶间……与肾通于七节之间,而诸脏系皆于此而通于心,而心亦于是而通诸脏。"[12]601 清代何梦瑶《医碥》:"肺下为心,心有系络,上系于肺。心中有窍,与肺不同。心气上通于舌,故谓心开窍于舌。心外有心包络,即膻中也。形如仰盂,以包裹此心,使邪不能犯……此三者,皆在膈上。"[13]1 清代顾松园《医镜》记载:"心居肺管之下,膈膜之上,附着脊之第五椎。心象尖圆,形如莲蕊,其中有窍,多寡不同,以导引天真之气。下无透窍,上通乎舌。共有四系,以通四脏。心外有赤黄里脂,是为心包络。心下有膈膜,与脊胁周回相着,遮蔽浊气,使不得上熏心肺也。"[14]117

有鉴于历代医家的论述,由高等医药院校试用教材《中医学概论》(南京中医学院)[15]56、高等中医药院校教材《中医基础理论》[16]29(印会河)、《中医基础理论》(孙广仁)[17]74、《中医基础理论》(李德新)[18]213、《中国医学百科全书·中医学》[19]319《中医辞海》[20]745、国标《中医基础理论术语》[21]8《中国中医药学主题词表》[22]1020 中医药学名词审定委员会审定的《中医药学名词》[23]20,均以"心"作为中医藏象名词的标准词著录解释,其所述"心"的内涵也均以《内经》所述"主血脉""主神""开窍于舌""其液为汗"为主。因此,"心"作为中医藏象学说的规范名词,其内涵与外延已达成广泛共识,并得到了广泛的应用。

五、文献辑录

《黄帝内经灵枢·邪客》:"心者,五脏六腑之大主也,精神之所舍也,其脏坚固,邪弗能容也。容之则心伤,心伤则神去,神去则死矣。故诸邪之在于心者,皆在于心之包络。"[2]137

"本神":"故生之来谓之精,两精相搏谓之神,随神往来者谓之魂,并精而出入者谓之魄,所以任物者谓之心,心有所忆谓之意,意之所存谓之志,因志而存变谓之思,因思而远慕谓之虑,因虑而处物谓之智。"[2]25

"五阅五使"："舌者，心之官也；耳者，肾之官也。黄帝曰：以官何候？岐伯曰：以候五脏。故肺病者，喘息鼻张；肝病者，眦青；脾病者，唇黄；心病者，舌卷短，颧赤；肾病者，颧与颜黑。"[2]83

《黄帝内经素问·灵兰秘典论》："心者，君主之官也，神明出焉……故主明则下安，以此养生则寿，殁世不殆，以为天下则大昌。主不明则十二官危，使道闭塞而不通，形乃大伤，以此养生则殃，以为天下者，其宗大危，戒之戒之。"[1]16

"六节藏象论"："心者，生之本，神之处也，其华在面，其充在血脉，为阳中之太阳，通于夏气。"[1]18

"阴阳应象大论"："南方生热，热生火，火生苦，苦生心，心生血，血生脾，心主舌。其在天为热，在地为火，在体为脉，在脏为心，在色为赤，在音为征，在声为笑，在变动为忧，在窍为舌，在味为苦，在志为喜。"[1]10

"宣明五气"："五脏化液：心为汗，肺为涕，肝为泪，脾为涎，肾为唾，是为五液。"[1]47

《难经·三十二难》："五藏俱等，而心肺独在鬲上者。"[3]88

《中藏经》："心者，五脏之尊号，帝王之称也；与小肠为表里，神之所舍，又主于血、属火，王于夏，手少阴是其经也。"[4]21

《脉经·心小肠部》"心象火……其藏神……其养血……其候舌。"[5]70

《外台秘要·脉极论》："心应脉，脉与心合。"[6]438

《备急千金要方·心脏脉论》："心主神。神者，五脏专精之本也。为帝王监领四方……所以任物谓之心神者，心之藏也。舌者，心之官。故心气通于舌，舌和则能审五味矣。心在窍为耳……心气通于舌，舌非窍也。其通于窍者，寄见于耳……心重十二两，中有三毛七孔，盛精汁三合，神名藏神，号五神居，随节应会，故云心藏脉。脉舍神，在气为吞，在液为汗。"[7]283

《圣济总录·口舌生疮》："论曰：口舌生疮

者，心脾经蕴热所致也，盖口属脾，舌属心，心者火。"[8]2005

《脏腑标本寒热虚实用药式·心》："心藏神，为君火……主血，主言，主汗，主笑……血，心主血，补心必先补血。"[9]142

《医旨绪余》："心者，深也。为之君主，神明出焉，深居端拱，而相火代之以行事也。"[10]659

《景岳全书·藏象别论》："血者水谷之精也，源源而来，而实生化于脾，总统于心，藏受于肝，宣布于肺，施泄于肾，而灌溉一身。"[11]45

《医学原理》："心者，君主之官，神明出焉，乃生之本，神之变也……其充在血脉……其外候舌……其形如未敷莲花，居肺下、膈上，附着于脊之第五椎。有二系，一系上于肺通；一系入肺两大叶间……与肾通于七节之间，而诸藏系皆于此而通于心，而心亦于是而通诸藏。"[12]601

《医碥》："肺下为心，心有系络，上系于肺。心中有窍，与肺不同。心气上通于舌，故谓心开窍于舌。心外有心包络，即膻中也。形如仰盂，以包裹此心，使邪不能犯……此三者，皆在膈上。"[13]1

《医镜》："心居肺管之下，膈膜之上，附着脊之第五椎。心象尖圆，形如莲蕊，其中有窍，多寡不同，以导引天真之气。下无透窍，上通乎舌。共有四系，以通四脏。心外有赤黄里脂，是为心包络。心下有膈膜，与脊胁周回相着，遮蔽浊气，使不得上熏心肺也。"[14]117

《中医学》："心位于胸腔之中……开窍于舌，其华在面。他的主要生理功能有两个方面：一是主血脉……二是主神志。"[19]319

《中医辞海》："心……中医术语，五脏之一……开窍在舌，其华在面。它的主要生理功能有两方面：一是主血脉……二是主神志，为君主之官。"[20]745

《中医基础理论》（孙广仁）："心的主要生理功能是主血脉，主藏神。由于心的主血脉和主藏神功能起着主宰人体整个生命活动的作用，故称心为'君主之官''生之本''五脏六腑之大主'。心开窍于舌,其华在面,在志为喜,在液为汗……心在体合脉,其华在面,在窍为舌,在志为喜,在液为汗。"[17]74-78

《中医药学名词》:"心……五脏之一,位居胸腔之内,膈之上,有心包卫护于外,其主要生理功能是主血脉、主神志,并与舌和汗液密切相关。"[23]20

《中医基础理论》(印会河):"心为神之居、血之主,脉之宗,在五行属火,起着主宰生命活动的作用,故《素问·灵兰秘典轮》称之为'君主之官'。心的生理功能主要有两方面,一是主血脉,二是主神志。心开窍于舌,其华在面,在志为喜,在液为汗。"[16]29-31

《中医基础理论术语》:"心……属五脏之一,居胸腔之内,膈膜之上,心包卫护其外,主神明、血脉,为五脏六腑之大主。"[21]8

《中国中医药主题词表》:"心……五脏之一,位居胸腔之内,膈之上,有心包卫护于外,其主要生理功能是主血脉、主神志,并与舌和汗液密切相关。"[22]1020

《中医基础理论》(李德新):"心在五脏中是一个最重要的器官,它具有主宰一身上下、统管五脏六腑的特殊功能。心的主要生理功能是主血脉、主藏神。由于心主血和藏神功能起着住在人体整个生命活动的作用,故称心为'君主之官''五脏六腑之大本'……心在体合脉,其华在面,开窍于舌,在志为喜,在液为汗。"[18]213-219

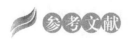

参考文献

[1] 未著撰人.黄帝内经素问[M].田代华整理.北京:人民卫生出版社,2017:10,16,18,47.

[2] 未著撰人.黄帝内经灵枢[M].田代华,刘更生整理.北京:人民卫生出版社,2005:25,83,137.

[3] [春秋]秦越人.难经[M].北京:科学技术文献出版社,2010:106.

[4] [汉]华佗.中藏经[M].南京:江苏科学技术出版社,1985:21.

[5] [晋]王叔和.脉经[M].北京:人民卫生出版社,1991:70.

[6] [唐]王焘.外台秘要[M].北京:人民卫生出版社,1982:438.

[7] [唐]孙思邈.备急千金要方校释[M].李景荣,等校释.北京:人民卫生出版社,1998:283.

[8] [宋]赵佶.圣济总录[M].北京:人民卫生出版社,1982:809,817,2005.

[9] [金]张元素.脏腑标本寒热用药式[M]//张元素.张元素医学全书.太原:山西科学技术出版社,2012.142.

[10] [明]孙一奎.医旨绪余[M]//韩学杰,张印生.孙一奎医学全书.北京:中国中医药出版社,1999:659.

[11] [明]张景岳.景岳全书[M].上海:上海卫生出版社,1958:45.

[12] [明]汪机.医学原理[M]//高尔鑫.汪石山医学全书.北京:中国中医药出版社,1999:601.

[13] [清]何梦瑶.医碥[M]//《续修四库全书》编委会.续修四库全书:第1025册.上海:上海古籍出版社,1996:1.

[14] [清]顾松园.医镜[M].郑州:河南人民出版社,1961:117.

[15] 南京中医学院.中医学概论[M].北京:人民卫生出版社,1959:56-57.

[16] 印会河.中医基础理论[M].上海:上海科学技术出版社,1984:29-31.

[17] 孙广仁.中医基础理论[M].北京:中国中医药出版社,2004:74-78.

[18] 李德新,刘燕池.中医基础理论[M].北京:人民卫生出版社,2011:213-219.

[19] 《中医学》编辑委员会.中医学[M]//钱信忠.中国医学百科全书.上海:上海科学技术出版社,1997:319.

[20] 袁钟,图娅,彭泽邦,等.中医辞海[M].北京:中国医药科技出版社,1999:745.

[21] 中华人民共和国国家质量监督检验检疫总局,中国国家标准化管理委员会.中医基础理论术语(GB/T 20348—2006)[M].北京:中国标准出版社,2006:8.

[22] 吴兰成.中国中医药学主题词表[M].北京:中医古籍出版社,2008:1020.

[23] 中医药学名词审定委员会.中医药学名词[M].北京:科学出版社,2005:20.

(王梦婷)

心包络

xīn bāo luò

一、规范名

【汉文名】心包络。

【英文名】pericardium。

【注释】心脏外围的包膜，有络，可通行气血，具有保护心脏的作用。

二、定名依据

"心包络"一词始见于《内经》，并以心包络作为正名。其后的历代著作大多沿用其记载，宋代王怀隐《太平圣惠方》，宋代叶大廉《叶氏录验方》，金代张元素《医学启源》，元代朱丹溪《脉因证治》，元代王好古《此事难知》、危亦林《世医得效方》，明代张介宾《景岳全书》、虞抟《医学正传》、李梴《医学入门》、李中梓《医宗必读》、赵献可《医贯》、万全《保命歌括》，清代喻昌《医门法律》、黄元御《素问悬解》、吴仪洛《成方切用》、吴瑭《温病条辨》、熊笏《中风论》、王清任《医林改错》等皆以"心包络"作为规范名，并沿用至今。

以心包络作为正名的著作，如《太平圣惠方》《叶氏录验方》《医学启源》《脉因证治》《此事难知》《世医得效方》《景岳全书》《医学正传》《医学入门》《医宗必读》《医贯》《保命歌括》《医门法律》《素问悬解》《成方切用》《温病条辨》《中风论》《医林改错》等均为历代重要著作，对后世有较大影响。说明以心包络一词为规范名，符合名词定名的约定俗成原则。

我国2005年出版的《中医药学名词》，如国标《中医基础理论术语》和普通高等教育中医药类教材《中医学概论》《中医基础理论》《中医学》以及辞书类著作《中医辞海》《中医药常用名词术语辞典》《中医大辞典》和《中国医学百科全书·中医学》等均以"心包络"作为本词规范名。

说明"心包络"作为本名词规范名称已成为共识。

我国2005年出版的由中医药学名词审定委员会审定的《中医药学名词》已将"心包络"作为本词正名，故将"心包络"作为本词正名符合科技名词协调一致的原则。

三、同义词

【曾称】"膻中""心主""心包"（《内经》）。

四、源流考释

心包络一词始见于《内经》，同时该书尚记载了本词的别称"心包""膻中""心主"。如《灵枢·邪客》："心者，五脏六腑之大主也，精神之所舍也……邪不能容，容之则心伤，心伤则神去，神去则死矣。故诸邪之在于心者，皆在于心之包络。包络者，心主之脉也。"[1]137《灵枢·经水》："手心主，外合于漳水，内属于心包。"[1]43《素问·灵兰秘典论》："膻中者，臣使之官，喜乐出焉。"[2]17心包具有保卫心脏并能反映心脏某些功能的作用，"喜乐"的情绪虽然发自心中，但却是通过心包反映出来的，即所谓"代心行令"。心脏是五脏六腑的主宰，不能受到邪气的伤害，如果受伤则病情危重，当邪气侵犯时，首先由心包承受，以避免或减轻心脏受到损伤，因此说心包能"代心受邪"。即《灵枢·胀论》说："膻中者，心主之宫城也。"[1]80《灵枢·邪客》："心者，五脏六腑之大主也，精神之所舍也……邪不能容，容之则心伤，心伤则神去，神去则死矣。故诸邪之在于心者，皆在于心之包络。包络者，心主之脉也"。[1]137

其后的相关著作记载本词即沿用《内经》记载，均称之为"心包络"，如宋代王怀隐《太平圣惠方》[3]104、叶大廉《叶氏录验方》[4]15,金代张元素《医学启源》[5]64,元代朱丹溪《脉因证治》[6]65、王好古《此事难知》[7]94、危亦林《世医得效方》[8]38,明代张介宾《景岳全书》[9]82、虞抟《医学正传》[10]8、李梴《医学入门》[11]159、李中梓《医宗必读》[12]206、赵献可《医贯》[13]2、万全《保命歌括》[14]68,清代喻昌《医门法律》[15]6、黄元御《素问悬解》[16]30、吴仪洛《成方切用》[17]462、吴瑭《温病条辨》[18]75、熊笏《中风论》[19]12、王清任《医林改错》[20]2。如宋代王怀隐《太平圣惠方》卷第八十三:"治小儿心痛诸方……皆在于心包络脉。"[3]104 金代张元素《医学启源》卷之中:"胕肿、肉如泥、按之不起……火者,少阳相火之热,乃心包络、三焦之气也。"[5]64 元代朱丹溪《脉因证治》卷二:"厥心痛,乃寒邪客于心包络也,宜以良姜、菖蒲,大辛热之药。"[6]65 明代赵献可《医贯》卷一说:"心之下有心包络,即膻中也,象如仰盂,心即居于其中。"[12]2 清代喻昌《医门法律》卷一:"膻中之诊,即心包络。"[14]6 清代黄元御《素问悬解·藏象》卷二:"膻中即心主,心之包络也,亦名心包络。"[15]30 以上记载中《医贯》《素问悬解》《医门法律》除了以"心包络"为正名记载本词外,尚称本词"膻中""心主"。

现代有关著作有的以"心包络"作为本词正名,如《中医药学名词》[21]20、国标《中医基础理论术语》[22]77《中医大辞典》[23]388、《中国医学百科全书·中医学》[24]300,301《中医辞海》[25]749《中医药常用名词术语辞典》[26]84、曹洪欣《中医基础理论》[27]45、李德新《中医基础理论》[28]69、孙广仁《中医基础理论》[29]78、印会河《中医基础理论》[30]69、南京中医学院《中医学概论》[31]42,43、樊巧玲《中医学概论》[32]27《中医学》[33]28 等;有的以"心包"为正名,如《中国大百科全书·中国传统医学》[34]539、《中国中医药学术语集成·基础理论与疾病》[35]84。

另外需要指出的是,"心包络"尚为经络名称,如《素问·刺法论》:"金欲降而地彤窒抑之,降而不下,抑之郁发,散而可入,当折其胜,可散

其郁,当刺心包络所出,刺手少阳所入也。厥阴复布,少阴不迁正,不迁正即气塞于上,当刺心包络脉之所流。膻中者,臣使之官,喜乐出焉,可刺心包络所流。"[2]204 应用时需注意与本词鉴别。

关于"心包络"的含义,我国2005年出版的由中医药学名词审定委员会审定公布的《中医药学名词》释义为"心脏外围的包膜,有络,可通行气血,具有保护心脏的作用"[21]20,该释义客观、准确地表达了"心包络"的科学内涵和本质属性。

五、文献辑录

《灵枢·邪客》:"心者,五脏六腑之大主也,精神之所舍也……邪不能容,容之则心伤,心伤则神去,神去则死矣。故诸邪之在于心者,皆在于心之包络。包络者,心主之脉也"。[1]137

"胀论":"膻中者,心主之宫城也。"[1]43

"经水":"手心主,外合于漳水,内属于心包。"[1]80

《素问·灵兰秘典论》:"膻中者,臣使之官,喜乐出焉。"[2]17

"刺法论":"金欲降而地彤窒抑之,降而不下,抑之郁发,散而可入,当折其胜,可散其郁,当刺心包络所出,刺手少阳所入也。厥阴复布,少阴不迁正,不迁正即气塞于上,当刺心包络脉之所流。膻中者,臣使之官,喜乐出焉,可刺心包络所流。"[2]204

《太平圣惠方》卷八十三:"治小儿心痛诸方……故诸邪在于心者,皆在于心包络脉。"[3]104

《叶氏录验方》中卷:"如锦丸……治心包络伏涎,头眩耳鸣,怔忪语涩。"[4]15

《医学启源》卷中:"胕肿、肉如泥、按之不起……火者,少阳相火之热,乃心包络、三焦之气也。"[5]64

《脉因证治》卷二:"厥心痛,乃寒邪客于心包络也,宜以良姜、菖蒲,大辛热之药。"[6]65

《此事难知》卷下:"心包络主之,脉出胸中,

下膈,历络三焦。"[7]94

《世医得效方》卷一:"以伤寒差后,经久,精神不守,言语错谬,或潮热颊赤,寒热如疟,皆由汗下不止,毒在心包络间所致也。"[8]38

《景岳全书》卷五:"左寸心部也,其候在心与心包络。"[9]82

《医学正传》:"心包络,实乃裹心之膜也,包于心外,故曰心包络也。"[10]8

《医学入门》卷首:"然相火寄于肝肾,胆者,肝之腑;心包络者;肾之配,故厥阴为脏,位与少阳隔,而气相合为腑也。"[11]159

《医宗必读》卷六:"昏冒……心神不足,痰滞于心包络,宜至宝丹,或牛黄清心丸。"[12]206

《医贯》卷一:"心之下有心包络,即膻中也,象如仰盂,心即居于其中。"[13]2

《保命歌括》卷二:"治伤寒诸方……乃发汗不尽,余毒邪气犹在心包络间所致,宜此主之。"[14]68

《医门法律》卷一:"膻中之诊,即心包络。"[15]6

《素问悬解》卷二:"膻中即心主,心之包络也,亦名心包络。"[16]30

《成方切用》卷十:"失笑散(局方)……治恶露不行,心包络痛,或死血腹痛。"[17]462

《温病条辨》卷一:"心疟者,心不受邪,受邪则死,疟邪始受在肺,逆传心包络。"[18]75

《中风论》论宗气:"凡头背手足之力,皆取络于胸膈,此气又名膻中,又名心包络,即心主也,常代心君用事,称为相火。"[19]12

《医林改错》卷上:"其论心包络,细筋如丝,与心肺相连者,心包络也。"[20]2

《中医学概论》:"心胞络,和六腑中的三焦互为表里,和心更有密切的关系。因它是心的外卫,有保护心脏的功能,所以称为心包络。古人认为心脏的功能,一般都是有心胞络代行的,因此《素问》有'膻中者,臣使之官,喜乐出焉'(《灵兰秘典论》)和'膻中者,心主之宫城也'(《灵枢·胀论》)的记载。临症证明,当温病邪热侵犯心脏的时候,心胞络便能起一种掩护的作用,而代心受邪。《灵枢》:'心者五脏六腑之大主也……邪弗能容也,容之则伤心,心伤则神去,神去则死矣。故诸邪之在于心者,皆在于心之胞络……'(《邪客论》)都说明心胞络和心的相互关系。所以,后世医家在温热学说中,认为临症上出现的神昏、谵语等症状,是'邪入心包'所引起的,在治法上就采用清心泄热,或清心安神之类的方法。"[31]42,43

《中国大百科全书·中国传统医学》:"心包……心外围的组织器官。又称心包络或膻中。它是心脏的外膜,包裹着心脏,附有络脉,以通行气血。心包具有包卫心脏并能反映心脏某些功能的作用,'喜乐'的情绪虽然发自心中,但却是通过心包反映出来的,即所谓'代心行令'。正如《黄帝内经素问·灵兰秘典论》所说:'膻中者,臣使之官,喜乐出焉。'心脏是五脏六腑的主宰,不能受到邪气的伤害,如果受伤则病情危重,当邪气侵犯时,首先由心包承受,以避免或减轻心脏受到损伤,因此说心包能'代心受邪'。即《灵枢·邪客》篇所谓:'心者……邪弗能容也,容之则伤心,心伤则神去,神去则死矣。故诸邪之在于心者,皆在于心之包络。'"[34]539

《中国医学百科全书· 中医学》:"心包络……简称'心包',它是心脏的外围组织,具有保护心脏的生理作用。《医学正传》说:'心包络,实乃裹心之膜也,包于心外,故曰心包络也。'包络又名膻中,所以《医贯》卷一说:'心之下有心包络,即膻中也,象如仰盂,心即居于其中',心居于包络之中,膻中在心之外,所以《内经》以之比作心之宫城。《灵枢·胀论》说:'膻中者,心主之宫城也。'正因为包络是保护心的,所以无论在生理方面或病理方面,往往都能够代表心的作用。在脏象学说中,喜乐本是'心'所主的生理表现,因膻中能代表心,所以《黄帝内经素问·灵兰秘典论》亦说:'膻中者,臣使之官,喜乐出焉。'又《灵枢·邪客》说:'心者,五脏六腑之大主也,精神之所舍也,其脏坚固,邪弗

251

能容也。容之则心伤,心伤则神去,神去则死矣。故诸邪之在于心者,皆在心包络。包络者,心主之脉也。'这亦说明心若受病,首先是包络受病。所以当'温邪内陷'时出现的神昏、谵语等心神异常症状,往往称为'热入心包',或'热闭心包'。实际上,温热病所出现的上述症状,是热邪侵犯'神明之心',扰乱心神所引起的病理表现。"[24]300,301

《中医辞海》:"心包络……人体部位名。属心脏。为心外围的组织器官。心包是心的外膜,附有脉络,是通行气血的道路。手厥阴经'出属心包络',手少阳经'散络心包',手少阳络脉'合心主',足少阴络脉'上走于心包下',手厥阴络脉'上系于心包'。合称心包络,一般简称心包。它是心的外卫,有保护心脏的作用。并代心行事,代心受邪。《灵枢·邪客》:'心者,五脏六腑之大主也,精神之所舍也……邪不能容,容之则心伤……故诸邪之在于心者,皆在于心之包络。包络者,心主之脉也。'热性病高热出现神昏谵妄时,称为邪入心包。手厥阴心包经与手少阳三焦经互相络属,互为表里。"[25]749

《中医药常用名词术语辞典》:"心包络……五脏。出《灵枢·经脉》。又名心包、膻中。心脏外围的包膜,具有保护心脏的作用。外邪侵袭心脏,包络首先受病。外感热病中,出现神昏、谵语等症,称'热入心包'或'邪热蒙蔽心包'。手厥阴心包经与手少阳三焦经互相络属而为表里。故心包络亦属脏,和心、肝、脾、肺、肾合称'六脏'。"[26]84

《中医基础理论》(曹洪欣):"心包络,简称心包,亦称'膻中',是心脏外面的包膜,有保护心脏的作用。在经络学说中,手厥阴心包经与手少阳三焦经互为表里,故心包络属于脏。古代医家认为,心为身之君主,不得受邪,所以若外邪侵心,则心包络当先受病,故心包有'代君受邪'之功用。"[27]45

《中医大辞典》:"心包络……心外围的组织器官。心包是心的外膜,附有络脉,是通行气血的道路,合称心包络,一般简称心包。它是心的外卫,有保护心脏的作用。《灵枢·邪客》:'心者,五脏六腑之大主也,精神之所舍也……邪不能容,容之则心伤……故诸邪之在于心者,皆在于心之包络。包络者,心主之脉也。'热性病高热出现的神昏谵妄时,称为邪入心包。手厥阴心包经与手少阳三焦经互相络属,相为表里。"[23]388

《中医药学名词》:"心包络……心脏外围的包膜,有络,可通行气血,具有保护心脏的作用。"[21]20

《中国中医药学术语集成·基础理论与疾病》:"心包……【异名】心包络(《中医基础理论》《灵枢》);小心(《中医基础理论》《素问》);膻中(《中医基础理论》《素问》);心主(《中医基础理论》《灵枢》)……【定义】指心外面的包膜,其上附有通行气血得脉络,是心的外围的组织器官,有保护心脏、代心受邪的作用。心包与三焦相表里(《中医大辞典》)。"[35]84

《中医基础理论术语》:"心包络……心外围的组织器官。心包是心的外膜,附有脉络,是通行气血得道路,合称心包络,一般简称心包。它是心的外卫,有保护心脏的作用。"[22]77

《中医学》:"心包络,简称心包,又称'膻中',是心脏外面的包膜,具有保护心脏的作用。心居包络之中,包络在心之外,所以《内经》比为心之宫城,如《灵枢·胀论》说:'膻中者,心主之宫城也。'在经络学说中,手厥阴经属于心包络,与手少阳三焦经相为表里,故心包络亦称为脏。在藏象学说,认为心包络是心之外围,有保护心脏的作用,故当外邪侵犯心脏时,首先使心包络受病。故心包有'代心受邪'之功用。因而,在温病学说中,将外感热病中出现的神昏、谵语等症,称为'热入心包'。"[33]28

《中医学概论》:"心包络,简称心包,又称'膻中',是包裹在心脏外面的包膜,具有保护心脏的作用。在经络学说中,手厥阴经属于心包络,与手少阳三焦经相为表里,故心包络亦称为脏。但在脏腑学说中，认为心包络是心之外围，外邪侵袭，首先由心包络代受其邪。"[32]27

《中医基础理论》："心包络，简称心包，是心脏外面的包膜，为心脏的外围组织，其上附有通行气血的脉络，合称心包络。"[30]69

《中医基础理论》（印会河）："心包络……简称心包，是心脏外面的包膜，为心脏的外围组织，其上附有通行气血的脉络，合称心包络。"[28]69

《中医基础理论》（孙广仁）："心包络，简称心包，亦称'膻中'，是心脏外面的包膜，有保护心脏的作用，在经络学说中，手厥阴心包经与手少阳三焦经相为表里，故心包络属于脏。古代医家认为，心为人身之君主，不得受邪，所以若外邪侵心，则心包络当先受病，故心包有'代心受邪'之功用。如《灵枢·邪客》说：'心者，五脏六腑之大主也，精神之所舍也。其脏坚固，邪弗能容也。容之则心伤，心伤则神去，神去则死矣。故诸邪之在于心者，皆在于心之包络。'后世明清温病学派受'心不受邪'思想的影响，在温病学说中，将外感热病中出现的神昏谵语等心神功能失常的病理变化，称之为'热入心包'或'痰热蒙蔽心包'。实际上，心包受邪所出现的病证，即是心的病证，心和其他脏器一样，皆可受邪气之侵。"[29]78

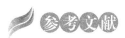 参考文献

［1］未著撰人.灵枢[M].田代华,刘更生整理.北京：人民卫生出版社,2005：43,80,137.

［2］未著撰人.黄帝内经素问[M].田代华整理.北京：人民卫生出版社,2011：17,204.

［3］[宋]王怀隐.太平圣惠方[M].郑州：河南科学技术出版社,2015：104.

［4］[南宋]叶大廉.叶氏录验方[M].上海：上海科学技术出版社,2014：15.

［5］[金]张元素.医学启源[M].太原：山西科学技术出版社,2013：64.

［6］[元]朱丹溪.脉因证治[M].北京：人民军医出版社,2015：65.

［7］[元]王好古.此事难知[M].江凌圳主校.北京：中国中医药出版社,2008：94.

［8］[元]危亦林.世医得效方[M].许敬生,王晓田整理.上海：第二军医大学出版社,2006：38.

［9］[明]张介宾.景岳全书：上[M].孙玉信,朱平生校注.上海：第二军医大学出版社,2006：82.

［10］[明]虞抟.医学正传[M].郭瑞华,等点校.北京：中医古籍出版社,2002：8.

［11］[明]李梴.医学入门[M].高登瀛,张晟星点校.上海：上海科学技术文献出版社,1997：159.

［12］[明]李中梓.医宗必读[M].顾宏平校注.北京：中国中医药出版社,1998：206.

［13］[明]赵献可.医贯[M].北京：中国中医药出版社,2009：2.

［14］[明]万全.万密斋医学全书[M].北京：中国中医药出版社,2015：68.

［15］[清]喻嘉言.医门法律[M].北京：中国医药科技出版社,2011：6.

［16］[清]黄元御.素问悬解 灵枢悬解 难经悬解[M].太原：山西科学技术出版社,2012：30.

［17］[清]吴仪洛.《成方切用》释义[M].胡华,苏丽清,曾晶,等编著.太原：山西科学技术出版社,2009：462.

［18］[清]吴瑭.温病条辨[M].宋咏梅校注.北京：中国盲文出版社,2013：75.

［19］[清]熊笏.中风论[M].汤希孟,程淑娟校注.南昌：江西科学技术出版社,1995：12.

［20］[清]王清任.医林改错[M].北京：中国医药科技出版社,2011：2.

［21］中医药学名词审定委员会.中医药学名词[M].北京：科学出版社,2005：20.

［22］中华人民共和国质量监督检验检疫总局,中国国家标准化管理委员会.中医基础理论术语(GB/T 20348—2006)[M].北京：中国标准出版社,2006：77.

［23］李经纬,余瀛鳌,蔡景峰,等.中医大辞典[M].北京：人民卫生出版社,2005：388.

［24］《中医学》编辑委员会.中医学[M]//钱信忠.中国医学百科全书.上海：上海科学技术出版社,1997：300,301.

［25］袁钟,图娅,彭泽邦,等.中医辞海：上册[M].北京：中国医药科技出版社,1999：749.

［26］李振吉.中医药常用名词术语辞典[M].北京：中国中医药出版社,2001：84.

［27］曹洪欣.中医基础理论[M].北京：中国中医药出版社,2004：45.

［28］李德新.中医基础理论[M].北京：人民卫生出版社,2011：69.

［29］孙广仁,郑洪新.中医基础理论[M].北京：中国中医药出版社,2012：78.

［30］印会河.中医基础理论,[M].2版.北京：人民卫生出版社,2010：69.

［31］南京中医学院.中医学概论[M].北京：人民卫生出版社,1962：42,43.

[32] 樊巧玲.中医学概论[M].北京：中国中医药出版社，2010：27.

[33] 李家邦.中医学[M].7版.北京：人民卫生出版社，2008：28.

[34] 施莫邦.中国传统医学[M]//胡乔木.中国大百科全书.北京：中国大百科全书出版社，1992：539.

[35] 宋一伦,杨学智.基础理论与疾病[M]//曹洪欣,刘保延.中国中医药学术语集成.北京：中医古籍出版社，2005：84.

（贺亚静）

心火亢盛

xīn huǒ kàng shèng

一、规范名

【汉文名】心火亢盛。

【英文名】heart fire exuberance。

【注释】心经火热亢盛，心火上炎，热扰心神，甚至伤津动血的病理变化。

二、定名依据

心火亢盛作为心经火热上炎的病理名称，最早见于金代李东垣《脾胃论》。

此前汉代张仲景《金匮要略》中出现有"心火气盛"这一术语，与后世之心火亢盛的涵义基本一致。唐代《备急千金要方》有"心火旺"的记载。宋代《圣济总录》中出现有"心经积热"一词。这里的心火旺，心经积热也同样都有心火亢盛之意。

元代，《世医得效方》首次出现"心火上炎"一词，明代《脉症治方》中首次出现"心火旺盛"这一术语，《校注妇人良方》首次出现"心火炽盛"一词。

这几个术语中，心火气盛出现的最早，但后世使用得不多，现在已基本不再作为一个术语而存在。而心火旺、心火旺盛与心火亢盛相比较，从字面意义上来说，旺、旺盛的程度要稍低于亢盛，旺有兴旺之意，而亢有极、非常之意。心经积热同样不如心火亢盛描述的准确形象，而心火上炎突出的是上，心火向上攻的状态，与心火亢盛突出的是亢，是心火火势程度的描述侧重还有不同。这几个术语中，心火亢盛与心火炽盛最为接近，但是现在绝大多数学者们选择了心火亢盛作为规范术语使用。

自金代李东垣《脾胃论》提出"心火亢盛"之名，其后历代著作多有沿用，如明代《医学纲目》《保命歌括》《证治准绳·杂病》，清代《张氏医通》《疡医大全》《时病论》《血证论》，民国《辨舌指南》《中风斠诠》等。这些著作均为历代的重要著作，对后世有较大影响。所以，"心火亢盛"作为规范名便于达成共识，符合术语定名的约定俗成原则。

现代相关著作，如《中医大辞典》《中医基础理论术语》《中医药常用名词术语辞典》《中医药学名词》《中医辞海》均以"心火亢盛"作为规范名使用，说明心火亢盛已被学界接受，成为共识，作为规范名符合科学性和协调一致的原则。

三、同义词

【又称】"心火气盛"（《金匮要略》）；"心火旺"（《备急千金要方》）；"心经积热"（《圣济总录》）；"心火炽盛"（《校注妇人良方》）；"心火上炎"（《世医得效方》）；"心火旺盛"（《脉症治方》）。

四、源流考释

心火亢盛的有关记载始见于《金匮要略》

中,该书"脏腑经络先后病脉证"篇曰:"酸入肝,焦苦入心,甘入脾,脾能伤肾;肾气微弱,则水不行;水不行,则心火气盛则伤肺;肺被伤,则金气不行;金气不行,则肝气盛,则肝自愈,此治肝补脾之要妙也。"[1]3 其中,"心火气盛"与后世之心火亢盛的涵义基本一致。

唐代,孙思邈的《备急千金要方》有关于"心火旺"的记载,如:"夏心火王,其脉浮大而散(一作洪)曰平,反得弦细而长者,是肝之乘心,母之归子,为虚邪,虽病易治。"[2]236 这里的"心火王",也有"心火亢盛"之意。

宋代,赵佶《圣济总录》卷第三十四中暍门"治暑毒及心经积热"[3]462 和卷第四十三心脏门"治心经积热烦郁"[3]551 中出现有"心经积热"一词。心经积热和心火炽盛也同样都有心火亢盛之意。

金代,李东垣在之前有关对心经火热亢盛,心火上炎等病理变化认识的基础上,首次提出"心火亢盛"的名称。如《脾胃论》中曰:"心火亢盛,乘于脾胃之位,亦至而不至,是为不及也。"[4]12

元末危亦林的《世医得效方》卷七中两次出现"心火上炎":"治肾水枯竭,不能上润,心火上炎,不能既济,煎熬而生。"[5]210 "降心汤治心火上炎,肾水不济,烦渴引饮,气血日消。"[5]215 心火上炎,主要强调了上字,指心火循经燔灼上炎。

明代,吴正伦《脉症治方》最早出现"心火旺盛"这一术语,文中曰:"若因心烦事冗,饮食失节,劳役过度,致脾胃虚弱,心火旺盛,则百脉沸腾。"[6]293 薛己《校注妇人良方》卷三首次出现"心火炽盛"这一术语:"所以中风有瘫痪者,非谓肝木之风内中,亦非六淫风邪外袭,良由五志过极,心火炽盛,肾水虚衰,不能制之,则阴虚阳实,而热气拂郁,心神昏愦,筋骨无形,而卒倒无知也。"[7]57 可以看出,心火旺盛和心火炽盛,都是指火盛扰神的病理变化。

明清至民国时期,"心火亢盛"的名称,已为大多著作所采用,如明代楼英《医学纲目》:"如脾虚,缘心火亢盛而乘其土也,其次肺气受邪,为热所伤,必须用黄芪最多,甘草次之,人参又次之,三者皆温甘之阳药也。"[8]352 万全《保命歌括》:"若心火亢盛乘于脾胃之位,脉浮大而数,病口苦舌燥咽干,宜三黄白虎汤。"[9]79 王肯堂《证治准绳·杂病》:"此病或因目病已久,抑郁不舒,或因目病误服寒凉药过多,或因目病时内多房劳,皆能内伤元气,元气一虚,心火亢盛,故火能克金。"[10]392 清代有张璐《张氏医通》卷八:"虽曰心火亢盛,实脾胃中有湿热,当以清胃散加减治之。"[11]418 顾世澄《疡医大全》:"元气一虚,心火亢盛,致眼前常见黑花,眼眶鼻梁眉骨俱酸疼,白睛高起数粒,色青如豆,瞳人渐渐紧小,视物不明。"[12]235 雷丰《时病论》:"凉膈散治温热时行,表里实热,及心火亢盛,目赤便闭,胃热发斑。"[13]12 唐宗海《血证论》:"则知舌衄皆是心火亢盛。"[14]59 民国曹炳章《辨舌指南》:"若心火亢盛肾阴不能上制,所以舌往外舒,肝火助焰,风主动摇,胃热相煽,舌难存放,故舌如蛇舐,左右上下,伸缩动摇,谓之弄舌。"[15]46 张山雷《中风斠诠》:"凉膈散《局方》治温热时行,表里实热,及心火亢盛,目赤便秘,胃热发斑。"[16]114

现代有关著作多沿用《脾胃论》的记载,以"心火亢盛"作为规范名,如《中医大辞典》[17]390《中医基础理论术语》[18]65《中医药常用名词术语辞典》[19]86《中医药学名词》[20]48《中医辞海》[21]748 等。

总之,历代与心火亢盛关系密切的有"心火气盛""心火旺""心经积热""心火炽盛""心火上炎""心火旺盛"这几个术语。"心火气盛"出现得最早,但后世使用得不多,现在已基本不再作为一个术语而存在。而心火旺、心火旺盛与心火亢盛相比较,从字面意义上来说,旺、旺盛的程度要稍低于亢盛,旺有兴旺之意,而亢有极、非常之意。心经积热同样不如心火亢盛描述的准确形象,而心火上炎突出的是上,心火向上攻的状态,与心火亢盛突出的是亢,是心火火势程度的描述侧重还有不同。这几个术语,可以作为"心火亢盛"的又称。

五、文献辑录

《金匮要略·脏腑经络先后病脉证》:"酸入肝,焦苦入心,甘入脾,脾能伤肾;肾气微弱,则水不行;水不行,则心火气盛则伤肺;肺被伤,则金气不行;金气不行,则肝气盛,则肝自愈,此治肝补脾之要妙也。"[1]3

《备急千金要方》卷十三:"夏心火王,其脉浮大而散(一作洪)曰平,反得弦细而长者,是肝之乘心,母之归子,为虚邪,虽病易治。"[2]236

《圣济总录》卷三十四:"治暑毒及心经积热,大黄丸方。"[3]462

卷四十三:"治心经积热烦郁,地黄散方。"[3]551

《脾胃论》卷上:"心火亢盛,乘于脾胃之位,亦至而不至,是为不及也。"[4]12

《世医得效方》卷七:"治肾水枯竭,不能上润,心火上炎,不能既济,煎熬而生。"[5]210"降心汤……治心火上炎,肾水不济,烦渴引饮,气血日消。"[5]215

《脉症治方》卷三:"若因心烦事冗,饮食失节,劳役过度,致脾胃虚弱,心火旺盛,则百脉沸腾。"[6]293

《校注妇人良方》卷三:"殊不知河间云:风者病之末也。所以中风有瘫痪者,非谓肝木之风内中,亦非六淫风邪外袭,良由五志过极,心火炽盛,肾水虚衰,不能制之,则阴虚阳实,而热气拂郁,心神昏愦,筋骨无形,而卒倒无知也。"[7]57

《医学纲目》卷十七:"如脾虚,缘心火亢盛而乘其土也,其次肺气受邪,为热所伤,必须用黄芪最多,甘草次之,人参又次之,三者皆温甘之阳药也。"[8]352

《保命歌括》卷五:"若心火亢盛乘于脾胃之位,脉浮大而数,病口苦舌燥咽干,宜三黄白虎汤。"[9]79

《证治准绳·杂病》:"此病或因目病已久,抑郁不舒,或因目病误服寒凉药过多,或因目病时内多房劳,皆能内伤元气,元气一虚,心火亢盛,故火能克金。"[10]392

《张氏医通》卷八:"唇赤而肿厚,漯漯然者,虽曰心火亢盛,实脾胃中有湿热。"[11]418

《疡医大全》卷十一:"元气一虚,心火亢盛,致眼前常见黑花,眼眶鼻梁眉骨俱酸疼,白睛高起数粒,色青如豆,瞳人渐渐紧小,视物不明。"[12]235

《时病论》卷一:"凉膈散……治温热时行,表里实热,及心火亢盛,目赤便闭,胃热发斑。"[13]12

《血证论》卷二:"观小儿吐舌、弄舌、木舌、重舌,皆以去心经风火为主,则知舌胭皆是心火亢盛。"[14]59

《辨舌指南》卷二:"若心火亢盛肾阴不能制,所以舌往外舒,肝火助焰,风主动摇,胃热相煽,舌难存放,故舌如蛇舐,左右上下,伸缩动摇,谓之弄舌。"[15]46

《中风斠诠》卷三:"凉膈散(《局方》)治温热时行,表里实热,及心火亢盛,目赤便秘,胃热发斑。"[16]114

《中医辞海》:"心火亢盛……病证名。可因情志之火内发,或因六淫内郁化火,或过食辛热,过服温补而致。症见心中烦热,焦躁失眠,口舌糜烂疼痛,口渴,舌红,脉数,甚则烁伤肺阴而见咯血、衄血等。治宜清心泻火,或兼凉血。"[21]748

《中医药常用名词术语辞典》:"心火亢盛……病机。火热炽盛于心。多因情志抑郁,气郁化火;或火热邪气内侵;或过食辛热、温补之品,久蕴化火所致。以火盛扰神、上炎、伤津、动血为主要病理变化。症见心中烦热、焦躁失眠、口舌糜烂疼痛、口渴、舌红、脉数,心火内炽,则躁扰心神;心火亢盛,可循经上炎,或移热小肠;火热之邪,易耗伤津液;血热则脉流薄疾,甚至迫血妄行。"[19]86

《中医大辞典》："心火亢盛……证候名。可因情志之火内发，或因六淫内郁化火，或过食辛热，过服温补而致。症见心中烦热，焦躁失眠，口舌糜烂疼痛，口渴，舌红，脉数，其则烁伤肺阴而见咯血、衄血等。治宜清心泻火，或兼凉血。"[17]390

《中医药学名词》："心火亢盛……心经火热亢盛，心火上炎，热扰心神，甚至伤津动血的病理变化。"[20]48

《中医基础理论术语》："心火亢盛……火热炽盛，内炽于心而扰神、上炎、伤津、动血的病理变化。"[18]65

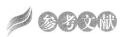参考文献

[1] [汉]张仲景.[晋]王叔和集.金匮要略方论[M].北京：人民卫生出版社，2012：3.
[2] [唐]孙思邈.药王千金方[M].高文柱.北京：华夏出版社，2004：236.
[3] [宋]赵佶.圣济总录[M].校点本.郑金生，汪惟刚，犬卷太一校点.北京：人民卫生出版社，2013：462，551.
[4] [金]李东垣.脾胃论[M].张午顺校注.北京：中国中医药出版社，2007：12.
[5] [元]危亦林.世医得效方[M].田代华，杨金萍，李怀芝，等整理.北京：人民卫生出版社，2006：210，215.
[6] [明]吴正伦.脉症治方[M].上海：上海科学技术出版社，1992：293.
[7] [明]薛己.校注妇人良方[M].太原：山西科学技术

出版社，2012：57.
[8] [明]楼英.医学纲目[M].赵燕宜，于燕莉校注.北京：中国医药科技出版社，2011：352.
[9] [明]万全.保命歌括[M]//傅沛藩，姚昌绶，王晓萍，等.万密斋医学全书.北京：中国中医药出版社，1999：79.
[10] [明]王肯堂.证治准绳[M].倪和宪点校.北京：人民卫生出版社，2014：392.
[11] [清]张璐.张氏医通[M].王兴华，张民庆，刘华东，等整理.北京：人民卫生出版社，2006：418.
[12] [清]顾世澄.疡医大全[M].叶川，夏之秋校注.北京：中国中医药出版社，1994：235.
[13] [清]雷丰.时病论[M].方力行整理.北京：人民卫生出版社，2007：12.
[14] [清]唐宗海.血证论[M].魏武英，李佺整理.北京：人民卫生出版社，2005：59.
[15] 曹炳章.辨舌指南[M].张成博，欧阳兵，唐迎雪点校.天津：天津科学技术出版社，2013：46.
[16] 张山雷.中风斠诠[M].太原：山西科学技术出版社，2012：114.
[17] 李经纬，余瀛鳌，蔡景峰，等.中医大辞典[M].北京：人民卫生出版社，2004：390.
[18] 中华人民共和国国家质量监督检验检疫总局，中国国家标准化管理委员会.中医基础理论术语（GB/T 20348—2006)[M].北京：中国标准出版社，2006：65.
[19] 李振吉.中医药常用名词术语辞典[M].北京：中国中医药出版社，2001：86.
[20] 中医药学名词审定委员会.中医药学名词 2004[M].北京：科学出版社，2005：48.
[21] 袁钟，图娅，彭泽邦，等.中医辞海：上册[M].北京：中国医药科技出版社，1999：748.

（李琳珂）

1·060

心肾相交

xīn shèn xiàng jiāo

一、规范名

【中文名】心肾相交。

【英文名】 communication between heart and kidney.

【注释】心肾之间存在协调平衡的关系。

心在上焦，属火；肾在下焦，属水。心火下降于肾，能温暖肾水，使肾水不寒；肾水上济于心，能滋养心阴，制约心阳，使心阳不亢。

二、定名依据

"心肾相交"一词最早出现在宋代杨士瀛

《仁斋直指方论》。"心肾相交"较之前文献中出现的"水火既济""水火相济"概念来说，更能体现出"相交"之意，更符合现代汉语语言习惯，更易懂、易记、易读，符合术语定名的科学性原则。

自宋代杨士瀛《仁斋直指方论》提出"心肾相交"之名，其后历代的著作多有沿用。如元代危亦林《世医得效方》，明代朱橚《普济方》，清代俞昌《医门法律》、张锡纯《医学衷中参西录》均以"心肾相交"为正名。这些著作均为历代的重要著作，对后世有较大影响，所以"心肾相交"作为规范名便于达成共识，符合术语定名的约定俗成原则。

现代相关著作中，国标《中医基础理论术语》等及辞书类著作《中医大辞典》《中医辞海》《中医药常用名词术语辞典》等均以"心肾相交"为规范名，已经广泛应用于中医药学文献标引和检索的《中国中医药学主题词表》及中医药教材如《中医基础理论》（李德新）、《中医基础理论》（印会河）等也以"心肾相交"作为正式主题词，说明"心肾相交"作为规范名称已成为共识。

我国2005年出版的由全国科学技术名词审定委员会审定公布的《中医药学名词》以"心肾相交"作为规范名，所以"心肾相交"作为规范名也符合术语定名的协调一致原则。

三、同义词

【曾称】"水火既济"（《针灸甲乙经》）；"水火相济"（《黄帝内经太素》）。

四、源流考释

"心肾相交"指心肾之间存在协调平衡的关系。关于本词概念的描述，首见于《内经》，《内经》中虽然无"心肾相交"之名，但是有关于心肾相交的描述。如《素问·六微旨大论》云："相火之下，水气承之……君火之下，阴精承之。"[1]135描述了心肾之间的协调平衡关系。其后历代文

献也有描述心肾相交病理的，如《难经·七十五难》："泻南方火，补北方水。"[2]188描述了心肾不交的治法。又如《伤寒论·辨少阴病脉证并治》："少阴病，得之二三日以上，心中烦热，不得卧，黄连阿胶汤主之。"[3]79虽没有出现"心肾相交"之名，但描述了心肾不交的病理表现及治疗方剂。

西晋时期，出现了本名词的曾称"水火既济"。始见于西晋皇甫谧《针灸甲乙经》卷一："《素问》曰：心在窍为耳（一云舌）。夫心者火也，肾者水也，水火既济。心气通于舌。"[4]9心属火，肾属水，"既济"即相互帮助，相互资助，才能保持人体阴阳平衡，"水火既济"即"心肾相交"之意。

到了唐代，出现了本名词的曾称"水火相济"。始见于唐代杨上善《黄帝内经太素》卷六："《素问》赤色入通于心开窍于耳者，肾者水也，心者火也，水火相济，心气通耳，故以窍言之，即心以耳为窍。又手太阳心之表，脉入于耳中，故心开窍在于耳也。"[5]86"相济"即相互帮助之义，与"既济"意义相同。此后也有医家沿用"水火相济"之名，如唐代孙思邈《备急千金要方》[6]377等。

"心肾相交"作为本词的正名，始见于宋代杨士瀛《仁斋直指方论》卷十九："活血驱风散，治肝肾风毒，肾囊湿痒，脚下疮癣……上细锉。每服三钱，水盏半，姜钱五片，枣二枚，煎七分，滤清，暖热入乳香末少许，食前服。乳香以佐心气，使心肾相交。或有热证，去乳香加黑豆煎。"[7]482此为"心肾相交"一词的最早出处。宋金元时期，有的医家沿用"水火既济"之名，如宋代唐慎微《证类本草》[8]102、陈承裴宗元陈师文《太平惠民和剂局方》[9]57、赵佶《圣济总录》[10]3017，金代刘完素《素问病机气宜保命集》[11]8等许多文献均出现了"水火既济"的描述。有的医家沿用"水火相济"的名称，如宋代赵佶《圣济总录》卷一百八十六："论曰肾在骨，故肾惫则力劣。心藏神，故心虚则多忘。强力

益志,必补心肾。心肾得所养,则力强而志益矣。心肾合德,水火相济,则精全神旺,无所不通,况强力益志哉。"[10]3041

元明清时期,出现了"心肾相交""水火相济""水火既济"三词并存的情况。有的继续沿用"心肾相交"之名,如元代危亦林《世医得效方》[12]645,明代朱橚《普济方》[13]463,清代俞昌《医门法律》[14]23、张锡纯《医学衷中参西录》[15]665等。有的沿用"水火相济"之名,如明代吴昆《素问吴注》[16]85、陈士铎《外经微言》[17]35,清代陈士铎《石室秘录》[18]69、冯兆张《冯氏锦囊秘录》[19]39等,均提到了"水火相济"这一词语。有的沿用"水火既济"之名,如元代危亦林《世医得效方》[12]227、朱丹溪《丹溪心法》[20]124,明代徐春甫《古今医统大全》[21]845、李时珍《本草纲目》[22]286,清代吴鞠通《温病条辨》[23]177,张志聪《黄帝内经素问集注》[24]86等。

到了现代,因为"水火即济""水火相济"这两个词语比较符合古汉语习惯,但现代已很少应用,大都把"心肾相交"作为正名。如《中医药学名词》[25]27《中医基础理论术语》[26]10等,辞书类著作如《中医大辞典》[27]391《中医辞海》[28]752《中医药常用名词术语辞典》[29]87等也以"心肾相交"为正名,已经广泛应用于中医药学文献标引和检索的《中国中医药学主题词表》[30]1015也以"心肾相交"为正名。其他如中医药教材《中医基础理论》(李德新)[31]291、《中医基础理论》(印会河)[32]50也以"心肾相交"作为正式主题词,说明"心肾相交"作为正名已成为共识。

五、文献辑录

《素问·六微旨大论》云:"相火之下,水气承之……君火之下,阴精承之"[1]135

《难经·七十五难》:"泻南方火,补北方水。"[2]188

《伤寒论》:"少阴病,得之二三日以上,心中烦热,不得卧,黄连阿胶汤主之。"[3]79

《针灸甲乙经》卷一:"《素问》曰:心在窍为耳(一云舌)。夫心者火也,肾者水也,水火既济。心气通于舌。"[4]9

《黄帝内经太素》卷六:"《素问》赤色入通于心开窍于耳者,肾者水也,心者火也,水火相济,心气通耳,故以窍言之,即心以耳为窍。又手太阳心之表,脉入于耳中,故心开窍在于耳也。"[5]86

《备急千金要方》卷十三:"夫心者火也,肾者水也,水火相济。心气通于舌,舌非窍也,其通于窍者,寄见于耳。"[6]377

《证类本草》卷四:"灵砂味甘,性温,无毒。主五脏百病,养神,安魂魄,益气,明目,通血脉,止烦满,益精神,杀精魅恶鬼气。久服通神明,不老,轻身,神仙,令人心灵。一名二气砂。水银一两,硫黄六铢,细研。先炒作青砂头,后入水火既济炉,抽之如束针纹者,成就也。恶磁石,畏咸水。"[8]102

《太平惠民和剂局方》卷五:"来复丹铁瓮城八角杜先生方,一名正一丹,此药配类二气,均调阴阳,夺天地冲和之气,乃水火既济之方,可冷可热,可缓可急。"[9]57

《圣济总录》卷一百八十五:"大补益。水火既济。四神丹方……丹砂、雄黄、雌黄、硫黄(各一钱),上四味,研细入银锅子内歇口,炭火熔化,滴入水中,令成丸子,如绿豆大。每服二丸,空心温酒下。"[10]3017

卷一百八十六:"论曰肾在骨,故肾惫则力劣。心藏神,故心虚则多忘。强力益志,必补心肾,心肾得所养,则力强而志益矣。心肾合德,水火相济,则精全神旺,无所不通,况强力益志哉。"[10]3041

《素问病机气宜保命集》卷上:"阴阳者。男女之血气;水火者,阴阳之征兆。惟水火既济,血气变革,然后刚柔有体,而形质立焉。"[11]8

《仁斋直指方论》卷十九:"活血驱风散治肝肾风毒,肾囊湿痒,脚下疮癣……上细锉。每服三钱,水盏半,姜钱五片,枣二枚,煎七分,滤清,暖热入乳香末少许,食前服。乳香以佐心气,使心肾相交。或有热证,去乳香加黑豆煎。"[7]482

《世医得效方》卷七:"地黄丸治心肾水火不济,或因酒色,遂至以甚,谓之土淫。盖脾有虚热,而肾不足,故土邪干水。先贤常言,夏则土燥而水浊,冬则土坚而水清,此其理也。医者,往往峻补,其疾反甚。此方中和,补泻兼之,水火既济,而土自坚,其流清矣。"[12]227

卷十九:"活血驱风散治肝肾虚为风毒所入,湿痒生疮……上锉散。每服三钱,水一盏半,生姜五片,枣二枚煎,去滓,入乳香末少许,以佐心气,使心肾相交。挟热,去桂、乳香,加黑豆煎服。"[12]645

《丹溪心法》卷三:"肾主水,膀胱为之府,水潴于膀胱而泄于小肠,实相通也。然小肠独应于心者,何哉?盖阴不可以无阳,水不可以无火,水火既济,上下相交,此荣卫所以流行,而水窦开阖,所以不失其司耳。"[20]124,125

《普济方》卷二百八十八:"心与小肠为表里。所当宣毒于小便。但诸发蕴毒。又非麦门冬、灯心草之所能宣。必如是斋方中立应散以地胆为主。以白牵牛、滑石、木通佐之。而后可以宣其毒矣。自此又于心肾同工。人之一身。水不能济火。则渴而后发疮。心肾相交。水火既济。于人何病之有。心主血也。清心行血。固所当然。亦使肾得其养。则水有所司。"[13]463

《古今医统大全》卷二十二:"来复丹此药合二仪,配阴阳,夺天地冲和之气,乃水火既济之方,可冷可热,可缓可急,善治荣卫不交,滋养心肾,能升能降。上实下虚,气闭痰逆,心腹冷痛,脏腑虚滑不问男妇老幼,危急之证,但有胃气,无不获安。补损扶衰,救阴助阳,神功不可尽述。"[21]845

《本草纲目·石部第十一卷》:"硫黄杯……此杯配合造化,调理阴阳,夺天地冲和之气,乃水火既济之方。不冷不热,不缓不急,有延年却老之功,脱胎换骨之妙。"[22]286

《素问吴注·黄帝内经素问第五卷》:"平肾脉来,喘喘累累如钩,按之而坚,曰肾平,喘喘累累如钩,心家脉也,肾部有此,是水火相济。按之而坚,肾之石也,故为平调之脉。"[16]85

《外经微言》卷四:"少师曰:治何经以救之?岐伯曰:火之有余,水之不足也。补水则火自息,然而徒补水则水不易生,补肺金之气,则水有化源,不患乎无本也。肾得水以制火,则水火相济,火无偏旺之害,此治法之必先补水也。少师曰:善。"[17]35,36

《医门法律》卷一:"盖人身心肾相交,水火相济者,其恒也。味过于甘,肾气为土掩,而不上交于心,则心气亦不得下交于肾,所以郁抑而为喘满也。肾气不衡,即肾气独沉之变文,见心肾交,则肾脉一高一下,犹权衡然,知独沉为有权无衡也,则不衡二字恍然矣。"[14]23

《黄帝内经素问集注》卷四:"用咸补之。甘泻之(咸味下泄上涌而从水化,能泄心气以下交,涌水气以上济,水火既济,则心气自益,火欲炎散,以甘之发散而泻之)。"[24]86

《石室秘录》卷二:"盖肾中之火虚,由于心中之火先虚也。故欲补肾火者,先补心火。使心火不补,肾火终不能益,而转增其上焦之枯竭。故必须兼补其心,心气下舒于肾中,肾气上交于心,则水火相济,君臣和悦,人民奠安,肺气清宁,脾胃得养,通调三焦。"[18]69

《冯氏锦囊秘录·杂症大小合参卷首上》:"苦走骨,骨病无多食苦(苦走心,此云走骨者,水火相济,骨气通于心也);甘走肉,肉病无多食甘;酸走筋,筋病无多食辛酸。"[19]39

《温病条辨》卷三:"《本经》称其强阴益精,消癥瘕。强阴者,火气也;益精者,水气也。癥瘕乃气血积聚有形之邪,水火既济,中土气盛,而积聚自消。"[23]177

《医学衷中参西录·医论》:"张氏论督任相助之理,以释本节中之蜷卧颇为精细,而愚于张氏所论之外,则更别有会心也。推坎离相济,阴阳互根之理,人之心肾相交,即能生热(心肾相交能补助元阳故能生热),而心肾之相交每在呼气外出之时也。"[15]665

《中医药学名词》:"心肾相交,又称'水火既济'。心肾之间存在协调平衡的关系。心在上焦,属火;肾在下焦,属水。心火下降于肾,能温暖肾水,使肾水不寒;肾水上济于心,能滋养心阴,制约心阳,使心阳不亢。"[25]27

《中医基础理论术语》:"心肾相交……水火既济心与肾或心火与肾水之间上下、升降、水火、阴阳之间的协调平衡。"[26]10

《中医大辞典》:"心肾相交……脏腑相关理论之一。心属火,藏神;肾属水,藏精。两脏互相作用,互相制约,以维持正常的生理活动。肾中真阳上升,能温养心火;心火能制肾水泛滥而助真阳;肾水又能益心阴而制心火,使不致过亢为害。这种关系,也称水火相济。"[27]391

《中医辞海》:"心肾相交……基础理论名词。脏腑相关理论之一。心在上焦,属火,藏神;肾在下焦,属水,藏精。两脏互相作用,互相制约,以维持正常的生理活动。肾中真阳上升,能温养心火;心火能制肾水泛滥而助真阳;肾水又能制心火,使不致过亢而益心阴。这种关系,也称水火相济。"[28]752

《中医药常用名词术语辞典》:"心肾相交……脏腑相关。见《杂病源流犀烛·肾病源流》。又称水火即济。心在上焦,属火;肾在下焦,属水。心火下降于肾,能温暖肾水,使肾水不寒;肾水上济于心,能滋养心阴,使心阳不亢。在正常情况下,心火和肾水升降交通,保持者协调平衡。若心火独亢不能下降于肾,或肾阴亏虚不能上济于心,就会出现心肾阴阳失去协调平衡的病理表现。症见心烦、失眠、腰膝酸软或男子遗精、女子梦交等症,称为'心肾不交'。"[29]87

《中国中医药学主题词表》:"心肾相交……属脏腑关系心在上焦,属火;肾在下焦,属水。心火下降于肾,能温暖肾水,使肾水不寒;肾水上济于心,能滋养心阴,制约心阳,使心阳不亢。心肾之间这种协调平衡关系称为'心肾相交'。"[30]1015

《中医基础理论》(李德新):"心与肾在生理上的关系,往往称之为'心肾相交''水火相济'……心肾水火既济,心在五行属火,位居于上属阳;肾在五行属水,位居于下属阴。火必须下降于肾,温煦肾阳,使肾水不寒;肾水必须上济于心,资助心阴,制约心火使之不亢。心肾水火相交既济,从而使心肾两脏的生理功能保持协调平衡。"[31]291

《中医基础理论》(印会河):"在理论上认为心火必须下降于肾,肾水必须上济于心,这样,心肾之间的生理功能才能协调,而称之为'心肾相交',也即是'水火既济。'"[32]50

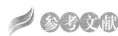 参考文献

[1] 未著撰人.黄帝内经素问[M].田代华整理.北京:人民卫生出版社,2005:135.

[2] [旧题]秦越人.难经[M].柴铁劬,付漫娣校注.北京:科学技术文献出版社,2010:188.

[3] [汉]张仲景.伤寒论[M].北京:中国医药科技出版社,2016:79.

[4] [晋]皇甫谧.针灸甲乙经[M].王勤俭主校.上海:第二军医大学出版社,2008:9.

[5] [隋]杨上善.黄帝内经太素[M].北京:人民卫生出版社,1965:86.

[6] [唐]孙思邈.备急千金要方[M].鲁瑛,梁宝祥,高慧校注.太原:山西科学技术出版社,2010:377.

[7] [宋]杨士瀛.仁斋直指方论[M].盛维忠,王致谱,傅芳,等校注.福州:福建科学技术出版社,1989:482.

[8] [宋]唐慎微.证类本草[M].郭君双,金秀梅,赵益梅校注.北京:中国医药科技出版社,2011:102.

[9] 陈承,裴宗元,陈师文.太平惠民和剂局方[M].鲁兆麟,主校.彭建中,魏富有点校.沈阳:辽宁科学技术出版社,1997:57.

[10] [宋]赵佶.圣济总录:下[M].北京:人民卫生出版社,1962:3017,3041.

[11] [金]刘完素.素问病机气宜保命集[M].刘阳校注.北京:中国医药科技出版社,2012:8.

[12] [元]危亦林.世医得效方[M].王育学点校.北京:人民卫生出版社,1990:227,645.

[13] [明]朱橚.普济方:第七册[M].北京:人民卫生出版社,1959:463.

[14] [清]喻昌.医门法律[M].张晓梅,肖培新,袁尚华校注.北京:中医古中国中医药出版社,2002:23.

[15] [清]张锡纯.医学衷中参西录[M].于华芸,赵艳,季旭

明,等校注.北京：中国医药科技出版社,2011：665.

[16] [明]吴昆注.内经素问吴注[M].山东中医院中医文献研究室点校.济南：山东科学技术出版社,1984：85.

[17] [清]陈士铎.外经微言[M].柳璇,宋白杨校注.北京：中国医药科技出版社,2011：35,36.

[18] [清]陈士铎.石室秘录[M].徐慧卿点校.北京：人民军医出版社,2009：69.

[19] [清]冯兆张.冯氏锦囊秘录[M].田思胜,高萍,戴敬敏,等校注.北京：中国中医药出版社,1996：39.

[20] [元]朱震亨.丹溪心法[M].田思胜校注.北京：中国中医药出版社,2008：124,125.

[21] [明]徐春甫.古今医统大全[M].崔仲平,王耀廷主校.北京：人民卫生出版社,1991：845.

[22] [明]李时珍.本草纲目[M].张守康,张向群,王国辰主校.北京：中国中医药出版社,1998：286.

[23] [清]吴瑭.温病条辨[M].孙志波校点.北京：中医古籍出版社,2010：177.

[24] [清]张志聪.黄帝内经素问集注[M].王宏利,吕凌校注.北京：中国医药科技出版社,2014：86.

[25] 中医药学名词审定委员会.中医药学名词[M].北京：

科学出版社,2005：27.

[26] 中华人民共和国国家质量监督检验检疫总局,中国国家标准化管理委员会.中华人民共和国国家标准：中医基础理论术语(GB/T 20348—2006)[M].北京：中国标准出版社,2006：10.

[27] 李经纬,余瀛鳌,蔡景峰,等.中医大辞典[M].2版.北京：人民卫生出版社,2010：391.

[28] 袁钟,图娅,彭泽邦,等.中医辞海：上册[M].北京：中国医药科技出版社,1999：752.

[29] 李振吉.中医药常用名词术语辞典[M].北京：中国中医药出版社,2001：87.

[30] 吴兰成.中国中医药学主题词表[M].北京：中医古籍出版社,2008：1015.

[31] 李德新,刘燕池.中医基础理论[M].2版.北京：人民卫生出版社,2001：291.

[32] 印会和.中医基础理论[M].上海：上海科学技术出版社,1984：50.

（金芳芳　王梦婷　任嘉惠）

1 · 061

正 气

zhèng qì

一、规范名

【汉文名】正气。

【英文名】vital qi。

【注释】人体精、气、血、津液等生命物质和脏腑经络等组织结构的正常功能活动，以及基于此而产生的各种维护健康的能力，包括自我调节能力、适应环境能力、抗病防病能力和康复自愈能力。

二、定名依据

"正气"最早见于春秋战国至秦汉时期的医学著作《内经》。在该书中，"正气"可以概括为三重含义：一指指人体的抗病能力；二指神气；三指正风。同时《内经》中也多次提出"正""真气"的名称，和本术语"正气"为同一概念。但是，"正"字过于简略，容易产生歧义，"真气"表

达抗病防病能力不如"正气"直观，同书中尚有相关术语"精气""谷气""中气""神气"等，但概念与本术语"正气"不完全相同。晋代医家皇甫谧在《针灸甲乙经》和南北朝《小品方》都使用有正气这个名称，根据文意可知从晋至南北朝时期医家对正气的理解更多的是《内经》中的第三个含义正风，即四季正常的气候。

隋代巢元方《诸病源候论》记载的"正气"与本术语概念相同，侧重其具有抗病祛邪的能力。唐代杨上善《黄帝内经太素》是第一部系统整理《内经》的著作，他在文中论述正气的观点和《内经》基本一致。

宋金元时期的医家在释正气时，多以四时正气释之。

明清至民国时代的医家对正气的理解，除了人体抗邪的能力、神气、正风外，又明确指出精气、谷气、中气、真气即正气。自《内经》提出

"正气"之名,明代沿用这一术语的著作有《医学正传》《古今医统大全》《黄帝内经灵枢注证发微》《内经知要》《古今医统大全》《类经》,清代有《医门法律》《冯氏锦囊秘录》《灵枢悬解》《灵枢识》《病机沙篆》《温病条辨》《中风斠诠》等。这些著作均为历代的重要著作,对后世有较大影响。所以"正气"作为规范名,符合术语定名的约定俗成原则。

现代医著均以"正气"作为规范名,如《中医基础理论术语》《中医大辞典》《中国中医药学主题词表》《中医药学名词》《中医药常用名词术语辞典》,以及《中医基础理论》(李德生)、《中医基础理论》(孙广仁)等。说明"正气"作为规范名已成为共识。

三、同义词

【曾称】"正""真气"(《内经》)。

四、源流考释

"正气"作为中医基础理论的重要概念,首见于《内经》。该书中多次提到"正气"这一名称,但仔细分析文中对"正气"的描述,发现在《内经》中"正气"一词可以概括为三重含义:一是指人体的抗病能力。这个含义所涉及的条目极多,如:"用针无义,反为气贼,夺人正气"[1]118 "正气内乱,与精相薄,必审九候,正气不乱,精气不转"[1]241 "正气存内,邪不可干,避其毒气……有黄尸鬼干犯人正气,吸人神魂"[1]391,392 "正气横倾,淫邪泮衍,血脉传溜,大气入脏,腹痛下淫"[2]79,80 都非常具有代表性。二是正气即神气。《灵枢经·小针解》:"神客者,正邪共会也。神者,正气也。客者,邪气也。"[2]8 三是正风。《内经》对这一解释,有相当详细的描述:"正气者,正风也,从一方来,非实风,又非虚风也。邪气者,虚风之贼伤人也,其中人也深,不能自去。正风者,其中人也浅,合而自去,其气来柔弱,不能胜真气,故自去。"[2]131 文中明确将正气解释为正风。这种风,非实非虚,中人也

浅,气来柔弱,可以自去。

《内经》也多次提出"真气"这一名称,如"夫疟之未发也,阴未并阳,阳未并阴,因而调之,真气得安,邪气乃亡。"[1]140 "精气自伏,邪气散乱,无所休息,气泄腠理,真气乃相得。"[1]229 在此,真气的含义和邪气相反,均指人体的抗邪能力,和本术语"正气"为同一概念。

《内经》另多次提出"正"这一名称,如《灵枢经·小针解》:"神客者,正邪共会也。"[2]8《灵枢经·九针十二原》:"一其形,听其动静,知其邪正。右主推之,左持而御之,气至而去之。"[2]3 在此,正指人体的正气,和邪气相对,和本术语"正气"为同一概念。

《内经》还有关于"精气""谷气""中气""神气"的记载,"精气"如《黄帝内经素问·通评虚实论》:"邪气盛则实,精气夺则虚。"[1]118 这里的"精气"有人体抗邪的能力的含义,《黄帝内经素问·上古天真论》:"二八,肾气盛,天癸至,精气溢泻,阴阳和,故能有子。"[1]4 在此的"精气"含义为生殖之精。"谷气"的记载,如《灵枢经·终始》:"邪气来也紧而疾,谷气来也徐而和。"[2]26 在此谷气泛指生命的精华物质及其功能。《灵枢经·刺节真邪》:"真气者,所受于天,与谷气并而充身也。"[2]131 此处的谷气又指饮食水谷之气,泛指饮食营养。"中气"的记载,如《黄帝内经素问·疟论》有"中气实而不外泄,因有所用力,腠理开"[1]141,在此中气泛指中焦脾胃之气。"神气"的记载如《黄帝内经素问·调经论》:"神有余,则泻其小络之血,出血勿之深斥,无中其大经,神气乃平。"[1]228 在此神气指人心的血气,但是"神气"还有相当多的情况是指人的精神意志活动,如《黄帝内经素问·四气调神大论》:"秋三月……使志安宁,以缓秋刑,收敛神气。"[1]7

晋代皇甫谧在《针灸甲乙经》卷十"阴受病发痹第一"中援引《内经》的观点:"正气者,正风,从一方来,非虚风也。"[3]249 南北朝时的方书《小品方》这样解释正气,"《阴阳大论》云:春气温和,夏气暑热,秋气清凉,冬气凛冽,此则四时

正气之序也。"[4]45 说明从晋至南北朝时期医家对正气的理解更多的是《内经》正风的含义，即四季正常的气候。

隋代的著作《诸病源候论》，以"正气"作为本概念的名称，论述正气时更侧重其具有抗病祛邪的能力。文中说："凡云邪者，不正之气也，谓人之腑脏血气为正气，其风寒暑湿，魅魃魍魉，皆谓为邪也。"[5]137"邪气与正气相交，搏于口舌之间，脉则痞涩，气则壅滞，亦令言謇吃，此则可治。"[5]165"气虚之时，邪气则胜，与正气交争相击，痛随虚而生，故无常处也。"[5]168 正气与邪气相反，是人体正常的功能，与《内经》中正气的第一个含义相同。

唐代杨上善《黄帝内经太素》是第一部系统整理《内经》的著作，他在文中论述正气的观点和《内经》类似。第一，谷气即正气。"谷气者，正气也……来血气，引正气也"[6]282，在这里，杨上善认为水谷之气，即具有营养人体的精微物质是正气的一种，因为它们是产生生理功能的基础，具有抗病能力。第二，神气即正气。"神气，正气……其正气已至，适人自当爱护，勿令泄也。"[6]318 第三，正气即正风。"正气者，正风也，从一方来，非实风，又非虚风也。"[6]405"风雨寒热，四时正气也"。[6]386

宋金元时期的医家在释正气时，多以四时正气释之。如《证类本草》："所谓正气者，春温、夏热、秋凉、冬寒，此天之气也。"[7]26《圣济总录》："论曰：春温夏热，秋凉冬寒，是为四时正气。"[8]352《本草衍义》："非正气则为邪，非真实则为虚。所谓正气者，春温、夏热、秋凉、冬寒，此天之气也。"[9]14《注解伤寒论》："《阴阳大论》云：春气温和，夏气暑热，秋气清凉，冬气冷（赵本作'冰'）冽，此则四时正气之序也。"[10]33《黄帝素问宣明论方》："故云春气温和，夏气暑热，秋气清凉，冬气冰冷，乃四时之正气。"[11]55

明代的医家对正气的理解，一是人体抗邪的能力。如《医学正传》："夫人身之正气，与血为配，血行脉中，气行脉外，一呼脉行三寸，一吸脉行三寸，气血并行，周流乎一身之中，灌溉乎百骸之内，循环无端，运气不悖，而为生生不息之妙用也。"[12]131《古今医统大全》："正气王，邪气无由而入，是亦王道之说也。"[13]39 二是神气。《黄帝内经灵枢注证发微》："所谓神者，人之正气也。神乎哉，此正气不可不守也。"[14]2 三是精气。如《内经知要》："精气，即正气，乃谷气所化之精微。"[15]81 四是真气。《古今医统大全》："正气者，真气元气也。"[13]891《黄帝内经灵枢注证发微》："真为正气，邪为邪气也。"[14]401《类经》："气失其和则为邪气，气得其和则为正气，亦曰真气。"[16]198 五是正风。如《伤寒六书》："又有四时之正气者，春气温和，夏气暑热，秋气清凉，冬气凛冽，此四时之正气也。"[17]169,170《运气易览》："凡春温、夏暑、秋凉、冬寒，皆天地之正气。"[18]13

清代至民国时期医家对正气的理解沿袭前代：一是谷气、精气即正气，如《医门法律》："论胃中水谷之精气，与水谷之悍气，皆正气也。"[19]101《冯氏锦囊秘录》："立论必取王道中平，故饮食万类，独重五谷，以其得天地之正气也。"[20]5《灵枢悬解》："谷气者，正气也，谷气至而止。……精气即正气。"[21]20,21 二是人体抗病邪的能力。如《病机沙篆》："正气与邪气原不两立，犹低、昂然，一胜则一负，正气旺则邪气无所容，如满座皆君子，一小人自无容身之地。"[22]434《温病条辨》："盖已得汗而阳脉躁甚，邪强正弱，正尚能与邪争，若留得一分正气，便有一分生理，只在留之得法耳。"[23]5《中风斠诠》："尤必以此等大剂继续投入，以固根基，以扶正气，方不至药方甫过。"[24]72 三是四时正常气候即正风为正气。如《医宗金鉴·订正仲景全书金匮要略注》："正气者，即四时令平之气也，中人为病，徐而浅。"[25]403《痧医大全》："抑论主气，春温、夏暑、秋凉、冬寒，风以动之，火以温之，暑以蒸之，湿以润之，燥以干之，寒以坚之，皆天地正气之运行。"[26]110《灵素节注类编》："正气即正风，由太乙所居正位而来，以少阳之气所化，而柔弱不厉，正可舒养万物，故名正气。"[27]268

现代相关著作著均沿用《内经》的记载以"正气"作为规范名，如《中医大辞典》[28]416《中医辞海》[29]805《中国中医药学主题词表》[30]1282、《中医药学名词》[31]42《中医药常用名词术语辞典》[32]95、国标《中医基础理论术语》[33]53和《中医基础理论》（李德生）[34]236,237、《中医基础理论》（孙广仁）[35]245。同时，以"真气"作为又称，如《中医辞海》："正气……基础理论名词。① 同真气。"[29]805《中医大辞典》："正气……① 同真气。"[28]416 以"正"作为简称，如《中医基础理论》（印会河）："正气……简称为'正'。"[36]102《中医基础理论》（李德新）："正气，简称正。"[34]236 现阶段，正气等同于正风，也即四时正常气候的观点几乎销声匿迹。

总之，"正气"最早见于《内经》中。在该书中，正气可以概括为三重含义：一指指人体的抗病能力；二指神气；三指正风。同时《内经》中也多次提出"真气"这一名称，和本术语"正气"为同一概念。同书中尚有相关术语"精气""谷气""中气""神气"等，但概念与本术语"正气"不完全相同。"精气"突出人体抗邪的能力和生殖之精的含义。"谷气"泛指生命的精华物质及其功能，多指饮食水谷之气。"中气"多指中焦脾胃之气。"神气"有强调人的情感意识活动的含义。在历代医家的著作中，正气的含义除了正风，其他的含义如"精气""谷气""中气""神气"等都是部分呈现了本术语的含义。

五、文献辑录

《灵枢经·九针十二原》："一其形，听其动静，知其邪正。右主推之，左持而御之，气至而去之。"[2]3

"小针解"："神客者，正邪共会也。神者，正气也。客者，邪气也。在门者，邪循正气之所出入也。未睹其疾者，先知邪正何经之疾也。"[2]8

"终始"："邪气来也紧而疾，谷气来也徐而和。"[2]26

"病传"："瘖乎其无声，漠乎其无形，折毛发

理，正气横倾，淫邪泮衍，血脉传溜，大气入脏，腹痛下淫，可以致死，不可以致生。"[2]79,80

"刺节真邪"："真气者，所受于天，与谷气并而充身也。正气者，正风也，从一方来，非实风，又非虚风也。邪气者，虚风之贼伤人也，其中人也深，不能自去。正风者，其中人也浅，合而自去，其气来柔弱，不能胜真气，故自去。"[2]131

《黄帝内经素问·上古天真论》："二八，肾气盛，天癸至，精气溢泄，阴阳和，故能有子。"[1]4

"离合真邪论"："用针无义，反为气贼，夺人正气，以从为逆，荣卫散乱，真气已失，邪独内著，绝人长命，予人天殃。"[1]118

"通评虚实论"："邪气盛则实，精气夺则虚。"[1]118

"四气调神大论"："秋三月……使志安宁，以缓秋刑，收敛神气，使秋气平。"[1]7

"疟论"："夫疟之未发也，阴未并阳，阳未并阴，因而调之，真气得安，邪气乃亡。"[1]140 "中气实而不外泄，因有所用力，腠理开。"[1]141

"四时刺逆从论"："故刺不知四时之经，病之所生，以从为逆，正气内乱，与精相薄，必审九候，正气不乱，精气不转。"[1]241

"调经论"："神有余，则泻其小络之血，出血勿之深斥，无中其大经，神气乃平。"[1]228 "精气自伏，邪气散乱，无所休息，气泄腠理，真气乃相得。"[1]229

"刺法论"："正气存内，邪不可干，避其毒气，天牝从来，复得其往，气出于脑，即不邪干……人肾病，又遇太阳司天失守，感而三虚，又遇水运不及之年，有黄尸鬼干犯人正气，吸人神魂，致暴亡，可刺足太阳之所过，复刺肾俞。"[1]391,392

《针灸甲乙经》卷十："正气者，正风，从一方来，非虚风也。"[3]249

《小品方》卷六："《阴阳大论》云：春气温和，夏气暑热，秋气清凉，冬气凛冽，此则四时正气之序也。"[4]45

《诸病源候论》卷二十四："凡云邪者，不正

之气也,谓人之腑脏血气为正气,其风寒暑湿,魃魃魑魅,皆谓为邪也。"[5]137

卷三十:"邪气与正气相交,搏于口舌之间,脉则疮涩,气则壅滞,亦令言謇吃,此则可治。"[5]165"气虚之时,邪气则胜,与正气交争相击,痛随虚而生,故无常处也。"[5]168

《黄帝内经太素》卷二十二:"谷气者,正气也。故后刺极深,以致正气也……来血气,引正气也。"[6]282

卷二十四:"神气,正气。……其正气已至,适人自当爱护,勿令泄也。"[6]318

卷二十七:"风雨寒热,四时正气也。四时正气,不得虚邪之气,亦不能伤人。"[6]386

卷二十九:"正气者,正风也,从一方来,非实风,又非虚风也。"[6]405

《证类本草》卷一:"所谓正气者,春温、夏热、秋凉、冬寒,此天之气也。"[7]26

《圣济总录》卷二十二:"论曰:春温夏热,秋凉冬寒,是为四时正气。非其时,有其气,人或感之,病无少长,率相似者,谓之时气。"[8]352

《本草衍义》卷三:"非正气则为邪,非真实则为虚。所谓正气者,春温、夏热、秋凉、冬寒,此天之气也。"[9]14

《注解伤寒论》卷二:"《阴阳大论》云:春气温和,夏气暑热,秋气清凉,冬气冷(赵本作'冰')冽,此则四时正气之序也。"[10]33

《黄帝素问宣明论方》卷五:"故云春气温和,夏气暑热,秋气清凉,冬气冰冷,乃四时之正气。"[11]55

《伤寒六书》卷五:"又有四时之正气者,春气温和,夏气暑热,秋气清凉,冬气凛冽,此四时之正气也。"[17]169,170

《医学正传》卷四:"夫人身之正气,与血为配,血行脉中,气行脉外,一呼脉行三寸,一吸脉行三寸,气血并行,周流乎一身之中,灌溉乎百骸之内,循环无端,运气不悖,而为生生不息之妙用也。"[12]131

《运气易览》卷一:"凡春温、夏暑、秋凉、冬寒,皆天地之正气。"[18]13

《古今医统大全》卷一:"在养正气,正气王,邪气无由而入,是亦王道之说也。"[13]39

卷二十三:"辛味下咽,先攻泻肺之正气。正气者,真气元气也。"[13]891

《黄帝内经灵枢注证发微》卷一:"所谓神者,人之正气也。神乎哉,此正气不可不守。"[14]2

卷六:"真为正气,邪为邪气也。"[14]401

《类经》卷十二:"气失其和则为邪气,气得其和则为正气,亦曰真气。"[16]198

《内经知要》卷下:"精气,即正气,乃谷气所化之精微。"[15]81

《医门法律》卷二:"论胃中水谷之精气,与水谷之悍气,皆正气也。"[19]101

《病机沙篆》卷上:"正气与邪气原不两立,犹低、昂然,一胜则一负,正气旺则邪气无所容,如满座皆君子,一小人自无容身之地。"[22]434

《冯氏锦囊秘录·杂证大小合参》凡例:"立论必取王道中平,故饮食万类,独重五谷,以其得天地之正气也。"[20]5

《订正仲景全书金匮要略注》卷二:"正气者,即四时令平之气也,中人为病,徐而浅。"[25]403

《灵枢悬解》卷一:"谷气者,正气也,谷气至而止……精气即正气。"[21]20,21

《疡医大全》卷五:"抑论主气,春温、夏暑、秋凉、冬寒,风以动之,火以温之,暑以蒸之,湿以润之,燥以干之,寒以坚之,皆天地正气之运行。"[26]110

《温病条辨·问心堂温病条辨原病篇》:"盖已得汗而阳脉躁甚,邪强正弱,正尚能与邪争,若留得一分正气,便有一分生理,只在留之得法耳。"[23]5

《灵素节注类编》卷六:"正气即正风,由太乙所居正位而来,以少阳之气所化,而柔弱不厉,正可舒养万物,故名正气。"[27]268

《中风斠诠》卷二:"尤必以此等大剂继续投入,以固根基,以扶正气,方不至药方甫过。"[24]72

《中医基础理论》（印会河）："正气，是指人体的机能活动（包括脏腑、经络、气血等功能）和抗病、康复能力，简称为'正'。"[36]102

《中医辞海》："正气……基础理论名词。① 同真气。人体机能的总称，但通常与病邪相对来说，指人体的抗病能力……② 四季正常气候，即春温、夏热、秋凉、冬寒……③ 气功术语。指精神活动。通过内省功夫，和调意识思维活动而得的正直之气。"[29]805,806

《中医基础理论》（李德新）："正气，简称正，通常与邪气相对而言，是人体正常功能活动的总称，即人体正常功能及所产生的各种维护健康的能力，包括自我调节能力、适应环境能力、抗邪防病能力和康复自愈能力。"[34]236,237

《中医药常用名词术语辞典》："正气……① 气血津液精神。出《素问·离合真邪论》。简称'正'。……② 运气。出《灵枢·刺节真邪》。四季正常气候。春温、夏热、秋凉、冬寒。"[32]95

《中医基础理论》（孙广仁）："正气，是一身之气相对邪气时的称谓，是指人体内具有抗病、祛邪、调节、修复等作用的一类细微物质。"[35]246

《中医大辞典》："正气……① 同真气。人体功能的总称，但通常与病邪相对来说，指人体的抗病能力。……② 四季正常气候，即春温、夏热、秋凉、冬寒等。"[28]416

《中医药学名词》："正气……人体正常功能活动的统称，即人体正常功能及所产生的各种维护健康的能力，包括自我调节能力、适应环境能力、抗病防病能力和康复自愈能力。"[31]42

《中医基础理论术语》："正气……在邪正关系范畴，与邪气相对。人体生理功能的总称，包括机体对环境的适应能力、抗邪能力和康复能力。"[33]53

《中国中医药学主题词表》："正气……人体正常功能活动的总称，即人体正常功能及所产生的各种维护健康的能力，包括自我调节能力、适应环境能力、抗邪防病能力和康复自愈能力等。"[30]1282

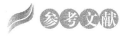

参考文献

[1] 未著撰人.黄帝内经素问[M].北京：人民卫生出版社,2012：4,7,118,140,141,228,229,241,391,392.

[2] 未著撰人.灵枢经[M].北京：人民卫生出版社,2012：3,8,26,79,80,131.

[3] ［晋］皇甫谧.针灸甲乙经[M].黄龙祥整理.北京：人民卫生出版社,2006：249.

[4] ［晋］陈延之.小品方辑校[M].高文柱辑校.天津：天津科学技术出版社,1983：45.

[5] ［隋］巢元方.诸病源候论[M].宋白杨校注.北京：中国医药科技出版社,2011：137,165,168.

[6] ［唐］杨上善.黄帝内经太素（附黄帝内经明堂）[M].李云点校.北京：学苑出版社,2007：282,318,386,405.

[7] ［宋］唐慎微.证类本草[M].郭君双,金秀梅,赵益梅校注.北京：中国医药科技出版社,2011：26.

[8] ［宋］赵佶.圣济总录[M].郑金生,汪惟刚,犬卷太一校点.北京：人民卫生出版社,2013：352.

[9] ［宋］寇宗奭.本草衍义[M].张丽君,丁侃校注.北京：中国医药科技出版社,2012：14.

[10] ［汉］张仲景.［晋］王叔和撰次.［金］成无己注.［明］汪济川校.注解伤寒论[M].北京：人民卫生出版社,2012：33.

[11] ［金］刘完素.黄帝素问宣明论方[M].宋乃光校注.北京：中国中医药出版社,2007：55.

[12] ［明］虞抟.医学正传[M].张丽君,丁侃校注.北京：中国医药科技出版社,2011：131.

[13] ［明］徐春甫.古今医统大全[M].崔仲平,王耀廷主校.北京：人民卫生出版社,2008：39,891.

[14] ［明］马莳.黄帝内经灵枢注证发微[M].孙国中,方向红点校.北京：学苑出版社,2007：2,401.

[15] ［明］李中梓.内经知要[M].胡晓峰整理.北京：人民卫生出版社,2007：81.

[16] ［明］张景岳.类经[M].范志霞校注.北京：中国医药科技出版社,2011：198.

[17] ［明］陶节庵.伤寒六书[M].黄瑾明,傅锡钦点校.北京：人民卫生出版社,1990：169,170.

[18] ［明］汪机.运气易览[M].周国琪,李海峰校注.北京：中国中医药出版社.2016：13.

[19] ［清］喻昌.医门法律[M].史欣德整理.北京：人民卫生出版社,2006：101.

[20] ［清］冯兆张.冯氏锦囊秘录[M].田思胜,马梅青,尹桂平,等校注.北京：中国医药科技出版社,2011：5.

[21] ［清］黄元御.灵枢悬解[M].孙国中,方向红点校.北京：学苑出版社,2008：20,21.

[22] ［明］李中梓.病机沙篆[M]//包来发.李中梓医学全书[M].北京：中国中医药出版社,2015：434.

[23] [清]吴瑭.温病条辨[M].南京中医药大学温病学教研室整理.北京：人民卫生出版社,2005：5.

[24] 张山雷.中风斠诠[M].太原：山西科学技术出版社,2012：72.

[25] [清]吴谦.医宗金鉴[M].郑金生整理.北京：人民卫生出版社,2006：403.

[26] [清]顾世澄.疡医大全[M].叶川,夏之秋校注.北京：中国中医药出版社,1994：110.

[27] [清]章楠.医门棒喝三集：灵素节注类编[M].方春阳,孙芝斋点校.杭州：浙江科学技术出版社,1986：268.

[28] 李经纬,余瀛鳌,蔡景峰,等.中医大辞典[M].北京：人民卫生出版社,2004：416.

[29] 袁钟,图娅,彭泽邦,等.中医辞海：上册[M].北京：中国医药科技出版社,1999：805,806.

[30] 吴兰成.中国中医药学主题词表[M].北京：中医古籍出版社,2008：1282.

[31] 中医药学名词审定委员会.中医药学名词[M].北京：科学出版社,2005：42.

[32] 李振吉.中医药常用名词术语辞典[M].北京：中国中医药出版社,2001：95.

[33] 中华人民共和国质量监督检验检疫总局,中国国家标准化管理委员会.中华人民共和国国家标准：中医基础理论术语(GB/T 20348—2006)[M].北京：中国标准出版社,2006：53.

[34] 李德新.中医基础理论[M].北京：人民卫生出版社,2001：236,237.

[35] 孙广仁.中医基础理论[M].北京：中国中医药出版社,2007：245.

[36] 印会河.中医基础理论[M].上海：上海科学技术出版社,1984：102.

（李琳珂）

1 · 062

龙 火

lóng huǒ

一、规范名

【汉文名】龙火。

【英文名】longhuo。

【注释】指寄藏于肾、命门的相火。

二、定名依据

"龙火"作为指寄藏于肾、命门的相火的名称始见于《医学启源》，沿用至今。

之后，历代医家多承之，以"龙火"作为规范名，如明代《本草发挥》《奇效良方》《古今医统大全》《本草蒙筌》，清代《张氏医通》《冯氏锦囊秘录》《症因脉治》《伤寒经解》《医原》《顾松园医镜》《吴医汇讲》《齐氏医案》《外经微言》《目经大成》等。这些著作均为历代的重要著作，对后世有较大影响，符合术语定名约定俗成的原则。

现代著名辞书《中医大辞典》《中医辞海》等亦收入"龙火内燔"一词，这些均说明"龙火"作为这一病理之火的规范名已成为共识。

三、同义词

未见。

四、源流考释

在医学文献中，龙火一词最早出现在王冰对《素问·至真要大论》中"微者逆之，甚者从之"一句的注释中："夫病之微小者，犹水火也，遇草而焫，得木而燔，可以湿伏，可以水灭，故逆其性气以折之攻之。病之大甚者，犹龙火也，得湿而焰，遇水而燔，不知其性以水湿折之，适足以光焰诣天，物穷方止矣，识其性者，反常之理，以火逐之，则燔灼自消，焰光扑灭"[1]193，可谓龙火的最早出处。"龙火"一词在此的含义，指的是一种自然现象。"龙"，许慎《说文解字》释义为："鳞虫之长，能幽能明，能细能巨，能短能长，春分而登天，秋分而潜渊。"[2]245，"犹"字，段氏的《说文解字注》有多种解释，其中有"犹，若也"[3]481，在此"犹"字的意思，应该训为"若"，是如同，好像的意思。在王冰的时代，龙火更多的是感性朴素认识。王氏感到了人身中确有一种反常的火，但是王氏并没有将其命名，只是将其比附为自然界中的龙火。

约生活于12世纪的张元素在《医学启源》一书中，才将龙火从外在的自然界之火转化为人体内在之火。文中论到"黄柏泻膀胱火，又曰龙火，膀胱乃水之府，故曰龙火也"[4]90，张氏不仅明确指出龙火是一种脏腑之火，即膀胱火，而且指明膀胱火之所以称龙火的原因是因为膀胱为水之府。同为金元医家的张子和的《儒门事亲》中则将龙火等同于相火。张氏文中称"夫君火者，犹人火也；相火者，犹龙火也。"[5]84 膀胱火及相火的观点都对后世产生了深远的影响。

明代徐彦纯的本草书《本草发挥》曰："柏皮……其用有六：泻膀胱龙火一也，利小便热结二也。"[6]69 董宿、方贤的方书《奇效良方》谓："黄柏泻膀胱火，又曰龙火，膀胱水府之火故也。"[7]113 都相继沿用张元素的观点。而在徐春甫的《古今医统大全》中相火龙火并称，"苟一失常，则外暑内热而燔灼脏腑，谓之相火龙火，经谓壮火食气是也。"[8]237 应是对子和之说的承继。陈嘉谟《本草蒙筌》一书又谓："夫龙火者，乃空中龙雷之火，即虚火也。"[9]28 说明在某种情况下，文献中的龙火又等同于龙雷之火。

清代医家对龙火的认识，较前代更加丰富。这一时期的特点可以归纳为：① 龙火为相火的观点仍然获得了大量医家的认可。如张璐《张氏医通》："相火为龙火。"[10]47 冯兆张《冯氏锦囊秘录》："相火者，龙火也，不可以水湿折之，从其性而伏之，惟黄柏之属可以降之。"[11]268 ② 龙火为肾火、肾阳、真阳、命门之火说大行其道。如明代秦景明撰、清代秦皇士补辑《症因脉治》言："夫肝火曰雷火，肾火曰龙火，肝肾之脉本沉。"[12]15 姚球《伤寒经解》："肾阳为龙火，龙性飞腾于春夏，潜伏于秋冬。"[13]99 石寿棠《医原》："肾火为龙火，龙火，水中之火，水亏火旺，化为燥火。"[14]29 顾靖远《顾松园医镜》："命门之火，谓之龙火，亦谓之真阳。"[15]177 唐大烈《吴医汇讲》："命门之火，龙火也，亦谓之真阳。"[16]145 齐有堂《齐氏医案》："命门居坎北，在两肾中间，龙火居焉，故曰龙藏海底，动则火腾，所以为龙火也。"[17]186 以上是龙火为命门之火的论述。③ 龙火等同于雷火。如陈士铎《外经微言》中称："虽然肾火乃雷火也，亦龙火也，龙雷之火，其性虽猛，然聚则力专，分则势散，无乎不克，反无乎全克矣。"[18]46 在作者看来，龙火可以同雷火完全划上等号。④ 龙火为病证名。龙火为病证名，出自黄庭镜《目经大成》。文中曰："向夕流多曰阴漏，曰龙火；日中病剧曰阳漏、曰肥积。"[19]124 ⑤ 龙火为膀胱火的观点几乎销声匿迹。

现代所见到的辞典没有收录"龙火"一词，《中医辞海》[20]871《中医大辞典》[21]447 收录有与其关系密切的"龙火内燔"一词，均释龙火为，指肾火，命门之火。

综上所述，"龙火"首次出现在唐代王冰为《内经》所作的注释之中，尽管这一理论出现的相对较晚，但仍然影响深远，为历代医家所重视。龙火内涵演变的主线从最初的自然现象到金元时期膀胱火、相火的认识，到明代龙火等同于龙雷之火，直至清代至今龙火为肾火、命门之火为主流的认识。"寄藏于肾、命门之处的相火"客观、准确地表达了"龙火"的科学内涵和本质属性，因而以"龙火"作为规范名。

五、文献辑录

《至真要大论》："夫病之微小者，犹水火也，遇草而燔，得木而燔，可以湿伏，可以水灭，故逆其性气以折之攻之。病之大甚者，犹龙火也，得湿而焰，遇水而燔，不知其性以水湿折之，适足以光焰诣天，物穷方止矣，识其性者，反常之理，以火逐之，则燔灼自消，焰光扑灭。"[1]193

《说文解字·第十一下》："龙，鳞虫之长，能幽能明，能细能巨，能短能长，春分而登天，秋分而潜渊。"[2]245

《说文解字注·第十篇上》："犹，若也。"[3]481

《医学启源》卷下："黄柏泻膀胱火，又曰龙火,膀胱乃水之府,故曰龙火也。"[4]90

《儒门事亲》卷三:"夫君火者,犹人火也;相火者,犹龙火也。"[5]84

《本草发挥》卷三:"柏皮……其用有六:泻膀胱龙火一也,利小便热结二也,除下焦湿肿三也,治痢疾先见血四也,去脐下痛五也,补肾气不足、壮骨髓六也。"[6]69

《奇效良方》卷十一:"黄柏泻膀胱火,又曰龙火,膀胱水府之火故也。"[7]113

《古今医统大全》卷四:"苟一失常,则外暑内热而燔灼脏腑,谓之相火龙火,经谓壮火食气是也。"[8]237

《本草蒙筌》卷一:"夫龙火者,乃空中龙雷之火,即虚火也。"[9]28

《外经微言》卷五:"虽然肾火乃雷火也,亦龙火也,龙雷之火,其性虽猛,然聚则力专,分则势散,无乎不克,反无乎全克矣。"[18]46

《张氏医通》卷二:"盖君火为阳火,可以直折;相火为龙火,仅可温顺。"[10]48

《冯氏锦囊秘录》卷九:"相火者,龙火也,不可以水湿折之,从其性而伏之,惟黄柏之属可以降。"[11]268

《症因脉治》卷首:"夫肝火曰雷火,肾火曰龙火,肝肾之脉本沉,今并浮则雷火动而疾风暴雨,龙火动而水附波扬。此二条言肝肾之相火太过,泛滥其水而上浮也。"[12]15

《顾松园医镜》卷十一:"命门之火,谓之龙火,亦谓之真阳。"[15]177

《伤寒经解》卷二:"肾阳为龙火,龙性飞腾于春夏,潜伏于秋冬。"[15]177

《目经大成》:"向夕流多曰阴漏、曰龙火;日中病剧曰阳漏、曰肥积。"[19]124

《吴医汇讲》卷十:"命门之火,龙火也,亦谓之真阳。"[16]145

《医原》卷上:"肾火为龙火,龙火,水中之火,水亏火旺,化为燥火。"[14]29

《齐氏医案》卷五:"命门居坎北,在两肾中间,龙火居焉,故曰龙藏海底,动则火腾,所以为

龙火也。"[17]186

《中医辞海》:"龙火,指肾火,命门之火。"[20]871
《中医大辞典》:"龙火,指肾火,命门之火。"[21]447

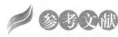

[1] 王冰.黄帝内经[M].北京:中医古籍出版社,2003:193.
[2] 许慎.说文解字[M].北京:中华书局,2013:245.
[3] 段玉裁.说文解字注[M].北京:中华书局,2013:481.
[4] [金]张元素.医学启源[M].郑洪新校注.北京:中国中医药出版社,2007:90.
[5] [金]张子和.儒门事亲[M].邓铁涛,赖畴整理.北京:人民卫生出版社,2005:84.
[6] [元]徐彦纯.本草发挥[M].宋咏梅,李伟军校注.北京:中国中医药出版社,2015:69.
[7] [明]董宿,方贤.奇效良方[M].田代华,张晓杰,何永点校.天津:天津科学技术出版社,2005:113.
[8] [明]徐春甫.古今医统大全[M].崔仲平,王耀廷主校.北京:人民卫生出版社,2008:237.
[9] [明]陈嘉谟.本草蒙筌[M].张印生,韩学杰,赵慧玲校注.北京:中医古籍出版社,2008:28.
[10] [清]张璐.张氏医通[M].王兴华,张民庆,刘华东,等整理.北京:人民卫生出版社,2006:48.
[11] [清]冯兆张.冯氏锦囊秘录[M].田思胜,马梅青,尹桂平,等校注.北京:中国医药科技出版社,2011:268.
[12] [明]秦昌遇.[清]秦之桢.症因脉治[M].王晨,罗会斌,李全校注.北京:中国中医药出版社,1998:15.
[13] [清]姚球.伤寒经解[M].查炜,陈守鹏点校.上海:上海科学技术出版社:2004:99.
[14] [清]石芾南.医原[M].苗彦霞,张淑珍注释.上海:上海浦江教育出版社,2011:29.
[15] [清]顾靖远.顾松园医镜[M].袁久林校注.北京:中国医药科技出版社,2014:177.
[16] [清]唐笠山.吴医汇讲[M].丁光迪校.北京:中国中医药出版社,2013:145.
[17] [清]齐秉慧.齐氏医案[M].姜兴俊,毕学琦校注.北京:中国中医药出版社,1997:186.
[18] [清]陈士铎.外经微言[M].柳璇,宋白杨校注.北京:中国医药科技出版社,2011:46.
[19] [清]黄庭镜.目经大成[M].李怀芝,郭君双,郑金生整理.北京:人民卫生出版社,2006:124.
[20] 袁钟,图娅,彭泽邦,等.中医辞海:上册[M].北京:中国医药科技出版社,1999:871.
[21] 李经纬,余瀛鳌,蔡景峰,等.中医大辞典[M].北京:人民卫生出版社,2010.447.

(李琳珂)

龙雷之火

lóng léi zhī huǒ

一、规范名

【汉文名】龙雷之火。

【英文名】longleizhihuo。

【注释】寄藏于肝肾等处的相火。

二、定名依据

"龙雷之火"相关文献最早可溯源至唐代王冰对《内经》所作的注释。在此,"龙火"应是指一种自然现象,但是王冰用其形容病之大甚者,即很重的病,就为后世龙火由自然现象转而为人体自身之火提供了可能。之后,金元医家张元素明确指出龙火是膀胱火,张子和《儒门事亲》中则称龙火等同于相火。

"龙雷之火"一词首见于元代朱丹溪《格致余论》,朱丹溪所指的"龙雷之火"为人体肝肾之相火。

明代,汪石山《石山医案》附录《石山居士传》中首次提出"雷火"一词,在此以雷火比喻肾虚寒而呈热象这种假象。"龙火""龙雷之火""雷火"三词在医学文献中有时混称、互称,但三者概念内涵不完全相同。《医旨绪余》中首次出现"龙雷火"一词,和龙雷之火涵义一致,为龙雷之火的简称。《病机沙篆》中出现有"龙雷"一词,也为龙雷之火的简称。

自朱丹溪《格致余论》提出"龙雷之火"之名,其后历代著作多有沿用,如明代《医贯》《广嗣纪要》《育婴家秘》《病机沙篆》《医旨绪余》《郁冈斋医学笔尘》《痰火点雪》,清代《辨证录》《医学心悟》《寓意草》《伤寒直指》《本草新编》《本草备要》《绛雪园古方选注》《理虚元鉴》《冯氏锦囊秘录》《医学衷中参西录》等。这些著作均为历

代重要著作,对后世有较大影响。因此将"龙雷之火"作为规范名词符合中医定名的约定俗成原则。

现代相关著作中比较权威的辞典仅见《中医大辞典》收录有"龙雷之火"这一术语,但通过考释,我们认为"龙雷之火"在文献中有大量使用,作为规范名毋庸置疑。

三、同义词

【简称】"龙雷火"(《医旨绪余》);"龙雷"(《病机沙篆》)。

四、源流考释

"龙雷之火"相关文献最早可溯源至唐代王冰对《内经》所作的注释。文中说"病之大甚者,犹龙火也,得湿而焰,遇水而燔。"[1]193 在此,"龙火"应是指一种自然现象,但是王冰用其形容病之大甚者,即很重的病,就为后世龙火由自然现象转而为人体自身之火提供了可能。

金元时期,医家普遍比较关注龙火、龙雷之火这一现象。张元素在《医学启源》一书中,将龙火从外在的自然界之火转化为人体内在之火。文中论到"黄柏泻膀胱火,又曰龙火,膀胱乃水之府,故曰龙火也"[2]90,张氏不仅明确指出龙火是膀胱火,而且指明膀胱火之所以称为龙火的原因是因为膀胱为水之府。同为金元医家的张子和《儒门事亲》中则称龙火等同于相火。张氏文中称:"夫君火者,犹人火也;相火者,犹龙火也。"[3]84 上述两位的论述无疑对后世研究龙火、龙雷之火的医家有极大启发。

朱丹溪《格致余论》中首次提出"龙雷之火"这一术语,把龙、雷联系在一起。"其所以恒于

271

动,皆相火之为也。见于天者,出于龙雷,则木之气;出于海,则水之气也。具于人者,寄于肝肾二部,肝属木而肾属水也……此历指龙雷之火也。"[4]46,47可以看出,丹溪先用天上之龙雷比喻相火,后指出相火在人主要寄藏部位为肝肾,然而胆、膀胱、心胞络、下焦因与肝肾关系密切,所以也可以有此火存在。在此处的"龙雷之火"已经从自然界之火转化为人体内之火。

明代,汪石山《石山医案》附录《石山居士传》中首次提出"雷火"一词,"肾虚寒者,本病也;热甚者,虚象也。譬之雷火,雨骤而火愈炽,日出火斯灭矣。"[5]109 在此,雷火也是指自然现象,而雷火这种自然现象的特点文中描述为"雨骤而火愈炽,日出火斯灭",就是雨越大而雷火越炽盛之意,太阳出来,雷火才熄灭,作者在此以雷火比喻肾虚寒而呈热象这种假象,实质是套用前代医家的龙火、龙雷之喻,而换之曰"雷火"。"龙火""龙雷之火""雷火"三词在医学文献中有时混称、互称。例如赵献可《医贯》曰:"相火者,龙火也,雷火也……殊不知此相火者,寄于肝肾之间。此乃水中之火,龙雷之火也。"[6]68 先以龙火、雷火来解释相火,后又以龙雷之火来解释前面。陈嘉谟《本草蒙筌》谓:"夫龙火者,乃空中龙雷之火,即虚火也。"[7]28 明言龙火等同于龙雷之火。这三者本同是自然界之火,均有"得湿而焰,遇水而燔""雨骤而火愈炽""日出火斯灭"等的典型特性,医家们或借以形象的比喻,或直接指代人体内过亢之相火、虚火、反常之火等。但是龙火、雷火在文献中出现较多的情况还是龙火特指肾火,雷火特指肝火,如明代秦景明撰、清代秦皇士补辑《症因脉治》言:"夫肝火曰雷火,肾火曰龙火,肝肾之脉本沉。"[8]15 姚球《伤寒经解》:"肾阳为龙火,龙性飞腾于春夏,潜伏于秋冬。"[9]99 石寿棠《医原》:"肾火为龙火,龙火,水中之火,水亏火旺,化为燥火。"[10]29 这一时期,万全提出了龙雷之火为肝胆之火的观点。他在《广嗣纪要》中称:"肝胆之火,名龙雷之火,水不能制,寒不能胜,必辛甘之

药,从其性而伏之,故用炒干姜之辛热,合人参、甘草之甘温,以泻其火而身凉也。"[11]89 孙一奎《医旨绪余》曰:"'天元纪大论篇'有君火以名,相火以位之言,并无天火、人火、龙雷火之说,至丹溪而始言之。"[12]60 其中,龙雷火为龙雷之火的简称。李中梓《病机沙篆》曰:"不知痛症之发,由肾肝龙雷上冲。"[13]470 其中,"龙雷"为"龙雷之火"的简称。

清代,学者对龙雷之火的认识在部位上仍以肝肾之火为主,如陈士铎《本草新编》:"肝、肾之火,皆龙雷之火也,忽然上腾,忽然下降,其浮游无定之状。"[14]141 汪昂《本草备要》:"相火者,天火也,龙雷之火也……相火寄于肝肾,乃龙雷之火。"[15]133,134 王子接《绛雪园古方选注》:"治虚火不用寒凉者,以肝肾之火号曰龙雷。"[16]184

现代著作《中医大辞典》[17]448 沿用《格致余论》的记载,以"龙雷之火"作为规范名。

总之,"龙雷之火"(《格致余论》)多指肝肾之处的相火,"龙火"(《医贯》)、"雷火"(《医贯》)在医学文献中与龙雷之火有时混称、互称,概念一致,有时又另有所指。"龙雷火"(《医旨绪余》)、"龙雷"(《病机沙篆》)则为"龙雷之火"的简称。

五、文献辑录

《黄帝内经素问·至真要大论》:"夫病之微小者,犹水火也,遇草而焫,得木而燔,可以湿伏,可以水灭,故逆其性气以折之攻之。病之大甚者,犹龙火也,得湿而焰,遇水而燔,不知其性以水湿折之,适足以光焰诣天,物穷方止矣,识其性者,反常之理,以火逐之,则燔灼自消,焰光扑灭。"[1]193

《医学启源》卷下:"黄柏泻膀胱火,又曰龙火,膀胱乃水之府,故曰龙火也。"[2]90

《儒门事亲》卷三:"夫君火者,犹人火也;相火者,犹龙火也。人火焚木其势缓,龙火焚木其势速。"[3]84

《格致余论·相火论》:"其所以恒于动,皆

相火之为也。见于天者,出于龙雷,则木之气;出于海,则水之气也。具于人者,寄于肝肾二部,肝属木而肾属水也……戴人亦言:胆与三焦寻火治,肝和胞络都无异。此历指龙雷之火也。"[4]46,47

《石山医案·石山居士传》:"肾虚寒者,本病也;热甚者,虚象也。譬之雷火,雨骤而火愈炽,日出火斯灭矣。"[5]109

《本草蒙筌》卷一:"夫龙火者,乃空中龙雷之火,即虚火也。"[7]28

《广嗣纪要》卷十六:"肝胆之火,名龙雷之火,水不能制,寒不能胜,必辛甘之药,从其性而伏之,故用炒干姜之辛热,合人参、甘草之甘温,以泻其火而身凉也。"[11]89

《医旨绪余》卷上:"'天元纪大论篇'有君火以名,相火以位之言,并无天火、人火、龙雷火之说,至丹溪而始言之。"[12]60

《医贯》卷四:"相火者,龙火也,雷火也……殊不知此相火者。寄于肝肾之间。此乃水中之火。龙雷之火也。"[6]68

《病机沙篆》卷下:"不知痫症之发,由肾肝龙雷上冲,如从标而得者,止在经脉不通;从本而得者,邪入肾间动气。"[13]470

《本草新编》卷三:"肝、肾之火,皆龙雷之火也,忽然上腾,忽然下降,其浮游无定之状,实予人难以捉摸,非大用元参,乃水不足济火,其焚林劈木之威,有不可言者矣。"[14]141

《本草备要·黄蘗》:"相火者,天火也,龙雷之火也……相火寄于肝肾,乃龙雷之火,非苦寒所能胜,宜滋阴养血,壮水之主,以制阳光。"[15]133,134

《症因脉治》卷首:"夫肝火曰雷火,肾火曰龙火,肝肾之脉本沉。"[8]15

《伤寒经解》卷二:"肾阳为龙火,龙性飞腾于春夏,潜伏于秋冬。"[9]99

《绛雪园古方选注》卷下:"治虚火不用寒凉者,以肝肾之火号曰龙雷,误用寒凉,不啻天之阴霾四合,益助龙雷之势矣。"[16]184

《医原》卷上:"肾火为龙火,龙火,水中之火,水亏火旺,化为燥火。"[10]29

《中医大辞典》:"指寄藏于肝肾等处的相火。龙为阳物而藏于坎水之中,雷为震卦而属木。龙的腾起,雷的击发,其声势均迅速而猛烈,故医家以龙雷之火喻藏于肝肾等处之相火。"[17]448

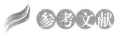 参考文献

[1] [唐]王冰.黄帝内经[M].北京:中医古籍出版社,2003:193.

[2] [金]张元素.医学启源[M].郑洪新校注.北京:中国中医药出版社,2007:90.

[3] [金]张子和.儒门事亲[M].邓铁涛,赖畴整理.北京:人民卫生出版社,2005:84.

[4] [元]朱震亨.格致余论[M].施仁潮整理.北京:人民卫生出版社,2005:46,47.

[5] [明]汪机.石山医案[M]//高尔鑫,王键,徐麟,等.汪石山医学全书.北京:中国中医药出版社,1999:109.

[6] [明]赵献可.医贯[M].郭君双整理.北京:人民卫生出版社,2005:68.

[7] [明]陈嘉谟.本草蒙筌[M].张印生,韩学杰,赵慧玲校注.北京:中医古籍出版社,2008:28.

[8] [明]秦昌遇,[清]秦之桢.症因脉治[M].王晨,罗会斌,李仝校注.北京:中国中医药出版社,1998:15.

[9] [清]姚球.伤寒经解[M].查炜,陈守鹏点校.上海:上海科学技术出版社,2004:99.

[10] [清]石芾南.医原[M].苗彦霞,张淑珍注释.上海:上海浦江教育出版社,2011:29.

[11] [明]万全.万氏家传广嗣纪要[M].武汉:湖北科学技术出版社,1986:89.

[12] [明]孙一奎.医旨绪余[M].韩学杰,张印生校注.北京:中国中医药出版社,2008:60.

[13] [明]李中梓.病机沙篆[M]//包来发.李中梓医学全书.北京:中国中医药出版社,2015:470.

[14] [清]陈士铎.本草新编[M].柳长华,徐春波校注.北京:中国中医药出版社,1996:141.

[15] [清]汪昂.本草备要[M].郑金生整理.北京:人民卫生出版社,2005:133,134.

[16] [清]王子接.绛雪园古方选注[M].赵小青点校.北京:中国中医药出版社,1993:184.

[17] 李经纬,余瀛鳌,蔡景峰,等.中医大辞典[M].北京:人民卫生出版社,2004:448.

(李琳珂)

四 海

sì hǎi

一、规范名

【汉文名】四海。

【英文名】four seas。

【注释】"海"为汇聚之处。四海是髓海、血海、气海、水谷之海的合称。脑为髓海,冲脉为血海,膻中为气海,胃为水谷之海。

二、定名依据

"四海"作为中医基础理论术语,是髓海、血海、气海、水谷之海的合称,"四海"之名最早见于春秋战国至秦汉时代的《内经》。

自《内经》提出"四海"之名,其后历代的著作多有沿用,如西晋《针灸甲乙经》,唐代《黄帝内经太素》,明代《医学纲目》《普济方·针灸》《针灸问对》《赤水玄珠》《医旨绪余》《奇经八脉考》,清代《冯氏锦囊秘录》《医经原旨》《疡医大全》《灵枢识》《针灸逢源》《中国医籍考》《灵素节注类编》《内经评文》等。这些著作均为历代的重要著作,对后世有较大影响。所以"四海"作为规范名,符合术语定名的约定俗成原则。

现代相关著作,如国标《中医基础理论术语》等,以及辞书类著作《中医大辞典》《中医辞海》《中医药常用名词术语辞典》和《中国中医药学术语集成·基础理论与疾病》等均以"四海"作为规范名,这些均说明"四海"作为规范名已成为共识。

我国 2005 年出版的由全国科学技术名词审定委员会审定公布的《中医药学名词》已以"四海"作为规范名。所以"四海"作为规范名也符合术语定名的协调一致原则。

三、同义词

未见。

四、源流考释

"四海"作为髓海、血海、气海、水谷之海的合称,最早见于春秋战国至秦汉时代的《黄帝内经灵枢·海论》,该篇指出自然界有东西南北四海,人身亦有四海,即髓海、血海、气海、水谷之海,亦即胃者,水谷之海,冲脉者为十二经之海,膻中者,为气之海,脑为髓之海。如《黄帝内经灵枢·海论》曰:"夫十二经脉者,内属于藏府,外络于肢节,夫子乃合之于四海乎……人亦有四海、十二经水。经水者,皆注于海,海有东西南北,命曰四海……以人应之奈何……人有髓海,有血海,有气海,有水谷之海,凡此四者,以应四海也……胃者,水谷之海,其输上在气街,下至三里;冲脉者为十二经之海,其输上在大杼,下出于巨虚之上下廉;膻中者,为气之海,其输上在于柱骨之上下,前在于人迎;脑为髓之海,其输上在于其盖,下在风府。"[1]58,59 四海的部位虽与气街的部位相似,但也有区别,四海中髓海位于头部,血海位于下腹部,气海位于胸部,水谷之海位于上腹部,各部之间相互联系,是人体精、血、气、水谷精微物质汇聚之处;而气街横贯经络,纵分头、胸、腹、胫,具有横向为主、上下分部、紧邻脏腑、前后相连的特点,是经脉之气聚集和运行的共同通路。需要指出的是"十二经脉之海",《内经》中又简称为"经脉之海"或"经络之海",如《黄帝内经素问·痿论》曰:"冲脉者,经脉之海也。"[2]71 有时也包括任脉在内,《黄帝内经灵枢·五音五味》曰:"冲脉、任脉，皆起于胞中，上循背里，为经络之海；其浮而外者，循腹右上行，会于咽喉，别而络唇口。"[1]96乃因原本是回答"妇人无须者，无血气乎？"从"今妇人之生，有余于气，不足于血，以其数脱血也，冲任之脉，不荣口唇，故须不生焉。"[1]96而言，故任脉与冲脉并作经络之海，有其限定条件。此外，冲脉也偶尔被称作"五藏六府之海"，《黄帝内经灵枢·逆顺肥瘦》曰："夫冲脉者，五藏六府之海也，五藏六府皆禀焉。"[1]64

西晋，皇甫谧的《针灸甲乙经》继续沿用《内经》中的"四海"之名，论述了四海的走向、病情顺逆及其有余不足的症状，如该书卷一云："人有四海，十二经水者皆注于海。有髓海，有血海，有气海，有水谷之海。胃者，为水谷之海，其腧上在气街，下至三里……凡此四海者，得顺者生，得逆者败，知调者利，不知调者害。问曰：四海之逆顺奈何？对曰：气海有余，则气满胸中悗，急息面赤；不足则气少不足以言。"[3]14

隋唐时期，"四海"的概念未发生变化，巢元方在《诸病源候论》中指出"冲任之脉，为十二经之海。"[4]129杨上善在《黄帝内经太素》中将"四海"之名作为正名记载，如《黄帝内经太素》卷二十九云："五味走于五藏四海，肝心二藏主血，故酸苦二味走于血海。脾主水谷之气，故甘味走于水谷海。肺主于气，故辛走于膻中气海。肾主脑髓，故咸走髓海也。"[5]490此处运用五味将五脏与四海联系起来，颇有新意。

宋代，王执中提出人身四海为"气海、血海、照海、髓海"[6]12，强调"气海为第一"[6]12，认为"气海"为"元气之海也"[6]12，如《针灸资生经》卷三曰："人身有四海：气海、血海、照海、髓海是也，而气海为第一，气海者，元气之海也。人以元气为本，元气不伤，虽疾不害；一伤元气，无疾而死矣。"[6]12但这里的"四海"为针灸穴位名，并非指本术语四海，同时期，张杲《医说》有"脾胃为水谷之海"的说法，如《医说》卷三云："夫脾胃为水谷之海，水谷之精化为血气，润养身体，今脾胃虚弱，则水谷之精养有所不周，血气偏虚，

为邪所中，故半身不遂或至肌肉枯小尔。"[7]105

金代，李杲《脾胃论》将"水谷之海"称为"水谷气血之海"[8]4，如《脾胃论》卷上曰："胃者，水谷之海，其输上在气街，下至三里。水谷之海有余，则腹满；水谷之海不足，则饥不受谷食。人之所受气者，谷也；谷之所注者，胃也；胃者，水谷气血之海也。"[8]4

明代，大多著作沿用《内经》"四海"之名，如《医学纲目》[9]529《普济方·针灸》[10]362《针灸问对》[11]72《赤水玄珠》[12]75《医旨绪余》[13]84《奇经八脉考》[14]69等，该时期"四海"概念及意义均无大的变化。但明代徐春甫提出"头为髓之海"，如《古今医统大全》卷八十八云："头为髓之海，若大热则髓溢汗泄，或颅囟肿起，或头缝开解，或头疮目疾。俗云：头无凉头，故头宜凉。"[15]868这里的"头"与脑概念相同，即脑为髓之海。

清代，相关著作如《冯氏锦囊秘录》[16]23《医经原旨》[17]308《疡医大全》[18]9《灵枢识》[19]51《针灸逢源》[20]34《中国医籍考》[21]236,237《灵素节注类编》[22]109《内经评文》[23]109等，将"四海"作为正名沿用。其中"四海"之一髓海，有医家将之称为"精髓之海"，盖本于肾与髓的关系，如《灵枢·经脉》曰："人始生，先成精，精成而脑髓生"[1]24，张志聪注："'人始生先成精'者，本于先天水火之精气，而先生两肾，脑为精髓之海，肾精上注于脑而脑髓生。"[24]85对于气海的认识，顾世澄的《疡医大全》指出膻中为气海，如该书卷三云："膻中为之气海，膻中者，肺室也。"[18]77

现代有关著作均沿用《内经》的记载以"四海"为规范名，如《中医药学名词》[25]28、国标《中医基础理论术语》[26]38《中医大辞典》[27]468《中医辞海》[28]921《中医药常用名词术语辞典》[29]105《中国中医药学术语集成·基础理论与疾病》[30]87等。

总之，"四海"之名自《内经》提出后，其后历代著作大都将该词作为正名使用，且其概念及含义并无太大变化，须予指出的是宋代王执中在《针灸资生经》提出人身四海为"气海、血海、照海、髓海"，此"四海"为穴位名。

五、文献辑录

《黄帝内经灵枢·经脉》:"黄帝曰:人始生,先成精,精成而脑髓生,骨为干,脉为营,筋为纲,肉为墙,皮肤坚而毛发长,谷入于胃,脉道以通,血气乃行。雷公曰:愿卒闻经脉之始也。黄帝曰:经脉者,所以能决死生,处百病,调虚实,不可不通。"[1]24

"海论":"黄帝问于岐伯曰:余闻刺法于夫子,夫子之所言,不离于营卫血气。夫十二经脉者,内属于藏府,外络于肢节,夫子乃合之于四海乎?岐伯答曰:人亦有四海、十二经水。经水者,皆注于海,海有东西南北,命曰四海。黄帝曰:以人应之奈何?岐伯曰:人有髓海,有血海,有气海,有水谷之海,凡此四者,以应四海也……胃者,水谷之海,其输上在气街,下至三里;冲脉者为十二经之海,其输上在大杼,下出于巨虚之上下廉;膻中者,为气之海,其输上在于柱骨之上下,前在于人迎;脑为髓之海,其输上在于其盖,下在风府。"[1]58,59

"逆顺肥瘦":"夫冲脉者,五藏六府之海也,五藏六府皆禀焉。"[1]64

"五音五味":"黄帝曰:妇人无须者,无血气乎?冲脉、任脉,皆起于胞中,上循背里,为经络之海;其浮而外者,循腹右上行,会于咽喉,别而络唇口……今妇人之生,有余于气,不足于血,以其数脱血也,冲任之脉,不荣口唇,故须不生焉。"[1]96

《黄帝内经素问·痿论》:"冲脉者,经脉之海也,主渗灌豀谷,与阳明合于宗筋,阴阳总宗筋之会,会与气街,而阳明为之长,皆属于带脉,而络于督脉。"[2]71

《针灸甲乙经》卷一:"人有四海,十二经水者皆注于海。有髓海,有血海,有气海,有水谷之海。胃者,为水谷之海,其腧上在气街,下至三里……凡此四海者,得顺者生,得逆者败,知调者利,不知调者害。问曰:四海之逆顺奈何?对曰:气海有余,则气满胸中悗,急息面赤;不足

则气少不足以言。"[3]14

《诸病源候论》卷二十七:"冲任之脉,为十二经之海,谓之血海。"[4]129

《黄帝内经太素》卷二十九:"五味走于五藏四海,肝心二藏主血,故酸苦二味走于血海。脾主水谷之气,故甘味走于水谷海。肺主于气,故辛走于膻中气海。肾主脑髓,故咸走髓海也。"[5]490

《医说》卷三:"夫脾胃为水谷之海,水谷之精化为血气,润养身体,今脾胃虚弱,则水谷之精养有所不周,血气偏虚,为邪所中,故半身不遂或至肌肉枯小尔。"[7]105

《针灸资生经》卷三:"人身有四海:气海、血海、照海、髓海是也,而气海为第一,气海者,元气之海也。人以元气为本,元气不伤,虽疾不害;一伤元气,无疾而死矣。"[6]12

《脾胃论》卷上:"《经》云:水谷入口,其味有五,各注其海,津液各走其道。胃者,水谷之海,其输上在气街,下至三里。水谷之海有余,则腹满;水谷之海不足,则饥不受谷食。人之所受气者,谷也;谷之所注者,胃也;胃者,水谷气血之海也。"[8]4

《医学纲目》卷二十四:"黄帝问曰:水谷入于口,输于肠胃……阴阳不和,则使液溢而下流于阴,髓液皆减而下,下过度则虚,虚故腰背痛而胫酸,阴阳气道不通,四海塞闭,三焦不泻,津液不化,水谷并行肠胃之中,别于回肠,留于下焦,不得渗膀胱,则下焦胀,水溢则为水胀。"[9]529

《普济方·针灸》卷四百二十一:"人身有四海,气海、血海、髓海、水谷之海是也,而气海为第一。气海者,元气之海也,人以元气为本,元气不伤,虽疾不害。一伤元气,无疾而死矣,宜频灸此穴,以壮元阳。若必待疾作而后灸,恐失之晚也。"[10]362

《针灸问对》卷上:"或曰:人身有'四海',何也?《经》曰:胃者,水谷之海。其输上在气街,下至三里。"[11]72

《古今医统大全》卷八十八:"一要背暖……《经》曰:头者,六阳之会,诸阳所凑也。头为髓

之海,若大热则髓溢汗泄,或颅囟肿起,或头缝开解,或头疮目疾。俗云:头无凉头,故头宜凉。"[15]868

《赤水玄珠》卷五:"《灵枢经》曰:水谷入于口,输于肠胃,其液别为五……下过度则虚,(下过度房劳过也)阴阳气道不通,四海塞闭,三焦不泻,津液不化,水谷并行肠胃之中,别于回肠,留于下焦,不得渗膀胱,则下焦胀,水溢则为水胀。"[12]75

《医旨绪余》卷下:"生生子曰:天有四时,地有四海,而人亦应之。四海者,髓海、血海、气海、水谷之海也。十二经水,皆注于海也。"[13]84

《奇经八脉考·冲脉为病》:"海有东西南北,人亦有四海以应之。胃者水谷之海,其输上在气街,下至三里;冲脉为十二经之海,其输上在于大杼,下出于巨虚之上下廉;膻中者为气之海,其输上在于柱骨之上下,前在人迎。"[14]69

《黄帝内经灵枢集注》卷二:"经脉'人始生先成精'者,本于先天水火之精气,而先生两肾,脑为精髓之海,肾精上注于脑而脑髓生。"[24]85

《冯氏锦囊秘录·杂症大小合参》卷首上:"气口何以独为五脏主?(气口则寸口也,亦为脉口。以寸口可候气之盛衰,故云气口。可以切脉之动静,故云脉口。)胃者水谷之海,六腑之大源也。(人有四海,水谷之海则其一也。受水谷营养四傍,以其当运化之源,故为六腑之大源也。)"[16]23

《医经原旨》卷五:"五藏四海,各因经以受水谷之气味,故津液随化各走其道。"[17]308

《疡医大全》卷一:"人有四海,水谷之海则其一也。受水谷,营养四旁,故以其当运化之源者,所以为六腑之大源也"[18]9

《疡医大全》卷三:"《灵枢》曰:膻中为之气海,膻中者,肺室也。"[18]77

《灵枢识》卷四:"五癃者,液不渗于脑而下流,阴阳气道不通,四海闭塞,三焦不泻,而津液不化。"[19]51

《针灸逢源》卷一:"人亦有四海,十二经水。

经水者,皆注于海。(四海者,百川之宗)"[20]34

《中国医籍考》卷十六:"各经投以药饵,正逆引导,随其气味厚薄,升降所宜,相虚实,垂子母补泻之法,内景别喉咽分气食,揭七冲四海八会,而知荣卫经脉之流行。"[21]236,237

《灵素节注类编》卷三:"岐伯曰:人亦有四海、十二经水。经水者,皆注于海,海有东西南北,命曰四海。人有髓海,有血海,有气海,有水谷之海也。必先明知阴阳表里荥输所在,四海定矣。"[22]109

《内经评文》卷六:"黄帝问于岐伯曰:余闻刺法于夫子,夫子之所言……夫子乃合之于四海乎(点题)?岐伯答曰:人亦有四海十二经水。经水者皆注于海。海有东西南北,命曰四海(先点四海)。黄帝曰:以人应之,奈何?岐伯曰:人有髓海,有血海,有气海,有水谷之海(再点人身之海),凡此四者,以应四海也。"[23]109

《中医辞海》:"四海……针灸术语。指髓海、血海、气海、水谷之海的总称。"[28]921

《中医药常用名词术语辞典》:"四海……经络。出《灵枢·海论》。髓海、血海、气海、水谷之海的总称。"[29]105

《中医大辞典》:"四海……指人身水谷、气、血、髓所汇聚之处。"[27]468

《中医药学名词》:"四海……'海'为汇聚之处。四海是髓海、血海、气海、水谷之海的合称。脑为髓海,冲脉为血海,膻中为气海,胃为水谷之海。"[25]28

《中国中医药学术语集成·基础理论与疾病》:"四海……髓海、气海、血海、水谷之海的总称。"[30]87

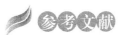 参考文献

[1] 未著撰人. 黄帝内经灵枢[M]. 李生绍,陈心智点校. 北京:中医古籍出版社,1997:24,58,59,64,96.

[2] 未著撰人. 黄帝内经素问[M]. 傅景华,陈心智点校. 北京:中医古籍出版社,1997:71.

[3] [晋]皇甫谧. 针灸甲乙经[M]. 黄龙祥整理. 北京:人

民卫生出版社,2006:14.

[4] [隋]巢元方.诸病源候论[M].黄作阵点校.沈阳:辽宁科学技术出版社,1997:129.

[5] [唐]杨上善.黄帝内经太素[M].北京:中医古籍出版社,2016:490.

[6] [宋]王执中.针灸资生经[M].上海:上海科学技术出版社,1959:12.

[7] [宋]张杲.医说[M].王旭光,张宏校注.北京:中国医药科技出版社,2009:105.

[8] [金]李杲.脾胃论[M].文魁整理.北京:人民卫生出版社,2005:4.

[9] [明]楼英.医学纲目[M].阿静,等校注.北京:中国中医药出版社,1996:529.

[10] [明]朱橚.普济方:针灸[M].北京:人民卫生出版社,1959:362.

[11] [明]汪机.针灸问对[M].李磊校注.太原:山西科学技术出版社.2012:72.

[12] [明]孙一奎.赤水玄珠[M].叶川,建一校注.北京:中国中医药出版社,1996:75.

[13] [明]孙一奎.医旨绪余[M].丁光迪点注.南京:江苏科学技术出版社,1983:84.

[14] [清]李时珍.奇经八脉考[M].高希言释译.上海:第二军医大学出版社,2005:69.

[15] [明]徐春甫.古今医统大全:下[M].崔仲平,王耀廷主校.北京:人民卫生出版社,1991:868.

[16] [清]冯兆张.冯氏锦囊秘录[M].王新华点校.北京:人民卫生出版社,1998:23.

[17] [清]薛雪.医经原旨[M].洪丕谟,姜玉珍点校.上海:上海中医学院出版社,1992:308.

[18] [清]顾世澄.疡医大全[M].叶川、夏之秋校注.北京:中国中医药出版社,1994:9,77.

[19] [日]丹波元简.灵枢识[M].上海:上海科学技术出版社,1957:51.

[20] [清]李学川.针灸逢源:上[M].汤晓龙校注.北京:中国医药科技出版社,2012:34.

[21] [日]丹波元胤.中国医籍考[M].北京:人民卫生出版社,1956:236,237.

[22] [清]章楠.医门棒喝三集 灵素节注类编[M].方春阳,孙芝斋点校.杭州:浙江科学技术出版社,1986:109.

[23] [清]周学海.内经评文[M].李海峰,等校注.北京:中国中医药出版社,2015:109.

[24] [清]张志聪.黄帝内经灵枢集注[M].孙国中,方向红点校.北京:学苑出版社,2006:85.

[25] 中医药学名词审定委员会.中医药学名词[M].北京:科学出版社,2005:28.

[26] 中华人民共和国国家质量监督检验检疫总局,中国国家标准化管理委员会.中医基础理论术语(GB/T 20348—2006)[M].北京:中国标准出版社,2006:38.

[27] 李经纬,余瀛鳌,蔡景峰,等.中医大辞典[M].北京:人民卫生出版社,2004:468.

[28] 袁钟,图娅,彭泽邦,等.中医辞海:上册[M].北京:中国医药科技出版社,1999:921.

[29] 李振吉.中医药常用名词术语辞典[M].北京:中国中医药出版社,2001:105.

[30] 宋一伦,杨学智.基础理论与疾病[M]//曹洪欣,刘保延.中国中医药学术语集成.北京:中医古籍出版社,2005:87.

（陈玉飞）

1 · 065

玄府

xuán fǔ

一、规范名

【汉文名】玄府。

【英文名】sweat pore。

【注释】又称"汗孔"。体表出汗的孔窍,细微不易见。

二、定名依据

"玄府"一词最早见于《内经》中,从文中可以比较清楚地看出玄府实际上指的是汗孔。此书中尚有相关术语汗空、气门、鬼门,概念与本术语"玄府"基本相同,但之后沿用较少。此书还有相关术语"腠理",但概念与本术语不完全相同。

晋代《针灸甲乙经》记载的"汗孔",《肘后备急方》记载的"毛孔",唐代《千金要方》记载的"汗毛孔",明代《普济方》记载的"元府",《急救良方》记载的"毫窍",与本术语概念相同,但出现之后,沿用较少。

自《内经》提出"玄府"之名,其后的历代著作多有沿用,如晋代皇甫谧《针灸甲乙经》,唐代杨上善《黄帝内经太素》,金元时期张子和《儒门事亲》,明代张景岳《类经》、李时珍《本草纲目》,清代王子接《绛雪园古方选注》、顾松园《顾松园医镜》等,这些著作均为历代非常有代表性的著作。"玄府"与汗空、气门、鬼门、汗孔、毛孔、汗毛孔、元府、毫窍相比,应用最为广泛。在古文献中,后面这些词的使用频率远远低于玄府。所以,"玄府"作为规范名便于达成共识,符合术语定名的约定俗成原则。

现代的相关著作,如《中国医学百科全书·中医学》和《中医大辞典》《中医辞海》《中医药常用名词术语辞典》,以及国标《中医基础理论术语》《中医药学名词》均以"玄府"作为规范名。这说明"玄府"作为规范名已成为共识。

三、同义词

【又称】"汗空""气门""鬼门"(《内经》);"汗孔"(《针灸甲乙经》);"毛孔"(《肘后备急方》);"汗毛孔"(《备急千金要方》);"元府"(《普济方》);"毫窍"(《急救良方》)。

四、源流考释

中医学古文献中关于"玄府"及其相关名词的记载非常丰富,上逮《内经》时期,下至清代,不少医家对"玄府"及其相关名词的概念、生理与病理等都作了一系列的论述。"玄府"的相关名词涉及较多,主要有汗空、气门、鬼门、汗孔、毛孔、汗毛孔、元府、毫窍、腠理等。

《内经》中最早出现"玄府"的记载,如《黄帝内经素问·水热穴论》云:"肾汗出逢于风,内不得入于脏腑,外不得越于皮肤,客于玄府,行于皮里,傅为胕肿,本之于肾,名曰风水。"[1]222《黄帝内经素问·调经论》曰:"上焦不通利,则皮肤致密,腠理闭塞,玄府不通,卫气不得泄越,故外热。"[1]232 很明显《内经》所言"玄府"实际上指的

是汗孔。"汗空"一词,最早见于《内经》,《黄帝内经素问·水热穴论》云:"所谓玄府者,汗空也。"[1]222《素问·疟论》曰:"此令人汗空疏,腠理开,因得秋气,汗出遇风,及得之以浴,水气舍于皮肤之内。"[1]138"腠理"一词,最早见于《内经》,如《黄帝内经素问·阴阳应象大论》:"故清阳出上窍,浊阴出下窍;清阳发腠理,浊阴走五脏;清阳实四肢,浊阴归六腑。"[1]22 虽然后世有杨上善注:"所谓玄府者,汗空……汗之空名玄府者,谓腠理也。"[2]419,420 但是,"腠理发泄,汗出腠理"[2]7,此处的腠理是皮肤的腠理。虽然历史上有医家认为其与玄府同义,但是目前专家们一致将其与玄府区分开来,学术界已经基本将腠理的生理构造界定为皮肤、肌肉、脏腑的纹理及皮肤、肌肉间隙交接处的组织,对其功能一般概括为渗泄体液,流通气血,抵御外邪等。"气门"一词,最早也见于《内经》,如《黄帝内经素问·生气通天论》:"故阳气者,一日而主外,平旦人气生,日中而阳气隆,日西而阳气已虚,气门乃闭。"[1]13 气门也是指汗孔,因为汗孔是人与自然界气体相通的门径,所以又称之为"气门"。"鬼门"一词,最早见于《内经》,《黄帝内经素问·汤液醪醴论》曰:"平治于权衡,去宛陈莝……开鬼门,洁净府。"[1]60 鬼门多认为是汗孔,如清代黄庭镜《目经大成》卷三直言:"汗孔谓之鬼门。"[3]308

晋代,皇甫谧《针灸甲乙经》沿用《内经》的记载,文中使用"玄府"这一名称,卷八曰:"内不得入于腑脏,外不得越于皮肤,客于玄腑,行于皮里,传为胕肿,本之于肾,名曰风水。"[4]220 同书中还最早出现"汗孔"一词,卷七曰:"所谓玄府者,汗孔也。"[4]176

唐代《备急千金要方》中最早记载"汗毛孔"一词,文中卷七曰:"故风毒中人,或先中手足十指,因汗毛孔开,腠理疏通,风如击箭,或先中足心,或先中足跗,或先中膝以下腨胫表里者。"[5]145"因汗毛孔开",此处断句可以有两种,一是"因汗,毛孔开";二是"因,汗毛孔,开"。细读"故风毒中人"之前的文字"世有勤功力学之

士，一心注意于事，久坐行立于湿地，不时动转，冷风来击，入于经络，不觉成病也。"[5]145 行立于湿地，冷风，不应有汗。所以，此处，正确断句为"因汗毛孔开"，汗毛孔可作为一个独立的词。杨上善《黄帝内经太素》中继续沿用"玄府"名称，"所谓玄府者，汗空。"[2]419 此书也最早记载"毛孔"一词，文中曰："汕，谓毛孔也。水逆流曰溯，谓邪气也。邪气入于腠理时，如水逆流于汕之也。"[2]322 在李时珍《本草纲目》中也出现有毛孔这一术语："华佗曰……可汗而不汗，使人毛孔闭塞，闷绝而终。"[6]37,38 文中言"华佗曰"，是否首先出自华佗，待考。

金元时期，多沿用《内经》的记载，以"玄府"作为本概念的名词。如张子和《儒门事亲》卷二："圣人之《刺热》五十九刺，为无药而设也。皆所以开玄府而逐邪气，与汗同。"[7]55,56

明清时期，明代朱橚《普济方》中最早出现"元府"一词，文中曰："盖阳气虚而元府疏。"[8]695 后清代章楠《灵素节注类编》中直接曰："所谓元府者，汗空也。"[9]148 明代张时彻《急救良方》中，最早记载有"毫窍"一词："凡入病久房内，须舌顶上腭，努力闭气一口，使气充满毫窍，则病不能染着。"[10]9 毫者，毛之意，窍者，空窍、孔窍之意。毫窍，与上述所说的毛孔、汗孔等，有着相似的内涵，也是汗液和阳气发泄出入的门户通路。这一时期，"玄府"名称，已为大多著作所采用，如明代李时珍《本草纲目》："风寒暑湿之邪，入于皮肤之间而未深，欲速去之，莫如发汗，所以开玄府而逐邪气也。"[6]86 张景岳《类经》对"玄府"作注云："汗属水，水色玄，汗之所居，故曰玄府。从孔而出，故曰汗空。然汗由气化，出乎玄微，是亦玄府之义。"[11]396 玄乃黑色也，五行属水，故张氏言"水色玄"。张景岳认为，《内经》称汗孔为玄府，一则因汗由水化，玄色属水，汗从孔出，故有其名；二则因汗由气化，机理玄微，因而称之。清代如王子接《绛雪园古方选注》[12]59、顾松园《顾松园医镜》[13]98 等著作亦采用"玄府"名称。

现代的有关著作均沿用《内经》的记载以"玄府"作为规范名，如《中国医学百科全书·中医学》[14]327《中医大辞典》[15]526《中医辞海》[16]1019《中医药常用名词术语辞典》[17]116《中医药学名词》[18]31。以元府作为又称，如《中国医学百科全书·中医学》[14]327；以气门、汗孔作为又称，如《中医基础理论术语》[19]25；以元府、汗孔作为又称，如《中医大辞典》[15]526《中医辞海》[16]1019；以元府、气门、鬼门、汗孔作为又称，如《中医药常用名词术语辞典》[17]116；以汗孔作为又称如《中医药学名词》[18]31。这说明，"玄府"作为规范词已在业界达成共识，符合约定俗成的原则。

总之，"玄府"自《内经》出现后，历代文献均有记载，应用最为广泛。而元府、汗空、气门、鬼门、汗孔、汗毛孔、毛孔、毫窍等词与玄府的含义基本相同，但是在古文献中这些词的使用频率远远低于玄府。

五、文献辑录

《黄帝内经素问·生气通天论》："故阳气者，一日而主外，平旦人气生，日中而阳气隆，日西而阳气已虚，气门乃闭。"[1]13

"阴阳应象大论"："故清阳出上窍，浊阴出下窍；清阳发腠理，浊阴走五脏；清阳实四肢，浊阴归六腑。"[1]22

"汤液醪醴论"："平治于权衡，去宛陈莝……开鬼门，洁净府。"[1]60

"疟论"："此令人汗空疏，腠理开，因得秋气，汗出遇风，得之以浴，水气舍于皮肤之内，与卫气并居。"[1]138

"水热穴论"："肾汗出逢于风，内不得入于脏腑，外不得越于皮肤，客于玄府，行于皮里，传为胕肿，本之于肾，名曰风水。所谓玄府者，汗空也。"[1]222

"调经论"："上焦不通利，则皮肤致密，腠理闭塞，玄府不通，卫气不得泄越，故外热。"[1]232

《针灸甲乙经》卷七："所谓玄府者，汗孔也。"[4]176

卷八："内不得入于腑脏，外不得越于皮肤，客于玄腑，行于皮里，传为胕肿，本之于肾，名曰风水。"[4]220

《黄帝内经太素》卷二："腠理发洩，汗出腠理，是谓津。"[2]7

卷二十四："洫，谓毛孔也。水逆流曰溯，谓邪气也。邪气入于腠理时，如水逆流于洫之也。"[2]322

卷三十："所谓玄府者，汗空……汗之空名玄府者，谓腠理也。"[2]419,420

《备急千金要方》卷七："世有勤功力学之士，一心注意于事，久坐行立于湿地，不时动转，冷风来击，入于经络，不觉成病也。故风毒中人，或先中手足十指，因汗毛孔开，腠理疏通，风如击箭，或先中足心，或先中足跌，或先中膝以下臁胫表里者。"[5]145

《儒门事亲》卷二："圣人之《刺热》五十九刺，为无药而设也。皆所以开玄府而逐邪气，与汗同。"[7]55,56

《普济方》卷二百九十七："盖阳气虚而元府疏。"[8]695

《急救良方》卷一："凡入病久房内，须舌顶上腭，努力闭气一口，使气充满毫窍，则病不能染着。"[10]9

《本草纲目·神农本经名例》："华佗曰……可汗而不汗，使人毛孔闭塞，闷绝而终。"[6]37,38

卷二："风寒暑湿之邪，入于皮肤之间而未深，欲速去之，莫如发汗，所以开玄府而逐邪气也。然有数法：有温热发汗，寒凉发汗，熏渍发汗，导引发汗，皆所以开玄府而逐邪气也。"[6]86

《类经》卷二十一："汗属水，水色玄，汗之所居，故曰玄府。从孔而出，故曰汗空。然汗由气化，出乎玄微，是亦玄府之义。"[11]396

《顾松园医镜》卷六："寒邪外束，则玄府闭，阳气不得散越，乃郁而为热。"[13]98

《绛雪园古方选注》卷中："其伤在脾胃，病身热解㑊，汗出如浴，恶风少气，应秋令之时邪，以秋气在分肉，所恶于湿，内因酒湿所伤，则邪留肌肉，外因风邪伤卫，则阳气去，腠理疏，玄府开，筋痿弱，是发证之所由来也。"[12]59

《目经大成》卷三："汗孔谓之鬼门。"[3]308

《灵素节注类编·诊尺肤辨病状》："勇而劳甚，则肾汗出，逢于风，内不得入于脏腑，外不得越于皮肤，客于元府，行于皮里，传为胕肿，本之于肾，名曰风水。所谓元府者，汗空也。"[9]148

《中国医学百科全书·中医学》："玄府……又称元府。眼中之玄府为精、气、血等升运出入之通路门户，若玄府郁滞，则目失滋养而减明，若玄府闭塞，目无滋养而三光绝。玄府一词在《素问》中已有记载，系指全身汗孔而言。"[14]327

《中医辞海》："玄府……中医术语。又名元府。即汗孔。一种说法，以其细微幽玄不可见；另一种说法，是汗液色玄，从孔而出，故名。"[16]1019

《中医药常用名词术语辞典》："玄府……出《素问·调经论》。又名元府、气门、鬼门、汗孔。因其细微幽玄不可见，故名。详见气门条。"[17]116

《中医大辞典》："玄府……又名元府。即汗孔。以其细微幽玄不可见，故名。"[15]526

《中医药学名词》："玄府……又称'汗孔'。体表出汗的孔窍，因其细微不可见，故称玄府。"[18]31

《中医基础理论术语》："玄府……气门……汗孔……皮肤上发泄卫气的通道。"[19]25

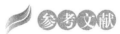
参考文献

[1] 未著撰人.黄帝内经素问[M].北京：人民卫生出版社,2012：13,22,60,138,222,232.

[2] [唐]杨上善.黄帝内经太素(附黄帝内经明堂)[M].李云点校.北京：学苑出版社,2007：7,322,419,420.

[3] [清]黄庭镜.目经大成[M].李怀芝,郭君双,郑金生整理.北京：人民卫生出版社,2006：308.

[4] [晋]皇甫谧.针灸甲乙经[M].黄龙祥整理.北京：人民卫生出版社,2006：176,220.

[5] [唐]孙思邈.药王千金方[M].高文柱主编.北京：华夏出版社,2004：145.

[6] [明]李时珍.新校注本本草纲目[M].刘衡如,刘山永校注.北京：华夏出版社,2011：37,38,86.

[7] [金]张子和.儒门事亲[M].邓铁涛,赖畴整理.北

京：人民卫生出版社，2005：55，56.

［8］［明］朱橚.普济方：第7册［M］.北京：人民卫生出版社，1959：695.

［9］［清］章楠.医门棒喝三集：灵素节注类编［M］.方春阳，孙芝斋点校.杭州：浙江科学技术出版社，1986：148.

［10］［明］张时彻.急救良方［M］.康维点校.北京：中医古籍出版社，1987：9.

［11］［明］张景岳.类经［M］.范志霞校注.北京：中国医药科技出版社，2011：396.

［12］［清］王子接.绛雪园古方选注［M］.赵小青点校.北京：中国中医药出版社，1993：59.

［13］［清］顾靖远.顾松园医镜［M］.袁久林校注.北京：中国医药科技出版社，2014：98.

［14］《中医学》编辑委员会.中医学［M］//钱信忠.中国医学百科全书.上海：上海科学技术出版社，1997：327.

［15］李经纬，余瀛鳌，蔡景峰，等.中医大辞典［M］.北京：人民卫生出版社，2004：526.

［16］袁钟，图娅，彭泽邦，等.中医辞海：上册［M］.北京：中国医药科技出版社.1999：1019.

［17］李振吉.中医药常用名词术语辞典［M］.北京：中国中医药出版社，2001：116.

［18］中医药学名词审定委员会.中医药学名词2004［M］.北京：科学出版社，2005：31.

［19］中华人民共和国国家质量监督检验检疫总局，中国国家标准化管理委员会.中医基础理论术语（GB/T 20348—2006）［M］.北京：中国标准出版社，2006：25.

（李琳珂）

1 · 066

百　骸

bǎi hái

一、规范名

【中文名】百骸。

【英文名】bones。

【注释】全身骨骼的统称。

二、定名依据

"百骸"作为全身骨骼统称的名称最早见于我国《庄子·齐物论》，与之相关术语的"百节""骨"，现已很少用。

《素问》言"百节""骨"，与"百骸"含义基本相同，但在古代医著中就很少使用此名。由于中国语言文字的发音特点，以"百骸"一词来组成中医名词，不仅已经是习惯，而且在发音上远较"骸"一词更为上口，因而选定"百骸"作为正名。

自《庄子》首次提出"百骸"一词，宋代《太平惠民和剂局方》《仁斋直指方论》《圣济总录》，金代《素问病机气宜保命集》《儒门事亲》，明代《慎柔五书》《本草纲目》《证治准绳》，清代《医门法律》《医林改错》等，皆使用"百骸"一名。这些均为历代重要的医著，对后世有较大影响。所以"百骸"作为规范名达成共识，符合术语定名的约定俗成原则。

我国目前已出版的标准用书国标《中医基础理论术语》以"百骸"作为规范名，《中医学概论》遵之；现代有代表性的辞书类著作如《中医大辞典》《中医辞海》《中医药常用名词术语辞典》等均以"百骸"作为规范名记载。说明在中医学及其临床实践中把"百骸"作为正名已达成共识。

我国2005年出版的由全国科学技术名词审定委员会审定公布的《中医药学名词2004》已以"百骸"作为规范名，所以"百骸"作为规范名也符合术语定名的协调一致原则。

三、同义词

【曾称】"百节"（《内经》）。

四、源流考释

百骸的命名首见于《庄子·齐物论》："百骸、九窍、六藏，赅而存焉，吾谁与为亲。"[1]14 此处的百骸即为身体骨骼的统称。《素问·骨空论》云："膝解为骸关，侠膝之骨为连骸。"[2]312 "骸"而作为人体部位名，骨名，与"百骸"有一定的类似之处。《素问·诊要经终论》："少阳终者，耳聋，百节皆纵，目绝系，绝系一日半死；其死也，色先青，白乃死矣。"[2]89 此"百节"即指全身骨骼统称，涵义与"百骸"相同。《神农本草经》曰："龙胆，味苦涩。主治骨间寒热，惊痫邪气，续绝伤，定五脏，杀蛊毒，久服益智不忘，轻身耐老。一名陵游，生山谷。"[3]26 汉张仲景《伤寒论》记载："脉浮而紧，浮则为风，紧则为寒，风则伤卫，寒则伤营，营卫俱病，骨节烦痛，可发其汗，宜麻黄汤。"[4]141 上所述"骨间""骨节"的"骨"，泛指全身骨骼，与"百骸"含义基本相同。

隋唐时期，沿用"百节"一词，如隋巢元方《诸病源候论》载："其亦有不即死者，病苦小腹里急，热气上冲胸，头重不欲举，百节解离，经脉缓弱，气血虚，骨髓竭，便恍恍吸吸，气力转少，着床不能摇动，起居仰人，或引岁月方死。"[5]53 唐杨上善《黄帝内经太素》曰："实则身尽痛，虚则百节皆糙纵，此脉若罢罗络之血者，皆取之所别。"[6]138 此"百节"与"百骸"含义基本相同。

宋金元时期，"百骸"一词见于许多医籍中。如宋代《太平惠民和剂局方》曰："百骸枯瘁，四肢倦怠，寒热往来，咳嗽咽干，行动喘乏，面色萎黄，略有所触，易成他疾。"[7]49 述骨骼失于濡养，肢体倦怠等表明正气虚弱易生它疾。宋代杨士瀛《仁斋直指方论》载："然则营与卫岂独无所自来哉？曰：人受谷气于胃，胃为水谷之海，灌溉经络，长养百骸，而五脏六腑皆取其气。"[8]9 说明肢体骨骼需要水谷精微来长养。宋代赵佶亦有相同的描述，其《圣济总录》曰："血气统论曰，血为荣，气为卫，行阴行阳，昼夜共五十周，内之五脏六腑，外之百骸九窍，莫不假此而致养，矧妇人纯阴，以血为本，以气为用，在上为乳饮，在下为月事，养之得道，则荣卫流行而不乖，调之失理，则气血愆期而不应，卫生之经，不可不察。"[9]279 而金代刘完素《素问玄机原病式》曰：

"诸气膹郁病痿，皆属大抵肺主气，气为阳，阳主轻清而升，故肺居上部，病则其气膹满奔迫，不能上升，至于手足痿弱，不能收持，由肺金本燥，燥之为病，血液衰少，不能营养百骸故也。"[10]2 分析手足痿弱乃津枯血燥，骨骼失于濡养所致。此外其《素问病机气宜保命集》亦云："四肢百骸，脉者百骸之灵，盈溢百骸之内，四肢百骸。"[11]5 金代张子和《儒门事亲》[12]274、元代滑寿《难经本义》[13]115、危亦林《世医得效方》[14]377、王履《医经溯洄集》[15]6 等观点一致，百骸特指全身骨骼总称，需要脏腑气血津液的濡养，精血气少，遂成虚劳，百骸枯瘁。

明清时期，一直沿用"百骸"一词，如明代戴思恭《推求师意》："气充则荣卫流行，而手足百骸之力涌出矣；血充则冲脉引以渗灌于溪谷，而四属、九窍各为之用，而带脉得以约束十二经脉，不至于缓纵痿弱矣。"[16]39 言手足骨骼的强劲有力，有赖全身血脉之充养。明代胡慎柔认同之，其《慎柔五书》载："此何也？缘下焦肾气衰惫，而百骸间无津液涵溉，且阳气不能四达，脾肺之气不能下输。"[17]32 明代李时珍《本草纲目》阐述了骨骼疾病的药物治疗方法："长松……治大风恶疾，眉发堕落，百骸腐溃。"[18]262 之后，明代虞抟《医学正传》[19]88、徐春甫《古今医统大全》[20]169、王肯堂《证治准绳》[21]1705、张介宾《类经》[22]351、李中梓《医宗必读》[23]6，清代唐宗海《中西汇通医经精义》[24]16、俞昌《医门法律》[25]1、薛雪《医经原旨》[26]13、王清任《医林改错》[27]16 无出其右。以"百骸"统指全身骨骼，并探讨骨骼的生理特性。

现代有关著作大部分沿用《庄子·齐物论》的记载，以"百骸"作为规范名，如《中医药常用名词术语辞典》[28]126《中医学概论》[29]73《中医大辞典》[30]587《中医辞海》[31]1138《中医基础理论术语》[32]21《WHO西太平洋地区传统医学名词术语国际标准》[33]36《中医药学名词》[34]31 等，"百骸"一词自古为中医界所熟知，而广泛应用这一术语，因此将全身骨骼的总称定名为百骸。认为这在现代中医界已是约定俗成的事。

总之，"百节"（《素问·诊要经终论》）与"百骸"概念相同，我国 2005 年出版的中医药学名词审定委员会审定公布的《中医药学名词 2004》释义"百骸，全身骨骼的统称。"[34]31 该释义客观、准确地表达了"百骸"的科学内涵和本质属性因而以"百骸"一词作为全身骨骼总称的规范命；以"百节"为曾称。

五、文献辑录

《庄子·齐物论》："百骸、九窍、六藏，赅而存焉，吾谁与为亲"。[1]14

《素问·骨空论》："膝解为骸关，侠膝之骨为连骸"。[2]312

"诊要经终论"："少阳终者，耳聋，百节皆纵，目绝系，绝系一日半死；其死也，色先青，白乃死矣。"[2]89

《神农本草经》："龙胆，味苦涩。主治骨间寒热，惊痫邪气，续绝伤，定五脏，杀蛊毒，久服益智不忘，轻身耐老，一名陵游，生山谷。"[3]26

《伤寒论·辨太阳病脉证并治》："脉浮而紧，浮则为风，紧则为寒，风则伤卫，寒则伤营，营卫俱病，骨节烦痛，可发其汗，宜麻黄汤。"[4]141

《诸病源候论》卷九："其亦有不即死者，病苦小腹里急，热气上冲胸，头重不欲举，百节解离，经脉缓弱，气血虚，骨髓竭，便恍恍吸吸，气力转少，着床不能摇动，起居仰人，或引岁月方死。"[5]53

《黄帝内经太素》卷九："实则身尽痛，虚则百节皆糙纵，此脉若罹罗络之血者，皆取之所别。"[6]138

《太平惠民和剂局方》："百骸枯瘁，四肢倦怠，寒热往来，咳嗽咽干，行动喘乏，面色痿黄，略有所触，易成他疾。"[7]49

《仁斋直指方论》："然则营与卫岂独无所自来哉？曰：人受谷气于胃，胃为水谷之海，灌溉经络，长养百骸，而五脏六腑皆取其气。"[8]9

《圣济总录》："血气统论曰血为荣，气为卫，行阴行阳，昼夜共五十周，内之五脏六腑，外之百骸九窍，莫不假此而致养，矧妇人纯阴，以血为本，以气为用，在上为乳饮，在下为月事，养之得道，则荣卫流行而不乖，调之失理，则气血愆期而不应，卫生之经，不可不察。"[9]279

《素问玄机原病式》："大抵肺主气，气为阳，阳主轻清而升，故肺居上部，病则其气膹满奔迫，不能上升，至于手足痿弱，不能收持，由肺金本燥，燥之为病，血液衰少，不能营养百骸故也。"[10]2

《素问病机气宜保命集》："四肢百骸，脉者百骸之灵，盈溢百骸之内，四肢百骸。"[11]5

《儒门事亲》："食入胃，则脾为布化气味，荣养五脏百骸。由是观之，则五脏六腑，四肢百骸，皆禀受于脾胃，行其津液，相与濡润滋养矣。何哉？盖燥热太甚，而三焦肠胃之腠理，怫郁结滞，致密壅塞，而水液不能渗泄浸润于外，荣养百骸。"[12]274

《难经本义》："且夫人以七尺之躯，五脏百骸受病，六气之诊，乃系于三指点按之下，一呼一吸之间，无有形影。"[13]115

《世医得效方》："双和汤治男子妇人五劳、六极、七伤，心肾俱虚，精血气少，遂成虚劳，百骸枯瘁，四肢倦怠，寒热往来，咳嗽咽干，行动喘乏，面色痿黄，略有所触，易成他疾。"[14]377

《医经溯洄集》卷十："凡五脏六腑、四肢百骸、九窍。"[15]6

《推求师意》："气充则荣卫流行，而手足百骸之力涌出矣；血充则冲脉引以渗灌于溪谷，而四属、九窍各为之用，而带脉得以约束十二经脉，不至于缓纵痿弱矣。"[16]39

《慎柔五书》："此何也？缘下焦肾气衰惫，而百骸间无津液涵溉，且阳气不能四达，脾肺之气不能下输。"[17]32

《本草纲目》："长松治大风恶疾，眉发堕落，百骸腐溃。"[18]262

《医学正传》卷二："夫燥之为病者，血液衰少，不能荣养百骸，故若是也，学者不可不知。"[19]88

《古今医统大全》:"盖胃司纳受,其所以运化饮食之精气,分布四脏,充达四肢,荣养百骸,实脾运之功也。四脏百骸皆失荣养,则诸病变生,攻治罔效,甚则绝谷而死矣。"[20]169

《证治准绳》:"若得于疳癖者,其形如黄土相类,以醒脾散(慢惊)、化癖丸(积)醒脾快胃,磨积理疳,胃气既和,饮食倍进,运化精微,荣养百骸,灌溉脏腑,五色各见于本部,精华乃形于面貌,其黄自除。"[21]1705

《类经》:"愚按:十二经脉之外,而复有所谓经筋者何也?盖经脉营行表里,故出入脏腑,以次相传;经筋联缀百骸,故维络周身,各有定位。"[22]351

《医宗必读》:"肾为先天本,脾为后天本,论五脏既成,六腑随之,四肢乃具,百骸乃全。"[23]6

《中西汇通医经精义》:"肾生精,为五脏之本;精生髓,为百骸之主。"[24]16

《医门法律》:"人之五官百骸,赅而存者,神居之耳。"[25]1

《医经原旨》卷一:"心为一身之君主,禀虚灵而含造化,其一理以应万物,脏腑百骸,惟所是命,故曰神明出焉。"[26]13

《医林改错》卷上:"论脉理,首句便言脉为血府,百骸贯通。"[27]16

《中医学概论》:"人体有五脏、六腑、四肢、百骸、五官、皮毛、筋肉、血脉等,都各具不同的生理功能,在日常生活中进行着有机的整体活动,使人体内外上下保持着平衡和协调。这种有机的配合,主要就是依靠经络在其间密切联系。"[29]73

《中医辞海》:"骸……人体部位名。骨名。① 泛指骨骼。如'百骸',即指全身骨骼。② 指胫骨。"[31]1138

《中医药常用名词术语辞典》:"百骸 ① 骸,骨骼。百骸为全身骨骼的总称。② 泛指人之全身。"[28]126

《中医药学名词》:"百骸……全身骨骼的总称。"[34]31

《中医基础理论术语》:"百骸:全身骨骼的总称。"[32]21

《WHO西太平洋地区传统医学名词术语国际标准》:"skeleton……骸;百骸……the supportive structure or framework of the body."[33]36

《中医大辞典》:"骸,骨骼。百骸,统指全身骨骼。"[30]587

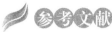 参考文献

[1] [战国]庄子.庄子[M].北京:中国华侨出版社,2013:14.
[2] 未著撰人.素问[M].何文彬 谭一松校注.北京:中国医药科技出版社,1998:312,89.
[3] 未著撰人.神农本草经[M].顾观光辑.兰州:兰州大学出版社,2009:26.
[4] [汉]张仲景.伤寒杂病论[M].刘世恩点校.北京:中医古籍出版社,2007:141.
[5] [隋]巢元方.诸病源候论[M].北京:人民军医出版社,2006:53.
[6] [隋]杨上善.黄帝内经太素[M].北京:人民卫生出版社,1965:138.
[7] [宋]陈承,等.太平惠民和剂局方[M].彭建中,魏富有点校.沈阳:辽宁科学技术出版社,1997:49.
[8] [宋]杨士瀛.仁斋直指方论[M].福州:福建科学技术出版社,1989:9.
[9] [宋]赵佶.圣济总录[M].[清]程林,等注.北京:科学出版社,1998:279.
[10] [金]刘完素.素问玄机原病式[M].石学文点校.沈阳:辽宁科学技术出版社,1997:2.
[11] [金]刘完素.素问病机气宜保命集[M].孙洽熙整理.北京:人民卫生出版社,2005:5.
[12] [金]张从正.儒门事亲[M].张宝春点校.沈阳:辽宁科学技术出版社,1997:274.
[13] [元]滑寿.难经本义[M]//李玉清,齐冬梅.滑寿医学全书.北京:中国中医药出版社,2006:115.
[14] [元]危亦林.世医得效方[M].上海:上海科学技术出版社,1964:377.
[15] [明]王肯堂.医学溯源集[M].[明]殷宅心评释.李兆健,苏姗,荆丽娟,等校注.北京:中国中医药出版社,2015:6.
[16] [明]戴思恭.推求师意[M].南京:江苏科学技术出版社,1984:39.
[17] [明]胡慎柔.慎柔五书[M].北京:中国中医药出版社,2011:32.
[18] [明]李时珍.本草纲目[M].太原:山西科学技术出版社,2014:262.
[19] [明]虞抟.医学正传[M].郭瑞华,等点校.北京:中医古籍出版社,2002:88.
[20] [明]徐春甫.古今医统大全[M].沈阳:辽宁科学技

术出版社,2007:169.

[21] [明]王肯堂.证治准绳[M].吴唯,等校注.北京:中国中医药出版社,1997:1705.

[22] [明]张介宾.类经[M].郭洪耀,吴少祯校注.北京:中国中医药出版社,1997:351.

[23] [明]李中梓.医宗必读[M].王卫,等点校.天津:天津科学技术出版社,1999:6.

[24] [清]唐宗海.中西汇通医经精义[M]//王咪咪,李林.明清名医全书大成:唐容川医学全书.北京:中国中医药出版社,2015:16.

[25] [清]喻昌.医门法律[M].徐复霖点校.上海:上海卫生出版社,1957:1.

[26] [清]薛雪.医经原旨[M].洪丕谟,姜玉珍点校.上海:上海中医学院出版社,1992:13.

[27] [清]王清任.医林改错[M].穆俊霞,张文平校注.北京:中国中医药出版社,2011:16.

[28] 李振吉.中医药常用名词术语辞典[M].北京:中国中医药出版社,2001:126.

[29] 南京中医学院.中医学概论[M].北京:人民卫生出版社,1958:73.

[30] 李经纬,余瀛鳌,蔡景峰,等.中医大辞典[M].2版.北京:人民卫生出版社,2010:587.

[31] 袁钟,图娅,彭泽邦,等.中医辞海[M].北京:中国医药科技出版社,1999:1138.

[32] 中华人民共和国质量监督检验检疫总局,中国国家标准化管理委员会.中医基础理论术语(GB/T 20348—2006)[M].北京:中国标准出版社,2006:21.

[33] 世界卫生组织.WHO西太平洋地区传统医学名词术语国际标准[M].北京:北京大学医学出版社,2009:36.

[34] 中医药学名词审定委员会.中医药学名词[M].北京:科学出版社,2005:31.

（唐学敏）

1·067

岁 会

suì huì

一、规范名

【汉文名】岁会。

【英文名】yearly weather。

【注释】岁运之气与岁支的方位、时季五行属性相符合的同化关系。

二、定名依据

"岁会"作为岁运之气与岁支的方位、时季五行属性相符合的同化关系的名称最早见于《内经》七篇大论中,由唐代王冰补入。"六微旨大论""六元正纪大论"中多次出现"岁会"一词。其他相关记载有"岁位"(《黄帝内经素问·六微旨大论》)、"岁直"(《黄帝内经素问·天元纪大论》)与本术语概念"岁会"含义相同。但是"岁位"和"岁直"后世很少沿用,而且大多是在引用《内经》原文时出现。采用"岁会"的名称更能准确反映术语的内涵。

自《内经》提出"岁会"之名,其后历代著作多有沿用,如宋代《史载之方》《圣济总录》,明代《医学纲目》《医学入门》《素问吴注》《类经》,清代《脉诀汇辨》《冯氏锦囊秘录》《素问悬解》《三指禅》等均使用"岁会"这一术语。这些著作均为历代的重要著作,对后世有较大影响。所以,"岁会"作为规范名便于达成共识,符合术语定名的约定俗成原则。

现代的相关著作,如《中医药学名词》《中医药常用名词术语辞典》、国标《中医基础理论术语》《中国医学百科全书·中医学》《中医大辞典》《中医辞海》均收录有"岁会"这一术语。因而"岁会"作为规范名,符合术语定名的协调一致原则。

三、同义词

【曾称】"岁位""岁直"(《内经》)。

四、源流考释

"岁会"的名称最早见于《内经》七篇大论

中，由唐代王冰补入。"六微旨大论""六元正纪大论"中多次出现"岁会"一词。如《黄帝内经素问·六微旨大论》有这样的记载："帝曰：何谓当位？岐伯曰：木运临卯，火运临午，土运临四季，金运临酉，水运临子，所谓岁会，气之平也。"[2]266文中对"岁会"的定义进行了简练明确的界定。王冰对其注为："非太过，非不及，是谓平运主岁也。平岁之气，物生脉应，皆必合期，无先后也。"[2]142新校正注的较为详细："详木运临卯，丁卯岁也。火运临午，戊午岁也。土运临四季，甲辰、甲戌、己丑、己未岁也。金运临酉，乙酉岁也。水运临子，丙子岁也，内戊午、己丑、己未、乙酉又为太一天符。"[2]142这是说，比如丁卯年，丁为木运，卯在东方属木，是为"木运临卯"。戊午年，戊为火运，午在南方属火，是为"火运临午"。甲辰、甲戌、己丑、己未四年，甲、己均为土运，而辰、戌、丑、未分布在四个季节，是为"土运临四季"。乙酉岁，乙为金运，酉在西方属金，是为"金运临酉"。丙子岁，丙为水运，子在北方属水，是为水运临子。甲辰、甲戌、己丑、己未、乙酉、丁卯、戊午、丙子这八年，都是本运临于本气，称为"岁会"。在王冰的另一本著作《素问六气玄珠密语》中也使用了"岁会"这一术语："丁卯，中木运正角，运得平气也。其名敷和，所谓平气也。即金不来胜，木亦不灾，土故化令，各得其时，故曰平气也。又曰岁会也。"[3]469

"岁位"之名最早见于《黄帝内经素问·六微旨大论》，文中曰："岐伯曰：天之与会也。故《天元册》曰天符。天符岁会何如？岐伯曰：太一天符之会也。帝曰：其贵贱何如？岐伯曰：天符为执法，岁位为行令，太一天符为贵人。"[1]266文中黄帝向岐伯询问天符、岁会贵贱的情况，岐伯在回答是用的是岁位而非岁会。可以看出岁位、岁会通用。

"岁直"的名称最早见于《黄帝内经素问·天元纪大论》，"应天为天符，承岁为岁直，三合为治。"[1]249岁会八年，都是本运临于本气，本气上承本运，即"承岁为岁直"也。后世如刘完素

《素问要旨论》卷二明确指出："然岁会者，一名岁会位，一名岁至，其义一而二名，不可不通也。"[4]206据此可证，"岁直"为"岁会"异名。

之后，历代医家大多沿用"岁会"一词。如宋代《史载之方》："戊子年，上为天符，戊午年、天符岁会气以之详，人以之宁，一旦寒湿之气，少犯于心，忽注下赤白，人多患暴死，有此证候，治之亦与丙申年同。"[5]71《圣济总录》："阳明燥金司天，少阴君火在泉，中见少角木运。岁运不及，气化运行后天。木运临卯，是谓岁会，气之平也。"[6]7明代的如《医学纲目》[7]929《医学入门》[8]65《素问吴注》[9]296《类经》[10]440，清代的如《脉诀汇辨》[11]9《冯氏锦囊秘录》[12]109《素问悬解》[13]368《三指禅》[14]91等。

现代有关著作均沿用《内经》的记载以"岁会"作为规范名，如《中医药学名词》[15]19《中医药常用名词术语辞典》[16]130、国标《中医基础理论术语》[17]86《中国医学百科全书·中医学》[18]290《中医大辞典》[19]614《中医辞海》[20]1159。同时以"岁位"作为又称，如《中医大辞典》[19]614《中医辞海》[20]1159《中国中医药学术语集成·基础理论与疾病》称岁会异名有"岁位、当位、岁直、承岁行令"[21]114，据考证，当为、承岁、行令三词除此书外，其他辞典未有记载为"岁会"异名，文献中也没有充足的证据证明其为"岁会"的异名，故不收录。

总之，"岁位"（《内经》）、"岁直"（《内经》）与"岁会"（《内经》）概念相同，但是"岁位"和"岁直"在后世文献中运用的不多，而且大多是在引用《内经》原文时出现，而"岁会"更能准确反映术语的内涵。

五、文献辑录

《黄帝内经素问·六微旨大论》："帝曰：何谓当位？岐伯曰：木运临卯，火运临午，土运临四季，金运临酉，水运临子，所谓岁会，气之平也。""岐伯曰：天之与会也。故《天元册》曰天符。帝曰：天符岁会何如？岐伯曰：太一天符之会也。帝曰：其贵贱何如？岐伯曰：天符为

执法,岁位为行令,太一天符为贵人。"[1]266

"天元纪大论":"应天为天符,承岁为岁直,三合为治。"[1]249

《黄帝内经素问·六微旨大论》(王冰注):"非太过,非不及,是谓平运主岁也。平岁之气,物生脉应,皆必合期,无先后也。""详木运临卯,丁卯岁也。火运临午,戊午岁也。土运临四季,甲辰、甲戌、己丑、己未岁也。金运临酉,乙酉岁也。水运临子,丙子岁也,内戊午、己丑、己未、乙酉又为太一天符。"[2]142

《素问六气玄珠密语》卷二:"丁卯,中木运正角,运得平气也。其名敷和,所谓平气也。即金不来胜,木亦不灾,土故化令,各得其时,故曰平气也。又曰岁会也。"[3]469

《素问要旨论》卷二:"然岁会者,一名岁会位,一名岁至,其义一而二名,不可不通也。"[4]206

《史载之方》卷下:"戊子年,上为天符,戊午年、天符岁会气以之详,人以之宁,一旦寒湿之气,少犯于心,忽注下赤白,人多患暴死,有此证候,治之亦与丙申年同。"[5]71

《圣济总录》卷一:"阳明燥金司天,少阴君火在泉,中见少角木运。岁运不及,气化运行后天。木运临卯,是谓岁会,气之平也。平气之岁,气化运行同天,命曰敷和之纪。"[6]7

《医学纲目》卷四十:"所谓岁会气之平者,言此八岁皆岁与五运相会,而气和平,其盛衰皆能循序当六位之正。"[7]929

《医学入门》卷首:"更遇当年太岁亦是天符,或是岁会,其病尤困。"[8]65

《黄帝内经素问吴注》卷十九:"一者天会,二者岁会,三者运会,是以名为太一天符也。"[9]296

《类经》卷二十三:"此以年支与岁,同气相承,故曰岁直,即岁会也……三合为治,言天气运气年辰也,凡天符岁会之类,皆不外此三者。"[10]440

《脉诀汇辨》卷一:"天有天符,岁有岁会,人得无人和乎! 能先觉预防者,上智也。"[11]9

《冯氏锦囊秘录》卷二:"然岁直又为岁位,三合亦为天符。六微旨大论曰:天符岁会,曰太一天符,谓天运与岁俱会也。"[12]109

《素问悬解》卷十:"天气为客,地气为主,主气之盛衰,值岁会之年,是为当位,当位则为正,不当位则为邪,邪则其变甚,正则其变微。"[13]368

《三指禅》卷三:"运气与地支年辰相会,故曰岁会。"[14]91

《中国医学百科全书·中医学》:"岁会……通主一年的中运之气,与岁支之气相同,则称岁会。如:丁卯年,丁为木运,卯在东方属木;戊午年,戊为火运,午在南方属火;甲辰、甲戌、己丑、己未四年,甲己均为土运,而辰、戌、丑、未分布在四个季月,辰为季春,戌为季秋,丑为季冬,未为季夏,同属于土气寄旺之支;乙酉年,乙为金运,酉在西方属金;丙子年,丙为水运,子在北方属水。凡此八年,都是本运同于本气,均称岁会年。"[18]290

《中医辞海》:"岁会……运气术语。又称岁位。凡是每年的值年的大运与同年年支的五行属性相同,便叫岁会。出《素问·六微旨大论》:'木运临卯,火运临午,土运临四季,金运临酉,水运临子,所谓岁会,气之平也。'以乙酉年为例,乙酉的年干是乙,乙庚化金,所以乙酉年的大运便是金运,年支是酉,酉在五行上属金,大运是金,年支五行属性也是金,所以乙酉年便是岁会之年。"[20]1159

《中医药常用名词术语辞典》:"岁会……运气术语。出《素问·六元正纪大论》。岁运与岁支的五行属性相同。六十年一周中共有八年为岁会,即丁卯年,丁岁木运,卯在五行属木;甲辰、甲戌、己丑、己未年,甲己均为土运,而辰、戌、丑、未在五行属土;乙酉年,乙岁金运,酉在五行属金;丙子年,丙岁为水运,子在五行属水。"[16]130

《中医大辞典》:"岁会……运气术语。又称岁位。指中运与岁支之气相同,同时又当五方之正位,即土居中央,木居东方,火居南方,金居西方,水居北方,则为岁会年。《素问·六微旨大论》:'木运临卯,火运临午,土运临四季,金运临酉,水运临子,所谓岁会,气之平也。'所指为丁卯、戊午、甲辰、甲戌、己丑、己未、乙酉、丙子八年均属岁会。"[19]614

《中医药学名词》:"岁会……岁运与岁支的五行属性相同。"[15]19

《中国中医药学术语集成·基础理论与疾病》:"岁会……【异名】岁位(《中医大辞典》《素问》);当位(《中医大辞典》《素问》);岁直(《中医大辞典》《素问》);承岁(《中医大辞典》《素问》);行令(《中医大辞典》《素问》)。【定义】岁运之气(中运)与岁支之气的五行属性相同,同时又当五方之正位,则为岁会年(《中医大辞典》)。"[21]114

《中医基础理论术语》:"岁会……岁运之气与年支之气的五行属性相符合的运气同化。即每年值年大运与同年年支之气的五行属性相同。"[17]86

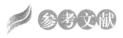

[1]未著撰人.黄帝内经素问[M].北京:人民卫生出版社,2012:249,266.

[2][唐]王冰.黄帝内经[M].影印本.北京:中医古籍出版社,2003:142.

[3][唐]王冰.素问六气玄珠密语[M]//张登本,孙理军主编.王冰医学全书.北京:中国中医药出版社,2006:469.

[4]刘完素.新刊图解素问要旨论[M].宋乃光.刘完素医学全书.北京:中国中医药出版社,2006:206.

[5][宋]史堪.史载之方[M]//周仲瑛.中医古籍珍本集成:方剂卷.长沙:湖南科学技术出版社.2015:71.

[6][宋]赵佶.圣济总录[M].校点本.郑金生,汪惟刚,犬卷太一校点.北京:人民卫生出版社,2013:7.

[7][明]楼英.医学纲目[M].赵燕宜,于燕莉校注.北

京:中国医药科技出版社,2011:929.

[8][明]李梴.医学入门[M].田代华,张晓杰,何永,等整理.北京:人民卫生出版社,2006:65.

[9][明]吴昆.黄帝内经素问吴注[M].孙国中,方向红点校.北京:学苑出版社,2012:296.

[10][明]张景岳.类经[M].范志霞校注.北京:中国医药科技出版社,2011:440.

[11][清]李延昰.脉诀汇辨[M].蒋力生,叶明花校注.北京:中国中医药出版社,2016:9.

[12][清]冯兆张.冯氏锦囊秘录[M].田思胜,马梅青,尹桂平,等校注.北京:中国医药科技出版社,2011:109.

[13][清]黄元御.素问悬解[M].孙国中,方向红点校.北京:学苑出版社,2008:368.

[14][清]周学霆.三指禅[M].周乐道,李家和,刘军点校.北京:中国中医药出版社,1992:91.

[15]中医药学名词审定委员会.中医药学名词[M].北京:科学出版社,2005:19.

[16]李振吉.中医药常用名词术语辞典[M].北京:中国中医药出版社,2001:130.

[17]中华人民共和国国家质量监督检验检疫总局,中国国家标准化管理委员会.中医基础理论术语(GB/T 20348—2006)[M].北京:中国标准出版社,2006:86.

[18]《中医学》编辑委员会.中医学[M]//钱信忠.中国医学百科全书.上海:上海科学技术出版社,1997:290.

[19]李经纬,余瀛鳌,蔡景峰,等.中医大辞典[M].北京:人民卫生出版社,2004:614.

[20]袁钟,图娅,彭泽邦,等.中医辞海:上册[M].北京:中国医药科技出版社.1999:159.

[21]宋一伦,杨学智.基础理论与疾病[M]//曹洪欣,刘保延.中国中医药学术语集成.北京:中医古籍出版社,2005:114.

(李琳珂)

1 · 068

传 染

chuán rǎn

发病途径。

一、规范名

【中文名】传染。

【英文名】infection.

【注释】疠气相互传播而造成新的感染的

二、定名依据

"传染"最早见于宋代唐慎微《证类本草》,此前尚有相关术语"染易",与"传染"含义不完

全相同。

自宋代唐慎微《证类本草》提出"传染"之名，其后历代的著作多有沿用，如宋代《圣济总录》《妇人大全良方》，元代《世医得效方》《丹溪心法》，明代《普济方》《滇南本草》《古今医统大全》《本草蒙筌》《本草纲目》《医方考》《医贯》《类经》《景岳全书》《温疫论》《本草通玄》《辨证录》，清代《张氏医通》《冯氏锦囊秘录》《杂病源流犀烛》《类证治裁》《医学衷中参西录》等，这些著作均为历代的重要著作，对后世影响较大。故将"传染"作为规范名符合术语定名的约定俗成原则。

现代相关著作，如《中医大辞典》《中医药常用名词术语辞典》等均以"传染"作为规范名，说明"传染"一词作为疠气相互传播而造成新的感染的发病途径已达成共识。

全国科学技术名词审定委员会审定公布的《中医药学名词》已以"传染"作为规范名，所以"传染"作为规范名也符合术语定名的协调一致的原则。

三、同义词

【曾称】"染易"（《内经》）。

四、源流考释

"传染"的相关概念始见于战国初期左丘明《国语·鲁语上》，该书记载："譬之如疾，余恐易焉。"此处"易"即为"传染"。春秋战国至秦汉时代的医学著作《内经》中则首次出现了本词的又称"染易"，如《素问·刺法论》记载："黄帝曰：余闻五疫之至，皆相染易，无问大小，病状相似，不施救疗，如何可得不相移易者？"[1]201 此处的"染易"与"传染"的含义相同，指的是发病途径。

汉代以后，相关著作记载本词多沿用《内经》记载，使用"染易"一词，指出毒利、伤寒及感乖戾之气所致之病均易发生"染易"，如晋代葛洪《肘后备急方》中曰："毒利不止，米饮止之，家人视病者亦可先服取利，则不相染易也，此丸亦

可预合置。"[2]29 提出用"米饮"提前预防传染。隋代巢元方《诸病源候论》卷八记载："伤寒之病，但人有自触冒寒毒之气生病者，此则不染着他人。若因岁时不和，温凉失节，人感其乖戾之气而发病者，此则多相染易。故须预服药，及为方法以防之。"[3]49 巢元方指出，人感受乖戾之气后易发生"染易"，而若是自身触冒寒毒之气生病，则不会传染。唐代孙思邈《千金翼方》卷十六曰："八风十二痹散……主五劳七伤，风入五脏，手脚身体沉重，或如邪气，时闷汗出，又蛊尸遁注相染易。"[4]335

"传染"之名始见于宋代唐慎微《证类本草》，如该书卷二十一曰："鳗鲡鱼……有人多得劳疾，相因染死者数人。取病者于棺中钉之，弃于水，永绝传染之病，流之于江。"[5]587 此后赵佶《圣济总录》[6]687、张子和《儒门事亲》[7]191、陈自明《妇人大全良方》[8]172、危亦林《世医得效方》[9]70、朱丹溪《丹溪心法》[10]323 等均以"传染"为本词正名。同时，亦有不少著作沿用《内经》记载称之为"染易"，如王怀隐《太平圣惠方》[11]182、史堪《史载之方》[12]100、赵佶《圣济总录》[6]631 等。《太平圣惠方》卷十六记载："夫时气病者，此皆因岁时不和，温凉失节。人感乖候之气，而生病者，多相染易，故预服药，及为方法以防之也。"此处"染易"是指人感受了乖戾之气而发病者易于相互传播。

明清时期由于对传染性疾病认识的深入以及温病学说的形成，"传染"作为本词名称被广泛使用，而"染易"名称的应用则日渐减少。如朱橚《普济方》[13]229、兰茂《滇南本草》[14]957、徐春甫《古今医统大全》[15]552、陈嘉谟《本草蒙筌》[16]308、李时珍《本草纲目》[17]236、吴昆《医方考》[18]122、赵献可《医贯》[19]53、张介宾《类经》[20]9、张介宾《景岳全书》[21]755、吴有性《温疫论》[22]2、李中梓《本草通玄》[23]51、陈士铎《辨证录》[24]208、张璐《张氏医通》[25]46、冯兆张《冯氏锦囊秘录》[26]729、沈金鳌《杂病源流犀烛》[27]6、林珮琴《类证治裁》[28]189、张锡纯《医学衷中参西

录》[29]241 等，均记载"传染"作为该词名称。如《普济方》卷二百七十七记载："夫时毒者，四时邪毒之气，感之于人也。其后发于鼻面、耳项、咽喉，赤肿无头，或结核有疮，令人憎寒发热头痛，肢体痛甚，恍惚不宁，咽喉闭塞。人不识者，将谓伤寒，便服解药，一二日肿起增益方悟，始召疮医。原夫此疾并无方论，世俗通为丹瘤，病家恶言时毒，切恐传染。"[13]229 这些著作是该时期具有代表性的著作，说明此时"传染"作为一种发病途径，已被医家们广泛接受。

现代有关著作大多沿用是宋代唐慎微《证类本草》的记载以"传染"作为本词正名，如《中医药学名词》[30]42《中医大辞典》[31]634《中医药常用名词术语辞典》[32]1334 等。同时也有以"染易"作为本词的正名，如国标《中医基础理论术语》《中国医学百科全书·中医学》[34]495《中医大辞典》[31]1334。其中《中医大辞典》同时记载了"传染"和"染易"，但两者含义不尽相同。

此外，"传染"尚指疾病，如《伤寒标本心法类萃》卷上曰："凡伤寒疫疠之病，何以别之，盖脉不浮者传染也，设若以热药解表，不惟不解，其病反甚而危殆矣。"[35]98 该处"传染"则是指疾病，即疫疠，应与之鉴别。

总之，"传染"的相关概念最早见于战国初期左丘明《国语·鲁语上》中，而其又称"染易"则始见于《内经》。其后相关著作则沿用《内经》的记载，以"染易"为正名。至宋代"传染"一词才首见于《证类本草》。自"传染"一词出现后，医家们运用本词时，有的沿用《证类本草》以"传染"为正名，而有的则继续沿用《黄帝内经》的说法，以"染易"为正名。明清时期，随着医家们对传染性疾病认识的深入以及温病学说的形成，"传染"一词逐渐被广泛运用。现代相关著作有的以"传染"为正名，有的以"染易"为正名。

五、文献辑录

《黄帝内经素问·刺法论》："黄帝曰：余闻五疫之至，皆相染易，无问大小，病状相似，不施救疗，如何可得不相移易者？"[1]201

《肘后备急方》卷二："毒利不止，米饮止之，家人视病者亦可先服取利，则不相染易也，此丸亦可预合置。"[2]29

《诸病源候论》卷八："伤寒之病，但人有自触冒寒毒之气生病者，此则不染着他人。若因岁时不和，温凉失节，人感其乖戾之气而发病者，此则多相染易。故须预服药，及为方法以防之。"[3]49

《千金翼方》卷十六："八风十二痹散……主五劳七伤，风入五脏，手脚身体沉重，或如邪气，时闷汗出，又蜚尸遁注相染易。"[4]335

《太平圣惠方》卷十六："夫时气病者，此皆因岁时不和，温凉失节。人感乖候之气，而生病者，多相染易，故预服药，及为方法以防之也。"[11]182

《证类本草》卷二十一："鳗鲡鱼……有人多得劳疾，相因染死者数人。取病者于棺中钉之，弃于水，永绝传染之病，流之于江。"[5]587

《史载之方》卷下："凡疫毒痢，一方一境，家家户户，更相染易，无不病。缘疫毒之痢，非独一般，证候多端，根源奇异，虽神农、岐伯，尚以为大奇之病。后之学医，未识其粗迹，岂知其津涯，但言白痢为冷，赤痢为热，赤白为冷热不和，不知有何经证。"[12]100

《圣济总录》卷二十九："论曰，凡伤寒大病之后，气血未复，若房事太早，不特令病人劳复，因尔染易，男病传女，女病传男，犹转易然，故名曰阴阳易，其状身重少气，热冲胸，头重不能举，目眯四肢拘急，苦小腹急痛，力弱着床，不能转侧，举动凭人，若不即治则死，或经岁月渐至羸困亦死。"[6]631

卷三十三："治辟时气温疫，令不相传染。"[6]687

《伤寒标本心法类萃》卷上："凡伤寒疫疠之病，何以别之，盖脉不浮者传染也，设若以热药解表，不惟不解，其病反甚而危殆矣。"[35]98

《儒门事亲》卷十："得此病不传染，次发脾泄、胃泄、大肠泄、小肠泄、大瘕泄、霍乱吐泻、下痢及赤白相杂、水谷不分消、肠鸣切痛、面浮足肿、目黄口干、胀满气痞、手足无力。"[7]191

《妇人大全良方》:"又有一方,一郡之内,上下传染,疾状相似。或只有一家,长幼皆然,或上下邻里间相传染,或有病同而证异,亦有证异而治同。"[8]172

《世医得效方》卷二:"时疫……脉浮数而不弱,头项疼,腰脊痛,发热恶风,递相传染。闻之即上泥丸,散入百脉,转相传染。"[9]70

《丹溪心法》卷五:"始发之时,有因伤风寒而得者;有时气传染而得者;有因伤食呕吐而得者;有因跌扑惊恐蓄血而得者;或为窜眼、禁牙、惊搐如风之证,或口舌咽喉肚腹疼痛,或烦躁、狂闷昏睡,或自汗,或下痢,或发热,或不发热,证候多端,卒未易变。"[10]323

《普济方》卷二百七十九:"夫时毒者,四时邪毒之气,感之于人也。其后发于鼻面、耳项、咽喉,赤肿无头,或结核有疮,令人憎寒发热头痛,肢体痛甚,恍惚不宁,咽喉闭塞。人不识者,将谓伤寒,便服解药,一二日肿起增益方悟,始召疮医。原夫此疾并无方论,世俗通为丹瘤,病家恶言时毒,切恐传染。"[13]229

《滇南本草》:"胡麻……治瘟疫遍散,传染一方,每人一丸,赤小豆煎汤送下,神效。"[14]957

《古今医统大全》卷九:"然亦有传染者。原其所因,有不涉内外,亦有传染而成者。治之须推其所因,凡因风寒湿热兼劳役饮食,与夫传染迥燃不同。"[15]552

《本草蒙筌》:"丹砂……始起阴股,不数日间,延及遍体,状似杨梅,因名曰杨梅疮,甚者传染。"[16]308

《本草纲目》:"滑石……解中暑伤寒疫疬,饥饱劳损,忧愁思虑,惊恐悲怒,传染并汗后遗热劳复诸疾。"[17]236

《医方考》:"《稽神录》云:有人多得劳疾,相因传死者数人。后一女子病,生置之柜中,钉之沉于江,冀绝传染之患。"[18]122

《医贯》卷三:"阳毒升麻汤,阴毒甘草汤……此二方与《伤寒论》'阳毒''阴毒'特异。故记之。是感天地疫疬非常之气,沿家传染,所谓时疫证者是也。"[19]53

《类经》卷二:"盖冬不藏精,则邪能深入,而辛苦之人,其身常暖,其衣常薄,暖时窍开,薄时忍寒,兼以饥饿劳倦,致伤中气,则寒邪易入,待春而发,此所以大荒之后,必有大疫,正为此也。但此辈疫气既盛,势必传染,又必于虚者先受其气,则有不必冬寒而病者矣。"[20]9

《景岳全书》卷三十四:"实以天地间阴厉浊恶之邪,或受风木之化而风热化虫,或受湿毒于皮毛而后及营卫,或犯不洁,或因传染,皆得生虫。"[21]755

《温疫论》卷上:"邪之所着,有天受,有传染,所感虽殊,其病则一。"[22]2

《本草通玄》:"土茯苓……近起于岭表,风土卑炎,岚瘴熏蒸,挟淫秽湿热之邪,发为此疮,互相传染,遍及海宇,类有数种,治之则一也。"[23]51

《辨证录》卷五:"春温之症,头痛身热,口渴呼饮,四肢发斑,似狂非狂,似躁非躁,沿门阖室,彼此传染,人以为伤寒之疫症也,谁知是伤风之时症乎……惟是沿门合宅,各相传染者何故?以时气与疫气同是不正之气也,故闻其邪气而即病耳。春温之传染,亦脏腑空虚之故耳。"[24]208

《张氏医通》卷三:"石顽治广文张安期夫人,先是其女及婿与婢,数日连毙三人。其仆尚传染垂危,安期夫人因送女殓,归亦病疟。杂治罔效,遂成坏病,勉与生姜泻心汤救之。"[25]46

《冯氏锦囊秘录·凡例》:"窃思痘疹中亦有杂症相兼者,虽在痘时,以治痘为本,杂症为标,然如痘疮贯脓之时,而夹生吐泻恶症,及夫恶症初愈,而复传染痘疮,此皆不可不共为照管而兼治者。"[26]729

《杂病源流犀烛·凡例》:"疮疡之病,无不传染六淫而发于脏腑,虽症之未成,脉必先现,若不审此，有诊其脉而不知所由，且误认为内症而错治者，古名家内外必兼及，良有以也。"[27]6

《类证治裁》卷五："盖中天地间一种风毒厉气，淫于腑脏骨髓，注于经络肢节，久而后发，亦有骨肉传染而得者。"[28]189

《医学衷中参西录·药物》："诚以暴病传染，皆挟有毒气流行，生用则其解毒之力较大，且甘草熟用则补，生用则补中仍有流通之力，故于霍乱相宜也。"[29]241

《中国医学百科全书·中医学》："染易与疠气……凡外邪引致之疾病，大多可传染他人，谓之染易。疠气乃是引起染易疾病之主要外邪。其传染性甚为强烈，亦称疫病、瘟疫、疫疠。《素问·刺法论》说：'五疫之至，皆相染易，无问大小，病症相似……'隋代巢元方《诸病源候论·时气病后阴阳易候》说：'其毒度著于人如换易。'至明代吴又可在《温疫论》中，开始应用'传染'一词，沿用至今，仍称这类病症为传染病。"[34]495

《中医药常用名词术语辞典》："传染……① 病机。见《温疫论·原病》。疠气的传播方式。通过直接接触病人而感受病邪。② 疾病。见《伤寒标本》卷上。即疫疠。见该条。"[32]136,137

《中医大辞典》："传染……指疫病在流行过程中互相传播染易。《素问·刺法论》：'五疫之至，皆相染易，无问大小，病状相似。'《温疫论·原序》：'崇祯辛巳，疫气流行，山东、浙省、南北两直，感染尤多，至五、六曰益甚，或至阖门传染。'"[31]634

《中医大辞典》："染易……染，传染；易，交换，移易。染易指病邪由一些人传染与另一些人，由一地传播至另一地。《素问遗篇·刺法论》：'五疫之至，皆相染易，无问大小，病状相似。'"[31]1334

《中医药学名词》："传染……疠气相互传播而造成新的感染的发病途径。"[30]42

《中医基础理论术语》："染易……病邪的传染和传播。"[33]49

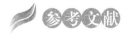

参考文献

[1] 未著撰人.黄帝内经素问[M].田代华整理.北京：人民卫生出版社，2017：201.

[2] ［晋］葛洪.肘后备急方[M].汪剑，邹运国，罗思航整理.北京：中国中医药出版社，2016：29.

[3] ［隋］巢元方.诸病源候论[M].鲁兆麟主校.沈阳：辽宁科学技术出版社，1997：49.

[4] ［唐］孙思邈.千金翼方[M].太原：山西科学技术出版社，2010：335.

[5] ［宋］唐慎微.证类本草[M].郭君双，金秀梅，赵益梅校注.北京：中国医药科技出版社，2011：587.

[6] ［宋］赵佶.圣济总录[M].北京：人民卫生出版社，1962：631，687.

[7] ［金］张子和.儒门事亲[M].王雅丽校注.北京：中国医药科技出版社，2011：191.

[8] ［宋］陈自明.妇人大全良方[M].盛维忠校注.北京：中国中医药出版社，2007：172.

[9] ［元］危亦林.世医得效方[M].王育学点校.北京：人民卫生出版社，1990：70.

[10] ［元］朱震亨.丹溪心法[M].周琦校注.北京：中国医药科技出版社，2012：323.

[11] ［宋］王怀隐.太平圣惠方校注：2[M].田文敬，孙现鹏，牛国顺校注.郑州：河南科学技术出版社，2015：182.

[12] ［宋］史堪.史载之方[M].王振国，朱荣宽点校.上海：上海科学技术出版社，2003：100.

[13] ［明］朱橚.普济方[M].北京：人民卫生出版社，1959：229.

[14] ［明］兰茂.滇南本草[M].于乃义，于兰馥整理.昆明：云南科技出版社，2004：957.

[15] ［明］徐春甫.古今医统大全[M].崔仲平，王耀廷主校.北京：人民卫生出版社，1991：552.

[16] ［明］陈嘉谟.本草蒙筌[M].张印生，韩学杰，赵慧玲主校.北京：中医古籍出版社，2008：308.

[17] ［明］李时珍.本草纲目[M].张守康，张向群，王国辰主校.北京：中国中医药出版社，1998：236.

[18] ［明］吴昆.医方考[M].洪青山校注.北京：中国中医药出版社，2007：122.

[19] ［明］赵献可.医贯[M].晏婷婷校注.北京：中国中医药出版社，2009：53.

[20] ［明］张景岳.类经[M].郭洪耀，吴少祯校注.北京：中国中医药出版社，1997：9，10.

[21] ［明］张介宾.景岳全书[M].赵立勋校.北京：人民卫生出版社，1991：755.

[22] ［明］吴有性.温疫论[M].张志斌整理.北京：人民卫生出版社，2007：2.

中医基础理论

[23] ［明］李中梓.本草通玄［M］.付先军,周扬,范磊校注.北京：中国中医药出版社,2015：51.

[24] ［清］陈士铎.辨证录［M］.王小芸,王象礼,刘德兴校注.北京：中国中医药出版社,2007：208.

[25] ［清］张璐.张氏医通［M］.李静芳,建一校注.北京：中国中医药出版社,1995：46.

[26] ［清］冯兆张.冯氏锦囊秘录［M］.田思胜,高萍,戴敬敏,等校注.北京：中国中医药出版社,1996：729.

[27] ［清］沈金鳌.杂病源流犀烛［M］.李占永,李晓林校注.北京：中国中医药出版社,1994：6.

[28] ［清］林珮琴.类证治裁［M］.王雅丽校注.北京：中国医药科技出版社,2011：189.

[29] ［清］张锡纯.医学衷中参西录［M］.于华芸,赵艳,季旭明校注.北京：中国医药科技出版社,2011：241.

[30] 中医药学名词审定委员会.中医药学名词［M］.北京：

科学出版社,2005：42.

[31] 李经纬,余瀛鳌,蔡景峰,等.中医大辞典［M］.北京：人民卫生出版社,2005：634,1334.

[32] 李振吉.中医药常用名词术语辞典［M］.北京：中国中医药出版社,2001：136,137.

[33] 中华人民共和国质量监督检验检疫总局,中国国家标准化管理委员会.中医基础理论术语(GB/T 20348—2006)［M］.北京：中国标准出版社,2006：49.

[34] 《中医学》编辑委员会.中医学［M］//钱信忠.中国医学百科全书.上海：上海科学技术出版社,1997：495.

[35] ［金］刘完素.伤寒标本心法类萃［M］.北京：人民卫生出版社,1982：98.

（王梦婷）

1 · 069

伏 邪

fú xié

一、规范名

【汉文名】伏邪。

【英文名】latent pathogen。

【注释】感而不随即发病,而伏藏于体内的病邪,也指这一类发病类型。

二、定名依据

伏邪的有关记载始见于《内经》中,该书提出“伤寒成温”的论点,指寒邪藏于体内,不即刻发病,一段时期后转化为温病发作,描述与本术语概念基本一致。

汉代,《伤寒论》首次提到“伏气”的名称,与目前“伏邪”的概念感而不即发的含义完全一致。但是说伏气为病,不如言伏邪为病确切,因为气有正邪两种,而潜伏的以后发作的病邪,均为邪气,所以“伏邪”作为规范词既能保持原意,又能确切反映术语的内涵。清代,《温疫论》中首次正式提出“伏邪”名称。从文中可以看出

“伏邪”是与“行邪”相对立的概念,是指感而不随即发病,而伏藏于体内的病邪。

自《温疫论》提出“伏邪”之名,其后的著作多有沿用,如《本草崇原》《医门棒喝》《难经正义》《重订广温热论》《温病正宗》等,这些著作均为重要著作,对后世有较大影响。所以“伏邪”作为规范名,便于达成共识,符合术语定名的约定俗成原则。

现代相关著作如《中国医学百科全书中医学·中医学》和《中医大辞典》《中医药学名词》、国标《中医基础理论术语》等均以“伏邪”作为规范名,这些均说明“伏邪”作为规范名已成为共识。

三、同义词

【又称】“伏气”(《伤寒论》)。

四、源流考释

伏邪的有关记载始见于《内经》中,该书“热

论"篇曰:"凡病伤寒而成温者,先夏至日者为病温,后夏至日者为病暑,暑当与汗皆出,勿止。"[1]127"伤寒成温"这一论点,为后世历代医家所推崇,指寒邪藏于体内,不即可发病,或先夏至日发病,或后夏至日发病。

汉代,《伤寒论·平脉法》首次提到伏气的名称:"伏气之病,以意候之。今月之内,欲有伏气,假令旧有伏气,当须脉之。"[2]10 文中虽未明确论及伏邪,但是伏气一词在此的含义,成无己在《注解伤寒论》中谈的很明确:"冬时感寒,伏藏于经中,不即发者,谓之伏气。"[3]19 与目前伏邪的概念感而不即发的涵义完全一致。在《伤寒论·伤寒例》篇中还论及了中而即病和不即病者两种情况,文中云:"中而即病者,名曰伤寒。不即病者,寒毒藏于肌肤,至春变为温病,至夏变为暑病。"[2]18 中而不即病者的描述可以视为伏邪藏于体内,不随即发病的状况。隋代,巢元方认为春温的发生如果没有感受时令寒邪,则是由于冬日伏寒化温所致。如《诸病源候论·时气病诸候》中指出:"从立春节后,其中无。暴大寒,不冰雪,而人有壮热为病者,此则属春时阳气,发于冬时,伏寒变为温病也。"[4]56 此后乃至清代,这一观点仍然可以在诸多温病学著作中看到。

清代,吴又可《温疫论》首次正式提出"伏邪"名称。"凡邪所客,有行邪,有伏邪,故治法有难有易,取效有迟有速……方其浸淫之际,邪毒尚在募原,此时但可疏利,使伏邪易出。"[5]59 可以看出"伏邪"是与"行邪"相对立的概念,是指感而不随即发病,而伏藏于体内的病邪。

此后,"伏邪"名称,已为大多著作所采用,如张志聪《本草崇原》讨论伏邪留存不同部位的问题。"疟乃伏邪,有留于脏腑募原之间,而为三阴疟者;有藏于肾脏,而为先热后寒之温疟者;有气藏于心,而为但热不寒之瘅疟者。"[6]141 章楠《医门棒喝》指出用伏邪这个概念比伏气这一概念准确。文中论到:"且言伏气为病,不如

言伏邪为病切当,何也? 盖气者,邪正之总称……余故曰,不如言伏邪为病切当也。"[7]28 叶霖《难经正义》指出伏邪有深有浅:"伏邪浅者,亦可随春阳之气渐散,伏邪深者,或遇风寒所遏,或因嗜欲所伤,内伏郁结之阳气,为外邪触发,伏气既得发泄,遇天气之阳热,两热相干,发为温病,温之甚者,即为热病,此重阴必阳也。"[8]99《重订广温热论》讨论了新邪伏邪问题:"温热,伏气病也,通称伏邪。病之作,往往因新感而发,所谓新邪引动伏邪也……除新感症外,即有因伏邪而病,纯热无寒者,但为温病而已;兼寒者,但为冷温而已;兼风者,但为风温而已。"[9]7 值得重视的是,清末民初王松如《温病正宗》还对伏邪这一概念做了广义解释。他在伏邪病名解中说:"感六淫而即发病者,轻者谓之伤,重者谓之中;感六淫而不即病,过后方发者,总谓之曰伏邪。已发者而治不得法,病情隐伏,亦谓之曰伏邪。有初感治不得法,正气内伤,邪气内陷,暂时假愈,后乃复作者,亦谓之曰伏邪;有已发治愈,而未能除尽病根,遗邪内伏,后又复发,亦谓之曰伏邪。夫伏邪,有伏燥,有伏寒,有伏风,有伏湿,有伏暑,有伏热。"[10]98

现代有关著作除《中医药常用名词术语辞典》[11]137 同时收录"伏邪"和"伏气"这两个名词均为规范词外,其他多沿用吴又可《温疫论》的记载以"伏邪"作为规范名,如《中医学》[12]508《中医大辞典》[13]635《中医药学名词》[14]42、国标《中医基础理论术语》[15]53,同时以"伏气"作为又称,如《中医大辞典》:"伏邪……藏伏于体内而不立即发病的病邪……温病学说亦称伏邪为'伏气。'"[13]635

总之,"伏邪"(《温疫论》)与"伏气"(《伤寒论》)概念基本相同,伏邪这一概念尽管形成较晚,但是说伏气为病,不如言伏邪为病确切,因为气有正邪两种,而潜伏的以后发作的病邪,均为邪气,所以"伏邪"作为规范词更为准确恰当。因而应以"伏邪"作为正名,以"伏气"作为又称。

五、文献辑录

《黄帝内经素问·热论》:"凡病伤寒而成温者,先夏至日者为病温,后夏至日者为病暑,暑当与汗皆出,勿止"。[1]127

《伤寒论·平脉法》:"伏气之病,以意候之。今月之内,欲有伏气,假令旧有伏气,当须脉之。"[2]10

"伤寒例":"中而即病者,名曰伤寒。不即病者,寒毒藏于肌肤,至春变为温病,至夏变为暑病,暑病者,热极重于温也。"[2]18

《注解伤寒论》卷一:"冬时感寒,伏藏于经中,不即发者,谓之伏气。"[3]19

《诸病源候论》卷九:"从立春节后,其中无暴大寒,不冰雪,而人有壮热为病者,此则属春时阳气,发于冬时,伏寒变为温病也。"[4]56

《温疫论》卷下:"凡邪所客,有行邪,有伏邪,故治法有难有易,取效有迟有速……方其浸淫之际,邪毒尚在募原,此时但可疏利,使伏邪易出。"[5]59

《本草崇原》卷下:"疟乃伏邪,有留于脏腑募原之间,而为三阴疟者;有藏于肾脏,而为先热后寒之温疟者;有气藏于心,而为但热不寒之瘅疟者。"[6]141

《医门棒喝》卷一:"且言伏气为病,不如言伏邪为病切当,何也?盖气者,邪正之总称……余故曰,不如言伏邪为病切当也。"[7]28

《难经正义》卷四:"其冬伤于寒,春必病温者,冬至一阳渐生,人身之阳气内盛,冬日严寒,杀厉之气时中于人,入于肤腠,其内伏之阳热,被寒毒所折,深浃于骨髓之间,至春阳气盛长,伏邪浅者,亦可随春阳之气渐散,伏邪深者,或遇风寒所遏,或因嗜欲所伤,内伏郁结之阳气,为外邪触发,伏气既得发泄,遇天气之阳热,两热相干,发为温病,温之甚者,即为热病,此重阴必阳也。"[8]99

《重订广温热论》卷一:"温热,伏气病也,通称伏邪。病之作,往往因新感而发,所谓新邪引动伏邪也……除新感症外,即有因伏邪而病,纯热无寒者,但为温病而已;兼寒者,但为冷温而已;兼风者,但为风温而已。"[9]7

《温病正宗》下篇:"感六淫而即发病者,轻者谓之伤,重者谓之中;感六淫而不即病,过后方发者,总谓之曰伏邪。已发者而治不得法,病情隐伏,亦谓之曰伏邪。有初感治不得法,正气内伤,邪气内陷,暂时假愈,后乃复作者,亦谓之曰伏邪;有已发治愈,而未能除尽病根,遗邪内伏,后又复发,亦谓之曰伏邪。夫伏邪,有伏燥,有伏寒,有伏风,有伏湿,有伏暑,有伏热。"[10]98

《中国医学百科全书·中医学》:"伏邪指感邪后未立即发病,邪气伏藏,过时而发的一类温病。"[12]508

《中医药常用名词术语辞典》:"伏邪……病因。见《温疫论》。即伏气。"[11]137

《中医药常用名词术语辞典》:"伏气……① 病因。见《注解伤寒论·平脉法》。亦称伏邪。感而不即发病而伏藏于体内的邪气。如伏寒化温、伏热后发的病邪等。② 疾病。即伏气温病。"[11]137

《中医大辞典》:"伏邪……藏伏于体内而不立即发病的病邪。《温疫论》下卷:'凡邪所客,有行邪,有伏邪……所谓瘟疫之邪,伏于膜原,如鸟栖巢,如兽藏穴,营卫所不关,药石所不及。至其发也,邪毒渐张。'温病学说亦称伏邪为'伏气'。"[13]635

《中医药学名词》:"伏邪……感而不随即发病,而伏藏于体内的病邪,也指这一类发病类型。"[14]42

《中医基础理论术语》:"伏邪……在温病学中,与新感相对。感邪之后,邪藏体内,逾时而发的发病类型。"[15]53

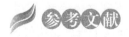

[1] 未著撰人.黄帝内经素问[M].北京:人民卫生出版

社,2012:127.

[2] [汉]张仲景.[晋]王叔和撰次.伤寒论[M].钱超尘,郝万山整理.北京:人民卫生出版社,2005:10,18.

[3] [汉]张仲景,著.[晋]王叔和撰次.[金]成无己注.[明]汪济川校.注解伤寒论[M].北京:人民卫生出版社,2012:19.

[4] [隋]巢元方.诸病源候论[M].宋白杨校注.北京:中国医药科技出版社,2011:56.

[5] [明]吴有性.温疫论[M].张志斌整理.北京:人民卫生出版社,2007:59.

[6] [明]张志聪.本草崇原[M].刘小平点校.北京:中国中医药出版社,2008:141.

[7] [清]章楠.医门棒喝[M].文昊,晋生点校.北京:中医古籍出版社,1999:28.

[8] [清]叶霖.难经正义[M].吴考槃点校.上海:上海科学技术出版社,1981:99.

[9] 戴天章,何廉臣.重订广温热论[M].张家玮点校.福

州:福建科学技术出版社,2005:7.

[10] 王德宣.温病正宗[M].李刘坤点校.北京:中医古籍出版社,1987:98.

[11] 李振吉.中医药常用名词术语辞典[M].北京:中国中医药出版社,2001:137.

[12] 《中医学》编辑委员会.中医学[M]//钱信忠.中国医学百科全书.上海:上海科学技术出版社,1997:508.

[13] 李经纬,余瀛鳌,蔡景峰,等.中医大辞典[M].北京:人民卫生出版社,2004:635.

[14] 中医药学名词审定委员会.中医药学名词[M].北京:科学出版社,2005:42.

[15] 中华人民共和国国家质量监督检验检疫总局,中国国家标准化管理委员会.中医基础理论术语(GB/T 20348—2006)[M].北京:中国标准出版社,2006:53.

(李琳珂)

1 · 070

任 脉

rén mài

一、规范名

【汉文名】任脉。

【英文名】conception vessel。

【注释】奇经八脉之一。起于胞中,下出会阴,向上前行至阴毛部位,沿腹部和胸部正中线直上,经咽喉,至下颌,环绕口唇,沿面颊,分行至目眶下。

二、定名依据

"任脉"一词始载于《内经》,且关于任脉循行、病候等的记载颇多。任脉循行路径在《灵枢·五音五味》《素问·骨空论》等篇中皆有记载,但《素问·骨空论》对任脉的循行路线叙述明确简练,影响较大。

《内经》之后,历代重要医学著作皆沿用"任脉"为正名记载本词,如晋代《脉经》《针灸甲乙经》,隋代《诸病源候论》,唐代《黄帝内经太素》,明代《奇经八脉考》《类经》《备急千金要方》等皆

以"任脉"作为规范名,并沿用至今。这些著作均为古代重要著作,对后世有较大影响。所以"任脉"作为规范名已是共识,也符合术语定名约定俗成的原则。

现代相关著作,如《中医大辞典》《中国医学百科全书·中医学》《中医辞海》以及全国高等中医药院校教材《中医基础理论》等均以"任脉"作为规范名,同时,《中国中医药学主题词表》也以"任脉"作为正式主题词,这些均说明"任脉"作为中医基础理论中的一个规范名已成为共识。

我国2005年出版的由全国科学技术名词审定委员会审定公布的《中医药学名词》亦以"任脉"作为规范名。所以"任脉"作为规范名也符合术语定名的协调一致原则。

三、同义词

未见。

四、源流考释

任脉一词始载于《内经》,《素问·上古天真论》云:"女子……二七,而天癸至,任脉通,太冲脉盛,月事以时下,故有子……七七,任脉虚,太冲脉衰少,天癸竭,地道不通,故形坏而无子也。"[1]1《灵枢·五音五味》:"黄帝曰:妇人无须者,无血气乎?岐伯曰:冲脉任脉皆起于胞中,上循背里,为经络之海,其浮而外者,循腹右上行,会于咽喉,别而络唇口,血气盛则充肤热肉,血独盛者澹渗皮肤,生毫毛。今妇人之生有余于气,不足于血以其数脱血也,冲任之脉,不荣口唇,故须不生焉。"[2]384 皆言及女子、妇人,最初任脉似指女子妊孕之脉。

对于任脉的循行路线,《素问》和《灵枢》皆有明确的叙述,《素问·骨空论》:"任脉者,起于中极之下,以上毛际,循腹里,上关元,至咽喉,上颐循面入目。"[1]204 但和《灵枢·五音五味》"冲脉任脉皆起于胞中"起出相异,一为"起于中极之下",一为"起于胞中"。对此,杨上善《黄帝内经太素·任脉》谓:"中极之下,即是胞中,亦是胞门子户,是则任脉起处同也。"[3]148 认为中极之下正当胞宫的位置,也是胞门、子户的大体位置,所以说任脉的起源实际上是一致的。而就循行路线来看,《素问·骨空论》的记载则更为简练,后世也多循此而发展。

综上所述,任脉在《内经》中的理论已经比较成熟。其后历代重要的相关著作皆沿用该书记载,以"任脉"为正名记载本词,如《难经·二十八难》曰:"任脉者,起于中极之下,以上毛际,循腹里,上关元,至咽喉。"[4]17 基本完全沿用《素问·骨空论》对任脉循行路线的记载,只是少了"上颐循面入目"一句。

晋代著作承袭前人,所论皆在《内经》或《难经》中出现过。如《脉经·平奇经八脉病第四》:"任脉者,起于胞门、子户,夹脐上行,至胸中(一云:任脉者,起于中极之下,以上毛际,循腹里,上关元,至喉咽)。"[5]73《针灸甲乙经·奇经八脉第二》:"冲脉任脉者,皆起于胞中,上循脊里,为经络之海。"[6]16

隋唐时期,对任脉的病症论述较多。如《诸病源候论·产后带下候》:"带下之病,由任脉虚损。任脉为经络之海。产后血气劳损未平复,为风冷所乘,伤于任脉,冷热相交,冷多则白多,热多则赤多也,相兼为带下也。"[7]204《备急千金要方》:"小牛角散……治带下五贲:一曰热病下血;二曰寒热下血;三曰经脉未断,为房事则血漏;四曰经来举重,伤任脉下血;五曰产后脏开经利。"[8]82 另外,《备急千金要方》卷五记载:"凡生后六十日,瞳子成,能咳笑应和人;百日任脉成,能自反覆(一作百五十日。)。"[8]91《针灸关键概念术语考论》认为,"此处的任脉与瞳子、尻骨等并列,指的一具体的器官,根据文义,任脉的功能是主人体转侧,其脉的形态与分布如何,无从考。"[9]79

宋元著作对任脉的论述相比历代较少,《太平圣惠方》[10]2《扁鹊神应针灸玉龙经》[11]97《十四经发挥》[12]76《针灸神书》[13]128 中皆有记载,言及任脉所起和循行及病变,多从前人说。《十四经发挥》所言相对详细,但几同于《灵枢·五音五味》的记载。

明清时期关于任脉的论述相对丰富,特别是李时珍的《奇经八脉考》,对奇经八脉有了专门的论述,且对其循行路线详细论之,《奇经八脉考·任脉》:"任为阴脉之海,其脉起于中极之下,少腹之内,会阴之分(在两阴之间)。上行而外出,循曲骨(横骨上毛际陷中),上毛际,至中极……至承泣而终(目下七分,直瞳子陷中,二穴)。凡二十七穴。《难经》《甲乙经》,并无循面以下之说。任脉之别络,名曰尾翳。下鸠尾,散于腹。实则腹皮痛,虚则痒瘙。"[14]108 对任脉的循行路线描述非常详细清楚,并指出《难经》《甲乙经》没有循面以下之说。另外,明确指出任脉之别络,名曰尾翳,对后世影响很大。除此之外,《针灸大全》[15]79《针灸聚英》[16]104《类经》[17]280《本草乘雅半偈》[18]169《脉理求真》[19]59《温病条辨》[20]75 等皆述及任脉，多沿袭前人观点，故不赘述。

现代有关著作均沿用《内经》的记载以"任脉"作为本词正名，如《中医药学名词》[21]30、《中医学概论》[22]61、国标《中医基础理论术语》[23]40、《中医药常用名词术语辞典》[24]138、《中医大辞典》[25]639、《中国中医药学主题词表》[26]721、《中医辞海》[27]1208、《中国医学百科全书·中医学》[28]359、李德新《中医基础理论》[29]245 等。如《中医药学名词》："任脉，起于胞中，下出会阴，向上前行至阴毛部位，沿腹部和胸部正中线直上，经咽喉，至下颌，环绕口唇，沿面颊，分行至目眶下。"[21]30 南京中医学院《中医学概论》："任脉起于中极之下的会阴部，上出毛际的深部，沿腹内上过关元穴到咽喉，再上至颏下，走面部深入眼内。疾候：任脉病时，在男子易患各种病疝症，在女子易患赤白带下，与少腹结块等症。"[22]61 其他辞书类、教材的相关记载多类于此，所不同者只在详略。

五、文献辑录

《灵枢·五音五味》："黄帝曰：妇人无须者，无血气乎？岐伯曰：冲脉任脉皆起于胞中，上循背里，为经络之海，其浮而外者，循腹右上行，会于咽喉，别而络唇口，血气盛则充肤热肉，血独盛者澹渗皮肤，生毫毛。今妇人之生有余于气，不足于血以其数脱血也，冲任之脉，不荣口唇，故须不生焉。"[2]384。

《素问·上古天真论》："女子……二七，而天癸至，任脉通，太冲脉盛，月事以时下，故有子……七七，任脉虚，太冲脉衰少，天癸竭，地道不通，故形坏而无子也。"[1]1

"骨空论"："任脉者，起于中极之下，以上毛际，循腹里，上关元，至咽喉，上颐循面入目。冲脉者，起于气街，并少阴之经，侠脐上行，至胸中而散。任脉为病，男子内结七疝，女子带下瘕聚。冲脉为病，逆气里急。"[1]204

《黄帝内经太素·任脉》："此经任脉起于胞中，络于唇口。皇甫谧《素问经》：'任脉起于中极之下，以上毛际，循腹里，上关元，至咽喉。'吕广所注《八十一难》本，言任脉与皇甫谧所录文同。检《素问》无此文，唯《八十一难》有前所说。又吕广所注《八十一难》本云：'任脉起于胞门子户，侠脐上行至胸中。'《九卷》又云：'会厌之脉，上经任脉。'但中极之下，即是胞中，亦是胞门子户，是则任脉起处同也。"[4]148

《难经·二十八难》："任脉者，起于中极之下，以上毛际，循腹里，上关元，至咽喉。"[5]17

《脉经·平奇经八脉病第四》："任脉者，起于胞门、子户、夹脐上行，至胸中（一云：任脉者，起于中极之下，以上毛际，循腹里，上关元，至喉咽）。"[6]61

《针灸甲乙经·奇经八脉第二》："冲脉任脉者，皆起于胞中，上循脊里，为经络之海。"[7]16

《诸病源候论·产后带下候》："带下之病，由任脉虚损。任脉为经络之海。产后血气劳损未平复，为风冷所乘，伤于任脉，冷热相交，冷多则白多，热多则赤多也，相兼为带下也。"[8]204

《备急千金要方》卷五："小牛角散……治带下五贲：一曰热病下血；二曰寒热下血；三曰经脉未断，为房事则血漏；四曰经来举重，伤任脉下血；五曰产后脏开经利。五贲之病，外实内虚方。"[9]82"凡生后六十日，瞳子成，能咳笑应和人；百日任脉成，能自反覆（一作百五十日。）百八十日，尻骨成，能独坐；二百一十日，掌骨成，能匍匐；三百日，髌骨成，能独立；三百六十日，膝骨成，能行。此其定法，若不能依期者，必有不平处。"[8]91

《太平圣惠方》卷第七十二："冲脉、任脉皆起于胞内。"[10]2

《扁鹊神应针灸玉龙经·穴法相应三十七穴》："'阴蹻、阴维、任、带、冲，去心腹胁肋在里之疑。'任脉起中极之俞，上毛际曲骨俞。冲脉起气冲并足阳明至胸，散诸部中。带脉起于季胁下一寸八分，周回一身，与任脉同治，阴脉之海也。"[11]97

《十四经发挥·奇经八脉篇》："任脉者，与冲脉皆起于胞中，循脊里，为经络之海。其浮而外者，循腹上行，会于咽喉，别而络唇口，血气盛，则肌肉热；血独盛，则渗灌皮肤生毫毛。妇人有余于气、不足于血，以其月事数下，任冲并伤故也。"[12]76

《针灸神书》："任脉经兮三起于，阴会上曲骨中极，关元石门气海接，阴交神阙水分立，下脘建里循中脘，上脘巨阙起鸠尾，中庭膻中带玉堂，紫宫又行华盖处，璇玑天突廉泉冷，上颐还以承浆起。"[13]128

《奇经八脉考·任脉》："任为阴脉之海，其脉起于中极之下，少腹之内，会阴之分（在两阴之间）。上行而外出，循曲骨……循面，系两目下之中央，至承泣而终（目下七分，直瞳子陷中，二穴），凡二十七穴。《难经》《甲乙经》，并无循面以下之说。任脉之别络，名曰尾翳。下鸠尾，散于腹。实则腹皮痛，虚则痒瘙。"[14]108

《针灸大全·奇经八脉周身交会歌》："任脉起于中极底，脉并少阴之肾经，与任督本于会阴，三脉并起而异行。"[15]79

《针灸聚英·任脉》："任脉者，起于中极之下，以上毛际，循腹里，上关元，至喉咙，属阴脉之海也。任之为言妊也，行腹部中行，为妇人生养之本。"[16]104

《类经·任冲督脉为病》："任脉自前阴上毛际，行腹里，故男女之为病如此。"[17]280

《本草乘雅半偈·鹿茸》："鹿，阳兽也。卧则口接尾闾，以通督脉。性喜食龟，以交任脉；能取所不足以自辅，兽之至灵者也。"[18]169

《脉理求真·汪昂奇经脉歌》："任脉起于会阴，循腹而行于身之前，为阴脉之承任，故曰阴脉之海。"[19]59

《温病条辨·风温、温热、温疫、温毒、冬温》："故以镇肾气补任脉通阴维之龟板止心痛，合入肝搜邪之二甲，相济成功也。"[20]75

《中医学概论》："任脉起于中极之下的会阴部，上出毛际的深部，沿腹内上过关元穴到咽喉，再上至颏下，走面部深入眼内。疾候：任脉

病时，在男子易患各种病疝症，在女子易患赤白带下，与少腹结块等症。"[22]61

《中医辞海》："任脉，基础理论名词。奇经八脉之一，出《素问·骨空论》。任脉的分布部位和循行路线根据《黄帝内经》记载有两条：一支起于小腹部中极穴下面，沿胸腹正中线直上至咽喉，再上颐，循面，入目。一支由胞中贯脊，上循背部正中。任脉的本经穴有：会阴、曲骨、中极、关元、石门、气海、阴交、神阙、水分、下脘、建里、中脘、上脘、巨阙、鸠尾、中庭、膻中、玉堂、紫宫、华盖、天突、廉泉、承浆。交会穴有：承泣、龈交。此外，手太阴肺经的列缺穴通于任脉。任脉的'任'字，有担任、妊养的含义。任脉循行于腹部正中，腹为阴，说明任脉对全身阴经脉气有总揽、总任的作用。故有'总任诸阴'和'阴脉之海'的说法。其脉气与手足各阴经相交会。足三阴与任脉交会于中极、关元，阴维与任脉交会于天突、廉泉，又冲脉与任脉交会于阴交。足三阴经脉上交于手三阴经脉，因此任脉联系了所有阴经。任脉起于胞中，有'主胞胎'的功能，它所经过的石门穴，别名称为'丹田'，为男子贮藏精气，女子维系胞宫之所，又为'生气之原。'任脉循行于胸腹正中，于小腹部与足三阴交会，如脉气失调，多发生前阴诸病，如疝气、白带、月经不调、不育、小便不利、遗尿、遗精、阴中痛等。"[27]1208

《中医大辞典》："任脉……奇经八脉之一。《素问·骨空论》：'任脉者，起于中极之下，以上毛际，循腹里，上关元，至咽喉，上颐，循面入目。'本脉自小腹内起始，下出于会阴部，向前上行于阴毛部位，沿着腹里，经过关元，沿腹正中线直上，经咽喉，至下颌，环绕口唇，经过面部，进入眼目。本经发生病变，主要表现为男子内结七疝，女子带下，腹中结块等。"[25]639

《中国医学百科全书·中医学》："任脉起于胞中，下出会阴，经阴阜沿腹正中线上行，过曲骨、中极、关元、气海，通过胸部、颈部到达下唇内，环绕口唇，在龈交穴接于督脉，并络两目下。任脉是主持全身阴血的经脉。"[28]359

《中医药常用名词术语辞典》："任脉，经络。出《素问·骨空论》。属奇经八脉。起于小腹内，下出会阴，向上行于阴毛部，沿着腹内，向上经过关元等穴，到达咽喉部，再上行环绕口唇，经过面部，进入目眶下的承泣穴。本经的主要病候为疝气、带下、腹中结块等症。"[24]138

《中医药学名词》："任脉……起于胞中，下出会阴，向上前行至阴毛部位，沿腹部和胸部正中线直上，经咽喉，至下颌，环绕口唇，沿面颊，分行至目眶下。"[21]30

《中医基础理论术语》："任脉……属奇经八脉。起于胞中，下出会阴，沿腹上达咽喉，环绕口唇。止于目下。阴脉之海，有总调一身阴气的作用。"[23]40

《中国中医药学主题词表》："任脉，属奇经八脉，起于胞中，下出会阴，向上前行至阴毛部位，沿腹部和胸部正中线直上，经咽喉，至下颌，环绕口唇，沿面颊，分行至目眶下。"[26]721

《中医基础理论》："任脉，起于胞中，下出会阴，至阴阜，沿腹胸正中线上行，至咽喉，上行至下颌部，环绕口唇，沿面颊，分行至目眶下。"[29]275

《针灸关键概念术语考论》："此处的任脉与瞳子、尻骨等并列，指的一具体的器官，根据文义，任脉的功能是主人体转侧，其脉的形态与分布如何，无从考。"[9]79

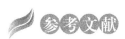参考文献

［1］ 未著撰人.素问[M].北京：中国医药科技出版社，1998：1,204.

［2］ 未著撰人.灵枢[M].北京：中国古籍出版社，2009：384.

［3］ [隋] 杨上善.黄帝内经太素[M].北京：人民卫生出版社，1965：29.

［4］ [旧题] 秦越人.难经[M].北京：科学技术文献出版社，1996：17.

［5］ [晋] 王叔和.脉经[M].北京：中国医药科技出版社，1998：61.

［6］ [晋] 皇甫谧.针灸甲乙经[M].沈阳：辽宁科技出版社，1997：16.

［7］ [唐] 巢元方.诸病源候论[M].沈阳：辽宁科学技术出版社，1997：204.

［8］ [唐] 孙思邈.备急千金要方[M].北京：华夏出版社，2008：82,91.

［9］ 赵京生.针灸关键概念术语考论[M].北京：人民卫生出版社，2012：79.

［10］ [宋] 王怀隐.太平圣惠方[M].郑州：河南科学技术出版社，2015：2.

［11］ [元] 王国瑞.扁鹊神应针灸玉龙经，[M].北京：中医古籍出版社，1990：97.

［12］ [元] 滑寿.十四经发挥[M].上海：上海科学技术出版社，1986：76.

［13］ [宋] 琼瑶真人.针灸神书[M].北京：中医古籍出版社，2014：128.

［14］ [明] 李时珍.奇经八脉考[M].广州：广东科技出版社，1988：108.

［15］ [明] 徐凤.针灸大全[M].北京：人民卫生出版社，1987：79.

［16］ [明] 高武.针灸聚英[M].北京：中医古籍出版社，1998：104.

［17］ [明] 张介宾 类经[M].西安：陕西科学技术出版社，2013：280.

［18］ [明] 卢之颐.本草乘雅半偈[M].北京：人民卫生出版社，1986：169.

［19］ [清] 黄宫绣.脉理求真[M]北京：人民卫生出版社，1959：59.

［20］ [清] 吴瑭.温病条辨[M]北京：人民军医出版社，2005：184.

［21］ 中医药学名词审定委员会.中医药学名词[M].北京：科学技术出版社，2005：30.

［22］ 南京中医学院.中医学概论[M].北京：人民卫生出版社，1958：61.

［23］ 中华人民共和国质量监督检验检疫总局,中国国家标准化管理委员会.中医基础理论术语(GB/T 20348—2006)[S].北京：中国标准出版社，2006：40.

［24］ 李振吉.中医药常用名词术语辞典[M].北京：中国中医药出版社，2001：138.

［25］ 李经纬,邓铁涛.中医大辞典[M].北京：人民卫生出版社，1995：639.

［26］ 吴兰成.中国中医药学主题词表[M].北京：中国古籍出版社，2008：721.

［27］ 袁钟,等.中医辞海[M].北京：中国医药科技出版社，1992：1208.

［28］ 《中医学》编辑委员会.中医学[M]//钱信忠.中国医学百科全书.上海：上海科学技术出版社，1997：359.

［29］ 李德新.中医基础理论[M].北京：人民卫生出版社，2011：275.

（白红霞）

血 分

xuě fèn

一、规范名

【中文名】血分。

【英文名】xuefen。

【注释】温热病最深重的病理阶段,邪热壅盛,迫血妄行,扰乱心神,伤阴动风。

二、定名依据

"血分"作为温热病最深重的病理阶段,邪热壅盛,迫血旺行,扰乱心神,伤阴动风的病理阶段的命名首见于清戴天章《广瘟疫论》,其后一直沿用。

自清戴天章《广瘟疫论》提出"血分"一词,清代《温热论》《温病条辨》《医学实在易》《温热经纬》等均将温热病最深重的病理阶段或病位,邪热壅盛,迫血妄行,扰乱心神,伤阴动风命名为"血分"。这些著作均为清代很有影响的重要著作,所以"血分"作为规范名便于达成共识,符合术语定名的约定俗成原则。

我国目前已出版的标准用书国标《中医基础理论术语》以"血分"作为规范名;《中国中医药学术语集成·基础理论与疾病》和《WHO 西太平洋地区传统医学名词术语国际标准》亦遵之;现代有代表性的辞书《中医大辞典》《中医辞海》《中医药常用名词术语辞典》等均以"血分"作为规范名记载;普通高等教育国家级教材《中医基础理论》亦以"血分"为正名。这说明"血分"作为规范名已达成共识。

我国 2005 年出版的由全国科学技术名词审定委员会审定公布的《中医药学名词》已以"血分"作为规范名,所以"血分"作为规范名也符合术语定名的协调一致原则。

三、同义词

未见。

四、源流考释

"血分"一词有关记载最早见于《内经》,《灵枢·决气》说:"中焦受气,取汁变化而赤,是谓血。"[1]147《灵枢·邪客》又说:"营气者,泌其津液,注之于脉,化以为血,以营四末,内注五脏六腑。"[1]563 尽管没有提到"血分"一词,此乃卫气营血运行变化的最早描述,后世卫气营血辨证之肇始。

汉代张仲景《金匮要略》,指妇科疾病,由经水不通而致的水气病。如"水气病脉证并治":"少阳脉卑,少阴脉细,男子则小便不利,妇人则经水不通,经水前断,后病水,名曰血分。"[2]488 此"血分"特指一种由月经所导致的妇科病。

晋代王叔和《脉经》、隋代巢元方《诸病源候论》均沿用《金匮要略》之说,如《脉经·平妊娠胎动血分水分吐下腹痛证第二》曰:"少阴脉沉而滑,沉则为在里,滑则为实,沉滑相抟,血结胞门,其藏不泻,经络不通,名曰血分。"[3]434《诸病源候论·血分候》亦曰:"血分病者,是经血先断,而后成水病。以其月水壅涩不通,经血分而为水,故曰血分。"[4]187 此时期"血分"的含义沿袭了《金匮要略》的含义。

宋金元时期,部分医家沿用了《金匮要略》将"血分"作为一种妇科疾病,并指出了"血分"的治疗及预后,如宋赵佶《圣济总录·妇人血分》:"《脉经》曰经水前断,后病水者,名为血分,久之不治。"[5]284 宋陈无择《三因极一病证方论·调经散》:"气分血分,不可不辨。要当随所因脉证治之,宜得其情。调经散治血分固效,但力浅难凭,不若吴茱萸汤、枳术汤、夺魂散、大调经散,皆要药也。"[6]245 宋陈自明《妇人大全良方·月经绪论第一》:"盖被惊则血气错乱,经脉斩然不行,逆于身则为血分、痨瘵等疾。"[7]10

此时期另部分医家则把"血分"泛指病在血者,指感邪较深,与"气分"感邪较浅相对而言。如金代张元素《医学启源》卷上曰:"三焦,手少阳,为父气。气分热,柴胡饮子、白虎汤;血分热,桃仁承气汤、清凉饮子;通治其热之气,三黄丸、黄连解毒汤是也。"[8]28 此气分、血分即指病邪之深浅。病情轻浅为气分,病情加重入里,为血分。他如宋代杨士瀛《仁斋直指方论》卷二:"苍术汤、胃风汤治湿伤气分,白痢便脓;地黄汤、芍药汤主热伤血分,赤痢下血。"[9]64 元代王好古《汤液本草》卷四:"然仲景治七种湿证,小便不利,无一药犯牵牛者,仲景岂不知牵牛能泻湿利小便?为湿病之根在下焦,是血分中气病,不可用辛辣气药,泻上焦太阴之气故也。"[10]115 元代杜清碧《史氏重订敖氏伤寒金镜录》卷:"红星舌……乃脏腑血分皆热也。"[11]10《丹溪心法·痛疽八十五》:"热在血分之极细,初觉,先以青皮、甘草节。后破当养血。初腿肿,以人参、黄连、茯苓各二钱,栝蒌子四十八粒,作二帖,入竹沥,热饮之。"[12]95 然之。

明清时期,大部分医家仍将血的功能活动范围称为"血分",如明代戴思恭《推求师意》[13]3、陶节庵《伤寒六书》[14]61、王纶《明医杂著》[15]218、薛己《内科摘要》[16]62、周慎斋《慎斋遗书》[17]183、李时珍《本草纲目》[18]29、张介宾《类经》[19]37,清代喻昌《尚论篇》[20]103、张志聪《黄帝内经素问集注》[21]26、黄元御《四圣心源》[22]98、薛雪《医经原旨》[23]119、陈念祖《医学实在易》[24]121、齐有堂《齐氏医案》[25]265、唐宗海《血证论》[26]50 等。

清代末年,疫病流行,"血分"作为温热病最深重的病理阶段,邪热壅盛,迫血妄行,扰乱心神,伤阴动风的命名始于清代戴天章《广瘟疫论》,指出其症状是邪热壅盛,扰乱心神而出现谵语,治疗用犀角地黄汤凉血开窍。如《广瘟疫论》卷三:"有热入血分而蓄血,血热蒸心而谵语者,脉沉结,或涩,心下至少腹凡有痛处拒按而软者是,犀角地黄汤、桃仁承气汤、抵当汤选用。"[27]49 同一时期,清代叶天士《温热论》第一章:"温病大纲 肺主气属卫;心主血属营。辨营卫气血虽与伤寒同,若论治法,则与伤寒大异。"[28]1 阐述温热病卫气营血辨证,其本质与伤寒六经辨证雷同,然治疗方法则迥异。再如《温热论》第四章:"邪留三焦 再论气病有不传血分,而邪留三焦,犹之伤寒中少阳病也。"[28]23 探讨温热病的传变规律。又如《温热论》第八章:"绛舌,若烦渴烦热,舌心干,四边色红,中心或黄或白者,此非血分也,乃上焦气热烁津,急用凉膈散散其无形之热,再看其后转变可也。"[28]46 描述了气分证的临床表现,病机转变及治法方药,观察其是否进一步转变。清代叶天士《临证指南医案》卷五:"今脉数,舌紫,渴饮,气分热邪未去,渐次转入血分。"[29]236 叶天士首开了温热病卫气营血辨证的大法,进一步阐述了在温病病机演变的过程中,继卫分、气分、营分之后的最深入阶段为血分,病及心、肝、肾、血脉等,已届后期或极期,病情危笃,以动血耗血,瘀热内阻为其主要病理变化,以出血、斑疹、舌质深绛为其临床特征。之后,吴瑭《温病条辨》:"热证七、八日脉微小者,邪气深入下焦血分,逼血从小便出,故溲血,肾精告竭,阴液不得上潮,故口中干;脉至微小,不惟阴精竭,阳气亦从而竭矣,死象自明,舌本烂,肾脉、胆脉、心脉皆循喉咙系舌本,阳气深入,则一阴一阳之火结于血分,肾水不得上济,热退犹可生,热仍不止,故曰死也。"[30]7 吴瑭更详尽阐释了血分证的成因及预后转归。王孟英《温热经纬》[31]20、雷丰《时病论》[32]52 等皆从之。

现代有关著作大部分沿用《广瘟疫论》的记载,以"血分"作为规范名,如《中医基础理论》[33]279《中医基础理论术语》[34]77《WHO 西太平洋地区传统医学名词术语国际标准》[35]39《中医辞海》[36]1241《中国中医药学术语集成·基础理论与疾病》[37]126《中医药学名词》[38]55 等。《中医药常用名词术语辞典》[39]139《中医大辞典》[40]658 等认为描述为温热病学辨证阶段或病位,指病邪最深入的阶段或病位更准确。

须予指出的是"血分"尚有其他的含义,《金匮要略》将"血分"作为一种妇科疾病;《医学启源》"血分"泛指病在于血者,指血的功能活动范围,与气分相对而言。

自《广瘟疫论》之后,"血分"一词一直沿用,根据名词审定的单义性原则,我国 2005 出版的由中医药学名词审定委员会审定公布的《中医药学名词》释义为:"温热病最深重的病理阶段,邪热壅盛,迫血妄行,扰乱心神,伤阴动风。"[38]55 该释义客观准确地表达"血分"的科学内涵和本质属性,因而以"血分"作为规范名。

五、文献辑录

《灵枢·决气》:"中焦受气,取汁变化而赤,是谓血。"[1]147

"邪客":"营气者,泌其津液,注之于脉,化以为血,以营四末,内注五脏六腑。"[1]563

《金匮要略·水气病脉证并治》:"少阳脉卑,少阴脉细,男子则小便不利,妇人则经水不通,经水前断,后病水,名曰血分。"[2]488

《脉经·平妊娠胎动血分水分吐下腹痛证第二》:"少阴脉沉而滑,沉则为在里,滑则为实,沉滑相搏,血结胞门,其藏不泻,经络不通,名曰血分。"[3]434

《诸病源候论·血分候》:"血分病者,是经血先断,而后成水病。以其月水壅涩不通,经血分而为水,故曰血分。"[4]187

《圣济总录·妇人血分》:"《脉经》曰经水前断,后病水者,名为血分,久之不治。"[5]284

《三因极一病证方论·调经散》:"气分血分,不可不辨。要当随所因脉证治之,宜得其情。调经散治血分固效,但力浅难凭,不若吴茱萸汤、枳术汤、夺魂散、大调经散,皆要药也。"[6]245

《医学启源》卷上:"三焦,手少阳,为父气。

气分热,柴胡饮子、白虎汤;血分热,桃仁承气汤、清凉饮子;通治其热之气,三黄丸、黄连解毒汤是也。"[8]28

《妇人大全良方·月经绪论第一》:"盖被惊则血气错乱,经脉斩然不行,逆于身则为血分、瘀瘕等疾。"[7]10

《仁斋直指方论》卷二:"苍术汤、胃风汤治湿伤气分,白痢便脓;地黄汤、芍药汤主热伤血分,赤痢下血。"[9]64

《汤液本草》卷四:"然仲景治七种湿证,小便不利,无一药犯牵牛者,仲景岂不知牵牛能泻湿利小便?为湿病之根在下焦,是血分中气病,不可用辛辣气药,泻上焦太阴之气故也。"[10]115

《史氏重订敖氏伤寒金镜录·第五》:"红星舌……乃脏腑血分皆热也。"[11]10

《丹溪心法》卷五:"热在血分之极细,初觉,先以青皮、甘草节。后破当养血。初腿肿,以人参、黄连、茯苓各二钱,栝蒌子四十八粒,作二帖,入竹沥,热饮之。"[12]95

《推求师意》卷上:"若脾胃郁伏痰涎,用之必效,苟或无痰,止是暑结荣分,独应足太阴血分热者,当发唇疮,此方无效。形壮而色紫黑,病在血分,则开其涩滞。"[13]3

《伤寒六书》卷一:"头疼发热,恶寒,已后传进三阳血分,变出四肢厥冷,乍温,大便燥实,谵语发渴,扬手掷足,不恶寒反怕热,脉沉有力,此见传经热证,谓之阳厥。"[14]61

《明医杂著》卷六:"滋肾丸……治热在血分,不渴,而小便不利,或肾虚足热,腿膝无力等症。"[15]218

《内科摘要》卷下:"滋肾丸……治热在血分,不渴而小便不利,或肾虚足热,腿膝无力,不能履地。"[16]62

《慎斋遗书》卷九:"腹痛……亦有血滞作痛者,必大小便见血,口内出血,以四物汤加延胡、香附、肉桂,从血分治之。凡痛在上下左右,俱是血分,血分宜血药,求汗则愈。"[17]183

《本草纲目》:"湿热之邪留于血分,而为痹痛肿注、二便不通者，宜苦寒之药下引，通其前后，而泄血中之滞，防己之类是也。"[18]29

《类经》卷四："愚按：酒为水谷之液，血为水谷之精，酒入中焦，必求同类，故先归血分。"[19]37

《尚论篇》卷二："阳明气血俱多，以漱水不欲咽，知邪入血分。见已下脉数不解，反六七日不大便，则宜抵当以下其血；若已下脉数不解，而下利不止，则不宜抵当之峻，但当消悉以清其血分热邪，若血分之邪不除，必协热而便脓血矣。"[20]103

《黄帝内经素问集注》卷二："如邪在气分，则当守其阴血，而勿使邪入于阴。如邪在血分，则当守其阳气，而勿使阴邪伤阳。定其血分气分之邪，而各守其部署。"[21]26

《广瘟疫论》卷三："有热入血分而蓄血，血热蒸心而谵语者，脉沉结，或涩，心下至少腹凡有痛处拒按而软者是，犀角地黄汤、桃仁承气汤、抵当汤选用。"[27]49

《温热论》："肺主气属卫；心主血属营。辨营卫气血虽与伤寒同；若论治法，则与伤寒大异。"[28]1"再论气病有不传血分，而邪留三焦，犹之伤寒中少阳病也。"[28]23"若烦渴烦热，舌心干，四边色红，中心或黄或白者，此非血分也，乃上焦气热烁津，急用凉膈散散其无形之热，再看其后转变可也。"[28]46

《临证指南医案》卷五："今脉数，舌紫，渴饮，气分热邪未去，渐次转入血分。"[29]236

《四圣心源》卷七："肝藏血而左升，肺藏气而右降，气分偏虚，则病于右，血分偏虚，则病于左，随其所虚而病枯槁，故曰偏枯。"[22]98

《医经原旨》卷二："赤瓣、飧泄，火居血分，若脉小而手足寒，是为相反，所以难已。"[23]119

《温病条辨》："热证七、八日脉微小者，邪气深入下焦血分，逼血从小便出，故溲血，肾精告竭，阴液不得上潮，故口中干；脉至微小，不惟阴精竭，阳气亦从而竭矣，死象自明。舌本烂，肾脉、胆脉、心脉皆循喉咙系舌本，阳邪深入，则一阴一阳之火结于血分，肾水不得上济，热退犹可生，热仍不止，故曰死也。"[30]7

《医学实在易》卷三："桂枝、麻黄驱表寒，干姜、附子温里寒，羌活、独活祛表之风寒，吴茱萸、川乌温里之风寒，肉桂去血分之寒，香附佐姜附除气分之寒，一隅三反可也。"[24]121

《温热经纬》卷二："病形如初，指百合病首节而言，地黄取汁，下血分之瘀热，故云：大便当如漆，非取其补也。至三四日，目赤如鸠眼，热伤血分也。"[31]20

《齐氏医案》卷六："况痧又有内证所伤，将邻于死者，男方犯此，一似蓄血而血分之治法不同；女子犯此，一似倒经而气分之治法亦异。"[25]265

《时病论》卷三："临证治案丰亦从本调治，勉以干地、阿胶养其真阴；丹皮、白芍清其血分；禹粮、赤石止痢固脱；银花、甘草养血解毒；生苡、茯苓扶其脾而渗其湿；东参、荷叶挽其正而升其清。"[32]52

《血证论》卷二："可见咳嗽吐红之证，多有因外感者，古法用麻黄，乃劫病之剂，且是气分之药，于血分尚少调治。须知咳因气病，然使不犯血分，又何缘而失血也哉？故必以兼顾血分为宜。"[26]50

《中医辞海》："血分……中医学术语。① 温热病学辨证阶段或病位。指病邪最深入的阶段或病位。泛指病邪侵犯心、肝、肾时的病变性质。② 泛指病在于血者。③ 病证名。指妇人先有经水不通，而后得水气病。出《金匮要略·水气病脉证并治》：'经水前断，后病水，名曰血分。'"[36]1241

《中医药常用名词术语辞典》："血分……① 气血。指血的功能活动范围。与气分相对而言。② 病机。见《温热经纬·叶香岩外感温热篇》。在温病病机演变的过程中，继卫分、气分、营分之后的最深入阶段，病及心、肝、肾、血脉等。已届后期或极期，病情危笃，以动血耗血，瘀热内阻为其主要病理变化，以出血、斑疹、舌质深绛为其临床特征。参见血分证条。③ 疾病。见《金匮要略·水气病脉证并治》。妇人先经闭而后水肿，是由血寒而凝、阻滞水道所致。"[39]139

《中医基础理论》："血分：属温病的晚期，病

《中医大辞典》:"血分……① 温热病卫气营血辨证中最深入的阶段或病位,包括心、肝、肾等脏受病。参卫气营血辨证条。② 泛指病在于血者,与气分相对而言。③ 病证名。妇人先有经水不通,而后得水气病。《金匮要略·水气病脉证并治》:'经水前断,后病水,名曰血分。'"[40]658

《中医药学名词》:"血分……温热病最深重的病理阶段,邪热壅盛,迫血妄行,扰乱心神,伤阴动风。"[38]55

《中国中医药学术语集成·基础理论与疾病》:"血分证……【定义】指温热病邪深入阴血,导致动风耗阴所表现的一类证候(中医诊断学)。"[37]126

《中医基础理论术语》:"血分……温热邪气,侵入血分,动血耗血,瘀热内阻的病理变化。"[34]77

《WHO西太平洋地区传统医学名词术语国际标准》:"血分…… blood aspect the deepest stratum of the body involved in the severest stage of an acute febrile disease."[35]39

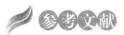 参考文献

[1] 未著撰人.灵枢经[M].何文彬,谭一松校注.北京:中国医药科技出版社,1998:147,563.

[2] [汉]张仲景.金匮要略[M].陈纪藩主编.北京:人民卫生出版社,2003:488.

[3] [晋]王叔和.脉经[M].吴承玉,王鲁芬点校.北京:中国医药科技出版社,1998:434.

[4] [隋]巢元方.诸病源候论[M].黄作阵点校.沈阳:辽宁科学技术出版社,1997:187.

[5] [宋]赵佶.圣济总录[M].北京:科学出版社,1998:284.

[6] [宋]陈无择.三因极一病证方论[M].北京:人民卫生出版社,1957:245.

[7] [宋]陈自明.妇人大全良方[M].北京:人民卫生出版社,1992:10.

[8] [金]张元素.医学启源[M].北京:人民卫生出版社,1978:28.

[9] [宋]杨士瀛.仁斋直指方论[M].福州:福建科学技术出版社,1989:64.

[10] [元]王好古.汤液本草[M].北京:人民卫生出版社,1987:115.

[11] [元]杜清碧.史氏重订敖氏伤寒金镜录[M].上海:上海卫生出版社,1956:10.

[12] [元]朱丹溪.丹溪心法[M].鲁兆麟,等点校.辽宁:科学技术出版社,1997:95.

[13] [明]戴思恭.推求师意[M].南京:江苏科学技术出版社,1984:3.

[14] [明]陶节庵.伤寒六书[M].北京:人民卫生出版社,1990:61.

[15] [明]王纶.明医杂著[M].南京:江苏科学技术出版社,1985:218.

[16] [明]薛己.内科摘要[M].申玮红校注.北京:中国医药科技出版社,2012:62.

[17] [明]周慎斋.慎斋遗书[M].上海:上海科学技术出版社,1959:183.

[18] [明]李时珍.本草纲目[M].太原:山西科学技术出版社,2014:29.

[19] [明]张介宾.类经[M].北京:中国中医药出版社,1997:37.

[20] [清]喻昌.喻嘉言医学三书:尚论篇[M].万友生,等校注.南昌:江西人民出版社,1984:103.

[21] [清]张志聪.黄帝内经素问集注[M].王宏利,吕凌校注.北京:中国医药科技出版社,2014:26.

[22] [清]黄元御.黄元御医籍经典:四圣心源[M].太原:山西科学技术出版社,2011:98.

[23] [清]薛雪.医经原旨[M].上海:上海中医学院出版社,1992:119.

[24] [清]陈念祖.医学实在易[M].福州:福建科学技术出版社,1982:121.

[25] [清]齐有堂.齐氏医案[M].北京:中国中医药出版社,1997:265.

[26] [清]唐宗海.血证论[M].北京:中国中医药出版社,1996:50.

[27] [清]戴天章.广瘟疫论[M].北京:人民卫生出版社,1992:49.

[28] [清]叶天士.温热论[M].魏汉奇,袁宝庭注.北京:中国中医药出版社,1993:1,23,46.

[29] [清]叶天士.临证指南医案[M].北京:中国中医药出版社,2008:236.

[30] [清]吴瑭.温病条辨[M].徐树楠,王亚利,杨子,等注.石家庄:河北科学技术出版社,1996:7.

[31] [清]王孟英.温热经纬[M].沈阳:辽宁科学技术出版社,1997:20.

[32] [清]雷丰.时病论[M].北京:人民卫生出版社,1964:52.

[33] 孙广仁.中医基础理论[M].北京:中国中医药出版社,2002:279.

[34] 中华人民共和国国家质量监督检验检疫总局,中国国家标准化管理委员会.中医基础理论术语(GB/T

20348—2006）［M］.北京：中国标准出版社，2006：77.

［35］世界卫生组织（西太平洋地区）.WHO 西太平洋地区传统医学名词术语国际标准［M］.北京：北京大学医学出版社，2009：39.

［36］袁钟，图娅，蔡景峰，等.中医辞海［M］.北京：中国医药科技出版社.1999：1241.

［37］宋一伦，杨学智.基础理论与疾病［M］//曹洪欣，刘保延.中国中医药学术语集成.北京：中医古籍出版社，2005：126.

［38］中医药学名词审定委员会.中医药学名词［M］.北京：科学出版社，2005：55.

［39］李振吉.中医药常用名词术语辞典［M］.北京：中国中医药出版社，2001.139.

［40］李经纬，余瀛鳌，蔡景峰，等.中医大辞典［M］.2 版.北京：人民卫生出版社，2005：658.

（唐学敏）

1 • 072

血 脱

xuè tuō

一、规范名

【汉文名】血脱。

【英文名】blood depletion。

【注释】各种急性大出血，导致的血海空虚，血液脱失的危重病理变化。

二、定名依据

"血脱"作为指大出血导致的血海空虚，血液脱失的危重病理变化的名称，最早见于《内经》，同书多次出现"脱血"一词，或是指血液脱失后的病理变化或仅是指失血之意。

晋唐时期，血脱、脱血两个术语在文献中同时使用。宋代，文献中血脱、脱血两个术语并用的情况仍然存在。"血脱"与"脱血"概念不完全相同，"血脱"是病机变化，而"脱血"有病机变化的，也有指症状的，文中多处的"脱血"指失血症状。

明清两代至民国时期均有大量文献沿用《内经》的记载，使用"血脱"这一术语，如明代《医学正传》《明医杂著》《本草纲目》《证治准绳》《类经》，清代《医方集解》《冯氏锦囊秘录》《医学心悟》《四圣心源》，民国时期《中风斠诠》《医学衷中参西录》等。这些著作均为历代的重要著作，对后世有较大影响。所以"血脱"作为规范名便于达成共识，符合术语定名的约定俗成原则。

现代相关著作如《中医辞海》《中医大辞典》《中国中医药学术语集成·基础理论与疾病》、国标《中医基础理论术语》《中医药常用名词术语辞典》《中医药学名词》《中国中医药学主题词表》等均以"血脱"作为正名，说明"血脱"作为规范名已经成为共识。

三、同义词

【又称】"脱血"（《内经》）。

四、源流考释

"血脱"一词最早见于《内经》，《灵枢·决气》篇曰："精脱者，耳聋；气脱者，目不明；津脱者，腠理开，汗大泄；液脱者，骨属屈伸不利，色夭，脑髓消，胫酸，耳数鸣；血脱者，色白，夭然不泽，其脉空虚，此其候也。"[1]68 文中一是对精脱、气脱、津脱、液脱、血脱五类患者的症状进行对比，二是对血脱患者面部的颜色、光泽度、脉象进行清晰的描述。指出血脱患者面色白，皮肤无光泽，脉象空虚。血脱在此指大出血，导致的血海空虚，血液脱失的危重病理变化。《内经》

307

中还最早出现"脱血"一词，如《素问·平人气象论》："臂多青脉，曰脱血……安卧脉盛，谓之脱血……风热而脉静，泄而脱血脉实，病在中脉虚，病在外脉涩坚者，皆难治，命曰反四时也。"[2]77,78 上述此处的脱血和血脱意义基本一致，是指血液脱失后的病理变化。但在《灵枢·五音五味》："今妇人之生，有余于气，不足于血，以其数脱血也，冲任之脉，不荣口唇，故须不生焉。"[1]113《黄帝内经素问》卷第十一："病名血枯，此得之年少时，有所大脱血，若醉入房中，气竭肝伤，故月事衰少不来也。"[2]152,153 中的脱血仅是指失血之意。

晋唐时期，血脱、脱血两个术语在文献中同时使用。如晋代皇甫谧《针灸甲乙经》引用《内经》之语，文中同时使用了血脱、脱血。卷一曰："血脱者，色白，夭然不泽。"[3]21 卷二曰："妇人有余于气，不足于血，以其月水下，数脱血，任冲并伤故也。"[3]46 唐代杨上善《黄帝内经太素》曰："风热之病虚，故多脱洩。血脱也。"[4]209《黄帝内经太素》："臂多青脉曰脱血……尺地络脉青黑为寒，即知脱血，以其阳虚，阴盛乘阳，故脉青之……尺脉盛，谓之脱血。"[4]208 孙思邈《备急千金要方》卷二十八："春夏沉涩，秋冬浮大，病热脉静，泄痢脉大，脱血脉实，病在中脉坚实，病在外脉不实，名逆四时，皆难疗也。"[5]490《备急千金要方》卷十三："若脉气实则热，热则伤心，使人好怒，口为色赤，甚则言语不快，血脱色，干燥不泽，食饮不为肌肤。"[5]241

宋代，文献中血脱、脱血两个术语并用的情况仍然存在。如窦材《扁鹊心书》曰："更有血脱、神脱、精脱、津脱、液脱，若汗脱即津液脱也。"[6]44 唐慎微《证类本草》卷第十九："病名血枯，得之年少时，有所大脱血。"[7]544 但是，我们看到"血脱"与"脱血"概念不完全相同，"血脱"是病机变化，而"脱血"有病机变化的，也有指症状的，文中多处的"脱血"指失血症状。

明清两代至民国时期均有大量文献使用"血脱"这一术语，如明代《医学正传》[8]172《明医杂著》[9]7《本草纲目》[10]48《证治准绳》[11]331《类经》[12]81，清代《医方集解》[13]329《冯氏锦囊秘录》[14]81《医学心悟》[15]38《四圣心源》[16]37,38，民国时期《中风斠诠》[17]134,135《医学衷中参西录》[18]237 等。

现代的有关著作均沿用《内经》的记载以"血脱"作为正名，如《中医辞海》[19]1250《中医大辞典》[20]660《中国中医药学术语集成·基础理论与疾病》[21]128、国标《中医基础理论术语》[22]61《中医药常用名词术语辞典》[23]140《中医药学名词》[24]46《中国中医药学主题词表》[25]1147。同时，也将"脱血"作为又称，如《中医大辞典》："血脱……出《灵枢·决气》。又名脱血。"[20]660,661

总之，"血脱"在《内经》中是指大出血，导致的血海空虚，血液脱失的危重病理变化，后世均指此说。同书中出现的"脱血"有时同于此意，但多数情况是指失血这一种症状。

五、文献辑录

《灵枢经·决气》："精脱者，耳聋；气脱者，目不明；津脱者，腠理开，汗大泄；液脱者，骨属屈伸不利，色夭，脑髓消，胫酸，耳数鸣；血脱者，色白，夭然不泽，其脉空虚，此其候也。"[1]68

"五音五味"："今妇人之生，有余于气，不足于血，以其数脱血也，冲任之脉，不荣口唇，故须不生焉。"[1]113

《黄帝内经素问》卷五："臂多青脉，曰脱血……安卧脉盛，谓之脱血……风热而脉静，泄而脱血脉实，病在中脉虚，病在外脉涩坚者，皆难治，命曰反四时也。"[2]77,78

卷十一："病名血枯，此得之年少时，有所大脱血，若醉入房中，气竭肝伤，故月事衰少不来也。"[2]152,153

《针灸甲乙经》卷一："血脱者，色白，夭然不泽；脉脱者，其脉空虚。"[3]21

卷二："妇人有余于气，不足于血，以其月水下，数脱血，任冲并伤故也。"[3]46

《黄帝内经太素》卷十五："臂多青脉曰脱

血……尺地络脉青黑为寒，即知脱血，以其阳虚，阴盛乘阳，故脉青 之 ……尺脉盛，谓之脱血。"[4]208"风热之病虚，故多脱洩。血脱也。"[4]209

《备急千金要方》卷十三："若脉气实则热，热则伤心，使人好怒，口为色赤，甚则言语不快，血脱色，干燥不泽，饮食不为肌肤。"[5]241

卷二十八："春夏沉涩，秋冬浮大，病热脉静，泄痢脉大，脱血脉实，病在中脉坚实，病在外脉不实，名逆四时，皆难疗也。"[5]490

《证类本草》卷十九："病名血枯，得之年少时，有所大脱血。若醉入房，中气竭肝伤，故月事衰少不来。"[7]544

《扁鹊心书》卷中："更有血脱、神脱、精脱、津脱、液脱，若汗脱即津液脱也。"[6]44

《医学正传》卷五："亦有绝无风邪，而亦能使人筋脉挛急，而为角弓反张之候者，血脱无以养筋故也。"[8]172

《明医杂著》卷一："若或肌肤发热，面目赤色，烦渴引饮，此血脱发躁，宜用当归补血汤。"[9]7

《本草纲目》卷一："脱者，气脱也，血脱也，精脱也，神脱也……下血不已，崩中暴下，诸大亡血，皆血脱也。"[10]48

《杂病证治准绳·滞下》："真气不禁，形质不收，乃血脱也。"[11]331

《类经》卷五："血脱则气去，气去则寒凝，凝泣则青黑，故臂见青色。"[12]81

《医方集解·收涩之剂》："如汗出亡阳，精滑不禁，泄痢不止，大便不固，小便自遗，久嗽亡津，此气脱也；若亡血不已，崩中暴下，诸大吐衄，此血脱也。"[13]329

《冯氏锦囊秘录·杂证大小合参》卷一："其血脱补气者，虽谓阳旺，能生阴血，究竟因当脱势危迫，而补血难期速效，故不得已，为从权救急之方。"[14]81

《医学心悟》卷一："更有去血过多，成升斗者，无分寒热，皆当补益，所谓血脱者益其气，乃阳生阴长之至理。"[15]38

《四圣心源》卷三："木陷则血脱于下，而肺金失敛，则血上溢，金逆则气郁于上，而肝木不升，则气下结。"[16]37,38

《中风斠诠》卷三："至谓产后血晕，不省人事，则多是血脱于下，阳浮于上，气升火升，扰乱神明，法宜降逆破瘀，镇定浮阳。"[17]134,135

《医学衷中参西录·保元寒降汤》："治吐血过多，气分虚甚，喘促咳逆，血脱而气亦将脱。"[18]237

《中医辞海》："血脱……病证名。因先天禀赋不足，或思虑、劳倦、房室、酒食所伤，或慢性出血后，以致真阴亏损，血海空虚所致的面色苍白，火然失泽，头晕目花，四肢清冷，脉空虚弱。《灵枢·决气》：'血脱者，色白，火然不泽。'《灵枢经》曰：'冲脉为血之海，血海不足，则身少血色，面无精光。是名血脱。'治宜益阴补血，方用四物汤、补荣汤、加减四物汤。如大量出血，先以独参汤、参附汤益气固脱。见脱血条。"[19]1250

《中医药常用名词术语辞典》："血脱……病机。出《灵枢·决气》。又名脱血、血液脱失。多因先天禀赋不足，或因思虑、劳倦、房室、酒食所伤，或因慢性出血后，血海空虚而成。症见面色淡白、夭然不泽、头晕目花、四肢清冷、脉空虚。或兼见失血。若因急性大量出血而成血脱者，可见失血性休克。"[23]140

《中医大辞典》："血脱……病证名。出《灵枢·决气》。又名脱血。《杂病源流犀烛·诸血源流》：'脱血，冲脉病也。《灵枢经》曰：冲脉为血之海，血海不足，则身少血色，面无精光。是名血脱。'因先天禀赋不足，或思虑、劳倦、房室、酒食所伤，或慢性出血后，以致真阴亏损，血海空虚而成。症见面白、夭然不泽、头晕目花、四肢清冷、脉空虚。或兼见失血。治宜益阴补血，可用四物汤，补荣汤，加减四物汤等方。如见大量出血，可用独参汤，参附汤。"[20]660,661

《中医药学名词》："血脱……各种急性大出血，导致的血海空虚，血液脱失的危重病理变化。"[24]46

《中国中医药学术语集成·基础理论与疾病》："血脱……因突然大量失血，以致血脉空虚，全身失却血液濡养，气血欲脱。以出血，面色苍白，脉微或芤，血压显著降低为主要表现的脱病类疾病。"[21]128

《中医基础理论术语》："血脱……出血而致血海空虚，血液脱失的危重病理变化。"[22]61

《中国中医药学主题词表》："血脱……属血病……突然大量出血或长期反复出血，血液亡脱于外，以面色苍白、头晕眼花、心悸怔忡、气微而短、四肢清冷、舌淡脉芤等为常见症的证候。"[25]1147

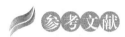 参考文献

[1]　未著撰人.灵枢经[M].北京：人民卫生出版社，2012：68，113.

[2]　未著撰人.黄帝内经素问[M].北京：人民卫生出版社，2012：77，78，152，153.

[3]　［晋］皇甫谧.针灸甲乙经[M].黄龙祥整理.北京：人民卫生出版社，2006：21，46.

[4]　［唐］杨上善.黄帝内经太素（附黄帝内经明堂）[M].李云点校.北京：学苑出版社，2007：208，209.

[5]　［唐］孙思邈.药王千金方[M].高文柱主编.北京：华夏出版社，2004：241，490.

[6]　［宋］窦材.扁鹊心书[M].宋白杨校注.北京：中国医药科技出版社，2011：44.

[7]　［宋］唐慎微.证类本草[M].郭君双，金秀梅，赵益梅校注.北京：中国医药科技出版社，2011：544.

[8]　［明］虞抟.医学正传[M].张丽君，丁侃校注.北京：中国医药科技出版社，2011：172.

[9]　［明］王纶，［明］薛己注.明医杂著[M].王振国，董少萍整理.北京：人民卫生出版社，2007：7.

[10]　［明］李时珍.本草纲目[M].刘衡如，刘山永校注.北京：华夏出版社，2011：48.

[11]　［明］王肯堂.证治准绳：杂病证治准绳[M].倪和宪点校.北京：人民卫生出版社，2014：331.

[12]　［明］张景岳.类经[M].范志霞校注.北京：中国医药科技出版社，2011：81.

[13]　［清］汪昂.医方集解[M].苏礼，焦振廉，任娟莉，等整理.北京：人民卫生出版社，2006：329.

[14]　［清］冯兆张.冯氏锦囊秘录[M].田思胜，马梅青，尹桂平，等校注.北京：中国医药科技出版社，2011：81.

[15]　［清］程国彭.医学心悟[M].田代华整理.北京：人民卫生出版社，2006：38.

[16]　［清］黄元御.四圣心源[M].孙洽熙校注.北京：中国中医药出版社，2009：37，38.

[17]　张山雷.中风斠诠[M].太原：山西科学技术出版社，2012：134，135.

[18]　张锡纯.医学衷中参西录[M].柳西河，李朝晖，董印宏重订.北京：人民卫生出版社，2006：237.

[19]　袁钟，图娅，彭泽邦，等.中医辞海：上册[M].北京：中国医药科技出版社，1999：1250.

[20]　李经纬，余瀛鳌，蔡景峰，等.中医大辞典[M].北京：人民卫生出版社，2004：660，661.

[21]　宋一伦，杨学智.基础理论与疾病[M]//曹洪欣，刘延.中国中医药学术集成.北京：中医古籍出版社，2005：128.

[22]　中华人民共和国国家质量监督检验检疫总局，中国国家标准化管理委员会.中医基础理论术语（GB/T 20348—2006）[M].北京：中国标准出版社，2006：61.

[23]　李振吉.中医药常用名词术语辞典[M].北京：中国中医药出版社，2001：140.

[24]　中医药学名词审定委员会.中医药学名词[M].北京：科学出版社，2005：46.

[25]　吴兰成.中国中医药学主题词表[M].北京：中医古籍出版社，2008：1147.

（李琳珂）

1·073

壮　火

zhuàng huǒ

一、规范名

【汉文名】壮火。

【英文名】hyperactive fire。

【注释】与少火相对。阳气亢盛所形成的损耗人体正气的病理之火。

二、定名依据

"壮火"一词最早见于《内经》中,在该书中,壮火指药食气味纯阳者,概念与本术语不同。

唐代,《黄帝内经太素》指出壮火是壮盛火热之气,王冰在《内经》注中指出壮火是不正常的阳气。此二书的观点和本术语概念基本一致。

之后,历代著作多沿用《黄帝内经太素》的记载,以"壮火"作为本词名称,如宋代《证类本草》,明代《玉机微义》《素问吴注》《杂病证治准绳》,清代《黄帝素问直解》《冯氏锦囊秘录》《医原》《得配本草》《吴医汇讲》,民国《温病正宗》《全体病源类纂》等。这些著作均为历代的重要著作,对后世有较大影响。所以,"壮火"作为规范名便于达成共识,符合术语定名的约定俗成原则。

现代相关著作,如国标《中医基础理论术语》《中医大辞典》《中医辞海》和《中国中医药学术语集成·基础理论与疾病》等均已"壮火"作为规范名,说明"壮火"作为一种病理之火的规范名已成为共识。

三、同义词

未见。

四、源流考释

"壮火"一词最早见于《内经》中,《素问·阴阳应象大论》曰:"壮火之气衰,少火之气壮。壮火食气,气食少火。壮火散气,少火生气。气味,辛甘发散为阳,酸苦涌泄为阴。"[1]22,23 根据上下文义,这里的壮火与少火,是指药食气味的纯阳与温和而言,其中药食气味纯阳者为壮火。

唐代,杨上善在《黄帝内经太素》中对"壮火之气衰,少火之气壮"注曰:"壮盛火热之气,盛必衰也。小微火暖之气,必为壮盛。此阴阳之节也。"[2]20 指出壮火是壮盛火热之气,随后唐代的王冰对"壮火之气衰,少火之气壮"注曰:"火之壮者,壮已必衰,火之少者,少已则壮。"[3]18 将

《太素》的注释简洁凝练化。对"壮火食气,气食少火,壮火散气,少火生气"注曰:"以壮火食气,故气得壮火则耗散,以少火益气,故气得少火则生长,人之阳气壮少亦然。"[3]18 比较明确地指出壮火是不正常的阳气。可以看出,从唐代开始医家们对壮火的认识已经和《素问》本义有了较大差别。壮火被认为是一种不正常的阳气、亢盛之气。和本术语概念基本一致。

宋代,本草学著作《证类本草》中出现有"壮火"一词。"凡人少、长、老,其气血有盛、壮、衰三等。故岐伯曰:少火之气壮,壮火之气衰。盖少火生气,壮火散气,况复衰火,不可不知也。"[4]24 文中出现了"少火""壮火""衰火"这三个名词,明确了少火、壮火、衰火为个体生命过程中阳气盛衰不同的三个阶段,壮火散气,即壮火为病理之火,与本术语概念基本一致。

明代,大量著作使用"壮火"这一术语,医家对壮火的认识可以归纳为:① 火热之极、至阳之意。如《玉机微义》:"火热之极者,《经》曰壮火散气。"[5]80 称壮火是火热之极之意。《素问吴注》:"'至阳',壮火也……壮火盛者,中气必衰,经所谓壮火散气是也。"[6]424 ② 相火。如《素问吴注》:"四之气,主气相火……相火,壮火也。《经》曰:'壮火食气'。"[6]331 将相火等同于壮火。③ 妄动之火。如《证治准绳·杂病》:"夫冲脉者,是行肾脏治内之阳者,阳即火也,故阳动之以正,则为生物温养之少火,动之以妄,则为炎炽害物之壮火,火壮则元真之阳亦衰。"[7]75,76 对壮火释为妄动之火。这三种含义其实质还是指阳气亢盛所形成的病理之火,与本术语概念基本一致。另外也有沿用《素问》的记载,以壮火为药食气味厚者。如马莳《黄帝内经素问注证发微》:"盖以气味太厚者,火之壮也,用壮火之品,则吾人之气不能当之,而反衰矣;如用乌、附之类,而吾人之气不能胜之,故发热。气味之温者,火之少也,用少火之品,则吾人之气渐尔升旺而益壮矣。如用参、归之类,而气血渐旺者是也。"[8]48 楼英《医学纲目》也称:"壮火,姜、附之

属,少火,升麻、葛根之属。"[9]45 在此,壮火还是指药食气味而言。姜、附是气味燥热。

清代,依然有大量著作使用"壮火"这一术语,对壮火的认识也多理解为病理之火。① 亢盛之火。如《黄帝内经素问直解》:"'壮火',亢盛之火,即相火也……亢盛之壮火宜衰,和缓之少火宜壮。夫壮火何以宜衰?以壮火食气故也。"[10]40 解释为相火、亢盛之火。② 火离开其位或妄动之意。如《冯氏锦囊秘录》:"故壮火即由少火之变,少火非火,乃丹田生生真元之阳气,一呼一吸,赖以有生,即人之受胎,先禀此命……失其平,则离其位而为壮火,反为元气之贼,浮游乎三焦,蒸烁乎脏腑,炮炽乎肌肉而为病矣。"[11]78 观其意壮火则为丹田阳气离位所致。《医原》也称:"火在丹田以下为少火,即真火;火离丹田而上为壮火,即虚火。"[12]13《得配本草》则认为壮火是命门之火出其位者。文中称:"命门之火,安其位为生生之少火,出其位即为烁阴食气之壮火。"[13]214《吴医汇讲》:"是相火一人身之太极也,太极不能无动,然动而有节,即是少火以生气,动而无制,则为壮火以害气,如水能浮舟,亦能覆舟,实一相火之所为,岂得另有邪火也?"[14]99 是认为壮火是动而无制之火。

民国时期的学者们也多认为壮火是一种病理之火、亢盛之火。如清末民初王松如先生在《温病正宗》中引用魏柳州语曰:"壮火为万病之贼。"[15]99《全体病源类纂》曰:"和平亦名少火生气,如是则诸病不生矣;倘不善摄养,以致阴亏水涸,则火偏胜,是谓阳盛阴虚,亦曰壮火食气,是知火即热气之最甚者也。"[16]530 这一时期对壮火的不同认识,有《慈济医话》中称:"壮火乃六腑有余之气,承天气以成之者。"[17]1407"壮火是腑中吸入之气"[17]1453 等这种观点,但未得到后人的认可。

现代的有关著作均沿用《黄帝内经太素》的记载,以"壮火"作为规范名,如国标《中医基础理论术语》[18]64《中医大辞典》[19]712《中医辞

海》[20]1317《中国中医药术语集成·基础理论与疾病》[21]112 等。几本辞书都在强调壮火是一种过亢、损耗人正气的火。

总之,壮火一语首先见于《内经》,这里的壮火应是指药食气味的纯阳。唐代的杨上善、王冰均对壮火进行了深入的分析,杨氏认为少火发展之极形成壮火,王氏则明确地指出壮火是阳气。这两位对壮火理论的贡献在于把壮火从药食气味的纯阳厚重引向人体自身阳气发展的产物,成功的发展了壮火理论。宋代、明代的医家对壮火的认识表述上尽管不尽相同,但主要的观点仍是延续唐人之说。一是认为壮火是一种不正常的阳气、亢盛之气。另一种则认为壮火是指药食气味中纯阳者。到了清代、民国时期,医家们已经彻底抛弃了壮火为药食气味的浓厚者之说,壮火作为一种病理之火的认识已经逐渐成为这一时期的主流。

五、文献辑录

《黄帝内经素问·阴阳应象大论》:"味厚者为阴,薄为阴之阳。气厚者为阳,薄为阳之阴。味厚则泄,薄则通。气薄则发泄,厚则发热。壮火之气衰,少火之气壮。壮火食气,气食少火。壮火散气,少火生气。气味,辛甘发散为阳,酸苦涌泄为阴。"[1]22,23

《黄帝内经太素》卷三:"壮盛火热之气,盛必衰也。小微火暖之气,必为壮盛。此阴阳之节也。"[2]20

《黄帝内经·阴阳应象大论》:"火之壮者,壮已必衰,火之少者,少已则壮……以壮火食气,故气得壮火则耗散;以少火益气,故气得少火则生长,人之阳气壮少亦然。"[3]18

《证类本草》卷一:"凡人少、长、老,其气血有盛、壮、衰三等。故岐伯曰:少火之气壮,壮火之气衰。盖少火生气,壮火散气,况复衰火,不可不知也。"[4]24

《玉机微义》卷十:"火热之极者,《经》曰壮火散气。"[5]80

《医学纲目》卷三:"〔《素》〕壮火之气衰,少火之气壮。壮火食气,气食少火。壮火散气,少火生气(《阴阳应象论》),壮火,姜、附之属,少火,升麻、葛根之属。"[9]45

《黄帝内经素问注证发微》卷一:"盖以气味太厚者,火之壮也,用壮火之品,则吾人之气不能当之,而反衰矣;如用乌、附之类,而吾人之气不能胜之,故发热。气味之温者,火之少也,用少火之品,则吾人之气渐尔升旺而益壮矣。如用参、归之类,而气血渐旺者是也。"[8]48

《黄帝内经素问吴注》卷二十一:"四之气,主气相火……相火,壮火也。《经》曰:壮火食气。"[6]331

卷二十四:"'至阳',壮火也……壮火盛者,中气必衰,《经》所谓壮火散气是也。"[6]424

《证治准绳(一)杂病证治准绳·厥》:"夫冲脉者,是行肾脏治内之阳者,阳即火也,故阳动之以正,则为生物温养之少火,动之以妄,则为炎炽害物之壮火,火壮则元真之阳亦衰。"[7]75,76

《黄帝内经素问直解》卷一:"'壮火',亢盛之火,即相火也……亢盛之壮火宜衰,和缓之少火宜壮。夫壮火何以宜衰?以壮火食气故也。"[10]40

《冯氏锦囊秘录·杂症大小合参》卷一:"故壮火即由少火之变,少火非火,乃丹田生生真元之阳气,一呼一吸,赖以有生,即人之受胎,先禀此命……失其平,则离其位而为壮火,反为元气之贼,浮游乎三焦,蒸烁乎脏腑,炮炙乎肌肉而为病矣。"[11]78

《得配本草》卷七:"命门之火,安其位为生生之少火,出其位即为烁阴食气之壮火。"[13]214

《吴医汇讲》卷七:"是相火一人身之太极也,太极不能无动,然动而有节,即是少火以生气,动而无制,则为壮火以害气,如水能浮舟,亦能覆舟,实一相火之所为,岂得另有邪火也?"[14]99

《医原》卷上:"火在丹田以下为少火,即真火;火离丹田而上为壮火,即虚火。"[12]13

《慈济医话》卷一:"壮火乃六腑有余之气,承天气以成之者。"[17]1407

《慈济医话》卷二:"问何为君火、相火?曰:姑不论君、相火,先要明何谓火?以壮火食气,少火生气之理证之,火非真火,即气也……壮火是腑中吸入之气,少火是脏中呼出之气。"[17]1453

《全体病源类纂·火淫》:"和平亦名少火生气,如是则诸病不生矣;倘不善摄养,以致阴亏水涸,则火偏胜,是谓阳盛阴虚,亦曰壮火食气,是知火即热气之最甚者也。"[16]530

《温病正宗·论温热即是伏火》:"故魏柳州曰:壮火为万病之贼。"[15]99

《中医辞海》:"壮火……基础理论名词。指阳气亢奋的病理之火。能损耗人体正气,影响人体正常生理机能。出《素问·阴阳应象大论》:'壮火之气衰''壮火食气'。"[20]1317

《中医大辞典》:"壮火……指过亢的、能耗损人体正气的火。《素问·阴阳应象大论》:'壮火食气……壮火散气。'"[19]712

《中国中医药学术语集成·基础理论与疾病》:"壮火……指由于脏腑阴阳气血失调引起的亢奋太过、耗散人体正气的阳盛病邪。"[21]112

《中医基础理论术语》:"壮火……与少火相对。阳气亢盛所形成的损耗人体正气的病理之火。"[18]64

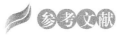 参考文献

[1] 未著撰人.黄帝内经素问[M].北京:人民卫生出版社,2012:22,23.

[2] [唐]杨上善.黄帝内经太素(附黄帝内经明堂)[M].李云点校.北京:学苑出版社,2007:20.

[3] [唐]王冰.黄帝内经[M].影印本.北京:中医古籍出版社,2003:18.

[4] [宋]唐慎微.证类本草[M].郭君双,金秀梅,赵益梅校注.北京:中国医药科技出版社,2011:24.

[5] [明]徐彦纯.玉机微义[M].刘洋校注.北京:中国医药科技出版社,2011:80.

[6] [明]吴昆.黄帝内经素问吴注[M].孙国中,方向红点校.北京:学苑出版社,2012:331,424.

[7] [明]王肯堂.证治准绳(一)杂病证治准绳[M].倪和宪点校.北京:人民卫生出版社,2014:75,76.

［8］［明］马莳.黄帝内经素问注证发微[M].孙国中,方向红点校.北京:学苑出版社,2011:48.

［9］［明］楼英.医学纲目[M].赵燕宜,于燕莉校注.北京:中国医药科技出版社,2011:45.

［10］［清］高士宗.黄帝内经素问直解[M].孙国中,方向红点校.北京:学苑出版社,2011:40.

［11］［清］冯兆张.冯氏锦囊秘录[M].田思胜,马梅青,尹桂平,等校注.北京:中国医药科技出版社,2011:78.

［12］［清］石芾南.医原[M].苗彦霞,张淑珍注释.上海:上海浦江教育出版社,2011:13.

［13］［清］严洁,施雯,洪炜.得配本草[M].郑金生整理.北京:人民卫生出版社,2007:214.

［14］［清］唐笠山.吴医汇讲[M].丁光迪校.北京:中国中医药出版社,2013:99.

［15］王德宣.温病正宗[M].李刘坤点校.北京:中医古籍出版社,1987:99.

［16］郑守谦.全体病源类纂[M]//刘炳凡,周绍明总主编.周慎主编.湖湘名医典籍精华·内科卷.长沙:湖南科学技术出版社,1999:530.

［17］孙子云.慈济医话[M]//沈洪瑞,梁秀清主编.中国历代名医医话大观.太原:山西科学技术出版社.1996:1407,1453.

［18］中华人民共和国国家质量监督检验检疫总局,中国国家标准化管理委员会.中医基础理论术语(GB/T 20348—2006)[M].北京:中国标准出版社,2006:64.

［19］李经纬,余瀛鳌,蔡景峰,等.中医大辞典[M].北京:人民卫生出版社,2004:712.

［20］袁钟,图娅,彭泽邦,等.中医辞海:上册[M].北京:中国医药科技出版社.1999:1317.

［21］宋一伦,杨学智.基础理论与疾病[M]//曹洪欣,刘保延.中国中医药学术语集成.北京:中医古籍出版社,2005:112.

(李琳珂)

冲 脉

chōng mài

一、规范名

【汉文名】冲脉。

【英文名】thoroughfare vessel。

【注释】奇经八脉之一。起于胞中,下出会阴后,从气街部起与足少阴经相并,夹脐上行,散入胸中,上达咽喉,环绕口唇。

二、定名依据

"冲脉"一词始载于《内经》,且有关于冲脉循行、病候等的记载多而繁杂。虽然《内经》同时尚记载有本词又称"太冲脉",但后世著作较少沿用。

《内经》之后,历代重要医学著作皆沿用"冲脉"为正名记载本词,如晋《脉经》《针灸甲乙经》,唐《黄帝内经太素》《外台秘要》,明《内经知要》《奇经八脉考》《医方考》等皆以"冲脉"作为规范名,并沿用至今。这些著作均为古代重要著作,对后世有较大影响。所以"冲脉"作为规范名已是共识,也符合术语定名约定俗成的原则。

现代相关著作,如《中医大辞典》《中国医学百科全书·中医学》《中医辞海》以及全国高等中医药院校教材《中医基础理论》等均以"冲脉"作为规范名。同时,已经广泛应用于中医药学文献标引和检索的《中国中医药学主题词表》也以"冲脉"作为正式主题词。这些均说明"冲脉"作为中医基础理论中的一个规范名已成为共识。

我国2005年出版的由全国科学技术名词审定委员会审定公布的《中医药学名词》亦以"冲脉"作为规范名,所以"冲脉"作为规范名也符合术语定名的协调一致原则。

三、同义词

【又称】"太冲脉"(《内经》)。

四、源流考释

"冲脉"一词始载于《内经》,《素问·痿论》:"冲脉者,经脉之海也,主渗灌溪谷,与阳明合于宗筋,阴阳总宗筋之会,会于气街,而阳明为之长,皆属于带脉,而络于督脉。"[1]250 称冲脉为经脉之海,指出了冲脉的重要地位。

同时《内经》对冲脉的循行路线、部位和功能主病都有比较明确的说明,但所述冲脉循行路线并不统一,仅就冲脉所起,相关论述就有四种不同说法,如《素问·骨空论》:"冲脉者,起于气街,并少阴之经,挟脐上行,至胸中而散。冲脉为病,逆气里急。"[1]311 这里讲冲脉起于气街。《素问·举痛论》:"寒气客于冲脉,冲脉起于关元,随腹直上,寒气客则咏不通,脉不通则气因之,故揣动应手矣。"[1]223 此处称冲脉起于关元。《灵枢·五音五味》:"黄帝曰:妇人无须者,无血气乎?岐伯曰:冲脉任脉皆起于胞中,上循背里,为经络之海,其浮而外者,循腹右上行,会于咽喉,别而络唇口。"[2]385 这里又言冲脉任脉皆起于胞中。《灵枢·动输》:"冲脉者,十二经之海也,与少阴之大络,起于肾下,出于气街,循阴股内廉,邪入腘中,循胫骨内廉,并少阴之经,下入内踝之后,入足下;其别者,斜入踝,出属跗上,入大指之间,注诸络以温足胫。"[2]364 此处则称冲脉起于肾下。《内经》中所记载冲脉起处各异之说,据《针灸关键概念术语考论》的观点,皆"源于古人对下腹部或腹股沟处动脉的体验与触诊"。总之,《内经》中冲脉起止繁复多变,是以后世关于冲脉起源循行之说杂而有别。

后世关于冲脉起止循行虽杂,但基本在《内经》基础上阐发,以"冲脉"为正名记载本词,如《难经·第二十八难》:"冲脉者,起于气冲,并足阳明之经,夹脐上行,至胸中而散也。"[3]17 所记载冲脉所起为"气冲"。而关于冲脉循行路线,亦"夹脐上行,至胸中而散",所不同者,《素问·骨空论篇》云并少阴之经,而《难经》言并阳明之经。

晋《脉经·平奇经八脉病》:"冲脉者,起于关元,循腹里直上,至咽喉中(一云:冲脉者,起于气冲,并阳明之经,夹脐上行,至胸中而散也)……冲脉者,阴脉之海也。"[4]61 认为冲脉起于关元。《针灸甲乙经·奇经八脉》中记载冲脉起于胞中:"冲脉任脉者,皆起于胞中,上循脊里,为经络之海。其浮而外者,循腹上(一作右)行,会于咽喉,别而络唇口。"[5]17 冲脉起于关元(或云起于气冲)及起于胞中之说都在《内经》中已经出现,冲脉循行《脉经》则同《难经》,认为并阳明之经。

至唐宋,冲脉之说沿用前人,"冲脉起于胞中说"有唐《黄帝内经太素·冲脉》[6]152、宋《妇人大全良方》[7]等;"冲脉起于肾下说"有《黄帝内经太素·脉行同异》等;"冲脉起于关元说"在《外台秘要》[8]335《史载之方》[9]31《太平圣惠方》[10]208 中皆有记载。

明清关于冲脉的论述较多,特别是李时珍的《奇经八脉考》[11],对奇经八脉有了专门的论述,《奇经八脉考·冲脉》:"冲为经脉之海,又曰血海,其脉与任脉,皆起于少腹之内胞中。其浮而外者,起于气冲(一名气街,在少腹毛中两旁各二寸,横骨两端,动脉宛宛中,足阳明穴也)。并足阳明、少阴二经之间,循腹上行至横骨……至胸中而散,凡二十四穴。"[11]79 对冲脉所起、循行所经穴位一一指明。清代《本草备要》[12]51《医经原旨》[13]169 等著作中也言及冲脉。《本草备要》承袭"冲脉起于肾下"之说,《医经原旨》则记载"冲脉,任脉皆起于胞中也。"承袭"冲脉起于胞中"之说。

古代著作中记载的本词异名有"太冲脉"(《素问》《本草乘雅半偈》等),如《素问·上古天真论》:"二七而天癸至,任脉通,太冲脉盛,月事以时下,故有子。七七,任脉虚,太冲脉衰少,天癸竭,地道不通,故形坏而无子也。"[1]1 但后世较少使用。明《本草乘雅半偈·水蛭》[14]669 中亦记载为"太冲脉"。

现代有关著作亦均沿用《内经》的记载以

"冲脉"作为本词正名,如《中医药学名词2004》[15]30《中医学概论》[16]61、国标《中医基础理论术语》[17]40《中医药常用名词术语辞典》[18]146《中医大辞典》[19]712《中国中医药学主题词表》[20]102《中医辞海》[21]1309《中国医学百科全书·中医学》[22]359、印会河《中医基础理论》[23]180、李德新《中医基础理论》[24]276等。《中医药学名词》记载本词:"冲脉,起于胞中,下出会阴后,从气街部起与足少阴经相并,夹脐下行,散入胸中,上达咽喉,环绕口唇。"[15]30《中医辞海》梳理其循行路线比较详细,分为五条路线分别叙述,其他不管是辞书类还是教材的相关记载多类于此,所不同者只在详略繁简而已。

五、文献辑录

《素问·痿论》:"冲脉者,经脉之海也,主渗灌溪谷,与阳明合于宗筋,阴阳揔宗筋之会,会于气街,而阳明为之长,皆属于带脉,而络于督脉。"[1]250

"骨空论":"冲脉者,起于气街,并少阴之经,挟脐上行,至胸中而散。冲脉为病,逆气里急。"[1]311

"举痛论":"寒气客于冲脉,冲脉起于关元,随腹直上,寒气客则脉不通,脉不通则气因之,故揣动应手矣。"[1]223

《灵枢·五音五味》:"黄帝曰:妇人无须者,无血气乎?岐伯曰:冲脉任脉皆起于胞中,上循背里,为经络之海,其浮而外者,循腹右上行,会于咽喉,别而络唇口。"[2]385

"动输":"冲脉者,十二经之海也,与少阴之大络,起于肾下,出于气街,循阴股内廉,邪入腘中,循胫骨内廉,并少阴之经,下入内踝之后,入足下;其别者,斜入踝,出属跗上,入大指之间,注诸络以温足胫。"[2]364

《难经·第二十八难》:"冲脉者,起于气冲,并足阳明之经,夹脐上行,至胸中而散也。"[3]17

《脉经·平奇经八脉病》:"冲脉者,起于关元,循腹里直上,至咽喉中(一云:冲脉者,起于气冲,并阳明之经,夹脐上行,至胸中而散也)。督脉者,起于下极之输,并于脊里,循背上,至风府。冲脉者,阴脉之海也。"[4]61

《针灸甲乙经·奇经八脉》:"冲脉任脉者,皆起于胞中,上循脊里,为经络之海。其浮而外者,循腹上(一作右)行,会于咽喉,别而络唇口。"[5]17

《黄帝内经太素·冲脉》:"夫冲脉亦起于胞中,上行循腹而络唇口,故《经》曰:任脉冲脉,皆起于胞中,上络唇口。是为冲脉上行与任脉同……冲,壮盛貌。其脉起于脐下,一道下行入足指间,一道上行络于唇口,其气壮盛,故曰冲脉也。"[6]152

"脉行同异":"冲脉起于肾下,与少阴大络下行出气街,循胫入内踝,后下入足下。"[6]127

《妇人大全良方》卷之一:"冲脉、任脉皆起于胞内,为经脉之海也。"[7]23

《外台秘要·虚劳里急方六首》:"病源虚劳则肾气不足,伤于冲脉,冲脉为阴脉之海,起于关元(穴在脐下),随腹直上至咽喉口脉少腹后。"[8]335

《太平圣惠方》卷第二十七:"伤于冲脉。冲脉为阴脉之海。"[10]208

《史载之方》卷上:"'举痛论'云,寒气客于冲脉,冲脉起于关元,随腹直上,客寒所犯,则脉不通,脉因之则气不通,故喘动应手,其脉当实大有形,不匀轻滑而又紧,来疾去迟,如有物制之,宜通其脉,行其气。"[9]31

《奇经八脉考·冲脉》:"冲为经脉之海,又曰血海,其脉与任脉,皆起于少腹之内胞中。其浮而外者,起于气冲(一名气街,在少腹毛中两旁各二寸,横骨两端,动脉宛宛中,足阳明穴也)。并足阳明、少阴二经之间,循腹上行至横骨(足阳明去腹中行二寸,少阴去腹中行五分,冲脉行于二经之间也。横骨在阴上横骨中,宛如偃月,去腹中行一寸半)。挟脐左右各五分,上行历大赫(横骨上一寸,去腹中行一寸半)、气穴(即胞门一名子户、大赫上一寸,去腹中行一寸半,少阴、冲脉之会)、四满(气穴上一寸)、中注(四满上一寸)、肓(中注上一寸)、商曲(肓上二寸)、石关(商曲上一寸)、阴都(石关上一寸)、通谷(阴都上一寸)、幽门(通谷上一寸,夹巨阙两旁,各五分陷中)至胸中而散,凡二十四穴。"[11]79

《本草乘雅半偈·水蛭》:"故主力逐恶血瘀血,力破血癥积聚,此皆血留而盈;至若太冲脉过盛,任脉不通,月事不以时下,月闭无子者,平其太冲,辟其妊娠,月事仍以时下而有子。"[14]669

《本草备要·当归》:"冲脉起于肾下,出于气街,挟脐上行,至胸中,上颃颡,渗诸阳,灌诸经,下行入足,渗三阴,灌诸络,为十二经脉之海,主血。"[12]51

《医经原旨》卷三:"胞移热于膀胱者,冲脉,任脉皆起于胞中也。"[13]169

《中医学概论》:"冲脉循行部位:冲脉与任脉都起于少腹的胞中,向上循于脊里,为全身经络之海。至于它浮行于浇表部分的经脉,沿腹向上,会于咽喉,再别行绕络唇口。病候:冲脉发病时,气从少腹上冲,腹中胀急疼痛。"[16]61

《中医辞海》:"冲脉,基础理论名词。奇经八脉之一。出《素问·骨空论》。冲脉的循行路线是比较复杂的,概而言之,可分五条路线:一是从小腹内部再浅出气冲部,与足少阴肾经并行而上,过脐旁抵达胸中而弥漫散布。二是自胸中分散后上行到达鼻之内窍'颃颡'部。三是起于肾下,出于气冲,循阴股内廉,入腘中,经过胫骨内廉,到内踝的后面,入足下。四是从胫骨内廉斜入内踝,至足附上,循行于足大趾。五是从小腹分出,向内贯脊,行于背部。冲脉的'冲'字,含有冲要、要道的意思。冲脉上至于头下至于足,贯串全身,为总领诸经气血的要冲。冲脉能调节十二经气血,故有'十二经之海''五脏六腑之海'和'血海'之称。"[21]1309

《中医大辞典》:"冲脉,奇经八脉之一。出《素问·骨空论》等篇。其循行路线,所载多有出入……本脉自小腹内起始,下出会阴部,向上行于脊柱之内,其外行者经腹股沟中央的气街

(气冲)部,与足少阴肾经交会,沿着腹部两侧,上达咽喉,环绕口唇。"[19]628

《中国医学百科全书·中医学》:"冲脉起于胞中,出会阴之后分为三支……冲脉有上下行之分,下行者虽会于阳明之气街,而实并于足少阴之经。且其上至头,下至足,后至背,前至腹,内至骱骨。外至肌肉,阴阳表里无所不涉,故《灵枢·海论》说:'冲脉者,为十二经之海。'冲脉,既与足阳明胃经会于气街,又与足少阴肾经相并而行,因而它密切联系着先天之肾和后天之胃,而为经脉精血的生化之源。"[22]359

《中医药常用名词术语辞典》:"冲脉,经络。出《素问·骨空论》。属奇经八脉。起于小腹内,下出于会阴部,向上循行于脊柱之内,其外行者经气冲与足少阴经交会,沿着腹部两侧,上达咽喉,环绕口唇。本经的主要病候为腹部气逆而拘急。"[18]146

《中医药学名词》:"冲脉……起于胞中,下出会阴后,从气街部起与足少阴经相并,夹脐下行,散入胸中,上达咽喉,环绕口唇。"[15]30

《中医基础理论术语》:"冲脉……属奇经八脉。起于胞中,下出会阴,上行脊内,沿腹两侧,上达咽喉,环绕口唇而终。"[17]40

《中国中医药学主题词表》:"冲脉,属奇经八脉,起于胞中,下出会阴后,从气街部起与足少阴经相并,夹脐上行,散入胸中,上达咽喉,环绕口唇。"[20]652

《中医基础理论讲稿》:"冲脉起于胞中,出于会阴,夹脐之旁,直冲上行,并有背行和下行的分支,为诸脉之要冲,称谓'十二经之海''血海'。如邪气客于冲脉,经脉不通,邪气冲逆,冲脉气血亦向上冲逆,而致腹中拘急,气上冲咽,不得息或喘息有音,不得卧。"[24]276

《中医基础理论》(孙广仁):"冲脉,循行部位冲脉起于胞中,下出会阴,从气街部起与足少阴经相并,挟脐上行。散布于胸中,再向上行,经喉,环绕口唇,到目眶下。分支:从少腹输注于肾下,浅出气街,沿大腿内侧进入腘窝,再沿

胫骨内缘,下行到足底。分支:从内踝后分出,向前斜入足背,进入大趾。分支:从胞中分出,向后与督脉相通,上行于脊柱内。"[23]180

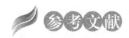 参考文献

[1] 未著撰人.素问[M].北京:中国医药科技出版社,1998:223,250,311.
[2] 未著撰人.灵枢[M].北京:中国古籍出版社,2009:364,385.
[3] [旧题]秦越人.难经[M],科学技术文献出版社,1996:17.
[4] [晋]王叔和.脉经[M].北京:中国医药科技出版社,1998:61.
[5] [晋]皇甫谧.针灸甲乙经[M].辽宁:科学技术出版社,1997:17.
[6] [隋]杨上善.黄帝内经太素[M].北京:人民卫生出版社,1965:127,152.
[7] [宋]陈自明.妇人大全良方[M].天津:天津科学技术出版社,2003:23.
[8] [唐]王焘原著,外台秘要集要[M].沈阳:辽宁科学技术出版社,2007:335.
[9] [宋]史堪.史载之方[M].上海:上海科学技术出版社,2003:31.
[10] [宋]王怀隐.太平圣惠方[M].田文敬,孙现鹏,牛国顺校注.郑州:河南科学技术出版社,2015:208.
[11] [明]李时珍.奇经八脉考[M].钱远铭整理.广州:广东科技出版社,1988:41,79.
[12] [清]汪昂.本草备要[M].北京:人民卫生出版社,1965:51.
[13] [清]薛雪.医经原旨[M].上海:上海中医学院出版社,1992:169.
[14] [明]卢之颐.本草乘雅半偈[M].北京:人民卫生出版社,1986:669.
[15] 中医药学名词审定委员会.中医药学名词2004[M].北京:科学出版社,2005:30.
[16] 南京中医学院.中医学概论[M].北京:人民卫生出版社,1958:61.
[17] 中华人民共和国质量监督检验检疫总局,中国国家标准化管理委员会.中医基础理论术语(GB/T 20348—2006)[M].北京:中国标准出版社,2006:40.
[18] 李振吉.中医药常用名词术语辞典[M].北京:中国中医药出版社,2001:146.
[19] 李经纬,邓铁涛.中医大辞典[M].北京:人民卫生出版社,1995:712.
[20] 吴兰成.中国中医药学主题词表[M].北京:中国古籍出版社,2008:102.
[21] 袁钟,图娅,彭泽邦,等.中医辞海[M].北京:中国医药科技出版社,1992:1309.
[22] 《中医学》编辑委员会.中医学[M]//钱信忠.中国医学百科全书.上海:上海科学技术出版社,1997:359.
[23] 孙广仁,郑洪新.中医基础理论[M].北京:中国中医药出版社,2012:180.
[24] 李德新.中医基础理论讲稿[M].北京:人民卫生出版社,2011:276.

(白红霞)

孙 络

sūn luò

一、规范名

【汉文名】孙络。

【英文名】tertiary collaterals。

【注释】最细小的络脉。

二、定名依据

"孙络"之名最早见于《内经》,其后的著作多有沿用,如唐代《外台秘要方》《补注黄帝内经素问》,宋代《圣济总录》,金代《伤寒直格》,元代《扁鹊神应针灸玉龙经》《十四经发挥》,明代《经络全书》《本草乘雅半偈》《黄帝内经素问注证发微》《黄帝内经灵枢注证发微》《类经》《景岳全书》《素问吴注》,清代《素问经注节解》《黄帝内经素问集注》《黄帝内经灵枢集注》《黄帝内经素问直解》《素灵微蕴》《疡医大全》《温病条辨》《灵枢识》《中国医籍考》《医原》《难经正义》《医经原旨》等。这些著作均为历代的重要著作,对后世

有较大影响。"孙脉"作为"孙络"的别称，在古代以及现代沿用较"孙络"少，所以"孙络"作为规范名便于达成共识，符合术语定名的约定俗成原则。

现代相关著作，如《中国中医药学主题词表》和全国高等中医药院校教材《中医基础理论》《中国中医药学术语集成·基础理论与疾病》、国标《中医基础理论术语》等，以及辞书类著作《中医辞海》《中医药常用名词术语辞典》《中医大辞典》等均以"孙络"作为规范名，说明"孙络"作为规范名已成为共识。

"孙络"又称"小络"，其常在与大经对举时出现，因此，将"孙络"作为正名，符合术语定名的科学性原则。

我国2005年出版的由全国科学技术名词审定委员会审定公布的《中医药学名词2004》已以"孙络"作为规范名，所以"孙络"作为规范名也符合术语定名的协调一致原则。

三、同义词

【又称】"孙脉""小络"（《内经》）。

四、源流考释

"孙络"最早见于《内经》。如《黄帝内经素问·三部九候论》曰："经病者治其经，孙络病者治其孙络血，血病身有痛者治其经络。"[1]36 其类似定义性质的表述见于《黄帝内经灵枢·脉度》："经脉为里，支而横者为络，络之别者为孙，盛而血者疾诛之，盛者泻之，虚者饮药以补之。"[2]40

"孙络"和"孙脉"在《内经》中有时可以互指，从原文来看，两者并无差异，而且还存在某一句原文之中，前用孙络，后用孙脉的情形。《黄帝内经素问·缪刺论》曰："夫邪之客于形也，必先舍于皮毛，留而不去入舍于孙脉，留而不去入舍于络脉，留而不去入舍于经脉，内连五藏，散于肠胃，阴阳俱感，五藏乃伤，此邪之从皮毛而入，极于五脏之次也，如此则治其经焉。今

邪客于皮毛，入舍于孙络，留而不去，闭塞不通，不得入于经，流溢于大络，而生奇病也。"[1]96 而需要指出的是《内经》最终未明确指出"孙脉"为"孙络"的别名。此外，孙络又称"小络"，如《素问·调经论》曰："神有余，则泻其小络之血，出血勿之深斥，无中其大经，神气乃平。"[1]93 此处的"小络"与孙络的关系无明确论述。

西晋，皇甫谧的《针灸甲乙经》[3]129 引用《内经》关于"小络"的阐述，并无新意。

唐代，将"小络"作为正名的著作如《黄帝内经太素》[4]345《备急千金要方》[5]366；而将"孙络"作为正名沿用的著作如《外台秘要方》[6]710《补注黄帝内经素问》[7]349 等。其中，杨上善对"孙络"有相关注释，如《黄帝内经太素》卷十一云："十五络脉从经脉生，谓之子也。小络从十五络生，乃是经脉孙也。"[4]161 即小络是从十五大络而派生，而后者又是从经脉而派生，三者之间的关系若于子孙。此外，尚有医家多以"孙络"解释"小络"，如杨上善将《灵枢·官针》"络刺者，刺小络之血脉也"[2]18 中的"小络"，释为"刺孙络也"[4]345。王冰注为："'孙络'，小络也，谓络之支别者。"[7]349 此外，杨上善用"毛脉"指出了《内经》所论孙络与体表皮毛的密切关联，如《黄帝内经太素》卷十六："肺朝百脉……输精于皮毛。（肺气行于孙络，通输精气至皮毛中也。）毛脉合精，行气于府（毛脉即孙脉也。谓孙络者，即精气和合，行于六府，皆肺气也）。"[4]283

宋金元时期，将"小络"作为正名沿用的著作如宋代《史载之方》[8]30《全生指迷方》[9]62 等；将"孙络"作为正名沿用的著作如宋代《圣济总录》[10]1853，金代《伤寒直格》[11]3，元代《扁鹊神应针灸玉龙经》[12]94,95《十四经发挥》[13]1 等；其中刘完素的《伤寒直格》叙述了"小络"与"孙络"的关系，如刘完素《伤寒直格》卷上曰："络者，正经脉道之旁小络，如支络、孙络之类也，皆运行气血之脉也，各宗于本经焉。"[11]3 这里的"小络"不仅仅包括"孙络"，也包括"支络"等小的络脉。

明代，将"小络"作为正名沿用的著作如《医

学纲目》[14]116,将"孙络"作为正名沿用的著作如《经络全书》[15]183,185《本草乘雅半偈》[16]713《黄帝内经素问注证发微》[17]342《黄帝内经灵枢注证发微》[18]23《类经》[19]126《景岳全书》[20]1161《素问吴注》[21]320 等。明代不少医家以"孙络"解释"小络",如马莳的《黄帝内经灵枢注证发微》卷一曰:"孙络者,大络之小络也。"[18]23 张介宾的《类经》卷七曰:"孙络,支别之小络也。"[19]126 张介宾用树木干、枝分别比喻大络和小络,对于孙络进行了较为形象的解释,如《类经》卷七云:"然络有大小,大者曰大络、小者曰孙络。大络犹木之干,行有出入;孙络犹木之枝,散于肤腠,故其会皆见于外。"[19]123 但其对于"大络""孙络"的辨析仍属《灵枢·脉度》的范畴。而《类经》卷七还有一处对"孙络"的解释,更为透彻,如"孙者言其小也。愈小愈多矣。凡人遍体细脉,即皆肤腠之孙络也。"[19]124 马莳与杨上善用"孙络"来解释经文"毛脉"一样,用"孙络"来解释"浮络",亦属于"孙络"运用范围之扩大,《黄帝内经素问注证发微》卷七曰:"心经之络曰通里穴,肾经之络曰大钟穴,然谓之曰浮络,则孙络、大络皆在其中。"[17]342 此外,有的明确表述了"孙络"与"小络"的关系,如楼英所著的《医学纲目》卷七曰:"小络,孙络也。"[14]116

清代,大多著作将"孙络"作为正名记载,如《素问经注节解》[22]396《黄帝内经素问集注》[23]125《黄帝内经灵枢集注》[24]458《黄帝内经素问直解》[25]329《素灵微蕴》[26]17《疡医大全》[27]482《温病条辨》[28]89《灵枢识》[29]33《中国医籍考》[30]339《医原》[31]7《难经正义》[32]52《医经原旨》[33]107 等。有的明确论述了"孙络"与"孙脉"的关系,如高士宗的《黄帝内经素问直解》卷四云:"'孙脉',孙络脉也。"[25]329 高士宗在《黄帝内经素问直解》中对"小络"与"孙络"的关系也做了解释,如该书卷四云:"小络,孙络也。"[25]262,263 张志聪将"孙络"解释为"募原中之小络"[24]458,此处张志聪用"小络"来解释"孙络",根据张志聪的理解,"孙络"在体内脏腑组织间是有分布的,并不仅仅存

在于募原,其注释暗含之意应包括其他部位也存在孙络。

现代有关著作均沿用《内经》的记载以"孙络"作为规范名,如《中医药学名词》[34]31 国标《中医基础理论术语》[35]40《中医大辞典》[36]770《中医辞海》[37]1385《中医药常用名词术语辞典》[38]168《中国中医药学主题词表》[39]885《中国中医药学术语集成·基础理论与疾病》[40]114《中医基础理论》[41]151 等。

总之,"孙络"之名最早见于《内经》,指最细小的络脉,历代著作大多沿用该词,而"小络"(《黄帝内经素问》)指细小的络脉,常与大络对举;"孙脉"(《黄帝内经素问》)亦指最细小的络脉,与"孙络"含义等同,但其在现代文献中已较少使用;此外,唐代杨上善将"毛脉"注释为"孙脉",后世未见沿用。

五、文献辑录

《黄帝内经灵枢·官针》:"络刺者,刺小络之血脉也。"[2]18

"脉度":"经脉为里,支而横者为络,络之别者为孙,盛而血者疾诛之,盛者泻之,虚者饮药以补之。"[2]40

《黄帝内经素问·三部九候论》:"经病者治其经,孙络病者治其孙络血,血病身有痛者治其经络。"[1]36

"缪刺论":"黄帝问曰:余闻缪刺,未得其意,何谓缪刺?岐伯对曰:夫邪之客于形也,必先舍于皮毛,留而不去入舍于孙脉,留而不去入舍于络脉,留而不去入舍于经脉,内连五藏,散于肠胃,阴阳俱感,五藏乃伤,此邪之从皮毛而入,极于五脏之次也,如此则治其经焉。今邪客于皮毛,入舍于孙络,留而不去,闭塞不通,不得入于经,流溢于大络,而生奇病也。"[1]96

"调经论":"神有余,则泻其小络之血,出血勿之深斥,无中其大经,神气乃平。"[1]93

《针灸甲乙经》卷五:"凡刺有九,以应九变:一曰输刺,输刺者,刺诸经荥俞脏俞也。二曰道

刺,道刺者,病在上,取之下,刺腑腧也。三曰经刺,经刺者,刺大经之结络经分也。四曰络刺,络刺者,刺小络之血脉也。"[3]129

《黄帝内经太素》卷十一:"十五络脉从经脉生,谓之子也。小络从十五络生,乃是经脉孙络也。"[4]161

卷十六:"肺朝百脉……输精于皮毛(肺气行于孙络,通输精气至皮毛中也)。毛脉合精,行气于府(毛脉即孙脉也。谓孙络者,即精气和合,行于六府,皆肺气也)。"[4]283

卷二十二:"凡刺有九……三曰经刺,经刺者,刺大经之结络经分也(大经分间,经之结络,故曰经刺,非正经刺也)。四曰络刺,络刺者,刺小络之血脉也(刺孙络也)。"[4]345

《备急千金要方》卷二十:"小腹肿痛,不得小便,邪在三焦约,取太阳大络,视其结脉与厥阴小络结而血者,肿上及胃脘,取三里。"[5]366

《外台秘要方》卷三十九:"论邪入皮毛经络风冷热灸法……《素问》岐伯曰:夫邪之客于形,必先入于皮毛,留而不去,入于孙络,又留而不去,入于经脉,内连五脏,散于肠胃,阴阳俱感,五脏乃伤,此邪之从皮毛而入于五脏之次也。如此则疗其经,今邪客于皮毛,入于孙络,留而不去,闭塞不通,不得入于经,溢于大络,而生奇病焉。"[6]710

《补注黄帝内经素问》:"'孙络',小络也,谓络之支别者。"[7]349。

《史载之方》卷上:"《素问·举痛论》云:寒气客于脉外则脉寒,脉寒则缩踡,缩踡则脉细急,则外行小络,故卒然而痛,得炅则痛止,其脉正与寒湿之气脉同,宜神和散。"[8]30

《伤寒直格》卷上:"络者,正经脉道之旁小络,如支络、孙络之类也,皆运行气血之脉也,各宗于本经焉。"[11]3

《圣济总录》卷一百九十二:"论曰刺有九变十二节。九变者,一曰输刺,谓刺诸经荥输藏腧也……四曰络刺,谓刺小络之血脉也……春气在经脉,宜取络脉分肉,所谓春刺散俞,及与分

理,血出而止是也。夏气在孙络,宜取盛经分腠,所谓夏刺络俞,见血而止是也……审此数者,然后用刺,庶乎适当,无或失矣。"[10]1853

《全生指迷方》卷三:"论曰:诸心腹痛者,或外邪来客,或气相干,其卒然痛而即止者,此寒气客于脉外,得寒则缩蜷细急,外引小络,得热即止,宜先用熨法,后以良姜散主之。"[9]62

《扁鹊神应针灸玉龙经》:"十二经络、督任两经贯串三百六十余穴,以同日度并诸络。十二经、奇经八脉、皇络、孙络、横络、丝络,未取尽名。然不过一昼夜脉行一万三千五百息,血行八百一十丈,一周而已矣。"[12]94,95

《十四经发挥》:"观文于天者,非宿度无以稽七政之行;察理于地者,非经水无以别九围之域。矧夫人身而不明经脉,又乌知荣卫之所统哉?此《内经·灵枢》之所由作也。窃尝考之,人为天地之心,三材盖一气也。经脉十二,以应经水;孙络三百六十有五,以应周天之度;气穴称是,以应周期之日。"[13]1

《医学纲目》卷七:"〔《素》〕曰:刺法言有余泻之,不足补之,何谓有余?何谓不足?岐伯对曰:神有余有不足,气有余有不足,血有余有不足,形有有余有不足,志有有余有不足……神有余,则泻其小络之血出血,勿之深斥(斥,推也。小络,孙络也。《针经》曰:经脉为里,支而横者为络,络之别者为孙络也)。"[14]116

《黄帝内经灵枢注证发微》卷一:"络穴者,十二经皆有络穴,如手太阴肺经列缺、手阳明大肠经偏历之类。诸荥者,十二经皆有荥穴,如肺经鱼际、大肠经二间之类。大经者,十二经有经穴,如肺经经渠、大肠经阳溪之类。春则取此络脉诸荥大经之分肉间,且以病之间甚而为刺之浅深也。诸输者,十二经皆有输穴,如肺经太渊、大肠经三间之类。孙络者,大络之小络也。"[18]23

卷七:"心经之络曰通里穴,肾经之络曰大钟穴,然谓之曰浮络,则孙络、大络皆在其中。"[17]342

《素问吴注》卷十三："所谓客孙脉则头痛鼻衄腹肿者，阳明并于上，上者，则其头之孙络腹之太阴也，故头痛鼻衄腹肿也（……盖以阳邪并于上，壅于孙络则头痛，而阳明之脉又络于脾也）。"[21]320

《经络全书》："万物生于造化之中，必赖元气积累，渐次而成形……其次三焦生八脉，八脉生十二经，十二经生十五络，十五络生一百八十系络，系络生一百八十缠络，缠络生三万四千孙络，孙络生三百二十五骨节，骨节生三百二十五大穴，大穴生八万四千毛窍，则耳、目、口、鼻、四肢、百骸之身，皆备矣。"[15]183,185

《类经》卷七："然络有大小，大者曰大络、小者曰孙络。大络犹木之干，行有出入；孙络犹木之枝，散于肤腠，故其会皆见于外。"[19]123 "帝曰：余已知气穴之处，游针之居，愿闻孙络溪谷亦有所应乎？（游针之居，针所游行之处也。孙络，支别之小络也。溪谷义见后）。岐伯曰：孙络三百六十五穴会，亦以应一岁（孙络之云穴会，以络与穴为会也。穴深在内，络浅在外，内外为会，故曰穴会。非谓气穴之外，别有三百六十五络穴也）。"[19]126 "孙者言其小也。愈小愈多矣。凡人遍体细脉，即皆肤腠之孙络也。"[19]124

《景岳全书》卷二十三："岐伯曰：风雨寒热，不得虚，邪不能独伤人……是故虚邪之中人也，留而不去，传舍于肠胃之外，募原之间，留着于脉，稽留而不去，息而成积。或著孙脉，或著络脉、或著经脉、或著输脉，或著于伏冲之脉，或著于膂筋，或著于肠胃之募原，上连于缓筋，邪气淫泆，不可胜论。其著孙络之脉而成积者，其积往来上下，臂手孙络之居也，浮而缓，不能句积而止之，故往来移行肠胃之间，水凑渗注灌，濯濯有音，有寒则膜胀满雷引，故时切痛。"[20]1161

《本草乘雅半偈》第十二帙："本经唯列刺法，先于疟之未发时，阳未并阴，阴未并阳，因而调之。真气乃复，邪气乃亡，故先其时坚束其处，令邪气不得入，阴气不得出。审候见之，在孙络盛坚而血者皆取之。"[16]713

《素问经注节解》卷六："帝曰：余已知气穴之处，游针之居，愿闻孙络溪谷亦有所应乎？（孙络，小络也，谓络之支别者）岐伯曰：孙络三百六十五穴会，亦以应一岁，以溢奇邪，以通荣卫，荣卫稽留，卫散荣溢，气竭血著，外为发热，内为少气，疾泻无怠，以通荣卫，见而泻之，无问所会。"[22]396

《黄帝内经素问集注》卷五："盖三阴三阳之气，从手足之井荥而更移也，如病在阳而阳已伤，则阴经将从而受之，故当先其未发之时，坚束其四末，令邪在此经者，不得入于彼经，彼经之经气，不得出而并于此经，审其证而候其脉，见其孙络盛坚而血者，皆取而去之，此阴阳真气，往来和平，而未得交并者也。倪仲宣曰：疟气舍于皮肤肌腠之间，故病见于孙络。"[23]125

卷八："'孙脉络脉'者，募原中之小络……盖形中之血气，出于胃腑水谷之精，渗出于胃外之孙脉络脉，溢于胃之大络，转注于脏腑之经隧，外出于孙络皮肤……是以形中之邪，亦从外之孙络，传于内之孙络，留于肠胃之外而成积……盖外内孙络之相通，是以外内之相应也。"[24]458

《黄帝内经素问直解》卷四："岐伯曰：寒气客于脉外则脉寒，脉寒则缩蜷，缩蜷则脉绌急，绌急则外引小络，故卒然而痛，得炅则痛立止，因重中于寒，则痛久矣（'绌'，音屈……缩蜷则脉绌而急，脉绌急则外引小络。小络，孙络也。脉与孙络，寒气客之，故猝然而痛，得阳热之气，复于络脉则痛立止。所以其痛或猝然而止也，始因寒气空客于脉外，继因重中于寒则痛久矣，所以或痛甚不休也）。"[25]262,263 "所谓客孙脉，则头痛鼻衄腹肿者，阳明并于上，上者则其孙络太阴也，故头痛鼻衄腹肿也（出处未详，大抵皆阳明之病。'孙脉'，孙络脉也……孙络太阴，故腹肿也。此解阳明之脉病也）。"[25]329

《素灵微蕴》卷一："经脉为里，支而横者为络，络之别者为孙，孙络三百六十五，此外丝分而缕析焉，巧历不能得矣。"[26]17

《医经原旨》卷二："经病者治其经(经脉为里,支而横者为络。治其经,谓即其经而刺之也),孙络病者治其孙络血(络之小者为孙,即络脉之别而浮于肌肤者也。诸刺络脉者,急取之以写其邪而出其血,留之发为痹也,故曰治其血)。血病身有痛者,治其经络。"[33]107

《疡医大全》卷十二："陈实功曰:痣名黑子,此肾中浊气、混滞于阳,阳气收束,结成黑子,坚而不散。凡人生此,终为不吉,面部不善者,去之。(《正宗》)又曰:冰蛳散点之,自落。《心法》曰:痣,乃孙络之血滞于卫分,阳气束结所致。"[27]482

《温病条辨》卷二："经脉,身热身痛,汗多自利,胸腹白疹,内外合邪,纯辛走表,纯苦清热,皆在所忌,辛凉淡法,薏苡竹叶散主之(上条但痹在经脉,此则脏腑亦有邪矣,故又立一法。汗多则表阳开,身痛则表邪郁,表阳开而不解表邪,其为风湿无疑。盖汗之解者,寒邪也,风为阳邪,尚不能以汗解,况湿为重浊之阴邪,故虽有汗不解也。学者于有汗不解之证,当识其非风则湿,或为风湿相搏也。自利者,小便必短,白疹者,风湿郁于孙络毛窍)。"[28]89

《灵枢识》卷一："诸腧孙络(张云:诸腧者十二经之腧穴,如手太阴经太渊之类是也。络之小者为孙络,皆应夏气。夏以老阳之令,阳盛于外,故宜浅刺于诸腧、孙络及肌肉、皮肤之上也)。"[29]33

《中国医籍考》卷二十二："宋濂序曰:人具九藏之形,而气血之运,必有以疏载之……取两阳合明之义也,以三阴言之,则太阴少阴厥阴,阴既有太少矣,而又有厥阴者何?取两阴交尽之义也,非徒经之有十二也。而又有所谓孙络者焉,孙络之数,三百六十有五,所以附经而行,周流而不息也。"[30]339

《医原》卷上："故曰天气降而至于地,地中生物,皆天气也。其水随肺气呼吸,摄入肠胃间微丝血络(即孙络。西学验孙络有二千余根)以入络脉,由络脉过肝入心,运行周身,由肺升出为汗,由毛窍渗出为汗,余入内肾,得三焦之气化,渗入膀胱为溺。"[31]7

《难经正义》卷一："其出于孙络皮肤者,随三焦出气,溢于孙络,以充肤热肉,澹渗毫毛,卫行于周身,即西医所谓迴血管也。"[32]52

《中医辞海》:"孙络……基础理论名词。指络脉之细小者,又名孙脉。"[37]1385

《中医药常用名词术语辞典》:"孙络……经络。出《灵枢·气穴论》。络脉的分支。"[38]168

《中医大辞典》:"孙络……指络脉的分支。亦称孙脉。"[36]770

《中医药学名词》:"孙络……最细小的络脉。"[34]31

《中国中医药学术语集成·基础理论与疾病》:"孙络……【异名】孙脉……【定义】指络脉中细小者。"[40]114

《中医基础理论术语》:"孙络……络脉的分支。"[35]40

《中国中医药学主题词表》:"孙络……属络脉……最细小的络脉。"[39]885

《中医基础理论》:"孙络,是最细小的络脉,属络脉的再分支,分布全身,难以计数。"[41]151

 参考文献

[1] 未著撰人.黄帝内经素问[M].傅景华,陈心智点校.北京:中医古籍出版社,1997:36,93,96.

[2] 未著撰人.黄帝内经灵枢[M].李生绍,陈心智点校.北京:中医古籍出版社,1997:18,40.

[3] [晋]皇甫谧.针灸甲乙经[M].黄龙祥整理.北京:人民卫生出版社,2006:129.

[4] [唐]杨上善.黄帝内经太素[M].北京:中医古籍出版社,2016:161,283,345.

[5] [唐]孙思邈.备急千金要方[M].高文柱,沈澍农校注.北京:华夏出版社,2008:366.

[6] [唐]王焘.外台秘要方[M].王淑民校注.北京:中国医药科技出版社,2011:710.

[7] [唐]王冰.重广补注黄帝内经素问[M].[宋]林亿补注.孙国中,方向红点校.北京:学苑出版社,2004:349.

[8] [宋]史堪.史载之方[M].王振国,朱荣宽点校.上海:上海科学技术出版社,2003:30.

[9] [宋]王贶.《全生指迷方》校注[M].叶磊校注.郑州：河南科学技术出版社,2014：62.

[10] [宋]赵佶.圣济总录校注：下[M].王振国,杨金萍主校.上海：上海科学技术出版社,2016：1853.

[11] [金]刘完素.伤寒直格；伤寒标本心法类萃[M].北京：人民卫生出版社,1982：3.

[12] [元]王国瑞.神应经；扁鹊神应针灸玉龙经[M].李宁点校.北京：中医古籍出版社,1989：94,95.

[13] [元]滑寿.《十四经发挥》校注[M].赖谦凯,田艳霞校注.许敬生主编.郑州：河南科学技术出版社,2014：1.

[14] [明]楼英.医学纲目[M].阿静,等校注.北京：中国中医药出版社,1996：116.

[15] [明]徐师曾.经络全书[M].2版.[明]张三锡,翟良纂.李生绍,赵昕,唐洁人点校.北京：中医古籍出版社,2007：183,185.

[16] [明]卢之颐.本草乘雅半偈[M].冷方南,王齐南校点.北京：人民卫生出版社,1986：713.

[17] [清]马莳.黄帝内经素问注证发微[M].田代华主校.北京：人民卫生出版社,1998：342.

[18] [清]马莳.黄帝内经灵枢注证发微[M].田代华主校.刘更生,郭瑞华点校.北京：人民卫生出版社,1994：23.

[19] [明]张介宾.类经[M].范志霞校注.北京：中国医药科技出版社,2011：123,124,126.

[20] [明]张介宾.张景岳医学全书：景岳全书[M].李志庸主编.北京：中国中医药出版社,1999：1161.

[21] [明]吴昆.素问吴注[M].//郭君双主编.吴昆医学全书.北京：中国中医药出版社,1999：320.

[22] [清]姚止庵.素问经注节解[M].北京：人民卫生出版社,1963：396.

[23] [清]张志聪.黄帝内经素问集注[M].王宏利,吕凌校注.北京：中国医药科技出版社,2014：125.

[24] [清]张志聪.黄帝内经灵枢集注[M].孙国中,方向红点校.北京：学苑出版社,2006：458.

[25] [清]高士宗.黄帝内经素问直解[M].孙国中,方向红点校.北京：学苑出版社,2001：262,263,329.

[26] [清]黄元御.素灵微蕴[M].杨枝青校注.北京：中国中医药出版社,2015：17.

[27] [清]顾世澄.疡医大全[M].凌云鹏点校.北京：人民卫生出版社,1987：482.

[28] [清]吴鞠通.温病条辨[M].李玉清,等校注.北京：中国医药科技出版社,2011：89.

[29] [日]丹波元简.灵枢识[M].上海：上海科学技术出版社,1957：33.

[30] [日]丹波元胤.中国医籍考[M].北京：人民卫生出版社,1956：339.

[31] [清]石寿棠.医原[M].王校华点注.南京：江苏科学技术出版社,1983：7.

[32] [清]叶霖.难经正义[M].吴考槃点校.北京：人民卫生出版社,1990：52.

[33] [清]薛雪.医经原旨[M].洪丕谟,姜玉珍点校.上海：上海中医学院出版社,1992：107.

[34] 中医药学名词审定委员会.中医药学名词[M].北京：科学出版社,2005：31.

[35] 中华人民共和国国家质量监督检验检疫总局,中国国家标准化管理委员会.中医基础理论术语（GB/T 20348—2006)[M].北京：中国标准出版社,2006：40.

[36] 李经纬,余瀛鳌,蔡景峰,等.中医大辞典[M].北京：人民卫生出版社,2004：770.

[37] 袁钟,图娅,彭泽邦,等.中医辞海：上册[M].北京：中国医药科技出版社,1999：1385.

[38] 李振吉.中医药常用名词术语辞典[M].北京：中国中医药出版社,2001：168.

[39] 吴兰成.中国中医药学主题词表[M].北京：中医古籍出版社,2008：885.

[40] 宋一伦,杨学智.基础理论与疾病[M]//曹洪欣,刘保延.中国中医药学术语集成.北京：中医古籍出版社,2005：114.

[41] 孙广仁,郑洪新.中医基础理论[M].北京：中国中医药出版社,2012：151.

（陈玉飞）

1·076

阳维脉

yáng wéi mài

一、规范名

【中文名】阳维脉。

【英文名】yang link vessel。

【注释】奇经八脉之一。起于足跟外侧,向上经过外踝,与足少阳胆经并行,沿下肢外侧上行至髋部，经胁肋后侧，从腋后上肩，至前额，再到项后，合于督脉。

二、定名依据

"阳维"一词，始见于《内经》，但联系上下文，书中阳维当指腧穴，而非后世所谓"阳维脉"。至《难经》，对阳维脉方有较为丰富的阐述。阳维脉一词首见于唐代《黄帝内经太素》。

《难经》之后，关于阳维脉的记载渐多，特别是明《奇经八脉考》详细论述了阳维脉的循行路线，对后世影响颇大。不过这些著作中大部分使用"阳维"一词来记载"阳维脉"。

现代相关著作，如国标《中医基础理论术语》《中医大辞典》《中国医学百科全书·中医学》《中医辞海》，以及全国高等中医药院校教材《中医基础理论》等均以"阳维脉"作为规范名。同时，已经广泛应用于中医药学文献标引和检索的《中国中医药学主题词表》也以"阳维脉"作为正式主题词。这些均说明"阳维脉"作为中医基础理论中的一个规范名已成为共识。

我国2005年出版的由全国科学技术名词审定委员会审定公布的《中医药学名词2004》亦以"阳维脉"作为规范名，所以以"阳维脉"作为规范名也符合术语定名的协调一致原则。

三、同义词

未见。

四、源流考释

"阳维"一词，始见于《内经》，《素问·刺腰痛》："阳维之脉令人腰痛，痛上怫然肿，刺阳维之脉，脉与太阳合腨下间，去地一尺所。"[1]233 虽然出现"阳维"一词，但联系上下文，此处阳维当指腧穴，而非后世所谓"阳维脉"。

至《难经》，对阳维脉有了更丰富的阐述，《难经·二十七难》："有阳维，有阴维，有阳跷，有阴跷，有冲，有督，有任，有带之脉。凡此八脉者，皆不拘于经，故曰奇经八脉也。"[2]117 首次将

奇经八脉合而论之。《难经·二十八难》："阳维阴维者，维络于身，溢蓄不能环流灌溉诸经者也。故阳维起于诸阳会也，阴维起于诸阴交也。"[2]120《难经·二十九难》："阳维维于阳，阴维维于阴，阴阳不能自相维，则怅然失志，溶溶不能自收持。阳维为病苦寒热，阴维为病苦心痛。"[2]125 阳维起于诸阳之会交，并对其功能病变有了明确记载。

晋代《脉经》[3]和《针灸甲乙经》[4]都有阳维脉记载，但少有新意。唐宋时期亦有不少著作涉及阳维脉，如《黄帝内经太素》卷第二十五："诸阳者，督脉、阳维脉也。阳维，维诸阳脉，总会风府，属于太阳。"[5]155 这里第一次出现了阳维脉一词联用。《千金翼方》卷二十六："耳风聋雷鸣，灸阳维五十壮，在耳后引耳令前弦弦筋上是。"[6]266 此处阳维已当指腧穴。《外台秘要》[7]294 也简单提及阳维脉病变表现。《仁斋直指方论（附补遗）》卷一："抑古人所谓阴阳维跷，溢关格者又何如哉？曰：脉有阳维、阴维、阳跷、阴跷、冲、督、任、带，凡此奇经八脉别道而行，如设沟渠以备水潦之溢。故阳维之病苦寒热，阴维之病苦心痛；阳跷之病阳急而狂奔，阴跷之病阴急而足直。"[8]8 较详细地记载了阳维脉病变表现。另有元滑寿《十四经发挥·阳维脉》："阳维维于阳，其脉起于诸阳之会，与阴维皆维络于身。《难经》云：阳维为病，苦寒热。此阳维脉气所发，凡二十四穴。"[9]85 沿袭了《难经》中阳维脉的内容，并出现了阳维脉凡二十四穴的记载。

明代李时珍《奇经八脉考》，专门论述奇经八脉，《奇经八脉考·八脉》："奇经八脉者：阴维也、阳维也、阴跷也、阳跷也、冲也、任也、督也、带也。阳维起于诸阳之会，由外踝而上行于卫分……是故阳维主一身之表，阴维主一身之里，以乾坤言也。"[10]41《奇经八脉考·阳维脉》："阳维起于诸阳之会，其脉发于足太阳金门穴，在足外踝下一寸五分。上外踝七寸会足少阳于阳交，为阳维之郄。（在外踝上七寸，斜属二阳之间）循膝外廉，上髀厌，抵少腹侧……循头，入

耳,上至本神而止(本神直耳上入发际中),凡三十二穴。"[10]46 关于阳维脉的循行路线记载非常详细清楚,对后世影响很大。除此之外,《针灸大全》[11]44《本草乘雅半偈》[12]275《医门法律》[13]15《临证指南医案》[14]323《脉理求真》[15]23《杂病源流犀烛》[16]171 等著作皆述及阳维脉,继承和发展了《内经》《奇经八脉考》中关于阳维脉的内容。

总体来说,古代文献中多称阳维脉为"阳维",现代有关著作则均以"阳维脉"作为本词正名,如《中医药学名词》[17]30、国标《中医基础理论术语》[18]40《中医药常用名词术语辞典》[19]153《中医大辞典》[20]647《中国中医药学主题词表》[21]1167《中医辞海》[22]1352《中国医学百科全书·医学史》[23]360《中医基础理论》(李德新)[24]342、《中医基础理论》(孙广仁)[25]245 等。如《中医药学名词》:"阳维脉,起于足跟外侧,向上经过外踝,与足少阳胆经并行,沿下肢外侧上行至髋部,经胁肋后侧,从腋后上肩,至前额,再到项后,合于督脉。"[17]30《中医基础理论术语》:"阳维脉,属奇经八脉。起于足跟外侧,上经外踝,沿足少阴经上行髋关节,经胁肋后侧,从腋后上肩,至前额,达后项,合于督脉。"[18]40 这些著作中关于循行路线的记载有文字上的差异,但仔细推敲,路线基本一致,其他辞书类、教材的相关记载多类于此,所不同者只在详略繁简。

五、文献辑录

《素问·刺腰痛》:"阳维之脉令人腰痛,痛上怫然肿,刺阳维之脉,脉与太阳合腨下间,去地一尺所。"[1]233

《难经·二十七难》:"有阳维,有阴维,有阳跷,有阴跷,有冲,有督,有任,有带之脉。凡此八脉者,皆不拘于经,故曰奇经八脉也。"[2]117

二十八难:"阳维阴维者,维络于身,溢蓄不能环流灌溉诸经者也。故阳维起于诸阳会也,阴维起于诸阴交也。"[2]120

二十九难:"阳维维于阳,阴维维于阴,阴阳不能自相维,则怅然失志,溶溶不能自收持。阳维为病苦寒热,阴维为病苦心痛。"[2]125

《脉经·平奇经八脉病第四》:"阳维者,起于诸阳之会;阴维者,起于诸阴之交。阳维、阴维者,维络于身,溢畜不能环流溉灌诸经者也。"[3]61

《针灸甲乙经·奇经八脉》:"阳维阴维者,维络于身,溢蓄不能环流溉灌也。故阳维起于诸阳会,阴维起于诸阴交也。阳维维于阳,阴维维于阴。"[4]43

《黄帝内经太素》卷十:"阳维之脉,令人腰痛,痛上弗然脉肿,刺阳维之脉,脉与太阳合腨下间上地一尺所。飞阳之脉,在内踝上二寸,太阴之前,与阴维会。"[5]155

卷二十五:"诸阳者,督脉、阳维脉也。阳维,维诸阳脉,总会风府,属于太阳。"[5]424

《千金翼方》卷二十六:"耳风聋雷鸣,灸阳维五十壮,在耳后引耳令前弦弦筋上是。"[6]266

《外台秘要》卷十七:"风眩又得阳维浮者。"[7]294

《仁斋直指方论(附补遗)》卷一:"抑古人所谓阴阳维跷,溢关格者又何如哉?曰:脉有阳维、阴维、阳跷、阴跷、冲、督、任、带,凡此奇经八脉别道而行,如设沟渠以备水潦之溢。故阳维之病苦寒热,阴维之病苦心痛;阳跷之病阳急而狂奔,阴跷之病阴急而足直。"[8]8

《十四经发挥·阳维脉》:"阳维维于阳,其脉起于诸阳之会,与阴维皆维络于身。《难经》云:阳维为病,苦寒热。此阳维脉气所发,凡二十四穴。"[9]85

《奇经八脉考·八脉》:"奇经八脉者:阴维也、阳维也、阴跷也、阳跷也、冲也、任也、督也、带也。阳维起于诸阳之会,由外踝而上行于卫分……是故阳维主一身之表,阴维主一身之里,以乾坤言也。"[10]41

"阳维脉":"阳维起于诸阳之会,其脉发于足太阳金门穴,在足外踝下一寸五分。上外踝七寸会足少阳于阳交,为阳维之郄……循头,入耳,上至本神而止。(本神直耳上入发际中)凡三十二穴。"[10]46

《针灸大全·标幽赋》："阳跷、阳维并督脉，主肩、背、腰、腿在表之病。阳维脉维持诸阳之会。公孙冲脉胃心胸，内关阴维下总同，临泣胆经连带脉，阳维目锐外关逢。阴交、阳别而定血晕，阴跷、阳维而下胎衣。"[11]44

《本草乘雅半偈·狗脊》："济生方治冲任寒热，室女白带，此又广关机不利冲任与带。并可广阳维、阴维，阳跷、阴跷以及督与十二经脉经络之失利关机，则凡关机为病，为病及关机者，咸可因势而利导之。"[12]275

《医门法律》卷一："阳跷为病，阴缓而阳急，阴病而阳不病也。繇阳维、阴维、阳跷、阴跷推之，冲脉之纵行也，带脉之横行也，任脉之前行也，督脉之后行也，孰非一气所流行耶？一气流行，即得分阴分阳矣，营卫之义，亦何往而不贯哉。"[13]15

《临证指南医案》卷六："《内经》谓阳维为病。阳维脉为病发寒热也。"[14]323

《脉理求真·汪昂奇经脉歌》："阳维则尺内斜上至寸而浮（从左尺斜向小指，至寸而浮，曰尺内），病则寒热溶溶不能自收持（属阳）。"[15]23

《杂病源流犀烛》卷十一："人身阳脉既统于督，阴脉既统于任矣，而诸阳诸阴之散见而会者，又必有以维系而主持之，故有阳维以维诸阳，阴维以维诸阴。"[16]171

《中国医学百科全书·医学史》："阳维脉，发于足太阳金门穴（在足外踝下一寸五分），上外踝循膝外廉上髀骨抵少腹之侧，会足少阳于居髎（在章门下八寸），循胁肋上肘，过肩前至缺盆，人肩后、上循耳后，会手足少阳于风池，上脑空、承灵、正营、目窗、临泣，下额与手足少阳、阳明五脉会于阳白，循头入入耳，上至本神而止。"[23]360

《中医辞海》："阳维脉，基础理论名词。经脉名，奇经八脉穴之一。出《素问·刺腰痛论》。本脉自诸阳经的交会之处起始，其脉气发自足太阳经的金门穴部位，沿着下肢外侧上行，经过髋关节部，循胁肋后侧，从腋后上肩至前额，再

到项后，于督脉会合。阳维有维系、联络诸阳经的作用。本脉发生病变，主要表现为发冷、发热或寒热往来等外感病证。"[22]1352

《中医药常用名词术语辞典》："阳维脉，经络。出《素问·刺腰痛论》。属奇经八脉。起于足跟外侧，向上经过外踝，沿足少阴经上行髋关节部，经胁肋后侧，从腋后上肩，至前额，再到项后，合于督脉。本经主要病候为是恶寒发热、腰痛。"[19]153

《中医大辞典》："阳维脉，奇经八脉之一，见《素问·刺腰痛论》。其循行路线，据《奇经八脉考》载：'阳维，起于诸阳之会，其脉发于足太阳金门穴……循膝外廉，上髀厌，抵少腹侧……循胁肋，斜上肘上……过肩前……入肩后……上循耳后……下额……循头入耳，上至本神而止。'本脉自诸阳经的交会之处起始，其脉气发自足下肢外侧上行，经过髋关节部，循胁肋后侧，从腋后上肩至前额，再到项后，与督脉会合。本脉发生病变，主要表现为寒热往来等。"[20]734

《中医药学名词》："阳维脉，起于足跟外侧，向上经过外踝，与足少阳胆经并行，沿下肢外侧上行至髋部，经胁肋后侧，从腋后上肩，至前额，再到项后，合于督脉。"[17]30

《中医基础理论术语》："阳维脉……属奇经八脉。起于足跟外侧，上经外踝，沿足少阴经上行髋关节，经胁肋后侧，从腋后上肩，至前额，达后项，合于督脉。"[18]40

《中国中医药学主题词表》："阳维脉，属奇经八脉，起于足跟外侧，向上经过外踝，与足少阳胆经并行，沿下肢外侧上行至髋部，经胁肋后侧，从腋后上肩，至前额，再到项后，合于督脉。"[21]1167

《中医基础理论》（李德新）："阳维脉起于足太阳的京门穴，过外踝，向上与足少阳经并行，沿下肢外侧后缘上行，经躯干部后外侧，从腋后上肩，经颈部、耳后，前行到额部，分布于头侧及项后，与督脉会合。生理功能：维系阳经。"[24]342

《中医基础理论》（孙广仁）："阳维脉起于外

踝下,与足少阳胆经并行,沿下肢外侧向上,经躯干部后外侧,从腋后上肩,经颈部、耳后,前行到额部,分布于头侧及项后,与督脉会合。"[25]245

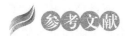 参考文献

[1] 未著撰人.素问[M].北京:中国医药科技出版社1998:233.

[2] 未著撰人.难经[M].成都:四川科学技术出版社,2008:117,120,125.

[3] [晋]王叔和.脉经[M].北京:中国医药科技出版社,1998:61.

[4] [晋]皇甫谧.针灸甲乙经[M].北京:商务印书馆,1955:43.

[5] [隋]杨上善.黄帝内经太素[M].北京:人民卫生出版社,1965:155,424.

[6] [唐]孙思邈.千金翼方[M].沈阳:辽宁科学技术出版社,1997:266.

[7] [唐]王焘.外台秘要[M].沈阳:辽宁科学技术出版社,2007:294.

[8] [宋]杨士瀛.仁斋直指方论[M].福州:福建科学技术出版社,1989:8.

[9] [元]滑寿.《十四经发挥》校注[M].郑州:河南科学技术出版社,2014:85.

[10] [明]李时珍.奇经八脉考[M].广州:广东科技出版社,1988:41,46.

[11] [明]徐凤.针灸大全[M].北京:人民卫生出版社,1987:44.

[12] [明]卢之颐.本草乘雅半偈[M].北京:人民卫生出版社,1986:275.

[13] [清]喻昌.医门法律[M].北京:中医古籍出版社,2002:15.

[14] [清]叶天士.临证指南医案[M].北京:华夏出版社,1995:323.

[15] [清]黄宫绣.脉理求真.[M].北京:人民卫生出版社,1959:23.

[16] [清]沈金鳌.杂病源流犀烛[M].北京:中国中医药出版社,1994:171.

[17] 中医药学名词审定委员会.中医药学名词[M].北京:科学出版社,2005:30.

[18] 中华人民共和国质量监督检验检疫总局,中国国家标准化管理委员会.中医基础理论术语(GB/T 20348—2006)[M].北京:中国标准出版社,2006:40.

[19] 李振吉.中医药常用名词术语辞典[M].北京:中国中医药出版社,2001:153.

[20] 李经纬.中医大辞典[M].北京:人民卫生出版社,2004:734.

[21] 吴兰成.中国中医药学主题词表[M].北京:中医古籍出版社,2008:1167.

[22] 袁钟,图娅,彭泽邦,等.中医辞海:上册[M].北京:中国医药科技出版社,1999:1352.

[23] 李经纬,程之范.医学史[M]//钱信忠.中国医学百科全书.上海:上海科学技术出版社,1987:360.

[24] 李德新.中医基础理论[M].北京:人民卫生出版社,2011:342.

[25] 孙广仁.中医基础理论[M].北京:人民卫生出版社,2016:245.

(白红霞)

1 • 077

阳跷脉

yáng qiáo mài

一、规范名

【汉文名】阳跷脉。

【英文名】yang heel vessel。

【注释】经络名,奇经八脉之一,循行路线大致为:起于足跟外侧申脉穴,沿外踝后上行,经小腿、大腿外侧,再向上经腹、胸侧面与肩部,由颈外侧上挟口角,到达目内眦,与手足太阳经、阴跷脉会合,再上行进入发际,向下到达耳后,与足少阳胆经会合于项后。

二、定名依据

阳跷脉的记载,早在《内经》中就已经出现,称"阳蹻",对跷脉的起止、循行路线都有具体的描述。"阳跷脉"一词,首见于《难经》,并且分别记载了阴跷脉、阳跷脉的起止、循行,简洁明确,

对后世颇有影响。

《内经》《难经》之后，古代重要医学著作对阳跷脉的记载颇多，如晋代《脉经》《针灸甲乙经》，唐代《黄帝内经太素》《千金翼方》，明代《奇经八脉考》《类经》等，特别是明《奇经八脉考》详细论述了阳跷脉的循行路线。不过这些著作中有的用"阳跷"，有的用"阳跷脉"来记载本词。

现代相关著作，如《中医大辞典》《中国医学百科全书·中医学》《中医辞海》以及全国高等中医药院校教材《中医基础理论》等均以"阳跷脉"作为规范名，同时，已经广泛应用于中医药学文献的标引和检索的《中国中医药学主题词表》也以"阳跷脉"作为正式主题词，这些均说明"阳跷脉"作为中医基础理论中的一个规范名已成为共识。

我国 2005 年出版的由全国科学技术名词审定委员会审定公布的《中医药学名词》亦以"阳跷脉"作为规范名，所以"阳跷脉"作为规范名也符合术语定名的协调一致原则。

三、同义词

【曾称】"阳蹻"（《内经》）。

四、源流考释

关于阳跷脉的记载，在《内经》中已经出现，称"阳蹻"（蹻，乃"跷"之异体字），可算作是异名。《黄帝内经灵枢经·寒热病》："足太阳有通项入于脑者，正属目本，名曰眼系。头目苦痛，取之在项中两筋间。入脑乃别阴蹻、阳蹻，阴阳相交，阳入阴，阴出阳，交于目锐眦，阳气盛则瞋目，阴气盛则瞑目。"[1]93 指出了跷脉有阴阳，《黄帝内经灵枢经·脉度》对此论述较为细致，《黄帝内经灵枢经·脉度》："蹻脉者，少阴之别，起于然骨之后。上内踝之上，直上循阴股，入阴，上循胸里，入缺盆，上出人迎之前，入頄，属目内眦，合于太阳，阳蹻而上行，气并相还，则为濡目，气不荣，则目不合……黄帝曰：蹻脉有阴阳，何脉当其数？岐伯曰：男子数其阳，女子数其

阴，当数者为阴，其不当数者为络也。"[1]83 对跷脉的起止、循行路线都有具体的描述，对后世的影响自然是比较大的。另外，《素问·缪刺论》："邪客于足阳蹻之脉，令人目痛从内眦始，刺外踝之下半寸所各二痏，左刺右，右刺左，如行十里顷而已。"[2]332 记载了阳跷脉病变。

阳跷脉一词始载于《难经》，《难经·二十八难》："阳跷脉者，起于跟中，循外踝上行，入风池。"[3]18《内经》虽然描述详细，但是是将阴跷、阳跷合而论之的，《难经》不但首次出现"阳跷脉"一词，并且分别记载了阴跷脉、阳跷脉的起止、循行。《难经·二十九难》："阳跷为病，阴缓而阳急。"[3]18 指出了阳跷脉病变的表现，这些记载都简洁明确，对后世颇有影响。

晋时《脉经》[4]61 和《针灸甲乙经》[5]17 都有阳跷脉相关记载，但皆传抄《难经》文字。唐宋时虽有不少著作涉及阳跷脉，但都比较简单。如《备急千金要方》卷十四："狂癫惊走恍惚嗔喜，笑骂歌哭鬼语，悉灸脑户、风池、手阳明、太阳、太阴，足阳明、阳跷、少阳、太阴、阴跷、足跟，皆随年壮。"[6]271《千金翼方》卷二十六："又针足阳跷入三分，在足外踝下白肉际。"[7]324 所言阳跷当为穴位。《黄帝内经太素卷》第二十三："邪客于阳跷，令人目痛从内眦始，刺外踝之下半寸所合各二痏，左刺右，右刺左，如行十里顷而已（阳跷从足上行，至目内眦，故目痛刺足外踝之下中脉所生络也）。"[8]375 言及阳跷脉循行及病变，然基本沿袭《内经》。《仁斋直指方论（附补遗）》卷一："脉有阳维、阴维、阳跷、阴跷、冲、督、任、带，凡此奇经八脉别道而行，如设沟渠以备水潦之溢。故阳维之病苦寒热，阴维之病苦心痛；阳跷之病阳急而狂奔，阴跷之病阴急而足直。"[9]8 也记载了阳跷脉病变表现。

和前代相比，明清关于阳跷脉的记载是相对丰富的。特别是李时珍的《奇经八脉考》，《奇经八脉考·八脉》："阳跷起于跟中，循外踝上行于身之左右……阳跷主一身左右之阳，阴跷主一身左右之阴，以东西言也。"[10]41《奇经八脉

："阳跷者,足太阳之别脉,其脉起于跟中,出于外踝下足太阳申脉穴。(在外踝下五分陷中,容爪甲白肉际)当踝后绕跟,以仆参为本……下耳后,入风池而终(风池在耳后,夹玉枕骨下发际陷中)。凡二十二穴。"[10]65 对阳跷脉的循行路线记载非常详细清楚。除此之外,《类经》[11]624《本草乘雅半偈》[12]275《医门法律》[13]15《素圃医案》[14]60《医经原旨》[15]183《脉理求真》[16]23 著作皆述及阳跷脉,但多沿袭前人观点,甚少创新。

现代有关著作均以"阳跷脉"作为本词正名,如《中医药学名词》[17]30《中医学概论》[18]100、国标《中医基础理论术语》[19]51《中医药常用名词术语辞典》[20]153《中医大辞典》[21]734、《中国中医药学主题词表》[22]1166《中医辞海》[23]1353、《中国医学百科全书·中医学》[24]360《中医基础理论》[25]245 等。如《中医药学名词》:"阳跷脉,起于足踝下申脉穴,经外踝后上行腓骨后缘,经股部外侧,再沿髋、胁、肩、颈的外侧,上夹口角,到达目内眦,与手足太阳经、阴跷脉会合,再上行经额,与足少阳胆经会于风池。"[17]30《中医基础理论术语》:"阳跷脉,属奇经八脉。起于足跟外侧,沿股外侧和胁后上肩,过颈挟口角,入内眼角再上行至额。"[19] 同古代文献一样,这些循行路线的记载有文字上的差异,但仔细推敲,路线基本一致,其他辞书类、教科书类的相关记载多类于此,所不同者只在详略繁简。

五、文献辑录

《黄帝内经灵枢经·脉度》:"蹻脉者,少阴之别,起于然骨之后。上内踝之上,直上循阴股,入阴,上循胸里,入缺盆,上出人迎之前,入頄,属目内眦,合于太阳,阳蹻而上行,气并相还,则为濡,目气不荣,则目不合。"[1]83

《黄帝内经灵枢经·寒热病》:"足阳明有挟鼻入于面者,名曰悬颅。属口,对入系目本,视有过者取之。损有余,益不足,反者益其。足太阳有通项入于脑者,正属目本,名曰眼系。头目苦痛,取之在项中两筋间。入脑乃别阴蹻、阳蹻,阴阳相交,阳入阴,阴出阳,交于目锐眦,阳气盛则瞋目,阴气盛则瞑目。"[2]93

《素问·缪刺论》:"邪客于足阳蹻之脉,令人目痛从内眦始,刺外踝之下半寸所各二痏,左刺右,右刺左,如行十里顷而已。"[2]332

《难经·二十八难》:"阳跷脉者,起于跟中,循外踝上行,入风池。"[3]18

二十九难:"阳跷为病,阴缓而阳急。"[3]18

《脉经·平奇经八脉病》:"阳跷者,起于跟中,循外踝而上行,入风池。阴跷者,亦起于跟中,循内踝而上行,至咽喉,交贯冲脉。"[4]61

《针灸甲乙经·奇经八脉》:"《难经》曰……阳跷脉者,起于跟中,循外踝上行,入风池"[5]17

《备急千金要方》卷十四:"狂癫惊走风恍惚嗔喜,骂笑歌哭鬼语,悉灸脑户、风池、手阳明、太阳、太阴,足阳明、阳跷、少阳、太阴、阴跷、足跟,皆随年壮。"[6]271

《黄帝内经太素卷》第二十三:"邪客于阳跷,令人目痛从内眦始,刺外踝之下半寸所合各二痏,左刺右,右刺左,如行十里顷而已。(阳跷从足上行,至目内眦,故目痛刺足外踝之下中脉所生络也)。"[8]375

《千金翼方》卷二十六:"又针足阳跷入三分,在足外踝下白肉际。"[7]324

《仁斋直指方论(附补遗)》卷一:"抑古人所谓阴阳维跷,溢关格者又何如哉? 曰:脉有阳维、阴维、阳跷、阴跷、冲、督、任、带,凡此奇经八脉别道而行,如设沟渠以备水潦之溢。故阳维之病苦寒热,阴维之病苦心痛;阳跷之病阳急而狂奔,阴跷之病阴急而足直。"[9]8

《奇经八脉考·八脉》:"奇经八脉者:阴维也、阳维也、阴跷也、阳跷也、冲也、任也、督也、带也……阳跷起于跟中,循外踝上行于身之左右……阳跷主一身左右之阳,阴跷主一身左右之阴,以东西言也。"[10]41

"阳跷脉":"阳跷者,足太阳之别脉,其脉起于跟中,出于外踝下足太阳申脉穴(在外踝下五分陷中,容爪甲白肉际)。当踝后绕跟,以仆参为本(在跟骨下陷中,拱足得之)。上外踝上三寸,以附阳为郄(在外踝上三寸,足太阳之穴也)。直上循股外廉,循胁后、胛上会手太阳、阳维于臑腧(在肩后大骨下胛上廉陷中)上行肩髆外廉,会手阳明于巨骨,(在肩尖端上行两叉骨罅间陷中)会手阳明、少阳于肩髃(在髆骨头,肩端上,两骨罅陷宛宛中。举臂取之有空)。上人迎夹口吻,会手足阳明、任脉于地仓(夹口吻旁四分,外如近下有微脉动处)。同足阳明上而行巨窌(夹鼻孔旁八分,直瞳子,平水沟),复会任脉于承泣(在目下七分,直瞳子陷中)。至目内眦,与手足太阳、足阳明、阴跷五脉会于睛明穴(见阴跷下)。从睛明上行入发际,下耳后,入风池而终(风池在耳后,夹玉枕骨下发际陷中)。凡二十二穴。"[10]65

《类经》卷十四:"两跷者,阳跷脉出足太阳之申脉,阴跷脉出足少阴之照海。"[11]624

《本草乘雅半偈》第五帙:"狗脊……并可广阳维、阴维、阳跷、阴跷以及督与十二经脉经络之失利关机,则凡关机为病,为病及关机者,咸可因势而利导之。"[12]275

《医门法律》卷一:"阳跷为病,阴缓而阳急,阴病而阳不病也。繇阳维、阴维、阳跷、阴跷推之,冲脉之纵行也,带脉之横行也,任脉之前行也,督脉之后行也,孰非一气所流行耶?一气流行,即得分阴分阳矣,营卫之义,亦何往而不贯哉。"[13]15

《素圃医案》卷三:"因卫气常留于阳,则阳跷盛,不得入于阳,则阴虚,故目不瞑矣。"[14]60

《医经原旨》卷三:"跷,即阳跷、阴跷之义,盖谓推拿溪谷跷穴以除疾病也。"[15]183

《脉理求真·奇经八脉》:"阳跷(主阳络)寸口左右弹浮而细绵绵(两寸浮紧而细),病苦阴缓而阳急(邪在阳络主表,如腰背苦痛之类)。"[16]23

《中医学概论》:"阳跷循行部位:阳跷脉起于足跟,沿足外踝而上行至脑后的风池穴处。病候:阳跷脉发病时,则人的阴气不足而阳气偏盛,常见不眠。"[18]100

《中国医学百科全书·中医学》:"阳跷脉……起于足跟中,出于外踝,下足太阳中脉穴(在外踝下五分),当踝后绕足跟上外踝,直上循股外廉,循胁后髀上,上行肩髆外廉,会手阳明于巨骨(在肩尖端上行两叉骨键间陷中),上人迎,挟口吻同足阳明上而行巨窌,复会任脉于承泣,至目内眦与手足太阳、足阳明、阴跷五脉会于睛明;从睛明上行入发际,下耳后入风池。为足太阳的别脉,主持阳经诸气。"[24]360

《中医辞海》:"阳跷脉,中医基础理论名词。经脉名,奇经八脉之一。出《灵枢·寒热病》。本脉自足跟外侧的申脉穴起始,经外踝上行腓骨后缘,沿股部外侧,经髋、胁,至肩髆外侧,沿颈上至口吻,到目内眦,与太阳、阴跷脉会合,再上行经额,与足少阳经合于风池。本脉发生病变,主要表现为肢体内侧肌肉弛缓而外侧拘急,失眠,目痛等症。"[23]1353

《中医药常用名词术语辞典》:"阳跷脉,经络。出《灵枢·寒热论》。属奇经八脉。起于足跟外侧,经外踝上行腓骨后缘,沿股外侧和胁后上肩,过颈部上挟口角,进入目内眦,与阴跷脉会合,再沿足太阳经上额,与足少阳经合于风池。本经的主要病候为目痛从内眦始,不眠。"[20]153

《中医大辞典》:"阳跷脉,奇经八脉之一。出《灵枢·寒热论》。其循行路线,据《难经·二十八难》载:'阳跷脉者,起于跟中,循外踝上行,入风池。'本脉自足跟外侧的申脉穴起始,经外踝上行腓骨后缘,沿股部外侧,经髋、胁,至肩髆外侧,沿颈上至口吻,到目内眦,与太阳、阴跷脉会合,再上行经额,与足少阳经合于风池。本脉发生病变,主李表现为失眠,目痛从内眦始等。"[21]734

《中医药学名词》:"阳跷脉,起于足踝下申脉穴,经外踝后上行腓骨后缘,经股部外侧,再沿髋、胁、肩、颈的外侧,上夹口角,到达目内眦,与手足太阳经、阴跷脉会合,再上行经额,与足少阳胆经会于风池。"[17]30

《中医基础理论术语》:"阳跷脉,属奇经八脉。起于足跟外侧,沿股外侧和胁后上肩,过颈

中医基础理论

331

挟口角，入内眼角再上行至额。"[19]51

《中国中医药学主题词表》："阳跷脉，属奇经八脉，起于外踝下申脉穴，经外踝后上行腓骨后缘，经股部外侧，再沿髋、胁、肩、颈的外侧，上夹口角，到达目内眦，与手足太阳经、阴跷脉会合，再上行经额，与足少阳胆经会于风池。"[22]1166

《中医基础理论》："阳跷脉起于外踝下足太阳膀胱经的申脉穴，沿外踝后上行，经小腿、大腿外侧，再向上经腹、胸侧面与肩部，由颈外侧上挟口角，到达目内眦，与手足太阳经、阴跷脉会合，再上行进入发际，向下到达耳后，与足少阳胆经会合于项后。"[25]245

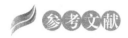

参考文献

[1] 未著撰人.黄帝内经灵枢经[M].北京：人民军医出版社，2006：83，93.

[2] 未著撰人.素问[M].北京：中国医药科技出版社，1998：332.

[3] [春秋]秦越人.难经[M].北京：科学技术文献出版社，1996：18.

[4] [晋]王叔和.脉经[M].吴承玉，王鲁芬整理.北京：中国医药科技出版社，1998：61.

[5] [晋]皇甫谧.针灸甲乙经[M].王晓兰点校.沈阳：辽宁科学技术出版社，1997：17.

[6] [唐]孙思邈.备急千金要方[M].北京：华夏出版社，2008：271.

[7] [唐]孙思邈.千金翼方[M].焦振廉校注.北京：中国医药科技出版社，2011：324.

[8] [隋]杨上善.黄帝内经太素[M].北京：人民卫生出版社，1965：375.

[9] [宋]杨士瀛.仁斋直指方论[M].福州：福建科学技

术出版社，1989：8.

[10] [明]李时珍.奇经八脉考[M].钱远铭整理.广州：广东科技出版社，1988：41，65.

[11] [明]张介宾.类经[M].孙国中，方向红点校.北京：学苑出版社，2005：624.

[12] [明]卢之颐.本草乘雅半偈[M].北京：人民卫生出版社，1986：275.

[13] [清]喻昌.医门法律[M].赵俊峰点校.北京：中医古籍出版社，2002：15.

[14] [清]郑重光.素圃医案[M].北京：人民军医出版社，2012：60.

[15] [清]薛雪.医经原旨[M].北京：中国书店，1987.183.

[16] [清]黄宫绣.脉理求真[M].北京：人民卫生出版社，1959：23.

[17] 中医药名词审定委员会.中医药学名词[M].北京：科学出版社，2005：30.

[18] 南京中医学院.中医学概论[M].北京：人民卫生出版社，1958：100.

[19] 中华人民共和国质量监督检验检疫总局，中国国家标准化管理委员会.中医基础理论术语（GB/T 20348—2006）[M].北京：中国标准出版社，2006：51.

[20] 李振吉.中医药常用名词术语辞典[M].北京：中国中医药出版社，2001：153.

[21] 李经纬，余瀛鳌，蔡景峰，等.中医大辞典[M].北京：人民卫生出版社，2004：734.

[22] 吴兰成.中国中医药学主题词表[M].北京：中医古籍出版社，2008：1166.

[23] 袁钟，图娅，彭泽邦，等.中医辞海：上[M].北京：中国医药科技出版社，1999：1353.

[24] 《中医学》编辑委员会.中医学[M]//钱信忠.中国医学百科全书.上海：上海科学技术出版社，1997：360.

[25] 孙广仁.中医基础理论[M].北京：人民卫生出版社，2015：245.

（白红霞）

阴 阳

yīn yáng

一、规范名

【中文名】阴阳。

【英文名】 yin yang。

【注释】阴气与阳气的合称，对自然界相互关联的某些事物、现象及其属性对立、对待双方的概括。

二、定名依据

"阴阳"一词传世文献始载于先秦诗歌总集《诗经》,西周时期青铜器师永盂铭文中亦曾出现。作为中医学基础理论术语概念的"阴阳"一词最早见于《内经》,且对阴阳的概念内涵有较多描述,如阴阳乃万物之源,并相互关联、对立、转化等。

自出现以来,历代著作皆以"阴阳"为正名记载本词,如《难经》《中藏经》,隋代《诸病源候论》,唐代《备急千金要方》《外台秘要》《黄帝内经太素》,宋代《太平圣惠方》《证类本草》,明代《本草乘雅半偈》《类经》,清代《脉诀汇辨》《本草备要》等。这些著作均为古代重要著作,对后世有较大影响。所以"阴阳"作为规范名已是共识,也符合术语定名约定俗成的原则。

现代相关著作,如《中医大辞典》《中国医学百科全书·中医学》《中医辞海》以及全国高等中医药院校教材《中医基础理论》等均以"阴阳"作为规范名,同时,已经广泛应用于中医药学文献标引和检索的《中国中医药学主题词表》也以"阴阳"作为正式主题词,这些均说明"阴阳"作为中医基础理论中的一个规范名已成为共识。

我国2005年出版的由全国科学技术名词审定委员会审定公布的《中医药学名词》亦以"阴阳"作为规范名,所以"阴阳"作为规范名也符合术语定名的协调一致原则。

三、同义词

未见。

四、源流考释

"阴阳"一词传世文献始载于先秦时期《诗经》,《诗经·大雅·公刘》:"既景乃冈,相其阴阳,观其流泉。"[1]246《诗经》之外,目前所见最早的"阴""阳"连用,出现在1969年出土于陕西蓝

田的西周青铜器师永盂铭文中,据专家整理解读,其文为"公乃出厥命,锡畀师永厥田阴阳洛疆众师俗父田"。白于蓝《师永盂新释》解读此处为周王令赐予师永其在阴阳洛之田,阴阳在此可试读为洛水之阴阳面,结合前后文,当代指地域。最初的"阴阳"指的是自然现象,日光之向背。东汉许慎《说文解字·阜部》:"陽,高明也。从阜,易声……陰,闇也,水之南,山之北也,从阜,佥声。"[2]306 阴阳同在阜部,阜的本义是山丘,阴、阳,最初本意是指日光的背、向。这一点从甲骨文、金文中出现的"阴""阳"含义解读也可以看出。

至《国语》,可见阴阳观念的出现。《国语·周语》:"古者,太史顺时覛土,阳瘅愤盈,土气震发,农祥晨正,日月底于天庙,土乃脉发……阳气俱蒸,土膏其动。弗震弗渝,脉其满眚,谷乃不殖……阴阳分布,震雷出滞,土不备垦,辟在司寇……周将亡矣,夫天地之气,不失其序。若过其序,民乱之也。阳伏而不能出,阴迫而不能蒸,于是有地震。"[3]3 在上述文献中,以阴阳观念解释农耕已经不同于《诗经》中阴阳为日光向背之意,此处阴阳已发展为天地自然之气。同时从"阳伏而不能出,阴迫而不能蒸"也可看出,天为阴,地为阳,阴阳序位和后世通行之阴阳序位是刚好相反的。

《周易·象传》:"大哉乾元,万物资始,乃统天……至哉坤元,万物资生,乃顺承天。"[4]1 此处将之前阴天阳地的观念变为天阳地阴,由此天阳地阴成为后世一直沿用的阴阳观念。同时,《周易·系辞传》:"一阴一阳之谓道,继之者善也,成之者性也……变通配四时,阴阳之义配日月,易简之善配至德。"[4]51 此"阴阳"已经上升到哲学范畴,超越了前面所谓天地自然之气了。《道德经》[5]119《庄子》[6]228《荀子·礼论》[7]290《管子》[8]192 等相关叙述皆类于此。

《左传·昭公》:"天有六气,降生五味,发为五色,微为五声,淫生六疾。六气曰阴、阳、风、雨、晦、明也。分为四时,序为五节。过则为灾,

阴淫寒疾,阳淫热疾,风淫末疾,雨淫腹疾,晦淫惑疾,明淫心疾。女,阳物而晦时,淫则生内热。"[9]272 在《左传》中,医和以"阴淫寒疾,阳淫热疾"[9]272 立论,阴阳已经形成了抽象之气,引申出了对立的概念。而在《管子·臣乘马》:"日至六十日而阳冻释,七十五日而阴冻释。"[8]192 中,出现了阴阳之中再分阴阳的观念。至此,阴阳观念在哲学内涵的发展中已经渐趋成熟。

医学文献中"阴阳"一词最早出现在《内经》中,虽然马王堆汉墓医书的整理中,出现了《阴阳脉死候》等篇章,但皆为后世整理概括所加,原文之中有"足太阳脉"[10]3 "三阴三阳"[10]34 等字样,然并不见"阴阳"一词。

《内经》中对"阴阳"的论述和上述《系辞传》[4]51《道德经》[5]119《管子》[8]192 等文献中观点颇似,认为阴阳之气是宇宙万物的本源,是人体生命的根本。如《素问·阴阳应象大论》:"阴阳者,天地之道也,万物之纲纪,变化之父母,生杀之本始,神明之府也。"[11]27《灵枢·阴阳系日月》:"此天地之阴阳也,非四时五行之以次行也。且夫阴阳者,有名而无形,故数之可十,离之可百,散之可千,推之可万,此之谓也。"[12]331除此之外,《内经》对阴阳的论述还关涉疾病诊脉,如《素问·阴阳别论》:"脉有阴阳,知阳者知阴,知阴者知阳。所谓阴阳者,去者为阴,至者为阳,静者为阴,动者为阳,迟者为阴,数者为阳。"[11]43《灵枢·论疾诊尺》:"四时之变,寒暑之胜,重阴必阳,重阳必阴。故阴主寒,阳主热;故寒甚则热,热甚则寒。故曰寒生热;热生寒。此阴阳之变也。"[12]332 这些关于阴阳相互关联、相互对立、对待属性的论述,是中医中辨证论治的重要理论基础。

有关"阴阳"的理论在《内经》中已经比较成熟,其后历代相关著作皆沿用"阴阳"为正名记载本词。《难经》中已少哲学阴阳多医学脉象阴阳了,如《难经·二十难》:"谓阴阳更相乘更相伏也。脉居阴部而反阳脉见者,为阳乘阴也,虽阳脉时沉涩而短,此谓阳中伏阴也;脉居阳部而反阴脉见者,为阴乘阳也,虽阳脉时浮滑而长,此谓阴中伏阳也。"[13]92 汉代华佗《中藏经》将阴阳五行合而论之,如《中藏经·生成论》:"阴阳者,天地之枢机;五行者,阴阳之终始。非阴阳则不能为天地,非五行则不能为阴阳。故人者,成于天地,败于阴阳也,由五行逆从而生焉。天地有阴阳五行,人有血脉五脏……天地阴阳,五行之道,中含于人。"[14]5《伤寒杂病论·桂枝去芍药汤方》[15]46《金匮要略方论·妇人产后病脉证治第二十一》[16]57 乃是辨证论治之人体阴阳。《神农本草经》[17]5 从植物根茎花实阐述用药之阴阳配合。

唐代著作中,有的描述了阴气或阳气不足的具体病变表现,如孙思邈《备急千金要方》[18]278。有的从阴阳交争的规律以阐述病理根源病变规律,如王焘《外台秘要》[19]24、杨上善《黄帝内经太素·阴阳大论》[20]29 则从哲学阴阳角度进一步阐释了万事万物发展变化的规律。

宋金元时期,在本草和方剂中也出现了相关记载,有明确阴阳之气重要性的,如唐慎微《证类本草》[22]27。另外,在王怀隐等《太平圣惠方》[21]111、许叔微《普济本事方》[23]33、陈自明《妇人大全良方》[24]10 中皆有述及。有具体论述阴阳失常病变表现的,如元代朱震亨《丹溪治法心要·泄泻》:"凡内外之邪,有伤于生化之用,则阴阳失其居处之常,脏腑失其所司之政,以致肠胃腐熟,而敷化之职不修,所以泻也。"[25]50 金代张从正《儒门事亲·指风痹痿厥近世差玄说二》:"阳主外而厥在内,阴主内而厥在外。若此者,阴阳之气,逆而上行故也。夫春夏则阳多阴少;秋冬则阴壮阳衰。"[26]5 另外,朱丹溪《局方发挥》:"阴阳二字,固以对待而言,所指无定在。或言寒热,或言气血,或言脏腑,或言表里。"[27]12 首次用"对待"来说明阴阳的关系。

明清时期,卢之颐对阴阳交争虚实更作对人体病变影响的描述颇为详尽,如《本草乘雅半偈·芷园素社疟论疏》:"三阳俱陷,则阴气逆;阴气逆极,则复出之于阳,阳与阴亦并于外,则阴虚而阳实,阳实则外热,阴虚则内热;内外皆热,则喘而渴,甚则水水不能寒,脉则体动而至来数也。此阴阳上下交争,虚实更作,阴阳相移也。极则阴阳俱衰,卫气相离,故病得休。"[28]709 张介宾《类经》[30]15 中提出了"阴阳一分为二"的观点。此外,明代《神农本草经疏》[29]332,清代《脉诀汇辨》[31]155《本草备要》[32]《成方切用》[33]100《素灵微蕴》[34]4 等著作多论述了阴阳之本以及阴阳失调对人体病变的影响及辨证治疗。

现代有关著作皆以"阴阳"作为本词正名,如《中医药学名词》[35]15《中医学概论》[36]11、国标《中医基础理论术语》[37]2《中医药常用名词术语辞典》[38]158《中医大辞典》[39]653《中国中医药学主题词表》[40]1214《中医辞海》[41]1358、《中国医学百科全书·中医学》[42]266,以及刘燕池《中医基础理论》[43]14、李德新《中医基础理论》[44]117 等。在论及概念时略有不同,如《中医药学名词》:"阴气与阳气的合称,对自然界相互关联的某些事物、现象及其属性对立、对待双方的概括。"[35]15 较为简洁。《中医学概论》:"阴阳是一切事物都具有的对立面的两个名词,是用以说明每一事物都是矛盾中发展变化的……中医学根据阴阳的这些道理,把它运用到各个方面,从理论到实践,从基础到临床,并和五行说不可分割地结合在一起,形成了一个比较完整的理论体系。"[36]11 较为详尽,除了哲学内涵,也述及阴阳和中医学说的发展。其他辞书类、教科书类的相关记载多类于此,所不同者只在详略繁简。

总之,"阴阳"一词早在先秦《诗经》中已经出现,《内经》中相关记载也颇多。后世著作均以"阴阳"记载本概念,其内容从最初对宇宙万物的规律探索逐渐发展到与人体生理病理的联系和事物对立、对待的属性。

五、文献辑录

《诗经·大雅·公刘》:"既景乃冈,相其阴阳。观其流泉。"[1]246

《说文解字·阜部》:"陽,高明也。从阜,易

声……陰,闇也,水之南,山之北也,从阜,会声。"[2]306

《国语·周语》:"古者,太史顺时觇土,阳瘅愤盈,土气震发,农祥晨正,日月底于天庙,土乃脉发……阳气俱蒸,土膏其动。弗震弗渝,脉其满眚,谷乃不殖……阴阳分布,震雷出滞,土不备垦,辟在司寇……周将亡矣,夫天地之气,不失其序。若过其序,民乱之也。阳伏而不能出,阴迫而不能蒸,于是有地震。"[3]3

《周易·象传》:"大哉乾元,万物资始,乃统天……至哉坤元,万物资生,乃顺承天。"[4]1

《周易·系辞传》:"一阴一阳之谓道,继之者善也,成之者性也……变通配四时,阴阳之义配日月,易简之善配至德。"[4]51

《道德经·四十二章》:"道生一,一生二,二生三,三生万物,万物负阴而抱阳,冲气以为和。"[5]119

《庄子·天运》:"四时迭起,万物循生。一盛一衰,文武伦经。一清一浊,阴阳调和,流光其声……吾又奏之以阴阳之和,烛之以日月之明。"[1]228

《荀子·礼论》:"天地合而万物生,阴阳接而变化起。"[7]290

《左传·昭公》:"天有六气,降生五味,发为五色,徵为五声,淫生六疾。六气曰阴、阳、风、雨、晦、明也。分为四时,序为五节。过则为灾,阴淫寒疾,阳淫热疾,风淫末疾,雨淫腹疾,晦淫惑疾,明淫心疾。女,阳物而晦时,淫则生内热。"[9]272

《管子·臣乘马》:"日至六十日而阳冻释,七十日而阴冻释。"[6]192

《灵枢·阴阳系日月》:"此天地之阴阳也,非四时五行之以次行也。且夫阴阳者,有名而无形,故数之可十,离之可百,散之可千,推之可万,此之谓也。"[12]331

"论疾诊尺":"四时之变,寒暑之胜,重阴必阳,重阳必阴。故阴主寒,阳主热;故寒甚则热,热甚则寒。故曰寒生热;热生寒。此阴阳之变

也。"[12]332

《素问·阴阳应象大论》:"阴阳者,天地之道也,万物之纲纪,变化之父母,生杀之本始,神明之府也……阴阳者,血气之男女也;左右者,阴阳之道路也;水火者,阴阳之征兆也;阴阳者,万物之能始也。"[11]27

"阴阳别论":"脉有阴阳,知阳者知阴,知阴者知阳。所谓阴阳者,去者为阴,至者为阳,静者为阴,动者为阳,迟者为阴,数者为阳。"[11]43

《难经·二十难》:"谓阴阳更相乘更相伏也。脉居阴部而反阳脉见者,为阳乘阴也,虽阳脉时沉涩而短,此谓阳中伏阴也;脉居阳部而反阴脉见者,为阴乘阳也,虽阳脉时浮滑而长,此谓阴中伏阳也。"[13]92

《中藏经·生成论》:"阴阳者,天地之枢机;五行者,阴阳之终始。非非阴阳则不能为天地,非五行则不能为阴阳。故人者,成于天地,败于阴阳也,由五行逆从而生焉。天地有阴阳五行,人有血脉五脏……天地阴阳,五行之道,中含于人。"[14]5

《金匮要略方论·妇人产后病脉证治》:"所以产妇喜汗出者,亡阴血虚,阳气独盛,敢当汗出,阴阳乃复。"[16]57

《神农本草经》卷三:"药有阴阳配合,子母兄弟,根茎花实,草石骨肉;有单行者,有相须者,有相使者,有相畏者,有相恶者,有相反者,有相杀者。"[17]5

《备急千金要方·脾脏脉论第一》:"邪在脾胃肌肉痛。阳气有余,阴气不足,则热中善饥。阳气不足,阴气有余,则寒中肠鸣,腹痛。阴阳俱有余,若俱不足则有寒有热,皆调其三里。"[18]278

《黄帝内经太素·阴阳大论》:"阴阳者气之大,阴阳之气,天地之形,皆得其理以生万物,故谓之道……形气之本,造化之源,由乎阴阳,故为其纲纪。"[20]29

《外台秘要·伤寒咽喉痛方八首》:"病源伤寒病过经而不愈,脉反沉迟,手足厥逆者,此为下部脉不至,阴阳隔绝,邪客于足少阴之经,毒

气上熏,故喉咽不利或痛而生疮。"[19]24

《太平圣惠方》卷四:"治心气不足诸方……夫人脏腑充实,气血和平,荣卫通流,阴阳调顺,则心神安静,疾无所生也。治心气不足,恍恍惚惚,朝差暮甚,惊悸,心中憧憧,胸满,不下食饮,阴阳气虚,脾胃不磨,不欲闻人声,宜服熟干地黄散方。"[21]111

《证类本草》卷一:"人之生,实阴阳之气所聚耳,若不能调和阴阳之气,则害其生。阴阳气合,神在其中矣。故《阴阳应象大论》曰:天地之动静,神明为之纲纪,即知神明不可以阴阳摄也。《易》所以言阴阳不测之谓神,盖为此矣。"[22]27

《普济本事方》卷二:"此药大能调治荣卫,升降阴阳,安和五脏,洒陈六腑,补损益虚,回阳返阴,功验神圣。"[23]33

《妇人大全良方》卷一:"当知阴阳,谓其气血,使不相胜,以平为福。"[24]10

《儒门事亲·指风痹痿厥近世差玄说二》:"阳主外而厥在内,阴主内而厥在外。若此者,阴阳之气,逆而上行故也。夫春夏则阳多阴少;秋冬则阴壮阳衰。"[26]5

《丹溪治法心要·泄泻》:"凡内外之邪,有伤于生化之用,则阴阳失其居处之常,脏腑失其所司之政,以致肠胃腐熟,而敷化之职不修,所以泻也。"[25]50

《局方发挥》卷一:"'阴阳'二字,固以对待而言,所指无定在。或言寒热,或言气血,或言脏腑,或言表里。"[27]12

《本草乘雅半偈·芷园素社疟论疏》:"三阳俱陷,则阴气逆;阴气逆极,则复出之于阳,阳与阴亦并于外,则阴虚而阳实,阳实则外热,阴虚则内热;内外皆热,则喘而渴,甚则水水不能寒,脉则体动而至来数也。此阴阳上下交争,虚实更作,阴阳相移也。极则阴阳俱衰,卫气相离,故病得休。"[28]709

《神农本草经疏》卷九:"牡丹,用之肾经药中者,阴阳之精互藏其宅。交则阴阳和而百病不生,不交则阴阳否而精神离矣。"[29]332

《类经·阴阳应象》："黄帝曰：阴阳者，天地之道也(道者，阴阳之理也。阴阳者，一分为二也。太极动而生阳，静而生阴，天生于动，地生于静，故阴阳为天地之道)。"[30]15

《脉诀汇辨》卷八："阴阳六气，迭为迁转。如己亥年厥阴司天，明年子午则左间少阴来司天矣。又如初气厥阴用事，则二气少阴来相待矣。六气循环无已，此所以上下左右阴阳逆顺有异，而见气候之变迁也。"[31]155

《本草备要·半夏》："半夏能和胃气而通阴阳。《灵枢》曰：阳气满，不得入于阴，阴气虚，故目不得瞑，饮以半夏汤，阴阳既通，其卧立安。又有喘嗽不得眠者。"[32]28

《成方切用》卷三："脉微而恶寒者，此阴阳俱虚。(《金匮》)仲景曰：血痹，阴阳俱微，寸口关上微，尺中小紧，外证身体不仁，如风痹状，黄芪桂枝五物汤主之。"[33]100

《素灵微蕴》卷一："太真剖判，离而为两，各有专精，是名阴阳。清阳升天，浊阴归地。"[34]4

《中医药学名词》："阴阳……阴气与阳气的合称，事物普遍存在的相互对立的两种属性，阴阳相反相成是事物发生、发展、变化的规律和根源。"[35]15

《中医学概论》："阴阳是一切事物都具有的对立面的两个名词，是用以说明每一事物都是在矛盾中发展变化的……中医学根据阴阳的这些道理，把它运用到各个方面，从理论到实践，从基础到临床，并和五行说不可分割地结合在一起，形成了一个比较完整的理论体系。"[36]11

《中医辞海》："阴阳……基础理论名词。我国古代朴素、自发的唯物辩证的哲学观点。是对自然界相互关联的某些事物和现象对立双方的概括，即含有对立统一的概念。"[41]1358

《中医大辞典》："阴阳……中国古代哲学思想。含有朴素的辩证观点。中医阴阳学说是这些思想与医学实践结合所形成的理论。主要内容：1. 阴阳是自然界的根本规律，万物的纲

纪，一切生物生长、发展、变化的根源……2. 阴阳是相对的，又是互根、互相消长和互相转化的……"[39]653

《中国医学百科全书·中医学》："中医基础理论中的阴阳学说属于唯物主义范畴，它认为世界统一于物质，世界的本原是物质性的元气。元气分为阴气和阳气两大类，由于阴阳两气的相互作用产生了万事万物。阴阳学说包含着丰富的辩证法思想，认为世界上无论有形的物体或无形的太虚，无论宇宙中的天体或大地上的物类，都发生着普遍的联系，处在无休止的运动中。"[42]266

《中医药常用名词术语辞典》："阴阳……古代哲学家用阴阳这个概念来解释自然界两种对立和相互消长的事物，其对立统一是一切事物发生、发展、变化的根源。"[38]158

《中医基础理论》(刘燕池)："阴阳，是中国古代哲学的一对范畴。阴阳的最初涵义是很朴素的，是指日光的向背，向日为阳，背日为阴，后来引申为气候的寒暖，方位的上下、左右、内外，运动状态的躁动和宁静等等。古代思想家看到一切现象都有正反两方面，就用阴阳这个概念来解释自然界两种对立和相互消长的物质势力，并认为阴阳的对立和消长是事物本身所固有的……是对自然界相互关联的某些事物和现象对立双方的概括，即含有对立统一的概念。"[43]14

《中医基础理论术语》："阴阳……事物或事务之间相与对立的两种基本属性。"[37]2

《中国中医药学主题词表》："阴阳，属阴阳学说，阴气与阳气的合称，事务普遍存在的相互对立的两种属性，阴阳相反相成是事物发生、发展、变化的规律和根源。"[40]1214

《中医基础理论》(李德新)："阴阳，是对自然界和人体内的相关联的某些事物或现象对立双方的属性概括。阴与阳，既可以标示自然界和人体内的一对相关联而对立相反的事物或现象，也可标示一事物或现象内部一对相关联而

对立相反的两个方面。"[44]117

参考文献

[1] 未著撰人.诗经[M].郑州：中州古籍出版社，2005：246.

[2] [汉]许慎.说文解字[M].北京：中华书局，2013：306.

[3] [春秋]左丘明.国语[M].沈阳：辽宁教育出版社，1997：3.

[4] 未著撰人.周易[M].沈阳：辽宁教育出版社，1997：1,51.

[5] [春秋]老子.道德经[M].合肥：安徽人民出版社，1990：119.

[6] [春秋]庄周.庄子[M].方勇注译.北京：中华书局，2010：228.

[7] [战国]荀子.荀子[M].沈阳：万卷出版公司，2009：290.

[8] [战国]管仲.管子[M].沈阳：辽宁教育出版社，1997：192.

[9] [春秋]左丘明.左传[M].长沙：岳麓书社，1988：272.

[10] 魏启鹏，胡翔骅.马王堆汉墓医书校释：壹[M].成都：成都出版社，1992：3,34.

[11] 未著撰人.素问[M].北京：中国医药科技出版社，1998：27,43.

[12] 未著撰人.灵枢[M].北京：中国古籍出版社，2003：331,332.

[13] 未著撰人.难经[M].成都：四川科学技术出版社，2008：92.

[14] [后汉]华佗.中藏经[M].北京：学苑出版社，2007：5.

[15] [东汉]张仲景.伤寒杂病论[M].北京：中医古籍出版社，2012：46.

[16] [汉]张仲景.金匮要略[M].北京：中医古籍出版社，1997：57.

[17] 未著撰人.神农本草经[M].[清]顾观光辑.兰州：兰州大学出版社，2009：5.

[18] [唐]孙思邈.备急千金要方[M].北京：华夏出版社，2008：278.

[19] [唐]王焘.外台秘要方[M].北京：华夏出版社，1993：24.

[20] [隋]杨上善.黄帝内经太素[M].北京：人民卫生出版社，1965：29.

[21] [宋]王怀隐，等.太平圣惠方[M].田文敬，孙现鹏，牛国顺校注.郑州：河南科学技术出版社，2015：111.

[22] [宋]唐慎微.证类本草[M].北京：华夏出版社，1993：27.

[23] [宋]许叔微.普济本事方[M].北京：中国中医药出版社，2007：33.

[24] [宋]陈自明.妇人大全良方[M].天津：天津科学技术出版社，2003：10.

[25] [元]朱震亨.丹溪治法心要[M].济南：山东科学技术出版社，1985：50.

[26] [金]张从正.儒门事亲[M].沈阳：辽宁科学技术出版社，1997：5.

[27] [元]朱震亨.局方发挥[M].天津：天津科学技术出版社，2003：12.

[28] [明]卢之颐，等.本草乘雅半偈[M].北京：人民卫生出版社，1986：709.

[29] [明]缪希雍.神农本草经疏[M].北京：中医古籍出版社，2002：332.

[30] [明]张介宾.类经[M].郭教礼，张西相.西安：陕西科学技术出版社，1996：15.

[31] [清]李延昰.脉诀汇辨[M].上海：上海科学技术出版社，1963：155.

[32] [清]汪昂.本草备要[M].北京：人民卫生出版社，1965：28.

[33] [清]吴仪洛.成方切用[M].上海：上海科学技术出版社，1958：100.

[34] [清]黄元御.素灵微蕴[M].北京：中国中医药出版社，2015：4.

[35] 中医药学名词审定委员会.中医药学名词[M].北京：科学出版社，2005：15.

[36] 南京中医学院.中医学概论[M].北京：人民卫生出版社，1958：11.

[37] 中华人民共和国质量监督检验检疫总局，中国国家标准化管理委员会.中医基础理论术语（GB/T 20348—2006)[M].北京：中国标准出版社，2006：2.

[38] 李振吉.中医药常用名词术语辞典[M].北京：中国中医药出版社，2001：158.

[39] 李经纬，邓铁涛.中医大辞典[M].北京：人民卫生出版社，1995：653.

[40] 吴兰成.中国中医药学主题词表[M].北京：中国古籍出版社，2008：1214.

[41] 袁钟，图娅，彭泽邦，等.中医辞海[M].北京：中国医药科技出版社，1992：1358.

[42] 《中医学》编辑委员会.中医学[M]//钱信忠.中国医学百科全书.上海：上海科学技术出版社，1997：266.

[43] 刘燕池，郭霞珍.中医基础理论[M].北京：科学出版社，2002：14.

[44] 李德新.中医基础理论[M].北京：人民卫生出版社，2011：117.

（白红霞）

阴维脉

yīn wéi mài

一、规范名

【汉文名】阴维脉。

【英文名】yin link vessel。

【注释】奇经八脉之一。起于小腿内侧足三阴经交会之处，沿下肢内侧上行，至腹部，与足太阴脾经同行，到胁部，与足厥阴经相合，然后上行至咽喉，合于任脉。

二、定名依据

"阴维脉"作为一经脉名称，首见于明代《内经知要》。但"阴维"一词出现较早，始见于《内经》，如"刺飞阳之脉，在内踝上五寸，少阴之前，与阴维之会"，但联系上下文，此处阴维当指腧穴，而非后世所谓"阴维脉"。至《难经》，对阴维脉方有较为丰富的阐述。

《难经》之后，关于阴维脉的记载渐多，如晋代《脉经》《针灸甲乙经》，唐宋时期《外台秘要》《普济本事方》《仁斋直指方论》，明清时期《内经知要》《奇经八脉考》《针灸大全》《脉理求真》等，特别是明代《奇经八脉考》详细论述了阴维脉的循行路线，对后世影响颇大。这些著作中记载本词多用"阴维"，即便是已经出现"阴维脉"一词的文献也常常混杂"阴维"于其间。

现代相关著作，如国标《中医基础理论术语》《中医大辞典》《中医辞海》和《中国医学百科全书·中医学》，以及全国高等中医药院校教材《中医基础理论》等均以"阴维脉"作为规范名，同时，已经广泛应用于中医药学文献标引和检索的《中国中医药学主题词表》也以"阴维脉"作为正式主题词。这些均说明"阴维脉"作为中医基础理论中的一个规范名已成为共识。

我国 2005 年出版的由全国科学技术名词审

定委员会审定公布的《中医药学名词》亦以"阴维脉"作为规范名，所以"阴维脉"作为规范名也符合术语定名的协调一致原则。

三、同义词

未见。

四、源流考释

"阴维"一词，始见于《内经》，《黄帝内经素问·刺腰痛》："飞阳之脉令人腰痛，痛上拂拂然，甚则悲以恐，刺飞阳之脉，在内踝上五寸，少阴之前，与阴维之会。"[1]234 虽然出现"阴维"这个词，但相对简略。且联系上下文，此处阴维当指腧穴，而非后世所谓"阴维脉"。

至《难经》，对阴维脉方有较为丰富的阐述。《难经·二十七难》："有阳维，有阴维，有阳跷，有阴跷，有冲，有督，有任，有带之脉。凡此八脉者，皆不拘于经，故曰奇经八脉也。"[2]117 首次将奇经八脉合而论之。《难经·二十八难》："阳维阴维者，维络于身，溢蓄不能环流灌溉诸经者也。故阳维起于诸阳会也，阴维起于诸阴交也。"[2]120《难经·二十九难》："阳维维于阳，阴维维于阴，阴阳不能自相维，则怅然失志，溶溶不能自收持。阳维为病苦寒热，阴维为病苦心痛。"[2]125 指出阴维起于诸阴之交，并对其功能病变有了明确记载。《难经》关于阴维脉的记载对后世影响较大。

晋时《脉经》[3]61 和《针灸甲乙经》[4]43 都有阴维脉记载，但皆传抄《难经》文字。唐宋时虽有不少著作涉及阴维脉，但基本完全沿袭《难经》，如《黄帝内经太素》卷十："飞阳之脉，在内踝上二寸，太阴之前，与阴维会……《八十一难》云：阳维起于诸脉之会，则诸阳脉会也；阴维起于诸阴之交,则三阴交也。阳维维于阳,纲维诸阳之脉也;阴维维于阴,纲维诸阴之脉也。阴阳不能相维,则怅然失志,不能自持,阳不维于阳,阴不维于阴也。阳维阴维绮络于身,溢蓄不能还流溉灌,诸经血脉隆盛,溢入八脉而不还也。腨下间上地一尺所,即阳交穴,阳维郄也。阴维会即筑宾穴,阴维郄也。"[5]155《外台秘要》[6]892《普济本事方》[7]129 中也只是简单提及。《仁斋直指方论》卷一:"脉有阳维、阴维、阳跷、阴跷、冲、督、任、带,凡此奇经八脉别道而行,如设沟渠以备水潦之溢。故阳维之病苦寒热,阴维之病苦心痛;阳跷之病阳急而狂奔,阴跷之病阴急而足直。"[8]8 记载了阴维脉病变表现。

相比之下,明清时期关于阴维脉的记载是相对丰富的。李中梓《内经知要》最早将"阴维脉"一词联用,《内经知要》卷下:"阴维脉起于诸阴之交,其脉发于足少阴筑宾穴,为阴维之郄,在内踝上五寸腨肉分中。阳维为病苦寒热,阴维为病苦心痛。阳维主表,阴维主里。"[9]54 李时珍《奇经八脉考·八脉》:"阳维起于诸阳之会,由外踝而上行于卫分;阴维起于诸阴之交,由内踝而上行于营分,所以为一身之纲维也……是故阳维主一身之表,阴维主一身之里,以乾坤言也。"[10]41《奇经八脉考·阴维脉》:"阴维起于诸阴之交,其脉发于足少阴筑宾穴,为阴维之,在内踝上五寸 肉分中。上循股内廉,上行入小腹……上胸膈挟咽,与任脉会于天突、廉泉,上至顶前而终(天突在结喉下四寸半宛宛中,廉泉在结喉上二寸中央是穴)。凡一十四穴。"[10]46 关于阴维脉的循行路线记载非常详细清楚,对后世影响很大。除此之外,《针灸大全》[11]44《赤水玄珠》[12]646《本草乘雅半偈》[13]275《医门法律》[14]15《脉理求真》[15]23《杂病源流犀烛》[16]171 等著作皆述及阴维脉,继承和发展了《内经》《奇经八脉考》中关于阴维脉的内容。

总体来说,古代文献中多称阴维脉为"阴维",即便是已经出现"阴维脉"的文献也常常混杂"阴维"于其间。而现代有关著作则均以"阴维脉"作为本词正名,如《中医药学名词》[17]30《中医学概论》[18]100、国标《中医基础理论术语》[19]40《中医药常用名词术语辞典》[20]160《中医大辞典》[21]747《中国中医药学主题词表》[22]1211《中医辞海》[23]1369《中国医学百科全书·医学史》[24]360《中医基础理论》[25]245 等。如《中医药学名词》:"阴维脉,起于小腿内侧足三阴经交会之处,沿下肢内侧上行,至腹部,与足太阴脾经同行,到胁部,与足厥阴经相合,然后上行至咽喉,合于任脉。"[17]30《中医基础理论术语》:"阴维脉,属奇经八脉。起于小腿内侧,沿大腿内侧上行至腹部,与足太阴经相合,过胸部与任脉会于颈部。"[20]160 同古代文献一样,这些循行路线的记载有文字上的差异,但仔细推敲,路线基本一致,其他辞书类、教材的相关记载多类于此,所不同者只在详略繁简。

五、文献辑录

《黄帝内经素问·刺腰痛》:"飞阳之脉令人腰痛,痛上拂拂然,甚则悲以恐,刺飞阳之脉,在内踝上五寸,少阴之前,与阴维之会。"[1]234

《难经·二十七难》:"有阳维,有阴维,有阳跷,有阴跷,有冲,有督,有任,有带之脉。凡此八脉者,皆不拘于经,故曰奇经八脉也。"[2]117

二十八难:"阳维阴维者,维络于身,溢蓄不能环流灌溉诸经者也。故阳维起于诸阳会也,阴维起于诸阴交也。"[2]120

二十九难:"奇经之为病何如?然:阳维维于阳,阴维维于阴,阴阳不能自相维,则怅然失志,溶溶不能自收持。阳维为病苦寒热,阴维为病苦心痛。"[2]125

《脉经·平奇经八脉病》:"阳维者,起于诸阳之会;阴维者,起于诸阴之交。阳维、阴维者,维络于身,溢畜不能环流溉灌诸经者也。"[3]61

《针灸甲乙经·奇经八脉》:"阳维阴维者,维络于身,溢蓄不能环流溉灌也。故阳维起于诸阳会,阴维起于诸阴交也。阳维维于阳,阴维维于阴。"[4]43

《黄帝内经太素》卷十："飞阳之脉,在内踝上二寸,太阴之前,与阴维会……《八十一难》云:阳维起于诸脉之会,则诸阳脉会也;阴维起于诸阴之交,则三阴交也。阳维维于阳,纲维诸阳之脉也;阴维维于阴,纲维诸阴之脉也。阴阳不能相维,则怅然失志,不能自持,阳不维于阳,阴不维于阴也。阳维阴维绮络于身,溢蓄不能还流溉灌,诸经血脉隆盛,溢入八脉而不还也。腨下间上地一尺所,即阳交穴,阳维郄也。阴维会即筑宾穴,阴维郄也。"[5]155

《外台秘要》卷三十九："在腹哀下三寸直脐傍,足太阴阴维之会,灸五壮,主大风逆气,多寒善悲。"[6]892

《普济本事方》卷八："期门二穴,直两乳第二肋间,是穴肝经脾经阴维之会。"[7]129

《仁斋直指方论(附补遗)》卷一："脉有阳维、阴维、阳跷、阴跷、冲、督、任、带,凡此奇经八脉别道而行,如设沟渠以备水潦之溢。故阳维之病苦寒热,阴维之病苦心痛;阳跷之病阳急而狂奔,阴跷之病阴急而足直。"[8]8

《内经知要》卷下："阴维脉起于诸阴之交,其脉发于足少阴筑宾穴,为阴维之郄,在内踝上五寸腨肉分中。阳维为病苦寒热,阴维为病苦心痛。阳维主表,阴维主里。"[9]54

《针灸大全·标幽赋》："阴跷、阴维、任、冲、带,去心腹胁肋在里之凝。阴维脉,维持诸阴之交,如足太阴之脉交出厥阴之前。公孙冲脉胃心胸,内关阴维下总同,临泣胆经连带脉,阳维目锐外关逢。"[11]44

《奇经八脉考·八脉》："奇经八脉者,阴维也、阳维也、阴跷也、阳跷也、冲也、任也、督也、带也。阳维起于诸阳之会,由外踝而上行于卫分;阴维起于诸阴之交,由内踝而上行于营分,所以为一身之纲维也……是故阳维主一身之表,阴维主一身之里,以乾坤言也。阳跷主一身左右之阳,阴跷主一身左右之阴,以东西言也。"[10]41

"阴维脉"："阴维起于诸阴之交,其脉发于

足少阴筑宾穴,为阴维之,在内踝上五寸 肉分中。上循股内廉,上行入小腹,会足太阴、厥阴、少阴、阳明于腑舍(在腹结下三寸,去腹中行四寸半)。上会足太阴于大横、腹哀(大横在腹哀下三寸五分,腹哀在日月下一寸五分,并去腹中行四寸半)。循胁肋会足厥阴于期门(直乳下一寸半)。上胸膈挟咽,与任脉会于天突、廉泉,上至顶前而终(天突在结喉下四寸半宛宛中,廉泉在结喉上二寸中央是穴)。凡一十四穴。"[10]46

《赤水玄珠》卷十五："其腹部第四行,府合二穴,言疝痛,足六阴,厥阴、阴维之交会也。"[12]646

《本草乘雅半偈·狗脊》："济生方治冲任寒热,室女白带,此又广关机不利冲任与带。并可广阳维、阴维,阳跷、阴跷以及督与十二经脉经络之失利关机,则凡关机为病,为病及关机者,咸可因势而利导之。"[13]275

《医门法律》卷一："阳跷为病,阴缓而阳急,阴病而阳不病也。繇阳维、阴维、阳跷、阴跷推之,冲脉之纵行也,带脉之横行也,任脉之前行也,督脉之后行也,孰非一气所流行耶?一气流行,即得分阴分阳矣,营卫之义,亦何往而不贯哉。"[14]15

《脉理求真·汪昂奇经脉歌》："阴维则尺外斜上至寸而沉(从右尺斜向大指,至寸而沉,故曰尺外),病苦心痛怅然失志(属阴)。"[15]23

《杂病源流犀烛》卷十一："阴维脉起于诸阴之交,由内踝而上行于营分。人身阳脉既统于督,阴脉既统于任矣,而诸阳诸阴之散见而会者,又必有以维系而主持之,故有阳维以维诸阳,阴维以维诸阴。阴维从少阳斜至厥阴,发足少阴之筑阴宾,至项前而终,是其所从起者少阳,而所发所至者皆阴也。然阳维既为诸阳之维,而反起于少阴,阴维既为诸阴之维,而反起于少阳者,何也?少阴为诸阴根柢之气,维于阳者必起于此,是阴为阳根也。"[16]171

《中医学概论》："阴维,循行部位……阴维脉起于诸阴经的交会处……病候:阴维病时多见心痛。"[18]100

《中国医学百科全书·医学史》："阴维脉起于足少阴筑宾穴，经内踝上循股内廉上行入小腹，会足太阴、厥阴、少阴、阳明于府舍，上会足太阴于大横、腹哀；循胁肋会足厥阴于期门，上胸膈挟咽与任脉会于天突、廉泉，上至顶前。"[24]360

《中医辞海》："阴维脉，基础理论名词。奇经八脉之一。本脉诸阴之交起始，其脉气发自足少阴经筑宾穴部位，沿着下肢内侧，上行入少腹部，循着胁肋，上胸膈，挟咽喉，与任脉会于天突、廉泉，上至头顶前而络结。阴维有维系联络全身阴经的作用。与阳维一起，共同对气血的盛衰起着调节溢蓄的作用，但并不参与十二经气血的环流。本脉发生病变，主要表现为心痛、胃痛、胸腹疼痛等证。"[23]1369

《中医药常用名词术语辞典》："阴维脉，经络。出《素问·刺腰痛论》。属奇经八脉。起于小腿内侧，沿大腿内侧上行到腹部，与足太阴经相合，过胸部，与任脉会于颈部。本经主要病候为心痛、忧郁。"[20]160

《中医大辞典》："阴维脉，奇经八脉之一。见《素问·刺腰痛论》。其循行路线，据《奇经八脉考》载：'阴维起于诸阴之交，其脉发于足少阴筑宾穴……上循股内廉，上行入少腹……循胁肋……上胸膈夹咽，与任脉会于天突、廉泉，上至顶前而终。'本脉发生病变，主要表现为心、胸疼痛。"[21]747

《中医药学名词》："阴维脉……起于小腿内侧足三阴经交会之处，沿下肢内侧上行，至腹部，与足太阴脾经同行，到胁部，与足厥阴经相合，然后上行至咽喉，合于任脉。"[17]30

《中医基础理论术语》："阴维脉……属奇经八脉。起于小腿内侧，沿大腿内侧上行至腹部，与足太阴经相合，过胸部与任脉会于颈部。"[19]40

《中国中医药学主题词表》："阴维脉，属奇经八脉，起于小腿内侧足三阴经交会之处，沿下肢内侧上行，至腹部，与足太阴脾经同行，到胁部，与足厥阴经相合，然后上行至咽喉，合于任脉。"[22]1211

《中医基础理论》(李德新)："阴维脉起于足内踝上五寸足少阴经的筑宾穴，沿下肢内侧后缘上行，至腹部，与足太阴脾经同行到胁部，与足厥阴肝经相合，再上行交于任脉的天突穴，止于咽喉部的廉泉穴。生理功能：维脉的'维'字，有维系、维络的意思，阴维具有维系阴经的作用。"[26]342

《中医基础理论》(孙广仁)："阴维脉起于小腿内侧足三阴经交会之处，沿下肢内侧上行，至腹部与足太阴脾经同行，到胁部与足厥阴肝经相合，然后上行至咽喉，与任脉相会。"[25]245

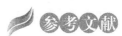 参考文献

[1] 未著撰人.黄帝内经素问[M].北京：中国医药科技出版社1998：234.

[2] 未著撰人.难经[M].成都：四川科学技术出版社，2008：117,120,125.

[3] [晋]王叔和.脉经[M].北京：中国医药科技出版社，1998：61.

[4] [晋]皇甫谧.针灸甲乙经[M].[宋]林亿校.北京：商务印书馆，1955：43.

[5] [隋]杨上善.黄帝内经太素[M].北京：人民卫生出版社，1965：155.

[6] [唐]王焘.外台秘要[M].台北：台湾长庚大学传统中医医学研究所，2008：892.

[7] [宋]许叔微.普济本事方[M].北京：中国中医药出版社.2007：129.

[8] [宋]杨士瀛.仁斋直指方论[M].福州：福建科学技术出版社，1989：8.

[9] [明]李中梓.内经知要[M].北京：中国中医药出版社，1994：54.

[10] [明]李时珍.奇经八脉考[M].广州：广东科技出版社，1988：41,46.

[11] [明]徐凤.针灸大全[M].北京：人民卫生出版社，1987：44.

[12] [明]孙一奎.赤水玄珠全集[M].北京：人民卫生出版社，1936：646.

[13] [明]卢之颐.本草乘雅半偈[M].北京：人民卫生出版社，1986：275.

[14] [清]喻昌.医门法律[M].北京：中医古籍出版社，2002：15.

[15] [清]黄宫绣.脉理求真[M].北京：人民卫生出版社，1959：23.

[16] [清]沈金鳌.杂病源流犀烛[M].李占永，李晓林校

注.北京：中国中医药出版社，1994：171.

[17] 中医药学名词审定委员会.中医药学名词[M].北京：
科学出版社，2005：30.

[18] 南京中医学院.中医学概论[M].北京：人民卫生出
版社，1958：100.

[19] 中华人民共和国质量监督检验检疫总局，中国国家标
准化管理委员会.中医基础理论术语[M]（GB/T
20348—2006）.北京：中国标准出版社，2006：40.

[20] 李振吉.中医药常用名词术语辞典[M].北京：中国
中医药出版社，2001：160.

[21] 李经纬，余瀛鳌，蔡景峰，等.中医大辞典[M].北京：
人民卫生出版社，2004：747.

[22] 吴兰成.中国中医药学主题词表[M].北京：中医古

籍出版社，2008：1211.

[23] 袁钟，图娅，彭泽邦，等.中医辞海：上册[M].北京：
中国医药科技出版社，1999：1369.

[24] 李经纬，程之范.医学史[M]//钱信忠.中国医学百科
全书.上海：上海科学技术出版社，1987：360.

[25] 孙广仁.中医基础理论[M].北京：人民卫生出版社，
2016：245.

[26] 李德新.中医基础理论[M].北京：人民卫生出版社，
2011：342.

（白红霞）

阴跷脉

yīn qiáo mài

一、规范名

【汉文名】阴跷脉。

【英文名】yin heel vessel。

【注释】奇经八脉之一。起于内踝下照海穴，经过内踝后，沿下肢内侧上行，经阴部，沿腹、胸进入缺盆，再上行，出人迎穴之前，经鼻旁，到目内眦，与手足太阳经、阳跷脉会合。

二、定名依据

关于"阴跷脉"的记载，最早见于《内经》，称"阴跷"，对跷脉的起止、循行路线都有具体的描述。"阴跷脉"一词，则首见于《难经》，并且分别记载了阴跷脉、阳跷脉的起止、循行，简洁明确，对后世颇有影响。

《内经》《难经》之后，历代主要医学著作均沿袭传统，对"阴跷脉"的记载颇多，如晋代《脉经》《针灸甲乙经》，唐代《黄帝内经太素》《千金翼方》，明代《奇经八脉考》等，特别是明代《奇经八脉考》中详细论述了"阴跷脉"的循行路线。这些著作中有的用"阴跷"，有的用"阴跷脉"来记载本词。

现代医学相关著作，如《中医大辞典》《中国医学百科全书·中医学》《中医辞海》以及全国高等中医药院校教材《中医基础理论》等均以"阴跷脉"作为规范名，同时，已经广泛应用于中医药学文献标引和检索的《中国中医药学主题词表》也以"阴跷脉"作为正式主题词。这些均说明"阴跷脉"作为中医基础理论中的一个规范名已成为共识。

我国2005年出版的由全国科学技术名词审定委员会审定公布的《中医药学名词2004》亦以"阴跷脉"作为规范名，所以"阴跷脉"作为规范名也符合术语定名的协调一致原则。

三、同义词

【曾称】"阴跷"（《内经》）。

四、源流考释

关于"阴跷脉"的记载，最早见于《内经》，称"阴跷"（跷，乃"跷"之异体字），可视为异名。如《黄帝内经灵枢经·寒热病》："足太阳有通项入于脑者，正属目本，名曰眼系。头目苦痛，取之在项中两筋间。入脑乃别阴跷、阳跷，阴阳相

交,阳入阴,阴出阳,交于目锐眦,阳气盛则瞋目,阴气盛则瞑目。"[1]93 指出了跷脉有阴阳,《黄帝内经灵枢经·脉度》:"跷脉者,少阴之别,起于然骨之后。上内踝之上,直上循阴股,入阴,上循胸里,入缺盆,上出人迎之前,入頄,属目内眦,合于太阳,阳跷而上行,气并相还,则为濡,目气不荣,则目不合……黄帝曰:跷脉有阴阳,何脉当其数?岐伯曰:男子数其阳,女子数其阴,当数者为阴,其不当数者为络也。"[1]83 对跷脉的起止、循行路线都有具体的描述,对后世的影响自然是比较大的。《黄帝内经灵枢经·热病》:"目中赤痛,从内眦始,取之阴跷。"[1]101 此处点出了阴跷病变影响的部位。

"阴跷脉"一词始载于《难经》,《难经·二十八难》:"阴跷脉者,亦起于跟中,循内踝上行,至咽喉,交贯冲脉。"[2]18《内经》中,虽然跷脉的起止循行比较详细,但阴跷阳跷是合而论之的,《难经》不但首次出现"阴跷脉"一词,并且分别记载了阴跷脉、阳跷脉的起止、循行。《难经·二十九难》:"阴跷为病,阳缓而阴急。"[2]18 也涉及了阴跷脉病变影响。《难经》中关于"阴跷脉"的记载简洁明确,对后世颇有影响。

从文字本义来说,《说文·足部》:"跷,举足行高也,从足,乔声。"[3]288 从这个意义上说,《内经》《难经》对跷脉的循行起止虽然不完全一致,但都和足部、上行有关,是一脉相承的。

晋代《脉经》[4]61 和《针灸甲乙经》[5]17 都有"阴跷脉"记载,但皆传抄《难经》文字。唐宋时期虽有一些著作涉及阴跷脉,但都比较简单。如唐代《备急千金要方·足少阴肾经十一穴远近法第六》:"照海,阴跷脉所生,在足内踝下。"[6]518 只是在解释照海穴时提及为阴跷脉。《黄帝内经太素》卷二十七:"若卫行阳脉,不入脏阴,则阳脉盛,则阳跷盛而不和,阴跷虚也。"[7]498《千金翼方》卷二十六:"阴跷,主卧惊视如见星。"[8]265 涉及阴跷脉病变。《仁斋直指方论(附补遗)》卷一:"脉有阳维、阴维、阳跷、阴跷、冲、督、任、带,凡此奇经八脉别道而行,如设

沟渠以备水潦之溢。故阳维之病苦寒热,阴维之病苦心痛;阳跷之病阳急而狂奔,阴跷之病阴急而足直。"[9]8 也记载了"阴跷脉"病变表现。

和前代相比,明清关于阴跷脉的记载相对丰富。特别是李时珍《奇经八脉考》,对奇经八脉有了专门的论述,并对其循行路线有详细的描述,《奇经八脉考·八脉》:"阴跷起于跟中,循内踝上行于身之左右,所以使机关之跷捷也……阳跷主一身左右之阳,阴跷主一身左右之阴,以东西言也。"[13]41《奇经八脉考·阴跷脉》:"阴跷者,足少阴之别脉,其脉起于跟中,足少阴然谷穴之后(然谷在内踝前下一寸陷中),同足少阴循内踝下照海穴……凡八穴。"[10]61 对"阴跷脉"的循行路线记载非常详细清楚,对后世影响很大。除此之外,《针灸大全》[11]44《本草乘雅半偈》[12]275《医门法律》[13]15《素问悬解》[14]307《脉理求真》[15]23《难经正义》[16]40《金针秘传》[17]357 著作皆述及"阴跷脉",但基本上都沿袭前人观点。

现代有关著作均以"阴跷脉"作为本词正名,如《中医药学名词》[18]30《中医学概论》[19]99、国标《中医基础理论术语》[20]《中医药常用名词术语辞典》[21]160《中医大辞典》[22]747《中国中医药学主题词表》[23]1210《中医辞海》[24]1371《中国医学百科全书·中医学》[25]360《中医基础理论》[26]245 等。如《中医药学名词》:"阴跷脉,起于内踝下照海穴,经过内踝后,沿下肢内侧上行,经阴部,沿腹、胸进入缺盆,再上行,出人迎穴之前,经鼻旁,到目内眦,与手足太阳经、阳跷脉会合。"[18]30《中医基础理论术语》:"阴跷脉,属奇经八脉。起于足舟骨后方,直上沿大腿内侧,过阴部,沿腹、胸内侧入锁骨上窝,经人迎,过鼻旁至内眼角。"[26]245 同古代文献一样,这些循行路线的记载有文字上的差异,但仔细推敲,路线基本一致,其他辞书类、教材的相关记载多类于此,所不同者只在详略繁简。

五、文献辑录

《黄帝内经灵枢经·寒热病》:"足阳明有挟

鼻入于面者,名曰悬颅。属口,对入系目本,视有过者取之。损有余,益不足,反者益其。足太阳有通项入于脑者,正属目本,名曰眼系。头目苦痛,取之在项中两筋间。入脑乃别阴蹻、阳蹻,阴阳相交,阳入阴,阴出阳,交于目锐眦,阳气盛则瞋目,阴气盛则瞑目。"[1]93

"脉度":"蹻脉者,少阴之别,起于然骨之后。上内踝之上,直上循阴股,入阴,上循胸里,入缺盆,上出人迎之前,入頄,属目内眦,合于太阳,阳蹻而上行,气并相还,则为濡,目气不荣,则目不合……黄帝曰:蹻脉有阴阳,何脉当其数?岐伯曰:男子数其阳,女子数其阴,当数者为阴,其不当数者为络也。"[1]83

"热病":"目中赤痛,从内眦始,取之阴蹻。"[1]101

《难经·二十八难》:"阴蹻脉者,亦起于跟中,循内踝上行,至咽喉,交贯冲脉。"[2]18

二十九难:"阴蹻为病,阳缓而阴急。"[2]18

《脉经·平奇经八脉病第四》:"阴蹻者,亦起于跟中,循内踝而上行,至咽喉,交贯冲脉。"[4]61

《针灸甲乙经·奇经八脉第二》:"《难经》曰……阴蹻脉者,亦起于跟中,循内踝上行,入喉咙,交贯冲脉。又曰:阴蹻为病,阳缓而阴急。"[5]17

《备急千金要方·足少阴肾经十一穴远近法第六》:"照海,阴蹻脉所生,在足内踝下。"[6]518

《黄帝内经太素》卷二十七:"若卫行阳脉,不入脏阴,则阳脉盛,则阳蹻盛而不和,阴蹻虚也。"[7]498

《千金翼方》卷二十六:"阴蹻,主卧惊视如见星。"[8]265

《仁斋直指方论(附补遗)》卷一:"抑古人所谓阴阳维蹻,溢关格者又何如哉?曰:脉有阳维、阴维、阳蹻、阴蹻、冲、督、任、带,凡此奇经八脉别道而行,如设沟渠以备水潦之溢。故阳维之病苦寒热,阴维之病苦心痛;阳蹻之病阳急而狂奔,阴蹻之病阴急而足直。"[9]8

《针灸大全》标幽赋:"阴蹻脉,亦起于足跟,

循内踝上行至咽喉,交贯冲脉。二蹻者,阴蹻、阳蹻也。后谿督脉内眦颈,申脉阳蹻络亦通,列缺肺任行肺系,阴蹻照海膈喉咙。"[11]44

《奇经八脉考·八脉》:"奇经八脉者:阴维也、阳维也、阴蹻也、阳蹻也、冲也、任也、督也、带也……阴蹻起于跟中,循内踝上行于身之左右,所以使机关之蹻捷也……阳蹻主一身左右之阳,阴蹻主一身左右之阴,以东西言也。"[10]41

"阴蹻脉":"阴蹻者,足少阴之别脉,其脉起于跟中,足少阴然谷穴之后(然谷在内踝前下一寸陷中),同足少阴循内踝下照海穴(在内踝下五分),上内踝之上二寸,以交信为(交信在内踝骨上,少阴前太阴后筋骨间)。直上循阴股入阴,上循胸里入缺盆,上出人迎之前,至咽咙,交贯冲脉,入内廉,上行属目内眦,与手足太阳、足阳明、阳蹻,五脉,会于睛明而上行(睛明在目内外一分宛宛中)。凡八穴。"[10]61

《本草乘雅半偈》:"狗脊……并可广阳维、阴维、阳蹻、阴蹻以及督与十二经脉经络之失利关机,则凡关机为病,为病及关机者,咸可因势而利导之。"[12]275

《医门法律》卷一:"阳蹻为病,阴缓而阳急,阴病而阳不病也。繇阳维、阴维、阳蹻、阴蹻推之,冲脉之纵行也,带脉之横行也,任脉之前行也,督脉之后行也,孰非一气所流行耶?一气流行,即得分阴分阳矣,营卫之义,亦何往而不贯哉?"[13]15

《素问悬解》卷八:"昌阳之脉,足少阴之别络,即阴蹻之脉也,起于然谷之后,上内踝之上,循股阴而行腹,上胸膈而入缺盆。刺内筋为二痏,即阴蹻之郄,足少阴之交信穴也。"[14]307

《脉理求真·奇经八脉》:"阳维则尺内斜上至寸而浮(从左尺斜向小指,至寸而浮,曰尺内),病则寒热溶溶不能自收持(属阳)。阴维则尺外斜上至寸而沉(从右尺斜向大指,至寸而沉,故曰尺外),病苦心痛怅然失志(属阴)。阳蹻(主阳络)寸口左右弹浮而细绵绵(两寸浮紧而细),病苦阴缓而阳急(邪在阳络主表,如腰背

苦痛之类）阴跷（主阴络）尺内左右弹沉而细绵绵（两尺沉紧而细），病苦阳缓而阴急（邪在阴络主里，如少腹痛阴疝漏下之类）。"[15]23

《难经正义》卷二："左右足各有阴跷，即从足少阴照海穴，由内踝上行至咽喉者是也。专指阴跷言，而不及阳跷，则其长短之数，乃阴跷之数也。盖阳跷与阴跷，虽有内外表里之殊，其长短则大约相等也。"[16]40

《金针秘传》阴跷脉穴歌："阴跷起于然骨后，上行照海交信列，二穴原本足少阴，足之太阳睛明接。阴跷脉分寸歌：阴跷穴起足少阴，足内踝前然骨后，踝下一寸照海真，踝上二寸交信列。阴跷者，以其所行阴经，为足少阴之别脉也。此阴跷循行之经穴也。考正阴跷穴道。"[17]357

《中医学概论》："阴跷循行部位：阴跷脉是足少阴肾经所别出的一支脉。起于足内踝前大骨下陷中，经内踝骨上部，直上沿大腿内侧入小腹，上沿胸腹内部，人缺盆，再上出人迎动脉之前，入颃骨部，至眼内角与足太阳经相合。病候：阴跷发病时，则人的阳气不足而阴气偏盛，常见多眠。"[19]99

《中国医学百科全书·中医学》："阴跷脉起于足跟的然谷穴之后（在内踝前一寸陷中），同足少阴循内踝下照海穴（在内踝下五分），上内踝之上二寸，直上循阴股入阴上循胸里，入缺盆上出人迎之前，至喉咙交贯冲脉，入颃内廉上行，属目内眦，与手足太阳、足阳明、阳跷五脉会于睛明。阴跷为少阴的别脉，主持阴经诸气，上达睛明，濡养于目，下透涌泉，灌渗于足，通贯五脏，主持诸里。"[25]360

《中医辞海》："阴跷脉，基础理论名词。奇经八脉之一。本经自然骨（舟骨粗隆）后方的照海穴起始，经过内踝，沿下肢内侧向上，进入阴部，向上沿着胸腔的里面，入于缺盆（锁骨上窝），再上行，从结喉旁人迎穴的前边出来，经颧部内侧，到目内眦，与太阳、阳跷脉相会。跷脉的功能与人的活动和瘛疭有关。'跷'字有足跟和跷捷的含意。阴阳跷皆起于足跟，分行一身

之左右，交通一身阴阳之气，调节肢体的运动功能，故能使下肢灵活跷捷。又由于阴跷与阳跷交会于目内眦，入属于脑。故阴跷盛则目闭而欲睡；阳跷盛则目张而不寐。阴跷脉发生病变会出现肢体外侧的肌肉弛缓而内侧拘急，以及瘛疭失常。"[24]1371

《中医药常用名词术语辞典》："阴跷脉，经络，出《灵枢·脉度》，属奇经八脉。起于足舟骨的后方，上行内踝的上面，直上沿大腿内侧，经过阴部，向上沿胸部内侧，进入锁骨上窝，上经人迎的前面，过颧部，到目内眦，与足太阳经和阳跷脉相会合。本经的主要病候为多眠、癃闭。"[21]160

《中医大辞典》："阴跷脉……奇经八脉之一。其循行路线，据《难经二十八难》载：'阴跷脉者，亦起于跟中，循内踝上行，至咽喉，交贯冲脉。'又《灵枢·脉度》：'阴跷脉者，少阴之别，起于然骨之后，上内踝之上，直上循阴股，入阴，上循胸里，入缺盆，上出人迎之前，入颃，属目内眦。合于太阳、阳跷而上行。'本脉自然骨（舟骨粗隆）后方的照海穴起始，经过内踝，沿下肢内侧向上，进入阴部，向上沿着胸腔里面，入于缺盆（锁骨上窝），再上行，从结喉旁人迎穴的前边出来，经颧部内侧，到目内眦，与太阳、阳跷脉相会。'本脉发生病变，主要表现为嗜睡等。"[22]747

《中医药学名词》："阴跷脉，起于内踝下照海穴，经过内踝后，沿下肢内侧上行，经阴部，沿腹、胸进入缺盆，再上行，出人迎穴之前，经鼻旁，到目内眦，与手足太阳经、阳跷脉会合。"[18]30

《中医基础理论术语》："阴跷脉，属奇经八脉。起于足舟骨后方，直上沿大腿内侧，过阴部，沿腹、胸内侧入锁骨上窝，经人迎，过鼻旁至内眼角。"[20]79

《中国中医药学主题词表》："阴跷脉，属奇经八脉，起于内踝下照海穴，经过内踝后，沿下肢内侧上行，经阴部，沿腹、胸进入缺盆，再上行，出人迎穴之前，经鼻旁，到目内眦，与手足太阳经、阳跷脉会合。"[23]1210

《中医基础理论》："阴跷脉起于内踝下足少阴肾经的照海穴，沿内踝后直上小腿、大腿内侧，经前阴，沿腹、胸进入缺盆，出行于人迎穴之前，经鼻旁，到目内眦，与手足太阳经、阳跷脉会合。"[26]245

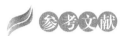 参考文献

［1］未著撰人.黄帝内经灵枢经[M].北京：人民军医出版社，2006：83，93，101.

［2］[春秋]秦越人.难经[M].北京：科学技术文献出版社，1996：18.

［3］[东汉]许慎.说文解字今释[M].汤可敬撰.长沙：岳麓书社，1997：288.

［4］[晋]王叔和.脉经[M].北京：中国医药科技出版社，1998：61.

［5］[晋]皇甫谧.针灸甲乙经[M].沈阳：辽宁科学技术出版社，1997：17.

［6］[唐]孙思邈.备急千金要方[M].北京：华夏出版社，2008：518.

［7］[隋]杨上善.黄帝内经太素[M].北京：人民卫生出版社，1965：498.

［8］[唐]孙思邈.千金翼方[M].沈阳：辽宁科学技术出版社，1997：265.

［9］[宋]杨士瀛.仁斋直指方论[M].福州：福建科学技术出版社，1989：8.

［10］[明]李时珍.奇经八脉考[M].钱远铭整理.广州：广东科技出版社，1988：41，61.

［11］[明]徐凤.针灸大全[M].北京：人民卫生出版社，1987：44.

［12］[明]卢之颐.本草乘雅半偈[M].北京：人民卫生出版社，1986：275.

［13］[清]喻昌.医门法律[M].北京：中医古籍出版社，2002：15.

［14］[清]黄元御.素问悬解[M].北京：学苑出版社，2008：307.

［15］[清]黄宫绣.脉理求真[M].北京：卫生出版社，1959：23.

［16］[清]叶霖.难经正义[M].上海：上海科学技术出版社，1981：40.

［17］方慎庵.金针秘传[M].北京：人民卫生出版社，2008：357.

［18］中医药名词审定委员会.中医药学名词[M].北京：科学出版社，2005：30.

［19］南京中医学院.中医学概论[M].北京：人民卫生出版社，1958：99.

［20］中华人民共和国质量监督检验检疫总局，中国国家标准化管理委员会.中医基础理论术语（GB/T 20348—2006）[M].北京：中国标准出版社，2006：79.

［21］李振吉.中医药常用名词术语辞典[M].北京：中国中医药出版社，2001：160.

［22］李经纬.中医大辞典[M].北京：人民卫生出版社，2004：747.

［23］吴兰成.中国中医药学主题词表[M].北京：中医古籍出版社，2008：1210.

［24］袁钟，图娅，彭泽邦，等.中医辞海：上[M].北京：中国医药科技出版社，1999：1371.

［25］《中医学》编辑委员会.中医学[M]//钱信忠.中国医学百科全书.上海：上海科学技术出版社，1997：360.

［26］孙广仁.中医基础理论[M].北京：人民卫生出版社，2015：245.

（白红霞）

1·081

阴平阳秘

yīn píng yáng mì

一、规范名

【汉文名】阴平阳秘。

【英文名】relative balance between yin and yang.

【注释】阴气平和，阳气固守，双方协调平衡的正常状态。

二、定名依据

"阴平阳秘"作为中医基础理论术语最早见于《内经》。

自《内经》提出"阴平阳秘"之名，其后历代

的著作多有沿用，如唐代《黄帝内经太素》，宋代《严氏济生方》《仁斋直指方论》，元代《格致余论》，明代《古今医统大全》《黄帝内经素问吴注》《神农本草经疏》《济阳纲目》《内经知要》，清代《本草崇原》《冯氏锦囊秘录》《医门棒喝》《杂病广要》等。这些著作均为历代的重要著作，对后世有较大影响。所以"阴平阳秘"作为规范名便于达成共识，符合术语定名的约定俗成原则。

现代相关著作，如辞书类著作《中医大辞典》《中医药学常用名词术语辞典》和《中国中医药学术语集成·基础理论与疾病》，以及《中医基础理论术语》等均以"阴平阳秘"作为规范名，说明"阴平阳秘"作为规范名已成为共识。

我国2005年出版的由全国科学技术名词审定委员会审定公布的《中医药学名词2004》已以"阴平阳秘"作为规范名，所以"阴平阳秘"作为规范名也符合术语定名的协调一致原则。

三、同义词

未见。

四、源流考释

"阴平阳秘"的有关记载始见于《内经》，该书"生气通天论篇"曰："凡阴阳之要，阳密乃固，两者不和，若春无秋，若冬无夏，因而和之，是谓圣度。故阳强不能密，阴气乃绝，阴平阳秘，精神乃治，阴阳离决，精气乃绝。"[1]35 "阴平阳秘"中"平""秘"二字为叠词同义，均有平静之意，即阴气平和，阳气固密，阴气与阳气两者互相调节，从而维持人体各项机能的正常发挥。后代对此处"阴平阳秘"多有引用，并进行阐释。

唐代，杨上善的《黄帝内经太素》引用《黄帝内经素问》的原文记载，以"阴平阳秘"作为本概念的名称，并无新意，如该书卷三曰："因于露风，乃生寒热。精亡肝伤，更得寒湿风邪，邪风成者为寒热病也。平按：《素问》此段上有'阴平阳秘，精神乃治，阴阳离决，精气乃绝'四句。"[2]73

宋金元时期，大多著作沿用"阴平阳秘"之名，

如宋代《严氏济生方》[3]78《仁斋直指方论》[4]38，元代《格致余论》[5]66 等。宋代严用和的《严氏济生方·惊悸怔忡健忘门》曰："夫虚烦者，心虚烦闷是也。且人之有血气，分为荣卫，别乎阴阳，荣卫通适，然后阴平阳秘，精神乃治，摄养乖方，荣卫不调，使阴阳二气有偏胜之患，或阴虚而阳盛，或阴盛而阳虚。"[3]78 此处"阴平阳秘"指人体无阴气偏盛或阳气偏盛；无阴虚导致阳气相对偏盛，或无阴盛导致阳相对偏虚，阴与阳平和的状态，与本术语概念一致。宋代杨士瀛《仁斋直指方论》云："阳气为阴血之引导，阴血乃阳气之依归。阳虚补阳，而阴虚滋阴，气病调气，而血病和血。阴阳两虚，惟补其阳，阳生而阴长，气血俱病，只调其气，气行而血随。藏冰发冰以节阳气之燔，滋水养水以制心火之亢。火降水升斯人无病，阴平阳秘我体长春。"[4]38 阳虚则补阳，阴虚则滋阴，阴虚阳盛，则滋阴以制约阳气，阳气推动阴血，阴血载阳气，二者的正常运行是人体健康的保障，与本术语概念相符。

明代，大多著作将"阴平阳秘"作为正名记载，概念基本无变化，如《古今医统大全》[6]222《黄帝内经素问吴注》[7]14《神农本草经疏》[8]604《济阳纲目》[9]621《内经知要》[10]15 等。吴昆所著《黄帝内经素问吴注》将"阴平阳秘，精神乃治"注解为"阴阳和则治"[7]14；李中梓的《内经知要》将此注释为"阴血平静于内，阳气秘密于外。阴能养精，阳能养神，精足神全，命之曰治。"[10]15 李中梓所注较详细地阐述了"精足神全"的机制，即阴血养精，阳气养神。

清代，以"阴平阳秘"作为正名的著作有《本草崇原》[11]55《冯氏锦囊秘录》[12]27《杂病广要》[13]475,476 等。该时期著作对"阴平阳秘"的解释无太大变化，有的是对内经的注释，如《冯氏锦囊秘录》[12]27 与吴昆、李中梓所注一致。

现代有关著作均沿用《内经》的记载以"阴平阳秘"作为规范名，如《中医药常用名词术语辞典》[14]167《中医药学名词》[15]16《中医基础理论术语》[16]3《中医大辞典》[17]748《中国中医药学术

语集成·基础理论与疾病》[18]139《中国中医药学主题词表》[19]1210。现代大多著作对"阴平阳秘"的注释与《中医药学名词》"阴气平和,阳气固密,两者相互调节而呈现出的有序稳态"[15]16 保持一致,仅《中国中医药学术语集成·基础理论与疾病》从阴阳对立斗争角度解释,如:"阴阳在对立斗争中,取得统一,维持阴与阳之间的动态平衡。"[18]139

总之,"阴平阳秘"(《内经》)指阴气平和,阳气固守,两者协调平衡的正常状态。该术语语义比较稳定,含义比较具体,除被上下句连带引用外,词语基本没有异形词。晚期使用时语义更为具体,它与其他包含阴阳的词语一起,构成中医药词汇中的阴阳系列固定词汇。

五、文献辑录

《黄帝内经素问·生气通天论》:"凡阴阳之要,阳密乃固,两者不和,若春无秋,若冬无夏,因而和之,是谓圣度。故阳强不能密,阴气乃绝,阴平阳秘,精神乃治,阴阳离决,精气乃绝。"[1]35

《黄帝内经太素》卷三:"因于露风,乃生寒热。精亡肝伤,更得寒湿风邪,邪风成者为寒热病也。平按:《素问》此段上有'阴平阳秘,精神乃治,阴阳离决,精气乃绝'四句。后二句,本书见下文。"[2]73

《严氏济生方·惊悸怔忡健忘门》:"夫虚烦者,心虚烦闷是也。且人之有血气,分为荣卫,别乎阴阳,荣卫通适,然后阴平阳秘,精神乃治,摄养乖方,荣卫不调,使阴阳二气有偏胜之患,或阴虚而阳盛,或阴盛而阳虚。"[3]78

《仁斋直指方论》卷一:"阳气为阴血之引导,阴血乃阳气之依归。阳虚补阳,而阴虚滋阴,气病调气,而血病和血。阴阳两虚,惟补其阳,阳生而阴长,气血俱病,只调其气,气行而血随。藏冰发冰以节阳气之燔,滋水养水以制心火之亢。火降水升斯人无病,阴平阳秘我体长春。"[4]38

《格致余论·张子和攻击注论》:"愚阅张子和书,惟务攻击……夫邪所客,必因正气之虚,然后邪得而客之。苟正气实,邪无自入之理。由是于子和之法,不能不致疑于其间。又思《内经》有言:阴平阳秘,精神乃治;阴阳离决,精气乃绝。"[5]66

《古今医统大全》卷三:"直指病机赋……补阳补气,用甘温之品,滋阴滋血,以苦寒之流……火降水升,斯人无恙;阴平阳秘,我体长春。"[6]222

《黄帝内经素问吴注》卷一:"阴平阳秘,精神乃治,阴阳离决,精气乃绝(言阴阳和则治,乖则绝)。"[7]14

《神农本草经疏》卷十九:"疏:乌骨鸡,得水木之精气,其性属阴,能走肝肾血分,补血益阴,则虚劳羸弱可除。阴回热去,则津液自生,渴自止矣。阴平阳秘,表里固密,邪恶之气不得入,心腹和而痛自止,鬼亦不能犯矣。"[8]604

《济阳纲目》卷五十六:"林诚中曰:五脏皆有精,精者,人之本。然肾为藏精之都会,听命于心,能遣欲澄心,精气内守,阴平阳秘,真元固密矣。"[9]621

《内经知要》卷上:"阴平阳秘,精神乃治(阴血平静于内,阳气秘密于外。阴能养精,阳能养神,精足神全,命之曰治)。"[10]15

《本草崇原》卷上:"龟甲……介虫三百六十,而龟为之长,龟形象离,其神在坎,首入于腹,肠属于首,是阳气下归于阴,复通阴气上行之药也……龟藏神于阴,复使阴出于阳,故能合囱。久服则阴平阳秘,故轻身不饥。"[11]55

《冯氏锦囊秘录》卷上:"阴平阳秘,精神乃治(阴气和平,阳气闭密,则精神日益治也),阴阳离决,精气乃绝(阴不和平,阳不闭密,强为施泻,损耗天真,则精气不化,乃绝流通也)。"[12]27

《杂病广要·诸血病》:"或问:人身阳气为阴血之引导,阴血为阳气之依归……其源则一,析而为三,各有司属。若各守其乡,则阴平阳秘,安有上溢下脱之患乎?"[13]475,476

《中医药常用名词术语辞典》:"阴平阳秘……阴阳协调平衡……阴守于内,阳卫于外,阴阳互化，协调平衡。"[14]167

《中医大辞典》："阴平阳秘……阴气和平，阳气固密，两者互相调节而维持其相对平衡，是进行正常生命活动的基本条件，《素问·生气通天论》：'阴平阳秘，精神乃治。'"[17]748

《中医药学名词》："阴平阳秘……阴气平和，阳气固守，双方协调平衡的正常状态。"[15]16

《中国中医药学术语集成·基础理论与疾病》："阴平阳秘……【定义】阴阳在对立斗争中，取得统一，维持阴与阳之间的动态平衡。（《中医基础理论》）"[18]139

《中医基础理论术语》："阴平阳秘……阴气平和，阳气固秘，相互为用，协调平衡。"[16]3

《中国中医药学主题词表》："阴平阳秘……属阴阳学说……阴气平和，阳气固守，双方协调平衡的正常状态。"[19]1210

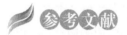 参考文献

［1］未著撰人.黄帝内经素问[M].崔应珉，王淼校注.郑州：中州古籍出版社，2010：35.

［2］［唐］杨上善.黄帝内经太素[M].萧延平校正.王洪图，李云点校.北京：科学技术文献出版社，2000：73.

［3］［宋］严用和.重辑严氏济生方[M].北京：中国中医药出版社，2007：78.

［4］［宋］杨士瀛.仁斋直指方论[M].盛维忠，等校注.福州：福建科学技术出版社，1989：38.

［5］［元］朱震亨.格致余论[M].毛俊同点注.南京：江苏科学技术出版社，1985：66.

［6］［明］徐春甫.古今医统大全[M].崔仲平，王耀廷主校.北京：人民卫生出版社，1991：222.

［7］［明］吴昆.黄帝内经素问吴注[M].孙中国，方向红点校.北京：学苑出版社，2007：14.

［8］［明］缪希雍.神农本草经疏[M].郑金生校注.北京：中医古籍出版社，2002：604.

［9］［明］武之望.济阴纲目[M]//张崇泉主编.中华医书集成：第11册 内科类.北京：中医古籍出版社，1999：621.

［10］［明］李中梓.内经知要[M].王体校注.北京：中国医药科技出版社，2011：15.

［11］［清］张志聪.本草崇原[M].刘小平点校.北京：中国中医药出版社，1992：55.

［12］［清］冯兆张.冯氏锦囊秘录[M].田思胜，等校注.北京：中国中医药出版社，1996：27.

［13］［日］丹波元坚.杂病广要[M].李洪涛主校.北京：中医古籍出版社，2002：475，476.

［14］李振吉.中医药常用名词术语辞典[M].北京：中国中医药出版社，2001：167.

［15］中医药学名词审定委员会.中医药学名词[M].北京：科学出版社，2005：16.

［16］中华人民共和国国家质量监督检验检疫总局，中国国家标准化管理委员会.中医基础理论术语（GB/T 20348—2006)[M].北京：中国标准出版社，2006：3.

［17］李经纬，余瀛鳌，蔡景峰，等.中医大辞典[M].北京：人民卫生出版社，2004：748.

［18］宋一伦，杨学智.基础理论与疾病[M]//钱信忠.中国医学百科全书.北京：中医古籍出版社，2005：139.

［19］吴兰成.中国中医药学主题词表[M].北京：中医古籍出版社，2008：1210.

（陈玉飞　王　娟　沈柳杨）

1·082

阴阳互根

yīn yáng hù gēn

一、规范名

【汉文名】阴阳互根。

【英文名】 interdependence between yin and yang.

【注释】阴阳相互依存，互为根本的关系。

二、定名依据

"阴阳互根"之名最早见于宋代杨士瀛《仁斋直指方论》；虽此前尚有相关术语"阳生阴长，阳杀阴藏"，但概念与本术语"阴阳互根"不完全相同。唐代王冰注释《内经》提出的"阳气根于

阴,阴气根于阳"虽与本术语概念一致,但根据术语定名的简洁性原则,"阴阳互根"更适合作为正名。

自宋代杨士瀛《仁斋直指方论》提出"阴阳互根"之名,其后历代著作多有沿用,如明代《赤水玄珠》《本草乘雅半偈》,清代《医贯砭》《麻科活人全书》《素灵微蕴》《四圣心源》《医学从众录》《医门棒喝》《增订叶评伤暑全书》等。这些著作均为历代的重要著作,对后世有较大影响。所以"阴阳互根"作为规范名便于达成共识,符合术语定名的约定俗成原则。

现代相关著作,如《中国医学百科全书·中医学》和《中医辞海》《中医药常用名词术语辞典》《中医大辞典》《中医基础理论术语》,以及全国高等中医药院校教材《中医基础理论》等均以"阴阳互根"作为规范名。同时,已经广泛应用于中医药学文献标引和检索的《中国中医药学主题词表》也以"阴阳互根"作为正式主题词。这些均说明"阴阳互根"作为规范名已成为共识。

我国2005年出版的由全国科学技术名词审定委员会审定公布的《中医药学名词》已以"阴阳互根"作为规范名,所以"阴阳互根"作为规范名也符合术语定名的协调一致原则。

三、同义词

未见。

四、源流考释

"阴阳互根"相关概念记载始见于《内经》,如该书"阴阳应象大论"曰:"阳生阴长,阳杀阴藏。"[1]7 阴的生长依靠阳的生长,阳肃杀,则阴封藏,此为阴根于阳,属阴阳互根的概念范畴。唐代,王冰所注《黄帝内经·四气调神大论》曰:"阳气根于阴,阴气根于阳。无阴则阳无以生,无阳则阴无以化。"[2]12 这里的"阳气根于阴,阴气根于阳"指的即是"阴阳互根"。

宋金元时期,杨士瀛的《仁斋直指方论》首次提出"阴阳互根"名称,与本术语概念一致,如该书卷一曰:"阳根于阴,阴根于阳,阴阳互根,营卫不息。"[3]7 元代,朱震亨《金匮钩玄》记载有"阴阳互根"的相关概念,如该书卷二曰:"大病虚脱,本是阴虚。用艾灸丹田者,所以补阳,阳生则阴生故也。"[4]40 "阳生则阴生",阴的生长依赖于阳的生长,即阳为阴之根。

明代,沿用《仁斋直指方论》中"阴阳互根"之名的著作有《赤水玄珠》[5]771《本草乘雅半偈》[6]64。孙一奎《赤水玄珠》卷十九曰:"头者诸阳之会。阳脉有乖,则头为之摇动。然有心绝而摇头者,有风盛而摇头者,形证皆不类焉。阴根于阳,阳根于阴,阴阳互根,气血所以周流而无间。若心绝则神去而阴竭,阳独无根,不能自主,是以头摇。"[5]771 此处,孙氏以"阴阳互根"阐述头摇的病机,颇有新意。

清代,"阴阳互根"之名应用日益广泛,已为大多著作采用,其概念并无变化,与本名词一致,如《医贯砭》[7]85《麻科活人全书》[8]206《素灵微蕴》[9]9《医学从众录》[10]12,13《医门棒喝》[11]17《增订叶评伤暑全书》[12]456 等。清代黄元御的《素灵微蕴》以"阴阳互根"说明了脏与腑的病理与生理关系,如该书卷一曰:"阴阳互根,五脏阴也,而阳神藏焉,非五脏之藏,则阳神飞矣,六腑阳也,而阴精化焉,非六腑之化,则阴精竭矣。盖阴以吸阳,故神不上脱;阳以煦阴,故精不下流。"[9]9 同时黄元御的《四圣心源》则以"阴阳互根"解释了气与水的升降失常,导致鼓胀的病机,如该书卷五曰:"鼓胀者,中气之败也。肺主气,肾主水,人身中半以上为阳,是谓气分,中半以下为阴,是谓水分。气盛于上,水盛于下,阴阳之定位也。而气降则生水,水升则化气,阴阳互根,气水循环。究其转运之枢,全在中气。中气一败,则气不化水而抑郁于下,是谓气鼓;水不化气而泛滥于上,是为水胀。"[13]75 清代叶霖所注《增订叶评伤暑全书》认为《素问·生气通天论》"春伤于风,邪气留连,乃为洞泄,夏伤于暑,秋为痎疟,秋伤于湿,上逆而咳,发为痿厥,冬伤于寒,春必病温"是"此四时伏气之机,阴阳互根之理也。"[12]456

现代有关著作均沿用《仁斋直指方论》的记载以"阴阳互根"作为规范名,如《中国医学百科全书·中医学》[14]268《中医辞海》[15]1358《中医药常用名词术语辞典》[16]161《中医大辞典》[17]748《中医药学名词》[18]16《中医基础理论术语》[19]2《中国中医药学主题词表》[20]1214《中医基础理论》[21]32等。

总之,"阴阳互根"指阴阳相互依存,互为根本的关系,其相关概念源于《内经》,该词最早见于《仁斋直指方论》;"阴阳互根"词义较单一,无其他别名,其概念也无明显变化。

五、文献辑录

《黄帝内经素问·阴阳应象大论》:"阳生阴长,阳杀阴藏。"[1]7

《黄帝内经·四气调神大论》:"阳气根于阴,阴气根于阳。无阴则阳无以生,无阳则阴无以化。"[2]12

《仁斋直指方论》卷一:"诸阴诸阳论 禀五行之气而为万物之最灵者,人也……阳根于阴,阴根于阳,阴阳互根,营卫不息。"[3]7

《金匮钩玄》卷二:"脚气 大病虚脱,本是阴虚。用艾灸丹田者,所以补阳,阳生则阴生故也。不可用附子,可用参,多服。"[4]40

《赤水玄珠》卷十九:"摇头……头者诸阳之会。阳脉有乖,则头为之摇动。然有心绝而摇头者,有风盛而摇头者,形证皆不类焉。阴根于阳,阳根于阴,阴阳互根,气血所以周流而无间。若心绝则神去而阴竭,阳独无根,不能自主,是以头摇。"[5]771

《本草乘雅半偈》:"紫石英……参曰:赤黑相间曰紫,坎离交会之色也。石乃山骨,英乃石华。艮山为体,震动为用,故主体用不足,致邪入心腹,作咳作逆者。正离失虚中,坎失刚中耳。若风寒在子宫,绝孕无子,十年弗克攻者,藉坎离交会,则体用双彰,十年乃字矣。久服温中,轻身,互坎填离之验也(虚中刚中,正阴阳互

根之妙)。"[6]64

《医贯砭·阴阳论》:"阴阳又各互为其根,阳根于阴,阴根于阳,无阳则阴无以生,无阴则阳无以化,从阴而引阳,从阳引阴,各求其属而穷其根也。"[7]85

《麻科活人全书·附录》:"《经》云:痘禀于阴,而成于阳。麻禀于阳,而成于阴。此阴阳互根之妙也。麻乃先天真阳中之胎毒,然必得阴与之交感,而后能成其化,故曰成于阴也。"[8]206

《素灵微蕴》卷一:"《列子》:属天者,清而散;属地者,浊而聚。腑禀天气,故泄而不藏,脏禀地气,故藏而不泻。《五脏别论》:五脏者,藏精气而不泄也,故满而不能实;六腑者,传化物而不藏,故实而不能满。阴阳互根,五脏阴也,而阳神藏焉,非五脏之藏,则阳神飞矣,六腑阳也,而阴精化焉,非六腑之化,则阴精竭矣。盖阴以吸阳,故神不上脱;阳以煦阴,故精不下流。"[9]9

《四圣心源》卷五:"鼓胀者,中气之败也。肺主气,肾主水,人身中半以上为阳,是谓气分,中半以下为阴,是谓水分。气盛于上,水盛于下,阴阳之定位也。而气降则生水,水升则化气,阴阳互根,气水循环。究其转运之枢,全在中气。中气一败,则气不化水而抑郁于下,是谓气鼓;水不化气而泛滥于上,是为水胀。"[13]75

《医学从众录》卷一:"虚痨症,宋元诸家,分类别名,繁而无绪,如治丝而棼也……到张景岳出,专宗薛氏先天之旨,而先天中分出元阴元阳,立左、右归饮丸及大补元煎之类,有补无泻,自诩专家。虽论中有气虚精虚之辨,而大旨以气化为水,水化为气,阴阳互根,用方不甚分别,惟以熟地一味,无方不有,无病不用。是于简便之中,又开一简便之门。"[10]12,13

《医门棒喝》卷一:"阳动则阴随,故一阳动而水即生,良以阴阳互根于太极,故太极动而生阳。动极而静,阴已生矣。阴阳相生,则四象具而配四时,以成造化。"[11]17

《增订叶评伤暑全书》卷上:"霖按:《素问·

生气通天论》言春伤于风,邪气留连,乃为洞泄,夏伤于暑,秋为痎疟,秋伤于湿,上逆而咳,发为痿厥,冬伤于寒,春必病温,此四时伏气之机,阴阳互根之理也。"[12]456

《中国医学百科全书·中医学》:"阴阳的依存互根……阴和阳两个方面,既有着相互对立和斗争的关系,又有着相互依存的关系。没有阴,就没有阳;没有阳,也没有阴。阴阳所代表的一切性质和状态,如寒与热,虚与实,动与静等等,每一方都必以相对方为自己存在的前提。"[14]268

《中医辞海》:"阴阳互根……中医术语。指阴阳相互依存,任何一方都不能脱离另一方而单独存在。"[15]1358

《中医药常用名词术语辞典》:"阴阳互根……阴阳。阴阳相互依存,互为根本。阴和阳任何一方都不能脱离另一方而单独存在,每一方都以相对的另一方的存在作为自己存在的前提和条件。"[16]161

《中医大辞典》:"阴阳互根……阴阳互相依存,双方均以对方存在为自身存在的前提,即所谓'阳根于阴,阴根于阳。'《素问·阴阳应象大论》:'阳生阴长,阳杀阴藏。'阴阳学说多以互根的观点说明脏与腑、气与血、功能与物质在生理上和病理上的联系。"[17]748

《中医药学名词》:"阴阳互根……阴阳相互依存,互为根本的关系。"[18]16

《中医基础理论术语》:"阴阳互根……阴阳之间相互依存,相互为用。"[19]2

《中国中医药学主题词表》:"阴阳互根……属阴阳学说……阴阳相互依存、互为根本的关系。"[20]1214

《中医基础理论》:"阴阳互根互用……阴阳互根,指一切事物或现象中相互对立的阴阳两个方面,具有相互依存,互为根本的关系。即阴与阳任何一方都不能脱离另一方而单独存在,每一方都以相对的另一方的存在作为自己存在的前提和条件。"[21]32

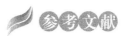

参考文献

[1] 未著撰人.黄帝内经素问[M].傅景华,陈心智点校.北京:中医古籍出版社,1997:7.

[2] 王冰.黄帝内经[M].北京:中医古籍出版社,2003:12.

[3] [宋]杨士瀛.仁斋直指方论[M].盛维忠,等校注.福州:福建科学技术出版社,1989:7.

[4] [元]朱震亨.金匮钩玄[M].北京:人民卫生出版社,1980:40.

[5] [明]孙一奎.赤水玄珠全集[M].凌天翼点校.北京:人民卫生出版社,1936:771.

[6] [明]卢之颐.本草乘雅半偈[M].张永鹏.北京:中国医药科技出版社,2014:64.

[7] [清]徐灵胎.医贯砭[M]//刘洋主编.徐灵胎医学全书.北京:中国中医药出版社,1999:85.

[8] [清]谢玉琼.麻科活人全书[M].朱礼棠评注.上海:上海卫生出版社,1957:206.

[9] [清]黄元御.素灵微蕴[M].杨枝青校注.北京:中国中医药出版社,2015:9.

[10] [清]陈念祖.医学从众录[M].何永,韩文霞点校.天津:天津科学技术出版社,2003:12,13.

[11] [清]章楠.医门棒喝[M].李玉清,等校注.北京:中国医药科技出版社,2011:17.

[12] [清]叶霖.增订叶评伤暑全书[M]//曹炳章辑.高萍校.中国医学大成:第四册.北京:中国中医药出版社,1997:456.

[13] [清]黄元御.四圣心源[M].北京:人民军医出版社,2010:75.

[14] 《中医学》编辑委员会.中医学[M]//钱信忠.中国医学百科全书.上海:上海科学技术出版社,1997:268.

[15] 袁钟,图娅,彭泽邦,等.中医辞海:上册[M].北京:中国医药科技出版社,1999:1358.

[16] 李振吉.中医药常用名词术语辞典[M].北京:中国中医药出版社,2001:161.

[17] 李经纬,余瀛鳌,蔡景峰,等.中医大辞典[M].北京:人民卫生出版社,2004:748.

[18] 中医药学名词审定委员会.中医药学名词2004[M].北京:科学出版社,2005:16.

[19] 中华人民共和国国家质量监督检验检疫总局,中国国家标准化管理委员会.中医基础理论术语(GB/T 20348—2006)[M].北京:中国标准出版社,2006:2.

[20] 吴兰成.中国中医药学主题词表[M].北京:中国中医古籍出版社,2008:1214.

[21] 孙广仁,郑洪新.中医基础理论[M].北京:中国中医药出版社,2012:32.

(陈玉飞　胡庆森　沈柳杨)

中医基础理论

阴阳失调

yīn yáng shī tiáo

一、规范名

【汉文名】阴阳失调。

【英文名】imbalance between yin and yang。

【注释】阴阳失去平衡协调的各种病理变化的统称。

二、定名依据

阴阳失调始见于清代冯兆张《冯氏锦囊秘录》，之前相关术语的记载如"阴阳不和""阴阳不调""阴阳失调理"，但现在大部分已较少沿用。

《灵枢·根结》言"阴阳不调"，《灵枢·五癃津液别》言"阴阳不和"，虽与本术语概念相同，但以"阴阳失调"一词来组成病机表述用语，更为书面化，同时，"阴阳失调"描述阴阳之间互根互用关系失去平衡的动态的变化过程更准确。明代《明目至宝》表述为"阴阳失调理"，清代《冯氏锦囊秘录》提出"阴阳失调"，其后现代著作多有沿用。所以"阴阳失调"作为规范名便于达成共识，符合术语定名的约定俗成原则。

《明目至宝》谓"阴阳失调理"，与"阴阳失调"含义相同，根据语言文字发展特点，选用"阴阳失调"能简洁明了表达阴阳失去平衡协调的病理变化，符合术语定名的简明性原则。

我国目前已出版的标准用书《中医基础理论术语》以"阴阳失调"作为规范名；《中国医学百科全书·中医学》《中医基础理论》亦以"阴阳失调"来命名。已广泛应用于中医药文献的标引和检索的《中国中医药学主题词表》也以"阴阳失调"作为正式主题词。普通高等中医药院校教材《中医基础理论》也以"阴阳失调"作为规范名。现代有代表性的辞书类著作如《中医药常用名词术语辞典》《中医大辞典》《中医辞海》等也以"阴阳失调"作为规范名记载。这说明在临床实践中用"阴阳失调"用为正名已达成共识。

我国 2005 年出版的由全国科学技术名词审定委员会审定公布的《中医药学名词》已以"阴阳失调"作为规范名。所以"阴阳失调"作为规范名也符合术语定名的协调一致原则。

三、同义词

【曾称】"阴阳不调""阴阳不和"（《内经》）。

四、源流考释

有关阴阳之间失去平衡协调的病理变化描述最早见于《内经》，《素问·阴阳应象大论》曰："阴胜则阳病，阳胜则阴病；阳胜则热，阴胜则寒。"[1]27《素问·生气通天论》："凡阴阳之要，阳密乃固。两者不和，若春无秋，若冬无夏，因而和之，是谓圣度。"[1]15 说明阴阳之间失去平衡协调，就会导致疾病的发生。这一时期尽管没有提到"阴阳失调"一词，但将阴阳之间失去平衡协调概称为"阴阳不调""阴阳不和"。如《灵枢·根结》云："发于春夏，阴气少，阳气多，阴阳不调，何补何泻。"[2]42《灵枢·五癃津液别》亦云："阴阳不和，则使液溢而下流于阴，髓液皆减而下，下过度则虚。"[2]197 上文中"阴阳不调""阴阳不和"所表述的内涵与"阴阳失调"相同。

晋隋唐时期，亦沿用"阴阳不和""阴阳不调"，概括阴阳失去平衡协调的病理变化。如皇甫谧《针灸甲乙经》卷一曰："阴阳不和，则使液溢而下流于阴，髓液皆减而下，下过度则虚，虚则腰脊痛而胻酸，阴阳气道不通，四海闭塞，三焦不泻,津液不化,水谷并于肠胃之中,别于回肠,留于下焦,不得渗于膀胱,则下焦胀,水溢则为水胀。"[3]8《针灸甲乙经》卷二亦曰:"天地相感,寒热相移,阴阳之数,孰少孰多?阴道偶而阳道奇,发于春夏,阴气少而阳气多,阴阳不调,何补何泻?"[3]18 皇甫氏探讨阴阳之间失去平衡及治疗,用"阴阳不和""阴阳不调"无差异。晋代王叔和《脉经》卷九言:"师脉之,反言带下,皆如师言,其脉何类?何以别之?师曰:寸口脉濡而紧,濡则阳气微,紧则荣中寒,阳微卫气虚,血竭凝寒,阴阳不和,邪气舍于荣卫。"[4]446 亦用"阴阳不和"一词来概括阴阳失去平衡导致的病理变化。

隋代巢元方《诸病源候论》卷十九曰:"积聚者,由阴阳不和,腑脏虚弱,受于风邪,搏于腑脏之气所为也。"[5]96 巢氏述积聚的形成缘于阴阳失去平衡协调即阴阳不和,《诸病源候论》卷三十二亦云:"若喜怒不测,饮食不节,阴阳不调,则六腑不和。"[5]1 同样认为阴阳不调会导致六腑功能失调。隋代唐杨上善趋之,《黄帝内经太素》卷十曰:"犯疔疮后若喜怒不测,饮食不节,阴阳不调,则六腑不和。"[6]147 杨上善《黄帝内经太素》卷二又云:"阴气失和,致令云露无润泽之精,无德应天,遂使甘露不降,阴阳不和也。"[6]7 均将疾病的发生责之于"阴阳不和"或"阴阳不调"也。而唐代王焘《外台秘要》卷八云:"此由阴阳不和,脏气不理,寒气填于胸膈,故气噎塞不通,而谓之气噎,令人喘悸胸背痛也。"[7]224 均描述了阴阳之间失去平衡的病理变化会导致疾病发生。

宋金元时期仍沿用"阴阳不调""阴阳不和"来表述阴阳失去平衡协调的各种病理变化。如宋代陈承等《太平惠民和剂局方》卷中曰:"夫中风者,皆因阴阳不调,脏腑气偏,荣卫失度,血气错乱,喜怒过伤,饮食无度,嗜欲恣情,致于经道,或虚或塞,体虚而腠理不密。"[8]125《太平惠民和剂局方》卷二又云:"或阴阳不和,致成霍乱,吐利转筋,烦躁引饮。"[8]18 同时,宋代赵佶《圣济

总录》[9]2,87、陈无择《三因极一病证方论》[11]41、杨士瀛《仁斋直指方论》[12]169、金代刘完素《黄帝素问宣明论方》[10]270、元代危亦林《世医得效方》[13]135,204 等,然之。大多即用"阴阳不调",又用"阴阳不和",没有本质差异。

明清时期,沿用"阴阳不和""阴阳不调"的同时,出现了"阴阳失调理""阴阳失调"的表述。如明代王肯堂的《证治准绳》[14]336、张介宾《类经》[15]203、李中梓《内经知要》[16]6 等,仍沿用旧说"阴阳不和""阴阳不调"。而明杨希洛、夏惟勤《明目至宝》卷二则曰:"涩翳内障……此是肾风热,四时阴阳失调理,色欲劳苦,故有此也。"[17]55 提出"阴阳失调理"之说。清代冯兆张《冯氏锦囊秘录》卷十一曰:"人身所生疾病,未有不因阴阳失调,水火偏胜,况痨怯本由脏腑气血内起之病治之者,尤宜于阴阳水火,条分缕析,调之适之,以平为已,则病不攻而自退。设阴阳失调水火偏胜,百病生焉。"[18]313 首次用"阴阳失调"概括阴阳失去协调平衡的病机变化。但其后多数医家仍然使用"阴阳不和""阴阳不调",如叶天士《临证指南医案》卷六:"晨泄难忍,临晚稍可宁耐,易饥善食,仍不易消磨,其故在乎脾胃阴阳不和也。"[19]352 薛雪《医经原旨》卷五:"阴阳和则血气匀,表里治,阴阳不和则胜复之气、会遇之时各有多少矣。"[20]299 然之也。

现代学者大多运用"阴阳失调"作为常用名。如国标《中医基础理论术语》[21]55《中国医学百科全书·中医学》[22]503《中医辞海》[23]1359《中医药常用名词术语辞典》[24]161《中医基础理论》(王新华)[25]535《中医基础理论》(印会河)[26]107《中国中医药学术语集成·基础理论与疾病》[27]140《中医基础理论》(孙广仁)[28]259《中国中医药学主题词表》[29]1215《WHO西太平洋地区传统医学名词术语国际标准》[30]47《中医大辞典》[31]748《中医学》[32]63《中医基础理论》(李德新)[33]615 等以"阴阳失调"作为规范名记载。

"阴阳不调"(《内经》)、"阴阳不和"(《内经》)与"阴阳失调"为同一概念,我国2005出版

的中医药学名词审定委员会审定公布的《中医药学名词》释义："阴阳失去平衡协调的各种病理变化的通称。"[34]43 该释义客观、准确地表达了"阴阳失调"的科学内涵和本质属性。因而应以"阴阳失调"为规范名，以"阴阳不调""阴阳不和"为又称。

五、文献辑录

《灵枢·根结》："岐伯曰：天地相感，寒暖相移，阴阳之道，孰少孰多，阴道偶，阳道奇。发于春夏，阴气少，阳气多，阴阳不调，何补何泻。"[2]42

"五癃津液别"："阴阳不和，则使液溢而下流于阴，髓液皆减而下，下过度则虚，虚，故腰背痛而胫酸。"[2]197

《素问·生气通天论》："凡阴阳之要，阳密乃固。两者不和，若春无秋，若冬无夏，因而和之，是谓圣度……阴平阳秘，精神乃治；阴阳离决，精气乃绝。"[1]15

"阴阳应象大论"："阴胜则阳病，阳胜则阴病；阳胜则热，阴胜则寒。"[1]27

《针灸甲乙经》卷一："阴阳不和，则使液溢而下流于阴，髓液皆减而下，下过度则虚，虚则腰脊痛而胻酸，阴阳气道不通，四海闭塞，三焦不泻，津液不化，水谷并于肠胃之中，别于回肠，留于下焦，不得渗于膀胱，则下焦胀，水溢则为水胀。"[3]8

卷二："天地相感，寒热相移，阴阳之数，孰少孰多？阴道偶而阳道奇，发于春夏，阴气少而阳气多，阴阳不调，何补何泻？"[3]18

《脉经》卷九："师脉之，反言带下，皆如师言，其脉何类？何以别之？师曰：寸口脉濡而紧，濡则阳气微，紧则荣中寒，阳微卫气虚，血竭凝寒，阴阳不和，邪气舍于荣卫，疾（疾一作候）起年少时，经水来以合房室，移时过度，精感命门开，经下血虚，百脉皆张，中极感阳动，微风激成寒，因虚舍荣卫，冷积于丹田，发动上冲，奔在胸膈，津液掩口入，涎唾涌溢出，眩冒状如厥，气冲髀里热，粗医名为癫，灸之因大剧。"[4]446

《诸病源候论》卷十九："积聚者，由阴阳不和，腑脏虚弱，受于风邪，搏于腑脏之气所为也。"[5]96

卷三十二："六腑主表，气行经络而浮，若喜怒不测，饮食不节，阴阳不调，则六腑不和。"[5]1

《黄帝内经太素》卷二："阴气失和，致令云露无润泽之精，无德应天，遂使甘露不降，阴阳不和也。"[6]147

卷十："犯疔疮后 若喜怒不测，饮食不节，阴阳不调，则六腑不和。"[6]7

《外台秘要》卷八："此由阴阳不和，脏气不理，寒气填于胸膈，故气噎塞不通，而谓之气噎，令人喘悸胸背痛也。"[7]224

《太平惠民和剂局方》卷二："枇杷叶散治冒暑伏热，引饮过多，脾胃伤冷，饮食不化，胸膈痞闷，呕哕恶心，头目昏眩，口干烦渴，肢体困倦，全不思食，或阴阳不和，致成霍乱，吐利转筋，烦躁引饮。"[8]18

卷中："夫中风者，皆因阴阳不调，脏腑气偏，荣卫失度，血气错乱，喜怒过伤，饮食无度，嗜欲恣情，致于经道，或虚或塞，体虚而腠理不密。"[8]125

《圣济总录》卷六："卒中风之人，由阴阳不调，腑脏大虚，气血衰弱，荣卫乏竭，故风之毒邪，尤易乘间，致仆倒闷乱，语言蹇涩，痰涎壅塞，肢体瘫痪。"[9]2

《圣济总录》卷二十六："人之和气，一有忧思恚怒，寒热饮食，悉皆伤之，致阴阳不和，脏腑生病，气痞于胸腑之间，故曰膈气，诸方之论不一。"[9]87

《黄帝素问宣明论方》卷七："阴阳不调，气血壅滞，变生百病，乃至虚羸，困倦偏攻，酒食内伤，心腹满塞急痛。"[10]270

《三因极一病证方论》卷三："连毒汤 治肝脾肾三经，为风湿寒热毒气上攻，阴阳不和，四肢拘挛，上气喘满，小便秘涩，心热烦闷，遍身浮肿，脚弱。"[11]41

《仁斋直指方论》卷五："气隔者，阴阳不和，中脘窒塞,五膈吐噎,食不能下,五膈宽中散、和剂七气汤加木香、缩砂,间以红丸子佐之。"[12]169

卷之十:"白丸子,治阴阳不调,清浊相干,小便浑浊。"[12]339

《世医得效方》卷八:"沉附汤治上盛下虚,气不升降,阴阳不和,胸膈痞满,饮食不进,肢节痛倦。"[13]135

卷十二:"五苓散治阴阳不调,或感风邪暑毒,霍乱呕泻不止。"[13]204

《明目至宝》卷二:"涩翳内障……此是肾风热,四时阴阳失调理,色欲劳苦,故有此也。"[17]55

《证治准绳》卷一:"宽中散(《和剂》)……治七情四气伤于脾胃,以致阴阳不和,胸膈痞满,停痰气逆,遂成五膈。"[14]336

卷九:"躯啼……〔刘氏〕治胎气弱,阴阳不调,昼夜躯啼不已。"[14]1727

《类经》十四卷:"血并于阴则阳中无阴,气并于阳则阴中无阳,阴阳不和,故血气离居。"[15]203

《内经知要》卷上:"阴阳不和,贼风暴雨,数为侵侮,生长收藏不保其常,失阴阳惨舒自然之道矣。"[16]6

《冯氏锦囊秘录》卷十一:"人身所生疾病,未有不因阴阳失调,水火偏胜,况瘰怯本由脏腑气血内起之病治之者,尤宜于阴阳水火,条分缕析,调之适之,以平为已,则病不攻而自退。设阴阳失调水火偏胜,百病生焉。"[18]313

《临证指南医案》卷六:"晨泄难忍,临晚稍可宁耐,易饥善食,仍不易消磨,其故在乎脾胃阴阳不和也。"[19]352

《医经原旨》卷五:"疟有热而反寒者,火极似水也;寒而反热者,阴极似阳也,阴阳和则血气匀,表里治,阴阳不和则胜复之气,会遇之时各有多少矣。"[20]299

《中国医学百科全书·中医学》:"阴阳失调:是一切疾病发生的根本原因,是各种复杂的病理变化的根本所在。阴阳失调:阴阳两个方面既对立又统一,维持动态的相对平衡,以保证人体生命活动的正常进行。如果阴阳动态平衡失调就会引起疾病。所以《素问·生气通天伦》说:'阴平阳秘,精神乃治;阴阳离决,精气乃绝。'阴阳失调是疾病病机的总概括,是疾病发生、发展的内在根据。"[22]270-503

《中医辞海》:"阴阳失调……中医术语。指机体在疾病发生发展过程中,由于各种致病因素的影响,导致机体的阴阳失去相对的平衡,从而形成阴阳偏盛偏衰的病理状态。人体内外、表里、上下各部分间,以及物质与机能之间,必须经常保持相对的阴阳协调关系,才能维持正常的生理功能,这是健康的表现。疾病的发生及其病理过程,正是各种原因引起体内阴阳失去协调关系的结果,无论病变部位、病势趋向、病性寒热以及阴阳消长等,无不体现了阴阳相对两方面的偏胜和偏衰。"[23]1359

《中医药常用名词术语辞典》:"阴阳失调……病机。源《内经》,又称阴阳不和。出《灵枢·五癃津液别》,又称阴阳不调。出《灵枢·根结》,阴阳失去平衡协调。是对机体各种功能性和器质性病变机理的高度概括。机体在疾病发生、发展过程中,由于致病因素的影响,导致机体阴阳两方面失去相对的协调与平衡。中医学认为,机体的一切组织结构及功能活动,均可分属于阴和阳两类不同性质的属性。机体各组织结构之间、各种功能活动之间,以及物质与机能之间,必须保持相对的阴阳平衡协调关系,才能维持正常的生理功能,这是健康的表现。疾病的发生和病理过程,正是各种原因导致体内阴阳失去协调关系的结果。其病理变化,主要表现为阴阳偏盛、阴阳偏衰、阴阳互损、阴阳格拒、阴阳离决以及阴阳亡失等几个方面。"[24]161

《中医基础理论》(王新华):"阴阳失调……即阴阳之间失去平衡协调的简称。是指机体在疾病的发生、发展过程中,由于致病因素的影响,导致机体阴阳两方面失去相对的协调与平衡,形成阴阳间或偏盛,或偏衰,或阴不制阳,或阳不制阴,或互损,或格拒,或转化,或亡失的病理状态。同时,阴阳失调又是脏腑、经络、气血、津液等相互关系失去协调,以及表里出入、上下升降等气机失常的概括。"[25]535

《中医基础理论》(孙广仁):"阴阳失调,即是阴阳消长失去平衡协调的简称。是指机体在疾病的发生发展过程中,由于各种致病因素的影响,导致机体的阴阳消长失去相对的平衡,从而形成阴阳偏胜、偏衰,或阴不制阳、阳不制阴的病理状态。同时,阴阳失调又是脏腑、经络、气血、营卫等相互关系失调,以及表里出人、上下升降等气机失常的概括。由于六淫、七情、饮食劳倦等各种致病因素作用于人体,必须通过机体内部的阴阳失调才能形成疾病,所以,阴阳失调又是疾病发生、发展的内在根据。"[28]259

《中医药学名词》:"阴阳失调……阴阳失去平衡协调的各种病理变化的通称。"[34]43

《中国中医药学术语集成·基础理论与疾病》:"阴阳失调指人体内阴阳失去协调的病机。"[27]140

《中医基础理论》(印会河):"阴阳失调……即阴阳之间失去平衡协调的简称,是指在疾病的发生发展过程中,由于各种致病因素的影响,导致机体的阴阳双方失去相对的平衡协调而出现的阴阳偏盛、偏衰、互损、格拒、亡失等一系列病理变化。阴阳失调是疾病的基本病机之一。临床上既用以阴阳对立制约关系失调的寒热虚实或真假的病症,也可用以说明阴阳互跟互用关系失常的精血津液与气之间的互损性病症。"[26]107

《中医基础理论术语》"阴阳失调……阴阳盛衰所导致的各种病理变化的总称。包括阴阳偏盛、阴阳偏衰、阴阳互损、阴阳格拒、阴阳亡失以及阴阳离决等。"[21]55

《中国中医药学主题词表》:"Yin yang shi tiao……阴阳失调……Yin Yang Disharmony……属阴阳证候;属中医病机;指证候,也指病机,不组配/致病力。机体阴阳消长失去平衡,疾病的发生、发展过程中,由于致病因素的作用,导致机体的阴阳消长失去相对的平衡,形成阴阳的

盛衰、互损、格拒、转化或亡失的一系列病理变化。"[29]1215

《WHO西太平洋地区传统医学名词术语国际标准》:"Term yin-yang disharmony Chinese……阴阳失调;阴阳不和……Definition/Description a general term for all kinds of pathological changes due to imbalance and incoordination of yin and yang."[30]47

《中医大辞典》:"阴阳失调……亦称阴阳偏胜。病机的概括。人体内外、表里、上下各部分间,以及物质与功能之间,必须经常保持相对的阴阳协调关系,才能维持正常的生理活动,这是健康的表现。疾病的发生及其病理过程,正是各种原因引致体内阴阳失去协调关系的结果。无论病变部位、病势趋向、病性寒热以及邪正虚实的消长等,无不体现了阴阳相对两方面的偏胜和偏衰。"[31]748

《中医学》:"阴阳失调,是阴阳之间失去平衡协调之简称。由于各种致病因素作用于人体,主要是引起机体内部的阴阳失调才能发生疾病,故阴阳失调是疾病发生、发展与变化的内在根据。"[32]63

《中医基础理论》(李德新):"阴阳失调,即阴阳之间失去平衡协调的简称。是指机体在疾病的发生、发展过程中,由于致病因素的影响,导致机体阴阳两方面失去相对的协调与平衡,形成阴阳间或偏盛,或偏衰,或阴不制阳,或阳不制阴,或互损,或格拒,或转化,或亡失的病理状态。同时,阴阳失调又是脏腑、经络、气血、津液等相互关系失去协调,以及表里出入,上下升降等气机失常的概括。"[33]615

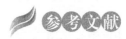 参考文献

[1] 未著撰人.素问[M].何文彬 谭一松校注.北京:中国医药科技出版社,1998:15,27.

[2] 未著撰人.灵枢经[M].何文彬,谭一松校注.北京:中国医药科技出版社,1998:42,197.

[3] [晋] 皇甫谧.针灸甲乙经[M].王晓兰点校.沈阳:辽

宁科学技术出版社,1997：8,18.

[4] [晋]王叔和撰.脉经[M].吴承玉,王鲁芬.北京：中国医药科技出版社,1998：446.

[5] [隋]巢元方.诸病源候论[M].沈阳：辽宁科学技术出版社,1997：1,96.

[6] [隋]杨上善.黄帝内经太素[M].北京：人民卫生出版社,1965：7,147.

[7] [唐]王焘.外台秘要[M].太原：山西科学技术出版社,2013：224.

[8] [宋]陈承.太平惠民和剂局方[M].沈阳：辽宁科学技术出版社,1997：18,125.

[9] [宋]赵佶.圣济总录(精华本)[M].[清]程林,等.北京：科学出版社,1998：2,87.

[10] [金]刘完素.河间医集.黄帝素问宣明论方[M].北京：人民卫生出版社,1998：270.

[11] [宋]陈无择.三因极一病证方论[M].北京：人民卫生出版社,1957：41.

[12] [宋]杨士瀛.仁斋直指方论[M].福州：福建科学技术出版社,1989：169,339.

[13] [元]危亦林.世医得效方[M].王育学,等校注.北京：中国中医药出版社,1996：135,204.

[14] [明]王肯堂.证治准绳[M].吴唯,等校注.北京：中国中医药出版社,1997：336,1727.

[15] [明]张介宾.类经[M].北京：中国中医药出版社,1997：203.

[16] [明]李中梓.内经知要[M].北京：中国中医药出版社,1994：6.

[17] [元]无名氏.明目至宝[M].北京：人民卫生出版社,1992：55.

[18] [明]冯兆张.冯氏锦囊秘录[M].北京：中国中医药出版社,1996：313.

[19] [清]叶天士.临证指南医案[M].北京：华夏出版社,1995：352.

[20] [清]薛雪.医经原旨[M].洪丕谟,姜玉珍点校.上海：上海中医学院出版社,1992：299.

[21] 中华人民共和国国家质量监督检验检疫总局,中国国家标准化管理委员会.中医基础理论术语（GB/T 20348—2006)[M].北京：中国标准出版社,2006：55.

[22] 《中医学》编辑委员会.中医学[M]//钱信忠.中国医学百科全书.上海：上海科学技术出版社,1997：270 - 503.

[23] 袁钟,图娅,彭泽邦,等.中医辞海[M].北京：中国医药科技出版社.1999：1359.

[24] 李振吉.中医药常用名词术语辞典[M]北京：中国中医药出版社,2001：161.

[25] 王新华.中医基础理论[M].北京：人民卫生出版社,2001：535.

[26] 印会河.中医基础理论[M].5版.上海：上海科学技术出版社,1984：107.

[27] 宋一伦,杨学智.基础理论与疾病[M]//曹洪欣,刘保延.中国中医药学术语集成.北京：中医古籍出版社,2005：140.

[28] 孙广仁.中医基础理论[M]北京：人民卫生出版社,2002：259.

[29] 吴兰成.中国中医药学主题词表[M]北京：中医古籍出版社,2008：1215.

[30] 世界卫生组织(西太平洋地区).WHO西太平洋地区传统医学名词术语国际标准[M].北京：北京大学医学出版社,2009：47.

[31] 李经纬,余瀛鳌,蔡景峰,等.中医大辞典[M].2版.北京：人民卫生出版社,2010：748.

[32] 李家邦.中医学[M].北京：人民卫生出版社,2010：63.

[33] 李德新,刘燕池.中医基础理论[M].2版.北京：人民卫生出版社,2011：615.

[34] 中医药学名词审定委员会.中医药学名词[M].北京：科学出版社,2005：43.

（唐学敏）

1·084

阴阳学说

yīn yáng xué shuō

一、规范名

【汉文名】阴阳学说。

【英文名】yin-yang theory。

【注释】中国古代哲学关于研究阴阳内涵及其运动变化规律,用以阐释宇宙万物万象发生、发展和变化的学说,并运用于中医领域以阐释人体生理和病理发生、发展、变化的根源及规律的理论。

二、定名依据

阴阳学说是现代出现的术语，但"阴阳"一词早在《诗经》中已经出现，阴阳学说的内容更是早已有之。在出土文献《郭店楚简·太一生水》中即有阴阳及湿热作用的记载。传世医学文献《内经》中，已经在先秦已逐渐发展的阴阳学说哲学思想基础上，结合当时认识到的医学实践和理论，逐步建立了阴阳与人体病变关系的基本系统。

自出现以来，历代著作在述及阴阳思想时，大多在《内经》等著作的基础上阐述阴阳内涵及运动变化规律，以解释人体生理和病理发展变化的根源及规律，即后世所谓"阴阳学说"。

现代相关著作，如《中医基础理论术语》《中医大辞典》《中国医学百科全书·中医学》《中医辞海》以及全国高等中医药院校教材《中医基础理论》等均以"阴阳学说"作为规范名，同时，已经广泛应用于中医药学文献的标引和检索的《中国中医药学主题词表》也以"阴阳学说"作为正式主题词，这些均说明"阴阳学说"作为中医基础理论中的一个规范名已成为共识。

我国2005年出版的由全国科学技术名词审定委员会审定公布的《中医药学名词》亦以"阴阳学说"作为规范名，所以"阴阳学说"作为规范名也符合术语定名的协调一致原则。

三、同义词

未见。

四、源流考释

"阴阳学说"一词是现代才有的术语，但"阴阳"一词早在《诗经》中已经出现，而阴阳学说的相关理论更是早已有之。在出土文献《郭店楚简·太一生水》[1]116 中即有阴阳及湿热作用的记载。传世文献如《周易·系辞传》："一阴一阳之谓道，继之者善也，成之者性也……变通配四时，阴阳之义配日月，易简之善配至德。"[2]51《道德经》四十二章："道生一，一生二，二生三，三生万物，万物负阴而抱阳，冲气以为和。"[3]220《荀子·礼论》说："天地合而万物生，阴阳接而变化起。"[4]290《管子·乘马》："春秋冬夏，阴阳之推移也；时之短长，阴阳之利用也；日夜之易，阴阳之化也。"[5]12《管子·四时》："是故阴阳者天地之大理也，四时者阴阳之大经也，刑德者四时之合也。"[4]124 这些著作皆从哲学角度对宇宙万象万物发展变化规律从阴阳运转的角度进行描述，"一阴一阳之谓道"可谓是先秦哲学家对阴阳做出的高度概括了。除此之外，在《左传·昭公》中，医和以"阴淫寒疾，阳淫热疾"[6]272 立论，引申出了对立的概念。而在《管子·巨乘马》"日至六十日而阳冻释，七十日而阴冻释"[5]192 中出现了阴阳之中再分阴阳的观念。

《内经》指出"阴阳"是数之可十，推之可万，不可胜数，所以阴阳乃是天地之道万物之纲，如《素问·阴阳应象大论》："阴阳者，天地之道也，万物之纲纪，变化之父母，生杀之本始，神明之府也。"[7]348《素问·阴阳离合论》："阴阳者，数之可十，推之可百，数之可千，推之可万。"[7]355《内经》中关于阴阳学说内容的论述和上述《系辞传》《道德经》观点颇似，是一种相当成熟的哲学思想。故称"中医乃哲学"，殊不为过也。除此之外，《内经》对阴阳的论述还关涉疾病诊脉，如《素问·阴阳别论》："脉有阴阳，知阳者知阴，知阴者知阳。所谓阴阳者，去者为阴，至者为阳，静者为阴，动者为阳，迟者为阴，数者为阳。"[7]43《灵枢·论疾诊尺》："四时之变，寒暑之胜，重阴必阳，重阳必阴。故阴主寒，阳主热；故寒甚则热，热甚则寒。故曰寒生热；热生寒。此阴阳之变也。"[8]332 这些关于阴阳相互关联、相互对立、对待属性的论述，是中医中辨证论治的重要理论基础。

其后历代重要著作和阴阳学说相关的理论多在此基础上发展，《难经》中已少哲学阴阳多医学脉象阴阳了，如《难经·二十难》："谓阴阳更相乘,更相伏也。脉居阴部而反阳脉见者,为阳乘阴也,虽阳脉时沉涩而短,此谓阳中伏阴也;脉居阳部而反阴脉见者,为阴乘阳也,虽阳脉时浮滑而长,此谓阴中伏阳也。"[9]92《中藏经》将阴阳五行合而论之。如《中藏经·生成论》:"阴阳者,天地之枢机;五行者,阴阳之终始。非阴阳则不能为天地,非五行则不能为阴阳。故人者,成于天地,败于阴阳也,由五行逆从而生焉。天地有阴阳五行,人有血脉五脏……天地阴阳,五行之道,中含于人。"[10]5

东汉张仲景《伤寒杂病论》从阳升阴降、阳下阴长、以阴阳消长变化来具体阐述人体生理病变,如《伤寒杂病论·伤寒例第四》云:"但天地动静,阴阳鼓击者,各正一气耳。是以彼春之暖,为夏之暑;彼秋之忿,为冬之怒。是故冬至之后,一阳爻升,一阴爻降也。夏至之后,一阳气下,一阴气上也。斯则冬夏二至,阴阳合也;春秋二分,阴阳离也。阴阳交易,人变病焉。"[11]33《神农本草经》从植物根茎花实阐述用药之阴阳配合,如《神农本草经》卷三:"药有阴阳配合,子母兄弟,根茎花实,草石骨肉;有单行者,有相须者,有相使者,有相畏者,有相恶者,有相反者,有相杀者。"[12]5。

至隋唐时期,多从阴阳交争的规律以阐述病理根源病变规律,如《诸病源候论·疟疾》:"正邪相击,阴阳交争,阳盛则热,阴盛则寒,阴阳更虚更盛,故发寒热;阴阳相离,则寒热俱歇。"[13]206《诸病源候论·寒热往来候》:"风邪外客于皮肤,内而痰饮渍于腑脏,致令血气不和,阴阳更相乘克,阳胜则热,阴胜则寒。阴阳之气,为邪所乘,邪与正相干,阴阳交争,时发时止,则寒热往来也。"[13]213《外台秘要·疟方五首》:"此阴阳上下交争虚实更作,阴阳相移也,阳并于阴。"[14]87《黄帝内经太素·阴阳大论》[15]29则从哲学阴阳角度进一步阐释了万事万物发展变化的规律。

宋元时期,在本草和方剂中也出现了相关记载,有明确阴阳之气重要性的如《证类本草》

卷一:"人之生,实阴阳之气所聚耳,若不能调和阴阳之气,则害其生。阴阳气合,神在其中矣。"[16]27 有记载药物升降阴阳的如《普济本事方》卷二:"此药大能调治荣卫,升降阴阳,安和五脏,洒陈六腑,补损益虚,回阳返阴,功验神圣。"[17]33《丹溪心法·治病必求于本》中言:"疾病本于阴阳,所以先察其阴阳,知其然,方可治之。"[18]4 另外,朱丹溪《局方发挥》首次用"对待"来说明阴阳的关系:"阴阳二字,固以对待而言,所指无定在。或言寒热,或言血气,或言脏腑,或言表里。"[19]12

至明清时期,卢之颐对阴阳交争虚实更作对人体病变影响的描述颇为详尽,如《本草乘雅半偈·芷园素社疟论疏》:"三阳俱陷,则阴气逆;阴气逆极,则复出之于阳,阳与阴亦并于外,则阴虚而阳实,阳实则外热,阴虚则内热;内外皆热,则喘而渴,甚则水水不能寒,脉则体动而至来数也。此阴阳上下交争,虚实更作,阴阳相移也。极则阴阳俱衰,卫气相离,故病得休。"[20]709 张介宾提出了"阴阳一分为二"的观点,《类经·阴阳应象》:"太极动而生阳,静而生阴,天生于动,地生于静。"[21]352 清代《医原·阴阳治法大要论》[22]《素灵微蕴》[23]《本草述钩元》[24]等著作比较全面地论述了阴阳之本以及阴阳失调对人体病变的影响及辨证治疗等,对阴阳学说在中医实践中的应用已比较普遍。

现代有关著作均以"阴阳学说"作为本词正名,如《中医药学名词》[25]15、国标《中医基础理论术语》[26]2《中医药常用名词术语辞典》[27]158《中医大辞典》[28]653《中国中医药学主题词表》[29]1214《中医辞海》[30]1359《中国医学百科全书·中医学》[31]266《中医基础理论》[32]14 等。如《中医药学名词》:"阴阳学说,在阴阳概念基础上建立起来的中医学基本理论,认为阴阳对立统一、消长转化、相反相成的关系贯穿于自然与人体等一切事物之中,是人体生理和病理发生、发展、变化的根源及规律。"[25]15《中医基础理论术语》:"阴阳学说,中国古代哲学理论范畴。阴阳的对立统一是天地万物运动变化的根本规律。中医学以阴阳的对立、互根、消长和转化规律，认识和说明生命、健康和疾病。"[26]2 其他辞书类、教科书类的相关记载多类于此，所不同者只在详略繁简。

总之，"阴阳学说"这一术语虽然出现于现代，但"阴阳"在《诗经》中已经出现，《内经》中相关记载颇多。后世著作也多以"阴阳"记载本概念，其内容也从最初对宇宙万事万象的规律探索逐渐发展到与人体生理病理的联系，并用以阐释人体生理和病理发生、发展、变化的根源及规律。

五、文献辑录

《郭店楚简·太一生水》云："神明复相（辅）也，是以城（成）（阴阳）；（阴阳）复相（辅）也，是以城（成）四时；四时复[相]辅也，是以城（成）仓（沧）然（热）；仓（沧）然（热）复相（辅）也，是以城（成）湿澡（燥）。"[1]116

《周易·系辞传》："一阴一阳之谓道，继之者善也，成之者性也……变通配四时，阴阳之义配日月，易简之善配至德。"[2]51

《道德经》四十二章："道生一，一生二，二生三，三生万物，万物负阴而抱阳，冲气以为和。"[3]220

《荀子·礼论》说："天地合而万物生，阴阳接而变化起。"[4]290

《左传·昭公》："天有六气，降生五味，发为五色，徵为五声，淫生六疾。六气曰阴、阳、风、雨、晦、明也。分为四时，序为五节，过则为灾，阴淫寒疾，阳淫热疾，风淫末疾，雨淫腹疾，晦淫惑疾，明淫心疾。女，阳物而晦时，淫则生内热。"[6]272

《管子·乘马》："春秋冬夏，阴阳之推移也；时之短长，阴阳之利用也；日夜之易，阴阳之化也。"[5]12

"臣乘马"："日至六十日而阳冻释，七十五日而阴冻释。"[5]124

"四时"："是故阴阳者天地之大理也，四时者阴阳之大经也，刑德者四时之合也。"[5]192

《灵枢·论疾诊尺》："四时之变，寒暑之胜，重阴必阳，重阳必阴。故阴主寒，阳主热；故寒甚则热，热甚则寒。故曰寒生热；热生寒。此阴阳之变也。"[8]332

《素问·阴阳别论》："脉有阴阳，知阳者知阴，知阴者知阳。所谓阴阳者，去者为阴，至者为阳，静者为阴，动者为阳，迟者为阴，数者为阳。"[7]43

"阴阳应象大论"："阴阳者，天地之道也，万物之纲纪，变化之父母，生杀之本始，神明之府也……阴阳者，血气之男女也；左右者，阴阳之道路也；水火者，阴阳之征兆也；阴阳者，万物之能始也。"[7]348

"阴阳离合"："阴阳者，数之可十，推之可百，数之可千，推之可万，万之大不可胜数。"[7]355

《难经·二十难》："谓阴阳更相乘更相伏也。脉居阴部而反阳脉见者，为阳乘阴也，虽阳脉时沉涩而短，此谓阳中伏阴也；脉居阳部而反阴脉见者，为阴乘阳也，虽阳脉时浮滑而长，此谓阴中伏阳也。"[9]92

《中藏经·生成论》："阴阳者，天地之枢机；五行者，阴阳之终始。非阴阳则不能为天地，非五行则不能为阴阳。故人者，成于天地，败于阴阳也，由五行逆从而生焉。天地有阴阳五行，人有血脉五脏……天地阴阳，五行之道，中含于人。"[10]5

《伤寒杂病论·伤寒例第四》："但天地动静，阴阳鼓击者，各正一气耳。是以彼春之暖，为夏之暑；彼秋之忿，为冬之怒。是故冬至之后，一阳爻升，一阴爻降也。夏至之后，一阳气下，一阴气上也。斯则冬夏二至，阴阳合也；春秋二分，阴阳离也。阴阳交易，人变病焉。"[11]33

《神农本草经》卷三："药有阴阳配合，子母兄弟，根茎花实，草石骨肉；有单行者，有相须者，有相使者，有相畏者，有相恶者，有相反者，有相杀者。"[12]5

《诸病源候论·疟疾》："正邪相击，阴阳交争，阳盛则热，阴盛则寒，阴阳更虚更盛，故发寒热;阴阳相离,则寒热俱歇。"[13]206

"寒热往来候":"风邪外客于皮肤,内而痰饮渍于腑脏,致令血气不和,阴阳更相乘克,阳胜则热,阴胜则寒。阴阳之气,为邪所乘,邪与正相干,阴阳交争,时发时止,则寒热往来也。"[13]213

《黄帝内经太素·阴阳大论》:"阴阳者气之大,阴阳之气,天地之形,皆得其理以生万物,故谓之道……形气之本,造化之源,由乎阴阳,故为其纲纪……阴阳化起物气,以阳为父,故言阳也;阴阳共成于形,以阴为母,故言阴也……夫阴阳者,有名而无形也,所以数之可十,离之可百,散之可千,推之可万,故有上下清浊阴阳、内外表里阴阳等,变化无穷也。"[15]29

《外台秘要·疟方五首》:"此阴阳上下交争虚实更作,阴阳相移也,阳并于阴,则阴实而阳明虚,阳明虚则寒栗鼓颔,太阳虚则腰背头项痛,三阳俱虚则阴气胜,阴气胜则骨寒而痛,寒生于内,故中外皆寒,阳盛则外热,阴虚则内热,外内皆热,则喘而渴,故欲冷冻饮料。"[14]87

《证类本草》卷一:"人之生,实阴阳之气所聚耳,若不能调和阴阳之气,则害其生。阴阳气合,神在其中矣。故《阴阳应象大论》曰:天地之动静,神明为之纲纪,即知神明不可以阴阳摄也。《易》所以言阴阳不测之谓神,盖为此矣。"[16]27

《普济本事方》卷二:"此药大能调治荣卫,升降阴阳,安和五脏,洒陈六腑,补损益虚,回阳返阴,功验神圣。"[17]33

《丹溪心法·治病必求于本》:"盖疾之原,不离于阴阳之二邪也,穷此而疗之,厥疾弗瘳者鲜矣。良工知其然,谓夫风热火之病,所以属乎阳邪之所客。病既本于阳,苟不求其本而治之,则阳邪滋蔓而难制。湿燥寒之病,所以属乎阴邪之所客。病既本于阴,苟不求其本而治之,则阴邪滋蔓而难图。"[18]4

《局方发挥》:"阴阳二字,固以对待而言,所指无定在。或言寒热,或言气血,或言脏腑,或言表里。"[19]12

《本草乘雅半偈·芷园素社疟论疏》:"三阳

俱陷,则阴气逆;阴气逆极,则复出之于阳,阳与阴亦并于外,则阴虚而阳实,阳实则外热,阴虚则内热;内外皆热,则喘而渴,甚则水水不能寒,脉则体动而至来数也。此阴阳上下交争,虚实更作,阴阳相移也。极则阴阳俱衰,卫气相离,故病得休。"[20]709

《类经·阴阳应象》:"黄帝曰:阴阳者,天地之道也(道者,阴阳之理也。阴阳者,一分为二也。太极动而生阳,静而生阴,天生于动,地生于静,故阴阳为天地之道)。"[21]352

《医原·阴阳治法大要论》:"阳,天道也;阴,地道也。非天之阳,地亦不凝,而万物不生;非地之阴,天亦无根据,而万物不成……人身之阳,法天者也,一失其流行之机,则百病起;人身之阴,法地者也,一失其安养之义,则百害生。阴阳二气,固不可稍偏而或失也……是天地为阴阳之体,水火为阴阳之用。用伤则体害。水火有过不及之弊,在天地则不能无旱涝之灾,在人则不能无燥湿之患,其理一也阴,人之形也;阳,人之气也。大凡形质之失宜,莫不由气行之失序。故地之万物不生,又皆由天之旱涝失节。人身一分阳气不到之处,则此处便有病;然阴阳互根,凡阳所到之处,皆阴所到之处,若阳到而阴不到,则此处亦有病。阴阳又当审其虚实。外感实证,先病阳;内伤虚证,先病阴。"[22]1983

《素灵微蕴》:"太真剖判,离而为两,各有专精,是名阴阳。《素问·阴阳应象论》:在天为玄,在地为化,玄生五神,化生五味。脏为阴,腑为阳,阴阳相合,则为表里。神为阳而精为阴,土居阴阳之交,魂者自阴而之阳,阳盛则生神,魄者自阳而之阴,阴盛则生精。物生于春夏而死于秋冬,人之大凡,阳盛则壮,阴盛则老,及其死也,神魂去而精魄存,气虽亡而质仍在也,于此可悟阴阳之贵贱矣。阴阳互根,五脏阴也,而阳神藏焉,非五脏之藏,则阳神飞矣,六腑阳也,而阴精化焉,非六腑之化,则阴精竭矣。"[23]4

《本草述钩元》卷十一:"菟丝当春末夏初,气乘浮长而丝萦蔓引,不须更藉于根蒂。其实结于夏末,更乘金水之进气以孕育真阳,而还为生生不息之地……卢氏更发阴阳互交之机,意谓无阴不能感阳,此生物元理也。盖夏月正天地气交之会,兹品从生苗以至采实,其奉长气而感于蕃秀也,自阴而感之,其奉化气而归于降收也,从阳而归之,非本天之阳,更由气交以降于在地之阴者乎。人身身半以下为阴,肾主之,菟丝感于浮长之阳,而归于降收之阴,故能益肾气。"[24]312

《中医辞海》:"阴阳学说,基础理论名词。为中国古代用以认识自然和解释自然的世界观和方法论。属哲学范畴。曾被普遍应用于各个领域。中医学也以其为学术理论的论理工具,并延用至今。"[30]1359

《中医大辞典》:"阴阳学说……中医学的基础理论之一。是将中国古代哲学中的阴阳相反相成理论和一分为二的方法论结合运用于医学实践的指导性理论。该理论认为,阴阳是天地之道,大自然和人体普遍存在着阴和阳的对立统一规律,而人身之阴阳消长变化与天地自然的消长变化是相应的。根据这些认识,解释人体的生理和病理变化,指导疾病的诊辨与防治。详阴阳条。"[28]653

《中国医学百科全书·中医学》:"中国周秦时代形成的阴阳学说是一种哲学理论、被广泛地应用于各种学术领域。阴阳学说作为中医学的基础理论,包括哲学和医学两个方面的内容,这两个方面相互渗透,构成一个不可分割的有机的统一体……阴阳学说的基本内容可以从阴阳的对立斗争,阴阳的依存互根,阴阳的消长转化和阴阳的相对平衡等四个方面加以说明。"[31]266

《中医药常用名词术语辞典》:"阴阳学说……哲学思想与医学实践结合所形成的理论。确立于《黄帝内经》。作为中医学用以解释医学问题以及人与自然界关系的科学的认识论和方法论,是中医理论体系的重要指导思想。阴阳学说贯穿于中医学的各个领域,用来说明人体的组织结构、生理功能、病理变化,并指导养生防治和疾病的诊断与治疗。"[27]158

《中医基础理论》(刘燕池):"阴阳学说认为,世界是物质性的整体,世界本身是阴阳二气对立统一的结果……阴阳学说和五行学说均属于唯物辩证观的哲学,渗透到医学领域后,促进了中医药学理论体系的形成和发展,并且还贯穿于整个中医药学理论体系的各个方面,成为中医药学理论体系的一个重要组成部分。"[32]14

《中医药学名词》:"阴阳学说,在阴阳概念基础上建立起来的中医学基本理论,认为阴阳对立统一、消长转化、相反相成的关系贯穿于自然与人体等一切事物之中,是人体生理和病理发生、发展、变化的根源及规律。"[25]15

《中医基础理论术语》:"阴阳学说,中国古代哲学理论范畴。阴阳的对立统一是天地万物运动变化的根本规律。中医学以阴阳的对立、互根、消长和转化规律,认识和说明生命、健康和疾病。"[26]2

《中国中医药学主题词表》:"阴阳学说,属中医理论基础;属中医各家学说。在阴阳概念基础上建立起来的中医学基本理论,认为阴阳对立统一、消长转化、相反相成的关系贯穿于自然与人体等一切事物之中,是人体生理和病理发生、发展、变化的根源及规律。"[29]1214

《中医基础理论》(李德新):"阴阳学说,是研究阴阳的内涵及其运动变化规律,并用以解释宇宙万物万象的发生、发展和变化的一种古代哲学理论,是古人认识宇宙本原和阐释宇宙变化的一种世界观和方法论。阴阳学说是建立在古代唯物论基石之上的朴素的辩证法思想……阴阳学说的基本内容,主要有阴阳的互藏与交感、对立与互根、消长与转化、自和与平衡。"[33]117

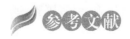

[1] 连劭名.郭店楚简《太一生水》与先秦哲学[J].中原文

化研究,2017(4):116-121.

[2] 未著撰人.周易[M].廖名春,朱新华,扬之水校点.辽宁:辽宁教育出版社,1997:51.

[3] [春秋]老子.道德经[M].北京:华文出版社,2010:220.

[4] [战国]荀子.荀子[M].沈阳:万卷出版公司,2009:290.

[5] [战国]管仲.管子[M].沈阳:辽宁教育出版社,1997:12,124,192.

[6] [春秋]左丘明.左传[M].长沙:岳麓书社,1988:272.

[7] 未著撰人.素问[M].何文彬,谭一松点校.北京:中国医药科技出版社,1998:348,355,43.

[8] 未著撰人.灵枢[M].陈国印.北京:中国古籍出版社,2003:332.

[9] 未著撰人.难经[M].刘渊,吴潜智主编.成都:四川科学技术出版社,2008:92.

[10] [后汉]华佗.中藏经[M].北京:学苑出版社,2007:5.

[11] [汉]张仲景.伤寒杂病论[M].北京:北京科学技术出版社,2014:33.

[12] 神农本草经[M].[清]顾观光辑.兰州:兰州大学出版社,2009:5.

[13] [隋]巢元方.诸病源候论[M].沈阳:辽宁教育出版社,1997:206,213.

[14] [唐]王焘.外台秘要方[M].北京:华夏出版社,1993:87.

[15] [隋]杨上善.黄帝内经太素[M].北京:人民卫生出版社,1965:29.

[16] [宋]唐慎微.证类本草[M].北京:华夏出版社,1993:27.

[17] [宋]许叔微.普济本事方[M].北京:中国中医药出版社,2007:33.

[18] [元]朱震亨.丹溪心法[M].沈阳:辽宁科学技术出版社,1997:4.

[19] [元]朱震亨.局方发挥[M].天津:天津科学技术出版社,2003:12.

[20] [明]卢之颐.本草乘雅半偈[M].北京:人民卫生出版社,1986:709.

[21] [明]张介宾.类经图翼[M].西安:陕西科学技术出版社,1996:352.

[22] [清]石寿棠.医原[M].王新华点注.南京:江苏科学技术出版社,1983.

[23] [清]黄元御.素灵微蕴[M].北京:中国中医药出版社,2015:4.

[24] [清]杨时泰.本草述钩元[M].上海:科技卫生出版社,1958:312.

[25] 中医药学名词审定委员会.中医药学名词[M].北京:科学出版社,2005:15.

[26] 中华人民共和国国家质量监督检验检疫总局,中国国家标准化管理委员会.中医基础理论术语(GB/T 20348—2006)[M].北京:中国标准出版社,2006:2.

[27] 李振吉.中医药常用名词术语辞典[M].北京:中国中医药出版社,2001:158.

[28] 李经纬,邓铁涛.中医大辞典[M].北京:人民卫生出版社,1995:653.

[29] 吴兰成.中国中医药学主题词表[M].北京:中国古籍出版社,2008:1214.

[30] 袁钟,图娅,彭泽邦,等.中医辞海[M].北京:中国医药科技出版社,1992:1359.

[31] 《中医学》编辑委员会.中医学[M]//钱信忠.中国医学百科全书.上海:上海科学技术出版社,1997:266.

[32] 刘燕池,郭霞珍.中医基础理论[M].北京:科学出版社,2002:14.

[33] 李德新.中医基础理论[M].北京:人民卫生出版社,2011:117.

（白红霞）

阴阳消长

yīn yáng xiāo zhǎng

一、规范名

【汉文名】阴阳消长。

【英文名】waxing and waning of yin and yang。

【注释】阴阳存在着始终不断地增减盛衰的运动变化。

二、定名依据

"阴阳消长"之名最早见于元代滑寿的《难

经本义》，该词系滑寿引自其同时期医家袁坤厚的《难经本旨》，但《难经本旨》现已遗失，因此无从考证《难经本旨》是否载有该名称，但可以确定该词最晚出现不超过《难经本义》；虽此前或同书中尚有相关术语"阴胜则阳病，阳盛则阴病""阴盛阳虚""阳盛阴虚""阳息而阴消""阳消而阴息""阳羸阴强""阴羸阳强"等，但概念与本术语"阴阳消长"不完全相同。

自元代滑寿《难经本义》提出"阴阳消长"之名，历代的著作多有沿用，如明代《普济方》《孙文垣医案》《黄帝内经素问吴注》《景岳全书》，清代《黄帝内经素问集注》《伤寒溯源集》《徐批叶天士晚年方案真本》《疡医大全》《医门棒喝》《痘疹精详》等。这些著作均为历代的重要著作，对后世有较大影响。所以"阴阳消长"作为规范名便于达成共识，符合术语定名的约定俗成原则。

现代相关著作，如国标《中医基础理论术语》《中国中医药学术语集成·基础理论与疾病》《中国医学百科全书·中医学》和《中医辞海》《中医药常用名词术语辞典》《中医大辞典》，以及全国高等中医药院校教材《中医基础理论》均以"阴阳消长"作为规范名。同时，已经广泛应用于中医药学文献标引和检索的《中国中医药学主题词表》也以"阴阳消长"作为正式主题词。这些均说明"阴阳消长"作为规范名已成为共识。

我国 2005 年出版的由全国科学技术名词审定委员会审定公布的《中医药学名词》已以"阴阳消长"作为规范名，所以"阴阳消长"作为规范名也符合术语定名的协调一致原则。

三、同义词

未见。

四、源流考释

"阴阳消长"的相关概念最早见于《内经》及《难经》，如《黄帝内经素问·阴阳应象大论》曰："阴胜则阳病，阳胜则阴病，阳胜则热，阴胜则寒。"[1]8 阴或阳过胜会导致另一方发病，阳胜则发热，热则损耗津液，为阳长阴消，阴胜则生寒，寒则伤人阳气，为阴长阳消，这正符合本名词阴阳消长盛衰的运动变化之含义。《难经》曰："六难曰：脉有阴盛阳虚，阳盛阴虚，何谓也？然：浮之损小，沉之实大，故曰阴盛阳虚。沉之损小，浮之实大，故曰阳盛阴虚。是阴阳虚实之意也。"[2]29 其中"浮之损小，沉之实大"指浮位脉，按之濡软而细小，沉位脉，按之满而洪大，浮属阳，沉属里，阳主表，阴主里，因此《难经》谓之"阴盛阳虚"，脉象反之则为"阳盛阴虚"，《难经》中"阴盛阳虚""阳盛阴虚"从脉象上解释了人体阴阳消长的客观现象。

唐代，孙思邈的《备急千金要方》卷二十七曰："旦夕者，是阴阳转换之时，凡旦五更初暖气至，频申眼开，是上生气至，名曰阳息而阴消；暮日入后冷气至，凛凛然时乃至床坐睡倒，是下生气至，名曰阳消而阴息。"[3]485 "阳息而阴消"中"息"是生长的意思，因此这里的"阳息而阴消""阳消而阴息"均是阴阳消长的范畴。

宋金元时期，宋代施发的《察病指南》卷下曰："老人脉微，阳羸阴强者生，脉躁大加息者死。阴羸阳强，脉至而代，奇日而死。"[4]41 "羸"指虚弱，"阳羸阴强"与"阴羸阳强"这两种阴阳的不平衡，是阴阳消长发展变化的结果，也是本名词的相关概念。"阴阳消长"一词最早见于元代滑寿的《难经本义》，该书卷上曰："袁氏曰：春温而夏暑，秋凉而冬寒，故人六经之脉，亦随四时阴阳消长迭运而至也。"[5]13 这里系滑寿引袁坤厚《难经本旨》中的内容，但由于该书已经遗失，无从考证；此处"春温而夏暑，秋凉而冬寒"即是四季的阴阳消长的变化，而人体阴阳亦是随季节变化而变化，与本术语概念一致。

明代，大多著作沿用《难经本义》的"阴阳消长"之名，如《普济方》[6]1《孙文垣医案》[7]77《黄帝内经素问吴注》[8]125《景岳全书》[9]26 等。其中明代吴昆的《黄帝内经素问吴注》解释了自然界与人的阴阳消长的实质："寒暑者，天之阴阳消长也;虚实者,人之阴阳消长也。"[8]125

清代,大多著作将《难经本义》的"阴阳消长"作为正名记载,其概念无太大变化,如《伤寒溯源集》[10]8《徐批叶天士晚年方案真本》[11]60《疡医大全》[12]1151《医门棒喝》[13]19,20《痘疹精详》[14]917等。清代顾世澄《疡医大全》以"阴阳消长"之理指导痘疹的治疗,如该书卷三十一曰:"至于调治痘疮气血,其气独虚者,固宜专补气而不宜补血,盖阳不能从阴,阴愈长则阳愈消也,其有血虚者多由胃气损伤,元气不足所致,盖阴必从阳,阳生则阴长也,黄汝言《明医杂著》乃谓血虚而用参芪以补气,则阳旺而阴愈消。"[12]1151清代程文囿《痘疹精详》以"阴阳消长"阐释麻疹的出与收,如该书卷九曰:"麻疹出没,当以六时为准,如子后为阳,午后为阴,阳候出者至阴分而收,阴候出者至阳分而收。"[14]917

现代有关著作均沿用《难经本义》的记载,以"阴阳消长"作为规范名,如《中国医学百科全书·中医学》[15]268《中医辞海》[16]1359《中医药常用名词术语辞典》[17]163《中医大辞典》[18]749《中医药学名词2004》[19]16《中医基础理论术语》[20]2《中国中医药学术语集成·基础理论与疾病》[21]140《中国中医药学主题词表》[22]1215《中医基础理论》[23]34 等。

总之,"阴胜则阳病,阳盛则阴病"(《素问》),"阴盛阳虚""阳盛阴虚"(《难经》),"阳息而阴消""阳消而阴息"(《备急千金要方》),"阳赢阴强""阴赢阳强"(《察病指南》)这些词均属"阴阳消长"的范畴,"阴阳消长"最早见于元代滑寿的《难经本义》,该词系滑氏引元代袁坤厚的《难经本旨》,由于该书遗失,今无从考证。

五、文献辑录

《黄帝内经素问·阴阳应象大论》:"阴胜则阳病,阳胜则阴病,阳胜则热,阴胜则寒。"[1]8

《难经》:"六难曰:脉有阴盛阳虚,阳盛阴虚,何谓也?然:浮之损小,沉之实大,故曰阴盛阳虚。沉之损小,浮之实大,故曰阳盛阴虚。是

阴阳虚实之意也。"[2]29

《备急千金要方》卷二十七:"旦夕者,是阴阳转换之时,凡旦五更初暖气至,频申眼开,是上生气至,名曰阳息而阴消;暮日入后冷气至,凛凛然时乃至床坐睡倒,是下生气至,名曰阳消而阴息。"[3]485

《察病指南》卷下:"老人脉微,阳赢阴强者生,脉躁大加息者死。阴赢阳强,脉至而代,奇日而死。"[4]41

《难经本义》卷上:"袁氏曰:春温而夏暑,秋凉而冬寒,故人六经之脉,亦随四时阴阳消长迭运而至也。"[5]13

《普济方》卷八十七:"阳为风,故风无形而有其势;阴为气,故气有质而无其威。吹则冷而劲为风,呵则温而和为气,是以四时之内,八风二十四气者,以候阴阳消长之机也。"[6]1

《孙文垣医案》卷二:"《经》谓五脏精华皆上注于目。今专科局局然守其死法,安知五脏盈虚,阴阳消长,随时出入哉。"[7]77

《黄帝内经素问吴注》卷八:"寒暑者,天之阴阳消长也;虚实者,人之阴阳消长也。"[8]125

《景岳全书》卷二:"夏月伏阴在内,此本天地间阴阳消长之正理,顾丹溪特为此论而反乖其义,因以致疑于人。"[9]26

《伤寒溯源集》卷一:"六者,阴之极,老阴之数也。盖阳数始于一而终于九,阴数起于二而极于六,此天地阴阳之至数也。然一极之中,分阴分阳而为两仪。两仪各分太少而为四象,则阴阳各有太少矣。何独阳取其少而阴取其老乎?盖阳以少为用,阴以老为极,阳少则为生气,阴极则为阳生,故皆为愈期,此阴阳消长之自然也。"[10]8

《徐批叶天士晚年方案真本》卷上:"薛氏八味丸……《内经》谓五脏六腑,皆令人咳,奈今医以咳治肺,见痰降气清热,损者更损,殆不能复。不知脏腑阴阳消长之机,杂药徒伐胃口,经年累月,已非暴病,填实下隙,须藉有形之属。"[11]60

《疡医大全》卷三十一:"至于调治痘疮气

血,其气独虚者,固宜专补气而不宜补血,盖阳不能从阴,阴愈长则阳愈消也,其有血虚者多由胃气损伤,元气不足所致,盖阴必从阳,阳生则阴长也,黄汝言《明医杂著》乃谓血虚而用参芪以补气,则阳旺而阴愈消,甚矣! 其不明于阴阳消长之理,而谬立此言,为世大害矣。"[12]1151

《医门棒喝》卷一:"或曰:《易》注言正位居体,是虽在尊位而居下体,释裳字之义也。今子云:正位居体,即为太极之体所在,果合经旨乎? 答曰:注疏以阴阳消长,喻世道盛衰,故推事义以释《经》。余论太极五行之理,自有不同。试思黄中通理,正位居体,既中且正,岂非谓土德通乎天理,而居太极之正位,即为太极之体所在乎? 盖卦以乾为天,坤为地,故又以乾比衣、坤比裳,以表上下之象,非谓其有尊卑也,然就吾人居处观之,天在上,地在下。"[13]19,20

《痘疹精详》卷九:"麻之出没合阴阳,渐出渐收始无妨,连出不收宜清解,消毒饮与化斑汤。释:麻疹出没,当以六时为准,如子后为阳,午后为阴,阳候出者至阴分而收,阴候出者至阳分而收,此阳生阴成阴生阳成,造化自然之妙,故渐出渐收者,合乎阴阳消长之义,其毒轻而症顺也。"[14]917

《中国医学百科全书·中医学》:"阴阳的矛盾关系不是静止不动的,而是在相互渗透,相互斗争中不断地变化着,发展着。这一变化发展的过程,表现为阳长阴消或阴长阳消两种不同情况。"[15]268

《中医辞海》:"阴阳消长……基础理论名词。自然事物的阴阳双方,对立制约,互根互用,并不是静止不变的,而是在此盛彼衰,此消彼长之中维持着相对的平衡状态。若这一消长失调,平衡打破,出现阴阳的偏胜偏衰,对人体来说也即是病理状态。如《素问·阴阳应象大论》言:'阴胜则阳病,阳胜则阴病。'"[16]1359

《中医药常用名词术语辞典》:"阴阳消长……阴阳。阴和阳之间的对立、互根关系,并不是处于静止和不变的状态,而是始终处于不断增减、盛衰的运动变化中。"[17]163

《中医大辞典》:"阴阳消长……自然事物的阴阳双方是对立的,总是此盛彼衰,此消彼长地变化。如反映在病理变化的'热盛伤津''阴虚阳亢''阴胜阳衰'等。《素问·阴阳应象大论》:'阴胜则阳病,阳盛则阴病。'"[18]749

《中医药学名词》:"阴阳消长……阴阳存在着始终不断地增减盛衰的运动变化。"[19]16

《中国中医药学术语集成·基础理论与疾病》:"阴阳消长……指处于一个统一体中的阴阳双方,各自的盛衰进退变化。"[21]140

《中医基础理论术语》:"阴阳消长……阴阳之间互为增减盛衰的运动。"[20]2

《中国中医药学主题词表》:"阴阳消长……属阴阳学说……阴阳存在着始终不断的增减盛衰的运动变化。"[22]1215

《中医基础理论》:"阴阳消长,指对立互根的阴阳双方不是一成不变的,而是处于不断的增长和消减的变化之中。阴阳双方在彼此消长的运动过程中保持着动态平衡。"[23]34

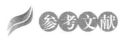

[1] 未著撰人.黄帝内经素问[M].傅景华,陈心智点校.北京:中医古籍出版社,1997:8.

[2] 秦越人.难经[M].刘渊,吴潜智主编.成都:四川科学技术出版社,2008:29.

[3] [唐]孙思邈.备急千金要方[M]//中医必读百部名著.高文柱,沈澍农校注.北京:华夏出版社,2008:485.

[4] [宋]施发.察病指南[M].吴承艳,任威铭校注.北京:中国中医药出版社,2015:41.

[5] [元]滑寿.难经本义[M].傅贞亮,张崇孝点校.北京:人民卫生出版社,1995:13.

[6] [明]朱橚.普济方[M].北京:人民卫生出版社,1982:1.

[7] [明]孙一奎.孙文垣医案[M].许霞,张玉才校注.北京:中国中医药出版社,2009:77.

[8] [明]吴昆.黄帝内经素问吴注[M].北京:学苑出版社,2007:125.

[9] [明]张介宾.景岳全书[M].夏之秋,等校注.北京:中国中医药出版社,1994:26.

[10] [清]钱潢.伤寒溯源集[M].上海:上海卫生出版社,1957:8.

[11] [清]曹炳章.中国医学大成:8 医案医话分册[M].芮立新校.北京:中国中医药出版社,1997:60.

[12] [清]顾世澄.疡医大全[M].凌云鹏点校.北京:人民卫生出版社,1987:1151.

[13] [清]章楠.医门棒喝[M].李玉清,等校注.北京:中国医药科技出版社,2011:19,20.

[14] [清]程文囿.痘疹精详[M]//刘炳凡,周绍明总主编.湖湘名医典籍精华:妇科卷·儿科卷.长沙:湖南科学技术出版社,2000:917.

[15] 《中医学》编辑委员会.中医学[M]//钱信忠.中国医学百科全书.上海:上海科学技术出版社,1997:268.

[16] 袁钟,图娅,彭泽邦,等.中医辞海:上册[M].北京:中国医药科技出版社,1999:1359.

[17] 李振吉.中医药常用名词术语辞典[M].北京:中国中医药出版社,2001:163.

[18] 李经纬,余瀛鳌,蔡景峰,等.中医大辞典[M].北京:人民卫生出版社,2004:749.

[19] 中医药学名词审定委员会.中医药学名词[M].北京:科学出版社,2005:16.

[20] 中华人民共和国国家质量监督检验检疫总局,中国国家标准化管理委员会.中医基础理论术语(GB/T 20348—2006)[M].北京:中国标准出版社,2006:2.

[21] 宋一伦,杨学智.基础理论与疾病[M]//曹洪欣,刘保延.中国中医药学术语集成.北京:中医古籍出版社,2005:140.

[22] 吴兰成.中国中医药学主题词表[M].北京:中医古籍出版社,2008:1215.

[23] 孙广仁,郑洪新.中医基础理论[M].北京:中国中医药出版社,2012:34.

(陈玉飞　胡庆森　沈柳杨)

运气学说

yùn qì xué shuō

一、规范名

【汉文名】运气学说。

【英文名】doctrine of five evolutive phases and six climatic factors。

【注释】古人研究天象、气象、物候和人体生理病理之间关系及其规律的学说。运用于中医领域,即以"天人合一"的整体观念为指导,以阴阳五行理论为基础,以干支符号作为演绎的工具,来推论天象、气象、物候及人体生理病理的变化,以探索自然现象与生命现象的共有周期规律,从而寻求疾病的发病规律及相应的防治方法的一种学说。

二、定名依据

"运气学说"是现代出现的术语,但其关键词语"五运六气"在《内经》中已经出现,内容亦较为丰富。后世著作在此基础上从最初的天象、气象规律的认识逐渐发展到与人体生理病理的联系,并逐渐用整体观念和辩证思维来进行疾病的诊疗和预防。

自《内经》中出现"五运六气"以来,历代著作多以"五运六气"记载本词。如《苏沈良方》《丹溪心法》《类经》《本草纲目》《脉诀汇辨》等书。

现代相关著作,如《中医基础理论术语》《中医大辞典》《中国医学百科全书·中医学》《中医辞海》以及全国高等中医药院校教材《中医基础理论》等均以"运气学说"作为规范名。同时,已经广泛应用于中医药学文献的标引和检索的《中国中医药学主题词表》也以"运气学说"作为正式主题词。这些均说明"运气学说"作为中医基础理论中的一个规范名已成为共识。

我国 2005 年出版的由全国科学技术名词审定委员会审定公布的《中医药学名词》亦以"运气学说"作为规范名,所以"运气学说"作为规范名也符合术语定名的协调一致原则。

三、同义词

【曾称】"五运六气"(《内经》)。

四、源流考释

"运气学说"作为五运六气学说的简称,是现代出现的术语,但组成"运气学说"全称的关键词语"五运六气"在《内经》中已经出现。如《素问·六元正纪大论》:"夫五运之化,或从天气,或逆天气……五运宣行,勿乖其政,调之正味……夫六气者,行有次,止有位,故常以正月朔日平旦视之,睹其位而知其所在矣。运有余其致先,运不及其至后,此天之道,气之常也。此天地五运六气之化,更用盛衰之常也。"[1]124-133

早期关于五运六气的记载多与古人所观察到的天象、物候有关,进而推演到人体与天象、物候的关系,如《素问·六节藏象论》:"天以六六为节……五日谓之候,三候谓之气,六气谓之时,四时谓之岁,而各从其主治焉。五运相袭而皆治之,非其时则微,当其时则甚也。"[1]15《素问·六微旨大论》:"帝曰:何谓当位?岐伯曰:木运临卯,火运临午,土运临四季,金运临酉,水运临子。所谓岁会,气之平也。"[1]108《素问·天元纪大论》:"夫五运阴阳者,天地之道也,万物之纲纪,变化之父母,生杀之本始,神明之府也,可不通乎。"[1]348 已经初步形成了以阴阳五行理论为基础,以干支符号来推论探索自然现象与规律的内容。

《内经》之后,历代相关文献记载中多以"五运六气"来表达本概念。其理论也在此基础上逐渐发展。如东汉张仲景东汉对五运六气学说中的三阴三阳递相主时、过犹不及、以干支符号推演天象物象规律的阐发,为运气学说的实践运用打下了良好基础。如《金匮要略方论·藏府经络先后病脉证》:"冬至之后,甲子夜半少阳起,少阴之时,阳始生,天得温和。以未得甲子,天因温和,此为未至而至也;以得甲子,而天未温和,为至而不至也;以得甲子,而天大寒不解,此为至而

不去也;以得甲子,而天温如盛夏五六月时,此为至而太过也。"[2]2

因文献缺失,不能查到更多五运六气运用于医学实践的资料,但在南北朝时已经出现了对五运六气的质疑,想来运气学说当时是比较广泛应用于实践的。南齐褚澄所著的《褚氏遗书·辨书》:"尹彦成问曰:'五运六气是邪非邪?'曰:'大挠作甲子隶首,作数志岁月日时远近耳,故以当年为甲子岁,冬至为甲子月,朔为甲子日,夜半为甲子时,使岁月日时积一十百千万,亦有条而不紊也。配以五行,位以五方,皆人所为也。岁月日时,甲子乙丑,次第而及天地五行,寒暑风雨,仓猝而变,人婴所气,疾作于身。气难预期,故疾难预定;气非人为,故疾难人测。推验多舛,拯救易误,俞扁弗议,淳华未稽,吾未见其是也。'"[3]38 褚氏认为,气难预期,故疾难预定。但并非全盘否定,肯定天地间有气候规律,但不可执着于故有理论,当因实际情况而随机应变。

宋元时期相关内容记载相对较丰富,并加入了整体观念和辩证思维,如《苏沈良方·原序》:"而又调其衣服,理其饮食,异其居处,因其情变,或治以天,或治以人,五运六气,冬寒夏暑,旸雨电雹,鬼灵魇蛊,甘苦寒温之节,后先胜负之用,此天理也,盛衰强弱,五脏异禀,不以此形彼,亦不以一人例众人,此人事也。"[4]17《黄帝素问宣明论方》卷三:"以四时五运六气千变万化,冲荡推击无穷,安得失时而绝也。"[5]32 指出在实践中,应当"循其所同,察其所偏",不能一概而论。并从疾病的发生根源来探讨自然现象与生命现象的共有规律。如《丹溪心法·审察病机无失气宜》:"是故疾病之生,不胜其众,要其所属,不出乎五运六气而已……又有木火土金水之五运,人生其中,脏腑气穴,亦与天地相为流通,是知众疾之作,而所属之机无出乎是也。"[6]7

明清著作颇丰,和"运气学说"相关内容多而丰富,有的指出了五运六气有主客之分,如《类经·藏象类》:"此明人身之表里,万物之化

生,皆合乎天地之气也。天干所临,是为五运;地支所司,是为六气。五运六气,皆有主客之分。"[7]23 有的延续了唐宋时期的辩证思维,如《本草纲目·气味阴阳》:"况四时六位不同,五运六气各异,可以轻用为哉。"[8]30

清代《脉诀汇辨》中首次出现了"运气"一词,《脉诀汇辨》卷八:"运气之教,先立其年。干分五运,支立司天。五运者,金木水火土也。六气者,风寒暑湿燥火也。"[9]142 除此之外,运气学说的相关内容在《本草乘雅半偈》[10]104《本草问答》[11]1《温病条辨》[12]222 等著作中都有体现。

现代有关著作均以"运气学说"作为本词正名,如《中医药学名词》[13]18《中医基础理论术语》[14]80《中医大辞典》[15]779《中国中医药学主题词表》[16]1254《中医辞海》[17]499《中国医学百科全书·中医学》[18]281《中医学概念问题研究》[19]89《中医基础理论》[20]514《运气学说六讲》[21]1 等。如《中医概念问题研究》:"运气学说作为五运六气学说的简称,当指古人研究天象、气象、物候和人体生理病理之间关系及其规律的一种学。它是以'天人合一'的整体观念为指导,以阴阳五行理论为基础,以干支符号作为演绎的工具,来推论天象、气象、物候及人体生理病理的变化,以探索自然现象与生命现象的共有周期规律,从而寻求疾病的发病规律及相应的防治方法,其中包含着丰富的医学气象学思想。"[19]89《中医基础理论术语》:"运气学说,在中医整体观念指导下,以阴阳五行为基础,运用天干地支等符号作为演绎工具,来研究气候变化及其与人体健康和疾病关系的学说。"[17]80 其他辞书、教材的相关记载多类于此,所不同者只在详略繁简或文字差异而已。

总之,"运气学说"这一术语虽然出现于现代,但其关键词语"五运六气"在《内经》中已经出现,并且记载颇多。后世著作也多以"五运六气"记载本概念,其内容也从最初的天象、气象规律逐渐发展到与人体生理病理的联系,并逐渐用整体观念和辩证思维来进行疾病的诊疗和预防。

五、文献辑录

《素问·六节藏象论》:"天以六六为节……五日谓之候,三候谓之气,六气谓之时,四时谓之岁,而各从其主治焉。五运相袭而皆治之,非其时则微,当其时则甚也。"[1]15

"六微旨大论":"帝曰:何谓当位?岐伯曰:木运临卯,火运临午,土运临四季,金运临酉,水运临子。所谓岁会,气之平也。帝曰:非位何如?岐伯曰:岁不与会也。帝曰:土运之岁,上见太阴;火运之岁,上见少阳、少阴;金运之岁,上见阳明;木运之岁,上见厥阴;水运之岁,上见太阳,奈何?岐伯曰:天之与会也。"[1]108

"六元正纪大论":"夫五运之化,或从天气,或逆天气,或从天气而逆地气,或从地气而逆天气,或相得,或不相得,余未能明其事,欲通天之纪,从地之理,和其运,调其化,使上下合德,无相夺伦,天地升降,不失其宜,五运宣行,勿乖其政,调之正味……夫六气者,行有次,止有位,故常以正月朔日平旦视之,睹其位而知其所在矣。运有余其致先,运不及其至后,此天之道,气之常也。此天地五运六气之化,更用盛衰之常也。"[1]124-133

"天元纪大论":"夫五运阴阳者,天地之道也,万物之纲纪,变化之父母,生杀之本始,神明之府也,可不通乎……故在天为气,在地成形,形气相感,而化生万物矣。"[1]348

《金匮要略方论·藏府经络先后病脉证》:"冬至之后,甲子夜半少阳起,少阴之时,阳始生,天得温和。以未得甲子,天因温和,此为未至而至也;以得甲子,而天未温和,为至而不至也;以得甲子,而天大寒不解,此为至而不去也;以得甲子,而天温如盛夏五六月时,此为至而太过也。"[2]2

《褚氏遗书·辨书》:"尹彦成问曰:'五运六气是邪非邪?'曰:'大挠作甲子,隶首作数,志岁月日时远近耳,故以当年为甲子岁,冬至为甲子月,朔为甲子日,夜半为甲子时,使岁月日时积一十百千万,亦有条而不紊也。配以五行,位以五方,皆人所为也。岁月日时,甲子乙丑,次第而及天地五行，寒暑风雨，仓猝而变，人婴所气，疾作于身。气难预期，故疾难预定；气非人为，故疾难人测。推验多舛，拯救易误，俞扁弗议，淳华未稽，吾未见其是也。'"[3]38

《苏沈良方·原序》："而又调其衣服，理其饮食，异其居处，因其情变，或治以天，或治以人，五运六气，冬寒夏暑，旸雨电雹，鬼灵魇蛊，甘苦寒温之节，后先胜负之用，此天理也，盛衰强弱，五脏异禀，循其所同，察其所偏，不以此形彼，亦不以一人例众人，此人事也。"[4]17

《黄帝素问宣明论方》卷三："以四时五运六气千变万化，冲荡推击无穷，安得失时而绝也。"[5]32

《丹溪心法·审察病机无失气宜》："是故疾病之生，不胜其众，要其所属，不出乎五运六气而已……又有木火土金水之五运，人生其中，脏腑气穴，亦与天地相为流通，是知众疾之作，而所属之机无出乎是也。"[6]7

《类经·藏象类》："此明人身之表里，万物之化生，皆合乎天地之气也。天干所临，是为五运；地支所司，是为六气。五运六气，皆有主客之分。"[7]23

《本草纲目·气味阴阳》："况四时六位不同，五运六气各异，可以轻用为哉。"[8]30

《脉诀汇辨》卷八："运气之教，先立其年。干分五运，支立司天。五运者，金木水火土也。六气者，风寒暑湿燥火也。南北二政，运有不同。上下阴阳，脉有不应。先立其年者，如甲子、乙丑之类，左右应见，乃可以言死生之逆顺也。其法合十干为五运，对十二支为六气。六气者，有主有客。天以六气动而不息，上应乎客；地以五行静而守位，下应乎主。《经》曰：'先立其年，以明其气。'是知司天在泉，上见下临，为之始也。"[9]142

《本草乘雅半偈·蒲黄》："条五运之相袭，六气之对待，以及标本病传，比量推度，则得之矣。"[10]104

《本草问答》卷上："问曰：药者，昆虫土石、草根树皮等物，与人异类，而能治人之病者，何也？答曰：天地只此阴阳二气流行，而成五运（金木水火土为五运），对待而为六气（风寒湿燥火热是也）。人生本天亲地，即秉天地之五运六气以生五脏六腑。"[11]1

《温病条辨·风论》："再由五运六气而推，大运如甲己之岁，其风多兼湿气；一年六气中，客气所加何气，则风亦兼其气而行令焉。然则五运六气非风不行，风也者，六气之帅也，诸病之领袖也，故曰：百病之长也。"[12]222

《中医辞海》："五运六气，运气术语，运气学说……从年支推算五运，从年支推算六气，并从运与气之间，观察其主治与承制的关系，以判断该年气候的变化与疾病的发生。这就是五运六气的基本的内容。"[17]499

《中医大辞典》："运气学说……古代探讨气象变化规律的一门知识。是在当时天文、历法等学科的基础上发展起来的。约起于汉代，而盛于唐宋，为古代农家、医家、兵家、阴阳家、天文历法家等所广泛应用。在医家，其内容集中反映在王冰注释的《素问·天元纪大论》以下七篇大论中。此说以60年为一个周期，以十天干与十二地支相配推算年的五运、六气、主气、客气、司天、在泉、太过、不及等以观察运与气之间相互生克与承制的关系，推测每年气象的特点及气候变化对疾病发生的一般规律。"[15]779

《中国医学百科全书·中医学》："运气学说，以阴阳五行为核心，在天人相应的整体观念的基础上，研究气象、气候变化规律，及其与人休生理、疾病的发生与发展的一门科学理论称为运气学说。"[18]281

《中医药学名词》："运气学说……在中医学中，通过观察每年运与气之间相互生治与承制的关系，用以推测每年气象特点及气候变化对疾病发生影响的一般规律的学说。"[13]18

《中医基础理论术语》："运气学说……在中医整体观念指导下，以阴阳五行为基础，运用天干地支等符号作为演绎工具，来研究气候变化及其与人体健康和疾病关系的学说。"[14]80

《中国中医药学主题词表》："运气学说，属中医各家学说；属气象学，医学。在中医学中，通过观察每年运与气之间相互生治与承制的关系，用以推测每年气象特点及气候变化对疾病发生的一般规律的学说。"[16]1254

《运气学说六讲》："运气学说，是中医学在古代探讨气象运动规律的一门科学。"[21]1

《中医基础理论》："运气是五运六气的简称。运气学说是在中医整体观念指导下，以阴阳五行为基础，运用天干地支符号作为演绎工具，来研究气候变化及其与人体健康和疾病关系的学说。"[20]514

《中医学概念问题研究》："运气学说作为五运六气学说的简称，当指古人研究天象、气象、物候和人体生理病理之间关系及其规律的一种学。它是以'天人合一'的整体观念为指导，以阴阳五行理论为基础，以干支符号作为演绎的工具，来推论天象、气象、物候及人体生理病理的变化，以探索自然现象与生命现象的共有周期规律，从而寻求疾病的发病规律及相应的防治方法，其中包含着丰富的医学气象学思想。"[19]89

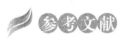 参考文献

[1] 未著撰人.素问[M].北京：中国医药科技出版社，1998：15,108,124－137,348.

[2] [汉]张仲景.金匮要略方论[M].南宁：广西科学技术出版社，2015：2.

[3] [南齐]褚澄.褚氏遗书[M].北京：人民军医出版社，2012：38.

[4] [宋]沈括，苏轼.苏沈良方[M].上海：上海科学技术出版社，2003：17.

[5] [明]刘完素.黄帝素问宣明论方[M].北京：中国中医药出版社，2007：32.

[6] [元]朱震亨.丹溪心法评注[M].西安：三秦出版社，2005：7.

[7] [明]张介宾.类经[M].北京：中国医药科技出版社 陕西科学技术出版社，2011：23.

[8] [明]李时珍.本草纲目[M].北京：中国古籍出版社，1994：30.

[9] [清]李延昰.脉诀汇辨[M].，上海：上海科学技术出版社，1963：142.

[10] [明]卢之颐，等.本草乘雅半偈[M].北京：人民卫生出版社，1986：104.

[11] [清]唐容川.本草问答[M].北京：中国中医药出版社，2013：1.

[12] [清]吴瑭.温病条辨[M].北京：中国书店，1994：222.

[13] 中医药学名词审定委员会.中医药学名词[M].北京：科学出版社，2005：18.

[14] 中华人民共和国质量监督检验检疫总局,中国国家标准化管理委员会.中医基础理论术语(GB/T 20348—2006)[M].北京：中国标准出版社，2006：80.

[15] 李经纬,邓铁涛.中医大辞典[M].北京：人民卫生出版社，1995：779.

[16] 吴兰成.中国中医药学主题词表[M].北京：中国古籍出版社，2008：1254.

[17] 袁钟,图娅,彭泽邦,等.中医辞海[M].北京：中国医药科技出版社，1992：499.

[18] 《中医学》编辑委员会.中医学[M]//钱信忠.中国中医学百科全书.上海：上海科学技术出版社，1997：281.

[19] 邢玉瑞.中医经典词典[M].北京：中国中医药出版社，2017：89.

[20] 李德新.中医基础理论[M].北京：人民卫生出版社，2011：514.

[21] 任应秋.运气学说六讲[M].北京：中国中医药出版社，2010：1.

（白红霞）

1·087

劳 复

láo fù

一、规范名

【汉文名】劳复。

【英文名】recurrence caused by overexertion。

【注释】疾病新愈，余邪未尽，因过度劳累而复发。

二、定名依据

"劳复"作为疾病新愈，余邪未尽，因过度劳累而复发的名称最早见于汉代张仲景《伤寒论》。但是也有研究视《伤寒论》中"差后劳复"为一个独立术语。

魏晋南北朝时期，《肘后备急方》中记载有"交接劳复"，《本草经集注》中记载有"女劳复""伤寒劳复""时行劳复"等，这些词属于劳复的下位词，目前已很少使用。同时，劳复一词在这两书中也被沿用。

隋代《诸病源候论》中进一步明确了"劳复""交接劳复"的概念，还提出了新名称"时气劳复"。"时气劳复""交接劳复"属于劳复的一种，是劳复的下位词。

唐代《备急千金要方》记载有"劳复"的名称，还出现有相关名称"食多劳复"，王焘《外台秘要》中记载有"伤寒劳复""饮食劳复""食饮劳复""天行劳复""热病劳复""温病劳复"等名称，这些均属于劳复的一种，是劳复的下位词。以上二本著作中，因食物导致的劳复，有时称为"食多劳复""饮食劳复""食饮劳复"，在当时是属于劳复的范畴，但在目前中医基础理论体系中，称之为"食复"，是和劳复并列的概念。

自汉代张仲景《伤寒论》提出"劳复"之名，其后历代著作多有沿用，如宋代《太平惠民和剂局方》《圣济总录》，明代《金镜内台方议》《古今医统大全》《赤水玄珠》，清代《伤寒绪论》《冯氏锦囊秘录》《顾松园医镜》《松峰说疫》等。这些著作均为历代的重要著作，对后世有较大影响。所以"劳复"作为规范名便于达成共识，符合术语定名的约定俗成原则。

现代相关著作，如国标《中医基础理论术语》《中医辞海》《中医大辞典》《中医药学名词》《中医药常用名词术语辞典》和《中国医学百科全书·中医学》等多以"劳复"作为正名。说明"劳复"作为规范名已成为共识。

三、同义词

【又称】"差后劳复"（《伤寒论》）。

四、源流考释

"劳复"一词始见于东汉张仲景《伤寒论》，《辨阴阳易差后劳复病脉证并治》篇曰："大病差后劳复者，枳实栀子豉汤主之。"[1]106 文中指出了太阳病差后劳复的治疗，首次提出了"劳复"名称。目前也有研究视"差后劳复"为一个独立术语，如《中医辞海》有术语"差后劳复"条[2]900。

魏晋南北朝时期，劳复又根据成因或特点命名为"交接劳复""女劳复""伤寒劳复""时行劳复"等，这些应属于劳复的下位词。如葛洪《肘后备急方》卷二："治交接劳复，阴卵肿，或缩入腹，腹中绞痛，或便绝方……以竹茹汤温服之。此方亦通治劳复。"[3]50,51 梁代陶弘景《本草经集注》载述了治疗"劳复""女劳复""伤寒劳复""时行劳复"的方法。头垢条中称："其垢可丸，亦主噎，又治劳复也。"[4]394 "人屎"条中称："又妇人月水亦解毒箭并女劳复，浣裈汁亦善。"[4]395 在"龟甲"条中称："治头疮难燥，女子阴疮及惊恚气，心腹痛不可久立，骨中寒热，伤寒劳复，或肌体寒热欲死，以作汤良。"[4]433 在"牡鼠"条中称："主治小儿痫疾，大腹，时行劳复……其屎两头尖，专治劳复。"[4]455

隋代巢元方进一步明确了"劳复"的概念，劳复即复为病也，多因劳力、老劳神、强劳所致，在《诸病源候论·时气劳复候》中曰："若言语思虑则劳于神，梳头澡洗则劳于力，未堪劳而强劳之，则生热，热气还经络，复为病者，名曰劳复。"[5]60 在此篇篇名中还提出了新概念"时气劳复"。对因新瘥后早合房事者沿用了"交接劳复"的名称，并且对其进行定义，在《诸病源候论·时气病瘥后交接劳复候》中曰："夫病新瘥者，阴阳二气未和，早合房室，则令人阴肿入腹，腹内疞痛，名为交接劳复。"[5]60 文中的"时气劳复""交接劳复"属于劳复的一种，是劳复的下位词。

唐代孙思邈《备急千金要方》记载有"劳复"的名称，如《备急千金要方》卷十："新瘥后，当静卧，慎勿早起梳头洗面，非但体劳，亦不可多言语，用心使意劳烦，凡此皆令人劳复。"[6]195 同书还出现有相关名称"食多劳复"，文中曰："治新瘥早起，及食多劳复方：豉（五合）鼠屎（二十一枚，尖头者）右二味，以水二升，煮取一升。尽服之，温卧，令小汗愈。"[6]196 王焘《外台秘要》中记载有"伤寒劳复"[7]37"饮食劳复"[7]37"食饮劳复"[7]43"天行劳复"[7]58"热病劳复"[7]58"温病劳复"[7]65 等名称，这些均属于劳复的一种，是劳复的下位词。以上二本著作中，因食物导致的劳复，有时称为"食多劳复""饮食劳复""食饮劳复"，是属于劳复的范畴，在目前中医基础理论体系中，称之为"食复"，是和劳复并列的概念。

宋金元时期，有大量记载"劳复"的著作传世，医家们普遍认为"劳复"乃病方愈，血气尚虚，劳动太早所致，如《太平惠民和剂局方》曰："病方愈，血气尚虚，劳动太早，病即再来，谓之劳复。"[8]339《圣济总录》曰："论曰：《内经》谓热病少愈，食肉则复，多食则遗，此其禁也。盖伤寒病新差之后，脾胃尚虚，气血犹弱，谷气未复，津液未通，若将养失宜，辄嗜肉食，则脾虚不能消释；或因劳形于事，皆令邪热乘虚还入经络，复成大病，故名劳复。当随其证候，或表或里，依法治之。"[9]432,433

明清时期，"劳复"名称，已为大多著作所采用的，如明代《金镜内台方议》[10]117《古今医统大全》[11]707《赤水玄珠》[12]317，清代《伤寒绪论》[13]193《冯氏锦囊秘录》[14]284《顾松园医镜》[15]93《松峰说疫》[16]69 等。

现代有关著作多沿用《伤寒论》的记载以"劳复"作为正名，如国标《中医基础理论术语》[17]53《中国医学百科全书·中医学》[18]514《中医辞海》[2]68《中医大辞典》[19]798《中医药学名词》[20]42《中医药常用名词术语辞典》[21]174 等。绝大多数辞典、工具书认为是指病愈后，余邪未

尽，因过度劳累而复发。分歧在于 2001 年版的《中医药常用名词术语辞典》[21]174 将食复包含在内，指出"劳复又有食劳复，劳动外伤，房劳复之分"，而其他著作多将食劳复等同食复划为与劳复平级的概念。

五、文献辑录

《伤寒论·辨阴阳易差后劳复病脉证并治第十四》："大病差后劳复者，枳实栀子豉汤主之。"[1]106

《肘后备急方》卷二："治交接劳复，阴卵肿，或缩入腹，腹中绞痛，或便绝方……以竹茹汤温服之，此方亦通治劳复。"[3]50,51

《本草经集注》："其垢可丸，亦主噎，又治劳复也。"[4]394"又妇人月水亦解毒箭并女劳复，浣裈汁亦善。"[4]395"治头疮难燥，女子阴疮及惊恚气，心腹痛不可久立，骨中寒热，伤寒劳复，或肌体寒热欲死，以作汤良。"[4]433"主治小儿痫疾，大腹，时行劳复。……其屎两头尖，专治劳复。"[4]455

《诸病源候论·时气劳复候》："若言语思虑则劳于神，梳头澡洗则劳于力，未堪劳而强劳之，则生热，热气还经络，复为病者，名曰劳复。"[5]60

"时气病瘥后交接劳复候"："夫病新瘥者，阴阳二气未和，早合房室，则令人阴肿入腹，腹内疞痛，名为交接劳复。"[5]60

《备急千金要方》卷十："新瘥后，当静卧，慎勿早起梳头洗面，非但体劳，亦不可多言语，用心使意劳烦，凡此皆令人劳复。"[6]195"治新瘥早起，及食多劳复方：豉（五合），鼠屎（二十一枚，尖头者）右二味，以水二升，煮取一升。尽服之，温卧，令小汗愈。"[6]196

《外台秘要》卷二："又疗伤寒瘥已后，饮食劳复，栀子汤方。""又疗伤寒劳复，鼠屎汤方。鼠屎二十一枚，豉一升，绵裹，栀子二枚，擘，大黄三两，切。"[7]37

卷三："又疗天行七日至二七日，脏腑阴阳毒气，天行病欲歇而未歇，或因食饮劳复，心下胀满烦热。"[7]43"《延年》葛根饮……主热病劳

复,身体痛,天行壮热烦闷,葛根汤方。"[7]58"《必效》疗天行劳复。鼠矢汤方。"[7]58

卷四:"《病源》温病劳复,谓病新瘥,津液未复,血气尚虚,因劳动早,更生于热,热气还入经络,复成病也。"[7]65

《太平惠民和剂局方·指南总论》:"病方愈,血气尚虚,劳动太早,病即再来,谓之劳复。"[8]339

《圣济总录》卷三十一:"论曰《内经》谓热病少愈,食肉则复,多食则遗,此其禁也,盖伤寒病新瘥之后,脾胃尚虚,气血犹弱,谷气未复,津液未通,若将养失宜,辄嗜肉食,则脾虚不能消释,或因劳形于事,皆令邪热乘虚,还入经络,复成大病,故名劳复。"[9]432,433

《金镜内台方议》卷十:"议曰:大病新瘥,未满百日,气血未平,若妄劳力而又发热者,为劳复;食肉太早,过伤谷气,发热者,为食复。"[10]117

《古今医统大全》卷十四:"病方愈,气血尚虚,劳动太早,病即再来,谓之劳复。"[11]707

《赤水玄珠》卷十七:"病方好,气血尚虚,劳动太早,病即再来,谓之劳复。"[12]317

《伤寒绪论》卷下:"大病新差后,气血尚虚,余热未尽,宜安卧静养,设或早起劳动,则血气沸腾,而发热为劳复矣。"[13]193

《冯氏锦囊秘录·杂证大小合参》卷十:"劳复者,因伤寒初愈,血气未平,早作劳动,致损真气,触其余毒而病,谓之劳复。"[14]284

《顾松园医镜》卷六:"病新愈后,元气已虚,邪热未净,或起居作劳,复发热者,谓之劳复,宜甘寒益虚清热之药,随症施治。"[15]93

《松峰说疫》卷二:"即如过饱者曰食复,脑怒者曰气复,疲于筋力者曰劳复,伤于色欲者曰女劳复,载在经书,世皆知之,尚有时而触犯。"[16]69

《中国医学百科全书·中医学》:"劳复……病后未能合理休息,过早从事体力劳动或剧烈活动,致元气伤伐,邪热复作。"[18]514

《中医辞海》:"劳复……病名。指伤寒、温病瘥后,余邪未清,劳累过度而病复发者。"[2]68

《中医辞海》:"差后劳复……中医术语。指病初愈,因劳而复发者。出《伤寒论》。差,病愈。指病初愈,气血尚未平复,或余热未清,须适当调养。若过早劳累,或七情所伤,饮食失宜,房劳不节,使正气受损,则致疾病复发。"[2]900

《中医药常用名词术语辞典》:"劳复……病机。出《伤寒论·辨阴阳易差后劳复病脉证并治》。疾病新愈,余邪未尽,因过度劳累而复发。劳复又有食劳复,劳动外伤,房劳复之分。"[21]174

《中医大辞典》:"劳复……病证名。指伤寒、温热病瘥后,余邪未清,过度劳累而病复发者。"[19]798

《中医药学名词》:"劳复……疾病新愈,余邪未尽,因过度劳累而复发。"[20]42

《中医基础理论术语》:"劳复……疾病初愈,因过劳使正气受损,而导致疾病复发。"[17]53

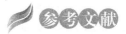 参考文献

[1] [汉] 张仲景.伤寒论[M].[晋] 王叔和撰次.钱超尘,郝万山整理.北京:人民卫生出版社,2005:106.

[2] 袁钟,图娅,彭泽邦,等.中医辞海:中册[M].北京:中国医药科技出版社,1999:68,900.

[3] [晋] 葛洪.肘后备急方[M].王均宁点校.天津:天津科学技术出版社,2015:50,51.

[4] [南朝·梁] 陶弘景.本草经集注(辑校本)[M].尚志钧,尚元胜辑校.北京:人民卫生出版社,1994:394,395,433,455.

[5] [隋] 巢元方.诸病源候论[M].宋白杨校注.北京:中国医药科技出版社,2011:60.

[6] [唐] 孙思邈.药王千金方[M].高文柱主编.北京:华夏出版社,2004:95,96.

[7] [唐] 王焘.外台秘要方[M].高文铸校注.北京:华夏出版社,1993:37,58,65.

[8] [宋] 太平惠民和剂局.太平惠民和剂局方[M].刘景源整理.北京:人民卫生出版社,2007:339.

[9] [宋] 赵佶.圣济总录[M].校点本.郑金生,汪惟刚,犬卷太一校点.北京:人民卫生出版社,2013:432,433.

[10] [明] 许宏.金镜内台方议[M].南京:江苏科学技术出版社,1985:117.

[11] [明] 徐春甫.古今医统大全[M].崔仲平,王耀廷主校.北京:人民卫生出版社,2008:707.

[12] [明] 孙一奎.赤水玄珠[M].叶川,建一,许峰,等校注.北京:中国中医药出版社,1996:317.

[13] [清] 张璐.伤寒绪论[M].许敬生,施淼,范敬校注.

北京：中国中医药出版社,2015：193.

[14] [清]冯兆张.冯氏锦囊秘录[M].田思胜,马梅青,尹桂平,等校注.北京：中国医药科技出版社,2011：284.

[15] [清]顾靖远.顾松园医镜[M].袁久林校注.北京：中国医药科技出版社,2014：93.

[16] [清]刘奎.松峰说疫[M].张灿玾,张桂珍,李心机,等点校.北京：人民卫生出版社,1987：69.

[17] 中华人民共和国国家质量监督检验检疫总局,中国国家标准化管理委员会.中医基础理论术语（GB/T 20348—2006)[M].北京：中国标准出版社,2006：53.

[18] 《中医学》编辑委员会.中医学[M]//钱信忠.中国医学百科全书.上海：上海科学技术出版社,1997：514.

[19] 李经纬,余瀛鳌,蔡景峰,等.中医大辞典[M].北京：人民卫生出版社,2004：798.

[20] 中医药学名词审定委员会.中医药学名词[M].北京：科学出版社,2005：42.

[21] 李振吉.中医药常用名词术语辞典[M].北京：中国中医药出版社,2001：174.

（李琳珂　于莉英）

1 · 088

时 邪

shí xié

一、规范名

【中文名】时邪。

【英文名】seasonal pathogen。

【注释】与四季气候相关的病邪,为各种季节性流行病病因的总称。

二、定名依据

"时邪"作为与四季气候相关的病邪,为各种季节性流行病病因的总称的命名最早见于《敖氏伤寒金镜录》。此前相关记载有"时行之气""四时邪气"等。

《伤寒论》言"时行之气",与"时邪"含义基本相同,但所指外延较广泛,容易出现歧义,"时邪"能够更精确地表明该病因是一种致病邪气,符合术语定名的科学性原则。

《黄帝内经太素》谓"四时邪气"与"时邪"含义基本相同,但在古代医书中就很少使用此名。且"时邪"一词更简便,符合术语定名的简明性原则。

自《史氏重订敖氏伤寒金镜录》提出"时邪",后世著作多沿用,如明代的《普济方》,清代《知医必辨》《医略十三篇》《温热经纬》《温热逢源》等,皆使用"时邪"一词。这些著作对后世均有较大影响,所以"时邪"作为规范名便于达成共识,符合术语定名的约定俗称原则。

我国目前已出版的国标《中医基础理论术语》以"时邪"作为规范名;《中国中医药学术语集成·基础理论与疾病》及代表性的辞书类著作《中医大辞典》《中医辞海》《中医药常用名词术语辞典》等均以"时邪"作为规范名。这说明在中医基础理论病因学发展中"时邪"作为外感病因的正名已达成共识。

我国2005年出版的由全国科学技术名词审定委员会审定公布的《中医药学名词》已以"时邪"作为规范名,所以以"时邪"作为规范名也符合术语定名的协调一致原则。

三、同义词

【曾称】"四时邪气"（《内经》）；"时行之气"（《伤寒论》）。

四、源流考释

时邪作为与四季气候相关的病邪,为季节性流行病病因的有关记载最早见于张仲景的《伤寒论》,如《伤寒论》："春气温和,夏气暑热,秋气清凉,冬气冷冽,此则四时正气之序也……凡时行者,是春时应暖而反大寒,夏时应热而反大冷,秋时应凉而反大热,冬时应寒而反大温,此非其时而有其气,是以一岁之中,病无长少多相似者,此则时行之气也。"[1]558 他提出的"时行之气",为后世的"时邪"发展演变奠定基础。《金匮要略》:"问曰:有未至而至,有至而不至,有至而不去,有至而太过何谓也? 师曰:冬至之后,甲子,夜半少阳起,少阳之时,阳始生,天得温和。以未得甲子,天因温和,此为未至而至也;以得甲子,而天未温和,为至而不至也;以得甲子,而天大寒不解,此为至而不去也;以得甲子,而天温如盛夏五六月时,此为至而太过也。"[2]59 一年四时,气候变化有一定常度,春温、夏热、秋凉、冬寒,与时令相符的正常气候,一般不会使人体致病。若气候与时令不符则为反常气候,易导致人体发生疾病,必须注意调摄。

此外古代医籍中常将时气病与疫病并称,没有严格的区分。如南北朝陈延之《小品方》:"论曰:古今相传,称伤寒为难治之病,天行温疫是毒病之气,而论治者,不别伤寒与天行温疫为异气耳。"[3]285 这里的天行温疫,与时邪有相似之处,但又不尽相同。

隋唐时期,巢元方《诸病源候论》曰:"夫时气病者,此皆因岁时不和,温凉失节,人感乖戾之气而生病者,多相染易,故预服药,及为方法以防之。"[4]53 认识到了时气病具有多相染易的特点,并且指出传染性的时气病是由于感受了"乖戾之气"。此处导致时气病的乖戾之气,即为与四季气候相关,导致季节性流行病的病因。隋杨上善《黄帝内经太素》曰:"调阴阳风寒暑湿,四时邪气争而不和,即伤五脏也。"[5]40 此处的"四时邪气"可以理解为"时邪"不同表述。

元代的《史氏重订敖氏伤寒金镜录》云:"生斑舌……如若治伤寒失表失清,及温暑时邪,与胃热相拼而发斑之症。"[6]9 首次提到"时邪"一词。

至明清时期,温病学的兴起,对时邪类疟、

时邪温疫、风温时邪、湿温时邪等季节性流行病病因发挥,进一步完善了时邪病因。明代朱橚的《普济方》云:"乃时邪疫之气,流运之所变也。"[7]2742 清代乾隆年间李冠仙所著的《知医必辨》对时邪的认识很有创见与发挥,不仅明确了时邪的概念,而且详述了了时邪和瘟疫的区别,对临床极具指导意义。如《知医必辨·论时邪》:"外因之证有三:曰伤寒,曰时邪,其轻者则曰感冒……所谓时邪,冬寒、春温、夏暑、秋凉,受之者曰时邪;又有冬宜寒而温,春宜温而寒,夏宜热而凉,秋宜凉而热,所谓非时之寒热,故直谓之时邪。"[8]27 又曰:"至于时邪症候,乃天地六淫之气,非尽寒邪,亦非尽热邪也。乃柯韵伯以为多事,此不过欲抹煞前人,自诩高明耳! 即其伤寒注释之书,何能如喻氏之深入而显出? 吾辈宜宗喻氏,即秋燥一层,毋庸疑议,庶可备六淫之气,而详审时邪之病也。然其书止辨气一条,谓瘟疫必作尸气,不作腐气,可见时邪、瘟疫之分,而其余所论,则皆时邪也,何不云时邪明辨,而曰《瘟疫明辨》耶? 其最误人者,谓下法至少用三剂,多则有一二十次者。"[8]31 自此之后时邪发展已经趋于完善。如严西亭的《得配本草》:"若但感冒寒湿,或时邪疫症,恶寒发热者,用之则卫气大伤,津液干燥,立毙而不可救。"[9]90 程杏轩《医述》:"暑热一证,古人以白虎汤为主方,后贤刘河间谓温热时邪,当分三焦投药,以苦辛寒为主,若拘六经分证,仍是伤寒治法,致误多矣。"[10]959 阐述了温热时邪。蒋宝素撰《医略十三篇》云:"本之《内经》,参之诸家,验之今世,即世人泛指伤寒、温疫、春邪、秋邪、时邪、温病、热病诸证之本原也。"[11]66 而王严士《市隐庐医学杂著》描述:"暑病有宜用参者论……至人参白虎汤,乃《金匮》中喝门专主之方,《金匮》乃医圣仲景之书,是不足法,更何法也? 今人见中暑之症,往往疑为时邪而不敢用,不知四时不正之气,如春当暖反凉,夏当热反寒,秋当凉反热,冬当寒反温,感而病者,谓之时邪。不得混谓之时邪也。"[12]46 王严士认为中暑乃当令之邪,"时邪"乃非时之气。王孟英《温热经纬》言："后贤刘河间创议,迥出诸家,谓:温热时邪,当分三焦投药,以苦辛寒为主,若拘六经分证,仍是伤寒治法,致误多矣。"[13]34 阐述了温热时邪的治疗,当以以苦辛寒为主。刘金方《临症经应录》亦曰:"时邪者,春末夏初温疫厉风流行多兼秽浊,沿门履巷如是也。"[14]30 此阐释了瘟疫时邪。柳宝诒《温热逢源》:"伏温从少阴初发证治 其发也,有因阳气内动而发者,亦有时邪外感引动而发者。其为时邪引动而发者:须辨其所挟何邪,或风温,或暴寒,或暑热。"[15]64 柳宝诒认为伏温由时邪而引发。石芾南《医原》谓:"按六气之邪,有贼邪、时邪、伏邪之分。风温、温热、暑温、湿温、温疫、冬温等证,皆吸受时行之气,如春受风阳化热之气,夏受湿土郁蒸之气,故谓之时邪。时邪虽伏而后发,但不能久藏。伏邪、时邪,皆由里发,多夹湿,故初起舌上即有白苔,且厚而不薄,腻而不滑,或粗如积粉,或色兼淡黄。"[16]46 石芾南认为时邪乃当令太过之气。其他医家如王孟英《随息居重订霍乱论》[17]58、费伯雄《医方论》[18]49、何廉臣《感症宝筏》[19]12、张秉成《成方便读》[20]169、张山雷《本草正义》[21]96、曹炳章《辨舌指南》[22]203 皆沿用"时邪"一词。总之,明清温病医家对时邪类疟、时邪温疫、风温时邪、湿温时邪等季节性流行病病因发挥,进一步完善得到完善。

目前已出版的标准用书国标《中医基础理论术》[23]45《中医辞海》[24]133《中医药常用名词术语辞典》[25]177《中国中医药学术语集成·基础理论与疾病》[26]156《中医大辞典》[27]847《中医药学名词》[28]38 均以"时邪"一词作为各种季节性流行病病因的总称,并以"时邪"作为规范名。

总之,"时行之气"(《伤寒论》)、"四时邪气"(《黄帝内经太素》)与"时邪"概念基本相同,我国 2005 出版的中医药学名词审定委员会审定公布的《中医药学名词》释义:"时邪:与四季气候相关的病邪,为各种季节性流行病病因的总称。"[28]39 该释义客观、准确地表达了"时邪"的

科学内涵和本质属性,因而应以"时邪"作为规范名;以"时行之气""四时邪气"作为曾称。

五、文献辑录

《伤寒论》:"春气温和,夏气暑热,秋气清凉,冬气冷冽,此则四时正气之序也……凡时行者,是春时应暖而反大寒,夏时应热而反大冷,秋时应凉而反大热,冬时应寒而反大温,此非其时而有其气,是以一岁之中,病无长少多相似者,此则时行之气也。"[1]558

《金匮要略》:"问曰有未至而至,有至而不至,有至而不去,有至而太过何谓也? 师曰:冬至之后,甲子,夜半少阳起,少阳之时,阳始生,天得温和。以未得甲子,天因温和,此为未至而至也;以得甲子,而天未温和,为至而不至也;以得甲子,而天大寒不解,此为至而不去也;以得甲子,而天温如盛夏五六月时,此为至而太过也。"[2]59

《小品方·治冬月伤寒诸方》:"古今相传,称伤寒为难治之病,天行温疫是毒病之气,而论治者,不别伤寒与天行温疫为异气耳。"[3]285

《诸病源候论·时气令不相染易候》:"夫时气病者,此皆因岁时不和,温凉失节,人感乖戾之气而生病者,多相染易,故预服药及为方法以防之。"[4]53

《黄帝内经太素》卷三:"风寒暑湿,四时邪气争而不和,即伤五脏也。"[5]40

《史氏重订敖氏伤寒金镜录·第四》:"生斑舌……如若治伤寒失表失清,及温暑时邪,与胃热相搏而发斑之症。"[6]9

《普济方》卷一百九十七:"乃时邪疫之气流运之所变也。"[7]2742

《知医必辨·论时邪》:"外因之证有三:曰伤寒,曰时邪,其轻者则曰感冒……所谓时邪,冬寒、春温、夏暑、秋凉,受之者曰时邪;又有冬宜寒而温,春宜温而寒,夏宜热而凉,秋宜凉而热,所谓非时之寒热,故直谓之时邪。"[8]27

"论初诊用药":"至于时邪症候,乃天地六淫之气,非尽寒邪,亦非尽热邪也。乃柯韵伯以

379

为多事,此不过欲抹煞前人,自诩高明耳!即其伤寒注释之书,何能如喻氏之深入而显出?吾辈宜宗喻氏,即秋燥一层,毋庸疑议,庶可备六淫之气,而详审时邪之病也。然其书止辨气一条,谓瘟疫必作尸气,不作腐气,可见时邪、瘟疫之分,而其余所论,则皆时邪也,何不云时邪明辨,而曰《瘟疫明辨》耶?其最误人者,谓下法至少用三剂,多则有一二十次者。"[8]31

《得配本草》卷三:"若但感冒寒湿,或时邪疫症,恶寒发热者,用之则卫气大伤,津液干燥,立毙而不可救。"[9]90

《医述》卷十四:"暑热一证,古人以白虎汤为主方,后贤刘河间谓温热时邪,当分三焦投药,以苦辛寒为主,若拘六经分证,仍是伤寒治法,致误多矣。"[10]959

《医略十三篇》卷八:"本之《内经》,参之诸家,验之今世,即世人泛指伤寒、温疫、春邪、秋邪、时邪、温病、热病诸证之本原也。"[11]66

《市隐庐医学杂著·暑病有宜用参者论》:"至人参白虎汤,乃《金匮》中暍门专主之方,《金匮》乃医圣仲景之书,是不足法,更何法也?今人见中暑之症,往往疑为时邪而不敢用,不知四时不正之气,如春当暖反凉,夏当热反寒,秋当凉反热,冬当寒反温,感而病者,谓之时邪。不得混谓之时邪也。"[12]46

《温热经纬》卷三:"后贤刘河间创议,迥出诸家,谓:温热时邪,当分三焦投药,以苦辛寒为主,若拘六经分证,仍是伤寒治法,致误多矣。"[13]34

《临症经应录》卷一:"时邪者,春末夏初温疫厉风流行多兼秽浊,沿门履巷如是也。"[14]30

《温热逢源》卷下:"伏温从少阴初发证治其发也,有因阳气内动而发者,亦有时邪外感引动而发者。其为时邪引动而发者:须辨其所挟何邪,或风温,或暴寒,或暑热。"[15]64

《医原》卷上:"按:六气之邪,有贼邪、时邪、伏邪之分。风温、温热、暑温、湿温、温疫、冬温等证,皆吸受时行之气,如春受风阳化热之气,夏受湿土郁蒸之气,故谓之时邪。时邪虽伏而后发,但不能久藏。伏邪、时邪,皆由里发,多夹湿,故初起舌上即有白苔,且厚而不薄,腻而不滑,或粗如积粉,或色兼淡黄。"[16]46

《随息居重订霍乱论》卷下:"丁巳秋,三侄寿和甫六岁,陡患凛寒身热,筋瘲面红,谵妄汗频,四肢厥冷,苔色黄腻,口渴唇红,时邪夹食也。"[17]58

《医方论》卷一:"时邪瘟疫,天行之疠气也。"[18]49

《感症宝筏》卷一:"邵评:春温病有两种,冬受寒邪不即病,至春而伏气发热者,名曰春温;若春令太热,外受时邪而病者,此感而即发之春温也。"[19]12

《成方便读》卷一:"但天花盛行之时,自出之痘,皆由时邪感触而起,时邪为天地疫疠之气,故出痘者皆有疫邪夹杂于痘毒之间,是以所出之痘,多逆少顺。且当察其时邪之为寒疫、温疫,须知人身之毒皆随感而化,不可拘定前人痘宜温、疹宜凉之一说。"[20]169

《本草正义》卷二:"温疾,即时邪之瘟疫;障邪,即山岚之瘴气;毒蛊,亦精魅之类,升麻辟恶,故皆主之。"[21]96

《辨舌指南》卷五:"紫舌证治图说《辨正》:紫上白滑舌,此脏腑本热,或因感冒时邪,身热恶寒头痛者,宜紫苏、薄荷、荆芥、甘草等轻表之。"[22]203

《中医辞海》:"时邪……中医术语。泛指与四时气候相关的病邪,是季节流行致病因素的统称。"[24]133

《中医药常用名词术语辞典》:"时邪:病因。季节性流行病病因的总称。与四时气候相关,如风温时邪、湿温时邪等。"[25]177

《中国中医药学术语集成·基础理论与疾病》:"时邪……与四季气候相关的病邪,为各种季节性流行病病因的总称。"[26]156

《中医药学名词》:"时邪……与四季气候相关的病邪,为各种季节性流行病病因的总称。"[28]38

《中医基础理论术语》:"时邪:与四时气候相关的季节性流行病病因的统称。"[23]45

《中医大辞典》："时邪：泛指与四时气候相关的病邪，是季节流行性致病因素的统称。"[27]847

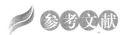

[1] [汉]张仲景.伤寒杂病论[M].刘世恩点校.北京：中医古籍出版社，2007.12：558.

[2] [汉]张仲景.金匮要略[M].陈纪藩主编.北京：人民卫生出版社，2003：59.

[3] [南北朝]陈延之.小品方[M].北京：中国中医药出版社，1995：285.

[4] [隋]巢元方.诸病源候论[M].沈阳：辽宁科学技术出版社，1997：53.

[5] [唐]杨上善.黄帝内经太素[M].北京：人民卫生出版社，1965：40.

[6] [元]杜清碧.史氏重订敖氏伤寒金镜录[M].史氏重订.上海：上海卫生出版社，1956：9.

[7] [明]朱橚.普济方[M].北京：人民卫生出版社，1959：2742.

[8] [清]李冠仙.知医必辨[M].南京：江苏科学技术出版社，1984：27，31.

[9] [清]严洁，施雯，洪炜.得配本草[M].北京：中国中医药出版社，1997：90.

[10] [清]程杏轩.医述[M].合肥：安徽科学技术出版社，1983：959.

[11] [清]蒋宝素.医略十三篇[M].北京：中国中医药出版社，2016：66.

[12] [清]王严士.市隐庐医学杂著[M].北京：人民军医出版社，2012：46.

[13] [清]王孟英.温热经纬[M].沈阳：辽宁科学技术出版社，1997：34.

[14] [清]刘金方.临症经应录[M].上海：上海科学技术出版社，2004：30.

[15] [清]柳宝诒.温热逢源[M].上海：人民卫生出版社，1959：64.

[16] [清]石芾南.医原[M].南京：江苏科学技术出版社，1983：46.

[17] [清]王孟英.随息居重订霍乱论[M].北京：人民卫生出版社，1993：58.

[18] [清]费伯雄.医方论[M].周德生，陶文强主编.太原：山西科学技术出版社，2013：49.

[19] [清]吴贞.何廉臣重订.感症宝筏[M].张爱军点校.福州：福建科学技术出版社，2004：12.

[20] [清]张秉成.成方便读[M].上海：科技卫生出版社，1958：169.

[21] [清]张山雷.本草正义[M].福州：福建科学技术出版社，2006：96.

[22] [清]曹炳章.辨舌指南[M].天津：天津科学技术出版社，2003：203.

[23] 中华人民共和国国家质量监督检验检疫总局，中国国家标准化管理委员会.中医基础理论术语（GB/T 20348—2006）[M].北京：中国标准出版社，2006：45.

[24] 袁钟，图娅，彭泽邦，等.中医辞海：中册[M].北京：中国医药科技出版社，1999：133.

[25] 李振吉.中医药常用名词术语辞典[M].北京：中国中医药出版社，2001：177.

[26] 宋一伦，杨学智.基础理论与疾病[M]//曹洪欣，刘保延.中国中医药学术语集成.北京：中医古籍出版社，2005：156.

[27] 李经纬，余瀛鳌，蔡景峰，等.中医大辞典[M].2版.北京：人民卫生出版社，2010：847.

[28] 中医药学名词审定委员会.中医药学名词[M].北京：科学出版社，2005：38.

（唐学敏）

肝肾同源

gān shèn tóng yuán

一、规范名

【汉文名】肝肾同源。

【英文名】 liver and kidney sharing same source。

【注释】又称"乙癸同源"。肝肾之间关系密切，肝藏血，肾藏精，精血同源，相互滋生和转化；肝与肾内寓相火，而相火源于命门。肝肾亏虚或相火过亢，亦常肝肾同治。

二、定名依据

"肝肾同源"最早见于《灵素节注类编》，与之相关术语的记载如"乙癸同源"。

《本草汇言》记载的"乙癸同源"虽与本术语概念相同,常被称为别名。以"肝肾同源"一词来组成中医学病机表述用语,能够更精确直观地表达概念的内涵和本质属性,符合术语定名的科学性原则。

自《灵素节注类编》首次提出"肝肾同源"一词,之后,清代《冯氏锦囊秘录》《蝎塘医话》《不居集》《温病条辨》等,皆使用"肝肾同源"一词。这些著作对后世有较大影响,所以"肝肾同源"作为规范名便于达成共识。

我国目前已出版的《中医基础理论术语》以"肝肾同源"作为规范名;《中国中医药学术语集成·基础理论与疾病》《中国医学百科全书·中医学》和《中医学概论》等亦用之。普通高等教育教材《中医基础理论》及辞书类著作《中医大辞典》《中医辞海》《中医药常用名词术语辞典》等均以"肝肾同源"为规范名,符合术语定名的约定俗成原则。

我国 2005 年出版的全国科学技术名词审定委员会审定公布的《中医药学名词》已以"肝肾同源"作为规范名,所以"肝肾同源"作为规范名也符合术语定名的协调一致原则。

三、同义词

【又称】"乙癸同源"(《本草汇言》)。

四、源流考释

"肝肾同源"相关记载始见于《内经》,如《素问·阴阳应象大论》曰:"北方生寒,寒生水,水生咸,咸生肾,肾生骨髓,髓生肝"[1]29《素问·脉要精微论》云:"肝与肾脉并至,其色苍赤,当病毁伤,不见血,已见血,湿若中水也。"[1]96《素问·大奇论》谓:"肾肝并沉为石水,并浮为风水,并虚为死,并小弦欲惊。肾脉大急沉,肾脉大急沉,皆为疝。"[1]267 尽管《内经》中尚未见到"肝肾同源"的命名,但已有大量篇幅描述肝与肾之间水火既济,精血同源,相互滋生和转化的关系。

隋唐时期,仍然有很多医家阐述肝、肾之间的关系。如唐代孙思邈《备急千金要方·肾劳第三》讲述:"凡肾劳病者,补肝气以益之,肝王则感于肾矣。"[2]367 此阐述了肾病从肝论治。唐代王焘《外台秘要·下焦热方六首》谓:"热则泻于肝,寒则补于肾也"。[3]106 亦是对肝与肾内寓相火,相火源于命门,肝肾亏虚或相火过亢,肝肾之治的认识。

宋金元时期,是中医学飞跃发展的关键时期,宋代赵佶《圣济总录》曰:"肝肾虚眼黑暗……论曰天一生水,在脏为肾,天三生木,在脏为肝,肾藏精,肝藏血,人之精血充和,则肾肝气实。上荣耳目,故耳目聪明,视听不衰,若精血亏耗,二脏虚损,则神水不清,瞻视乏力,故令目黑暗。"[4]1040 从以天地合五方,以阴阳合五行的思想,阐述了肝肾之间精血相互滋生和转化。宋代钱乙《小儿药证直诀》云:"早晨发搐……目上视,手动摇,口内生热涎,颈项急,此肝旺,当补肾治肝也。补肾,地黄丸;治肝,泻青丸主之。"[5]8 描述了肝风内动所致的病症,当用补肾的地黄丸,且泻青丸、地黄丸临床一直被广泛运用。金代李东垣《内外伤辨惑论》谓:"辨筋骨四肢……肾主骨,为寒;肝主筋为风。自古肝肾之病同一治,以其递相维持也。"[6]7 提到自古肝肾同治,赖于肝肾之间相互滋生和转化的关系。元代朱丹溪《格致余论·相火论》:"相火寄于肝肾两部,肝属木而肾属水也。但胆为肝之府,膀胱者肾之府。心包者肾之配,三焦以焦言,而下焦司肝肾之分,皆阴而下者也。"[7]15 进一步阐述了肝肾之间水火既济的,肝藏血,肾藏精,精血同源,相互滋生和转化;肝与肾内寓相火,而相火源于命门,肝肾亏虚或相火过亢,亦常肝肾同治。

明清时期的医学著作中,始见到"乙癸同源""肝肾同源"名称。如明代倪朱谟《本草汇言》卷四曰:"熟地稍温,其功更溥,六味丸以之为首,天一所生之木也;四物汤以之为君,乙癸同源之义也。"[8]253 首次提出"乙癸同源"一词。同一时期,明代李中梓《医宗必读》卷一言:"古称乙癸同源,肾肝同治,其说为何? 盖火分君相,君火者,居乎上而主静;相火者,处乎下而主动。故曰乙癸同源。故知气有余便是火者,愈知乙癸同源之说矣。"[9]13 依肝属东方甲乙木,肾属北方壬癸水之说,进一步阐释了肝肾内寓相火,而明确了"乙癸同源"及肝肾同治。李中梓撰《病机沙篆·虚劳》述:"肝、肾、脾俱损,益精缓中消谷,温肾丸;肝肾不足,宜八味丸。"[10]4 根据肝肾之间精血互生互化的关系,提出肝肾同治,予八味丸。之后的医籍常沿袭"乙癸同源"。至清代章楠首次提到"肝肾同源"一词,其《灵素节注类编》卷七曰:"其少阴厥逆,是主肾所生病者,肾主下焦,下焦厥逆,则中焦气壅,故虚满而呕,呕则气通,故变泄清,泄清者,下泄清稀,因中焦谷食不化也;厥阴厥逆者,是主肝所生病也,肝主筋,故筋急而挛,肝肾同源,故腰痛,肝气横逆,则虚满,肝主癃闭,故前阴闭不通,肝藏魂,肝厥伤魂,则谵言,或有如死者。"[11]335 阐述肝肾之间相互滋生、相互转化,肝与肾内寓相火,而相关源于命门,肝肾亏虚或相火过元,亦常肝肾同治。冯兆张《冯氏锦囊秘录》卷六:"方脉目病合参……此血非肌肉间易行之血,从天一所生之水,故肝肾同源也。"[12]193 然之张璐《本经逢原》卷二:"熟地黄……汤液四物汤以之为主,乙癸同源之治也,其功专于填骨髓,长肌肉,生精血,补五脏内伤不足,通血脉,利耳目,黑须发,男子五劳七伤,女子伤中胞漏下血,经候不调,胎产百病,滋肾水真阴,疗脐腹急痛,病后胫股酸痛,坐而欲起,目睲睲如无所见。"[13]84 进一步阐释了汤液四物汤以熟地黄为君,既通血脉、利耳目、黑须发,又治经候不调、胎产百病及目疾,乃"乙癸同源"的具体体现。张景焘《馤塘医话》:"肝肾同源,肾有相火,君火不明,则相火失位,而肾火亦生。"[14]634 之后医家多承之,如吴澄《不居集》上集卷三:"张仲景《金匮》治虚损法……血痹虚劳病脉症,目为肝木,资于肾水,肝肾同源,虚则失养而眩。"[15]27 吴鞠通《温病条辨》卷三:"下焦风温、温热、温疫、温毒、冬温盖少阴藏精,厥阴必待少

阴精足而后能生,二经均可主以复脉者,乙癸同源也。"[16]179 这一时期的特点是"乙癸同源""肝肾同源"均被广泛运用以阐述肝肾之间相互滋生、相互转化,亦常肝肾同治的密切关系。

现代有关著作大部分沿用《素问节注类编》的记载,以"肝肾同源"作为规范名,如《中国中医药学主题词表》[17]272《中国医学百科全书·中医学》[18]16《中医大辞典》[19]894《中医辞海》[20]215《中医药常用名词术语辞典》[21]190《中医基础理论》(李德新)[22]111、《中医基础理论》(王新华)[23]251、《中医基础理论》(孙广仁)[24]113、《中医基础理论》(曹洪欣)[25]72、《中国中医药学术语集成·基础理论与疾病》[26]165、国标《中医基础理论术语》[27]15《中医基础理论》(印会河)[28]111、《中医学》[29]41《中医学概论》[30]40《中医药学名词》[31]27 等。"肝肾同源"一词为中医界所熟知,而广泛应用这一术语。

总之,"乙癸同源"(《本草汇言》)与"肝肾同源"概念相同,我国 2005 年出版的由中医药学名词审定委员会审定公布的《中医药学名词》释义"肝肾同源,又称'乙癸同源'。肝肾之间关系密切,肝藏血,肾藏精,精血同源,相互滋生和转化;肝与肾内寓相火,而相火源于命门。肝肾亏虚或相火过亢,亦常肝肾同治。"[31]27 该释义客观、准确地表达了"肝肾同源"的科学内涵和本质属性。因而应以"肝肾同源"为规范名;以"乙癸同源"为又称。

五、文献辑录

《素问·阴阳应象大论》:"北方生寒,寒生水,水生咸,咸生肾,肾生骨髓,髓生肝。"[1]29

"脉要精微论":"肝与肾脉并至,其色苍赤,当病毁伤,不见血,已见血,湿若中水也。"[1]96

"大奇论":"肾肝并沉为石水,并浮为风水,并虚为死,并小弦欲惊。肾脉大急沉,肝脉大急沉,皆为疝。"[1]267

《备急千金要方·肾劳第三》:"凡肾劳病者,补肝气以益之,肝王则感于肾矣。"[2]367

《外台秘要》:"下焦热方六首……热则泻于肝,寒则补于肾也"。[3]106

《圣济总录》:"肝肾虚眼黑暗……论曰天一生水,在脏为肾,天三生木,在脏为肝,肾藏精,肝藏血,人之精血充和,则肾肝气实。上荣耳目,故耳目聪明,视听不衰,若精血亏耗,二脏虚损,则神水不清,瞻视乏力,故令目黑暗。"[4]1040

《小儿药证直诀》:"早晨发搐……目上视,手动摇,口内生热涎,颈项急,此肝旺,当补肾治肝也。补肾地黄丸;治肝,泻青丸主之。"[5]8

《内外伤辨惑论》:"辨筋骨四肢……肾主骨,为寒;肝主筋为风。自古肝肾之病同一治,以其递相维持也。"[6]7

《格致余论·相火论》:"相火……寄于肝肾两部,肝属木而肾属水也。胆者,肝之腑;膀胱者,肾之府;心包络者,肾之配;三焦以焦言,而下焦司肝肾之分,皆阴而下者也。"[7]15

《本草汇言》卷四:"熟地稍温,其功更溥,六味丸以之为首,天一所生之木也;四物汤以之为君,乙癸同源之义也。"[8]253

《医宗必读》卷一:"古称乙癸同源,肾肝同治,其说为何?盖火分君相,君火者,居乎上而主静;相火者,处乎下而主动。故曰乙癸同源。故知气有余便是火者,愈知乙癸同源之说矣。"[9]13

《病机沙篆·虚劳》:"肝肾脾俱损,益精缓中消谷,温肾丸;肝肾不足,宜八味丸。"[10]4

《灵素节注类编》卷七:"其少阴厥逆,是主肾所生病者,肾主下焦,下焦厥逆,则中焦气壅,故虚满而呕,呕则气通,故变泄清,泄清者,下泄清稀,因中焦谷食不化也;厥阴厥逆者,是主肝所生病也,肝主筋,故筋急而挛,肝肾同源,故腰痛,肝气横逆,则虚满,肝主癃闭,故前阴闭不通,肝藏魂,肝厥伤魂,则谵言,或有如死者。"[11]335

《冯氏锦囊秘录》卷六:"血非肌肉间易行之血,从天一所生之水,故肝肾同源也。"[12]193

《本经逢原》卷二:"熟地黄……汤液四物汤以之为主,乙癸同源之治也,其功专于填骨髓,长肌肉,生精血,补五脏内伤不足,通血脉,利耳目,黑须发,男子五劳七伤,女子伤中胞漏下血,经候不调,胎产百病,滋肾水真阴,疗脐腹急痛,病后胫股酸痛,坐而欲起,目如无所见。"[13]84

《碣塘医话》:"肝肾同源,肾有相火,君火不明,则相火失位,而肾火亦生。"[14]634

《不居集》上集卷三:"张仲景《金匮》治虚损法 血痹虚劳病脉症,目为肝木,资于肾水,肝肾同源,虚则失养而眩。"[15]27

《温病条辨》卷三:"盖少阴藏精,厥阴必待少阴精足而后能生,二经均可主以复脉者,乙癸同源也。"[16]179

《中国中医药学主题词表》:"肝肾同源……属脏腑关系……肝藏血,肾藏精,精血同源,相互滋生和转化;肝与肾内寓相火,而相火源于命门。肝肾亏虚火相火过亢,亦常肝肾同治。肝肾之间这种极为密切的关系称为'肝肾同源'。"[17]272

《中国医学百科全书·中医学》:"肝与肾:肝藏血,肾藏精,肝血与肾精是互相滋养,相互滋生的。《张氏医通》说:'气不耗,归精于肾而为精;精不泄,归精于肝而化清血。'肝血充盛,血可化为精,肾精充满,精也可化为血。固有'精血同源'之论;肝阴须赖肾阴滋养,肝的功能才能正常。肝肾同位于下焦,同具有相火,故有'肝肾同源'的说法。"[18]16

《中医辞海》:"肝肾同源……基础理论名词。五脏相关理论之一。也称乙癸同源。① 肝阴和肾阴互相滋养;肝藏血,肾藏精,精血相生,故称。此义最为通用。② 肝和肾均内寄相火,且相火源于命门。临床上肝或肾不足或相火过旺,常是肝肾并治,或采用滋水涵木,或补肝养肾,或泻肝肾之火的方法,就是根据这一理论而产生的。③ 和虚实补泻有关。如《医宗必读》:'东方之木,无虚不可补,补肾即所以补肝;北方之水,无实不可泻,泻肝即所以泻肾。'"[20]215

《中医药常用名词术语辞典》:"肝肾同源……脏脏相关。又称乙癸同源。概括了肝肾之间极为密切的关系。① 肝藏血,肾藏精,精与血相互滋生和转化;肝肾之阴相互滋养,故称。

肝肾阴虚常同时兼见,肝阴不足可累及肾阴;肾阴虚,不能滋养肝阴,亦可使肝阴不足,若阴不制阳,还可致肝阳上亢,治疗当滋水涵木或养肝益肾。②肝与肾均内寓相火,而相火源于命门。肝肾亏虚或相火过旺,常肝肾同治。③肝肾之虚实相关。补肾即所以补肝,泻肝即所以泻肾。"[21]190

《中医基础理论》(李德新):"肝肾之间的关系,古医籍中多称为'肝肾同源''乙癸同源'(天干配属五行,肝属乙木,肾属癸水。乙、癸分别为肝肾之代称)。因肝主藏血而肾主藏精,肝主疏泄而肾主封藏,肝为水之子而肾为木之母。故肝肾关系,主要表现在精血同源、藏泄互用以及阴液互养等方面。"[22]111

《中医基础理论》(王新华):"肝与肾的关系,在中医古籍中往往又称为'乙癸同源'或'肝肾同源'。乙、癸原为古代的两个天干符号,根据天干配属五行法,甲乙属木,壬癸属水,而肝属木,肾属水,故乙癸分别作为肝、肾之代名词,乙癸同源即肝肾同源。"[23]251

《中医基础理论》(孙广仁):"肝肾之间的关系,有'肝肾同源'或'乙癸同源'(以天干配五行,肝属乙木,肾属癸水,故称)之称。肝主藏血而肾主藏精,肝主疏泄而肾主封藏,肝为水之子而肾为木之母。故肝肾之间的关系,主要表现在精血同源、藏泄互用以及阴阳互滋互制等方面。"[24]113

《中医基础理论》(曹洪欣):"肝肾之间的关系,有'肝肾同源'或'乙癸同源'(以天干配五行,肝属乙木,肾属癸水)之称,主要表现在精血同源、藏泄互用以及阴阳相通等方面。"[25]72

《中国中医药学术语集成·基础理论与疾病》:"肝肾同源……【异名】精血同源(《中医基础理论》);乙癸同源(《中医基础理论》)。【定义】① 是五脏相关理论之一。也称乙癸同源。和虚实补泻有关(《中医大辞典》)。② 肝和肾均内寄相火,且相火源于命门。临床上肝或肾不足或相火过旺,常是肝肾并治,或采用滋水涵木,或补肝养肾,或泻肝肾之火的方法,都是根

据这一理论而产生的(《中医大辞典》)。③ 肝阴和肾阴互相滋养;肝藏血,肾藏精,精血相生,故称。此义最为通用。"[26]165

《中医药学名词》:"肝肾同源……又称'乙癸同源'。肝肾之间关系密切,肝藏血,肾藏精,精血同源,相互滋生和转化;肝与肾内寓相火,而相火源于命门。肝肾亏虚或相火过亢,亦常肝肾同治。"[31]27

《中医基础理论术语》:"肝肾同源……乙癸同源……肝肾之间肾水涵养肝木或精血的相互滋生。"[27]15

《中医基础理论》(印会河):"肝肾之间的关系,古医籍中多称为'肝肾同源''乙癸同源'(天干配属五行,肝属乙木,肾属癸水。乙、癸分别为肝、肾之代称)。因肝主藏血而肾主藏精,肝主疏泄而肾主封藏,肝为水之子而肾为木之母。故肝肾关系,主要表现在精血同源、藏泄互用以及阴液互养等方面。"[28]111

《中医大辞典》:"肝肾同源……五脏相关理论之一。也称乙癸同源。① 肝阴和肾阴互相滋养;肝藏血,肾藏精,精血相生,故称。此义最为通用。② 肝和肾均内寄相火,且相火源于命门。临床上肝或肾不足或相火过旺,常是肝肾并治,或采用滋水涵木,或补肝养肾,或泻肝肾之火的方法,就是根据这一理论而产生的。③ 和虚实补泻有关。如《医宗必读》:'东方之木,无虚不可补,补肾即所以补肝;北方之水,无实不可泻,泻肝即所以泻肾。'可备一说。"[19]894

《中医学》:"肝与肾的关系,主要表现在'精血同源'和'疏泄'与'封藏'相互关系两方面。肝藏血,肾藏精,精和血之间存在着相互转化关系。血的化生,有赖于肾中精气的气化;肾中精气的充盛,有赖于血的滋养,精能生血,血能化精,精血相互滋生,相互转化,称为'精血同源',亦称'肝肾同源'。"[29]41

《中医学概论》:"肝藏血,肾藏精。肝藏血,能滋养肾精,以保持肾精的盈满;肾藏精,可化血入藏于肝,以补不足,并可制约肝阳不致过

亢。由于肝肾精血相互滋生，所以有'精血同源''肝肾同源''乙癸同源'等说法。"[30]40

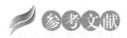

[1] 未著撰人.素问[M].何文彬，谭一松校注.北京：中国医药科技出版社，1998：29，96，267.

[2] [唐]孙思邈.备急千金要方[M].高文柱，沈澍农校注.北京：华夏出版社，2008：367.

[3] [唐]王焘.外台秘要方[M].北京：华夏出版社，1993：106.

[4] [宋]赵佶敕.圣济总录校注[M].王振国，杨金萍主校.上海：上海科学技术出版社，2016：1040.

[5] [宋]钱乙.小儿药证直诀[M].王萍芬，张克林点注.南京：江苏科学技术出版社，1983：8.

[6] [金]李东垣.内外伤辨惑论[M].北京：人民卫生出版社，1959：7.

[7] [元]朱丹溪.格致余论[M].石学文点校.沈阳：辽宁科学技术出版社，1997：15.

[8] [明]倪朱谟.本草汇言[M].郑金生，甄雪燕，杨梅香校点.北京：中医古籍出版社，2005：253.

[9] [明]李中梓.医宗必读[M].上海：上海科学技术出版社，1959：13.

[10] [明]李中梓.病机沙篆[M].上海：上海校经山房印行，戊午重校：4.

[11] [清]章楠.灵素节注类编[M].方春阳，孙芝斋点校.杭州：浙江科学技术出版社，1986：335.

[12] [清]冯兆张.冯氏锦囊秘录[M].中国中医药出版社，1996：193.

[13] [清]张璐.本经逢原[M].赵小青，裴晓峰校注.北京：中国医药科技出版社，1996：84.

[14] [清]张景焘.馤塘医话[M]//曹炳章，原辑.芮立新主校.中国医学大成：第八册.北京：中国中医药出版社，1997：634.

[15] [清]吴澄.不居集[M].北京：中国中医药出版社，200：27.

[16] [清]吴鞠通.温病条辨[M].卢红蓉编校.北京：人民军医出版社，2005：179.

[17] 吴兰成.中国中医药学主题词表[M].北京：中医古籍出版社，1996：272.

[18] 《中医学》编辑委员会.中医学[M]//钱信忠.中国医学百科全书.上海：上海科学技术出版社，1997：16.

[19] 李经纬，余瀛鳌，蔡景峰，等.中医大辞典[M].2版.北京：人民卫生出版社，2010：894.

[20] 袁钟，图娅，彭泽邦，等.中医辞海[M]中.北京：中国医药科技出版社.1999：215.

[21] 李振吉.中医药常用名词术语辞典[M].北京：中国中医药出版社，2001：190.

[22] 李德新.中医基础理论[M].北京：人民卫生出版社，2001：111.

[23] 王新华.中医基础理论[M].北京：人民卫生出版社，2001：251.

[24] 孙广仁.中医基础理论[M].北京：人民卫生出版社，2002：113.

[25] 曹洪欣.中医基础理论（七年制）[M].北京：中国中医药出版社，2004：72.

[26] 宋一伦，杨学智.基础理论与疾病[M]//曹洪欣，刘保延.中国中医药学术语集成.北京：中医古籍出版社，2005：165.

[27] 中华人民共和国国家质量监督检验检疫总局，中国国家标准化管理委员会.中医基础理论术语（GB/T 20348—2006)[M].北京：中国标准出版社，2006：15.

[28] 印会河.中医基础理论[M].2版.北京：人民卫生出版社，1984：111.

[29] 李家邦.中医学[M].北京：人民卫生出版社，2010：41.

[30] 樊巧玲.中医学概论[M].北京：中国中医药出版社，2010：40.

[31] 中医药学名词审定委员会.中医药学名词2004[M].北京：科技出版社，2005：27.

（唐学敏　魏小萌）

饮食所伤

yǐn shí suǒ shāng

一、规范名

【汉文名】饮食所伤。

【英文名】injury due to diet.

【注释】饥饱失常、饮食不洁和饮食偏嗜等各种饮食失调因素而导致内伤。

二、定名依据

"饮食所伤"作为饥饱失常、饮食不洁和饮食偏嗜等各种饮食失调因素而导致内伤名称首见于《证类本草》，之前，相关术语有"伤食""食伤"等。

《内经》言"伤食"，《金匮要略方论》言"食伤"，虽与本术语概念相同，但更口语话，以"饮食所伤"一词能更准确表达饮食不当导致疾病的病机变化特点，符合术语定名的科学性原则。

自《证类本草》首次提出"饮食所伤"一词，其后著作多有沿用。如隋唐时期的《黄帝内经太素》《外台秘要》，宋代的《太平惠民和剂局方》《圣济总录》《三因极一病证方论》，金代的《丹溪心法》，明代的《景岳全书》《普济方》《证治准绳》《本草纲目》，清代的《瘟疫论》《杂病源流犀烛》《医灯续焰》等，皆使用"饮食所伤"一名。这些均为历代重要的医著，对后世有较大影响，因而"饮食所伤"作为规范名便于达成共识，符合术语定名的约定俗成原则。

我国目前已出版的《中国医学百科全书·中医学》《中医大辞典》均主张以"饮食所伤"作为因饥饱失常、饮食不洁和饮食偏嗜等各种饮食失调因素而导致内伤病机的正名。临床实践中用"饮食所伤"用为正名已达成共识。

我国 2005 年出版的由全国科学技术名词审定委员会审定公布的《中医药学名词》已以"饮食所伤"作为规范名，所以"饮食所伤"作为规范名也符合术语定名的协调一致原则。

三、同义词

【曾称】"食伤"（《金匮要略方论》）；"饮食内伤"（《普济方》）。

【俗称】"伤食"（《内经》）。

四、源流考释

饮食所伤作为饥饱失常、饮食不洁和饮食偏嗜等各种饮食失调因素而导致内伤的相关描述最早见于《内经》，《素问·痹论》曰："饮食自倍，肠胃乃伤。"[1]244 说明饮食过量，则损伤肠胃而致病。《素问·通评虚实论》又曰："消瘅、仆击、偏枯、痿厥、气满发逆，肥贵人，则高粱之疾也。"[1]171 讲述偏嗜膏粱厚味会导致很多疾病的发生。《素问·生气通天论》再曰："味过于酸，肝气以津，脾气乃绝；味过于咸，大骨气劳，短饥，心气抑；味过于甘，心气喘满，色黑，肾气不衡；味过于苦，脾气不濡，胃气乃厚；味过于辛，筋脉沮驰，精神乃殃。"[1]15《素问·五脏生成论》复曰："是故多食咸，则脉凝泣而变色；多食苦，则皮槁而毛拔；多食辛，则筋急而爪枯；多食酸，则肉胝胸而唇揭；多食甘，则骨痛而发落。此五味之所伤也。"[1]61 均说明五味偏嗜损伤五脏，导致五体失于濡养而发生疾病。饮食偏嗜导致脏腑功能的损伤。且《素问·骨空论》记载了用灸法、针法治疗伤食："伤食灸之，不已者，必视其经之过于阳者，数刺其俞而药之。"[1]312 此"伤食"亦即指因饮食失调因素导致内伤，与"饮食所伤"的内涵是一致的。《神农本草经》云："孔公蘖：味辛温。主伤食不化，邪结气，恶创，疽瘘痔，利九窍，下乳汁（《御览》引云，一名通石，《大观本》，作黑字），生山谷。"[2]23 亦提到"伤食"。汉代张仲景《金匮要略方论》谓："五劳虚极羸瘦，腹满不能饮食，食伤、忧伤、饮伤、房室伤、饥伤、劳伤、经络营卫气伤，内有干血，肌肤甲错，两目黯黑，缓中补虚，大黄䗪虫丸主之。"[3]211 此"食伤"显然亦指饮食失调导致内伤。

隋唐时期，以"食伤""伤食"来概括因饮食失调而导致内伤疾病。如皇甫谧《针灸甲乙经》卷九曰："伤食胁下满，不能转展反侧，目青而呕，期门主之。"[4]77《诸病源候论》卷二十一："夫食过于饱，则脾不能磨消，令气急烦闷，睡卧不安。"[5]107 伤于饮食、则转辗反侧，睡卧不安也。

宋金元时期，始将因饮食失调导致内伤称为"饮食所伤"。如宋唐慎微《证类本草》卷一言："贵人曰：我昨日饮食所伤，今日食减。"[6]28 此言饮食损伤脾胃，致食量减少，乃"饮食所伤"

一词之首见，后被历代医家广泛沿用。如宋代《太平惠民和剂局方》[7]77《圣济总录》[8]754《苏沈良方》[9]53《三因极一病证方论》[10]55《妇人大全良方》[11]398《仁斋直指方论》[12]267，元代《活幼心书》[13]82《丹溪手镜》[14]380《内外伤辨》[15]53《世医得效方》[16]44等，然也，分别阐述了"饮食所伤"的成因、证候、治疗、方药及预后判断。如元朱丹溪《丹溪治法心要》卷四："饮食所伤，强胃消食，气虚者枳术丸。"[17]101 丹溪翁用枳术丸健脾消食治疗饮食所伤之症。

明清时期，除了沿袭"饮食所伤""伤食"外，出现了以"饮食内伤"来概括饮食失调而导致的内伤。如明代周慎斋《慎斋遗书》[18]184、薛己《校注妇人良方》[19]132，清代叶天士《瘟疫论》[20]83、沈金鳌《杂病源流犀烛》[21]96等趋之，仍沿用"饮食所伤"的命名。亦有医家既用到"饮食所伤"，又用到"饮食内伤"，如明代朱橚《普济方》卷四云："分内外伤治法，饮食所伤水谷之寒热。"[22]96《普济方》卷一百四十六亦首载了"饮食内伤"："伤寒后劳复（附论）……然此有二种，一者因劳动外伤，二者因饮食内伤。"[22]1432 此探讨饮食内伤是重要致病因素之一。明代徐春甫《古今医统大全》[23]118,137、张景岳《景岳全书》[24]6,21 亦效之。除此之外，明代李时珍《本草纲目》卷十八曰："今不问有湿无湿，但伤食或有热证，俱用牵牛克化之药，岂不误哉？况牵牛止能泄气中之湿热，不能除血中之湿热。"[25]576《本草纲目》卷三十三亦曰："此饮食内伤，填塞胸中，食伤太阴，风木生发之气伏于下，宜瓜蒂散吐之，《素问》所谓木郁则达之也。"[25]853 上文探讨由饮食导致的内伤疾病的治疗，李时珍同时运用了"饮食内伤"和"伤食"的称谓。而明王肯堂《证治准绳》述："香砂调中汤……治饮食所伤脾胃，呕吐，胸满嗳噫，或胸腹胀痛……痰郁于痰饮门求之，食郁于伤食门求之，故不著方。"[26]193 同时用到了"饮食所伤"和"伤食"，会导致胸脘胀满、疼痛、呕吐、嗳气等。清代潘辑《医灯续焰》卷二谓："胃苓汤……治湿郁小便不利，胸腹胀闷，或四

肢沉重，或饮食停中，或湿郁发黄，或伤食泄泻，并一切山岚瘴气侵乘而成疟痢者，皆效。"[27]48 而清潘辑《医灯续焰》卷四亦谓："饮食内伤，气口急滑，劳倦内伤，脾脉大弱。"[27]91 清潘辑《医灯续焰》卷十一又谓："饮食所伤而肿，或胸满，或嗳气，宜消导宽中汤。"[27]250 可见"伤食""饮食内伤"和"饮食所伤"涵义基本相同。

现代有关著作大部分沿用《证类本草》的记载，以"饮食所伤"作为规范名，其他的相关称谓亦有运用。《中医学概论》称"伤食"[28]129；《中医基础理论》（王新华）[29]476 称"饮食伤"；《中医辞海》称"食伤"[30]185；《中医基础理论》（孙广仁）[31]230、《中医基础理论》（郑洪新）[32]155 以"饮食内伤"为正名；《中医基础理论术语》[33]50 收录有"饮食失宜"。《中国医学百科全书·中医学》[34]500《中医大辞典》[35]909《中医药学名词2004》[36]41 以"饮食所伤"为规范名。

总之，"伤食"（《内经》）、"食伤"（《金匮要略方论》）显得口语话，且"食伤"已很少应用。"饮食内伤"（《普济方》）与"饮食所伤"概念基本相同。我国2005年出版的中医药学名词审定委员会审定公布的《中医药学名词》释义"饮食所伤"饥饱失常、饮食不洁和饮食偏嗜等各种饮食失调因素而导致内伤。"饮食所伤"一词能更准确表达饮食不当导致疾病的病机变化特点，因而应以"饮食所伤"作为规范名；"饮食内伤""食伤"作为曾称；"伤食"为俗称。

五、文献辑录

《素问·生气通天论》："味过于酸，肝气以津，脾气乃绝；味过于咸，大骨气劳，短肌，心气抑；味过于甘，心气喘满，色黑，肾气不衡；味过于苦，脾气不濡，胃气乃厚；味过于辛，筋脉沮弛，精神乃殃。"[1]15

"五脏生成论"："是故多食咸，则脉凝泣而变色；多食苦，则皮槁而毛拔；多食辛，则筋急而爪枯；多食酸，则肉胝䐢而唇揭；多食甘，则骨痛而发落。此五味之所伤也。"[1]61

"通评虚实论"："消瘅、仆击、偏枯、痿厥、气满发逆，肥贵人，则高粱之疾也。"[1]171

"痹论"："饮食自倍，肠胃乃伤"。[1]244

"骨空论"："伤食灸之，不已者，必视其经之过于阳者，数刺其俞而药之。"[1]312

《神农本草经》："孔公蘖，味辛温。主伤食不化，邪结气，恶创，疽瘘痔，利九窍，下乳汁（《御览》引云，一名通石，《大观本》，作黑字），生山谷。"[2]23

《金匮要略方论》："五劳虚极羸瘦，腹满不能饮食，食伤、忧伤、饮伤、房室伤、饥伤、劳伤、经络营卫气伤，内有干血，肌肤甲错，两目黯黑，缓中补虚，大黄蟅虫丸主之。"[3]211

《针灸甲乙经》卷九："伤食胁下满，不能转展反侧，目青而呕，期门主之。"[4]77

《诸病源候论》卷二十一："夫食过于饱，则脾不能磨消，令气急烦闷，睡卧不安。"[5]107

《证类本草》卷一："贵人曰：我昨日饮食所伤，今日食减。"[6]28

《太平惠民和剂局方》卷二："白术散：又治五劳七伤，气虚头眩，精神恍惚，睡卧不宁，肢体倦怠，潮热盗汗，脾胃虚损，面色痿黄，饮食不美，口吐酸水，脏腑滑泄，腹内虚鸣，反胃吐逆，心腹绞痛，久疟久痢；及膈气咽塞，上气喘促，坐卧不安；或饮食所伤，胸膈痞闷，腹胁膨胀；妇人胎前产后，血气不和；霍乱吐泻，气厥不省人事。"[7]77

《圣济总录》卷七十二："积聚宿食不消礞石丸方……上二十味，捣研各为末，先以硇砂合巴豆醋煮两食久，投礞石三棱，又投酒面，又投大黄，相去皆半食久，乃入众药，熬成稠膏，丸如绿豆大，每服三丸，酒饮下，凡坚积饮食所伤，皆能愈。"[8]754

《苏沈良方》卷四："沉麝丸……凡癥积饮食所伤，气凝谷食不化，皆能愈。"[9]53

《三因极一病证方论》卷四："白术散，又治五劳七伤，气虚头眩，精神恍惚，睡卧不宁，肢体倦怠，潮热盗汗，脾胃虚损，面色痿黄，饮食不美，口

吐酸水，脏腑滑泄，腹内虚鸣，反胃吐逆，心腹绞痛，久疟久利；及膈气咽塞，上气喘促，坐卧不安；或饮食所伤，胸膈痞闷，腹胁胀；妇人产前产后，血气不和，霍乱吐泻，气厥不省人事。"[10]55

《妇人大全良方》卷二十一："饮食所伤，见现丸却能作效。"[11]398

《仁斋直指方论》卷七："饮食所伤而为痞满者，当用药消导。"[12]267

《活幼心书》卷中："其热气与食熏蒸于胃，胃为水谷之海，脾实则能克化，今脾胃因饮食所伤，致有斯疾。"[13]82

《丹溪手镜》卷上："霍乱吐利者，饮食所伤也。"[14]380

《内外伤辨》卷下："辨内伤饮食用药所宜所禁，其牵牛之辛辣猛烈，夺人尤甚，饮食所伤，肠胃受邪，当以苦味泄其肠胃可也，肺与元气何罪之有？夫牵牛不可用者有五，此其一也……辨内伤饮食用药所宜所禁，丁香烂饭丸治饮食所伤。"[14]53

《世医得效方》卷一："相类阳毒……或饮食所伤，胸膈痞闷，腹胁胀。"[16]44

《丹溪治法心要》卷四："饮食所伤，强胃消食，气虚者枳术丸。"[17]101

《普济方》卷四："分内外伤治法，饮食所伤水谷之寒热。"[22]96

卷一百四十六："然此有二种，一者因劳动外伤，二者因饮食内伤。"[22]1432

《慎斋遗书》卷八："痢疾多因饮食所伤，湿热相搏。"[18]184

《校注妇人良方》卷六："窃谓前症若饮食所伤，六君子汤；劳役所伤，补中益气汤；风寒所伤，用人参理中汤；木旺乘土，六君加柴胡；呕吐腹痛，或大便不实，前汤加木香；胸膈虚痞，或肚腹不利，六君子汤。"[19]132

《古今医统大全》卷二："天之邪气害人五脏，水谷寒热害人六腑，两说相反，其理安在？此谓虚邪外伤有余，饮食内伤不足，二者之伤互有所受，不可执一而言伤也。"[23]118

卷二十三："饮食所伤虚者不可峻用汤剂……饮食所伤肠胃，当以苦泻其肠胃可也。"[23]137

《本草纲目》卷十八："今不问有湿无湿，但伤食或有热证，俱用牵牛克化之药，岂不误哉？况牵牛止能泄气中之湿热，不能除血中之湿热。"[25]576

卷三十三："此饮食内伤，填塞胸中，食伤太阴，风木生发之气伏于下，宜瓜蒂散吐之，《素问》所谓木郁则达之也。"[25]853

《证治准绳》："香砂调中汤……治饮食所伤脾胃，呕吐，胸满嗳噫，或胸腹胀痛……郁 痰郁于痰饮门求之，食郁于伤食门求之，故不著方。"[26]193

《景岳全书》卷一："凡病自内生，则或因七情，或因劳倦，或因饮食所伤，或为酒色所困，皆为里证。"[24]6

卷十六："凡饥饱失时者，太饥则仓廪空虚，必伤胃气；太饱则运化不及，必伤脾气。"[24]201

《医灯续焰》卷二："胃苓汤……治湿郁小便不利，胸腹胀闷，或四肢沉重，或饮食停中，或湿郁发黄，或伤食泄泻，并一切山岚瘴气侵乘而成疟痢者，皆效。"[27]48

卷四："饮食内伤，气口急滑，劳倦内伤，脾脉大弱。"[27]91

卷十一："饮食所伤而肿，或胸满，或嗳气，宜消导宽中汤。"[27]250

《瘟疫论》下卷："若因饮食所伤者，或吞酸作嗳，或心腹满闷而加热者，此名食复，轻则损谷自愈，重则消导方愈。"[20]83

《杂病源流犀烛》卷四："是三者皆本于脾虚，或为寒气所客，或为饮食所伤，或为痰涎所聚，皆当分其经络，察其虚实以治之（宜丁香、半夏、藿香、陈皮、茯苓、生姜）。"[21]96

《中医学概论》："饮食不节：无节制的纵情口腹。饮食超过正常的胃纳每致影响肠胃的消化和吸收，结果产生食不知味、胸膈痞闷、心腹胀满、吞酸、嗳腐，或不思饮食，或大便失常等伤食症状。"[28]129

《中国医学百科全书·中医学》："饮食所伤：由于饮食失宜或无节制而引发疾病的一种

病因称为饮食所伤。饮食所伤大致有：一为暴饮暴食，大饥大饱，饮食过寒过热及酗酒之类；一为饮食偏嗜或过食厚味。李东垣认为：饥饿不得饮食者，胃气空虚，以为不足；饮食自倍而停滞者，胃气受伤，此不足中兼有余。饥饱失时，饮食不节可使脾胃升降失调而发病。此外，过食油腻，亦能损伤脾胃，而致诸种病变，《素问·生气通天论》说：'高粱之变，足生大丁。'这是因多食肥甘厚味，令人血热，以致引起痈疽疮毒。又《素问·通评虚实论》说：'消瘅、仆击、偏枯、痿厥、气满发逆，肥贵人，则高粱之疾也。'李梴说：'善食厚味者，生痰。'由此可见，多食肥甘，可以生火、生风、生痰而导致多种疾病。《内经》认为：饮食入胃，其气由经脉上肺，所以饮食过寒过热，亦能伤肺。故《灵枢·邪气脏腑病形》说：'形寒寒饮则伤肺。'《灵枢·师传》又告诫人们：'食饮者，热无灼灼，寒无沧沧。'古人认为生冷瓜果最易伤脾胃之阳，使之虚冷，而致运化失司，滞积于中，则可发为腹痛、溏泄等病。关于饮食的危害，五味偏嗜则影响脏腑正常功能，脏腑偏胜，则诸病丛生。如《素问·五脏生成》说：'是故多食咸，则脉凝泣而变色；多食苦，则皮槁而毛拔；多食辛，则筋急而爪枯；多食酸，则肉胝䐢而唇揭；多食甘，则骨痛而发落。此五味之所伤也。'《素问·生气通天论》亦说：'味过于酸，肝气以津，脾气乃绝；味过于咸，大骨气劳，短饥，心气抑；味过于甘，心气喘满，色黑，肾气不衡；味过于苦，脾气不濡，胃气乃厚；味过于辛，筋脉沮弛，精神乃殃。'由此可见，五味过偏，可引起某些疾病。"[34]500

《中医辞海》："伤食：病证名。指饮食损伤脾胃所致的病症。见《丹溪心法·伤食》。又称食伤。因饮食不节，或脾胃不运所致。临床多见胸脘痞闷，嗳气腐臭，厌食，恶心呕吐，泄泻，苔腻等症。伤食有伤谷、伤面、伤肉、伤鱼鳖、伤蟹、伤蛋、伤生冷果菜，伤酒及伤茶、宿食、宿滞、五味过伤等。"[30]185

《中医基础理论》（王新华）："饮食伤：就是

指由于饮食因素导致疾病的发生。饮食因素主要有饮食失节，饥饱失常，或暴饮暴食，或饮酒无度，或饮食不洁，或饮食偏嗜等。"[29]476

《中医基础理论》（孙广仁）："饮食失宜，可分为两类：一是摄食行为乖戾，有失常度，如饥饱失常、饮食偏嗜等；二是所食之物不洁或不当。由于饮食物主要是依赖脾胃的纳运作用进行消化吸收，故饮食失宜，主要是损伤脾胃，因而称'饮食内伤'。"[31]230

《中医药学名词》："饮食所伤：饥饱失常、饮食不洁和饮食偏嗜等各种饮食失调因素而导致内伤。"[36]41

《中医基础理论术语》："饮食失宜：饥饱失常、饮食不洁和饮食偏嗜等饮食失与常度的致病因素。"[33]50

《中医大辞典》："饮食所伤：指由于饮食失调致病的一类病因。通常包括饮食失节，饥饱失常，或暴饮暴食，或饮酒无度，或饮食不洁，或饮食偏嗜等。饮食所伤直接影响脾胃导致脾胃功能失调，并可并发他病，是内伤疾病的致病因素之一。《素问·痹论》：'饮食自倍，肠胃乃伤。'参见伤食、五味过伤各条。"[35]909

《中医基础理论》（郑洪新）："饮食失宜：饮食是人赖以生存和维持健康的基本条件，是人体生命活动所需精微物质的重要来源。如果饮食适宜，可成为内伤病因，影响人体的生理功能，导致脏腑功能失调或正气损伤而发生疾病。由饮食失宜引起的内伤疾病常称为'饮食内伤'。饮食失宜主要包括饮食不节、饮食不洁、饮食偏嗜三种情况。"[32]155

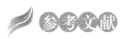 参考文献

［1］未著撰人.素问[M].何文彬，谭一松校注.北京：中国医药科技出版社，1998：15，61，171，244，312.

［2］［魏］吴普.神农本草经[M].沈阳：辽宁科学技术出版社，1997.08：23.

［3］［汉］张仲景.金匮要略[M].陈纪藩主编.北京：人民卫生出版社，2003：211.

［4］［晋］皇甫谧.针灸甲乙经[M].沈阳：辽宁科学技术出版社，1997：77.

［5］［隋］巢元方.诸病源候论[M].沈阳：辽宁科学技术出版社，1997：107.

［6］［宋］唐慎微.证类本草[M].北京：华夏出版社，1993：28.

［7］［宋］太平惠民和剂局.太平惠民和剂局方[M].北京：人民卫生出版社，1985：77.

［8］［宋］赵佶.圣济总录[M].王振国，杨金萍主校.上海：上海科学技术出版社，2016：754.

［9］［宋］沈括，苏轼.苏沈良方[M].上海：上海科学技术出版社，2003：53.

［10］［宋］陈言.三因极一病证方论[M].北京：人民卫生出版社，1957：55.

［11］［宋］陈自明.妇人大全良方[M].天津：天津科学技术出版社，2003：398.

［12］［宋］杨士瀛.仁斋直指方论[M].福州：福建科学技术出版社，1989：267.

［13］［元］曾世荣.活幼心书[M].北京：中国书店，1985：82.

［14］［元］朱丹溪.丹溪手镜[M].太原：山西科学技术出版社，2014：380.

［15］［金］李东垣.内外伤辨[M].南京：江苏科学技术出版社，1982：53.

［16］［元］危亦林.世医得效方[M].北京：人民卫生出版社，1990：44.

［17］［元］朱丹溪.丹溪治法心要[M].济南：山东科学技术出版社，1985：101.

［18］［明］周慎斋.慎斋遗书[M].南京：江苏科学技术出版社，1987：184.

［19］［明］薛己.校注妇人良方[M].太原：山西科学技术出版社，2012：132.

［20］［清］叶天士.瘟疫论[M].北京：人民卫生出版社，1990：83.

［21］［清］沈金鳌.杂病源流犀烛[M].上海：上海科学技术出版社，1962：96.

［22］［明］朱橚.普济方[M].北京：人民卫生出版社，1959：96，1432.

［23］［明］徐春甫.古今医统大全[M].合肥：安徽科学技术出版社，1995：137，118.

［24］［明］张介宾.景岳全书[M].北京：中国中医药出版社，1994：6，201.

［25］［明］李时珍.本草纲目[M].太原：山西科学技术出版社，2014：576，853.

［26］［明］王肯堂.证治准绳[M].北京：人民卫生出版社，1991：193.

［27］［清］潘楫撰.医灯续焰[M].杨维益点校.北京：人民卫生出版社，1988：48，91，250.

［28］南京中医学院.中医学概论[M].北京：民卫生出版

社,1958：129.

[29] 王新华.中医基础理论[M].北京：人民卫生出版社，2001：476.

[30] 袁钟,图娅,彭泽邦,等.中医辞海[M].北京：中国医药科技出版社.1999：185.

[31] 孙广仁.中医基础理论[M].北京：人民卫生出版社，2002：230.

[32] 郑洪新.中医基础理论[M].北京：中国中医药出版社,2016.08：155.

[33] 中华人民共和国国家质量监督检验检疫总局,中国国家标准化管理委员会.中医基础理论术语（GB/T

20348—2006)[M].北京：中国标准出版社,2006：50.

[34] 《中医学》编辑委员会.中医学[M]//钱信忠.中国医学百科全书.上海：上海科学技术出版社,1997：499,500.

[35] 李经纬,余瀛鳌,蔡景峰,等.中医大辞典[M].2版.北京：人民卫生出版社,2010：909.

[36] 中医药学名词审定委员会.中医药学名词2004[M].北京：科学出版社,2005：41.

（唐学敏）

1·091

君 火

jūn huǒ

一、规范名

【汉文名】君火。

【英文名】sovereign fire。

【注释】心之阳气,具有温煦、推动的功能。与"相火"相对而言。

二、定名依据

《内经》最早有"君火"名称的记载,是指在五运六气中的六气之一,这是君火最初和最原始的意义。

宋金元时期,《此事难知》中记载的"君火"最早与心联系到一起,与本术语概念基本一致,随后,君火为心火的观念就被确立下来,并逐渐成为主流学说。这一时期,君火还有另一种解释,如《三因极一病证方论》中认为君火不仅指心火,还应包括肾火。

明代,"心为君主之官,主宰全身,具有温煦推动功能"的观念进一步得到完善,如《本草纲目》《类经》《济阳纲目》等记载的"君火"多指此说。这一时期对君火的其他理解还有《裴子言医》认为君火相火同为元阳,不必分是君是相。

清代,君火为心阳的观念被继续沿用,如

《尚论后篇》《医方集解》《张氏医通》《素问悬解》《杂病源流犀烛》等,均认为君火内涵同于心火。其他观点有《内经博议》中认为君火存在于膻中,即心包络中。这些著作均为历代重要著作,对后世有较大影响,说明君火为心火,心之阳气的观念已经被大量医家所接受和使用。

现代相关著作均以"君火"作为规范名,如国标《中医基础理论术语》《中医大辞典》《中医辞海》《中医药学名词》和《中国中医药学术语集成·基础理论与疾病》,以及全国高等中医药院校教材《中医基础理论》等均以"君火"作为规范名。同时,已经广泛应用于中医药学文献标引和检索的《中国中医药学主题词表》也以"君火"作为正式主题词。这些均说明"君火"作为规范名已成为共识。君火在多数医学辞典中的含义是指心之阳气,具有温煦、推动的功能。与"相火"相对而言。

三、同义词

未见。

四、源流考释

"君火"一词最早记载于《内经》一书中,《素问·天元纪大论》曰："君火以明，相火以位。五六相合而七百二十气，为一纪，凡三十岁；千四百四十气，凡六十岁，而为一周，不及太过，斯皆见矣。"[1]250,251《素问·六微旨大论》曰："显明之右，君火之位也；君火之右，退行一步，相火治之；复行一步，土气治之；复行一步，金气治之；复行一步，水气治之；复行一步，木气治之；复行一步，君火治之。相火之下，水气承之；水位之下，土气承之；土位之下，风气承之；风位之下，金气承之；金位之下，火气承之；君火之下，阴精承之。"[1]265,266 从上面两段文字可以看出六气之中，独火有二，一为君火，另一则为相火。君火、相火均为六气之一。这是君火最初和最原始的意义。

宋金元时期，王好古《此事难知》中最早把君火与心联系到一起，文中曰："夫心者，君火也。"[2]33 朱丹溪《格致余论》中也曰："心，君火也，为物所感则易动。"[3]2 自此之后，君火为心火的观念就被确立下来，并随后逐渐成为主流学说。这一时期，君火还有另一种解释，君火，不仅指心火，还应包括肾火，也就是君火不仅指手少阴心，也包括足少阴肾。例如，陈氏的《三因极一病证方论》："至于君火，乃二气之本源，万物之所资始。人之初生，必投生于父精母血之中而成形。精属肾，肾属水，故天一而生水；血属心，心属火，故地二而生火；识为玄，玄属木，故天三而生木，乃太一含三引六之义也。亦道生一，一生二，二生三之数也。则知精血乃财成于识，以识动则暖，静则息，静息无象，暖触可知。故命此暖识以为君火。"[4]90《儒门事亲》："盖五脏，心为君火正化，肾为君火对化。"[5]104

明代，心为君主之官，主宰全身，相火居于下焦，温养脏腑，二者共同维持机体正常功能的观念进一步得到完善。如《本草纲目》："心藏神，为君火。"[6]59《类经》："心为君火，而相火上炎，则同气相求，邪归于心。"[7]218 武之望《济阳纲目》："心为君火，君不主令，相火代之。"[8]624 等都涉及此。同时，这一时期对君火的其他理

解还有譬如裴一中在《裴子言医》认为君火相火同为元阳，不必分是君是相，它们是体用的关系，君火为相火之本，相火为君火之用。文曰中："火乃造化之元阳，一而已矣，曷君相之可分哉？其所以有君相之分者，即一火之体用而分之也，岂既有君火而又有所谓相火邪！夫君火者，即相火之本体也，潜藏于天地之间，虽具热性而不发，实为造化之根蒂，犹王者，深居九重，无为而治，故君名焉（君相义透甚）。相火者，即君火之发用也。"[9]174 清代，心为君火的观念被继续沿用，如喻嘉言的《尚论后篇》："夫心者，君火也，与邪热相接。"[10]329 汪昂《医方集解》："心者君火也，主神，宜静而安。"[11]347 还有《张氏医通》[12]413《素问悬解》[13]158《杂病源流犀烛》[14]149 等，均认为君火内涵同于心火。其他观点有君火存在于膻中，即心包络中，如罗美《内经博议》君相二火论篇中明确论道："人之君火，正于广明，广明之地膻中也。"[15]53

现代的有关著作均以"君火"作为规范名，如《中医大辞典》[16]944《中医辞海》[17]307《中国中医药学术语集成·基础理论与疾病》[18]149《中医药学名词》[19]20、国标《中医基础理论术语》[20]35《中医基础理论》[21]141《中国中医药学主题词表》[22]471。君火在多数医学辞典中的含义是指心之阳气，具有温煦、推动的功能。与"相火"相对而言。

总之，君火在《内经》中是指六气之一。这是君火最初和最原始的意义。《此事难知》中最早把君火与心联系到一起，自此之后，君火为心火的观念就被确立下来，并随后逐渐成为主流学说。明清时期，心为君主之官，主宰全身，相火居于下焦，温养脏腑，二者共同维持机体正常功能的观念进一步得到完善。

五、文献辑录

《黄帝内经素问·天元纪大论》："君火以明，相火以位。五六相合而七百二十气，为一纪，凡三十岁；千四百四十气，凡六十岁，而为一

周，不及太过，斯皆见矣。"[1]250,251

"六微旨大论"："显明之右，君火之位也；君火之右，退行一步，相火治之；复行一步，土气治之；复行一步，金气治之；复行一步，水气治之；复行一步，木气治之；复行一步，君火治之。相火之下，水气承之；水位之下，土气承之；土位之下，风气承之；风位之下，金气承之；金位之下，火气承之；君火之下，阴精承之。"[1]265,266

《三因极一病证方论》卷五："至于君火，乃二气之本源，万物之所资始。人之初生，必投生于父精母血之中而成形。精属肾，肾属水，故天一而生水；血属心，心属火，故地二而生火；识为玄，玄属木，故天三而生木，乃太一含三引六之义也。亦道生一，一生二，二生三之数也。则知精血乃财成于识，以识动则暖，静则息，静息无象，暖触可知。故命此暖识以为君火。"[4]90

《儒门事亲》卷三："盖五脏，心为君火正化，肾为君火对化。"[5]104

《此事难知》卷上："夫心者，君火也。"[2]33

《格致余论·阳有余阴不足论》："心，君火也，为物所感则易动。"[3]2

《裴子言医》卷一："火乃造化之元阳，一而已矣，曷君相之可分哉？其所以有君相之分者，即一火之体用而分之也，岂既有君火而又有所谓相火邪！夫君火者，即相火之本体也，潜藏于天地之间，虽具热性而不发，实为造化之根蒂，犹王者，深居九重，无为而治，故君名焉（君相义透甚）。相火者，即君火之发用也，流行于天地之间，以布生生之化于不穷者也，正与宰相奉君行命同其义，故相名焉，非有二也。"[9]174

《本草纲目·脏腑虚实标本用药式》："心藏神，为君火。"[6]59

《类经》卷十三："心为君火，而相火上炎，则同气相求，邪归于心。"[7]218

《济阳纲目》卷二十五："心为君火，君不主令，相火代之。"[8]624

《尚论后篇》卷四："夫心者，君火也，与邪热相接。"[10]329

《内经博议》卷一："人之君火，正于广明，广明之地膻中也。"[15]53

《医方集解·人参益胃汤》："心者君火也，主神，宜静而安。"[11]347

《张氏医通》卷八："心属君火，主五脏六腑之火，故诸经之热，皆应于心。"[12]413

《杂病源流犀烛》卷六："十二经皆听命于心，故为君，位南方，配夏令，属火，故为君火。"[14]149

《素问悬解》卷五："心为君火，性亦疏泄，故多汗恶风；心主喜，病则心神不畅，故惟绝而善怒吓。"[13]158

《中国中医药学主题词表》："君火……心阳。"[22]471

《中医辞海》："君火……① 基础理论名词。指心火。因心为君主之官，故名……② 气功术语。见《太上九要心印妙经》。"[17]307

《中医大辞典》："君火……指心火。因心为君主之官，故名。《素问·天元纪大论》：'君火以明，相火以位。'君火居于上焦，主宰全身；相火居于下焦，温养脏腑，以潜藏守伏为宜。君火和相火在人体内，一主后天，一主先天，各安其位，共同维持机体的正常活动。"[16]944

《中医药学名词》："君火……与相火相对而言。寄藏于上焦心，主人之后天，有温煦、推动的功能，与相火相配，共同维持机体的正常生理活动。"[19]20

《中国中医药学术语集成·基础理论与疾病》："君火……指心火。因心为君主之官，故名。"[18]149

《中医基础理论术语》："君火……心火。与相火相对。〈运气〉少阴君火。"[20]35

《中医基础理论》："心为君火，肾为相火（命火）。君火在上，如日照当空，为一身之主宰。"[21]141

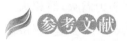

参考文献

［1］ 未著撰人.黄帝内经素问［M］.北京：人民卫生出版社，2012：250，251，265，266.

［2］［元］王好古.此事难知［M］.江凌圳,王英,竹剑平,等校注.北京:中国中医药出版社,2008:33.

［3］［元］朱震亨.格致余论［M］.施仁潮整理.北京:人民卫生出版社,2005.

［4］［宋］陈无择.三因极一病证方论［M］.北京:中国中医药出版社,2007:90.

［5］［金］张子和.儒门事亲［M］.邓铁涛,赖畴整理.北京:人民卫生出版社,2005:104.

［6］［明］李时珍.本草纲目［M］.刘衡如,刘山永校注.北京:华夏出版社,2011:59.

［7］［明］张景岳.类经［M］.范志霞校注.北京:中国医药科技出版社,2011:218.

［8］［明］武之望.济阳纲目［M］//苏礼.武之望医学全书.北京:中国中医药出版社,1999:624.

［9］裴一中.裴子言医［M］//沈洪瑞,梁秀清.中国历代名医医话大观［M］.太原:山西科学技术出版社,1996:174.

［10］［清］喻嘉言.尚论篇［M］.张海鹏,陈润花校注.北京:学苑出版社,2009:329.

［11］［清］汪昂.医方集解［M］.苏礼,焦振廉,任娟莉,等整理.北京:人民卫生出版社,2006:347.

［12］［清］张璐.张氏医通［M］.王兴华,张民庆,刘华东,等整理.北京:人民卫生出版社,2006:413.

［13］［清］黄元御.素问悬解［M］.孙国中,方向红点校.北京:学苑出版社,2008:158.

［14］［清］沈金鳌.杂病源流犀烛［M］.田思胜整理.北京:人民卫生出版社,2006:149.

［15］［清］罗东逸.内经博议［M］.孙国中,方向红点校.北京:学苑出版社,2010:53.

［16］李经纬,余瀛鳌,蔡景峰,等.中医大辞典［M］.北京:人民卫生出版社,2004:944.

［17］袁钟,图娅,彭泽邦,等.中医辞海:中册［M］.北京:中国医药科技出版社.1999:307.

［18］宋一伦,杨学智.基础理论与疾病［M］//曹洪欣,刘保延.中国中医药学术语集成.北京:中医古籍出版社,2005:149.

［19］中医药学名词审定委员会.中医药学名词［M］.北京:科学出版社,2005:20.

［20］中华人民共和国国家质量监督检验检疫总局,中国国家标准化管理委员会.中医基础理论术语(GB/T 20348—2006)［M］.北京:中国标准出版社,2006:35.

［21］孙广仁.中医基础理论［M］.北京:中国中医药出版社 2007:141.

［22］吴兰成.中国中医药学主题词表［M］.北京:中医古籍出版社,2008:471.

(李琳珂)

1·092

肾 气

shèn qì

一、规范名

【中文名】肾气。

【英文名】kidney qi。

【注释】肾精所化生之气,表现为肾促进机体的生长、发育和生殖,以及气化等功能活动。

二、定名依据

"肾气"一词最早出现在《内经》。自《内经》提出"肾气"之名,其后历代的著作多有沿用,如魏晋王叔和《脉经》,唐代杨上善《黄帝内经太素》,宋代王怀隐《太平圣惠方》,元代危亦林《世医得效方》,明代朱橚《普济方》,清代张璐《张氏医通》均以"肾气"为正名。这些著作均为历代的重要著作,对后世有较大影响。所以"肾气"作为规范名便于达成共识,符合术语定名的约定俗成原则。

现代相关著作中,国标《中医基础理论术语》等权威著作沿用"肾气"之名,《中医辞海》《中医大辞典》和《中国医学百科全书·中医学》等辞书类著作均沿用"肾气"之名。普通高等教育中医药类规划教材《中医基础理论》也沿用"肾气"之名。已经广泛应用于中医药学文献标引和检索的《中国中医药学主题词表》也沿用"肾气"之名。这些均说明"肾气"作为规范名已成为共识。

我国 2005 年出版的全国科学技术名词审定委员会审定公布的《中医药学名词》已以"肾气"作为规范名,所以"肾气"作为规范名也符合术语定名的协调一致原则。

三、同义词

未见。

四、源流考释

肾气作为本词的名称,其有关记载始见于《内经》,如《黄帝内经灵枢·本神》:"肾藏精,精舍志,肾气虚则厥;实则胀,五脏不安。"[1]40 论述了肾气虚、实的病理情况。又如《黄帝内经素问·上古天真论》:"岐伯曰:女子七岁,肾气盛,齿更发长……"[2]2 指出了肾气具有促进人体生长发育的作用。

魏晋南北朝至隋唐时期,医家多沿用"肾气"作为本词的规范名,主要论述了肾气的重要性,如魏晋王叔和《脉经》卷四:"肾间动气,谓左为肾,右为命门,命门者,精神之所舍,原气之所系也,一名守邪之神。以命门之神固守,邪气不得妄入,入即死矣。此肾气先绝于内,其人便死。其脉不复,反得动病也。"[3]67 论述了肾气功能的重要性。又如唐代杨上善《黄帝内经太素》卷三:"人年六十,肾气衰,精气减,筋弛,故宗筋痿也。"[4]28 指出人老年时期的生理变化与肾气盛衰密切相关。同时把"肾气"作为本词规范名的尚有《神农本草经》[5]84、南北朝陶弘景《本草经集注》[6]465、隋代巢元方《诸病源候论》[7]18、唐代王焘《外台秘要方》[8]183 等。

到了宋金元时期,许多医家继续沿用"肾气"作为本词的规范名,并且对肾气的内涵及作用有了更深一步的认识。指出肾脏虚或实的病理特征,如宋代王怀隐《太平圣惠方》卷七:"肾为脏主里。肾气盛为志有余。则病腹胀飧泄。体重胫肿。喘咳汗出。恶风。面目黑。小便黄。是为肾气之实也。则宜泻之。"[9]173 描述了

肾气盛所导致的病理变化及治法。又如金代刘完素《素问病机气宜保命集》卷下:"或有视物不明,见黑花者,此谓之肾气弱也,宜补肾水,驻景丸是也。"[10]94 指出了视物不明,见黑花者是肾气弱所导致的。其他沿用"肾气"之名的文献还有宋代陈承裴宗元陈师文《太平惠民和剂局方》[11]35、成无己《注解伤寒论》[12]57、陈无择《三因极一病证方论》[13]49,金代张子和《儒门事亲》[14]10,元代危亦林《世医得效方》[15]83 等。

到了明清时期,医家依然沿用"肾气"作为本词的规范名,如明代朱橚《普济方》卷二十七:"夫凡肺劳病者。补肾气以益之。"[16]685 指出肺劳病可以通过补肾气的方法治疗。又如清代张璐《张氏医通》卷四:"盖肾气本虚之人,即素无痰饮,才感外邪,则冲任之火便乘势上凌膈上,迫拶津液而为痰饮,支塞清道,必至咳逆倚息不得卧也。"[17]73 指出肾气本虚之人,感受外邪之后的病理变化。其他沿用"肾气"之名的文献有明代李时珍《本草纲目》[18]70、李中梓《内经知要》[19]61,清代沈金鳌《杂病源流犀烛》[20]16 等。

现代文献中,《中医药学名词》[21]23、国标《中医基础理论术语》[22]15 等著作均沿用"肾气"之名。《中医辞海》[23]426《中医大辞典》[24]1027《中国医学百科全书·中医学》[25]307 等辞书类著作均沿用"肾气"之名。中医学教材《中医基础理论》[26]94 及《中国中医药学主题词表》[27]780 等也沿用"肾气"之名,说明"肾气"一词作为规范名已成为共识。

需要指出的是,"肾气"还有一个含义,指经穴别名,即大横穴,最早见于日本原昌克《经穴汇解》卷之三:"大横(甲乙)一名肾气(《医纲》),腹哀下三寸,直脐旁(《甲乙》)。"[28]151

五、文献辑录

《黄帝内经灵枢·本神》:"肾藏精,精舍志,肾气虚则厥;实则胀,五脏不安。"[1]40

《黄帝内经素问·上古天真论》:"岐伯曰:女子七岁,肾气盛,齿更发长。"[2]2

《神农本草经》卷二："元参，味苦微寒。主腹中寒热积聚，女子产乳余疾，补肾气，令人目明。一名重台，生川谷。"[5]84

《脉经》卷四："肾间动气，谓左为肾，右为命门，命门者，精神之所舍，原气之所系也，一名守邪之神。以命门之神固守，邪气不得妄入，入即死矣。此肾气先绝于内，其人便死。其脉不复，反得动病也。"[3]67

《本草经集注·果菜米谷有名无实》："栗，味咸，温，无毒。主益气，厚肠胃，补肾气，令人忍饥，生山阴，九月采。"[6]465

《诸病源候论》卷三："虚劳则肾气不足，伤于冲脉，冲脉为阴脉之海，起于关元，关元穴在脐下，随腹直上至咽喉。劳伤内损，故腹里拘急也。"[7]18

《黄帝内经太素》卷三："人年六十，肾气衰，精气减，筋弛，故宗筋痿也。"[4]28

《外台秘要方》卷十一："若腰肾气盛，则上蒸精气，气则下入骨髓，其次以为脂膏，其次为血肉也，其余别为小便，故小便色黄，血之余也。"[8]183

《太平圣惠方》卷七："肾为脏主里。肾气盛为志有余，则病腹胀发泄，体重胫肿，喘咳汗出，恶风，面目黑，小便黄。是为肾气之实也，则宜泻之。"[9]173

《太平惠民和剂局方》卷三："异香散治肾气不和，腹胁膨胀，痞闷噎塞，喘满不快，饮食难化，噫气吞酸；一切气痞，腹中刺痛。此药能破癥瘕结聚，大消宿冷沉积，常服调五脏三焦，和胃进食。"[11]35

《注解伤寒论》卷三："寒邪在表，非甘辛不能散之，麻黄、桂枝、甘草之辛甘，以发散表邪。水停心下而不行，则肾气燥，《内经》曰：肾苦燥，急食辛以润之。干姜、细辛、半夏之辛，以行水气而润肾。咳逆而喘，则肺气逆，《内经》曰：肺欲收，急食酸以收之。芍药、五味子之酸，以收逆气而安肺。"[12]57

《三因极一病证方论》卷三："木瓜牛膝丸治寒湿脚气，冷湿下注，脚弱无力，或肿急疼痛。兼治妇人血风。大固肾气，活血，壮筋络。"[13]49

《素问病机气宜保命集》卷下："或有视物不明，见黑花者，此谓之肾气弱也，宜补肾水，驻景丸是也。"[10]94

《儒门事亲》卷十四："病人面黑目白，八日死；肾气内伤，病因留积。"[14]10

《世医得效方》卷三："八正散，治肾气实热，脉洪数，小腹、外肾、肛门俱热，大小便不利作痛。每服四钱，灯心二十茎，枳壳半片去穰煎，食前温服。热盛，加淡竹叶二十皮。"[15]83

《普济方》卷二十七："夫凡肺劳病者。补肾气以益之。"[16]685

《本草纲目》第三卷："吴茱萸止咳逆。肾气上筑于咽喉，逆气连属不能出，或至数十声，上下不得喘息，乃寒伤胃脘，肾虚气逆，上乘于胃，与气相并也，同橘皮、附子丸服。"[18]70

《内经知要》卷下："甘归土味，过食则缓滞上焦，故心气喘满。甘从土化，土胜则水病，故黑色见而肾气不衡矣。"[19]61

《张氏医通》卷四："盖肾气本虚之人，即素无痰饮，才感外邪，则冲任之火便乘势上凌膈上，迫拗津液而为痰饮，支塞清道，必至咳逆倚息不得卧也。"[17]73

《杂病源流犀烛》卷一："金性下沉，隐于子胎，肾家水火两病，肺俱能受其害，故有时肾水上泛为痰，肺受之，则喘壅而嗽。有时肾火上凌其母，肺受之，则喘息而鸣。皆肾气上逆而为病也。要不外足太阳、足太阴、足少阴三经，从而治之。"[20]16

《经穴汇解》卷之三："大横（甲乙）一名肾气。"[28]151

《中医大辞典》："肾气：① 肾精化生之气。指肾脏的功能活动，如生长、发育及性机能的活动。《素问·上古天真论》：'女子七岁肾气盛，齿更发长……丈夫八岁肾气实，发长齿更。二八肾气盛，天癸至，精气溢泻，阴阳和，故能有子……'《灵枢·脉度》：'肾气通于耳，肾和则耳能闻五音矣。'② 经穴别名，即大横穴，属足阳明胃经。位于脐旁开三寸五分。参见大横条。"[24]1027

《中国医学百科全书·中医学》："肾气所化

中医基础理论

397

之气称为肾气。"[25]307

《中医辞海》："肾气：① 基础理论名词。肾精化生之气，指肾脏的功能活动，如生长、发育及性机能的活动…… ② 大横穴别名。属足阳明胃经。位于脐旁开3寸5分。"[23]426

《中医基础理论》："肾气：由肾精所化，也是一身之气分布到肾的部分。由于肾精的主体成分是先天之精，肾气也主要属先天之气，与元气的概念大致相同，故为脏腑之气中最重要者，称为脏腑之气的根本。"[26]94

《中医药学名词》："肾气……肾精所化生之气，表现为肾促进机体的生长、发育和生殖，以及气化等功能活动。"[21]23

《中医基础理论术语》："肾气……肾精所化之气。肾脏生理活动的物质基础及其动力来源。"[22]15

《中国中医药学主题词表》："肾气……属肾（中医）……肾精所化生之气，表现为肾促进机体的生长、发育和生殖，以及气化等功能活动。"[27]780

参考文献

[1] 未著撰人.黄帝内经灵枢[M].樊德春,李泰然点校.上海：第二军医大学出版社,2005：40.

[2] 未著撰人.黄帝内经素问[M].田代华整理.北京：人民卫生出版社,2005：2.

[3] [晋]王叔和.脉经[M].范登脉校注.北京：科学技术文献出版社,2010：67.

[4] [隋]杨上善.黄帝内经太素[M].北京：人民卫生出版社,1965：28.

[5] [清]顾观光.神农本草经[M].兰州：兰州大学出版社,2004：84.

[6] [南北朝]陶弘景.本草经集注[M].尚志钧,尚元胜辑校.北京：人民卫生出版社,1994：465.

[7] [隋]巢元方.诸病源候论[M].鲁兆麟主校.沈阳：辽宁科学技术出版社,1997：18.

[8] [唐]王焘著.外台秘要方[M].王淑民校注.北京：中国医药科技出版社,2011：183.

[9] [宋]王怀隐.太平圣惠方[M].北京：人民卫生出版社,1958：173.

[10] [金]刘完素.素问病机气宜保命集[M].刘阳校注.北京：中国医药科技出版社,2012：94.

[11] [宋]陈承,裴宗元,陈师文.太平惠民和剂局方[M].鲁兆鳞主校.彭建中,魏富有点校.沈阳：辽宁科学技术出版社,1997：35.

[12] [金]成无己.注解伤寒论[M].田思胜,马梅青校注.北京：中国医药科技出版社,2011：57.

[13] [宋]陈无择.三因极一病症方论[M].侯如燕校注.北京：中国医药科技出版社,2011：49.

[14] [金]张从正.儒门事亲[M].鲁兆麟,主校.张宝春点校.沈阳：辽宁科学技术出版社,1997：10.

[15] [元]危亦林.世医得效方[M].王育学点校.北京：人民卫生出版社,1990：83.

[16] [明]朱橚.普济方：第1册[M].北京：人民卫生出版社,1959：685.

[17] [清]张璐.张氏医通[M].李静芳,建一校注.北京：中国中医药出版社,1995：73.

[18] [明]李时珍.本草纲目[M].张守康,张向群,王国辰主校.北京：中国中医药出版社,1998：70.

[19] [明]李中梓.内经知要[M].王体校注.北京：中国医药科技出版社,2011：61.

[20] [清]沈金鳌.杂病源流犀烛[M].李占永,李晓林校注.北京：中国中医药出版社,1994：16.

[21] 中医药学名词审定委员会.中医药学名词[M].北京：科学出版社,2005：23.

[22] 中华人民共和国质量监督检验检疫总局,中国国家标准化管理委员会.中医基础理论术语(GB/T 20348—2006)[M].北京：中国标准出版社,2006：15.

[23] 袁钟,图娅,彭泽邦,等.中医辞海：中册[M].北京：中国医药科技出版社,1999：426.

[24] 李经纬,余瀛鳌,蔡景峰,等.中医大辞典[M].2版.北京：人民卫生出版社,2004：1027.

[25] 《中医学》编辑委员会.中医学[M]//钱信忠.中国医学百科全书.上海：上海科学技术出版社,1997：307.

[26] 孙广仁.中医基础理论[M].北京：中国中医药出版社,2002：94.

[27] 吴兰成.中国中医药学主题词表[M].北京：中医古籍出版社,2008：780.

[28] [日]原昌克.经穴汇解[M].颜惠萍,王立群译注.北京：学苑出版社,2008：151.

（金芳芳　王梦婷　任嘉惠）

肾 精

shèn jīng

一、规范名

【中文名】肾精。

【英文名】kidney essence。

【注释】即肾中之精,来源于先天之精,又依赖后天之精的滋养而充盛,为肾之功能活动的物质基础。

二、定名依据

"肾精"一词最早出现在唐代杨上善《黄帝内经太素》。其后的著作如唐代王冰《重广补注黄帝内经素问》,宋代唐慎微《证类本草》,金代刘完素《黄帝素问宣明论方》,明代张景岳《景岳全书》,清代潘辑《医灯续焰》、张志聪《黄帝内经素问集注》等均把"肾精"作为正名。这些著作均为历代的重要著作,对后世有较大影响。所以"肾精"作为规范名便于达成共识,符合术语定名的约定俗成原则。

现代相关著作,国标《中医基础理论术语》以"肾精"作为规范名,《中医药常用名词术语辞典》《中医辞海》《中医大辞典》和《中国医学百科全书•中医学》等辞书类著作以及中医药教材如《中医基础理论》等均以"肾精"作为规范名。已经广泛应用于中医药学文献标引和检索的《中国中医药学主题词表》也以"肾精"作为正式主题词。这些均说明"肾精"作为规范名称已成为共识。

"肾精"较"元精""真精",更能够体现出肾中之精的意义,更能够精确地表达概念的内涵和本质属性,更通俗易懂。以"肾精"作为正名,符合科学性原则。

我国2005年出版的由全国科学技术名词审定委员会审定公布的《中医药学名词2004》已以"肾精"作为规范名。所以"肾精"作为规范名也符合术语定名的协调一致原则。

三、同义词

【曾称】"精"(《内经》);"真精"(《圣济总录》);"元精"(《普济方》)。

四、源流考释

肾精的有关记载始见于《内经》,书中虽然没有肾精之词,但是有关于肾精的描述。如《灵枢篇•决气》:"两神相搏,合而成形,常先身生,是谓精。"[1]159 又如《素问•六节藏象论》:"肾者,主蛰,封藏之本,精之处也。"[2]20 这里的"精"即指"肾精"。

其后的医家多沿用《内经》记载,以"精"作为本词的名称,如汉代张仲景《金匮要略•血痹虚劳病脉证并治第六》:"夫失精家,少腹弦急,阴头寒,目眩(一作目眶痛),发落,脉极虚芤,迟为清谷亡血失精。"[3]20 又如晋代葛洪《肘后备急方》卷四:"《经验方》,暖精气,益元阳。"[4]98 又如隋代巢元方《诸病源候论》卷之四:"肾主骨髓,而藏于精。虚劳肾气虚弱,故精液少也。"[5]22 以上文献之中"精"即为"肾精"之意。

"肾精"作为本词正名始见于唐代杨上善《黄帝内经太素》卷二十七:"骨之精为瞳子,肾精主骨,骨之精气为目之瞳子。"[6]496 同时把"肾精"作为本词正名的尚有唐代王冰《重广补注黄帝内经素问•奇病论篇》:"胎约胞络肾气不通,因而泄之,肾精随出,精液内竭,胎则不全。"[7]315

宋元时期记载本词大多沿用《黄帝内经太素》记载,以"肾精"为正名,如宋代唐慎微《证类本草》卷十八:"膃肭脐……主治男子宿癥气块,积冷劳气,羸瘦,肾精衰损,多色成肾劳,瘦悴。"[8]532 其他沿用"肾精"之名的文献还有宋代杨士瀛《仁斋直指方论》[9]310，金代刘完素《黄帝素问宣明论方》[10]1 等。同时尚出现了本词曾称"真精"，如宋代赵佶《圣济总录》卷九十四："论曰：《内经》谓脾风传之肾……故其证少腹冤热而痛，真精不守，故其证溲出白液，病名曰蛊，以邪热内烁，真精不守，久而弗治，适以丧志也。"[11]1660 此论述为"真精"之名的最早出处，意义与肾精一致。其后相关著作亦有沿用，如宋代严用和《严氏济生方》[12]131，金代刘完素《黄帝素问宣明论方》[10]7，元代危亦林《世医得效方》[13]544 等均出现过有关"真精"的论述。

明清时期记载本词，有的沿用"肾精"之名，如明代张景岳《景岳全书》卷二："若谓肾精未泄不必补肾，则五脏之精，其有禀赋之亏，人事之伤者，岂因其未泄而总皆不必补耶？"[14]52 清代潘辑《医灯续焰》："然必三者具而后灵明全，三即胆汁、肾精、心神也。"[15]311 其他沿用"肾精"之名的文献还有明代朱橚《普济方》[16]827、清代张志聪《黄帝内经素问集注》[17]117 等。有的称之为"真精"，如明代徐春甫《古今医统大全》[18]1381、李时珍《本草纲目》[19]251，清代吴鞠通《温病条辨》[20]159 等。同时尚出现了本词曾称"元精"之名，如明代朱橚《普济方》卷一："命门者元精之所舍，男子以藏精，女子以系胞。"[16]1 此论述为"元精"一词的最早出处，意义与肾精一致。其他称为"元精"的文献还有明代张介宾《类经》[21]3、董宿《奇效良方》[22]366、龚廷贤《寿世保元》[23]215、徐春甫《古今医统大全》[18]197、王肯堂《证治准绳》[24]209、赵献可《医贯》[25]34，清代林之翰《四诊抉微》[26]59 等。

现代有关著作大多沿用《黄帝内经太素》的记载以"肾精"作为本词正名，如《中医药学名词2004》[27]23、国标《中医基础理论术语》[28]15 等著作，《中医药常用名词术语辞典》[29]216《中医辞海》[30]437《中医大辞典》[31]1030《中国医学百科全书·中医学》[32]307 等辞书类著作，以及中医药教材如《中医基础理论》[33]94 等均以"肾精"作为本

病证规范名。已经广泛应用于中医药学文献标引和检索的《中国中医药学主题词表》[34]779 也以"肾精"作为正式主题词，说明"肾精"作为规范名称已成为共识。

五、文献辑录

《灵枢·决气》："两神相搏，合而成形，常先身生，是谓精。"[1]159

《素问·六节藏象论》："肾者，主蛰，封藏之本，精之处也……"[2]20

《金匮要略·血痹虚劳病脉证并治第六》："夫失精家，少腹弦急，阴头寒，目眩（一作目眶痛），发落，脉极虚、芤、迟，为清谷亡血失精。"[3]20

《肘后备急方》卷四："《经验方》，暖精气，益元阳。"[4]98

《诸病源候论》卷之四："肾主骨髓，而藏于精。虚劳肾气虚弱，故精液少也。"[5]22

《黄帝内经太素》卷二十七："骨之精为瞳子，肾精主骨，骨之精气为目之瞳子。"[6]496

《重广补注黄帝内经素问·奇病论篇第四十七》："胎约胞络肾气不通，因而泄之，肾精随出，精液内竭，胎则不全。"[7]315

《证类本草》卷十八："腽肭脐……主治男子宿症气块，积冷劳气，羸瘦，肾精衰损，多色成肾劳，瘦悴。"[8]532

《圣济总录》卷九十四："论曰《内经》谓脾风传之肾，病名曰疝瘕，少腹冤热而痛出白，一名曰蛊，夫脾受风邪，传于肾经，邪热内烁，故其证少腹冤热而痛，真精不守，故其证溲出白液，病名曰蛊，以邪热内烁，真精不守，久而弗治，适以丧志也，水之精为志，志丧则精从之，左传谓惑以丧志为蛊者，如此。治蛊病，少腹急痛，便溺失精，大建中汤方。"[11]1660

《黄帝素问宣明论方》卷一："膀胱不利，致三焦约而遗溺，肾精不足，强上冥视，唾之若涕，恶风振寒，为之劳风。"[10]1 "脾风传肾，一名疝气，小腹痛，出白液，名曰蛊。《左传》云：以丧志名为蛊，病乃真精不守也，大建中汤主之。"[10]7

《严氏济生方》:"双补丸(《续方》)治真精不足,肾水涸燥,咽干多渴,耳鸣头晕,目视昏花,面色黧黑,腰背疼痛,脚膝酸弱,服僭药不得者。"[12]131

《仁斋直指方论》卷九:"盖生地黄能生心血,用麦门冬引入所生之地;熟地黄能补肾精,用天门冬引入所补之地,四味互相为用,本草又以人参为通心气之主,故宜加焉。"[9]310

《世医得效方》卷十五:"阳起石圆治丈夫真精气不浓,不能施化,是以无子。"[13]544

《普济方》卷一:"命门者元精之所舍。男子以藏精。女子以系胞。"[16]1

卷三十三:"《素问》云。夫肾精者,身之本也。盖五脏六腑皆有精,肾为都会,关司之所,听命于心。"[16]827

《奇效良方》卷三十四:"盖精,有谓生来之精者,身乃先生之精也。有谓食气入胃,散精于五脏者;有谓水饮自脾肺输肾,肾气四布,五经并行之精者,此水谷日生之精也。然饮食日生之精,皆从生来元精之所化,而后分布其脏,盈溢则输之于肾。"[22]366

《寿世保元》卷四:"一论五仁斑龙胶,专治真阳元精内乏,以致胃气弱,下焦虚惫,及梦泄自汗,头眩,四肢无力,此胶能生精养血,益智宁神,顺畅三焦,培填五脏,补肾精,美颜色,却病延年,乃虚损中之圣药也。"[23]215

《古今医统大全》卷三:"饮食入胃,以养其中,化为元精,则神气不离,形液日益,盖所以续阴阳禀受之有限,而使之无穷也。"[18]197

卷四十八:"《玉机》谓:人禀中和之气而生有三,曰元精,曰元气,曰元神。三者本身中之真精、真气、真脉也。夫精乃脏腑之真元,非荣血之比,故曰天癸。气乃脏腑之大经,为动静之主,故曰神机。"[18]1381

《本草纲目》卷十:"盖磁石入肾,镇养真精,使神水不外移。"[19]251

《证治准绳》:"然饮食日生之精,皆从生来元精之所化,而后分布其脏,盈溢则输之于肾,肾乃元气之本,生成之根,以始终化之养之之道

也。若饮食之精,遇一脏有邪,则其脏之食味,化之不全,不得入与元精俱藏而竟泄出。"[24]209

《医贯》卷三:"无形之水。谓之元精。俱寄于两肾中间。故曰五脏之中。惟肾为真。此真水真火真阴真阳之说也。"[25]34

《景岳全书》卷之二"入集":"若谓肾精未泄不必补肾,则五脏之精,其有禀赋之亏,人事之伤者,岂因其未泄而总皆不必补耶?"[14]52

《类经》卷一:"盖精依气生,精实而气融,元精失则元气不生,元阳不见元神见则元气生,元气生则元精产。此言元精元气元神者,求精气神于化生之初也。"[21]3

《医灯续焰》:"然必三者具而后灵明全,三即胆汁、肾精、心神也。"[15]311

《黄帝内经素问集注》卷五:"倪冲之曰:胃主肉,肾主骨,谷精之汗出于胃,血液之汗原于肾,邪在肉者,得水谷之汗而解,邪在骨者,得肾精之汗而后解。"[17]117

《四诊抉微》卷三:"凡见小儿面㿠白无神,懒言气短,不思食,腹膨不痛,二便不常,喜卧,眼喜闭,手足无力,慢惊。久吐,胃虚。久泻脱肛,脾虚。自汗,表虚。自利,里虚。脉来微细无力,及行迟,发迟,齿迟,解颅,鹤节,俱属肾气未成,元精不足。"[26]59

《温病条辨》卷五:"每殒胎五六月者,责之中焦不能荫胎,宜平日常服小建中汤;下焦不足者,天根月窟膏,蒸动命门真火,上蒸脾阳,下固八脉,真精充足,自能固胎矣。"[20]159

《中医大辞典》:"肾精,指肾脏所藏的元精,属肾阴的范围。"[31]1030

《中国医学百科全书·中医学》:"肾所藏之精,称为肾精。肾精所化之气,称为肾气,肾精与肾气互为体用。"[32]307

《中医辞海》:"肾精……基础理论名词。指肾脏所固藏之精,即生殖之精,其来源于先天,培养于后天,属肾阴的范围。"[30]437

《中医基础理论》:"肾精以先天之精为主,可称为元精或真精。肾气为肾精所化,与元气、

真气的概念大致相同。"[33]94

《中医药常用名词术语辞典》："肾精……肾中精气。来源于先天之精，即取决于先天禀赋之厚薄，又依赖后天之精的不断充养，为肾功能活动的物质基础。"[29]216

《中医药学名词》："肾精……即肾中之精，来源于先天之精，又依赖后天之精的滋养而充盛，为肾之功能活动的物质基础。"[27]23

《中医基础理论术语》："肾精……肾藏之精。来源于先天，充养于后天，肾脏生理活动的物质基础。"[28]15

《中国中医药学主题词表》："肾精……属肾（中医）；属精即肾中之精，来源于先天之精，又依赖于后天之精的滋养而充盛，为肾之功能活动的物质基础。"[34]779

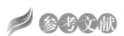 参考文献

[1] 未著撰人.黄帝内经：灵枢篇[M].邢汝雯.武汉：华中科技大学出版社,2017：159.

[2] 未著撰人.黄帝内经素问[M].田代华整理.北京：人民卫生出版社,2005：20.

[3] [汉]张机.金匮要略方论[M].北京：人民卫生出版社,1956：20.

[4] [晋]葛洪.肘后备急方[M].汪剑,邹运国,罗思航整理.北京：中国中医药出版社,2016：98.

[5] [隋]巢元方.诸病源候论[M].鲁兆麟主校.沈阳：辽宁科学技术出版社,1997：22.

[6] [隋]杨上善.黄帝内经太素[M].北京：人民卫生出版社,1965：496.

[7] [唐]王冰.重广补注黄帝内经素问[M].林亿,等新校正.范登脉校注.北京：科学技术文献出版社,2011：315.

[8] [宋]唐慎微.证类本草[M].郭君双,金秀梅,赵益梅校注.北京：中国医药科技出版社,2011：532.

[9] [宋]杨士瀛.仁斋直指方论[M].盛维忠,王致谱,傅芳,等校注.福州：福建科学技术出版社,1989：310.

[10] [金]刘完素.黄帝素问宣明论方[M].宋乃光,校注.北京：中国中医药出版社,2007：1,7.

[11] [宋]赵佶.圣济总录：下册[M].北京：人民卫生出版社,1962：1660.

[12] [宋]严用和.重辑严氏济生方[M].王道瑞,申好真重辑.北京：中国中医药出版社,2007：131.

[13] [元]危亦林.世医得效方[M].王育学点校.北京：人民卫生出版社,1990：544.

[14] [明]张介宾.景岳全书[M].赵立勋主校.北京：人民卫生出版社,1991：52.

[15] [清]潘楫.医灯续焰[M].何源注,闫志安,张黎临校注.北京：中国中医药出版社,1997：311.

[16] [明]朱橚.普济方[M].北京：人民卫生出版社,1959：1,827.

[17] [清]张志聪.黄帝内经素问集注[M].王宏利,吕凌校注.北京：中国医药科技出版社,2014：117.

[18] [明]徐春甫.古今医统大全[M].崔仲平,王耀廷主校.北京：人民卫生出版社,1991：197,1381.

[19] [明]李时珍.本草纲目[M].张守康,张向群,王国辰主校.北京：中国中医药出版社,1998：251.

[20] [清]吴瑭.温病条辨[M].张志斌校点.福州：福建科学技术出版社,2010：159.

[21] [明]张景岳.类经[M].范志霞校注.北京：中国医药科技出版社,2011：3.

[22] [明]董宿.方贤续补：奇效良方[M].呼和浩特：内蒙古人民出版社,2006：366.

[23] [明]龚廷贤.寿世保元[M].孙冶熙,徐淑凤,李艳梅校注.北京：中国中医药出版社,1993：215.

[24] [明]王肯堂.证治准绳[M].吴唯,刘敏,侯亚芬,等校注.北京：中国中医药出版社,1997：209.

[25] [明]赵献可.医贯[M].北京：人民卫生出版社,1959：34.

[26] [清]林之瀚.四诊抉微[M].吴仁骧点校.天津：天津科学技术出版社,2012：59.

[27] 中医药学名词审定委员会.中医药学名词[M].北京：科学出版社,2005：23.

[28] 中华人民共和国质量监督检验检疫总局,中国国家标准化管理委员会.中医基础理论术语（GB/T 20348—2006）[M].北京：中国标准出版社,2006：15.

[29] 李振吉.中医药常用名词术语辞典[M].北京：中国中医药出版社,2001：216.

[30] 袁钟,图娅,彭泽邦,等.中医辞海：中[M].北京：中国医药科技出版社,1999：437.

[31] 李经纬,余瀛鳌,蔡景峰,等.中医大辞典[M].2版.北京：人民卫生出版社,2004：1030.

[32] 《中医学》编辑委员会.中医学[M].//钱信忠.中国医学百科全书.上海：上海科学技术出版社,1997：307.

[33] 孙广仁.中医基础理论[M].北京：中国中医药出版社,2002：94.

[34] 吴兰成.中国中医药学主题词表[M].北京：中国中医古籍出版社,2008：779.

（金芳芳　王梦婷　任嘉惠）

中医名词考证与规范　第一卷　总论、中医基础理论

命 门

mìng mén

一、规范名

【中文名】命门。

【英文名】life gate。

【注释】人体生命的根本,先天之气蕴藏所在,气化的本源。

二、定名依据

"命门"一词,最早见于《内经》,《灵枢·根结》:"命门者,目也。"意指眼睛和睛明穴。将命门作为内在脏器提出则始于《难经》,如"三十六难":"其左者为肾,右者为命门。"而《黄庭经》明确记载命门的部位有两处,即指脐(脐周)和鼻。可见,命门并不是对人体某一具体器官部位的专称。

隋代杨上善《黄帝内经太素》首次将"命门之气"与"肾间动气"联系起来。金代刘完素在《素问病机气宜保命集·火类》载:"右肾命门小心,为手厥阴包络之脏。"对"命门"部位的论述较为明确。明代虞抟则在《医学正传》中明确提出"愚意当以两肾总号为命门"。赵献可在《医贯·内经十二官论》认为两肾之间为命门,并对命门的功能详加阐述。又将小心视为命门,"为真君真主,乃一身之太极,无形可见。"意将命门置于十二脏腑之外,其特点是无形可见。孙一奎在《医旨绪论·命门图说》中认为:"命门乃两肾中间之动气,非水非火。"张介宾在《类经附翼·真阴论》中说:"命门居两肾之中,即人身之太极,由太极以生两仪,而水火具焉,消息系焉,故为受生之初,为性命之本。"清代医家所论命门大多沿用明代之说,如陈士铎《外经微言》、徐大椿《医贯砭》、唐宗海《医经精义》等。

据上所述,各医家对"命门"概念的涵延性

认识集中于命门的定位之中,虽对命门的位置及含义表述不一致,但多是从生命之源的角度上去认识,即命门为"生命之门"。"命门"是人体生命的根本,先天之气蕴藏所在,气化的本源。所以,"命门"作为规范名,能确切的反映术语的内涵,也便于达成共识,符合术语定名的约定俗成原则。

在现代相关著作中,国标《中医基础理论术语》以"命门"作为规范名,《中医药常用名词术语辞典》《中医辞海》《中医大辞典》等辞书类著作,以及中医药教材如《中医基础理论》等均以"命门"作为规范名。已经广泛应用于中医药学文献的标引和检索的《中国中医药学主题词表》也以"命门"作为正式主题词。这些均说明"命门"作为规范名称已成为共识。

我国 2005 年出版的由全国科学技术名词审定委员会审定公布的《中医药学名词》已以"命门"作为规范名,所以,"命门"作为规范名也符合术语定名的协调一致原则。

三、同义词

未见。

四、源流考释

"命门"一词始载于《内经》,如《灵枢·根结》:"太阳根于至阴,结于命门,命门者目也。"[1]17 据经文分析,意指眼睛和睛明穴,此论从生命活动表现于眼目上论述命门。其后《难经》赋予了命门新的概念和内涵,如《难经·三十六难》:"肾两者,非皆肾也,其左者为肾,右者为命门。命门者,诸神精之所舍,原气之所系也;男子以藏精,女子以系胞。"[2]21《难经·三十九难》:"肾有两脏也,其左为肾,右为命门,其气与肾通。"[2]23 说明命门的生理功能一是藏精，二是精神之舍。并由此发端右肾为命门之说。可见，"命门"一词的发挥和重视应首推《难经》，其后医家沿用该书记载，以"命门"为正名记载本词，如晋代王叔和《脉诀琼瑶·脉赋》："肾有两枚，分居两手尺部，左为肾，右为命门。"[3]

魏晋时期的《黄庭经》明确记载命门的部位有两处，即脐（脐周）和鼻。如《黄庭经集释·外景经注》："后有幽阙前命门"句，唐代梁丘子注："命门者，及脐下也。"[4]86 务成子注："肾为幽阙目相连，脐为命门三寸。"[4]134 再如"将使诸神开命门和三府相得开命门"两句，梁丘子注："鼻引真气，昼夜绵绵，鼻为天根""命门者，鼻也。开通阴阳，会和耳目，故令聪明也"。[4]153 更应指出的是，梁丘子在"闭塞命门保玉都"注中说："人生系命于精约。"[4]160 务成子在"将使诸神开命门"注中说："一名大神，万物之先……出入命门。"[4]162 可见，《黄庭经》中命门有主呼吸和精气出入（包括藏精）的功能。另外，命门之神说也见于《黄庭经·内景经》，系指生殖之神。如《黄庭经集释·内景经注》："或精或胎别执方，桃孩合延生华芒。男女回九有桃康，道父道母对相望。"[4]183 梁丘子解释说"桃康"或"桃孩"就是命门之神，主生殖而兼具阴阳二性。因此，《黄庭经》中的命门还具有主生殖之神的功能。总之，《黄庭经》有关命门的论述，体现出道教对命门位置和功能的定位。

隋代杨上善首次将命门之精气与肾间动气联系起来。如《黄帝内经太素》卷十一："人之命门之气，乃是肾间动气，为五脏六腑十二经脉性命根，故名为原。"[5]157 而《黄帝内经太素》卷十："肾为命门，上通太阳于目，故目为命门。"[5]176 清晰地阐明肾-命门-目的相关性。

宋元时期，医家不但对《难经》"右肾为命门"提出质疑，而且发展了"右肾命门出相火"论。如宋代朱肱《类证活人书·卷第二·脉学图》分"男子以右肾为命门，女子以左肾为命门"。[6]20 金代刘完素《素问病机气宜保命集·病机论》云："左肾属水，男子以藏精，女子以系胞；右肾属火，游行三焦，兴衰之道由于此，故'七节之旁，中有小心'，是言命门相火也。"[7]40 对"命门"部位的论述较为明确。金代张元素《脏腑标本寒热虚实用药式》云："命门为相火之原，天地之始，藏精生血……主三焦元气。"[8]100 "三焦为相火之用，分布命门元气，主升降出入，游行天地之间，总领五脏六腑，荣卫经络，内外上下左右之气，号中清之府。"[8]109 张元素跨越了"心包络"，而把相火与命门、三焦直接联系起来，较刘完素之论更为浅近，并易为人所接受。

时至明代，对"命门"的认识始为医家所重视，所论较深入。虞抟在《医学正传·医学或问》中明确提出了"两肾总号为命门。"[9]11,12 赵献可首推"两肾之间为命门"，如《医贯·内经十二官论》："命门即在两肾各一寸五分之间……七节之旁，有小心是也，名曰命门，是真君真主，乃一身之太极，无形可见，两肾之中，是其安宅也……可见命门为十二经之主。"[10]3 此说意将命门置于十二脏之外，其特点是无形可见。他还认为，命门即是真火，主持一身之阳气，如"余有以譬焉，譬之元宵之鳌山走马灯，拜者舞者飞者走着，无一不具，其中间惟是一火耳。火旺则动速，火微则动缓，火熄则寂然不动……夫既曰立命之门，火乃人身之至宝。"[10]4 孙一奎认为《难经·八难》所说的肾间动气即是命门，所以，他在《医旨绪余·命门图说》中认为，命门在两肾中间，为非水非火，而只是存在着的一种元气发动之机，是一种生生不息，造化之机枢而已。如"命门乃两肾中间之动气，非水非火。"[11]8 而张介宾认为命门之中具有阴阳、水火两气，从而发挥对全身的滋养、激发作用。如《景岳全书·命门余义》："命门为元气之根，为水火之宅。五脏之阴气非此不能滋，五脏之阳气非此不能发，而脾胃中州之气，非此不能生。"[12]30 他在《质疑录·论右肾为命门》中还说："命门居两肾之中，而不偏于右，即妇人子宫之门户也。"[13]296 指出命门即是子宫。同时，在《类经附翼·三焦包络命门辨》中又对命门论述为"男之施由此门而出，女之摄由此门而入，及胎元既足复由此出，其出其入，皆由此门，谓非先天立命之门户乎?"[13]256 此命门有生命产生之门户之意。李时珍《本草纲目·胡桃》："命门……其体非脂非肉，在两肾之间，二系著脊……"认为命门是介于肾间的非脂非肉的膜性组织。[14]187

据上可知，明代大多医家从不同位置、角度，进一步诠释与发挥了命门为生命之源，生命之门，是为先天之本的原义，使"命门"一词的涵延性更加明晰与突出。同时又存在着从实质脏器角度定位命门的论述。

清代医家受明代命门说的影响，对"命门"一词仍有较多提及和论述。如陈士铎《外经微言》中有 10 篇 94 处提及"命门"，其中"命门真火""命门经主""小心真主"为专题阐述。如"命门真火篇"云："命门水火，虽不全属于肾，亦不全离乎肾也……肾中之水火则属先天。"[15]43 "命门经主篇"云："肾中之命门，为十二经之主也……故心得命门而神应物也，肝得命门而谋虑也，胆得命门而决断也……是十二经为主之官，而命门为十二官之主，有此主则十二官治。"[15]44 "小心真主篇"云："命门者，水火之源。水者，阴中之水也；火者阴中之火也……故命门之火谓之原气，命门之水谓之原精，精旺则体强，气旺则形壮……小心即命门也……小心在心之下，肾之中。"[15]45 据上可知，《外经微言》突出命门与肾中之先天水火是生命的根源。命门为人体十二脏腑生成的根本，并赋予十二脏功能活动于原动力。再如"故补火必须于水中补之"。[15]47 "命门……先天之火非先天之水不生，水中补火，则真衰者不衰矣，火中补水，则假旺者不旺矣。"[15]47 说明相对于火，更加强调水的作用。可见，《外经微言》所重视的"肾命水火"理论既继承了明代赵献可等医家之说，又不断加以发挥。徐大椿《医贯砭》[16]27 阐释命门沿用虞抟之论，又在《难经经释·三十六难》注说："愚谓命门之义，惟冲脉之根柢足以当之。"[16]82

认为冲脉可称为命门。唐宗海在《中西汇通医经精义》中说："两肾属水，中间肾系属火，即命门也。"[17]14 又："肾中有油膜一条，贯于脊骨，是为肾系。"[17]14 喻嘉言更是提出"右肾之窍，后通命门"之论，如《寓意草》："肾有两窍，左肾之窍，从前通膀胱，右肾之窍，从后通命门。"[18]69 可以看出，清代医家也试图将命门定义为某一脏腑器官，但是多背离了明代对命门认识的真谛。

现代有关著作均沿用《内经》《难经》的记载以"命门"作为规范名，如《中医药学名词》[19]24 国标《中医基础理论术语》[20]17 等权威著作，《中医药常用名词术语辞典》[21]227《中医辞海》[22]438《中医大辞典》[23]1071 等辞书类著作等。已经广泛应用于中医药学文献的标引和检索的《中国中医药学主题词表》[24]587 也以"命门"作为正式主题词，说明"命门"作为规范名称已成为共识。

中医药教材如《中医基础理论》等多个版本虽有"命门"一词，但并未给出明确定义，如第 2 版教材对命门的总结：古代医家之所以称之"命门"，无非是想强调肾中阴阳的重要性，"命门"即"生命之门"。[25]248,249

总之，"命门"一词，历代医家对其部位和功能的认识虽有所歧义，但他们对命门的重要生理功能是没有分歧的，对于命门的生理功能与肾息息相通也是没有异议的，即作为"命门"之名，有生命的关键之意，它是人体生命的根本，先天之气蕴藏所在，气化的本源。故以"命门"为规范名已达成共识。

五、文献辑录

《灵枢·根结》："太阳根于至阴，结于命门，命门者目也。"[1]17

《难经·三十六难》："肾两者，非皆肾也，其左者为肾，右者为命门。命门者，诸神精之所舍，原气之所系也；男子以藏精，女子以系胞，故知肾有一也。"[2]21

"三十九难"："肾有两脏也，其左为肾，右为命门。命门者，精神之所舍也，男子以藏精，女子以系胞,其气与肾通。"[2]23

《脉诀琼瑶·脉赋》:"肾有两枚,分居两手尺部,左为肾,右为命门。"[3]

《黄庭经集释·外景经注》:对"后有幽阙前命门"句,唐·梁丘子注:"命门者,及脐下也";[4]86 务成子注:"肾为幽阙目相连,脐为命门三寸。"[4]134 对"将使诸神开命门和三府相得开命门"句,梁丘子注:"鼻引真气,昼夜绵绵,鼻为天根""命门者,鼻也。开通阴阳,会和耳目,故令聪明也。"[4]153 对"闭塞命门保玉都"句,梁丘子注:"人生系命于精约。"[4]160 对"将使诸神开命门"句,务成子注:"一名大神,万物之先……出入命门。"[4]162

"内景经注":对"或精或胎别执方,桃孩合延生华芒。男女回九有桃康,道父道母对相望"句,梁丘子注:"桃孩,阴阳神名,亦曰伯桃……谓阴阳之气不衰也。男女合会,必存三丹田之法。桃康,丹田下神名,主阴阳之事……故曰有桃康。"[4]183

《黄帝内经太素》卷第十一:"人之命门之气,乃是肾间动气,为五脏六腑十二经脉性命根,故名为原。"[5]157

卷第十:"肾有二枚,在左为肾,在右为命门,肾以藏志,命门藏精,故曰肾藏精者也。"[5]176

《类证活人书》卷第二:"男子以右肾为命门,女子以左肾为命门。"[6]20

《素问病机气宜保命集·病机论》:"左肾属水,男子以藏精,女子以系胞;右肾属火,游行三焦,兴衰之道由于此,故'七节之旁,中有小心',是言命门相火也。"[7]40

《脏腑标本寒热虚实用药式》云:"命门为相火之原,天地之始,藏精生血……主三焦元气。"[8]100 "三焦为相火之用,分布命门元气,主升降出入,游行天地之间,总领五脏六腑,荣卫经络,内外上下左右之气,号中清之府。"[8]109

《医学正传·医学或问》:"夫两肾固为真元之根本,性命之所关,虽为水脏,而实有相火寓乎其中,象水中之龙火,因其动而发也。愚意当

以两肾总号为命门……若独指乎右肾为相火,以为三焦之配,尚恐立言之未精也,未知识者以为何如?"[9]11,12

《本草纲目·胡桃》:"命门……其体非脂非肉,在两肾之间,二系著脊……"[14]187

《医旨绪余·命门图说》:"命门乃两肾中间之动气,非水非火,乃造化之枢纽,阴阳之根蒂,即先天之太极。五行由此而生,脏腑以继而成。"[11]8

《质疑录》:"命门居两肾之中,而不偏于右,即妇人子宫之门户也。子宫者,肾脏藏精之府也。"[13]256

《类经附翼·三焦包络命门辨》:"男之施由此门而出,女之摄由此门而入,及胎元既足复由此出,其出其入,皆由此门,谓非先天立命之门户乎?"[13]296

《景岳全书·命门余义》:"命门为元气之根,为水火之宅。五脏之阴气非此不能滋,五脏之阳气非此不能发。又曰:命门为精血之海,脾胃为水谷之海,均为五脏六腑之本。"[12]30

《医贯·内经十二官论》:"命门即在两肾各一寸五分之间。《内经》曰'七节之旁,中有小心'是也,名曰命门,是真君之主,乃一身之太极,无形可见,而两肾之中,是其安宅也。"又曰:"余有以譬焉,譬之元宵之鳌山走马灯,拜者舞者飞者走着,无一不具,其中间唯是一火耳。火旺则动速,火微则动缓,火熄则寂然不动。欲世之养身者治病者,的以命门为君主,而加意予火之一字,夫既曰立命之门,火乃人身之至宝,何世之养身者,不知保养节欲,而日夜戕贼此火,既病矣。治病者,不知温养此火,而日用寒凉,以直灭此火,焉望共有生气耶?"[10]3 又曰:"命门君主之火,乃水中之火,相依而永不相离也。"[10]4

《外经微言》:"命门真火篇":"命门水火,虽不全属于肾,亦不全离乎肾也……肾中之水火则属先天……故补火必须于水中补之,水中补火,则命门与两肾有既济之欢,分布于十二经,亦无未济之害也。"[14]187

"命门经主篇"："肾中之命门，为十二经之主也……故心得命门而神应物也，肝得命门而谋虑也，胆得命门而决断 也……是十二经为主之官，而命门为十二官之主，有此主则十二官治。"[14]187

"小心真主篇"："命门者，水火之源。水者，阴中之水也；火者阴中之火也……故命门之火谓之原气，命门之水谓之原精，精旺则体强，气旺则形壮……小心即命门也……小心在心之下，肾之中。"[14]187

《寓意草·卷四·论顾鸣仲痞块癥疾根源及治法》："肾有两窍，左肾之窍，从前通膀胱，右肾之窍，从后通命门。"[18]69

《中西汇通医经精义》上卷"五脏所属"："两肾属水，中间肾系属火，即命门也。""肾中有油膜一条，贯于脊骨，是为肾系（三焦之源）……即命门也。"[17]14

《中医基础理论术语》："命门：人体生命的根本，气化的本源，与肾的功能密切相关。"[20]17

《中医辞海》："命门：① 基础理论名词。有生命的关键之意。是先天之气蕴藏所在，人体生化的来源，生命的根本。命门之火体现肾阳的功能。《难经三十六难》：'命门者，诸神精之所舍，原气之所系也，男子以藏精，女子以系胞。'命门有二说：其一指右肾，如《难经三十六难》：'肾两者，非皆肾也，其左为肾，右者为命门。'其二指两肾，具体体现于两肾之间的肾间动气（虞抟《医学正传》）。② 两眼睛明穴部位的别称。《灵枢·根结》：'太阳根于至阴，结于命门。命门者，目也。'"[22]438

《中国中医药主题词表》："命门（肾间动气）：属形体官窍。命门是先天精气蕴藏所在，人体生化的来源，生命的根本。具有男子藏精、女子系胞的功能。命门之火，即人体之真阳；命门之水，即人身之真阴。关于命门的具体部位，其说有四：① 右肾，见《难经·三十六难》。② 两肾，见《医学正传》。③ 两肾之间，见《医贯·内经十二官论》。④ 肾间动气，见《医旨绪

余·命门图说》。"[24]587

《中医药常用名词术语辞典》："命门……① 五脏。见《难经·三十六难》。与肾有关的生命之本源。命门是先天精气蕴藏所在，人体生化的来源，生命的根本。具有男子藏精、女子系胞的功能。命门之火，即人体之真阳；命门之水，即人体之真阴。关于命门的具体部位，其说有四：a 右肾，见《难经·三十六难》。b 两肾。见《医学正传》。c 两肾之间。见《医贯·内经十二官论》。d 肾间动气。《医旨绪余·命门图说》……③ 官窍。目。出《灵枢·根结》等篇。"[21]227

《中医大辞典》："命门：① 有生命的关键之意。是先天之气蕴藏所在，人体生化的来源，生命的根本。命门之火体现肾阳的功能，包括肾上腺皮质功能。《难经·三十六难》：'命门者，诸神精之所舍，原天之所系也，故男子以藏精，女子以系胞。''肾两者，非皆肾也，其左为肾，右者为命门。'此为右为命门之说，后又有肾间动气命门说等其他说法，未能统一……④ 两眼睛明穴位的别称。《灵枢·根结》：'太阳根于至阴，结于命门。命门者，目也。'"[23]1071

《中医药学名词》："命门：人体气化的本源，生命的根本。"[19]24

《中医基础理论》："古代医家之所以称之'命门'，无非是想强调肾中阴阳的重要性，'命门'即'生命之门'。"[25]248

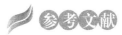 参考文献

［1］ 未著撰人.黄帝内经素问[M].田代华整理.北京：人民卫生出版社，2005：17.

［2］ [春秋]秦越人.难经[M].北京：科学技术文献出版社，1996：21，23.

［3］ [明]张世贤.镌图注.王叔和脉诀琼璜五卷.明万历三十四年存德堂陈耀吾刻本.

［4］ [唐]梁丘子，等注.黄庭经集释[M].北京：中央编译出版社，2015：86，134，153，160，162，183.

［5］ [隋]杨上善.黄帝内经太素[M].北京：人民卫生出版社，1965：157，176.

［6］ [宋]朱肱.类证活人书[M].唐迎雪点校.天津：天津

科学技术出版社,2003:20.

[7] [金]刘完素.素问病机气宜保命集[M].鲍晓东校注.北京:中医古籍出版社,1998.40.

[8] [金]张元素.脏腑标本虚实寒热用药式校释[M].吴风全,等校释.北京:中医古籍出版社,1994:100,109.

[9] [明]虞抟.医学正传[M].郭瑞华,等点校.北京:中医古籍出版社,2002:11,12.

[10] [明]赵献可.医贯[M].北京:人民卫生出版社,1959:3,4.

[11] [明]孙一奎.医旨绪余[M].北京:中国中医药出版社,2008:8.

[12] [明]张介宾.景岳全书[M].北京:中国中医药出版社,1994:30.

[13] [明]张介宾.类经图翼 类经附翼 质疑录[M].太原:山西科学技术出版社,2013:256,296.

[14] [明]李时珍.本草纲目[M].南昌:二十一世纪出版社,2014:187.

[15] [清]陈士铎.外经微言[M].北京:中国医药科技出版社,2011:43,44,45,47.

[16] [清]徐灵胎.医贯砭[M]//刘洋主编.徐灵胎医学全书.北京:中国中医药出版社,1999:27,82.

[17] [清]唐容川.中西汇通医经精义[M]//唐容川医学全书.太原:山西科学技术出版社,2016:14.

[18] [清]喻嘉言.寓意草[M].上海:上海科学技术出版社,1959:69.

[19] 中医药学名词审定委员会.中医药学名词[M].北京:科学出版社,2005:24.

[20] 中华人民共和国国家标准·中医基础理论术语[S].北京:中国标准出版社,2006:17.

[21] 李振吉.中医药常用名词术语辞典[M].北京:中国中医药出版社,2001:227.

[22] 袁钟,图娅,彭泽邦,等.中医辞海:中[M].北京:中国医药科技出版社,1999:438.

[23] 李经纬,余瀛鳌,蔡景峰,等.中医大辞典.2版[M].北京:人民卫生出版社,1995:1071.

[24] 吴兰成.中国中医药学主题词表[M].北京:中医古籍出版社,2008:587.

[25] 李德新.中医基础理论[M].北京:人民卫生出版社,2011:248,249.

（丁吉善）

1·095

命门之火

mìng mén zhī huǒ

一、规范名

【汉文名】命门之火。

【英文名】life gate fire。

【注释】命门具有温煦、推动五脏六腑之阳气的作用,与人体的生长、发育、生殖和衰老密切相关。

二、定名依据

"命门之火"作为本词名称始载于元代王好古《此事难知》。此前,尚有晋代葛洪在《肘后备急方》中引《经验方》使用相关术语"元阳"。原题汉代华佗撰,唐代孙思邈编集的《华佗神方》中首次出现相关术语"真阳""肾阳","元阳""真阳""肾阳"含义和"命门之火"基本一致,但分别

侧重表示与元阴、真阴、肾阴相对之意。宋代许叔微在《普济本事方》中首次提出"真火"一词,真火虽在此指肾气盛,和命门之火涵义类似,但是真火还有其他涵义,如泛指阳热之气、心火等。金代刘完素在《素问病机气宜保命集》首次出现"命门火"这一术语,它和"命门之火"含义基本相同。虽然"命门火"出现得早,但是往往和衰、旺、盛、微等组成偏正词组,从而形成新的术语"命门火衰""命门火旺"等。

明代朱橚《普济方》还出现了与"命门之火"关系密切的术语"命门真火",后世使用不多,而且命门真火侧重于真火,有部分学者认为命门火包含真火、真水,所以命门真火这一概念还不能完全涵盖命门之火。虞抟在《苍生司命》中首次使用"先天之火"一词,与本术语概念基本相

同,但是运用不广泛。薛己在《内科摘要》中首次使用"命火"一词,命火为"命门之火"之简称,两者意义完全相同,但"命火"中之命字作为命门的简称,过于简略,容易产生歧义,不如"命门之火"表达完整清晰。

自元代王好古《此事难知》提出"命门之火"之名,其后历代著作多有沿用,如明代《本草纲目》《医贯》《本草汇言》,清代《外经微言》《医碥》《顾松园医镜》《吴医汇讲》《温热经纬》等。这些著作均为历代的重要著作,对后世有较大影响。所以"命门之火"作为规范名便于达成共识,符合术语定名约定俗成的原则。

现代相关著作,如《中医大辞典》《中医药常用名词术语辞典》多以"命门之火"作为规范名,说明"命门之火"作为规范名便于达成共识。

三、同义词

【简称】"命火"(《内科摘要》)。

【又称】"元阳"(《肘后备急方》);"真阳"(《华佗神方》);"肾阳"(《华佗神方》);"真火"(《普济本事方》);"命门火"(《素问病机气宜保命集》);"命门真火"(《普济方》);"先天之火"(《苍生司命》)。

四、源流考释

命门之火这一术语和命门这一术语关系密切。命门一词最早见于《内经》中,如《灵枢经·根结》篇:"太阳根于至阴,结于命门,命门者目也。"[1]16 在此,命门是指眼睛而言。在汉代《难经·三十六难》篇中:"肾两者,非皆肾也。其左者为肾,右者为命门。"[2]76 开右肾为命门之说。

晋代葛洪《肘后备急方》中首次出现"元阳"这一术语,文中曰:"暖精气,益元阳。"[3]124 元阳与后世命门之火概念基本相同,但元阳有与元阴相对之意。

原题汉代华佗撰,唐代孙思邈编集的《华佗神方》中首次出现"真阳"这一术语,文中曰:"凡女子二七而天癸至,是为阴中之真阳,

气血之元禀。"[4]289《华佗神方》中还首次出现"肾阳"这一术语:"其原为肾阳虚亏,既不能温养于脾,又不能禁固于下。"[4]107 真阳、肾阳含义和命门之火基本一致,但有表示与真阴、肾阴相对之意。

宋代许叔微在《普济本事方》中首次提出"真火"一词,文中曰:"足明人食之后,滋味皆甜,流在膀胱,若腰肾气盛,是为真火,上蒸脾胃,变化饮食,分流水谷,从二阴出,精气入骨髓,合荣卫行血脉,营养一身。"[5]94 真火虽在此指肾气盛,和命门之火涵义类似,但是真火还有其他涵义,如泛指阳热之气、心火等。

金代刘完素在《素问病机气宜保命集》论苁蓉的功效时,指出此药"益阳道及命门火衰"[6]133,第一次出现命门火这一术语。命门火这一术语和命门之火这一术语含义基本相同,虽然命门火出现的最早,但是命门火往往和衰、旺、盛、微等组成偏正词组,从而形成新的术语命门火衰、命门火旺。

元代王好古《此事难知》中最早出现"命门之火"这一术语,文中曰:"右手尺脉为命门,包络同诊,此包络亦有三焦之称,为命门之火,游行于五脏之间,主持于内也。"[7]92

明代出现了数个与命门之火涵义相同相近的术语,如命门真火、先天之火、命火。"命门真火"一词最早见于朱橚的《普济方》,文中说:"沉中丸疗五劳六极七伤。胃气不和。发于五脏。虚劳羸惫。或命门真火亏弱。不能生土。"[8]3567 命门真火和命门之火含义基本一致。"先天之火"一词最早见于虞抟的《苍生司命》,文中曰:"天非此火不能生物,人非此火不能有生。是以能视、听、言、动,何莫非先天之火为哉?"[9]15 具有温煦、推动五脏六腑之阳气的先天之火,亦即命门之火。之后,在医学文献如程国彭《医学心悟》[10]32、冯兆张《冯氏锦囊秘录》[11]76 中有见,但是运用并不广泛。薛己在《内科摘要》中首次用到命火一词:"职坊陈莪斋,年逾六旬。先因大便不通,服内疏等剂,后饮食少思,胸腹作胀,两

肋作痛,形体倦怠。两尺浮大,左关短涩,右关弦涩。时五月请治。余意乃命火衰不能生脾土,而肺金又克肝木。忧其金旺之际不起。"[12]63描述脾失健运所致的饮食少思、形体倦怠、胸腹作胀,源于命门火衰,命火即为命门之火之简称。

明清时期,命门之火这一术语,亦被沿用。如明代《本草纲目》[13]1211《医贯》[14]104《本草汇言》[15]102,清代《外经微言》[16]44《医碥》[17]106《顾松园医镜》[18]177《冯氏锦囊秘录》[11]102《温热经纬》[19]153等。这一时期有数名并称情况,在《慎斋遗书》中,书中命门火[20]156和命门之火[20]6、真阳[20]156同时出现。顾松园在其著作中或用命门之火[18]177,或用真阳[18]177,或用命门真火[18]240、命门火[18]226。陈士铎在文中同时使用命门之火[21]18和先天之火[16]44。

现代的有关著作多以"命门之火"作为规范名,如《中医大辞典》[22]1071《中医药常用名词术语辞典》[23]228《中医药学名词》[24]23,以"命火"作为简称,如《中医大辞典》:"命门之火简称命火。"[22]1071《中医药常用名词术语辞典》:"命门之火……简称命火。"[23]228《中医大辞典》[22]1027和《中医辞海》[25]427同时以"肾阳"作为规范名,指出又称元阳、真阳、真火、命门之火、先天之火。

综上可见,"元阳"(《肘后备急方》)、"真阳"(《华佗神方》)、"肾阳(《华佗神方》)"含义和"命门之火"基本一致,但分别侧重表示与元阴、真阴、肾阴相对之意。"真火"(《普济本事方》)和命门之火含义类似,但是还有泛指阳热之气、心火等的涵义。"命门火"(《素问病机气宜保命集》)往往和衰、旺、盛、微等组成偏正词组,从而形成新的术语"命门火衰""命门火旺"等。"命门真火"(《普济方》),后世使用不多,更侧重于真火。有部分学者认为命门火包含真火、真水,所以命门真火这一概念还不能完全涵盖命门之火。"先天之火"(《苍生司命》)一词,与本术语概念基本相同,但是运用不广泛。"命火"(《内科摘要》)中之命字作为命门的简称,过于简略,容易

产生歧义,不如"命门之火"表达完整清晰。"元阳""真阳""肾阳""真火""命门火""命门真火""先天之火"可作为"命门之火"的又称,"命火"为其简称。

五、文献辑录

《灵枢经·根结》:"太阳根于至阴,结于命门,命门者目也。"[1]16

《难经·第三十六难》:"肾两者,非皆肾也。其左者为肾,右者为命门。"[2]76

《肘后备急方》卷四:"暖精气,益元阳。"[3]124

《华佗神方》卷四:"其原为肾阳虚亏,既不能温养于脾,又不能禁固于下。"[4]107

卷二十:"凡女子二七而天癸至,是为阴中之真阳,气血之元禀。"[4]289

《普济本事方》卷六:"足明人食之后,滋味皆甜,流在膀胱,若腰肾气盛,是为真火,上蒸脾胃,变化饮食,分流水谷,从二阴出,精气入骨髓,合荣卫行血脉,营养一身。"[5]94

《素问病机气宜保命集·药略第三十二》:"苁蓉益阳道及命门火衰。"[6]133

《此事难知》卷下:"右手尺脉为命门,包络同诊,此包络亦有三焦之称,为命门之火,游行于五脏之间,主持于内也。"[7]92

《普济方》卷二百二十八:"沉中丸疗五劳六极七伤。胃气不和。发于五脏。虚劳羸惫。或命门真火亏弱。不能生土。"[8]3567

《苍生司命》卷首:"丹溪云:'天非此火不能生物,人非此火不能有生。是以能视、听、言、动,何莫非先天之火为哉?'"[9]15

《内科摘要》卷下:"职坊陈蓘斋,年逾六旬。先因大便不通,服内疏等剂,后饮食少思,胸腹作胀,两胁作痛,形体倦怠。两尺浮大,左关短涩,右关弦涩。时五月请治。余意乃命火衰不能生脾土,而肺金又克肝木。忧其金旺之际不起,后果然。"[12]63

《慎斋遗书》卷一:"清气在下,能助命门之火。"[20]6

卷八:"前证因命门火郁,使肾之真阳不升,心之真阴不降,故用柏以解命门壮火,使水中得升其真阳,用盐以润心,使无邪火之炽,而真水得下,水火既济,而复以升麻提其清气,清气一升,浊气自降,而脾肺无内郁之弊,胀证愈矣。"[20]156

《本草纲目》卷三十:"破故纸属火,能使心包与命门之火相通。"[13]1211

《本草汇言》卷二:"补骨脂属火,收敛神明,能使心胞之火与命门之火相通,使元阳坚固,骨髓充实。"[15]102

《医贯》卷五:"今肾既虚衰,则命门之火熄矣。"[14]104

《本草新编·十剂论》:"盖膀胱之水,必得命门之火相通,而膀胱始有流通之乐,然则补火正所以滑水,谓非滑之之剂乎。"[21]18

《外经微言》卷五:"人非火不生,命门属火,先天之火也,十二经得命门之火始能生化。"[16]44

《医碥》卷二:"有由于阴虚者,肝肾阴虚(兼水火言。)则水上炎,乃真元耗损,命门之火自下上冲也。"[17]106

《医学心悟》卷一:"内伤之火,虚火也,龙雷之火也,无形之火也,先天之火也,得水则炎,故不可以水折。譬如龙得水而愈奋飞,雷因雨而益震动,阴蒙沉晦之气,光焰烛天,必俟云收日出而龙雷各归其宅耳。"[10]32

《冯氏锦囊秘录·杂症大小合参》卷二:"然命门之火,乃水中之火相依,而永不相离也。火之有余,缘真水之不足也。"[11]102

《冯氏锦囊秘录·杂症大小合参》卷一:"其与水为对者,后天之火,离火也;其不与水为对者,先天之火,乾火也……此先天之火者,非第火也,人之所以立命也。故生人之本,全在乎斯。"[11]76

《顾松园医镜》卷十一:"命门之火,谓之龙火,亦谓之真阳。"[18]177

《顾松园医镜》卷十四:"胡桃肉益命门火则寒可除,利三焦气则痛自止。"[18]226

《顾松园医镜》卷十五:"愚谓当先用肉苁蓉三两,性温入肾为君,酒煎,润燥,调服沉香末三钱,益命门真火为臣,亦可散其凝阴之气。"[18]240

《温热经纬》卷四:"所伤者肾阴非肾阳也,蛮助肾阳何益。况火为土母,欲温土中之阳,必补命门之火。"[19]153

《中医辞海》:"肾阳……基础理论名词。又称元阳、真阳、真火、命门之火、先天之火,是与肾阴相对而言。两者互相依附为用。肾阳是肾生理功能的动力,也是人体生命活动的原动力。"[25]427

《中医药常用名词术语辞典》:"命门之火……脏腑生理。见《类经附翼·真阴论》。简称命火。命门之火即肾阳,与人体的生长、发育、生殖、衰老关系密切,具有温煦、推动五脏六腑之阳气的作用。"[23]228

《中医大辞典》:"肾阳……又称元阳、真阳、真火、命门之火、先天之火。与肾阴相对而言,两者互相依附为用。肾阳是肾生理功能的动力,也是人体生命活动力的源泉。"[22]1027

《中医大辞典》:"命门之火……简称命火,亦即肾阳。是生命本元之火,寓于肾阴之中,是性功能和生殖能力的根本。与人身的生长、发育、衰老有密切关系。还能温养五脏六腑,脏腑得命火的温养,才能发挥正常的功能。尤其是脾胃需有命门火的温煦,才能发挥正常的运化功能。"[22]1071

《中医药学名词》:"命门之火……命门具有温煦、推动五脏六腑之阳气的作用,与人体的生长、发育、生殖和衰老密切相关。"[24]23

参考文献

[1] 未著撰人.灵枢经[M].北京:人民卫生出版社,2012:16.

[2] 南京中医学院.难经校释[M].2版.北京:人民卫生出版社,2009:76.

[3] [晋]葛洪.肘后备急方[M].王均宁点校.天津:天津科学技术出版社.2015:124.

[4] [汉]华佗撰.[唐]孙思邈编集.华佗神方[M].杨金

生,赵美丽,段志贤点校.北京：中医古籍出版社,2002：107,289.

[5] [宋]许叔微.普济本事方[M].刘景超,李具双校注.北京：中国中医药出版社,2007：94.

[6] [金]刘完素.素问病机气宜保命集[M].宋乃光校注.北京：中国中医药出版社,2007：33.

[7] [元]王好古.此事难知[M].江凌圳,王英,竹剑平,等校注.北京：中国中医药出版社,2008：92.

[8] [明]朱橚.普济方：第6册[M].北京：人民卫生出版社,1960：3567.

[9] [明]虞抟.苍生司命[M].王道瑞,申好真校注.北京：中国中医药出版社,2004：15.

[10] [清]程国彭.医学心悟[M].田代华整理.北京：人民卫生出版社,2006：32.

[11] [清]冯兆张.冯氏锦囊秘录[M].田思胜,马梅青,尹桂平,等校注.北京：中国医药科技出版社,2011：76,102.

[12] [明]薛己.内科摘要[M].陈松育点校.南京：江苏科学技术出版社,1985：63.

[13] [明]李时珍.新校注本《本草纲目》[M].刘衡如,刘山永校注.北京：华夏出版社,2011：1211.

[14] [明]赵献可.医贯[M].郭君双整理.北京：人民卫生出版社,2005：104.

[15] [明]倪朱谟.本草汇言[M].郑金生,甄雪燕,杨梅香校注.北京：中医古籍出版社,2005：102.

[16] [清]陈士铎.外经微言[M].柳璇,宋白杨校注.北京：中国医药科技出版社,2011：44.

[17] [清]何梦瑶.医碥[M].吴昌国校注.北京：中国中医药出版社,2009：106.

[18] [清]顾靖远.顾松园医镜[M].袁久林校注.北京：中国医药科技出版社,2014：177,226,240.

[19] [清]王孟英.温热经纬[M].南京中医药大学温病学教研室整理.北京：人民卫生出版社,2005：153.

[20] [明]周之干.慎斋遗书[M].熊俊校注.北京：中国中医药出版社,2016：6,156.

[21] [清]陈士铎.本草新编[M].柳长华,徐春波校注.北京：中国中医药出版社,1996：18.

[22] 李经纬,余瀛鳌,蔡景峰,等.中医大辞典[M].北京：人民卫生出版社,2004：1071.

[23] 李振吉.中医药常用名词术语辞典[M].北京：中国中医药出版社,2001：228.

[24] 中医药学名词审定委员会.中医药学名词[M].北京：科学出版社,2005：23.

[25] 袁钟,图娅,彭泽邦,等.中医辞海：中册[M].北京：中国医药科技出版社,1999：427.

（李琳珂）

1 · 096

命门火衰

mìng mén huǒ shuāi

一、规范名

【汉文名】命门火衰。

【英文名】vital gate fire declining.

【注释】肾阳衰微，温煦失职，气化无权，致阴寒内盛，并使性及生殖功能明显减退的病理变化。

二、定名依据

"命门火衰"的有关记载始见于《内经》中，文中描述了肾气逐渐衰弱，精无所养，形体疲病的变化，与后世的命门火衰的特征非常近似。

晋代，《肘后备急方》记载有"下元久冷"，含义与本术语概念相同，但后世沿用较少。

宋金元时期，《素问病机气宜保命集》中第一次出现"命门火衰"这一术语。除命门火衰之外，这一时期还出现了非常多的描述肾阳衰微、命门火衰现象的同义词，如《太平圣惠方》中的下元虚冷、下元冷惫、下元虚惫、下元虚损、下元虚乏、下元衰惫、下元伤惫，《博济方》中的下元积冷，《太平惠民和剂局方》中的真元衰惫，《太平惠民和剂局方》中的真元虚损，《圣济总录》中的下元冷弱，《普济本事方》中的真元衰劣，《杨氏家藏方》中的下元久虚、真元虚惫，《岭南卫生方》中的下元虚，《类编朱氏集验医方》中的下元虚弱，《活人事证方后集》中的下元虚败等。以上这些医书中,以下元、真元代指肾或命门,以衰、虚、冷、弱、惫等词来描述状况。

明代,有大量医家使用命门火衰这一术语,如《奇效良方》《万病回春》《证治准绳·杂病》《医贯》《景岳全书》等。这一时期,医家们使用命门火衰已经成为一种普遍现象。

但同时,在明代也同样出现了大量命门火衰的近义词,如《普济方》中的下元虚寒,《奇效良方》中的下元伤竭,《医方选要》中的下元亏损,《本草约言》中的下元虚绝、下元虚脱,《医学纲目》中的真元衰削,《证治准绳·杂病》中的右肾阳虚,《证治准绳·杂病》中的下元虚甚,《本草汇言》中的肾阳虚,《本草汇言》中的肾阳衰怯,命门无火,《医学入门》中的肾阳衰竭,《折肱漫录》中的肾阳衰弱、下元虚怯,《景岳全书》中的下元无火,《轩岐救正论》中的右肾阳衰等。

清代至民国时期仍然有众多医家使用命门火衰这一术语,如《医宗说约》《辨证录》《冯氏锦囊秘录》《医碥》《罗氏会约医镜》《类证治裁》《增订通俗伤寒论》等。这些著作均为历代的重要著作,对后世有较大影响。所以,"命门火衰"作为规范名便于达成共识,符合术语定名的约定俗成原则。这一时期,依然有大量命门火衰的同义词出现,主要还是肾阳、下元、真元与衰、虚、亏、败、乏等的组合,如《医方集解》中的肾阳衰,《证治汇补》卷八中的下元虚极,《冯氏锦囊秘录》卷八中的真元衰败,《症因脉治》卷一中的肾阳不足,《医碥》卷四中的肾阳衰虚,《伤寒溯源集》卷十中的真元大虚,《女科指要》卷一下元虚衰,《缪松心医案》肾阳衰微,《杂症会心录》卷上中的肾阳不壮,《杂病源流犀烛》卷十八中的肾阳虚微,《感症宝筏》卷二中的真元大伤,《感症宝筏》卷三中的肾阳亏乏,《感症宝筏》卷二中的肾阳虚弱,《齐氏医案》卷二肾阳衰乏,《齐氏医案》卷五中的肾阳衰败,《三家医案合刻》卷二中的肾阳衰惫,《洄溪医案》中的肾阳下虚,《华佗神方》卷四中的肾阳虚亏,《痢疾明辨》中的肾阳衰乏,但是这些词的使用频率没有"命门火衰"高。

现代的相关著作对肾阳衰微,温煦失职,使性及生殖功能明显减退这一现象的定名,并未能取得规范和统一。《中国中医药学术语集成·基础理论与疾病》以命门火衰作为规范词,并指出异名为肾阳虚、真元下虚。《中医辞海》以肾阳虚衰作为规范词,又称肾阳衰微、命门火衰、下元虚惫、真元下虚。《中医大辞典》以肾阳虚衰作为规范词,又称肾阳衰微、命门火衰、下元虚惫、真元下虚。《中国医学百科全书·中医学》以肾阳虚作为规范词。《中国中医药学主题词表》以肾阳虚作为规范词。国标《中医基础理论》以肾阳虚作为规范词,并指出同义词为元阳亏虚、命门火衰、元阳虚衰。《中医药学名词》分别以命门火衰和肾阳虚作为规范词。

本书建议使用"命门火衰"这一术语。从近代医家刘完素创始至今,历代均有大量医家在其著作中使用"命门火衰"这一术语,辨识度高、不易混淆、运用广泛。使用命门火衰既能保持原意,更能确切反映术语的内涵。

三、同义词

【曾称】"肾气衰""肾脏衰"(《内经》);"下元久冷"(《肘后备急方》);"肾阳虚""肾阳衰怯""命门无火"(《本草汇言》);"下元虚绝""下元虚脱"(《本草约言》);"下元积冷"(《博济方》);"真元衰败"(《冯氏锦囊秘录》);"肾阳虚亏"(《华佗神方》);"肾阳下虚"(《洄溪医案》);"下元虚败"(《活人事证方后集》);"下元无火"(《景岳全书》);"下元虚弱"(《类编朱氏集验医方》);"肾阳衰乏"(《痢疾明辨》);"下元虚"(《岭南卫生方》);"肾阳衰微"(《缪松心医案》);"下元虚衰"(《女科指要》);"真元衰劣"(《普济本事方》);"下元虚寒"(《普济方》);"肾阳衰乏""肾阳衰败"(《齐氏医案》);"下元伤竭"(《奇效良方》);"肾阳衰惫"(《三家医案合刻》);"真元大虚"(《伤寒溯源集》);"真元大伤""肾阳亏乏""肾阳虚弱"(《感症宝筏》);"下元冷弱"(《圣济总

413

录》）；"真元衰惫""真元虚损"（《太平惠民和剂局方》）；"下元虚冷""下元冷惫""下元虚惫""下元虚损""下元虚乏""下元衰惫""下元伤惫"（《太平圣惠方》）；"右肾阳衰"（《轩岐救正论》）；"下元久虚""真元虚惫"（《杨氏家藏方》）；"肾阳衰虚"（《医碥》）；"下元亏损"（《医方选要》）；"真元衰削"（《医学纲目》）；"肾阳衰竭"（《医学入门》）；"肾阳虚微"（《杂病源流犀烛》）；"肾阳不壮"（《杂症会心录》）；"肾阳衰弱""下元虚怯"（《折肱漫录》）；"下元虚极"（《证治汇补》）；"下元虚甚""右肾阳虚"（《证治准绳·杂病》）；"肾阳不足"（《症因脉治》）。

四、源流考释

命门火衰的有关记载始见于《黄帝内经素问·上古天真论》："五八，肾气衰，发堕齿槁。六八，阳气衰竭于上，面焦，发鬓颁白。七八，肝气衰，筋不能动，天癸竭，精少，肾脏衰，形体皆极。八八，则齿发去。肾者主水，受五脏六腑之精而藏之，故五脏盛，乃能泻。今五脏皆衰，筋骨解堕，天癸尽矣。故发鬓白，身体重，行步不正，而无子耳。"[1]4

从五八开始至八八，文中描述了肾气逐渐衰弱，精无所养，形体疲病的变化。在此，肾气衰及肾脏衰的描述和后世的命门火衰的特征非常近似。

晋代，《肘后备急方》卷四中首次提出"下元久冷"的名称，文中曰："又方，治男子女人五劳七伤，下元久冷，乌髭鬓，一切风病，四肢疼痛，驻颜壮气。"[2]124 文中"下元久冷"含义一般是指肾阳衰微，导致阴寒久冷，与命门火衰含义基本一致。

宋金元时期，医学理论迅猛发展。在金代刘完素在《素问病机气宜保命集》论肉苁蓉的功效时，指出"苁蓉益阳道及命门火衰"[3]133，第一次出现"命门火衰"这一术语。除了命门火衰之外，这一时期还出现了非常多的描述肾阳衰微、命门火衰现象的同义词，如王怀隐等《太平圣惠

方》卷六十中的下元虚冷，文中曰："夫痔肛边生鼠乳者……，此皆下元虚冷。"[4]1279《太平圣惠方》卷二十九中的下元冷惫，文中曰："治虚劳下元冷惫，风气攻注，腰胯筋脉拘急，小便白浊，色如米泔，宜服天雄圆方。"[4]565《太平圣惠方》卷三十七中的下元虚惫，文中曰："治下元虚惫尿血，鹿茸圆方。"[4]777《太平圣惠方》卷九十七中的下元虚损，文中曰："治下元虚损，阳气衰弱，筋骨不健，雀儿药粥方。"[4]2168《太平圣惠方》卷五十三中的下元虚乏，文中曰："治大渴后下元虚乏，日渐羸瘦，四肢无力，不思饮食，肉苁蓉散方。"[4]1133《太平圣惠方》卷第九十八中的下元衰惫，文中曰："治男子五劳七伤，久虚损，羸瘦，腰脚无力，颜色萎瘁，下元衰惫，脾胃气寒，饮食无味，诸虚不足，薯蓣圆方。"[4]2185《太平圣惠方》卷第三十中的下元伤惫，曰："治虚劳，膝冷疼痛，下元伤惫，宜服补益干漆圆方。"[4]582 王衮《博济方》卷一中的下元积冷，文中曰："治下元积冷，伤惫，阳事不能，筋骨无力，或成下堕，及小肠气痛，并肾脏风毒攻注，脾胃不和，腰脚沉重。"[5]13《太平惠民和剂局方》卷五中的真元衰惫，文中曰："大治男子真元衰惫，五劳七伤，脐腹冷疼，肢体酸痛，上盛下虚，头目晕眩，心神恍惚，血气衰微。"[6]150《太平惠民和剂局方》卷五中的真元虚损，文中曰："大治男子、妇人真元虚损，精髓耗伤，形羸气乏，中满下虚。"[6]135 赵佶《圣济总录》卷第九十二中的下元冷弱，文中曰："治虚劳下元冷弱，膀胱气寒，小便数，附子赤石脂丸方。"[7]1088 许叔微《普济本事方》卷二中的真元衰劣，文中曰："盖因肾气怯弱，真元衰劣，自是不能消化饮食。"[8]24 杨倓《杨氏家藏方》卷九中的下元久虚，文中曰："及伤冷心腹疼痛，霍乱吐利，自汗气急，下元久虚，小便频数。"[9]148 杨倓《杨氏家藏方》卷十四中的真元虚惫，曰："治诸虚百损，真元虚惫，形体羸瘦，脏腑虚滑，脐腹久冷。"[9]235 李璆、张致远《岭南卫生方》中的下元虚，文中曰："且此病之作也，土人重而外人轻。盖土人淫而下元虚，又浴于溪而多感冒，且恣食

生冷酒物,全不知节。"[10]11 朱佐《类编朱氏集验医方》卷一中的下元虚弱,曰:"多因下元虚弱,为风所乘。"[11]15《活人事证方后集》卷四中的下元虚败,曰:"摩腰膏补下元虚败,白浊。"[12]41 以上这些医书中,以下元、真元代指肾或命门,以衰、虚、冷、弱、惫等词来描述状况。在这一阶段,虽然命门火衰已被部分医家使用,但是其他近似含义的术语还同时在医书中大量存在。

明代,"命门火衰"的名称已为大多著作所采用,如《奇效良方》[13]113《万病回春》[14]186《证治准绳·杂病》[15]323《医贯》[16]62《景岳全书》[17]240 等。如果说在宋金元时期,命门火衰这一术语只是存在于为数不多的几本医学著作中,那么明代医家们使用"命门火衰"已经成为一种普遍现象。但这一时期也出现了大量命门火衰的近义词,如朱橚《普济方》卷一百八十二中的下元虚寒,文中曰:"治男子妇人病尿不通,气血流滞,下元虚寒,四肢肿满,或疝气攻冲,四肢腹胁刺痛。"[18]2334 董宿、方贤《奇效良方》卷二十一中的下元伤竭,文中曰:"益真气,补虚惫,下元伤竭,脐腹疼痛,两胁胀满……津液内燥,并宜服之。"[13]354 周文采《医方选要》卷三中的下元亏损,文中曰:"治诸虚不足,下元亏损,腿脚无力,脾胃虚弱,头目昏眩,四肢倦怠。"[19]87 薛已《本草约言》卷一中的下元虚绝,曰:"柴胡……故用于清阳下陷则可,若用于下元虚绝则不可。"[20]31 薛已《本草约言》卷一下元虚脱,曰:"附子矮而圆,其气亲下,故能补下焦阳虚,凡沉寒痼冷,下元虚脱者,用之为当。"[20]52 楼英《医学纲目》卷二十一中的真元衰削[21]460,文中曰:"此病不可全作脾气治,盖肾气怯弱,真元衰削,是以不能消化饮食。"[21]460 王肯堂《证治准绳·杂病》中的右肾阳虚,文中曰:"右肾阳虚,补肾丸、八味地黄丸。"[15]419 倪朱谟《本草汇言》卷二中的肾阳虚,文中曰:"凡病表虚有汗者,血虚寒热者,气虚眩晕者,老人肾阳虚而目昏流泪者,少年阴虚火炎,因而面赤头痛者,咸宜禁之。"[22]104 王肯堂《证治准绳·杂病》中的下元虚甚,文中曰:"若

元是暑泻,经久下元虚甚,日夜频并,暑毒之势已,然而泻不已,复用暑药,则决不能取效,便用姜附辈,又似难施,疑似之间,尤宜用此。"[15]321 倪朱谟《本草汇言》卷十六中的肾阳衰怯,命门无火,文中曰:"如脾胃寒弱之人,中年肾阳衰怯,命门无火之证,须禁食之。"[22]616 李梴《医学入门》卷二中的肾阳衰竭,"石钟乳甘温性悍,补肺治咳气逆乱,肾阳衰竭脚弱疼,下乳通关须炼煅。"[23]393 黄承昊《折肱漫录》卷一中的肾阳衰弱,文中曰:"予少患下元气虚,不能多言,稍不戒则气怯不可状,丹田若无物者。甚则夜半阴极之时,阳气欲脱,手足厥冷,汗大泄,一交子丑,气乃渐复。此乃肾阳衰弱之候。"[24]19 黄承昊《折肱漫录》卷一中的下元虚怯,曰:"予自二十四岁,患下元虚怯,中年大受其累,终日以三缄为戒。至四十后渐充,老年反无此苦。"[24]19 张景岳《景岳全书》卷三十中的下元无火,曰:"若大便滑泄,或脉细恶寒,下元无火等证,则亦有格阳而然者,当以前吐血条中格阳法治之。"[17]683 肖京《轩岐救正论》卷一中的右肾阳衰,文中曰:"右肾阳衰而非熟附化阴不能益阳也。"[25]29 和宋金元时期相比,这一时期命门火衰的同义词有很多仍是下元、真元与亏、虚、衰、伤、弱等形容词的组合,但是还出现了肾阳虚、肾阳衰竭、肾阳衰弱、右肾阳衰、右肾阳虚等肾阳、右肾和虚、衰、弱等词语的组合,这些新的术语,是之前所未有的。

清代至民国时期仍然有众多医家使用"命门火衰"这一术语,如清代《医宗说约》[26]240《辨证录》[27]274《冯氏锦囊秘录》[28]107《医碥》[29]115《罗氏会约医镜》[30]70《类证治裁》[31]188,民国时期《增订通俗伤寒论》[32]392 等。

这一时期,依然有大量命门火衰的同义词出现,主要还是肾阳、下元、真元与衰、虚、亏、败、乏等的组合,如汪昂《医方集解》中的肾阳衰,曰:"少阴由下焦有寒,不能制服本水,客邪得深入而动其本气,缘肾阳衰而提防不及也,故用真武汤温中镇水,收摄其阴气。"[33]197 李

用粹《证治汇补》卷八中的下元虚极，曰："虚寒……久不愈，属下元虚极，十全大补汤、补中益气汤、缩泉丸、秘元丹、肾气丸等，加减选用。"[34]322,323 冯兆张《冯氏锦囊秘录》卷八中的真元衰败，曰："脱极则为遗，总四肢百骸，何物不仗气血濡润？何处不仗神气收摄？故真元衰败于中，精神耗散于外，则百骸皆失其主矣。"[28]243 秦景明、秦昌遇《症因脉治》卷一中的肾阳不足[35]71，曰："或肾阳不足，虚阳上浮，皆成胁肋之痛矣。"[35]71 何梦瑶《医碥》卷四中的肾阳衰虚，曰："若肾阳衰虚，下焦阴寒之气，逼其无根之火上冲者，亦午后痛甚，须八味丸。"[29]254 钱潢《伤寒溯源集》卷十中的真元大虚，曰："凡大病新差，真元大虚，气血未复，精神倦怠，余热未尽，但宜安养，避风节食，清虚无欲，则元气日长。"[36]401 徐大椿《女科指要》卷一下元虚衰，曰："下元虚衰，膀胱不约则遗尿，名曰遗溺。"[37]81 缪松心《缪松心医案》的肾阳衰微，曰："肾阳衰微，水聚成胀。"[38]32 汪蕴谷《杂症会心录》卷上中的肾阳不壮，"肾阳不壮而寒气通脑。"[39]22 沈金鳌《杂病源流犀烛》卷十八中的肾阳虚微，曰："其或肾阳虚微，精关滑泄，自汗盗汗，夜多梦与鬼交欤（宜猪肾丸）。"[40]585 《感症宝筏》卷二中的真元大伤，曰："病后气阴两虚，早犯房事，真元大伤。"[41]169 《感症宝筏》卷三中的肾阳亏乏，曰："肾阳亏乏，虚寒下利，滑脱无度，温涩下焦为治。"[41]215 《感症宝筏》卷二中的肾阳虚弱，曰："肾阳虚弱，水气浊阴凝蓄，用壮阳泄浊，以利水气一法。"[41]119 齐有堂《齐氏医案》卷二的肾阳衰乏[42]84，曰："滑脱者，由病后久虚，脾胃土败，肾阳衰乏，中气下陷而为滑脱。"[42]84 齐有堂《齐氏医案》卷五中的肾阳衰败，曰："虚寒在下，溲便清长；肾阳衰败，甚则遗尿。"[42]221 吴金寿《三家医案合刻》卷二中的肾阳衰惫，曰："故当壮盛之年，而肾阳衰惫，水乘上泛，饮邪充斥，宜崔氏八味加味以祛饮。"[43]76 徐大椿《洄溪医案》中的肾阳下虚，曰："余诊之，脉弦软无神，苔白不渴，乃寒痰上实，肾阳下虚也。"[44]387 托名华佗的《华佗神方》卷四中的肾阳虚亏，曰："其原为肾阳虚亏，既不能温养于脾，又不能禁固于下。"[45]107 吴士瑛《痢疾明辨》肾阳衰乏，曰："滑脱者，由病后久虚，脾胃土败，肾阳衰乏，中气不固，下陷而为滑脱。"[46]169

现代的有关著作，对肾阳衰微，温煦失职，使性及生殖功能明显减退这一现象的定名，并未能取得统一。《中国中医药学术语集成·基础理论与疾病》以命门火衰作为规范词，并指出异名为肾阳虚、真元下虚[47]181。《中医药学名词》分别以命门火衰和肾阳虚作为规范词[48]51。《中医辞海》分别以肾阳虚和肾阳虚衰作为规范词，又称肾阳衰微、命门火衰、下元虚惫、真元下虚[49]427,428。《中医大辞典》以肾阳虚衰作为规范词，又称肾阳衰微、命门火衰、下元虚惫、真元下虚[50]1033。《中医学》以肾阳虚作为规范词[51]1720。《中国中医药学主题词表》以肾阳虚作为规范词[52]783。国标《中医基础理论术语》以肾阳虚作为规范词，并指出同义词为肾阳不足、命门火衰[53]71。

总之，历代文献中命门火衰的同义词、近义词大概有50多个，如肾气衰、肾脏衰、下元久冷、下元虚冷、下元冷惫、下元虚惫、下元虚损、下元虚乏、下元衰惫、下元伤惫、下元积冷、真元衰惫、真元虚损、下元冷弱、真元衰劣、下元久虚、真元虚惫、下元虚、下元虚弱、下元虚败、下元虚寒、下元伤竭、下元亏损、下元虚绝、下元虚脱、真元衰削、右肾阳虚、肾阳虚、下元虚甚、肾阳衰怯、肾阳衰竭、肾阳衰弱、下元虚怯、下元无火、右肾阳衰、肾阳衰、下元虚极、真元衰败、肾阳不足、肾阳衰虚、真元大虚、下元虚衰、肾阳衰微、肾阳不壮、肾阳虚微、真元大伤、肾阳亏乏、肾阳虚弱、肾阳衰乏、肾阳衰败、肾阳衰惫、肾阳下虚、肾阳虚亏、肾阳衰乏等。在这些看似繁杂众多的名称中，可分为以下几类：以肾为中心词，以下元为中心词，以真元为中心词。而中心词后的修饰词是衰、冷、虚、惫、败、竭、亏、乏、微、伤、弱、不壮、不足等。古汉语复合词的结构又便于近似结构和近似含义的词的不同组合搭配,如肾阳可搭配虚、弱、衰、虚微、衰微、衰惫等,下元可搭配虚、虚弱、虚败、虚寒、亏损等,导致同义词、近义词数量极大。

但是上述命门火衰的同义词、近义词多数使用频率不高,所以建议以"命门火衰"作为规范术语。这一术语从近代医家刘完素创始至今,历代均有大量医家在其著作中使用这一术语,辨识度高、不易混淆、运用广泛,使用命门火衰更易于以后专家学者们达成共识。

五、文献辑录

《黄帝内经素问·上古天真论》:"五八,肾气衰,发堕齿槁。六八,阳气衰竭于上,面焦,发鬓颁白。七八,肝气衰,筋不能动,天癸竭,精少,肾脏衰,形体皆极。八八,则齿发去。肾者主水,受五脏六腑之精而藏之,故五脏盛,乃能泻。今五脏皆衰,筋骨解堕,天癸尽矣。故发鬓白,身体重,行步不正,而无子耳。"[1]4

《肘后备急方》卷四:"又方,治男子女人五劳七伤,下元久冷,乌髭鬓,一切风病,四肢疼痛,驻颜壮气。"[2]124

《素问病机气宜保命集》卷下:"苁蓉益阳道及命门火衰。"[3]133

《太平圣惠方》卷二十九:"治虚劳下元冷惫,风气攻注,腰胯筋脉拘急,小便白浊,色如米泔,宜服天雄圆方。"[4]565

卷三十七:"治下元虚惫尿血,鹿茸圆方。"[4]777

卷五十三:"治大渴后下元虚乏,日渐羸瘦,四肢无力,不思饮食,肉苁蓉散方。"[4]1133

卷六十:"夫痔肛边生鼠乳者,由人脏腑风虚,内有积热,不得宣泄,流传于大肠之间,结聚所成也。此皆下元虚冷。"[4]1279

卷九十七:"治下元虚损,阳气衰弱,筋骨不健,雀儿药粥方。"[4]2168

卷九十八:"治男子五劳七伤,久虚损,羸瘦,腰脚无力,颜色萎瘁,下元衰惫,脾胃气寒,饮食无味,诸虚不足,薯蓣圆方。"[4]2185

卷三十:"治虚劳,膝冷疼痛,下元伤惫,宜服补益干漆圆方。"[4]582

《博济方》卷一:"治下元积冷,伤惫,阳事不能,筋骨无力,或成下堕,及小肠气痛,并肾脏风毒攻疰,脾胃不和,腰脚沉重。"[5]13

《太平惠民和剂局方》卷五:"大治男子、妇人真元虚损,精髓耗伤,形羸气乏,中满下虚,致水火不交,及阴阳失序。"[6]135 "大治男子真元衰惫,五劳七伤,脐腹冷疼,肢体酸痛,上盛下虚,头目晕眩,心神恍惚,血气衰微……一切沉寒痼冷,服之如神。"[6]150

《圣济总录》卷九十二:"治虚劳下元冷弱,膀胱气寒,小便数,附子赤石脂丸方。"[7]1088

《普济本事方》卷二:"盖因肾气怯弱,真元衰劣,自是不能消化饮食,譬如鼎釜之中,置诸米谷,下无火力,虽终日米不熟,其何能化?"[8]24

《杨氏家藏方》卷九:"及伤冷心腹疼痛,霍乱吐利,自汗气急,下元久虚,小便频数。"[9]148

卷十四:"治诸虚百损,真元虚惫,形体羸瘦,脏腑虚滑,脐腹久冷。"[9]235

《岭南卫生方》卷上:"且此病之作也,土人重而外人轻。盖土人淫而下元虚,又浴于溪而多感冒,且恣食生冷酒物,全不知节。"[10]11

《类编朱氏集验医方》卷一:"多因下元虚弱,为风所乘。"[11]15

《活人事证方后集》卷四:"摩腰膏,补下元虚败,白浊。"[12]41

《奇效良方》卷八:"若右肾命门火衰,为阳脱之病,而以温热之剂济之,如附子、干姜之属。"[13]113

卷二十一:"益真气,补虚惫,下元伤竭,脐腹疼痛,两胁胀满,饮食减少,肢节烦疼,手足麻痹,腰腿沉重,行步艰难,目视茫茫,夜梦鬼交,遗泄失精,神气不爽,阳事不举,小便滑数,气虚肠鸣,大便自利,虚烦盗汗,津液内燥,并宜服之。"[13]354

《普济方》卷一百八十二:"神仙一块气 治

男子妇人病尿不通，气血流滞，下元虚寒，四肢肿满，或疝气攻冲，四肢腹胁刺痛。"[18]2334

《医学纲目》卷二十一："此病不可全作脾气治，盖肾气怯弱，真元衰削，是以不能消化饮食。"[21]460

《本草约言》卷一："柴胡……故用于清阳下陷则可，若用于下元虚绝则不可。"[20]31"附子矮而圆，其气亲下，故能补下焦阳虚，凡沉寒痼冷，下元虚脱者，用之为当。"[20]52

《医方选要》卷三："治诸虚不足，下元亏损，腿脚无力，脾胃虚弱，头目昏眩，四肢倦怠。"[19]87

《万病回春》卷四："八味丸治命门火衰，不能生土，以致脾胃虚寒，饮食少思、大便不实；或下元冷惫，脐腹疼痛，夜多溺溺。"[14]186

《杂病证治准绳·泄泻》："若元是暑泻，经久下元虚甚，日夜频并，暑毒之势已，然而泻不已，复用暑药，则决不能取效，便用姜附辈，又似难施，疑似之间，尤宜用此。"[15]321"若命门火衰，脾土虚寒者，用八味丸。"[15]323

"目昏花"："右肾阳虚，补肾丸、八味地黄丸。"[15]419

《医贯·八味丸方》："八味丸治命门火衰，不能生土，以致脾胃虚寒，饮食少思，大便不实"。[16]62

《景岳全书》卷十一："然必命门火衰，所以不能收摄，其有甚者，非加桂、附，终无济也。"[17]240

卷三十："若大便滑泄，或脉细恶寒，下元无火等证，则亦有格阳而然者，当以前吐血条中格阳法治之。"[17]683

《本草汇言》卷十六："如脾胃寒弱之人，中年肾阳衰怯，命门无火之证，须禁食之。"[22]616

《医学入门》卷二："石钟乳甘温性悍，补肺治咳气逆乱，肾阳衰竭脚弱疼，下乳通关须炼煅。"[23]393

《折肱漫录》卷一："予少患下元气虚，不能多言，稍不戒则气怯不可状，丹田若无物者。甚则夜半阴极之时，阳气欲脱，手足厥冷，汗大泄，一交子丑，气乃渐复。此乃肾阳衰弱之候。""予自

二十四岁，患下元虚怯，中年大受其累，终日以三缄为戒。至四十后渐充，老年反无此苦。"[24]19

《轩岐救正论》卷一："右肾阳衰而非熟附化阴不能益阳也。"[25]29

《本草汇言》卷二："凡病表虚有汗者，血虚寒热者，气虚眩晕者，老人肾阳虚而目昏流泪者，少年阴虚火炎，因而面赤头痛者，咸宜禁之。"[22]104

《医宗说约》卷五："金匮肾气丸……命门火衰，以致脾土虚寒，不能消溃收敛，或饮食少思不化，脐腹痛，夜尿多，口干喜热，虚痰泛上，此方主之。"[26]240

《医方集解·真武汤》："少阴由下焦有寒，不能制服本水，客邪得深入而动其本气，缘肾阳衰而提防不及也，故用真武汤温中镇水，收摄其阴气。"[33]197

《证治汇补》卷八："虚寒……久不愈，属下元虚极。十全大补汤、补中益气汤、缩泉丸、秘元丹、肾气丸等，加减选用。"[34]322,323

《辨证录》卷七："惟其命门火衰，不能蒸腐水谷，脾遂传水湿之气于肾而不返矣。"[27]274

《女科指要》卷一："下元虚衰，膀胱不约则遗尿，名曰遗溺。"[38]81

《冯氏锦囊秘录·杂证大小合参》卷二："平日不能节欲，以致命门火衰，肾中阴盛，龙火无藏身之位，故游上而不归，是以上焦烦热、咳嗽等症。"[28]107

"杂证大小合参"卷八："脱极则为遗，总四肢百骸，何物不仗气血濡润？何处不仗神气收摄？故真元衰败于中，精神耗散于外，则百骸皆失其主矣。"[28]243

《症因脉治》卷一："或肾水不足，龙雷之火上冲；或肾阳不足，虚阳上浮，皆成胁肋之痛矣。"[35]71

《医碥》卷二："有命门火衰致脾胃虚寒而满者，有肾水不足、虚火上冲而满者。"[29]115

卷四："若肾阳衰虚，下焦阴寒之气，逼其无根之火上冲者，亦午后痛甚，须八味丸（见虚损）

料,大剂煎汤,冰冷与饮,引火归原乃可救,切不可用寒凉。"[29]254

《伤寒溯源集》卷十:"凡大病新瘥,真元大虚,气血未复,精神倦怠,余热未尽,但宜安养,避风节食,清虚无欲,则元气日长。"[36]401

《缪松心医案·臌》:"肾阳衰微,水聚成胀。"[38]32

《罗氏会约医镜》卷四:"细察命门火衰,用八味冷服,以干者非渴,不得误认为热。"[29]70

《女科指要》卷一:"下元虚衰,膀胱不约则遗尿,名曰遗溺。"[37]81

《杂症会心录》卷上:"肾阳不壮,而寒气通脑。"[39]22

《杂病源流犀烛》卷十八:"其或肾阳虚微,精关滑泄,自汗盗汗,夜多梦与鬼交欤(宜猪肾丸)。"[40]585

《感症宝筏》卷二:"肾阳虚弱,水气浊阴凝蓄,用壮阳泄浊,以利水气一法。"[41]119"病后气阴两虚,早犯房事,真元大伤,而复着外邪。邪入下焦阴分,销铄阴精,为病极重。临证极宜细辨。"[41]169

卷三:"肾阳亏乏,虚寒下利,滑脱无度,温涩下焦为治。"[41]215

《齐氏医案》卷二:"滑脱者,由病后久虚,脾胃土败,肾阳衰乏,中气下陷而为滑脱。"[42]84

《齐氏医案》卷五:"虚寒在下,溲便清长;肾阳衰败,甚则遗尿。"[42]221

《三家医案合刻》卷二:"脉微涩,三五不调,此由先天禀赋不充。故当壮盛之年,而肾阳衰惫,水乘上泛,饮邪充斥。宜崔氏八味加味以祛饮。"[43]76

《类证治裁》卷三:"如脾肾虚寒,命门火衰,浊阴不降,致痞满嗳气者,理阴煎加减。"[31]188

《洄溪医案·痰喘亡阴》:"余诊之,脉弦软无神,苔白不渴,乃寒痰上实,肾阳下虚也。"[44]387

《华佗神方》卷四:"其原为肾阳虚亏,既不能温养于脾,又不能禁固于下。"[45]107

《痢疾明辨·一曰滑脱》:"舒进贤曰:滑脱者,由病后久虚,脾胃土败,肾阳衰乏,中气不固,下陷而为滑脱,法宜大补元气,扶阳固肾,理脾健胃,更加涩以固脱。"[46]169

《增订通俗伤寒论》:"若命门火衰,脾胃虚寒,不能克化水饮,致成寒水臌胀者,必服神效虎膇丸。"[32]392

《中国医学百科全书·中医学》:"肾阳虚……症见阳虚症状,兼有面色淡白,精神萎顿,滑精阳萎,多尿或小便不禁,面肢浮肿,妇人不孕,月经失调等。多因命门火衰,肾的温煦功能减退所致。而肾阳为诸阳之本,与脾、肺、心的阳气相互联系,相互影响。"[51]1720

《中医辞海》:"肾阳虚……基础理论名词。因素体阳虚或久病不愈,攻伐过度,老年体弱所致。症见形寒肢冷,精神不振,气短而喘,腰膝酸软,阳萎,滑精,夜尿多,舌淡胖,苔白润,脉沉迟,两尺脉弱。治宜温补肾阳为主。"[49]427,428"肾阳虚衰……基础理论名词。又称肾阳衰微、命门火衰、下元虚惫、真元下虚。即肾阳虚之严重者。"[49]428

《中医大辞典》:"肾阳虚衰……病机。又称肾阳衰微、命门火衰、下元虚惫、真元下虚。即肾阳虚之严重者。临床表现精神萎靡,动则气喘,腰膝酸冷,四肢清冷,腹大胫肿,黎明前泄泻,癃闭或夜尿频数,尺脉沉迟等。治宜温补命门。"[50]1033

《中医药学名词》:"命门火衰……肾阳衰微,温煦失职,气化无权,致阴寒内盛,并使性及生殖功能明显减退的病理变化""肾阳虚……肾阳虚弱,温煦无力,气化失常,阴寒内生,并使性与生殖能力减退的病理变化。"[48]51

《基础理论与疾病》:"命门火衰……【异名】肾阳虚(《中医大辞典》);真元下虚(《中医大辞典》)【定义】指多因素体阳虚或心脾阳虚及肾,损耗肾阳而致肾阳不足,温煦失职,气化失司的病理机制。"[47]181

《中医基础理论术语》:"肾阳虚……肾阳不足……命门火衰……阳气虚衰,温煦失职,虚寒内生,气化无权的病理变化。"[53]71

419

《中国中医药学主题词表》："肾阳虚……属肾虚……肾阳亏虚，机体失却温煦，以畏寒肢冷，腰膝以下尤甚，面色㿠白或黧黑，小便清长，夜尿多，舌淡苔白，脉弱等为常见症的证候……元阳亏虚……命门火衰……元阳虚衰。"[52]783

 参考文献

[1] 未著撰人.黄帝内经素问[M].北京：人民卫生出版社,2012：4.

[2] [晋]葛洪.肘后备急方[M].王均宁点校.天津：天津科学技术出版社,2015：124.

[3] [金]刘完素.素问病机气宜保命集[M].宋乃光校注.北京：中国中医药出版社,2007：133.

[4] [宋]王怀隐.太平圣惠方[M].郑金生,汪惟刚,董志珍校点.北京：人民卫生出版社,2016：565,582,777,1133,1279,2168,2185.

[5] [宋]王衮.博济方[M].王振国,宋咏梅点校.上海：上海科学技术出版社,2003：13.

[6] [宋]太平惠民和剂局.太平惠民和剂局方[M].刘景源整理.北京：人民卫生出版社,2007：135,150.

[7] [宋]赵佶.圣济总录[M].校点本.郑金生,汪惟刚,犬卷太一校点.北京：人民卫生出版社,2013：1088.

[8] [宋]许叔微.普济本事方[M].刘景超,李具双校注.北京：中国中医药出版社,2007：24.

[9] [宋]杨倓.杨氏家藏方[M].上海：上海科学技术出版社,2014：148,235.

[10] [宋]李璆,张致远.岭南卫生方[M].[元]释继洪纂修.张效霞校注.北京：中国中医药出版社,2012：11.

[11] [宋]朱佐.类编朱氏集验医方[M].北京：人民卫生出版社,1983：15.

[12] [南宋]刘信甫.活人事证方后集[M].陈仁寿,曾莉.上海：上海科学技术出版社,2014：41.

[13] [明]董宿,方贤.奇效良方[M].田代华,张晓杰,何永点校.天津：天津科学技术出版社,2005：113,354.

[14] [明]龚廷贤.万病回春[M].张效霞整理.北京：人民卫生出版社,2007：186.

[15] [明]王肯堂.证治准绳·杂病证治准绳[M].倪和宪点校.北京：人民卫生出版社,2014：321,323,419.

[16] [明]赵献可.医贯[M].郭君双整理.北京：人民卫生出版社,2005：62.

[17] [明]张介宾.景岳全书[M].李继明,王大淳,王小平,等整理.北京：人民卫生出版社,2007：240.

[18] [明]朱橚.普济方：第4册[M].北京：人民卫生出版社,1960：2334.

[19] [明]周文采.医方选要[M].王道瑞,申好贞,焦增绵校注.北京：中国中医药出版社,2008：87.

[20] [明]薛己.本草约言[M].臧守虎,杨天真,杜凤娟校注.北京：中国中医药出版社,2015：31,52.

[21] [明]楼英.医学纲目[M].赵燕宜,于燕莉校注.北京：中国医药科技出版社,2011：460.

[22] [明]倪朱谟.本草汇言[M].郑金生,甄雪燕,杨梅香校注.北京：中医古籍出版社,2005：104,616.

[23] [明]李梴.医学入门[M].田代华,张晓杰,何永,等整理.北京：人民卫生出版社,2006：393.

[24] [明]黄承昊.折肱漫录[M].乔文彪,邢玉瑞注释.上海：上海浦江教育出版社,2011：19.

[25] [明]肖京.轩岐救正论[M].北京：中医古籍出版社,1983：29.

[26] [清]蒋示吉.医宗说约[M].王道瑞,申好真校注.北京：中国中医药出版社,2004：240.

[27] [清]陈士铎.辨证录[M].王小芸,王象礼,刘德兴,等校注.北京：中国中医药出版社,2007：274.

[28] [清]冯兆张.冯氏锦囊秘录[M].田思胜,马梅青,尹桂平,等校注.北京：中国医药科技出版社,2011：107,243.

[29] [清]何梦瑶.医碥[M].吴昌国校注.北京：中国中医药出版社,2009：115,254.

[30] [清]罗国纲.罗氏会约医镜[M].王树鹏,姜钧文,朱辉校注.北京：中国中医药出版社,2015：70.

[31] [清]林珮琴.类证治裁[M].李德新整理.北京：人民卫生出版社,2005：188.

[32] 何廉臣.增订通俗伤寒论[M].福州：福建科学技术出版社,2004：392.

[33] [清]汪昂.医方集解[M].苏礼,焦振廉,任娟莉,等整理.北京：人民卫生出版社,2006：197.

[34] [清]李用粹.证治汇补[M].吴唯校注.北京：中国中医药出版社,1999：322,323.

[35] [明]秦昌遇,[清]秦之桢.症因脉治[M].王晨,罗会斌,李全校注.北京：中国中医药出版社,1998：71.

[36] [清]钱潢.伤寒溯源集[M].周宪宾,陈居伟校注.北京：学苑出版社,2009：401.

[37] [清]徐大椿.女科指要[M].太原：山西科学技术出版社,2012：81.

[38] [清]缪遵义.缪松心医案[M]//江一平等校注.吴中珍本医籍四种.北京：中国中医药出版社,1994：32.

[39] [清]汪文绮.杂症会心录[M].侯如艳校注.北京：中国医药科技出版社,2011：22.

[40] [清]沈金鳌.杂病源流犀烛[M].田思胜整理.北京：人民卫生出版社,2006：585.

[41] [清]吴贞.感症宝筏[M].何廉臣重订.张爱军点校.王致谱审定.福州：福建科学技术出版社,2004：119,169,215.

[42] [清]齐秉慧.齐氏医案[M].姜兴俊,毕学琦校注.北京：中国中医药出版社,1997：84,221.

[43] [清]叶天士,缪宜亭,沈鲁珍,等.三家医案合刻.沈

氏医案[M].上海：上海科学技术出版社,2010：76.

[44] 徐大椿.洄溪医案[M]//刘洋.徐灵胎医学全书.北京：中国中医药出版社,2015：387.

[45] [汉]华佗撰,[唐]孙思邈编集.华佗神方[M].杨金生,赵美丽,段志贤点校.北京：中医古籍出版社,2002：107.

[46] [清]吴士瑛.痢疾明辨[M]//裘庆元.三三医书：第二册[M].北京：中国中医药出版社,2012：169.

[47] 宋一伦,杨学智.基础理论与疾病[M]//曹洪欣,刘保延.中国中医药学术语集成.北京：中医古籍出版社,2005：181.

[48] 中医药学名词审定委员会.中医药学名词[M].北京：科学出版社,2005：51.

[49] 袁钟,图娅,彭泽邦,等.中医辞海：中册[M].北京：

中国医药科技出版社.1999：427,428.

[50] 李经纬,余瀛鳌,蔡景峰,等.中医大辞典[M].北京：人民卫生出版社,2004：1033.

[51] 《中医学》编辑委员会.中医学[M]//钱信忠.中国医学百科全书.上海：上海科学技术出版社,1997：1720.

[52] 吴兰成.中国中医药学主题词表[M].北京：中医古籍出版社,2008：783.

[53] 中华人民共和国国家质量监督检验检疫总局,中国国家标准化管理委员会.中医基础理论术语(GB/T 20348—2006)[M].北京：中国标准出版社,2006：71.

（李琳珂）

肺

fèi

一、规范名

【汉文名】肺。

【英文名】lung。

【注释】属五脏。位于胸腔之内,膈之上,左右各一。其主要生理功能是主气、司呼吸、主宣发肃降、通调水道、朝百脉而主治节,并与鼻窍、皮肤密切相关。

二、定名依据

中医"肺"概念明确于《内经》,并以肺为正名。其后著作如隋代杨上善《黄帝内经太素》,唐代孙思邈《备急千金要方》,宋代钱乙《小儿药证直诀》,金代张元素《医学启源》,明代张景岳《类经》、赵献可《医贯》,清代汪昂《医方集解》、唐宗海《血证论》、张锡纯《医学衷中参西录》等均把"肺"作为正名。这些著作均为历代的重要著作,对后世有较大影响。所以"肺"作为规范名便于达成共识,符合术语定名的约定成俗原则。

现代相关著作,国标《中医基础理论术语》

以"肺"作为规范名,《中医药常用名词术语辞典》《中医辞海》《中医大辞典》等辞书类著作以及中医药教材如《中医基础理论》等均以"肺"作为规范名。已经广泛应用于中医药学文献的标引和检索的《中国中医药学主题词表》也以"肺"作为正式主题词。这些均说明"肺"作为规范名称已成为共识。

明代赵献可《医贯》强调肺为"清虚之脏、娇脏"。清代黄元御《四圣心源》认为肺是"辛金之脏",汪昂《医方集解》认为"肺为水上之源"。以上之谓多从生理特性而言。以"肺"为正名,既涵盖肺的解剖形态、生理特性,又是肺藏象知识的中心,具有逻辑性,符合术语定名系统一致性原则。

我国2005年出版的全国科学技术名词审定委员会审定公布的《中医药学名词》已以"肺"作为规范名。所以"肺"作为规范名也符合术语定名的协调一致原则。

三、同义词

未见。

四、源流考释

《内经》以前的文献，对肺已有不少记述，《礼记·月令》[1]《吕氏春秋·十二纪》[2]等有关论述时令、月令的著作中，根据时令、月令里时空方位一体化原理，确定了五脏与五行的配属关系。《礼记·月令》指出：春"祭先脾"[1]50，夏"祭先肺"[1]53，中央"祭先心"[1]55，秋"祭先肝"[1]55，冬"祭先肾"[1]58。五脏与五行的对应关系是脾—木，肺—火，心—土，肝—金，肾—水。其配属原理是根据《礼记·礼运》"死者北首，生者南乡"[1]76 的原则，人面南而立，按照古人的时空方位观念，肺在上，配南方属火；脾在左，配东方属木；肝在右，配西方属金；心居中央以配土；肾在下，配北方属水。

中医学"肺"概念明确于《内经》，并以"肺"为正名。① 肺在五脏中位置最高。如《灵枢·九针论》："肺者，五脏六腑之盖也。"[3]157 ② 肺属金，应秋。如《灵枢经·顺气一日分为四时》："肺为牝脏，其色白，其音商，其时秋，其日庚辛，其味辛。"[3]93 并从五脏配伍五行方位角度看五脏气机运行规律。如《黄帝内经素问·刺禁论》提出："肺藏于右。"[4]100 ③ 肺主气。如《黄帝内经素问·六节藏象论》："肺者，气之本。"[4]20《灵枢经·脉度》："肺气通于鼻，肺和则鼻能闻知香臭矣。"[3]53《黄帝内经素问·五脏生成》："诸气者，皆属于肺。"[4]21。而在《黄帝内经素问·通评虚实论》中提出的"气虚者，肺虚也"[4]57，更是从病理方面肯定了肺主气的意义。④ 肺主宣发肃降，通调水道。如《灵枢经·决气》："上焦开发，宣五谷味。"[3]75 即是肺气宣发功能的体现。《黄帝内经素问·经脉别论》："饮入于胃，游溢精气，上输于脾，脾气散精，上归于肺，通调水道，下输膀胱。"[4]45 是肺气肃降作用的体现。⑤ 肺朝百脉，主治节。如《黄帝内经素问·灵兰秘典论》："肺者，相傅之官，治节出焉。"[4]17《黄帝内经素问·经脉别论》曰："肺朝百脉，输精于皮毛。"[4]45 肺朝百脉也是对肺主治节功能的补

充。⑥ 肺藏气舍魄。如《灵枢经·本神》："肺藏气，气舍魄。"[3]26《黄帝内经素问·六节藏象论》："肺者，气之本，魄之处也。"[4]20 ⑦ 肺特性恶寒。如《灵枢经·邪气脏腑病形》提出"形寒寒饮则伤肺"[3]12，《灵枢经·百病始生》："重寒伤肺"[3]132，说明肺恶寒。

《难经》发挥了《内经》对肺的认识。如《难经·四十二难》首次提出了肺脏分叶的观点，如"肺重三斤三两，六叶两耳，凡八叶。"[5]24《难经·三十三难》还记载了对肺的实验观察，如"肺得水而浮……肺熟而复沉。"[5]20《难经·四难》简明概括了呼吸、内脏、脉搏三者之间的关系，如"呼出心与肺，吸入肾与肝，呼吸之间，脾也，其脉在中。"[5]2

晋唐时期，《脉法赞》明确寸口诊脉法中右寸候肺，如《脉经》："《脉法赞》云脾肺出右……肺部在右手关前寸口是也。"[6]2 隋代杨上善《黄帝内经太素》[7]，唐代孙思邈《备急千金要方》[8]等著作对"肺"的记载，基本上仍以《内经》为宗。

宋元时期，丰富和发展了对"肺"的生理病理认识和临床辨证理念。如北宋钱乙《小儿药证直诀》开篇即云："肺主喘，实则闷乱喘促，有饮水者，有不饮水者；虚则哽气，长出气。"[9]3 金代张元素《医学启源》："肺大肠：味酸补，辛泻；气凉补，温泻。"[10]123 又在《脏腑标本寒热虚实用药式》说："肺藏魄，属金，总摄一身元气，主闻，主哭，主皮毛。"[11]61 明确肺病临床用药式，如"气实泻之""气虚补之""本热清之""本温寒之""标寒散之"。可见，"肺"概念的临证意义在这一时期有了充分体现。另外，元代滑涛发展了《难经》有关肺"六叶两耳"[5]24 的说法。如《十四经发挥》提出"肺之为脏，六叶两耳，四垂如盖，附著于脊之第三椎中，有二十四空，行列分布诸脏清浊之气，为五脏华盖云。"[12]5,6

明清时期，医家对肺的解剖和生理功能、病理特性均有进一步的发挥，使中医学"肺"概念渐趋完善和发展。如明代赵献可《医贯》[13]2，清代王清任《医林改错亲见改正脏腑图》[14]3 等均

对肺脏解剖有较深刻认识。再如明代张景岳在《类经》[15]中对肺的认识也有系统总结。同期，有关肺的生理病理特性论述也较为精辟。如明代赵献可《医贯》指出："盖肺为清虚之府，一物不容，毫毛必咳。又肺为娇脏，畏热畏寒。"[13]50 李中梓《医宗必读·痰饮》提出："肺为贮痰之器。"[16]93 清代汪昂《医方集解》明确："肺为水上之源。"[17]159 张锡纯《医学衷中参西录》认为："肺悬胸中，以大气为其阐辟之原动力。"[18]85 唐宗海《血证论》说："肺为华盖，肺中常有津液，则肺叶腴润，覆垂向下，将气敛抑，使其气下行，气下则津液随之而降。是以水津四布，水道通调，肝气不逆，肾气不浮，自无咳嗽之病矣。"[19]106 可见，这一时期对肺的解剖及生理病理特性已做出总结性认识。

现代有关著作大多沿用《内经》的记载以"肺"作为本词正名，如《中医药学名词》[20]21、国标《中医基础理论术语》[21]10 等权威著作，《中医药常用名词术语辞典》[22]228《中医辞海》[23]515《中医大辞典》[24]1078《中国医学百科全书·中医学》[25]301 等辞书类著作，以及中医药教材如《中医基础理论》[26]31,32 等均以"肺"作为规范名。已经广泛应用于中医药学文献的标引和检索的《中国中医药学主题词表》[27]232 也以"肺"作为正式主题词。说明"肺"作为规范名称已成为共识。

总之，"肺"一词首先是对脏腑器官的命名。《内经》对"肺"概念的认识，更多的是体现其生理病理学概念。故从历代文献中可以看出，中医学对肺脏的命名是脏腑形态和脏腑功能结合的产物。其概念明确，利于辨证施治，故以"肺"为规范名。

五、文献辑录

《礼记·月令》："孟春之月……祭先脾"[1]50"孟夏之月……祭先肺"[1]53"中央土……祭先心"[1]55"孟秋之月……祭先肝"[1]56"孟冬之月……祭先肾"[1]58"死者北首，生者南乡，皆从其初"[1]76。

《吕氏春秋·十二纪》："孟春之月……祭先脾"[2]1"孟夏之月……祭先肺"[2]67"孟秋之月……祭先肝"[2]132"孟冬之月……祭先肾"[2]188。

《灵枢经·邪气脏腑病形》："形寒寒饮则伤肺。"[3]12

"本神"："肺藏气，气舍魄。"[3]26

"脉度"："肺气通于鼻，肺和则鼻能知香臭矣。"[3]52

"决气"："上焦开发，宣五谷味，熏肤、充身、泽毛，若雾露之溉，是谓气。"[3]75

"顺气一日分为四时"："肺为牝脏，其色白，其音商，其时秋，其日庚辛，其味辛。"[3]93

"百病始生"："重寒伤肺。"[3]132

"九针论"曰："肺者，五脏六腑之盖也。"[3]157

《黄帝内经素问·灵兰秘典论》："肺者，相傅之官，治节出焉。"[4]17

"六节藏象论"："肺者，气之本，魄之处也。"[4]20

"五脏生成"："诸气者，皆属于肺。"[4]21

"经脉别论"："食气入胃……浊气归心，淫精于脉，脉气流经，经气归于肺，肺朝百脉，输精于皮毛……饮入于胃，游溢精气，上输于脾，脾气散精，上归于肺，通调水道，下输膀胱。"[4]45

"通评虚实论"："气虚者，肺虚也。"[4]57

"刺禁论"："肺藏于右。"[4]100

《难经·四难》："呼出心与肺，吸入肾与肝，呼吸之间，脾也，其脉在中。"[5]2

三十三难："肺得水而浮……肺熟而复沉。"[5]20

四十二难："肺重三斤三两，六叶两耳，凡八叶。"[5]24

《脉经》卷一："《脉法赞》云肝心在左，脾肺出右，肾与命门，俱出尺部，魂魄谷神，皆见寸口。肺部在右手关前寸口是也，手太阴经也，与手阳明为表里，以大肠合为府，合于上焦，名呼吸之府，在云门。"[6]2

《黄帝内经太素》卷第三："魄，肺之神也，肺主皮毛腠理，人之汗者，皆是肺之魄神所营，因名魄汗。"[7]38"肺恶寒湿之气，故上逆欬也。"[7]40

卷第五："心肺居鬲以上为阳，肝脾肾居鬲以下为阴。故阳者呼，心与肺也。"[7]56

《千金翼方》卷第二十五："秋，肺金王，其脉微浮而短涩者，是平脉也。"[8]254

《小儿药证直诀》："肺主喘，实则闷乱喘促，有饮水者，有不饮水者；虚则哽气，长出气。"[9]3

《医学启源·用药升降浮沉补泻法》："肺大肠：味酸补，辛泻；气凉补，温泻。"[10]123

《脏腑标本寒热虚实用药式》："肺藏魄，属金，总摄一身元气，主闻，主哭，主皮毛。"[11]61

《十四经发挥》上卷："肺之为脏，六叶两耳，四垂如盖……有二十四空，行列分部诸脏清浊之气。"[12]5,6

《医贯》卷之一："喉下为肺，两叶白莹，谓之华盖，以覆诸脏。虚如蜂巢，下无透窍。故吸之则满，呼之则虚。"[13]2"盖肺为清虚之府，一物不容，毫毛必咳。又肺为娇脏，畏热畏寒。"[13]50

《类经》二十五卷："其脏肺，肺属金也。肺其畏热，热为火气也。其主鼻，肺之窍也。其养皮毛，肺金所主也。其病咳，肺金病也。金不足者肺应之，肺主气，故为是病。其发咳喘，肺病也。其脏肺，金气通于肺也。"[15]470

《医宗必读·痰饮》："肺为贮痰之器。"[16]93

《医方集解》："肺为水上之源，火旺克金，则金不能生水。"[17]159

《医林改错·亲见改正脏腑图》："肺两叶，大面向背……肺管下分为两杈，入肺两叶，每杈分九中杈，每中杈分九小杈……其形仿佛麒麟菜……肺下实物透窍，亦无行气之二十四孔。"[14]3

《血证论·咳嗽》："肺为华盖，肺中常有津液，则肺叶腴润，覆垂向下，将气敛抑，使其气下行，气下则津液随之而降。是以水津四布，水道通调，肝气不逆，肾气不浮，自无咳嗽之病矣。"[19]106

《医学衷中参西录》："夫肺悬胸中，以大气为其阖辟之原动力，须臾胸中无大气，即须臾不能呼吸，此呼吸顿停所由来也。"[18]85

《中医基础理论》："肺位于胸腔，左右各一。由于肺位最高，故称'华盖'。因肺叶娇嫩，不耐寒热，易被邪侵，故又称'娇脏'。为魄之处、气之主，在五行属金。肺的主要生理功能是：主气、司呼吸，主宣发肃降，通调水道，朝百脉而主治节，以辅佐心脏调节气血的运行。肺上通喉咙，外合皮毛，开窍于鼻，在志为忧，在液为涕。手太阴肺经与手阳明大肠经相互络属于肺与大肠，故肺与大肠为表里。"[26]31,32

《中医大辞典》："肺……五脏之一。与大肠相表里。居于胸中，为五脏的华盖。主诸气而司呼吸，肺吸入的 清气与脾运化的水谷精微相结合，化生为元气，是维持人体生命不可缺少的物质基础。"[24]1078

《中医学》："肺……肺位于胸腔之中，居于诸脏之上，喻为'华盖'。上通于喉，开窍于鼻，外合皮毛，与大肠相表里。主要生理功能是主气、司呼吸，既是人体内外气体交换的场所，又主一身之气，与体内各种气机活动密切相关，所以《素问·六节藏象论》说：'肺者，气之本。'另外，肺有宣发、肃降和主治节、朝百脉的生理功能，既可通调水道，参与水液代谢的过程，又能辅助心脏，主持人体的血液循环，因此肺脏功能的正常与否，对于其他各脏腑功能及皮毛的卫外功能等，都有密切的关系。"[25]301

《中医辞海》："肺者气之本，魄之处也，其华在毛，其充在皮，为阳中之太阴，通于秋气。"[23]515

《中医药常用名词术语辞典》："肺……五脏。即肺脏。位于胸腔，左右各一。由于肺位最高，故称之为'华盖'。因肺叶娇嫩，不耐寒热，易被邪侵，故又称之为'娇脏'。肺的社能力功能主要有五方面：一是主气、司呼吸，二是通调水道，三是宣散卫气，四是朝百脉，五是主治节。"[22]228

《中医药学名词》："肺……属五脏，位于胸腔之内，膈之上，左右各一。其主要生理功能是主气、司呼吸、主宣发肃降、通调水道、朝百脉而主治节，并与鼻窍、皮肤密切相关。"[20]21

《中医基础理论术语》:"肺……属五脏,主气,司呼吸,主一身之气,通调水道,宣发卫气,朝百脉而助心行血。"[21]10

《中国中医药主题词表》:"肺(中医):属五脏。五脏之一,位于胸腔之内,膈之上,左右各一。其主要生理功能是主气、司呼吸、主宣发肃降、通调水道、朝百脉主治节,并与鼻窍、皮肤密切相关。"[27]232

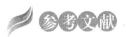参考文献

[1] 礼记[M].崔高维校点.沈阳:辽宁教育出版社,2000:50,53,55-56,58,76.
[2] [汉]吕氏春秋[M].高诱注.上海:上海古籍出版社,2014:1,67,132,188.
[3] 未著撰人.灵枢经[M].田代华,刘更生整理.北京:人民卫生出版社,2005:12,26,52,75,93,132,157.
[4] 未著撰人.黄帝内经素问[M].田代华整理.北京:人民卫生出版社,2005:17,20,21,45,57,100.
[5] [旧题]秦越人.难经[M].北京:科学技术文献出版社,1996:2,20,24.
[6] [晋]王叔和.脉经[M].北京:人民卫生出版社,1956:2.
[7] [隋]杨上善.黄帝内经太素[M].北京:人民卫生出版社,1965:38,40,56.
[8] [唐]孙思邈.千金翼方[M].彭建中,魏嵩有点校.沈阳:辽宁科学技术出版社,1997:254.
[9] [宋]钱乙.小儿药证直诀[M].阎孝忠编集.郭君双整理.北京:人民卫生出版社,2006:3.
[10] [金]张元素.医学启源[M].北京:人民军医出版社,2009:4,123.
[11] [金]张元素.脏腑标本虚实寒热用药式校释[M].吴风全,等校释.北京:中医古籍出版社,1994:61.
[12] [元]滑寿.十四经发挥校注[M].李德新,等校注.上海:上海科学技术出版社,1986:5,6.
[13] [明]赵献可.医贯[M].北京:人民卫生出版社,1959:2,50.
[14] [清]王清任.医林改错[M].石学文点校.沈阳:辽宁科学技术出版社,1997:3.
[15] [明]张景岳.类经[M].北京:中国医药科技出版社,2011.
[16] [明]李中梓.医宗必读[M].王卫,等点校.天津:天津科学技术出版社,1999:93.
[17] [清]汪昂.医方集解[M].鲍玉琴,杨德利校注.北京:中国中医药出版社,1997:159.
[18] [清]张锡纯.医学衷中参西录[M].王云凯,等校点.石家庄:河北科学技术出版社,1985:85.
[19] 唐容川.血证论[M].北京:人民军医出版社,2007:106.
[20] 中医药学名词审定委员会.中医药学名词[M].北京:科学出版社,2005:21.
[21] 中华人民共和国质量监督检验检疫总局,中国国家标准化管理委员会.中医基础理论术语(GB/T 20348—2006)[M].北京:中国标准出版社,2006:10.
[22] 李振吉.中医药常用名词术语辞典[M].北京:中国中医药出版社,2001:228.
[23] 袁钟,图娅,彭泽邦,等.中医辞海:中册[M].北京:中国医药科技出版社,1999:515.
[24] 李经纬,余瀛鳌,蔡景峰,等.中医大辞典[M].2版.北京:人民卫生出版社,1995:1078.
[25] 《中医学》编辑委员会.中医学[M]//钱信忠.中国医学百科全书.上海:上海科学技术出版社,1997:301.
[26] 印会河.中医基础理论[M].北京:中国中医药出版社,1984:31,32.
[27] 吴兰成.中国中医药学主题词表[M].北京:中医古籍出版社,2008:232.

(丁吉善)

肺肾相生

fèi shèn xiāng shēng

一、规范名

【汉文名】肺肾相生。

【英文名】mutually promotion of lung and kidney。

【注释】肺肾之间存在相互资生的关系,肺属金,肾属水,金能生水,肺阴下达于肾可滋养肾阴;肾阴为一身阴液之根本,故肾阴亦可上

济于肺以滋养肺阴。

二、定名依据

"肺肾相生"的相关概念最早见于春秋战国至秦汉时代的医学著作《内经》。虽然明代周慎斋《周慎斋遗书》最早以"金水相生"作为该词的名称，并且后世历代文献多有沿用，但"金水相生"亦属运气或五行术语，以"金水相生"作为该词的名称容易造成混淆。而"肺肾相生"作为该词的名称首见于明代张景岳《景岳全书》，其后清代《古今名医汇粹》《虚损启微》《内伤集要》《罗氏会约医镜》均有沿用，并且与"金水相生"名称相比，"肺肾相生"一词更能准确表达本概念的内涵和本质属性，也符合术语定名的单义性原则。

现代相关著作大都沿用《景岳全书》的记载，以"肺肾相生"为正名，如国家标准《中医基础理论术语》，相关工具书《中医大辞典》《中医辞海》《中医药常用名词术语辞典》和《中国中医药学术语集成·基础理论与疾病》等，说明以"肺肾相生"为规范名，已达成共识，符合术语定名的约定俗成原则。

我国2005年出版的全国科学技术名词审定委员会审定公布的《中医药学名词》以"肺肾相生"作为规范名。所以"肺肾相生"作为规范名也符合术语定名的协调一致原则。

三、同义词

【又称】"金水相生"（《周慎斋遗书》）。

四、源流考释

"肺肾相生"的相关记载最早见于《内经》中，如《黄帝内经素问·阴阳应象大论》曰："肺生皮毛，皮毛生肾。"[1]11 指出了肺生肾的母子关系。这是"肺肾相生"理论的源头。根据中医五行理论的划分，肺属金，肾属水，"肺肾相生"又称为"金水相生"。

"金水相生"（描述肺肾关系）一词最早见于明代周慎斋的医书里，如《周慎斋遗书》卷三记载："肺为华盖主皮毛，金体由来畏火烧，便竭皮枯津液涸，滋干润燥见功劳……若嗜欲无节，以致肾水受伤，虚火为患，肾虚恶燥，或前后闭结，或痰在咽喉中、干咯。此皆津液不足之故。而火动元阳，焉能全其化育？理宜补养肺金，使金水相生。"[2]40 同时他提出："五脏分属阴阳，阴阳全赖生克。故固肾者，不可以不保肺，肺者所以生肾也。"[2]8 周慎斋在其书多处提到"金水相生"，认为肺对肾有生理上的促进和病理上的影响，在治疗上多从肺论治。书中有一病案记载："一妇气从丹田冲上，遂吐清水。此因恼怒劳碌，火起上逆，丹田虚寒也。用白术二两，白蔻五钱，共末。早饭后每次白水送下一钱。一以补脾克水，一以温肺生水，金水相生，其病自愈。"[2]191 周慎斋对"金水相生"这一治法的运用上更偏重于肺。

其后医家们多沿用"金水相生"一词，并对其内涵侧重有所不同，如明代药学家李时珍在其《本草纲目》卷三十五中记载："古书言知母佐黄柏，滋阴降火，有金水相生之义。黄柏无知母，犹水母之无虾也。盖黄柏能制膀胱、命门阴中之火，知母能清肺金，滋肾水之化源。故洁古、东垣、丹溪皆以为滋阴降火要药，上古所未言也。"[3]900 李时珍指出上古之人多用知母与黄柏相配伍是因其能滋肾清肺而降其火。明代医家赵献可在其《医贯》卷四曰："火上而刑金故咳。咳则金不能不伤矣。予先以壮水之主之药。如六味地黄之类。补其真阴。使水升而火降。随即以参芪救肺之品。以补肾之母。使金水相生而病易愈矣。"[4]51 他主张以六味地黄之类药滋肾阴以治肺虚之症。同时他提出："世人皆曰金生水。而余独曰水生金……若本源亏损。毫不相干。盖人肺金之气。夜卧则归藏于肾水之中……肾中有火。则金畏火刑而不敢归。肾中无火。则水冷金寒而不敢归……或壮水之主。或益火之原。"[4]14,15 张介宾在其《类经》卷二十一记载："故凡病水者，其本在肾，其末在肺，亦以金水相生，母子同气，故皆能积水。"[5]713 以上医家在对"肺肾相生"这一关系中则更偏重于肾。

明代医家张景岳《景岳全书》中首次出现了"肺肾相生"这一词，如该书卷十六记载："凡治此者，只宜甘凉至静之剂，滋养金水，使肺肾相生，不受火制，则真阴渐复，而嗽可渐愈。"[6]180 该书首次把肺与肾结合起来，同时滋养肺肾之阴。自张景岳提出"肺肾相生"之后医家们亦有沿用这一词，如清代罗美《古今名医汇粹》[7]208、洪缉庵《虚损启微》[8]12、菜颐绩《内伤集要》[9]290、罗国纲《罗氏会约医镜》[10]266 等。同时大多医家仍沿用"金水相生"一词如清代张志聪《本草崇原》[11]14、汪昂《医方集解》[12]3、张璐《张氏医通》[13]22、冯兆张《冯氏锦囊秘录》[14]342、张璐《本经逢源》[15]81、王子接《绛雪园古方选注》[16]128、魏之琇《续名医类案》[17]332、林珮琴《类证治裁》[18]118、费伯雄《医方论》[19]12、雷丰《时病论》[20]75、唐宗海《血证论》[21]8、张秉成《本草便读》[22]229、徐延祚《医粹精言》[23]114、张秉成《成方便读》[24]2、张锡纯《医学衷中参西录》[25]13 及民国王松如《温病正宗》[26]134 等。

现代有关著作均沿用明代张景岳《景岳全书》记载以"肺肾相生"作为本词正名，如《中医药学名词》[27]27《中医基础理论术语》[28]12《中医大辞典》[29]1085《中医辞海》[30]519《中医药常用名词术语辞典》[31]232《中国中医药学术语集成·基础理论与疾病》[32]198 等，同时尚记载有本词的又称"金水相生"。

须予指出的是，在古代"金水相生"有时指运气或五行术语，如宋代赵佶《圣济总录》卷一："四之气，自大暑日子正，至秋分日戌正，凡六十日有奇，主位太宫土，客气太阳水。中见金运，金水相生。"[33]60 和清代高士宗《黄帝内经素问直解》卷八："辛者金之味，寒者水之气，金水相生，以治少阴火热之胜。佐以苦咸者，苦虽火味，其气则寒，咸为水味，所以助其辛寒也。火性急速，反其性而缓之则泻，故以甘泻之。"[34]659

应用时需注意鉴别。

综上所述，"肺肾相生"这一概念最早见于《内经》中，至明代"肺肾相生"一词才首见于张景岳《景岳全书》。而"金水相生"一词最早见于明代周慎斋的医书中。明清时期，医家们对肺肾关系进行了详细而丰富的论述，认为"肺肾相生"是对其关系的最高概括。现代文献均沿用《景岳全书》的记载以"肺肾相生"作为该词规范名，以"金水相生"为该词又称。

五、文献辑录

《黄帝内经素问·阴阳应象大论》："肺生皮毛，皮毛生肾。"[1]11

《圣济总录》卷一："四之气，自大暑日子正，至秋分日戌正，凡六十日有奇，主位太宫土，客气太阳水。中见金运，金水相生。"[33]60

《周慎斋遗书》卷一："五脏分属阴阳，阴阳全赖生克。故固肾者，不可以不保肺，肺者所以生肾也。"[2]8

卷三："肺为华盖主皮毛，金体由来畏火烧，便竭皮枯津液涸，滋干润燥见功劳。润治之方，其理不出乎滋阴润燥，流通血气。夫人身之中，水一火五，阳实阴虚。若嗜欲无节，以致肾水受伤，虚火为患，肾虚恶燥，或前后闭结，或痰在咽喉中、干咯。此皆津液不足之故。而火动元阳，焉能全其化育？理宜补养肺金，使金水相生（肺金，钱本作肾中之金）。自然出入升降，濡润宣通，何愁病之不愈哉！"[2]40

卷九："一妇气从丹田冲上，遂吐清水。此因恼怒劳碌，火起上逆，丹田虚寒也。用白术二两，白蔻五钱，共末。早饭后每次白水送下一钱。一以补脾克水，一以温肺生水，金水相生，其病自愈。"[2]191

《本草纲目》卷三十五："时珍曰：古书言知母佐黄柏，滋阴降火，有金水相生之义。黄柏无知母，犹水母之无虾也。盖黄柏能制膀胱、命门阴中之火，知母能清肺金，滋肾水之化源。故洁古、东垣、丹溪皆以为滋阴降火要药，上古所未言也。"[3]900

《医贯》卷一："世人皆曰金生水，而余独曰水生金……若本源亏损，毫不相干。盖人肺金之气，夜卧则归藏于肾水之中……肾中有火，则金畏火刑而不敢归。肾中无火，则水冷金寒而不敢归……或壮水之主，或益火之原。"[4]14,15

卷四："火上而刑金故咳，咳则金不能不伤矣。予先以壮水之主之药，如六味地黄之类，补其真阴，使水升而火降。随即以参芪救肺之品，以补肾之母，使金水相生而病易愈矣。"[4]51

《类经》卷二十一："故凡病水者，其本在肾，其末在肺，亦以金水相生，母子同气，故皆能积水。"[5]713

《景岳全书》卷十六："凡治此者，只宜甘凉至静之剂，滋养金水，使肺肾相生，不受火制，则真阴渐复，而嗽可渐愈。"[6]180

《本草崇原》卷上："杜仲皮色黑而味辛平，禀阳明、少阴金水之精气。腰膝痛者，腰乃肾府，少阴主之。膝属大筋，阳明主之。杜仲禀少阴、阳明之气，故腰膝之痛可治也。补中者，补阳明之中土也。益精气者，益少阴肾精之气也。坚筋骨者，坚阳明所属之筋，少阴所主之骨也。强志者，所以补肾也。阳明燥气下行，故除阴下痒湿，小便余沥。久服则金水相生，精气充足，故轻身耐老。"[11]14

《古今名医汇粹》卷五："虚损咳嗽，虽五脏皆有，然专主则在肺肾。盖肺为金脏，所畏者火，化邪者燥，燥则必痒，痒则必嗽。正以肾水不能制火，所以克金，阴精不能化气，所以病燥，故为咳嗽喘促，咽痛声哑，喉痒喉疮等症。治此宜甘凉至静之剂，滋养金水，使肺肾相生，真阴渐复。"[7]208

《黄帝内经素问直解》卷八："辛者金之味，寒者水之气，金水相生，以治少阴火热之胜。佐以苦咸者，苦虽火味，其气则寒，咸为水味，所以助其辛寒也。火性急速，反其性而缓之则泻，故以甘泻之。"[34]659

《医方集解》卷一："六味地黄丸……盖病起

房劳，真阴亏损，阴虚火上故咳，当先以六味丸之类补其真阴，使水升火降，随以参芪救肺之品，补肾之母，使金水相生，则病易愈矣。"[12]3

《张氏医通》卷二："阳实阴虚，皆缘嗜欲无节，以致肾水受伤，虚火为患，燥渴之病生焉。或前后秘结，或痰在咽喉干咯不出，此皆津液不足之故，而火动元伤，肾虚恶燥也，理宜补养水中金，使金水相生，出入升降。"[13]22

《冯氏锦囊秘录·杂症大小合参》："盖病本起于房劳太过，亏损真阴，阴虚而火上，火上而刑金，故咳，咳则金不能不伤矣，宜先以壮水，如六味地黄之类，补其真阴，使水升而火降，随即以参芪救肺之品，以补肾之母，使金水相生而病易愈矣。"[14]342

《本经逢原》卷二："昔人有以六味丸加参而服，下咽少顷辄作迷迷不爽；或令增麦冬、五味功力倍常，深得金水相生之妙用，非专工药性者之可与讨论也。"[15]81

《绛雪园古方选注》卷中："大造丸……大造者，其功之大，有如再造，故名。括苍吴球宗丹溪之旨，创立大造丸，世咸遵之。第药品配合，未臻玄奥，余即参丹溪潜阴之法而为损益焉，上能金水相生，下可肝肾同治，潜阴固阳，功倍原方。"[16]128

《虚损启微》卷上："咳嗽，只宜甘凉至静之剂，滋养金水，使肺肾相生，不受火制，则真阴渐复，而嗽可渐愈。"[8]12

《内伤集要》卷三："内伤虚损证治，治宜甘平、至静之剂资养金水，使肺肾相生，不受火制，则真阴渐复，而咳嗽愈矣。"[9]290

《续名医类案》卷十二："因其平时多火，不受温补，遂以六味丸合生脉散，加葳蕤煎膏服之，取金水相生，源流俱泽，不必用痰血药，而痰血自除也。"[17]332

《罗氏会约医镜》卷九："凡虚损咳嗽，五脏皆有所病，然专主则在肺肾。盖肺之所畏者，火也；肺之受邪者，燥也。燥则必痒，痒则必咳，正以肾水不能制火，所以克金；阴精不能化气，所以

428

病燥，故为咳嗽喘促、咽痛声哑等症。凡治此者，只宜甘凉之剂，如六味地黄丸料煎服，缓则服丸。甚者加麦冬、元参、天冬、生地之类，滋养金水，使肺肾相生，则真阴生而咳可渐愈矣。"[10]266

《类证治裁》卷三："继用六味丸加柴胡、白芍以滋水生木，木火郁舒，土亦滋润，金水相生矣。"[18]118

《医方论》卷一："百合固金汤……生地黄一钱，熟地黄三钱，麦冬一钱五分，百合、当归、贝母、芍药（炒）、生甘草一钱，玄参、桔梗八分。此方金水相生，又兼养血。治肺伤咽痛失血者最宜。"[19]12

《时病论》卷四："金水相生法……治痊夏眩晕神倦，呵欠烦汗，及久咳肺肾并亏。"[20]75

《血证论》卷一："盖气根于肾，乃先天水中之阳，上出鼻，肺司其出纳。肾为水，肺为天，金水相生，天水循环。肾为生水之原，肺即为制气之主也。凡气喘咳息，故皆主于肺。"[21]8

《本草便读·禽部》："乌骨鸡……补肝家血液之亏，理产治劳，甘平无毒。治肺肾虚羸之疾，白毛黑骨，金水相生，巽木属风，能动风而发毒。"[22]229

《医粹精言》卷三："余鉴其诚往视，肿势已甚，面目几不可辨，脉亦无从据按，因思病久必虚，且多服寒凉，脾土益衰而及于肾，肾水泛溢，三焦停滞，水渗皮肤，注于肌肉，水盈则气促而欲脱，急进独参汤以助肺气，盖肺主一身气化，且有金水相生之义也。"[23]114

《成方便读》卷一："六味地黄丸……本方加五味子二两，麦冬三两，名八仙长寿丸。治肺肾阴亏，虚损劳嗽等证。麦冬养阴保肺，更加五味子，使之金水相生，敛其耗散，宜乎可治以上等证，而有长寿之名也。"[24]2

《医学衷中参西录·医方》："柿霜色白入肺，而甘凉滑润，其甘也能益肺气，其凉也能清肺热，其滑也能利肺痰，其润也能滋肺燥，与核桃同用，肺肾同补，金水相生，虚者必易壮实。"[25]13

《温病正宗》："秋燥……如咳逆胸疼，痰中

兼血，是肺络被燥火所劫，宜用金水相生法，去东参、五味，加西洋参、旱莲草治之。"[26]134

《中医辞海》："肺肾相生，基础理论名词。肺属金，肾属水。根据五行学说，肺金和肾水是母子关系，故又称'金水相生'。两者在生理上互相滋生，病变时互相影响。从水液代谢言，肾脉上连于肺，肺为水之上源，肾为水之主。水液的代谢上靠肺的通调，下靠肾的开合，一脏失职，即生水肿。从呼吸功能言，肺为气之主，肾为气之根，肺司呼吸，肾主纳气，肾虚不能纳气则上见喘促短气。从病理关系言，肺气足，则精气下输于肾，肺虚则肾气亦虚。肾阴亏损，精气不能上滋于肺，亦能导致肺阴虚。临床上，肺肾虚损的病人，有因肺气及肾，也有因肾病及肺，往往须肺肾同治才能获效。故有'肺肾同源'之说。"[30]519

《中医药常用名词术语辞典》："肺肾相生……脏腑关系。肺与肾之间的阴液相互资生的关系。根据五行相生理论，金能生水，故肺阴下达于肾以滋养肾阴。而肾阴为一身阴之根本，肾阴亦可上济于肺以滋养肺阴，故称肺肾相生，又称金水相生。从病理关系而言，肺阴虚日久，可下汲肾阴而致肾阴亏虚；肾阴虚亦可损及肺阴而使肺阴亦虚。故临床肺肾阴虚常常同时并见而出现两颧嫩红、骨蒸潮热、盗汗、干咳音哑、腰膝疲软等症。在治疗上往往须肺肾同治，即同时滋养肺肾之阴，故有'肺肾同源'之说。"[31]232

《中医大辞典》："肺肾相生……肺属金，肾属水。根据五行学说，肺经和肾水是母子关系，故又称"金水相生"。两者在生理上互相滋生，病变时互相影响。从水液代谢言，肾脉上连于肺，肺为水之上源，上考肺的通调，中靠脾的运化，下靠肾的开合，一脏失职，即生水肿。从呼吸功能言，肺为气之主，肾为气之根，肺司呼吸，肾主纳气，肾虚不能纳气则上见喘促短气。从病理关系言，肺气足，则精气下输于肾，肺虚则肾气亦虚。肾阴亏损，精气不能上滋于肺，亦能导致肺阴虚。临床上，肺肾虚损的病人，有因肺病及肾，也有因肾病及肺，往往须肺肾同治才能

获效。故有'肺肾同源'之说。"[29]1085

《中医药学名词》:"肺肾相生……肺肾之间存在相互资生的关系,肺属金,肾属水,金能生水,肺阴下达于肾可滋养肾阴;肾阴为一身阴液之根本,故肾阴亦可上济于肺以滋养肺阴。"[27]27

《中国中医药学术语集成·基础理论与疾病》:"肺肾相生……【异名】肺肾同源(《中医基础理论》);金水相生(《中医基础理论》)……【定义】肺属金,肾属水。根据五行学说,肺金和肾水是母子关系,故又称'金水相生'。两者在生理上互相滋生,病变时互相影响。"[32]198

《中医基础理论术语》:"肺肾相生……金水相生……肺肾或肺肾阴液之间的相互资生。"[28]12

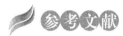 参考文献

[1] 未著撰人.黄帝内经素问[M].田代华整理.北京:人民卫生出版社,2017:11.

[2] [明]周子干.慎斋遗书[M].孟景春点注.南京:江苏科学技术出版社,1987:8,40,191.

[3] [明]李时珍.本草纲目[M].太原:山西科学技术出版社,2014:900.

[4] [明]赵献可.医贯[M].北京:人民卫生出版社,1959:14,15,51.

[5] [明]张景岳.类经[M].太原:山西科学技术出版社,2013:713.

[6] [明]张景岳.景岳全书[M].李玉清校注.北京:中国医药科技出版社,2011:180.

[7] [清]罗美.古今名医汇粹[M].伊广谦,张慧芳点校.北京:中医古籍出版社,1993:208.

[8] [清]洪缉菴.虚损启微[M].上海:大东书局,1936:12.

[9] [清]菜颐绩.内伤集要[M]//湖湘名医典籍精华.杨维华点校.长沙:湖南科学技术出版社,1999:290.

[10] [清]罗国纲.罗氏会约医镜[M].北京:人民卫生出版社,1965:266.

[11] [明]张志聪.本草崇原[M].刘小平点校.北京:中国中医药出版社,1992:14.

[12] [清]汪昂.医方集解[M].刘洋校注.北京:中国医药科技出版社,2011:3.

[13] [清]张璐.张氏医通[M].李静芳,建一校注.北京:中国中医药出版社,1995:22.

[14] [清]冯兆张.冯氏锦囊秘录[M].田思胜,高萍,戴敏,等校注.北京:中国中医药出版社,1996:342.

[15] [清]张璐.本经逢原[M].赵小青,裴晓峰,杜亚伟校注.北京:中国中医药出版社,2007:81.

[16] [清]王子接.绛雪园古方选注[M].李飞,武丹丹,黄琼磁校注.北京:中国中医药出版社,2007:128.

[17] [清]魏之琇.续名医类案[M].黄汉儒,蒙木荣,廖崇文点校.北京:人民卫生出版社,1997:332.

[18] [清]林珮琴.类证治裁[M].王雅丽校注.北京:中国医药科技出版社,2011:118.

[19] [清]费伯雄.医方论[M].李铁君点校.北京:中医古籍出版社,1987:12.

[20] [清]雷丰.时病论[M].太原:山西科学技术出版社,1992:75.

[21] [清]唐宗海.血证论[M].魏武英,曹健生点校.北京:人民卫生出版社,1990:8.

[22] [清]张秉成.本草便读[M].张效霞校注.北京:学苑出版社,2010:229.

[23] [清]徐延祚.医粹精言[M]//铁如意轩医书四种.朱鹏举,傅海燕,赵明山校注.北京:中国中医药出版社,2015:114.

[24] [清]张秉成.成方便读[M].杨威校注.北京:中国中医药出版社,2002:2.

[25] [清]张锡纯.医学衷中参西录[M].于华芸,赵艳,季旭明校注.北京:中国医药科技出版社,2011:13.

[26] 王德宣.温病正宗[M].李刘坤点校.北京:中医古籍出版社,1987:134.

[27] 中医药学名词审定委员会.中医药学名词[M].北京:科学出版社,2005:27.

[28] 中华人民共和国质量监督检验检疫总局,中国国家标准化管理委员会.中医基础理论术语(GB/T 20348—2006)[M].北京:中国标准出版社,2006:12.

[29] 李经纬,余瀛鳌,蔡景峰,等.中医大辞典[M].北京:人民卫生出版社,2004:1085.

[30] 袁钟,图娅,彭泽邦,等.中医辞海:中册[M].北京:中国医药科技出版社,1995:519.

[31] 李振吉.中医药常用名词术语辞典[M].北京:中国中医药出版社,2001:232.

[32] 宋一伦,杨学智.基础理论与疾病[M]//曹洪欣,刘保延.中国中医药术语集成.北京:中医古籍出版社,2005:198.

[33] [宋]赵佶.圣济总录[M].北京:人民卫生出版社,1962:60.

[34] [清]高士宗.黄帝素问直解[M].于天星按.北京:科学技术文献出版社,1982:659.

(王梦婷)

变　蒸

biàn zhēng

一、规范名

【汉文名】变蒸。

【英文名】growth fever。

【注释】婴儿在生长发育过程中，精神、形体出现阶段性的代谢旺盛的生理现象，如出现轻度身热、汗出等。

二、定名依据

"变蒸"之名最早见于晋代王叔和的《脉经》，后世医家有的称为"小儿变蒸"。"变蒸"与"小儿变蒸"后世均有沿用，但"小儿变蒸"最早见于隋巢元方《诸病源候论》，晚于《脉经》，其次"变蒸"比"小儿变蒸"更为简明，"变蒸"特指小儿生长发育出现的一系列生理现象，不加"小儿"两字也不影响，因此将"变蒸"作为正名，更符合规范名词定名的简明性原则。

自晋代王叔和的《脉经》提出"变蒸"之名，其后历代的著作多有沿用，如隋代《诸病源候论》，唐代《备急千金要方》，宋代《颅囟经》《幼幼新书》《太平惠民和剂局方》，元代《活幼口议》，明代《婴童百问》《保婴撮要》《万氏秘传片玉心书》《赤水玄珠》《脉语》《婴童类萃》《医学入门》《类经》《景岳全书》《古今医统大全》《幼科折衷》，清代《冯氏锦囊秘录》《幼幼集成》《临证指南医案》《伤寒直指》《古方汇精》等。有的著作将"小儿变蒸"一词作为正名沿用，如唐代《外台秘要方》，宋代《察病指南》，明代《丹溪心法》《万氏家传痘疹心法》《小儿诸证补遗》，清代《良朋汇集经验神方》等。虽然"小儿变蒸"和"变蒸"古代著作均有沿用，但古代著作将"变蒸"作为正名沿用的比将"小儿变蒸"作为正名沿用的更多，说明将"变蒸"作为规范名已成为共识。

现代相关著作，如国标《中医基础理论术语》等，以及辞书类著作《中医辞海》《中医药常用名词术语辞典》《中医大辞典》和《中国医学百科全书·中医学》《中国中医药学术语集成·基础理论与疾病》等均以"变蒸"作为规范名，符合术语定名的约定俗成原则。

我国2005年出版的全国科学技术名词审定委员会审定公布的《中医药学名词》已以"变蒸"作为规范名，所以"变蒸"作为规范名也符合术语定名的协调一致原则。

三、同义词

【又称】"小儿变蒸"（《诸病源候论》）。

四、源流考释

"变蒸"之名最早见于晋代王叔和的《脉经》，如该书卷九曰："小儿脉，呼吸八至者平，九至者伤，十至者困。诊小儿脉，法多雀斗，要以三部脉为主。若紧为风痫，沉者乳不消，弦急者客忤气。小儿是其日数应变蒸之时，身热而脉乱，汗不出，不欲食，食辄吐者，脉乱无苦也。"[1]184,185 这里的"变蒸"指的是小儿在生长过程中，形体上出现如"脉乱，汗不出，不欲食"等代谢旺盛的生理现象，此处"变蒸"仅在是否汗出上与本术语不同，但概念基本一致，总体来说符合小儿生长发育出现的生理现象。

隋代，巢元方在《诸病源候论》特列"变蒸候"[2]208，对"变蒸"进行了比较详细的论述。"小儿变蒸"[2]208 首见于该篇，并与"变蒸"同时出现在隋巢元方的《诸病源候论》中，如该书卷四十五曰："小儿变蒸者，以长血气也。变者上气，蒸者体热。变蒸有轻重。其轻者，体热而微惊，耳冷髋亦冷，上唇头白泡起，如死鱼目珠子，微汗出，而近者五日而歇，远者八九日乃歇；其重者，体壮热而脉乱，或汗或不汗，不欲食，食辄吐哯，无所苦也。变蒸之时，目白睛微赤，黑睛微白，亦无所苦。"[2]208《诸病源候论》首次将变蒸按病情分为轻重，"其轻者，体热而微惊，耳冷髋亦冷，上唇头白泡起，如死鱼目珠子，微汗出，而近者五日而歇，远者八九日乃歇"[2]208"其重者，体壮热而脉乱，或汗或不汗，不欲食，食辄吐哯，无所苦也"[2]208；按变蒸发展的日程分为大小蒸，如："积三百二十日小变蒸毕。后六十四日大蒸，后六十四日复大蒸，后百二十八日复大蒸，积五百七十六日，大小蒸毕也。"[2]208 并最早描述了变蒸的过程，以及变蒸与他病的联系与区别，如"变蒸与温壮、伤寒相似，若非变蒸，身热、耳热，髋亦热，此乃为他病"[2]208，提出了有关治疗方法；但变蒸症状中有关出汗与否，《诸病源候论》与《脉经》的认识稍有不同，《脉经》认为变蒸"汗不出"[1]184,185，而《诸病源候论》则认为"变蒸有轻重，其轻者，体热而微惊……微汗出"[2]208"其重者，体壮热而脉乱，或汗或不汗"[2]208，后世多沿用《诸病源候论》的说法。

唐代，孙思邈的《备急千金要方》一书沿用《诸病源候论》的"小儿变蒸"名称，并将其作为正名记载，如《备急千金要方》卷五上曰："凡儿生三十二日一变，六十四日再变，变且蒸……小儿所以变蒸者，是荣其血脉，改其五脏，故一变竟，辄觉情态有异。其变蒸之候，变者上气，蒸者体热……紫丸……治小儿变蒸，发热不解。"[3]91 该书不仅沿用了《诸病源候论》关于小儿的变蒸过程，还对小儿出生后的生长周期有较详细的记述。而王焘所著《外台秘要方》[4]713,714 将"小儿变蒸"列为篇名，但正文中用的大多为"变蒸"之名，如该书卷三十五云："当变蒸之时，慎不可疗及灸刺，但和视之，若良久热不已，可微与紫丸，热歇便止。若于变蒸中加以天行温病，或非变蒸而得天行者，其诊皆相似。"[4]713。

宋金元时期，大多著作沿用《脉经》的"变

蒸"之名，概念与本术语一致，如《颅囟经》[5]368《博济方》[6]156,157《太平惠民和剂局方》[7]105《幼幼新书》[8]97《活幼口议》[9]41 等；而有的著作则沿用《诸病源候论》的"小儿变蒸"名称，如《医心方》[10]977《太平圣惠方》[11]53《察病指南》[12]46《圣济总录》[13]2725,2726 等。关于变蒸的周期宋朝及宋以前有不同说法，如《诸病源候论》[2]208 以三十二日为一变，《颅囟经》[5]368 以六十日为一周期，四十五日为一周期和四十九日为一周期均见于《幼幼新书》[8]96 分别引自《五关贯真珠囊》和《茅先生方》。

明清时期，"变蒸"之名被大多著作采用，其概念与本术语相同，如明代《婴童百问》[14]15,16《保婴撮要》[15]13,14《万氏秘传片玉心书》[16]32《赤水玄珠》[17]510《脉语》[18]184《婴童类萃》[19]19《医学入门》[20]435《类经》[21]301《景岳全书》[22]1404《古今医统大全》[23]851《幼科折衷》[24]117,118，清代《冯氏锦囊秘录》[25]116《幼幼集成》[26]71,72《临证指南医案》[27]315《伤寒直指》[28]614《古方汇精》[29]123 等；但部分著作采用"小儿变蒸"一词，如明代《丹溪心法》[30]339《万氏家传痘疹心法》[31]79《小儿诸证补遗》[32]11，清代《良朋汇集经验神方》[33]269,270 等。而明清时期，部分著作对变蒸是小儿在生长发育过程中的自然现象有不同的认识，如《景岳全书》[22]1404《临证指南医案》[27]315 以及《幼幼集成》[26]71,72 等著作均认为凡是小儿病不因外感，必为内伤，未闻有无因而病者。但多数医家仍认为变蒸不是小儿疾患，而是小儿在生长发育过程中的一种生理现象。如《明医指掌》卷十曰："婴儿脏腑未全成，长养之时必变蒸。变则气升蒸则热，八蒸十变始成人。"[34]290《小儿推拿方脉活婴秘旨全书》卷二曰："小儿脏腑未全成，长养之时作变蒸，变则气升蒸则热，八蒸十变便成人。"[35]1127《万氏秘传片玉心书》卷四云："变蒸者，此小儿正病也。"[16]32《良朋汇集经验神方》卷六云："盖小儿初生，骨骼未成，筋骨未就，脏腹未充，精神未全，血气虚浮，肌肤软脆，资乳以养积渐增大，故有变蒸之候。三十二日为一变，变者变其形容,再变为一蒸,蒸者蒸长肌肉,十变而五小蒸,又四大蒸,积五百七十六日大小蒸俱毕,乃得成人。"[33]269,270

现代有关著作均沿用《脉经》的记载以"变蒸"作为正名,用于指婴幼儿形神生长发育阶段性变化的生理现象,与本术语概念一致,如《中医药学名词》[36]37、国标《中医基础理论术语》[37]43《中医大辞典》[38]1102《中国医学百科全书·中医学》[39]486《中医辞海》[40]555《中医药常用名词术语辞典》[41]240《中国中医药学术语集成·基础理论与疾病》[42]213等。其中《中医药学名词》[36]37国标《中医基础理论术语》[37]43《中国医学百科全书·中医学》[39]486《中医药常用名词术语辞典》[41]240认为变蒸是小儿生长发育的生理现象。

总之,"变蒸"(《脉经》)与"小儿变蒸"(《诸病源候论》)均指婴儿在生长发育过程中,形体、精神出现阶段性的代谢旺盛的生理现象,"变蒸"一词因较"小儿变蒸"更为简明,在古今文献中较"小儿变蒸"使用的更多,虽然历代对"变蒸"的症状、周期有所发挥,但其含义变化不大。

五、文献辑录

《脉经》卷九:"小儿脉,呼吸八至者平,九至者伤,十至者困。诊小儿脉,法多雀斗,要以三部脉为主。若紧为风痫,沉者乳不消,弦急者客忤气。小儿是其日数应变蒸之时,身热而脉乱,汗不出,不欲食,食辄吐者,脉乱无苦也。"[1]184,185

《诸病源候论》卷四十五:"小儿变蒸者,以长血气也。变者上气,蒸者体热。变蒸有轻重。其轻者,体热而微惊,耳冷髋亦冷,上唇头白泡起,如死鱼目珠子,微汗出,而近者五日而歇,远者八九日乃歇;其重者,体壮热而脉乱,或汗或不汗,不欲食,食辄吐呃,无所苦也。变蒸之时,目白睛微赤,黑睛微白,亦无所苦。蒸毕,自明了矣。先变五日,后蒸五日,为十日之中热乃除。变蒸之时,不欲惊动,勿令旁边多人。变蒸或早或晚,依时如法者少也。初变之时,或热甚

者,违日数不歇,审计日数,必是为蒸,服黑散发汗;热不止者,服紫双丸,小瘥便止,勿复服之。其变蒸之时,遇寒加之,则寒热交争,腹痛夭矫,啼不止者,熨之则愈。变蒸与温壮、伤寒相似,若非变蒸,身热、耳热,髋亦热,此乃为他病,可为余治;审是变蒸,不得为余治……积三百二十日小变蒸毕。后六十四日大蒸,后六十四日复大蒸,后百二十八日复大蒸,积五百七十六日,大小蒸毕也。"[2]208

《备急千金要方》卷五上:"凡儿生三十二日一变,六十四日再变,变且蒸……小儿所以变蒸者,是荣其血脉,改其五脏,故一变竟,辄觉情态有异。其变蒸之候,变者上气,蒸者体热。变蒸有轻重,其轻者,体热而微惊,耳冷尻冷,上唇头白泡起,如鱼目珠子,微汗出;其重者,体壮热而脉乱,或汗或不汗,不欲食,食辄吐呃,目白精微赤,黑睛微白……紫丸……治小儿变蒸,发热不解。"[3]91

《外台秘要方》卷三十五:"小儿变蒸论二首……崔氏小儿生三十二日一变,六十四日再变,兼蒸,九十六日三变,百二十八日四变,又蒸……当变蒸之时,慎不可疗及灸刺,但和视之,若良久热不已,可微与紫丸,热歇便止。若于变蒸中加以天行温病,或非变蒸而得天行者,其诊皆相似,唯耳及尻通热,口上无白泡耳,当先服黑散,以发其汗,汗出温粉粉之,热当歇,便就瘥,若犹不都除,乃与紫丸下之。其间节度甚多,恐悠悠不能备行,今略疏其经要者如此。"[4]713,714

《颅囟经》卷上:"凡孩子自生,但任阴阳推移。即每六十日一度变蒸,此骨节长来四肢发热,或不下食乳,遇如此之时,上唇有珠之如粟粒大,此呼为变蒸珠子,以后方退热饮子疗之,不宜别与方药。"[5]368

《医心方》卷二十五:"儿生卅二日始变,变者耳热也。至六十四日再变,再变且蒸。其状卧欲端正也。第二变蒸时,或目白者赤,黑者微白,变蒸毕,目便精明矣……后六十四日大蒸,后百廿八日复蒸。积五百七十六日大小蒸毕,

乃成人也。"[10]977

《太平圣惠方》卷八十二："凡小儿生三十二日为一变，六十四日再变，兼蒸……当变蒸之时，慎不可疗及灸刺，但和视之，若良久热不已，即微与紫双圆，热歇便止。若于变蒸中，加以天行温疫病，或非变蒸而得天行者……热当歇，便就差。"[11]53

《博济方》卷四："至圣青金丹……治小儿一十五种风疾，五般疳气，变蒸寒热，便痢枣花粪，脚细肚胀，肚上青筋，头发稀疏，多吃泥土，捋眉毛，咬指甲，四肢羸瘦，疳蛔咬心，泻痢频并，饶惊多嗽，疳蚀口鼻，赤白疮，疳眼雀目，此悉皆治疗，入口大有神效……小儿变蒸寒热，薄荷汤下二丸，化破服。"[6]156,157

《太平惠民和剂局方》卷十："紫霜圆……治乳哺失节，宿滞不化，胸腹痞满，呕吐恶心，便利不调，乳食减少。又治伤寒温壮，内挟冷实，大便酸臭，乳食不消，或已得汗，身热不除，及变蒸发热，多日不解，因食成痫，先寒后热。"[7]105

《圣济总录》卷一百六十七："小儿变蒸……论曰小儿初生，禀受阴阳之气，水为阴，火为阳，水火相逮而后阴阳变革，由胚胎而有血脉，由血脉而成形体，以至府藏具，精神全，无非阴阳水火之气，故三十二日一变，六十四日再变且蒸，变即上气，蒸即体热，三百二十日，而十变五蒸，是为小蒸毕……治小儿变蒸中，挟时行温病，或非变蒸时，而得时行者。"[13]2725,2726

《幼幼新书》卷七："《千金》论凡小儿自生三十二一变，再变为一蒸，凡十变而五小蒸，又三大蒸。积五百七十六日大小蒸都毕，乃成人。"[8]96

《幼幼新书》卷七："《圣惠》：小儿变蒸都毕，凡五百七十六日乃成人，血脉骨木皆坚牢也。《茅先生方》：小儿有变蒸伤寒候：身壮热，唇尖上起白珠，或热泻，或呻吟，或虚惊，此候小儿生下便有变蒸而长意志，乃四十九日一变而长骨肉。此候有之，所治者只用镇心丸（方见一切惊门中）夹匀气散（方见胃气不和门中）与服，自平和也，不服药也安乐……《五关贯真珠囊》小儿

生下八蒸之候：夫八蒸者，每四十五日一蒸变，变各有所属，重者五日而息也。"[8]97

《察病指南》卷下："诊小儿杂病脉法……小儿变蒸之时，身热，脉乱，汗出，不欲食乳，食即吐，切不可医，必自瘥。"[12]46

《活幼口议》卷六："小儿形症诀歌：初生牙儿一块血，也无形证也无脉。有惊当知是胎惊，有热当知是胎热……月内半周名褓褓，惊热须当顺变蒸，三十二日为一变，六十四日为一蒸，一十八次变蒸足，方有脉自寸口生。变蒸未足在面部，左眼太阳阴右处，眉棱上下俱是木，准是中宫镇星土。"[9]41

《婴童百问》卷首："变蒸第五问……巢氏云：小儿变蒸者，以长血气也。变者上气，蒸者体热。亦云：上多变气……太仓云：气入四肢，长碎骨。于十变后六十四日为一大蒸，计三百八十四日，长其经脉手足，手受血，故能持物，足受血，故能行立。"[14]15,16

《保婴撮要》卷一："巢氏云：小儿变蒸者，以长气血也。变者上气，蒸者体热……至五百七十六日，变蒸既毕，儿乃成人也。"[15]13,14

《丹溪心法》卷五："小儿变蒸，是胎毒散也。"[30]339

《万氏秘传片玉心书》卷四："变蒸者，此小儿正病也。盖变者异也，每变毕，性情即异于前，何者？长生脏腑之意也。"[16]32

《万氏家传痘疹心法》卷六："疮疹之症，自王公以至庶民莫之能免者，天下之人莫有不本于父母，均是人则均是毒矣。有轻有重，有疏有密，何也？盖失精血者，治合异乎婴孩，饮膏粱者，疗莫同于藜藿。且如小儿变蒸未周之时，脏腑尚脆，气血尚少，其疾则多胎毒也。"[31]79

《古今医统大全》卷八十八："初中小儿变蒸者，阴阳水火变蒸于气血，而使形体成就。"[23]851

《明医指掌》卷十："婴儿脏腑未全成，长养之时必变蒸。变则气升蒸则热，八蒸十变始成人。"[34]290

《赤水玄珠》卷二十五："变蒸……生生子

曰：古谓三十二日一变生一脏，六十四日一蒸生一腑，三百二十日十变五蒸毕。"[17]510

《脉语》卷上："小儿脉法……小儿脉乱，身热汗出，不食，食即吐，多为变蒸。"[18]184

《小儿推拿方脉活婴秘旨全书》卷二："蒸变症歌：小儿脏腑未全成，长养之时作变蒸，变则气升蒸则热，八蒸十变便成人。"[35]1127

《婴童类萃》卷上："变蒸日例……三十二日，一变生癸，肾脏生焉，属足少阴经。"[19]19

《医学入门》卷五："变蒸……变则气升蒸则热，变者，变生五脏；蒸者，蒸养六腑。"[20]435

《类经》卷十七："予见新产之儿，多生惊风抽搐等病，盖其素处腹中，裹护最密，及胞胎初脱，极易感邪，而收生者迟慢不慎，则风寒袭之，多致不救者此也。及其稍长每多发热，轻则为鼻塞咳嗽，重则为小儿伤寒。幼科不识，一概呼为变蒸，误药致毙者此也。"[21]301

《景岳全书》卷四十一："巢氏云：小儿变蒸者，以长血气也。变者上气，蒸者体热……太仓云：气入四肢，长碎骨，于十变后六十四日为一大蒸，计三百八十四日，又六十四日为二大蒸，计四百四十八日，又六十四日为三大蒸，计五百一十二日，至五百七十六日变蒸既毕，儿乃成人也。"[22]1404

《小儿诸证补遗》："或问曰：小儿生变蒸，谓何而变？谓何而蒸也？对曰：变是上气，蒸是体热。"[32]11

《幼科折衷》卷下："巢氏曰：小儿变蒸者，以长气血也，变者上气，蒸者体热。仲阳曰：变者，易也……变蒸者上气，蒸者体热。"[24]117,118

《冯氏锦囊秘录·杂症大小合参》卷三："凡视芽儿之病，须审变蒸之期。当此误投药石，蒸长生气全消。"[25]116

《良朋汇集经验神方》卷六："(全婴紫圆)治小儿变蒸，发热不解……盖小儿初生，骨骼未成，筋骨未就，脏腹未充，精神未全，血气虚浮，肌肤软脆，资乳以养积渐增大，故有变蒸之候。三十二日为一变，变者变其形容，再变为一蒸，蒸者蒸长肌肉，十变而五小蒸，又四大蒸，积五

百七十六日大小蒸俱毕，乃得成人。"[33]269,270

《临证指南医案》卷十："暑热……小儿发热，最多变蒸之热，头绪烦不能载，详于巢氏《病源》矣。然春温夏热，秋凉冬寒，四季中伤为病。当按时论治。其内伤饮食治法，不宜混入表药。消滞宜用丸药。洁古、东垣已详悉。"[27]315

《幼幼集成》卷首："变蒸辨……夫小儿脏腑骨度，生来已定，毫不可以移易者，则变蒸应有定理……所幸变蒸非病，可任其颠倒错乱，假如变蒸为病，率宜依经用药者，岂不以脾病而治肾，膀胱病而治胃乎？总之，此等固执之言，不可为训……张景岳曰：小儿变蒸之说，古所无也，至西晋王叔和始一言之，自隋唐巢氏以来，则日相传演，其说益繁。"[26]71,72

《伤寒直指》卷十四："红绵散……小儿四时感冒发热，诸惊丹毒，变蒸等热。"[28]614

《古方汇精》卷四："凡儿生后，必有变蒸之期，其发热吐泻，与病无异。"[29]123

《中国医学百科全书·中医学》："小儿生理……生机蓬勃，发育迅速……小儿生长发育有其规律性……所谓变者变其情志，发其聪明；蒸者蒸其血脉，长其百骸。"[39]486

《中医辞海》："变蒸……儿科术语。指初生儿到周岁时由于生长发育旺盛，其'骨脉''五脏六腑''神智'都在不断的交易，逐渐向健全方面发展，在此时期，或出现低热和出汗现象。"[40]555

《中医药常用名词术语辞典》："变蒸……小儿精神、形体阶段性生长发育的生理现象。"[41]240

《中医大辞典》："变蒸……指婴儿在生长过程中，或有身热、脉乱、汗出等症，而身无大病者。"[38]1102

《中医药学名词》："变蒸……婴儿在生长发育过程中，精神、形体出现阶段性的代谢旺盛的生理现象，如出现轻度身热、汗出等。"[36]37

《中国中医药学术语集成·基础理论与疾病》："变蒸……【定义】指婴儿在生长过程中，或有身热、脉乱、汗出等症，而身无大病者。"[42]213

《中医基础理论术语》："变蒸……婴幼儿形神

生长发育阶段性变化的生理阶段现象。包括10次小蒸,3次大蒸,计576天变蒸完毕。"[37]43

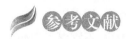 参考文献

[1] [晋] 王叔和.脉经[M].日藏影刻宋本.陈婷宇点校.北京:北京科学技术出版社,2016:184,185.

[2] [隋] 巢元方.诸病源候论[M].黄作阵点校.沈阳:辽宁科学技术出版社,1997:208.

[3] [唐] 孙思邈.备急千金要方[M].高文柱,沈澍农校注.北京:华夏出版社,2008:91.

[4] [唐] 王焘.外台秘要方[M].高文柱,张效霞编著.北京:华夏出版社,2009:713,714.

[5] 未著撰人.幼科释谜;颅囟经[M]//周仲瑛,于文明总主编.中医古籍珍本集成:儿科卷.长沙:湖南科学技术出版社,2014:368.

[6] [宋] 王衮.博济方[M].王振国,宋咏梅点校.上海:上海科学技术出版社,2003:156,157.

[7] [宋] 陈承.太平惠民和剂局方[M].彭建中,魏富有点校.沈阳:辽宁科学技术出版社,1997:105.

[8] [南宋] 刘昉.幼幼新书[M].白极校注.北京:中国医药科技出版社,2011:96,97.

[9] [元] 演山省翁.活幼口议[M].陈玉鹏校注.北京:中国中医药出版社,2015:41.

[10] [日] 丹波康赖.医心方[M].赵明山,等注释.沈阳:辽宁科学技术出版社,1996:977.

[11] [宋] 王怀隐.《太平圣惠方》校注[M].田文敬,等校注.郑州:河南科学技术出版社,2015:53.

[12] [宋] 施发.察病指南[M].吴承艳,任威铭校注.北京:中国中医药出版社,2015:46.

[13] [宋] 赵佶.圣济总录[M].北京:人民卫生出版社,1962:2725,2726.

[14] [明] 鲁伯嗣.婴童百问[M].彭勃主编.上海:第二军医大学出版社,2005:15,16.

[15] [明] 薛铠.保婴撮要[M].李奕祺校注.北京:中国中医药出版社,2016:13,14.

[16] [明] 万全.万氏秘传片玉心书[M].罗田县卫生局校注.武汉:湖北人民出版社,1981:32.

[17] [明] 孙一奎.赤水玄珠[M].周琦校注.北京:中国医药科技出版社,2011:510.

[18] [明] 吴昆.脉语[M]//郭君双主编.吴昆医学全书.北京:中国中医药出版社,1999:184.

[19] [明] 王大纶.婴童类萃[M].北京:人民卫生出版社,1983:19.

[20] [明] 李梴.医学入门[M].金嫣莉,等校注.北京:中国中医药出版社,1995:435.

[21] [明] 张介宾.类经[M].范志霞校注.北京:中国医药科技出版社,2011:301.

[22] [明] 张介宾.景岳全书[M]//李志庸主编.张景岳医学全书.北京:中国中医药出版社,1999:1404.

[23] [明] 徐春甫.古今医统大全:下[M].崔仲平,王耀廷主校.北京:人民卫生出版社,1991:851.

[24] [明] 秦昌遇.幼科折衷[M].俞景茂点校.北京:中医古籍出版社,1990:117,118.

[25] [清] 冯兆张.冯氏锦囊秘录[M].王新华点校.北京:人民卫生出版社,1998:116.

[26] [清] 陈复正.幼幼集成[M].彭勃主编.上海:第二军医大学出版社,2005:71,72.

[27] [清] 叶天士.临证指南医案[M].宋白杨校注.北京:中国医药科技出版社,2011:315.

[28] [清] 强健.伤寒直指[M].吉文辉,王大妹点校.上海:上海科学技术出版社,2005:614.

[29] [清] 爱虚老人.古方汇精[M].邢玉瑞,林杰,康兴军点校.北京:中国中医药出版社,2016:123.

[30] [元] 朱震亨.丹溪心法[M].赵建新点校.北京:人民军医出版社,2007:339.

[31] [明] 万全.万氏家传痘疹心法[M].罗田县万密斋医院校注.武汉:湖北科学技术出版社,1985:79.

[32] [明] 张昶.小儿诸证补遗[M].段逸山点校.上海:上海科学技术出版社,2004:11.

[33] [清] 孙伟.良朋汇集经验神方[M].齐馨点校.北京:中医古籍出版社,2004:269,270.

[34] [明] 皇甫中.明医指掌[M].张印生校注.北京:中国中医药出版社,1997:290.

[35] [明] 龚廷贤.小儿推拿方脉活婴秘旨全书[M]//李世华,等主编.龚廷贤医学全书.北京:中国中医药出版社,1999:1127.

[36] 中医药学名词审定委员会.中医药学名词[M].北京:科学出版社,2005:37.

[37] 中华人民共和国国家质量监督检验检疫总局,中国国家标准化管理委员会.中医基础理论术语(GB/T 20348—2006)[M].北京:中国标准出版社,2006:43.

[38] 李经纬,余瀛鳌,蔡景峰,等.中医大辞典[M].北京:人民卫生出版社,2004:1102.

[39] 《中医学》编辑委员会.中医学[M]//钱信忠.中国医学百科全书.上海:上海科学技术出版社,1997:486.

[40] 袁钟,图娅,彭泽邦,等.中医辞海:中册[M].北京:中国医药科技出版社,1999:555.

[41] 李振吉.中医药常用名词术语辞典[M].北京:中国中医药出版社,2001:240.

[42] 宋一伦,杨学智.基础理论与疾病[M]//曹洪欣,刘保延.中国中医药学术语集成.北京:中医古籍出版社,2005:213.

(陈玉飞)

疟 邪

nüè xié

一、规范名

【中文名】疟邪。

【英文名】malarial pathogen。

【注释】引起疟疾的邪气。

二、定名依据

"疟邪"的相关概念最早见于《内经》，而"疟邪"一词始载于宋代赵佶《圣济总录》，其后历代著作均沿用《圣济总录》的记载，以"疟邪"作为正名，如金代《黄帝素问宣明论方》，明代《普济方》《寿世保元》《古今医统大全》《医方考》《类经》《景岳全书》，清代《神农本草经疏》《温疫论》等。这些著作均为历代的重要著作，对后世有较大影响。所以"疟邪"作为规范名便于达成共识，符合术语定名的约定俗成原则。

现代相关著作，如国家标准《中医基础理论术语》，工具书《中国医学百科全书·中医学》《中医药常用名词术语辞典》等，均以"疟邪"作为规范名，说明"疟邪"作为规范名已达成共识。

我国 2005 年出版的全国科学技术名词审定委员会审定公布的《中医药学名词》已以"疟邪"作为规范名，所以"疟邪"作为规范名也符合术语定名的协调一致原则。

三、同义词

未见。

四、源流考释

"疟邪"的有关概念始见于《内经》中，如《黄帝内经素问·疟论》："腠理开则邪气入，邪气入则病作。"[1]67 这里的"邪气"，实即指"疟邪"。《黄帝内经素问·疟论》："夫痎疟皆生于风。"[1]66《黄帝内经素问·金匮真言论》："夏暑汗不出者，秋成风疟。"[1]7 说明疟疾的致病主要原因是感受外邪，尤其是风邪、暑邪，而发病季节则多为秋季。同时该书提到："夫疟气者，并于阳则阳胜，并于阴则阴胜？阴胜则寒，阳胜则热。疟者，风寒之气不常也。病极则复。"[1]68 此处"疟气"可以认为是"疟邪"，即引起疟疾的病因。

其后医家们对引起疟疾的邪气的认识有所发展，如晋代陈延之《小品方》卷六："治秋月中冷（疟病）诸方……南方山岭溪源，瘴气毒作，寒热发作无时，痿黄肿满，四肢痹弱，皆山毒所为也，并主之方。"[2]125 陈氏认为"疟病"的产生与"南方山岭溪源"的瘴气有一定的关系，瘴气和疟邪都是引起疟疾产生的致病因素。虽未提及"疟邪"这一名词，但其内涵与"疟邪"相似，扩大了"疟邪"所指范围。

"疟邪"之名始见于宋代赵佶《圣济总录》，如该书卷三十六记载："论曰肺疟者，《内经》谓令人心寒，寒甚则热，热间善惊，如有所见，刺手太阴阳明是也，盖心肺独居膈上，其气相通，故疟邪干肺，内动于心，则为寒热善惊之候也。"[3]726 该书明确指出"疟邪"伤肺的原因，并引发肺疟。

其后的相关著作即沿用该书记载，以"疟邪"为正名记载本词。如金代刘完素《黄帝素问宣明论方》卷十三记载："辰砂丸治一切脾胃虚，疟邪热毒者。"[4]135 明代朱橚《普济方》卷一百九十八曰："盖胆为中正之官，决断出焉，今疟邪外中，其气不守，故心常惕惕然，邪盛故热多，有风故汗出。"[5]2770 明代龚廷贤《寿世保元》卷三记载："一论人平素不足，兼以劳役内伤，挟感寒暑，以致疟疾，寒热交作，肢体倦怠，乏力少气，或疟发经年不愈，则气血皆虚，疟邪深入，名曰痎疟。"[6]90 以及明代徐春甫《古今医统大全》[7]81、吴昆《医方考》[8]72、张介宾《类经》[9]15、张介宾《景岳全书》[10]150、缪希雍《神农本草经疏》[11]104、吴有性《温疫论》[12]59 等，均沿用《圣济总录》记载以"疟邪"为正名。

清代对"疟邪"的认识更加深入，如清代喻嘉言《医门法律·疟证门》谓："夫人四体安然，外邪得以入而疟之，每伏藏于半表半里，入而与阴争则寒，出而与阳争则热"[13]189，提示疟疾是感受一种特殊的外邪——疟邪所致，有别于外感六淫之邪。这与《内经》所提的疟疾的致病原因为感受外邪——风邪、暑邪有所不同。清代张锡纯在其《医学衷中参西录·医方》中记载："疟邪不专在少阳，而实以少阳为主，故其六脉恒露弦象。其先寒者，少阳之邪外与太阳并也，其后热者，少阳之邪内与阳明并也。故方中用柴胡以升少阳之邪，草果、生姜以祛太阳之寒，黄芩、知母以清阳明之热。"[14]159 张锡纯认为，疟邪的病位不是只在少阳，而是以少阳为主。

现代有关著作均沿用宋代《圣济总录》的记载以"疟邪"作为本词正名，如《中医药学名词》[15]40《中医基础理论术语》[16]49《中国医学百科全书·中医学》[17]1662《中医药常用名词术语辞典》[18]240 等。

总之，"疟邪"的相关概念最早见于《内经》中，"疟邪"一词最早见于宋代赵佶《圣济总录》，其含义为引发疟疾的致病因素，其后历代著作均沿用《圣济总录》的说法，以"疟邪"为正名，现代相关著作也均沿用"疟邪"为正名。

五、文献辑录

《黄帝内经素问·疟论》："夫痎疟皆生于风。"[1]66"邪气客于风府，循膂而下，卫气一日一夜大会于风府，其明日日下一节，故其作也晏，此先客于脊背也，每至于风府则腠理开，腠理开则邪气入，邪气入则病作，以此日作稍益晏也。"[1]67"夫疟气者，并于阳则阳胜，并于阴则阴胜？阴胜则寒，阳胜则热。疟者，风寒之气不常也。病极则复。"[1]68

"金匮真言论"："夏暑汗不出者，秋成风疟。"[1]7

《小品方》卷六："治秋月中冷（疟病）诸方……南方山岭溪源，瘴气毒作，寒热发作无时，痿黄肿满，四肢痹弱，皆山毒所为也，并主之方。"[2]125

《圣济总录》卷三十六："论曰肺疟者，《内经》谓令人心寒，寒甚则热，热间善惊，如有所见，刺手太阴阳明是也，盖心肺独居膈上，其气相通，故疟邪干肺。内动于心，则为寒热善惊之候也。"[3]726

《黄帝素问宣明论方》卷十三："辰砂丸……治一切脾胃虚，疟邪热毒者。"[4]135

《普济方》卷一百九十八："足少阳疟之状，《内经》谓令人身体解㑊，寒不甚，热不甚，恶见人，见人心惕惕然，热多汗出甚，刺足少阳是也。盖胆为中正之官，决断出焉，今疟邪外中，其气不守，故心常惕惕然，邪盛故热多。有风故汗出。"[5]2770

《寿世保元》卷三："一论人平素不足，兼以劳役内伤，挟感寒暑，以致疟疾，寒热交作，肢体倦怠，乏力少气，或疟发经年不愈，则气血皆虚，疟邪深入，名曰痎疟。"[6]90

《古今医统大全》卷二："帝曰：何气使然？岐伯曰：阴阳上下交争，虚实更作，阴阳相移也。阳并于阴（阳兼疟邪而言，谓疟邪随阳气而入于阴分。），则阴实而阳虚，阳明虚则寒栗鼓颔也；巨阳虚则腰背头项痛；三阳俱虚则阴气胜，阴气胜则骨寒而痛，寒生于内，故中外皆寒。阳盛则外热，阴虚则内热，内外皆热则喘而渴，故欲冷饮也。"[7]81

《医方考》卷二："故疟邪入于肝，则青黛之凉可以清肝，麝香之臊可使直达；疟邪入于肺，则白芷之辛可以泻肺，矾石之腥可以清燥；疟邪干于心，则丹砂之重可以镇心，官桂之焦可以益火；疟邪干于肾，则黑豆甘咸可以益肾，巴豆之腐可以泻邪；疟邪干于脾，则硫黄之温可使建中，雄黄之悍可使辟秽。"[8]72

《类经》卷十六："心疟者，令人烦心甚，欲得清水，反寒多，不甚热，刺手少阴。（疟邪在心，故烦心甚，欲得水以解也。心本阳脏，为邪所居，则阳虚阴盛，故反寒多而不甚热。）"[9]515

《景岳全书》卷十四："愚谓疟疾一证，《内经》言已详尽，无可加矣。而后世议论烦多，反资疑贰，兹举陈氏三因之说，以见其概。如所云湿疟者，因汗出复浴，湿舍皮肤，固一说也。然浴以热汤，避彼风处，则断不致疟，惟冷水相加，疟斯成矣。若然则仍是寒气，即《内经》所云夏遇凄沧水寒之证也。然此犹近似，但宜辨明寒热耳。至若牝疟无热，则《内经》并无此说，惟《金匮要略》曰：疟多寒者，名曰牝疟，蜀漆散主之，亦非曰无热也。若果全无发热，而止见寒栗，此自真寒阳虚证耳，别有本门。又安得谓之疟耶？再如内因五脏之疟，在《内经·刺疟论》所言六经五脏之证，不过为邪在何经之辨，原非谓七情所伤便能成疟，而此云所致之证，并同《素问》，则《素问》无此说也。且既云七情所伤，则其虚实大有不同，又岂皆痰饮所致耶？再若不内外因，凡鬼疟梦寐之说，此或以疟邪乱神，因致狂言似鬼者有之，岂鬼祟果能为疟乎？至若胃疟，既云饮食，则明是内伤，且凡先因于疟而后滞于食者有之，未有不因外邪而单有食疟者也。"[10]150

《神农本草经疏》卷四："石膏本解实热，祛暑气，散邪热，止渴、除烦之要药。温热二病多兼阳明，若头痛，遍身骨痛，而不渴不引饮者，邪在太阳也，未传阳明不当用。七八日来邪已结，里有燥粪，往来寒热，宜下者勿用。暑气兼湿作泄，脾胃弱甚者，勿用。疟邪不在阳明则不渴，亦不宜用。"[11]104

《温疫论》卷下："温疫昼夜纯热，心腹痞满，饮食不进，下后脉静身凉，或间日或每日时恶寒而后发热如期者，此温疫解，疟邪未尽也，以疟法治之。"[12]59

《医门法律》卷五："夫人四体安然，外邪得以入而疟之，每伏于半表半里，入而与阴争则寒，出而与阳争则热。"[13]189

《医学衷中参西录·医方》："疟邪不专在少阳，而实以少阳为主，故其六脉恒露弦象。其先寒者，少阳之邪外与太阳并也，其后热者，少阳之邪内与阳明并也。故方中用柴胡以升少阳之邪，草果、生姜以祛太阳之寒，黄芩、知母以清阳明之热。"[14]159

《中国医学百科全书·中医学》："疟疾的发生，《内经》认为主要感受邪气或疟邪引起。与风寒、水气、暑热及伏邪再感等有关。如《素问·疟论》：'腠理开则邪气入，邪气入则病作'……《医门法律·疟论证》：'疟邪如傀儡。'"[17]1662

《中医药常用名词术语辞典》："疟邪……病因。见《质疑录·论无痰不作疟》。引起疟疾的病因。"[18]240

《中医药学名词》："疟邪……能引起疟疾的邪气。"[15]40

《中医基础理论术语》："疟邪……引起疟疾的邪气。"[16]49

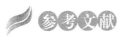 参考文献

［1］未著撰人.黄帝内经素问［M］.田代华整理.北京：人民卫生出版社，2017：7，66，67，68.

［2］［南北朝］陈延之.小品方［M］.高文铸校注.北京：中国中医药出版社，1995：125.

［3］［宋］赵佶.圣济总录［M］.北京：人民卫生出版社，1962：726.

［4］［金］刘完素.黄帝素问宣明论方［M］.宋乃光校注.北京：中国中医药出版社，2007：135.

［5］［明］朱橚.普济方［M］.北京：人民卫生出版社，1959：2770.

［6］［明］龚廷贤.寿世保元［M］.谷建军，杨健，王晓玮校注.北京：中国医药科技出版社，2011：90.

［7］［明］徐春甫.古今医统大全［M］.崔仲平，王耀廷主校.北京：人民卫生出版社，1991：81.

［8］［明］吴昆.医方考［M］.洪青山校注.北京：中国中医药出版社，2007：72.

［9］［明］张景岳.类经［M］.太原：山西科学技术出版社，2013：515.

［10］［明］张介宾.景岳全书［M］.李玉清校注.北京：中国

医药科技出版社,2011:150.

[11] [明]缪希雍.神农本草经疏[M].太原:山西科学技术出版社,2013:104.

[12] [明]吴有性.温疫论[M].张成博,李晓梅,唐迎雪点校.天津:天津科学技术出版社,2003:59.

[13] [清]喻昌.医门法律[M].张晓梅点校.北京:中国中医药出版社,2002:205.

[14] [清]张锡纯.医学衷中参西录[M].于华芸,赵艳,季旭明,等校注.北京:中国医药科技出版社,2011:159.

[15] 中医药学名词审定委员会.中医药学名词[M].北京:

科学出版社,2005:40.

[16] 中华人民共和国质量监督检验检疫总局,中国国家标准化管理委员会.中医基础理论术语(GB/T 20348—2006)[M].北京:中国标准出版社,2006:49.

[17] 《中医学》编辑委员会.中医学[M]//钱信忠.中国医学百科全书.上海:上海科学技术出版社,1997:1662.

[18] 李振吉.中医药常用名词术语辞典[M].北京:中国中医药出版社,2001:240.

（王梦婷）

疠 气

lì qì

一、规范名

【汉文名】疠气。

【英文名】pestilential qi。

【注释】各种具有强烈传染性病邪的统称。

二、定名依据

"疠气"一词作为传染性病邪之名最早见于建安时期曹植的《说疫气》一文。虽此前或同书中尚有相关术语"厉""疫气"等,但根据语境可知属疾病,与本词概念不完全相同。

晋唐时期,虽记载有相关术语"异气"(《小品方》)、"疫疠之气"(《诸病源候论》)、"疫毒"(《外台秘要方》)等,与本术语概念相同,但至明清时期应用不广,且"疫疠之气"较为繁杂,不符合术语定名简明性原则。而"异气"在含义上易造成混淆,不符合术语定名的单义性原则。明代王肯堂《证治准绳》中记载的"戾气"与"疫毒"虽有现代文献以之为正名,但不能完全表达出本术语属于病邪的内涵,故以"疠气"为正名更能确切地反映术语的内涵。

自建安时期曹植提出"疠气"之名,其后历代著作多有沿用,如宋代《证类本草》《三因极一

病证方论》,明代《普济方》《古今医统大全》《景岳全书》,清代《冯氏锦囊秘录》《幼幼集成》《医经原旨》《续名医类案》《温病条辨》《类证治裁》等。这些著作均为历代的重要著作,对后世有较大影响。所以"疠气"作为规范名便于达成共识,符合术语定名的约定俗成原则。

现代相关著作,如《中国大百科全书·中医学》《中医药常用名词术语辞典》《中国中医药学术语集成·基础理论与疾病》,以及全国高等中医药院校教材《中医基础理论》等均以"疠气"作为规范名,同时国家标准《中医基础理论术语》也以"疠气"为规范名,这些均说明"疠气"作为规范名已成为共识。

我国2005年出版的全国科学技术名词审定委员会审定公布的《中医药学名词》也以"疠气"作为规范名,所以"疠气"作为规范名也符合术语定名的协调一致原则。

三、同义词

【又称】"瘟疫病邪"(《中医药学名词》)。

【曾称】"厉"(《内经》);"疫气"(《说疫气》);"异气"(《小品方》);"疫疠之气"(《诸病源候论》);"疫毒"(《外台秘要方》);"戾气"(《证治准绳》)。

四、源流考释

"疠气"的相关记载最早见于战国时期《周礼·天官书》，该书记载："四时皆有疠疾。春时有痟首疾，夏时有痒疥疾，秋时有疟寒疾，冬时有漱上气疾。"[1]12 此处提出的"疠疾"，并未明确指出是传染性的疾病。春秋战国至秦汉时期的医学著作《内经》中亦有关于"疠气"的相关记载，如《黄帝内经素问·六元正纪大论》曰："疠大至，民善暴死。"[2]151 该处明确指明"疠"是一种严重的传染性疾病。而在《黄帝内经素问·刺法论》曰："余闻五疫之至，皆相染易，无问大小，病状相似。"[2]201 文中"五疫"的描述更加明确的表示，在当时的人们已经意识到，"疫"传染的普遍性和特殊性，但对这类具有传染性的疾病并未有统一的命名。

"疠气"之名始见于建安时期曹植《说疫气》一文中，如文中记载："建安二十二年，疠气流行，家家有僵尸之痛，室室有号泣之哀……此乃阴阳失位，寒暑错时，是故生疫。"[3]283 详细地描述了那个年代"疠气"所至后百姓们的生活状态，并指出产生"疠气"的原因是气候的异常变化。这与张仲景在其《伤寒论·序》中所言其宗族死于伤寒的有十分之七可以相互印证，可见在当时伤寒是一种"疫病"，是由"疠气"流行所引发的。同时该文章篇名也出现了本词的又称"疫气"，根据语境可知属疾病。

晋唐时期，对"疠气"的概念描述有了较为清晰的认识。如晋代葛洪《肘后备急方》卷二记载："伤寒，时行，温疫，三名同一种耳，而源本小异，其冬月伤于寒，或疾行力作，汗出得风冷，至夏发，名为伤寒，其冬月不甚寒，多暖气，及西风使人骨节缓堕受病。至春发，名为时行。其年岁中有疠气兼挟鬼毒相注，名为温病。"[4]46 葛洪认为，"伤寒""时行""温疫"三个名称指的是同一种传染病，同时认为"疠气"是一种引起"温病"的病邪。此外该时期亦出现了本词的又称"异气""疫疠之气""疫毒"。如陈延之《小品方》

卷六曰："古今相传，称伤寒为难治之病，天行温疫是毒病之气，而论治者，不别伤寒与天行温疫为异气耳。"[5]60 陶弘景《本草经集注·虫兽三品》中记载："獭肝肉：治疫气温病，及牛马时行病。"[6]438 隋代巢元方《诸病源候论》卷二十四记载："人有染疫疠之气致死，其余殃不息，流注子孙亲族，得病证状，与死者相似，故名为殃注。"[7]119 唐代王焘《外台秘要》卷二记载："《古今录验》蒲黄汤，疗伤寒温病天行疫毒，及酒客热伤中吐血不止，面黄干呕心烦方。"[8]36 以上文献所载，也均表示引起传染病的病因。

宋元时期，记载本词有的沿用《说疫气》以"疠气"为本词正名，如唐慎微《证类本草》[9]258陈无择《三因极一病证方论》[10]83 等。同时存在"疫毒""疫气""疫疠之气""异气"数种名称并存的情况，如王怀隐《太平圣惠方》[11]204、陈承等《太平惠民和剂局方》[12]1、赵佶《圣济总录》[13]1010、张子和《儒门事亲》[14]64、杜清碧《敖氏伤寒金镜录》[15]10、危亦林《世医得效方》[16]70、朱震亨《丹溪心法》[17]35 等记载的"疫毒"；成无己《注解伤寒论》[18]29 记载的"疫气"；刘完素《黄帝素问宣明论方》[19]55 记载的"疫疠之气"；杨士瀛《仁斋直指方论》[20]528、滑寿《难经本义》[21]77 记载的"异气"。甚至尚有同一书中以上名称并用的现象，如赵佶在其《圣济总录》卷二十二记载了"疫疠之气"名称，同时又在该书卷四、卷三十五和卷一百中记载了"异气""疫毒"和"疫气"名称。

明清时期王肯堂《证治准绳·幼科》中首次记载了本词的另一名称"戾气"，如该书言："若不预解使之尽出，以致毒蓄于中，或为壮热，日久枯瘁，或成惊痫，或为泻痢，或咳血喘促，或作疳蚀而死，此虽一时戾气之染，未有不由于人事之未尽者。"[22]2011 同时期，吴有性所著《温疫论》中详细记载了"疠气"的概念，如该书"杂气篇"记载："大约病偏于一方，延门阖户，众人相同者，皆时行之气，即杂气为病也……疫气者亦杂气中之一，但有甚于他气，故为病颇重，因名之疠气。"[23]49 吴氏认为"时行之气"即为"杂气"，而"疫气"是"杂气"的一种，因病情严重又称为"疠气"。同时该书"正名篇"记载："又为时疫时气者，因其感时行戾气所发也，因其恶厉，又为之疫疠。"[23]88 至此"疠气"的概念逐步地完善。同时该时期记载本词正名"疠气"的文献更加广泛，如朱橚《普济方》[24]1570、徐春甫《古今医统大全》[25]272、张景岳《景岳全书》[26]940、冯兆张《冯氏锦囊秘录》[27]583、陈复正《幼幼集成》[28]447、薛雪《医经原旨》[29]193、魏之琇《续名医类案》[30]122、吴瑭《温病条辨》[31]59、林珮琴《类证治裁》[32]66 等。

现代有关著作有的以"疠气"作为本词正名，如《中医药学名词》[33]40《中医基础理论术语》[34]49《中国大百科全书·中国传统医学》[35]255《中医药常用名词术语辞典》[36]240《中国中医药学术语集成·基础理论与疾病》[37]188《中医基础理论》[38]224《中国医学百科全书·中医学》[39]495等，有的以"戾气""疫毒"为正名，如《中医大辞典》记载："戾气……指有强烈传染性的病邪，包括一切温疫病和某些外科感染的病因。"[40]1134《中医辞海》："戾气……指有强烈传染性的病邪，包括一切温疫病和某些外科感染的病因。"[41]603《中国中医药学主题词表》："疫毒，属实证；属中医病因；指天行疫毒侵袭所致证候，因疫毒性质不同，而其症各具特征。"[42]1200 同时，《中医药学名词》又载录了"疠气"的又称"瘟疫病邪"，如《中医药学名词》："疠气，又称'瘟疫病邪'。各种具有强烈传染性病邪的统称。"[33]40

总之，"疠气"的相关记载最早见于战国时期《周礼·天官书》，但并未指明是传染性疾病。春秋战国至秦汉时代的医学著作《内经》中，记载"疠气"为"厉"，意指传染性强烈的病邪。"疠气"之名始见于建安时期曹植《说疫气》一文，详细地描述了那个年代"疠气"所至，百姓们的生活状态，并指出产生"疠气"的原因是气候的异常变化。晋唐时期，"疠气"概念仍不明确，并出现了"疫疠之气""疫气""疫毒"等别称。宋元时期，"疠气"概念未发生变化。直至明清时期吴

有性《温疫论》，"疠气"的概念逐步完善。现代相关著作有的以"疠气"为正名，有的以"戾气""疫毒"为正名。

五、文献辑录

《周礼·天官书》："四时皆有疠疾。春时有痟首疾，夏时有痒疥疾，秋时有疟寒疾，冬时有漱上气疾。"[1]12

《黄帝内经素问·六元正纪大论》："疠大至，民善暴死。"[2]151

"刺法论"："余闻五疫之至，皆相染易，无问大小，病状相似。"[2]201

《说疫气》："建安二十二年，疠气流行，家家有僵尸之痛，室室有号泣之哀……此乃阴阳失位，寒暑错时，是故生疫。"[3]283

《肘后备急方》卷二："伤寒，时行，温疫，三名同一种耳，而源本小异，其冬月伤于寒，或疾行力作，汗出得风冷，至夏发，名为伤寒，其冬月不甚寒，多暖气，及西风使人骨节缓堕受病。至春发，名为时行。其年岁中有疠气兼挟鬼毒相注，名为温病。"[4]46

《小品方》卷六："论曰：古今相传，称伤寒为难治之病，天行温疫是毒病之气，而论治者，不别伤寒与天行温疫为异气耳。"[5]60

《本草经集注·虫兽三品》："獭肝肉：治疫气温病，及牛马时行病。"[6]438

《诸病源候论》卷二十四："人有染疫疠之气致死，其余殃不息，流注子孙亲族，得病证状，与死者相似，故名为殃注。"[7]119

《外台秘要》卷二："古今录验蒲黄汤，疗伤寒温病天行疫毒，及酒客热伤中吐血不止，面黄干呕心烦方。"[8]36

《太平圣惠方》卷十一："治伤寒温病。时气疫毒。及饮酒伤中。吐血不止。面黄干呕。心烦。止血蒲黄散方。"[11]204

《证类本草》卷八："生姜……孙真人食忌正月之节，食五辛以辟疠气，一日姜。"[9]258

《太平惠民和剂局方》卷一："疗猝中急风不

语,中恶气绝,中诸物毒暗风,中热疫毒,阴阳二毒,山岚瘴气毒,蛊毒水毒,产后血晕,口鼻血出,恶血攻心,烦躁气喘,吐逆,难产闷难(一本作乱),死胎不下。"[12]1

《圣济总录》卷四:"人生天地中,随气受病,医之治病,从气所宜,统论之,阴阳殊化,有东南西北之异气,内经所谓地有高下,气有温凉,高者气寒,下者气热。"[13]99

卷二十二:"论曰:人居天地间,禀气于阴阳,气和则安,气戾则病。故一岁之内,节气不和,寒暑乖候,皆为疫疠之气。"[13]311

卷三十五:"若除伏尸于房四角,烧四粒,若除疫气,于床前烧一粒,或渡江海,男左女右,臂上带一粒,得渡不溺。"[13]418

卷一百:"治风邪注气,及南方百毒,瘴气疫毒,脚弱肿痛湿痹,金牙散方。"[13]1010

《注解伤寒论》卷二:"从春分以后,至秋分节前,天有暴寒者,皆为时行寒疫也。三月四月,或有暴寒,其时阳气尚弱,为寒所折,病热犹轻;五月六月,阳气已盛,为寒所折,病热则重;七月八月,阳气已衰,为寒所折,病热亦微。其病与温及暑病相似,但治有殊耳。此为疫气也。"[18]29

《黄帝素问宣明论方》卷五:"夫风寒者,百病之始也,是四时八节不正、疫疠之气。"[19]55

《三因极一病证方论》卷五:"治卯酉之岁,阳明司天,少阴在泉,病者中热,面浮鼻衄,小便赤黄,甚则淋,或疠气行,善暴仆,振栗谵妄,寒疟痈肿,便血。"[10]83

卷六:"屠苏酒:辟疫气令人不染,及辟温病伤寒。"[10]91

《儒门事亲》卷二:"设若疫气,冒风中酒,小儿疮疹,及产后潮热,中满败血,勿用银粉、杏仁大毒之药,下之必死,不死即危。"[14]64

《仁斋直指方论》卷二十一:"或问口臭一证,可得闻乎?曰:脏腑异气,燥腐不同,是气蕴积胸膈之间,挟热而冲发于口,人将掩鼻而过之。"[20]528

《世医得效方》卷二:"苏合香丸……凡入瘟疫家,先令开启门户,以大锅盛水二斗于堂中心,用二十丸煎,其香能散疫气。"[16]70

《敖氏伤寒金镜录·红星舌》:"中疫毒者,实热人误服温补者皆有之。"[15]10

《丹溪心法》卷一:"作人中黄法……以竹筒两头留节,中作一窍,纳甘草于中,仍以竹木钉闭窍,于大粪缸中浸一月,取出晒干,大治疫毒。"[17]35

《难经本义》卷下:"据《难经》,温病又是四种伤寒感异气而变成者也。"[21]77

《普济方》卷一百五十一:"正月之节食五辛,以辟疠气,服一日姜。"[24]1570

《古今医统大全》卷五:"卯酉之岁,阳明司天,病者中热面浮,鼻衄,小便黄赤,甚则淋,或疠气,善暴仆,振栗谵妄,寒疟,痈肿便血,宜用此方以平金气,故曰审平。"[25]272

《证治准绳·幼科》:"若不预解使之尽出,以致毒蓄于中,或为壮热,日久枯瘁,或成惊痫,或为泻痢,或咳血喘促,或作疳蚀而死,此虽一时戾气之染,未有不由于人事之未尽者。"[22]2011

《景岳全书》卷四十二:"疹虽非痘之比,然亦由胎毒蕴于脾肺,故发于皮毛肌肉之间,但一时传染,大小相似,则未有不由天行疠气而发者。"[26]940

《温疫论·杂气》:"大约病偏于一方,延门阖户,众人相同者,皆时行之气,即杂气为病也……疫气者亦杂气中之一,但有甚于他气,故为病颇重,因名之疠气。"[23]49

"正气":"又为时疫时气者,因其感时行戾气所发也,因其恶厉,又为之疫疠。"[23]88

《冯氏锦囊秘录·痘疹全集》:"虽疠气之传染,实杀机之显彰,变迁莫测,酷恶难当。触天地之疠气兮,发其伏藏。形容顿改兮,令人骇愕,疗治悔迟兮,空自惆怅,谓人不能胜天兮,何以立乎医药?谓医不如用巫兮,安能格乎穹苍?"[27]583

《幼幼集成》卷六:"未出痘麻者,必感而发,虽曰胎毒,未有不由天行疠气,故一时传染,大小相似。"[28]447

《医经原旨》卷三:"天行疫疠,传染最速,凡入病家,男病坐其床尾,女病坐其床头,盖疠气男从上出,女从下出也。"[29]193

《续名医类案》卷五:"盖疫为疠气,人受之多从口鼻入,因人色力盛衰,以为轻重,审色与脉,可以先知。叶曰:时毒疠气,必应司天,癸丑湿土气化运行,后天太阳寒水,湿寒合德,挟中运之火,流行气交,阳光不治,疫气大行。故凡人之脾胃虚者,乃应其疠气,邪从口鼻皮毛而入。"[30]122

《温病条辨》卷一:"虽疠气之至,多见火证,而燥金寒湿之疫,亦复时有。"[31]59

《类证治裁》卷一:"疫为时行疠气,有大疫,有常疫,大疫沿门阖境,多发于兵荒之后,不数见。"[32]66

《中医辞海》:"戾气……基础理论名词。又名疠气、疫疠之气、毒气、异气、杂气。出《瘟疫论》。指有强烈传染性的病邪,包括一切温疫病和某些外科感染的病因。通过空气与接触传染。戾气有多种,某一特异的戾气可引起相应的疾患。"[41]603

《中国医学百科全书·中医学》:"疠气,乃是引起染易疾病之主要外邪。其传染性甚为强烈,亦称疫病、瘟疫、疫疠。"[39]495

《中医药常用名词术语辞典》:"疠气……病因。见《温疫论·原病》。又名戾气、疫气、异气、杂气。具有强烈传染性病邪的统称。疠气可以通过空气自口鼻而入,也可随食物经口而入或经蚊虫叮咬皮肤进入人体而引起发病。疠气引起的疾病称为'疫病''瘟病''瘟疫病'。疠气致病具有强烈的传染性和流行性;发病急骤,病情较重;且一气一病,症状相似。疠气的形成与自然气候的反常、环境和饮食不洁等因素有关。"[36]240

《中国大百科全书·中国传统医学》:"疠气,具有强烈传染性的一类致病因素。其所致疾病可形成瘟疫流行,又称疫气、异气、杂气、疫疠之气、乖戾之气。"[35]255

《中医药学名词》:"疠气,又称'瘟疫病邪'。各种具有强烈传染性病邪的统称。"[33]40

《中国中医药学术语集成·基础理论与疾病》:"疠气……【异名】疫疠之气;疫气;疫毒;疠;戾气;异气;乖戾之气;杂气……【定义】是指一类具有强烈传染性的外邪。"[37]188

《中医大辞典》:"(戾气)又名疠气、疫疠之气、毒气、异气、杂气。指有强烈传染性的病邪,包括一切温疫病和某些外科感染的病因。通过空气与接触传染。有多种戾气,某一特异的戾气可引起相应的疾患(见《瘟疫论》)。"[40]1134

《中医基础理论术语》:"疠气,疫气……各种具有强烈传染性病邪的统称。"[34]49

《中医基础理论》:"疠气,指一类具有强烈致病性和传染性的外感病邪。在中医文献中,疠气又称为'疫毒''疫气''异气''戾气''毒气''乖戾之气'等。明代吴又可《温疫论·原序》说:'夫瘟疫之为病,非风非寒肺暑非湿,乃天地之间别有一种异气所感。'指出疠气是有别于六淫而具有强烈传染性的外感病邪。"[38]224

《中国中医药学主题词表》:"疫毒,属实证;属中医病因;指天行疫毒侵袭所致证候,因疫毒性质不同,而其症各具特征。"[42]1200

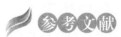 参考文献

[1] [西周] 姬旦.周礼[M].陈戍国点校.长沙:岳麓书社,1989:12.

[2] 未著撰人.黄帝内经素问[M].田代华整理.北京:人民卫生出版社,2017:151,201.

[3] 张可礼,宿美丽.曹操曹丕曹植集[M].南京:凤凰出版社,2014:283.

[4] [晋] 葛洪.肘后备急方[M].申玮红点校.北京:北京科学技术出版社,2016:46.

[5] [南北朝] 陈延之.小品方[M].祝新年辑校.上海:上海中医学院出版社,1993:60.

[6] [南北朝] 陶弘景.本草经集注[M].尚志钧,尚元胜辑校.北京:人民卫生出版社,1994:438.

[7] [隋] 巢元方.诸病源候论[M].鲁兆麟主校.沈阳:辽宁科学技术出版社,2013:119.

[8] [唐] 王焘.外台秘要方[M].刘若望,刘兰海,张伟,

等校注.太原：山西科学技术出版社,2013：36.

[9] [宋]唐慎微.证类本草[M].郭君双,金秀梅,赵益梅校注.北京：中国医药科技出版社,2011：258,544.

[10] [宋]陈无择.三因极一病证方论[M].侯如燕校注.北京：中国医药科技出版社,2011：83,91.

[11] [宋]王怀隐.太平圣惠方[M].郑金生,汪惟刚,董志珍校点.北京：人民卫生出版社,2016：204,815.

[12] [宋]陈承,裴宗元,陈师文.太平惠民和剂局方[M].鲁兆麟主校.沈阳：辽宁科学技术出版社,1997：1.

[13] [宋]赵佶.圣济总录[M].王振国,杨金萍主校.上海：上海科学技术出版社,2016：99,311,418,1010.

[14] [金]张子和.儒门事亲[M].邓铁涛,赖畴整理.北京：人民卫生出版社,2005：64.

[15] [元]杜清碧.敖氏伤寒金镜录[M].杭州：新医书局,1955：10.

[16] [元]危亦林.世医得效方[M].王育学点校.北京：人民卫生出版社,1990：70.

[17] [元]朱震亨.丹溪心法[M].王英,竹剑平,江凌圳整理.北京：人民卫生出版社,2017：35.

[18] [金]成无己.注解伤寒论[M].田思胜,马梅青校注.北京：中国医药科技出版社,2011：29,34.

[19] [金]刘完素.黄帝素问宣明论方[M].宋乃光校注.北京：中国中医药出版社,2007：55.

[20] [宋]杨士瀛.仁斋直指方论[M].盛维忠,王致谱,傅芳,等校注.福州：福建科学技术出版社,1989：528.

[21] [元]滑寿.难经本义[M].傅贞亮,张崇孝点校.北京：人民卫生出版社,1995：76,77.

[22] [明]王肯堂.证治准绳[M].北京：人民卫生出版社,1991：2011.

[23] [明]吴有性.温疫论[M].张志斌整理.北京：人民卫生出版社,2007：49,88.

[24] [明]朱橚.普济方[M].北京：人民卫生出版社,1959：1570.

[25] [明]徐春甫.古今医统大全[M].崔仲平,王耀廷主校.北京：人民卫生出版社,1991：272.

[26] [明]张介宾.景岳全书[M].赵立勋校.北京：人民卫生出版社,1991：940.

[27] [清]冯兆张.冯氏锦囊秘录[M].田思胜,高萍,戴敏敏,等校注.北京：中国中医药出版社,1996：583.

[28] [清]陈复正.幼幼集成[M].芦锰,姜瑞雪点校.上海：第二军医大学出版社,2005：447.

[29] [清]薛雪.医经原旨[M].洪丕谟,姜玉珍点校.上海：上海中医学院出版社,1992：193.

[30] [清]魏之琇.续名医类案[M].黄汉儒,蒙木荣,廖崇文点校.北京：人民卫生出版社,1997：122.

[31] [清]吴瑭.温病条辨[M].张志斌校点.福州：福建科学技术出版社,2010：59.

[32] [清]林珮琴.类证治裁[M].李德新整理.北京：人民卫生出版社,2005：66.

[33] 中医药学名词审定委员会.中医药学名词[M].北京：科学出版社,2005：40.

[34] 中华人民共和国质量监督检验检疫总局,中国国家标准化管理委员会.中医基础理论术语(GB/T 20348—2006)[M].北京：中国标准出版社,2006：49.

[35] 施奠邦.中国传统医学[M]//胡乔木.中国大百科全书.北京：中国大百科全书出版社,2002：255.

[36] 李振吉.中医药常用名词术语辞典[M].北京：中国中医药出版社,2001：240.

[37] 宋一伦,杨学智.基础理论与疾病[M]//曹洪欣,刘保延.中国中医药学术语集成.北京：中医古籍出版社,2005：188.

[38] 孙广仁.中医基础理论[M].北京：中国中医药出版社,2007：224.

[39] 《中医学》编辑委员会.中医学[M]//钱信忠.中国医学百科全书.上海：上海科学技术出版社,1997：495.

[40] 李经纬,余瀛鳌,蔡景峰,等.中医大辞典[M].北京：人民卫生出版社,2004：1134.

[41] 袁钟,图娅,彭泽邦,等.中医辞海：中册[M].北京：中国医药科技出版社,1995：603.

[42] 吴兰成.中国中医药学主题词表[M].北京：中医古籍出版社,2008：1200.

（王梦婷）

1·102

宗　气

zōng qì

一、规范名

【中文名】宗气。

【英文名】pectoral qi。

【注释】由肺吸入的自然界清气与脾胃所化生的水谷精气相结合而成,积聚于胸中,灌注

445

于心肺,主要功能是出喉咙而司呼吸,灌心脉而行气血。

二、定名依据

"宗气"一词最早出现在《内经》。自《黄帝内经》提出"宗气"之名,其后历代的著作多有沿用,如汉代张仲景《伤寒论》、唐代杨上善《黄帝内经太素》,王焘《外台秘要》,金代李东垣《脾胃论·后序》,元代滑寿《难经本义》,明代徐春甫《古今医统大全》,清代喻昌《医门法律》、张志聪《黄帝内经灵枢集注》等。这些著作均为历代的重要著作,对后世有较大影响。所以"宗气"作为正名便于达成共识,符合术语定名的约定俗成原则。

宗气是由肺吸入的自然界清气与脾胃所化生的水谷精气相结合而积聚于胸中之气,"宗"乃综合,"宗气"有诸气所宗之意,较"大气""动气""胸中大气"等词更能够精确地表达术语概念的内涵和本质属性,符合术语定名的科学性原则。

现代的相关著作如国家标准《中医基础理论术语》等权威著作及辞书类著作《中医大辞典》《中医辞海》《中医药常用名词术语辞典》和《中国医学百科全书·中医学》,以及中医药学教材如《中医基础理论》(李德新)、《中医基础理论》(孙广仁)、《中医基础理论》(印会河)等均以"宗气"为正名。已经广泛应用于中医药文献检索的《中国中医药学主题词表》也以"宗气"为正名。这些均说明"宗气"一词作为规范名已成为共识。

我国 2005 年出版的由全国科学技术名词审定委员会审定公布的《中医药学名词》已以"宗气"作为正名。所以"宗气"作为正名符合术语定名的协调一致原则。

三、同义词

【曾称】"胸气"(《灵枢经》);"大气"(《灵枢经》);"动气"(《黄帝内经太素》);"胸中大气"(《周慎斋遗书》);"真气"(《类经》)。

四、源流考释

宗气的有关记载始见于《内经》,称为"宗气",如《黄帝内经素问·平人气象论》:"胃之大络,名曰虚里,贯鬲络肺,出于左乳下,其动应衣,脉宗气也。"[1]34 又如《灵枢经·邪客》:"黄帝问于伯高曰:夫邪气之客人也,或令人目不瞑不卧出者,何气使然?伯高曰:五谷入于胃也,其糟粕、津液、宗气分为三隧。故宗气积于胸中,出于喉咙,以贯心脉,而行呼吸焉。"[2]115 同时,该书尚出现了本词的曾称"胸气"和"大气",通过上下文分析,其含义与宗气一致。如《灵枢经·卫气》:"请言气街:胸气有街,腹气有街,头气有街,胫气有街。故气在头者,止之于脑;气在胸者,止之膺与背腧。"[2]094《灵枢经·五味》曰:"黄帝曰:营卫之行奈何?伯高曰:谷始入于胃,其精微者,先出于胃之两焦,以溉五脏,别出两行,营卫之道。其大气之搏而不行者,积于胸中,命曰气海,出于肺,循咽喉,故呼则出,吸则入。"[3]175,176 其后汉代张仲景记载本词沿用了"宗气""大气"之名,如汉代张仲景《伤寒论·平脉法第二》:"趺阳脉浮而芤,浮者卫气衰,芤者荣气伤,其身体瘦,肌肉甲错,浮芤相搏,宗气衰微,四属断绝。"[4]226《金匮要略方论·水气病脉证并治》:"师曰:寸口脉迟而涩……阴阳相得,其气乃行,大气一转,其气乃散;实则失气,虚则遗尿,名曰气分。"[4]300

此后至宋金元时期,出现了本词数种名称并存的情况。有的沿用"宗气"之名,如唐代杨上善《黄帝内经太素》卷三:"人年六十,肾气衰,精气减,筋弛,故宗筋痿也……其宗气上出于鼻而为臭,其浊气出于胃走唇舌而为味,今经脉大气皆衰,故九窍不利。"[5]28 指出宗气的功能与嗅觉,味觉有关,宗气虚衰,故九窍不利。其他沿用"宗气"之名的文献还有唐代王焘《外台秘要方》[6]328,金代张子和《儒门事亲》[7]5、李东垣《脾胃论》[8]134,元代滑寿《难经本义》[9]64。有的沿用

"大气"之名,如西晋皇甫谧《针灸甲乙经》[10]8、唐代孙思邈《备急千金要方》[11]878,宋代王怀隐《太平圣惠方》[12]352、陈无择《三因极一病证方论》[13]244。有的沿用"胸气"之名,如宋代王贶《全生指迷方》[14]92,日本丹波康赖《医心方》[15]589。同时尚出现了本词的曾称"动气",如隋代杨上善《黄帝内经太素》卷二十二:"宗气留于海,其下者注于气街……肺之宗气留积气海,乃胸间动气也。"[5]369指出积于气海的宗气是胸间动气。

明清时期记载本词,有的医家沿用"宗气"之名,如明代徐春甫《古今医统大全》[16]237、赵献可《医贯》[17]5,清代喻昌《医门法律》[18]5、张志聪《黄帝内经灵枢集注》[19]39、张璐《张氏医通》[20]261等。有的沿用"动气"之名,如清代叶天士《景岳全书发挥》卷二:"然古无是名,在《内经》则曰:胃之大络,名曰虚里,出于左乳下,其动应衣,宗气泄也……此动气也,宗气也,非怔忡之证。"[21]104明确指出动气为宗气的异名。又如清代周学海《读医随笔·气血精神论》:"宗气者,动气也。凡呼吸言语声,以及肢体运动,筋力强弱者,宗气之功用也。"[22]3指出宗气就是动气,与人体呼吸言语声音,以及肢体运动,筋力强弱密切相关。有的沿用"大气"之名,如明代张介宾《类经》[23]35,清代张锡纯《医学衷中参西录·药物》[24]222等。有的沿用"胸气"之名,如明代李时珍《本草纲目》[25]348,清代尤怡《医学读笔记》[26]40、陈修园《金匮方歌括》[27]198等。同时,该时期尚出现了本词的曾称"胸中大气""真气",如明代周慎斋《周慎斋遗书》卷八:"胸膈不宽者,胃虚阳气不升,胸中大气不布而满闷也。当补肺,肺主行营卫阴阳,则气布而胸舒矣。宜补中益气汤加附子。"[28]135此条为"胸中大气"之名的最早出处。此后沿用"胸中大气"曾称的文献还有清代喻昌《医门法律》、李延昰《脉诀汇辨》[29]154、张璐《本经逢原》[30]146、黄元御《难经悬解》[31]324、唐宗海《中西汇通医经精义》[32]81、张锡纯《医学衷中参西录》[24]8等。把"真气"作为"宗

气"曾称记载的著作如明代张介宾《类经》卷四:"精气津液血脉脱则为病,上焦,胸中也。开发,通达也。宣,布散也。气者,人身之大气,名为宗气,亦名为真气。"[23]39

现代有关著作均沿用《内经》的记载以"宗气"作为本词正名,如《中医药学名词》[33]36《中医基础理论术语》[34]34 等权威著作,辞书类著作《中医大辞典》[35]1127《中医辞海》[36]590《中医药常用名词术语辞典》[37]245,百科全书类著作《中国医学百科全书·中医学》[38]318 及中医药教材如《中医基础理论》(李德新)[39]406、《中医基础理论》(孙广仁)[40]136、《中医基础理论》(印会河)[41]57 等。已经广泛应用于中医药文献检索的《中国中医药学主题词表》[42]1360 也以"宗气"为正名。

五、文献辑录

《灵枢经·邪客》:"黄帝问于伯高曰:夫邪气之客人也,或令人目不瞑不卧出者,何气使然?伯高曰:五谷入于胃也,其糟粕、津液、宗气分为三隧。故宗气积于胸中,出于喉咙,以贯心脉,而行呼吸焉。"[2]115

"卫气":"请言气街:胸气有街,腹气有街,头气有街,胫气有街。故气在头者,止之于脑;气在胸者,止之膺与背腧。"[2]94

"五味":"黄帝曰:营卫之行奈何?伯高曰:谷始入于胃,其精微者,先出于胃之两焦,以溉五脏,别出两行,营卫之道。其大气之搏而不行者,积于胸中,命曰气海,出于肺,循咽喉,故呼则出,吸则入。"[3]175,176

《黄帝内经素问·平人气象论》:"胃之大络,名曰虚里,贯鬲络肺,出于左乳下,其动应衣,脉宗气也。"[1]34

"至真要大论":"所谓动气,知其藏也。"[1]179

《伤寒论》:"动气在右,不可发汗,发汗则衄而渴,心苦烦,饮即吐水。动气在左,不可发汗,发汗则头眩,汗不止,筋惕肉瞤。动气在上,不可发汗,发汗则气上冲,正在心端。动气在下,

不可发汗，发汗则无汗，心中大烦，骨节苦疼，目运，恶寒，食则反吐，谷不得前。"[4]264

《金匮要略方论·水气病脉证并治》："师曰：寸口脉迟而涩……阴阳相得，其气乃行，大气一转，其气乃散；实则失气，虚则遗尿，名曰气分。"[4]300

《伤寒论·平脉法第二》："趺阳脉浮而芤，浮者卫气衰，芤者荣气伤，其身体瘦，肌肉甲错，浮芤相搏，宗气衰微，四属断绝。"[4]226

《针灸甲乙经》卷一："曰：人有不病卒死，何以知之？曰：大气入于脏腑者，不病而卒死矣。"[10]8

《黄帝内经太素》卷三："人年六十，肾气衰，精气减，筋弛，故宗筋痿也。十二经脉、三百六十五络为大气也，其气皆上于面而走空窍，其精阳气上于目而为睛，其别气走于耳而为听，其宗气上出于鼻而为臭，其浊气出于胃走唇舌而为味，今经脉大气皆衰，故九窍不利。"[5]28

卷第二十二："宗气留于海，其下者注于气街……肺之宗气留积气海，乃胸间动气也。"[5]369

《备急千金要方》卷三十："天枢，主腹胀肠鸣，气上冲胸。气冲，主腹中大热不安，腹有大气，暴腹胀满，癃，淫泺。"[11]878

《外台秘要方》卷十七："病源夫邪气之客于人也，或令人目不得眠者，何也？曰五谷入于胃也。其糟粕、津液、宗气分为三隧。故宗气积于胸中，出于喉咙，以贯心肺，而行呼吸焉。"[6]328

《太平圣惠方》卷一百："巨虚二穴，在三里穴下三寸，胻骨外，大筋内，筋骨之间陷者中。灸三壮，主脚胻酸痛，屈伸难，不能久立。甄权云，主大气不足，偏风，股腿脚十指随也。"[12]352

《全生指迷方》卷四："若卒然呕吐，胸中痞闷，气不下行，由饮食过伤，胸气滞而不转，胃中为浊，逆行则吐，其脉沉疾，金汁丸主之。"[14]92

《医心方》卷二十八："交接侵饱，谓夜半饭气未消而以戏，即病疮，胸气满，胁下如拔，胸中若裂，不欲饮食，心下结塞，时呕吐青黄，胃气实，结脉，若衄吐血，若胁下坚痛，面生恶疮。"[15]589

《三因极一病证方论》卷十四："气为涎饮所隔，荣卫不利，腹满胁鸣，相逐气转，膀胱荣卫俱劳，阳气不通则身冷，阴气不通则骨疼，阳前通则恶寒，阴前通则痹不仁，阴阳相得，其气乃行，大气转，其气乃散；实则失气，虚则遗溺，乃知气挟涎饮之所为也。"[13]244

《儒门事亲》卷一："厥亦有令人腹暴满不知人者，或一二日稍知人者，或卒然闷乱无觉知者。皆因邪气乱，阳气逆，是少阴肾脉不至也。肾气微少，精血奔逸，使气促迫，上入胸膈，宗气反结心下。阳气退下，热归阴股，与阴相助，令身不仁。又五络皆会于耳中，五络俱绝，则令人身脉皆动，而形体皆无所知。其状如尸，故曰尸厥。"[7]5

《脾胃论·后序》："先生尝阅《内经》所论，四时皆以养胃气为本，宗气之道，纳谷为宝。盖饮食入胃，游溢精气，上输于脾，脾气散精，上归于肺，冲和百脉，颐养神明，利关节，通九窍，滋志意者也。"[8]134

《难经本义》卷上："谓之络者，盖奇经既不拘于十二经，直谓之络，亦可也。脾之大络，名曰大包，出渊腋三寸，布胸胁，其动应衣，宗气也。"[9]64

《周慎斋遗书》卷八："胸膈不宽者，胃虚阳气不升，胸中大气不布而满闷也。当补肺，肺主行营卫阴阳，则气布而胸舒矣。宜补中益气汤加附子。"[28]135

《古今医统大全》卷四："诚以膻中乃心前空虚之处，与心同志为喜。喜笑者，火之司也，则知司火以为心火之相应者也。常藏氤氲之气，《灵枢》谓之宗气，又谓之气海。其气之余，淫于胸之上焦，由肺布于一身，以为生生不息之运用，经谓少火生气是也。"[16]237

《本草纲目》卷十："[徐纯曰]疟丹多用砒霜大毒之药。本草谓主诸疟风痰在胸膈，可作吐药。盖以性之至烈，大能燥痰也。虽有燥痰之功，大伤胸气，脾胃虚者，切宜戒之。"[25]348

《医贯》卷一:"上焦出于胃口,并咽以上,贯膈而布胸中,走腋,循太阴之分而行。传胃中谷味之精气于肺,肺播于诸脉,即膻中气海所留宗气是也。"[17]5

《类经》卷四:"宗气,大气也。宗气积于胸中,上通于鼻而行呼吸,所以能臭。"[23]35"上焦,胸中也。开发,通达也。宣,布散也。气者,人身之大气,名为宗气,亦名为真气。"[23]39

《医门法律》卷一:"喻昌曰:息出于鼻,其气布于膻中。膻中宗气,主上焦息道,恒与肺胃关通,或清而徐,或短而促,咸足以占宗气之盛衰。所以《经》云:乳之下,其动应衣,宗气泄也。"[18]5"然而身形之中,有营气、有卫气、有宗气、有脏腑之气、有经络之气,各为区分。其所以统摄营卫、脏腑、经络,而令充周无间,环流不息,通体节节皆灵者,全赖胸中大气,为之主持。"[18]6

《脉诀汇辨》:"空能传声,气无阻碍,碍则声出不扬,必其胸中大气不转,出入升降之机艰而且迟,可知病在胸膈间矣。"[29]154

《黄帝内经灵枢集注》卷一:"宗气者,阳明之所生,上出于喉以司呼吸,而行于四肢,故阖折则气无所止息而痿疾起矣。"[19]39

《张氏医通》卷八:"《经》云:其宗气走于鼻而为臭。夫宗气者,胃中生发之气也,因饥饱劳役损其脾胃则营运之气不能上升,邪塞孔窍,故鼻不利而不闻香臭也,丽泽通气汤"[20]261

《本经逢原》卷三:"扁鹊云:杏仁不宜久服,令人面目须发落,耗气之验也。今人以之混治阴虚喘嗽,转耗胸中大气,为患不浅。"[30]146

《医学读笔记》卷下:"清暑益气汤,盖谓其人元气本虚,而又伤于暑湿,脾得湿而不行,肺得暑而不肃,以致四肢倦怠,精神短少,懒于动作,胸气短促,不思饮食,脉浮缓而迟者设。"[26]40

《难经悬解》卷下:"若宗气,则与营气相随耳(胸中大气曰宗气)。"[31]324

《金匮方歌括》卷六:"有小鱼虫者,如盆鱼子初生之小,有两目,有生足者,有无足者,吐出时如鱼子动游状,此乃胸气不布,痰饮协木气所

生,故肝着症久而不愈,多生红蚀。"[27]198

《景岳全书发挥》卷二:"然古无是名,在《内经》则曰:胃之大络,名曰虚里,出于左乳下,其动应衣,宗气泄也……此动气也,宗气也,非怔忡之证。"[21]104

《中西汇通医经精义》卷下:"病入三阴,厥阴主筋骨间,知其病在下焦;声出不彻,声不扬也,胸中大气不转,出入艰滞,知其病在中焦胸膈间。"[32]81

《读医随笔·气血精神论》:"宗气者,动气也。凡呼吸言语声,以及肢体运动,筋力强弱者,宗气之功用也。"[22]3

《医学衷中参西录·药物》:"黄芪性温,味微甘。能补气,兼能升气,善治胸中大气(即宗气,为肺叶阖辟之原动力)下陷。"[24]222

"医方":"诊其脉微弱异常,知其胸中大气下陷,投以拙拟升陷汤,数剂而愈。"[23]8

《中医基础理论》(印会河):"宗气,是积于胸中之气,宗气在胸中积聚之处,称作'气海',又称'膻中'。"[41]57

《中医大辞典》:"宗气总合水谷精微化生的营卫之气与吸入之大气而成;积于胸中,是一身之气运动输布的出发点。《灵枢·邪客》:'故宗气积于胸中,出于喉咙,以贯心脉,而行呼吸焉。'宗气之盛衰与人体的气血运行、寒温调节、肢体活动及呼吸、声音的强弱均有密切关系。"[35]1127

《中国医学百科全书·中医学》:"宗气:宗,有汇宗、根本之义。宗气聚于胸中,又称'大气''动气'。它是由肺所吸入的清气与脾胃运化而来的水谷之气结合,经心肺的共同作用而产生的,因此,属于后天之气。它能推动肺的呼吸和血液的运行,如《灵枢·邪客》说:'宗气积于胸中,出于喉咙,以贯心脉,而行呼吸焉。'《素问·平人气象论》说:'出于左乳下,其动应衣,脉宗气也。'《灵枢·五味》称宗气为大气,它说:'其大气之转而不行者,积于胸中,命曰气海。'宗气为诸气所宗,故名'气海'。它不仅对呼吸和心

的搏动有推动作用,而且与整个机体的视听言动等功能,都有密切联系。故周澂之在《读医随笔》中说:'宗气者,动气也。凡呼吸、语言、声音以及肢体运动、筋骨强弱者,宗气之功用也。虚则短促气少,实则喘喝胀满。'宗气虽积于胸中,但随心肺之血气流动于全身,故又称曰'动气'。结合到脏腑之气而言,宗气即心肺相合之气。宗气的生理功能,既以动为特征,故劳倦或郁结,往往为宗气的病变。"[38]318

《中医辞海》:"宗气……基础理论名词。亦称胸气、大气、胸中大气。宗气积于胸中,是以肺从自然界吸入的清气和脾胃从饮食物中运化而生成的水谷精气为其主要组成部分,相互结合而成。宗气主要有两大功能:一是走息道以助呼吸,凡语言、声音、呼吸的强弱,都与宗气的盛衰有关;二是贯血脉以行气血,凡气血的运行、肢体的寒温和活动能力、视听的感觉能力、心搏的强弱及其节律等,都与宗气的盛衰有关。《灵枢·邪客》:'宗气积于胸中,出于喉咙,以贯心脉而行呼吸焉。'"[36]590

《中医基础理论》(李德新):"宗气又名大气,'膻中者,大气之所在也。大气亦谓之宗气'(《靖盦说医》)。由肺吸入的清气与脾胃化生的水谷精气结合而成,其形成于肺,聚于胸中者,谓之宗气。宗气在胸中积聚之处,称作'上气海',又名膻中。因此宗气为后天之气运动输布的本始,故名曰宗气。"[39]406

《中医药常用名词术语辞典》:"宗气……气的一种。出《素问·平人气象论》《灵枢·邪气》等篇。由肺吸入的自然界清气与脾胃化生的水谷精气结合形成而聚于胸中的气。宗气积聚于胸中,贯注于心肺,为一身之气运动输布的出发点。其生理功能概括为:走息道而司呼吸,贯心脉而行血气。故人体的呼吸运动和血液循环与宗气的盛衰密切相关;声音言语、肢体运动以及寒温调节等亦与宗气有关。"[37]245

《中医基础理论》(孙广仁):"宗气是由谷气与自然界清气相结合而积聚于胸中的气,属后天之气的范畴。宗气的生成直接关系到一身之气的盛衰。宗气在胸中积聚之处,《灵枢·五味》称为'气海',又名为膻中。"[40]136

《中医药学名词》:"宗气……由肺吸入的自然界清气与脾胃所化生的水谷精气相结合而成,积聚于胸中,灌注于心肺,主要功能是出喉咙而司呼吸,灌心脉而行气血。"[33]36

《中医基础理论术语》:"宗气由呼吸清气与水谷精气所化生而聚于胸中之气。"[34]34

《中国中医药学主题词表》:"宗气属气由肺吸入的自然界清气与脾胃所化生的水谷精气相组合而成,积聚于胸中,灌注于心肺,主要功能是出喉咙而司呼吸,灌心脉而行气血。"[42]1360

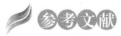
参考文献

[1] 未著撰人.黄帝内经素问[M].田代华整理.北京:人民卫生出版社,2005:34,179.

[2] [宋]史崧重编.灵枢经[M].戴明,金勇,员晓云,等点校.南宁:广西科学技术出版社,2016:94,115.

[3] 黄帝内经灵枢[M].樊鹏春,李泰然点校.上海:第二军医大学出版社,2005:175,176.

[4] 傅景华,李生绍,董莹.中医四部经典[M].北京:中医古籍出版社,1996:226,264,300.

[5] [隋]杨上善.黄帝内经太素[M].北京:人民卫生出版社,1965:28,369.

[6] [唐]王焘.外台秘要方[M].高文铸校注.北京:华夏出版社,1993:328.

[7] [金]张从正.儒门事亲[M].鲁兆麟主校.张宝春点校.沈阳:辽宁科学技术出版社,1997:5.

[8] [元]李东垣,罗天益.东垣论脾胃[M].张克敏,高润香,巫奕丽,等校注.太原:山西科学技术出版社,2008:134.

[9] [元]滑寿.难经本义[M].王自强校注.南京:江苏科学技术出版社,1987:64.

[10] [晋]皇甫谧.针灸甲乙经[M].鲁兆麟主校.王晓兰点校.沈阳:辽宁科学技术出版社,1997:08.

[11] [唐]孙思邈.备急千金要方[M].鲁瑛,梁宝祥,高慧,等校注.太原:山西科学技术出版社,2010:878.

[12] [宋]王怀隐.《太平圣惠方》校注:10[M].田文敬,赵会茹,蔡小平校注.郑州:河南科学技术出版社,2015:352.

[13] [宋]陈无择.三因极一病证方论[M].侯如艳校注.北京:中国医药科技出版社,2011:244.

[14] [宋]王贶.全生指迷方[M].李士懋,花金芳点校.北

京：人民卫生出版社,1986：92.

[15] [日]丹波康赖.医心方[M].高文铸校注.北京：华夏出版社,1996：589.

[16] [明]徐春甫.古今医统大全：上[M].崔仲平,王耀廷主校.北京：人民卫生出版社,1991.

[17] [明]赵献可.医贯[M].晏婷婷校注.北京：中国中医药出版社,2009：05.

[18] [清]喻昌.医门法律[M].赵俊峰点校.北京：中医古籍出版社,2002：5,6.

[19] [清]张隐庵.黄帝内经素问集注[M].孙国中,方向红点校.北京：学苑出版社,2002：39.

[20] [清]张璐.张氏医通[M].李玉清,步瑞兰主校.北京：中国医药科技出版社,2011：261.

[21] [清]叶天士.景岳全书发挥[M].张丽娟点校.北京：中国中医药出版社,2012：104.

[22] [清]周学海.读医随笔[M].艾青华校注.北京：中国医药科技出版社,2011：3.

[23] [明]张介宾.类经[M].郭洪耀,吴少祯校注.北京.中国中医药出版社,1997：35,39.

[24] [清]张锡纯.医学衷中参西录[M].于华芸,赵艳,季旭明,等校注.北京：中国医药科技出版社,2011：222,8.

[25] [明]李时珍.《本草纲目》(金陵本)新校注：上[M].王国庆主校.北京：中国中医药出版社,2013：348.

[26] [清]尤怡.医学读书记[M].艾青华校注.北京：中国医药科技出版社,2012：40.

[27] [清]陈修园.金匮方歌括[M].武跃进,赵宏岩校注.上海：上海中医药大学出版社,2006：198.

[28] [明]周之干.周慎斋医学全书[M].武国忠点校.海口：海南出版社,2010：135.

[29] [清]李延昰.脉诀汇辨[M].武国忠点校.海口：海南出版社,2012：154.

[30] [清]张璐.本经逢原[M].顾漫,杨亦周校注.北京：中国医药科技出版社,2011：146.

[31] [清]黄元御.黄元御医学全书[M].胡双元,李治亭,张秉国,等校注.太原：山西科学技术出版社,2010：324.

[32] [清]唐容川.中西汇通医经精义 医易通说 医学见解 痢证三字诀 本草问答[M].梁宝祥,于新力,于雪梅,等校注.太原：山西科学技术出版社,2013：81.

[33] 中医药学名词审定委员会.中医药学名词[M].北京：科学出版社,2005：36.

[34] 中华人民共和国质量监督检验检疫总局,中国国家标准化管理委员会.中医基础理论术语(GB/T 20348—2006)[M].北京：中国标准出版社,2006：34.

[35] 李经纬,余瀛鳌,蔡景峰,等.中医大辞典[M].2版.北京：人民卫生出版社,1995：1127.

[36] 袁钟,图娅,彭泽邦,等.中医辞海：中册[M].北京：中国医药科技出版社,1999：590.

[37] 李振吉.中医药常用名词术语辞典[M].北京：中国中医药出版社,2001：245.

[38] 《中医学》编辑委员会.中医学[M]//钱信忠.中国医学百科全书.上海：上海科学技术出版社,1997：318.

[39] 李德新,刘燕池.中医基础理论[M].2版.北京：人民卫生出版社,2001：406.

[40] 孙广仁.中医基础理论[M].北京：中国中医药出版社,2002：136.

[41] 印会和.中医基础理论[M].上海：上海科学技术出版社,1984：57.

[42] 吴兰成.中国中医药学主题词表[M].北京：中医古籍出版社,2008：1360.

(金芳芳　王梦婷　娄丽霞)

1 · 103

宗 筋

zōng jīn

一、规范名

【汉文名】宗筋。

【英文名】penis and testes; convergent tendon。

【注释】① 指男性的阴茎和睾丸。② 指诸筋的总汇。

二、定名依据

"宗筋"作为诸筋的总汇的名称始见于《素问·痿论》,作为阴茎和睾丸的特指首见于《灵枢·五音五味》,沿用至今。

自《内经》首次提出"宗筋"一词,后世著作大多沿用。如晋代《针灸甲乙经》,隋代《诸病源候论《黄帝内经太素》，宋代赵佶《圣济总录》，金代《儒门事亲》，元代《世医得效方》，明代《普济方》《推求师意》，清代《临证指南医案》《中西汇通医经精义》等，皆使用"宗筋"一名。这些著作均为历代重要的医著，对后世有较大影响。所以"宗筋"作为规范名便于达成共识，符合术语定名的约定俗成原则。

我国目前已出版的标准用书国标《中医基础理论术语》以"宗筋"命名诸筋的总汇或阴茎或睾丸。普通高等教育中医药类教材《中医基础理论》及有代表性的辞书类《中医大辞典》《中医辞海》《中医药常用名词术语辞典》等均以"宗筋"作为规范名。这说明在中医学临床实践中把"宗筋"作为正名已达成共识。

我国2005年出版的由全国科学技术名词审定委员会审定公布的《中医药学名词》已以"宗筋"作为规范名，所以"宗筋"作为规范名也符合术语定名的协调一致原则。

三、同义词

未见。

四、源流考释

"宗筋"一词始见于《内经》，《素问·痿论》曰："阳明者五脏六腑之海，主润宗筋，宗筋主束骨而利机关也。冲脉者，经脉之海也，主渗灌溪谷，与阳明合于宗筋，阴阳总宗筋之会，合于气街，而阳明为之长，皆属于带脉，而络于督脉。故阳明虚，则宗筋纵，带脉不引，故足痿不用也。"[1]250 此明确指出"宗筋"乃诸筋的总汇，宗筋主束骨而利机关也，阳明主润宗筋，宗筋失濡，则足痿不用，故后世有"治痿独取阳明"之说。《灵枢·五音五味》亦曰："宦者去其宗筋，伤其冲脉，血泻不复，皮肤内结，唇口不营，故无髭须。"[2]303 此"宗筋"乃指男性的睾丸，后世医家多沿用之。

晋唐时期，中医学著作多沿用"宗筋"的名称。如晋代皇甫谧《针灸甲乙经》云："人有伤于

阴，阴气绝而不起，阴不为用，髭须不去，宦者独去，何也？曰：宦者去其宗筋，伤其冲脉，血泻不复，皮肤内结，唇口不营，故无髭须。夫宦者，其任冲之脉不盛，宗筋不成，有气无血，口唇不营，故髭须不生。"[3]17 此处的"宗筋"即指男性的睾丸和阴茎。隋代巢元方《诸病源候论》曰："寒厥何失而然？前阴者，宗筋之所聚，太阴阳明之所合也，春夏则阳气多而阴气衰，秋冬则阴气盛而阳气衰。"[4]67 此处的宗筋是指男性的睾丸和阴茎。唐杨上善《黄帝内经太素》曰："年六十，阴痿，大气衰，九窍不利，人年六十，肾气衰，精气减，筋弛，故宗筋痿也。"[5]28 此处从《素问·痿论》"宗筋"乃诸筋的总汇之意向。

宋金元时期，仍沿袭"宗筋"一词。如宋代史堪《史载之方》卷上曰："二日，阳明受之，阳明主肉，其脉夹鼻络于目，故身热目疼而鼻干，不得卧，其脉又经于腹背，上头项，在手为大肠，在足为胃，诊其脉，当疾数而浮，渐渐按之，如通于里，以阳明为宗筋，而胃脉受之，又渐入于里，六脉虽浮数，而胃脉一指微洪而数。"[6]45 阐释人体筋脉系统需要足阳明胃经水谷之海之濡养，后世有"治痿独取阳明"之说。他如宋代赵佶《圣济总录》[7]139、王贶《全生指迷方》[8]61、陈无择《三因极一病证方论》[9]113、杨士瀛《仁斋直指方论》[10]440，金代张子和《儒门事亲》[11]11，元代危亦林《世医得效方》[12]27 等袭"宗筋"乃诸筋的总汇之说。另外，宋代陈自明《妇人大全良方》曰："小腹痛，筋脉纵缓，阴器自强，其蒸在宗筋。"[13]96 严用和《重订严氏济生方》载："《三因》云：阴属肝，系宗筋，胃阳明养之。"[14]112 "宗筋"乃指男性的阴茎和睾丸。

明清时期，依然继续沿用"宗筋"一词。如明代朱橚《普济方·五痿》云："宗筋弛纵，主润宗筋束骨之利机关，养于宗筋，故阳明虚则宗筋纵，宗筋无所养。"[15]3544 "宗筋"乃诸筋的总汇。他如明代戴思恭《推求师意》[16]3、虞抟《医学正传》[17]328、李时珍《本草纲目》[18]751、李中梓《医宗必读》[19]397、张景岳《景岳全书》[20]403，清代叶天

士《临证指南医案》[21]393、薛雪《医经原旨》[22]61、唐宗海《中西汇通医经精义》[23]53 等从之。同时期，明代周慎斋《慎斋遗书》卷八云："肝主筋，肝伤则宗筋伤，小便不利矣。"[24]142 "宗筋"指男性的阴茎和睾丸，清代张志聪《黄帝内经素问集注》[25]151、黄元御《四圣心源》[26]60 从之。

现代有关著作大部分沿用《内经》的记载，以"宗筋"作为规范名，如《中医药常用名词术语辞典》[27]139《中医基础理论》(印会河)[28]88、《中医基础理论》(王新华)[29]386、《中医大辞典》[30]1127《中医辞海》[31]591《WHO西太平洋地区传统医学名词术语国际标准》[32]35《中医基础理论术语》[33]25《中医药学名词》[34]35 等。皆以"宗筋"作为正名。

总之，《内经》提出了"宗筋"一词之后，后世一直沿用。我国2005出版的由中医药学名词审定委员会审定公布的释义"宗筋：诸筋的总汇，又专指男性阴茎和睾丸。"[34]35 该释义客观、准确地表达了"宗筋"的科学内涵和本质属性，因而应以"宗筋"作为规范名。

五、文献辑录

《灵枢·五音五味》："宦者去其宗筋，伤其冲脉，血泻不复，皮肤内结，唇口不营，故无髭须。"[2]303

《素问·痿论》："阳明者五脏六腑之海，主润宗筋，宗筋主束骨而利机关也。冲脉者，经脉之海也，主渗灌溪谷，与阳明合于宗筋，阴阳总宗筋之会，合于气街，而阳明为之长，皆属于带脉，而络于督脉。故阳明虚，则宗筋纵，带脉不引，故足痿不用也。"[1]250

《针灸甲乙经》："人有伤于阴，阴气绝而不起，阴不为用，髭须不去，宦者独去，何也？曰：宦者去其宗筋，伤其冲脉，血泻不复，皮肤内结，唇口不营，故无髭须。夫宦者，其任冲之脉不盛，宗筋不成，有气无血，口唇不营，故髭须不生。"[3]17

《诸病源候论》："寒厥何失而然？前阴者，

宗筋之所聚，太阴阳明之所合也，春夏则阳气多而阴气衰，秋冬则阴气盛而阳气衰。"[4]67

《黄帝内经太素·阴阳》："年六十，阴痿，大气衰，九窍不利（人年六十，肾气衰，精气减，筋弛，故宗筋痿也）。"[5]28

《史载之方》卷上："二日，阳明受之，阳明主肉，其脉夹鼻络于目，故身热目疼而鼻干，不得卧，其脉又经于腹背，上头项，在手为大肠，在足为胃，诊其脉，当疾数而浮，渐渐按之，如通于里，以阳明为宗筋，而胃脉受之，又渐入于里，六脉虽浮数，而胃脉一指微洪而数。"[6]45

《圣济总录》卷九十二："白淫……论曰：《内经》曰：思想无穷，所愿不得，意淫于外，入房太甚，宗筋弛纵，发为筋痿，及为白淫。夫肾藏天一，以怪为事，志意内治，则精全而啬出，思想外淫，房室太甚，则固者摇矣，故淫泆不守，随溲而下也，然本于筋痿者，以宗筋弛纵故也。"[7]139

《全生指迷方》卷三："而宗筋主束骨而利机关也，是谓骨痿，菟丝子丸、补肾散主之。"[8]61

《三因极一病证方论》卷九五："阳明主胃，乃五脏六腑之海，主润宗筋，束骨以利机关。冲脉者，诸经之海，主渗灌溪谷与阳明，合养于宗筋，会于气街，属于带脉，络于督脉。故阳明虚，则宗筋纵，带脉不引，故足痿不用也。"[9]113

《仁斋直指方论》卷十八："肾气方论何则？天一生水，肾实主之，宗筋聚于阴器，惟藉阳明以养之。"[10]440

《儒门事亲》卷一："阳明经者，胃脉也，五脏六腑之海也，主润养宗筋，宗筋主束骨。"[11]11

《妇人大全良方》："二十四种蒸病论……小腹诠痛，筋脉纵缓，阴器自强，其蒸在宗筋。"[13]96

《重订严氏济生方》："三因云：阴属肝，系宗筋，胃阳明养之。"[14]112

《世医得效方·相类通治》："盖阳明养宗筋，为热毒所攻，乃以承气汤泻其能养，故利阳以救阴，此犹假虞以伐虢、围魏救赵之意也。"[12]27

《普济方·五痿》："宗筋弛纵，主润宗筋束骨之利机关，养于宗筋，故阳明虚则宗筋纵，宗筋无所养。"[15]3544

《推求师意·疟》："盖足阳明与冲脉合宗筋会于气街，入房太甚则足阳明与冲脉之气皆夺于所用，其寒乘虚而入，舍于二经；二经过胫，会足跗上，于是二经之阳气益损，不能渗荣其经络，故病作，卒不得休。"[16]3

《慎斋遗书》卷八："肝主筋，肝伤则宗筋伤，小便不利矣。"[24]142

《医学正传》卷六："治思想无穷，所愿不遂，意淫于外，入房太甚，宗筋弛纵，发为筋痿，及为白淫，及白物随溲而下，或梦与阴人通泄耳。"[17]328

《本草纲目·木瓜》："腓及宗筋皆属阳明。"[18]751

《医宗必读》："霍乱转筋者，以阳明养宗筋，属胃与大肠，吐下顿亡津液，宗筋失养，必致挛缩，甚者囊缩舌卷为难治。"[19]397

《景岳全书》卷十九："思想无穷，所愿不得，意淫于外，入房太甚，宗筋弛纵，发为筋痿，及为白淫。"[20]403

《临证指南医案》卷七："阳明为宗筋之长，则宗筋纵，宗筋纵则不能束筋骨以流利机关。"[21]393

《黄帝内经素问集注》卷五："前阴者，宗筋之所聚，足厥阴之脉，循阴股入毛中，过阴器。"[25]151

《四圣心源》："精遗甚，有木郁而生下热，宗筋常举，精液时流。"[26]60

《医经原旨》："阴阳总宗筋之会，会于气街，而阳明为之长，故形见于下毛，而或有至胸至脐也。足阳明为五脏六腑之海，主润宗筋，束骨而利机关也。"[22]61

《中西汇通医经精义》："诸病所属由阳明，而下润宗筋，不行则宗筋失养，故足痿。"[23]53

《中医辞海》："宗筋：① 指前阴，或专指男子阴茎。② 筋脉之统称。宗筋之会：基础理论名词。① 指若干肌腱的集合处。② 指男性生殖器。"[31]591

《中医基础理论》："筋，包括现代所称的肌腱、韧带和筋膜。'筋为刚'指筋为形体中一类坚韧刚劲的条束状组织。筋附着于骨而聚集于关节。此外内经中另有'宗筋'一名，其含义大抵有二：一是指多条肌腱筋膜的集合汇集之处，二是指男子的阴茎。"[29]386

《中医药常用名词术语辞典》："宗筋……形体。① 诸筋的总汇。将约束骨骼并使关节活动自如的众筋，称为宗筋的功能。② 阴茎和睾丸。前阴部位为'宗筋'聚会之处。如古代宦官去势，称'去其宗筋'。"[27]139

《中医药学名词》："宗筋：① penis and testes。② convergent tendon。诸筋的总汇，又专指男性阴茎和睾丸。"[34]35

《中医基础理论》："经筋的主要作用是约束骨骼，有利于关节的屈伸运动，正如内经痿论所说宗筋主束骨而利机关也。"[28]88

《中医基础理论术语》："宗筋：诸筋的总汇或阴茎或睾丸。"[33]25

《WHO西太平洋地区传统医学名词术语国际标准》："ancestral sinew……宗筋……a collective term for sinews/male external genitalia。"[32]35

《中医大辞典》："宗筋：宗，总合、汇集的意思。宗筋指诸筋汇聚所成的大筋，主要功能是约束骨节，使关节能正常活动……特指阴茎。宗筋聚于前阴。"[30]1127

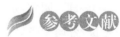

[１] 未著撰人.素问[M].何文彬,谭一松校注.北京：中国医药科技出版社,1998：250.

[２] 未著撰人.灵枢经[M].何文彬,谭一松校注.北京：中国医药科技出版社,1998：303.

[３] [晋]皇甫谧.针灸甲乙经[M].沈阳：辽宁科学技术出版社,1997：17.

[４] [隋]巢元方.诸病源候论[M].沈阳：辽宁科学技术出版社,1997：67.

[５] [隋]杨上善.黄帝内经太素[M].北京：人民卫生出版社,1965：28.

[６] [宋]史堪.史载之方[M].上海：上海科学技术出版

社,2003：45.

［7］［宋］赵佶.圣济总录［M］.［清］程林,等.北京：科学出版社,1998：139.

［8］［宋］王贶.全生指迷方［M］.北京：人民卫生出版社,1986：61.

［9］［宋］陈无择.三因极一病证方论［M］.北京：人民卫生出版社,1957：113.

［10］［宋］杨士瀛.仁斋直指方论［M］.上海：第二军医大学出版社,2006：440.

［11］［金］张从正.儒门事亲［M］.天津：天津科学技术出版社,1999：11.

［12］［元］危亦林.世医得效方［M］.北京：人民卫生出版社,1990：27.

［13］［宋］陈自明.妇人大全良方［M］.天津：天津科学技术出版社,2003：96.

［14］［宋］严用和.重订严氏济生方［M］.北京：人民卫生出版社,1980：112.

［15］［明］朱橚.普济方［M］.北京：人民卫生出版社,1959：3544.

［16］［明］戴思恭.推求师意［M］.南京：江苏科学技术出版社,1984：3.

［17］［明］虞抟.医学正传［M］.郭瑞华,等点校.北京：中医古籍出版社,2002：328.

［18］［明］李时珍.本草纲目［M］.北京：中医古籍出版社,1994：751.

［19］［明］李中梓.医宗必读［M］.北京：中国中医药出版社,1998：397.

［20］［明］张景岳.景岳全书［M］.上海：上海科学技术出版社,1959：403.

［21］［清］叶天士.临证指南医案［M］.华岫云编订.北京：华夏出版社,1995：393.

［22］［清］薛雪.医经原旨［M］.洪丕谟,姜玉珍点校.上海：上海中医学院出版社,1992：61.

［23］［清］唐宗海.中西汇通医经精义［M］.王咪咪,李林,主编.北京：中国中医药出版社,2015：53.

［24］［明］周慎斋.慎斋遗书［M］.上海：上海科学技术出版社,1959：142.

［25］［清］张隐庵.黄帝内经素问集注［M］.王宏利,吕凌校注.北京：中国医药科技出版社,2014：151.

［26］［清］黄元御.四圣心源［M］.孙洽熙校注.北京：中国中医药出版社2009：60.

［27］李振吉.中医药常用名词术语辞典［M］.北京：中国中医药出版社,2001：139.

［28］印会河.中医基础理论［M］.2版.北京：人民卫生出版社,2006：88.

［29］王新华.中医药学高级丛书·中医基础理论［M］.北京：人民卫生出版社,2001：386.

［30］李经纬,余瀛鳌,蔡景峰,等.中医大辞典［M］.2版.北京：人民卫生出版社,2010：1127.

［31］袁钟,图娅,彭泽邦,等.中医辞海［M］.北京：中国医药科技出版社.1999：591.

［32］世界卫生组织(西太平洋地区).WHO西太平洋地区传统医学名词术语国际标准［M］.北京：北京大学医学出版社,2009：35.

［33］中华人民共和国国家质量监督检验检疫总局,中国国家标准化管理委员会.中医基础理论术语(GB/T 20348—2006)［M］.北京：中国标准出版社,2006：25.

［34］中医药学名词审定委员会.中医药学名词［M］.北京：科学出版社,2005：35.

（唐学敏）

1 · 104

实 火

shí huǒ

一、规范名

【汉文名】实火。

【英文名】excess-fire。

【注释】邪火炽盛所致的实热病理变化。

二、定名依据

实火有关记载始见于《内经》,在《黄帝内经素问·至真要大论》中讲的病机十九条来看,五条属火,这里的火大部分应是指的实火。

宋金元时期,《脏腑标本药式》中首次提出"实火"之名,同期《儒门事亲》《金匮钩玄》中均有"实火"名称的记载。

自金代张元素《脏腑标本药式》提出"实火"之名,其后历代著作多有沿用。明代,如《医学入门》《医方考》《赤水玄珠》等,医家们对其认识更为深刻，一是对"实火"进行分类，细分为在表者、半表里、入里、燥渴、因金石炙煿者、狂者。二是重视对实火虚火的区分，指出声高气壮为实火、气之有余则为实火。

清代，医家们开始重视实火的内涵实质问题，有许多关于实火的概念性描述。如指出实火是邪火之实，实火是六淫之邪，饮食之伤，自外而入，势犹贼也。实火是外来之邪火与脏腑偏盛之火等，代表性著作有《本草新编》《医学心悟》《医贯砭》《验方新编》《伤寒论汇注精华》等。以上这些著作均为历代的重要著作，对后世有较大影响，所以"实火"作为规范名便于达成共识，符合术语定名的约定俗成原则。

现代相关著作，如《中医辞海》《中医大辞典》《中国中医药学主题词表》和国标《中医基础理论》《中国中医药学术语集成·基础理论与疾病》均以"实火"作为正名。说明实火作为正名已成为共识。

三、同义词

未见。

四、源流考释

实火的有关记载始见于《内经》中，在《黄帝内经素问·至真要大论》中讲的病机十九条来看，五条属火，里面大部分应是指的实火。"诸热瞀瘛，皆属于火……诸禁鼓栗，如丧神守，皆属于火……诸逆冲上，皆属于火……诸躁狂越，皆属于火……诸病胕肿疼酸惊骇，皆属于火。"[1]362,363，可以看出文中列举的种种病证多因邪热炽盛而引起。

宋金元时期，医家们普遍开始重视实火现象。张元素在《脏腑标本药式》中首次提出"实火"之名，文中曰："泻实火则用苦寒，泻虚火则用甘寒。"[2]77 张子和《儒门事亲》曰："又如胃热为实者，乃胃中阳火实而阴水虚也，故当以寒药泻胃中之实火，而养其虚水。"[3]325 随后，朱震亨

《金匮钩玄》曰："火郁当发，看何经，轻者可降，重则从其性升之。实火可泻，小便降火极速。"[4]8 文中均有"实火"名称的记载。从中可以看出实火是与虚火相对立的概念。在治疗上，实火以泻为主，以寒凉药为主。方法正确，疗效会非常显著。

明代，"实火"名称已为多数著作所采用，医家们对其认识更为深刻，表现在：一对"实火"进行分类。在《医学入门》中，作者细分为在表者、半表里、入里、燥渴、因金石炙煿者、狂者。文中曰："实火，因外感邪郁在表者，九味羌活汤；半表里，小柴胡汤；入里，大承气汤；燥渴，白虎汤；因金石炙煿者，黄连解毒汤、防风当归饮、三黄丸、大金花丸；狂者，黑奴丸……总论虚火可补，实火可泻；轻者可降，重者从其性而升之。"[5]666,667。二是重视对实火虚火的区分。吴昆《医方考》曰："或问虚火实火，何以辨之？余曰：声高气壮为实火，言而微终日复言为虚火。"[6]144 孙一奎《赤水玄珠》曰："气之有余则为实火，气之不足则为虚火。"[7]12

清代，医家们对实火的理解进一步深化，突出特征是开始探讨实火的内涵实质问题，形成了许多关于实火的概念性描述。如陈士铎《本草新编》曰："实火者，邪火之实也。"[8]189 程国彭《医学心悟》曰："夫实火者，六淫之邪，饮食之伤，自外而入，势犹贼也。"[9]10 徐大椿《医贯砭》曰："实火者，外来之邪火与脏腑偏盛之火也。"[10]108 鲍相璈《验方新编》曰："阳症之火，起于六腑阳分，是后天有余之火，实火也。"[11]660 汪莲石《伤寒论汇注精华》曰："阳火，实火也，其证恶热，不恶寒，舌苔干燥，渴欲饮冷。"[12]187

现代有关著作均沿用《脏腑标本药式》的记载，以"实火"作为正名，如《中医辞海》[13]595,596《中医大辞典》[14]1132《中国中医药学术语集成·基础理论与疾病》[15]184《中国中医药学主题词表》[16]809 国标《中医基础理论》[17]57。

总之，实火的有关记载始见于《内经》，在张元素《脏腑标本药式》中首次提出"实火"之名，

自此之后，历代著作中均有对"实火"这一名称的记载。

五、文献辑录

《黄帝内经素问·至真要大论》："诸热瞀瘛，皆属于火。诸痛痒疮，皆属于心。诸厥固泄，皆属于下。诸痿喘呕，皆属于上。诸禁鼓栗，如丧神守，皆属于火。诸痉项强，皆属于湿。诸逆冲上，皆属于火。诸胀腹大，皆属于热。诸躁狂越，皆属于火。诸暴强直，皆属于风。诸病有声，鼓之如鼓，皆属于热。诸病胕肿疼酸惊骇，皆属于火。"[1]362,363

《脏腑标本药式·肺》："泻实火则用苦寒，泻虚火则用甘寒。"[2]77

《儒门事亲》卷十三："又如胃热为实者，乃胃中阳火实而阴水虚也，故当以寒药泻胃中之实火，而养其虚水。"[3]325

《金匮钩玄》卷一："火郁当发，看何经，轻者可降，重则从其性升之。实火可泻，小便降火极速。"[4]8

《医方考》卷三："或问虚火实火，何以辨之？余曰：声高气壮为实火，言而微终日复言为虚火。"[6]144

《赤水玄珠》卷一："气之有余则为实火，气之不足则为虚火。"[7]12

《医学入门》卷四："实火，因外感邪郁在表者，九味羌活汤；半表里，小柴胡汤；入里，大承气汤；燥渴，白虎汤；因金石炙煿者，黄连解毒汤、防风当归饮、三黄丸、大金花丸；狂者，黑奴丸……总论虚火可补，实火可泻；轻者可降，重者从其性而升之。"[5]666,667

《本草新编》卷四："得于外感者为实火，实火者，邪火之实也；得于内伤者为虚火，虚火者，相火之虚也。"[8]189

《医学心悟》卷一："夫实火者，六淫之邪，饮食之伤，自外而入，势犹贼也。"[9]10

《医贯砭》卷下："实火者，外来之邪火与脏腑偏盛之火也……若阴气并未亏，而外来实火及脏中浮火自旺，亦补阴以配之，将配到几千百分而后平耶。"[10]108

《验方新编》卷十七："阳症之火，起于六腑阳分，是后天有余之火，实火也，故用苦寒咸寒以直折之。"[11]660

《伤寒论汇注精华》卷五："阳火，实火也，其证恶热，不恶寒，舌苔干燥，渴欲饮冷；阴火，虚火也，其证恶寒，倦卧，舌润不渴。"[12]187,188

《中医辞海》："实火……中医术语。邪热炽盛引起的实热证。以胃肠、肝胆实火为常见。其证候表现为高热、头痛、目赤、口苦口干、渴喜冷饮、烦躁、腹痛拒按、胁痛、便秘，甚或吐血、衄血，或发斑疹，舌红，苔黄干或起芒刺，脉数实等。治宜清热泻火为主。"[13]595,596

《中医大辞典》："实火……证候名。邪热炽盛引起的实热证。以胃肠、肝胆实火为常见。其证候表现为高热、头痛、目赤、口苦口干、渴喜冷饮、烦躁、腹痛拒按、胁痛、便秘，甚或吐血、衄血，或发癍疹，舌红，苔黄干或起芒刺，脉数实等。治宜清热泻火为主。"[14]1132

《中国中医药学术语集成·基础理论与疾病》："实火……指邪热炽盛引起的实证。"[15]184

《中医基础理论术语》："实火……邪火炽盛所致的实性而热极的病理变化。（病因）阳热极盛之火邪。"[17]57

《中国中医药学主题词表》："实火……属实证……阳盛太过，耗伤人体正气的病邪。"[16]809

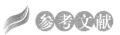 参考文献

[1] 未注撰人.黄帝内经素问[M].北京：人民卫生出版社，2012：362，363.

[2] [金]张元素.脏腑标本药式[M]//郑洪新.张元素医学全书.北京：中国中医药出版社，2006：77.

[3] [金]张子和.儒门事亲[M].邓铁涛，赖畴整理.北京：人民卫生出版社，2005：325.

[4] [元]朱震亨.[明]戴原礼校补.金匮钩玄[M].竹剑平，王英，江凌圳，等整理.北京：人民卫生出版社，2006：8.

[5] [明]李梴.医学入门[M].田代华，张晓杰，何永，等

整理.北京:人民卫生出版社,2006:666,667.

[6] [明]吴昆.医方考[M].张宽,齐贺彬,李秋贵整理.北京:人民卫生出版社,2007:144.

[7] [明]孙一奎.赤水玄珠[M].叶川,建一校注.北京:中国中医药出版社,1996:12.

[8] [清]陈士铎.本草新编[M].柳长华,徐春波校注.北京:中国中医药出版社,1996:189.

[9] [清]程国彭.医学心悟[M].田代华整理.北京:人民卫生出版社,2006:10.

[10] [清]徐灵胎.医贯砭[M]//刘洋主编.徐灵胎医学全书.北京:中国中医药出版社,2015:108.

[11] [清]鲍相璈.验方新编[M].[清]梅启照增辑.苏礼,焦振廉,张琳叶,等整理.北京:人民卫生出版社,2007:660.

[12] 汪莲石.伤寒论汇注精华[M].张效霞校注.北京:学苑出版社,2011:187,188.

[13] 袁钟,图娅,彭泽邦,等.中医辞海:中册[M].北京:中国医药科技出版社,1999:595,596.

[14] 李经纬,余瀛鳌,蔡景峰,等.中医大辞典[M].北京:人民卫生出版社,2004:1132.

[15] 宋一伦,杨学智.基础理论与疾病[M]//曹洪欣,刘保延.中国中医药学术语集成.北京:中医古籍出版社,2005:184.

[16] 吴兰成.中国中医药学主题词表[M].北京:中医古籍出版社,2008:809.

[17] 中华人民共和国国家质量监督检验检疫总局,中国国家标准化管理委员会.中医基础理论术语(GB/T 20348—2006)[M].北京:中国标准出版社,2006:57.

(李琳珂)

房 劳

fáng láo

一、规范名

【汉文名】房劳。

【英文名】 excessive sexual intercourse.

【注释】性生活过度,可使肾之精气亏耗,成为致病因素。

二、定名依据

房劳作为致病因素的术语,最早见于隋唐时期巢元方的《诸病源候论》,本书中同时记载有"房室过度"和"房劳"这两个术语,这两个术语概念相同,但是"房室过度"后世文献中使用得不多。

此前尚有汉代张仲景《金匮要略》中相关术语"房室伤"的记载,其中的房室伤即房劳,为有关房劳的最早记载。"房室伤"一词在后代著作中还有见,但数量不多。

宋代赵佶主编的《圣济总录》中首见"房劳过度"一词,房劳过度和房劳相比不够简洁,且后世文献中使用得不多。王执中的《针灸资生经》中首见"色劳"一词,色劳在后世文献中也有记载,但使用的更少。明末汪绮石所撰的《理虚元鉴》中首见"色欲伤",也即房劳之意,但后世文献中沿用更少。

自隋唐时期巢元方的《诸病源候论》提出"房劳"之名,其后历代著作多有沿用,如宋金元时期《全生指迷方》《普济本事方》《三因极一病证方论》《严氏济生方》《素问玄机原病式》《儒门事亲》《金匮钩玄》,明代《周慎斋遗书》《医方考》《医贯》《痰火点雪》,清代《医方集解》《成方切用》《类证治裁》《血证论》等。这些著作均为历代的重要著作,对后世有较大影响。所以"房劳"作为规范名便于达成共识,符合术语定名的约定俗成原则。同时,房劳较"房室伤""房室过度""房劳过度""色欲伤"更简洁,符合名词规范的简明性原则。

现代有关著作多沿用《诸病源候论》的记载以"房劳"作为正名,如"中国中医药学术语集成"和《中医大辞典》《中医药学名词》，说明房劳作为规范名已达成共识。

三、同义词

【曾称】"房室伤"（《金匮要略》）；"房室过度"（《诸病源候论》）；"房劳过度"（《圣济总录》）；"色劳"（《针灸资生经》）；"色欲伤"（《理虚元鉴》）。

四、源流考释

房劳的有关记载最早见于汉代张仲景《金匮要略》。《金匮要略方论·血痹虚劳病脉证并治》篇曰："五劳虚极，羸瘦腹满，不能饮食，食伤、忧伤、饮伤、房室伤、饥伤、劳伤、经络营卫气伤；内有干血，肌肤甲错，两目黯黑，缓中补虚，大黄䗪虫圆主之。"[1]25 本条叙述五劳七伤的问题，仲景在此列举的有食伤、忧伤、饮伤、房室伤、肌伤、劳伤、经络营卫气伤，其中的"房室伤"即房劳，为有关房劳的最早记载。之后"房室伤"一词在历代著作中还有见，但数量不多，且多出现在对仲景原文的摘录解释中，如朱橚《普济方》："食伤、忧伤、饮伤、房室伤、饥伤、劳伤、经络营卫气伤；内有干血，肌肤甲错，两目黯黑，缓中补虚，大黄䗪虫丸主之。"[2]3689 王肯堂《证治准绳·杂病》："《金匮》云：五劳虚极羸瘦，腹满不能饮食，食伤，忧伤，饮伤，房室伤，饥伤，劳伤，经络荣卫气伤，内有干血，肌肤甲错，两目黯黑，缓中补虚，大黄䗪虫丸主之。"[3]32

隋唐时期，"房劳"和"房室过度"二词开始出现。房劳这一名称最早见于隋唐时期巢元方等撰的《诸病源候论》中，卷四十六写道："若乳母饮酒过度，醉及房劳喘后乳者，最剧，能杀儿也。"[4]259 房室过度一词也见于隋巢元方的《诸病源候论》中，该书三次出现房室过度这一术语。如卷二中五癫病候："由热作汗出当风，因房室过度，醉饮，令心意逼迫，短气脉悸得之。"[4]12 卷五中渴利候："由少时服乳石，石热盛时，房室过度，致令肾气虚耗，下焦生热，热则肾燥，燥则渴，然

肾虚又不得传制水液，故随饮小便。"[4]33 卷五中渴利后发疮候："此谓服石药之人，房室过度，肾气虚耗故也。"[4]33

宋金元时期，北宋赵佶主编的《圣济总录》里最早记录有"房劳过度"一词，卷第六十女劳疸里曰："脾胃素有湿热，或缘大暑醉饱。房劳过度，引热归肾，湿气交攻，小水不利，少腹坚胀，湿毒流散于肌肉之中，则四肢身面发黄，故谓之女劳疸。"[5]747 稍后王贶《全生指迷方》卷二劳伤也用到房劳过度："若日顿羸瘦，短气，腰背牵急，膝胫酸痿，小便或赤或白而浊，夜梦纷纭，或梦鬼交，翕翕如热，骨肉烦疼，由房劳过度，或思虑过多，皆伤神耗精之由，得之心肾，其脉细促。"[6]48 但是房劳过度和房劳涵义一样，房劳本身就包含过度的意思，房劳过度与房劳比不够简约。南宋王执中的《针灸资生经》中，最早记录有"色劳"一词，文中曰："背疼乃作劳所致。技艺之人，与士女刻苦者，多有此患（士之书学，女之针指，皆刻苦而成背疼矣。）色劳者亦患之，晋之景公是也。"[7]220 后世文献用得较少。

同时，"房劳"广泛地应用于医家著作中，如北宋王贶《全生指迷方》[6]47、南宋许叔微《普济本事方》[8]93、陈无择《三因极一病证方论》[9]13、严用和《严氏济生方》[10]106，金代刘完素《素问玄机原病式》[11]27、张子和《儒门事亲》[12]55，元代朱丹溪《金匮钩玄》[13]74 等。

明清时期，汪绮石所撰的《理虚元鉴》中首次提出了"色欲伤"一词，文中称："青年左尺微涩，色欲伤。"[14]3 色欲伤在文献中出现的也不多，且多是组成新的词组如色欲伤肾、色欲伤精、色欲伤阴、色欲伤神等。同时，很多著作仍沿用"房劳"一词，如明代《慎斋遗书》[15]125《医方考》[16]201《医贯》[17]74《痰火点雪》[18]101，清代《医方集解》[19]5《成方切用》[20]451《类证治裁》[21]60《血证论》[22]169 等。现代有关著作多沿用《诸病源候论》的记载以"房劳"作为规范名，如《中国中医药学术语集成·基础理论与疾病》[23]185《中医大辞典》[24]1137《中医药学名词》[25]41。同时以"色劳""色欲伤"作为异名，

如《基础理论与疾病》:"房劳……【异名】色劳(《中医大辞典》);色欲伤(《中医基础理论》)【定义】指因性生活过度而导致机体劳损。"[23]185 以"色劳""色欲伤""房室伤"作为又称,如《中医大辞典》:"房劳……又称房室伤、色欲伤、色劳。指性生活过度,使肾精亏耗,是虚损的病因之一。"[24]1137 说明房劳作为规范名已达成共识。

综上所述,文献中出现的房劳的同义词有房室伤、房劳、房劳过度、房室过度、色劳、色欲伤。在这六个术语中,出现最早的是《金匮要略》里的房室伤,但用的最为广泛的是房劳,房劳过度、房室过度和房劳相比不够简洁,且文献中使用的也不多。色劳、色欲伤文献中也有记载,但使用的更少。现代文献中多以"房劳"作为正名。

五、文献辑录

《金匮要略方论·血痹虚劳病脉证并治第六》:"五劳虚极,羸瘦腹满,不能饮食,食伤、忧伤、饮伤、房室伤、饥伤、劳伤、经络营卫气伤;内有干血,肌肤甲错,两目黯黑,缓中补虚,大黄䗪虫丸主之。"[1]25

《诸病源候论》卷二:"由热作汗出当风,因房室过度,醉饮,令心意逼迫,短气脉悸得之。"[4]12

《诸病源候论》卷五:"由少时服乳石,石热盛时,房室过度,致令肾气虚耗,下焦生热,热则肾燥,燥则渴,然肾虚又不得传制水液,故随饮小便。""此谓服石药之人,房室过度,肾气虚耗故也。"[4]33

卷四十六:"若乳母饮酒过度,醉及房劳喘后乳者,最剧,能杀儿也。"[4]259

《圣济总录》卷六十:"脾胃素有湿热,或缘大暑醉饱,房劳过度,引热归肾,湿气交攻,小水不利,少腹坚胀,湿毒流散于肌肉之中,则四肢身面发黄,故谓之女劳疸。"[5]747

《全生指迷方》卷二:"若觉热闷,慎不可灸,大忌酒面房劳。"[6]47 "若日顿羸瘦,短气,腰背牵急,膝胫酸痿,小便或赤或白而浊,夜梦纷纭,或

梦鬼交,翕翕如热,骨肉烦疼,由房劳过度,或思虑过多,皆伤神耗精之由,得之心肾,其脉细促。"[6]48

《普济本事方》卷六:"消渴有三种:一者渴而饮水多,小便数,脂似麸片甜者,消渴病也……特忌房劳。"[8]93

《针灸资生经·背痛》:"背疼乃作劳所致。技艺之人与士女刻苦者,多有此患(士之书学,女之针指,皆刻苦而成背疼矣。)色劳者亦患之,晋之景公是也。"[7]220

《素问玄机原病式·火类》:"故经言消瘅热中,及夫热病,阴阳变易,房劳之病证也。"[11]27

《三因极一病证方论》卷一:"房劳失精,两尺浮散,男子遗精,女子半产,弦大而革,皆伤肾也。"[9]13

《儒门事亲》卷二:"心火既降,中脘冲和,阴道必强,大禁房劳、大忧、悲思。"[12]55

《重辑严氏济生方·消渴论治》:"大抵消渴之人,愈与未愈,常防患痈疾。其所慎者有三:一饮酒,二房劳,三碱食及面。能慎此者,虽不服药而自可愈。"[10]106

《金匮钩玄·火岂君相五志俱有论》:"大怒则火起于肝,醉饱则火起于胃,房劳则火起于肾,悲哀动中则火起于肺。"[13]74

《普济方》卷二三三:"食伤。忧伤。饮伤。房室伤。饥伤。劳伤。经络营卫气伤。内有干血。肌肤甲错。两目黯黑。缓中补虚。大黄䗪虫丸主之。"[2]3689

《慎斋遗书》卷七:"初用一二帖,略以为中病,久泥于此,岂不谬哉!若房劳伤肾,只宜补水益元汤加减,而诸证悉愈。"[15]125

《医方考》卷四:"大补丸……淋证遇房劳即发者,此方主之。房劳虚其肾水,则火独治,故灼而为淋。"[16]201

《杂病证治准绳·虚劳》:"《金匮》云:五劳虚极羸瘦,腹满不能饮食,食伤,忧伤,饮伤,房室伤,饥伤,劳伤,经络荣卫气伤,内有干血,肌肤甲错,两目黯黑,缓中补虚,大黄䗪虫丸主之。"[3]32

《医贯》卷四："盖病本起于房劳太过，亏损真阴。"[17]74

《痰火点雪》卷四："凡灸后切宜避风冷，节饮酒，戒房劳，喜怒忧思悲恐七情之事，须要除之。"[18]101

《理虚元鉴》卷上："青年左尺微涩，色欲伤。"[14]3

《医方集解·六味地黄丸》："盖病起房劳，真阴亏损，阴虚火上，故咳，当先以六味丸之类补其真阴，使水升火降，随以参芪、救肺之品补肾之母，使金水相生，则病易愈矣。"[19]5

《成方切用》卷十："亦有因房劳，内伤胞门，冲任虚者。"[20]451

《类证治裁》卷一："思虑房劳，血虚火亢，此伤肾阴也，六味地黄汤。"[21]60

《血证论》卷六："或加房劳而病剧，则宜照房劳复条内所用诸药治之。"[22]169

《中医大辞典》："房劳……又称房室伤、色欲伤、色劳。指性生活过度，使肾精亏耗，是虚损的病因之一。"[24]1137

《中医药学名词》："房劳……性生活过度，可使肾之精气亏耗，成为致病因素。"[25]41

《中国中医药学术语集成·基础理论与疾病》："房劳……【异名】色劳（《中医大辞典》）；色欲伤（《中医基础理论》）。【定义】指因性生活过度而导致机体劳损。（中医大辞典）"[23]185

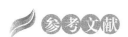 参考文献

［1］ ［汉］张仲景.［晋］王叔和,集.金匮要略方论［M］.北京：人民卫生出版社,2012：25.

［2］ ［明］朱橚.普济方［M］.北京：人民卫生出版社,1960：3689.

［3］ ［明］王肯堂.证治准绳（一）杂病证治准绳［M］.倪和宪点校.北京：人民卫生出版社,2014：32.

［4］ ［隋］巢元方.诸病源候论［M］.宋白杨校注.北京：中国医药科技出版社,2011：12,33,259.

［5］ ［宋］赵佶.圣济总录［M］.校点本.郑金生,汪惟刚,

犬卷太一校点.北京：人民卫生出版社,2013：747.

［6］ ［宋］王貺.全生指迷方校注［M］.叶磊,校注.郑州：河南科学技术出版社,2014：47,48.

［7］ ［宋］王执中.针灸资生经［M］.黄龙祥,黄幼民,整理.北京：人民卫生出版社,2007：220.

［8］ ［宋］许叔微.普济本事方［M］.刘景超,李具双校注.北京：中国中医药出版社,2007：93.

［9］ ［宋］陈无择.三因极一病证方论［M］.王象礼,张玲,赵怀舟校注.北京：中国中医药出版社,2007：13.

［10］ ［宋］严用和.重辑严氏济生方［M］.王道瑞,申好真重辑.北京：中国中医药出版社,2007：106.

［11］ ［金］刘完素.素问玄机原病式［M］.孙洽熙,孙峰整理.北京：人民卫生出版社,2005：27.

［12］ ［金］张子和.儒门事亲［M］.邓铁涛,赖畴整理.北京：人民卫生出版社,2005：55.

［13］ ［元］朱震亨.［明］戴原礼校补.金匮钩玄［M］.竹剑平,王英,江凌圳,等整理.北京：人民卫生出版社,2006：74.

［14］ ［明］汪绮石.理虚元鉴［M］.谭克陶,周慎整理.北京：人民卫生出版社,2005：3.

［15］ ［明］周之干.慎斋遗书［M］.熊俊校注.北京：中国中医药出版社,2016：125.

［16］ ［明］吴昆.医方考［M］.张宽,齐贺彬,李秋贵整理.北京：人民卫生出版社,2007：201.

［17］ ［明］赵献可.医贯［M］.郭君双整理.北京：人民卫生出版社,2005：74.

［18］ ［明］龚居中.痰火点雪［M］.傅国治,王庆文点校.北京：人民卫生出版社,1996：101.

［19］ ［清］汪昂.医方集解［M］.苏礼,焦振廉,任娟莉,等整理.北京：人民卫生出版社,2006：5.

［20］ ［清］吴仪洛.成方切用［M］.史欣德整理.北京：人民卫生出版社,2007：451.

［21］ ［清］林珮琴.类证治裁［M］.李德新整理.北京：人民卫生出版社,2005：60.

［22］ ［清］唐宗海.血证论［M］.魏武英,李佺整理.北京：人民卫生出版社,2005：169.

［23］ 宋一伦,杨学智.基础理论与疾病［M］//曹洪欣,刘保延.中国中医药学术语集成.北京：中医古籍出版社,2005：185.

［24］ 李经纬,余瀛鳌,蔡景峰,等.中医大辞典［M］.北京：人民卫生出版社,2004：1137.

［25］ 中医药学名词审定委员会.中医药学名词［M］.北京：科学出版社,2005：41.

（李琳珂）

中医基础理论

经 别

jīng bié

一、规范名

【汉文名】经别。

【英文名】 divergent channel; divergent meridian。

【注释】别行的正经，具有补充十二经脉内外循行联系，加强经脉所属络的脏腑在体腔深部之联系的功能。

二、定名依据

"经别"的名称首见于《灵枢经·经别》篇中，此篇用"经别"命名，通篇讲述十二经脉别行的正经循行路线和循行特点。文中多是用"别入、别走、别、别于"来说明经别。

晋代，《针灸甲乙经》卷二中有《十二经脉络脉支别第一：下》，此篇篇名中的"支别"是指经别之意。

唐代，《黄帝内经太素》卷九为《经脉正别》篇名中的"经脉正别"也是指经别之意。

金代，张子和在《儒门事亲》中的经别，是指《灵枢·经别》篇。

明代，张介宾的《类经·经络类·十二经离合》篇名的"十二经离合"也即经别。但"支别"在后世可以指经脉的所有分支及别脉，"经脉正别"，文献中仅见此书使用。"十二经离合"，偏重指出经别中脉与脉之间的联系，更像两个词组成的短语。使用"经别"更能确切反映术语的内涵。

清代，"经别"一词在文献中出现渐多。如《医灯续焰》《脉诀汇辨》《黄帝内经灵枢集注》《黄帝内经素问集注》《内经博议》《古今名医方论》《脉贯》《素灵微蕴》等均使用"经别"这一名称。这些著作为中医学重要著作，对后世有较

大影响。所以，"经别"作为规范名便于达成共识，符合术语定名的约定俗成原则。

现代的相关著作如《中医大辞典》《中医辞海》《中医药常用名词术语辞典》《中医药学名词》《中医基础理论》(孙广仁)、《中医基础理论》(李德新)多以"经别"作为正名，这些说明"经别"作为规范名已经成为共识。

三、同义词

【曾称】"支别"(《针灸甲乙经》)；"经脉正别"(《黄帝内经太素》)；"十二经离合"(《类经》)。

四、源流考释

"经别"一词首见于《灵枢经·经别》篇。本篇用"经别"命名，通篇讲述十二经脉别行的正经循行路线和循行特点。文中岐伯依次讲述了足太阳经别、足少阴经别、足少阳经别、足厥阴经别、足阳明经别、足太阴经别、手太阳经别、手少阴经别、手少阳经别、手厥阴经别、手阳明经别、手太阴经别的走向。但是全篇除了篇名，没再出现过经别一词。文中多是用"别入、别走、别、别于"来说明。如"足太阳之正，别入于腘中，其一道下尻五寸，别入于肛，属于膀胱，散之肾，循膂当心入散；直者，从膂上出于项，复属于太阳，此为一经也。足少阴之正，至腘中，别走太阳而合，上至肾，当十四椎，出属带脉；直者，系舌本，复出于项，合于太阳，此为一合。成以诸阴之别，皆为正也。足少阳之正，绕髀入毛际，合于厥阴；别者，入季胁之间……手太阴之正，别入渊腋少阴之前，入走肺，散之太阳，上出缺盆，循喉咙，复合阳明，此六合也。"[1]38,39

晋代，皇甫谧《针灸甲乙经》卷二中有《十二经脉络脉支别第一：下》，此篇和《灵枢经·经

别》篇高度近似，文中曰："足太阳之正，别入于腘中，其一道下尻五寸，别入于肛，属于膀胱，散之肾，循膂，当心入散。"[2]44 据此，篇名中的"支别"是指经别之意。

唐代，杨上善《黄帝内经太素·经脉正别》篇也近同于《灵枢·经别》篇，文中曰："足太阳之正，别入于腘中，其一道下尻五寸，别入于肛，属于膀胱，之肾，循膂当心入散。"[3]89 可以看出，篇名中的"经脉正别"也是指经别之意。在杨上善的《黄帝内经明堂》里，文中在解释"在天府下，去肘五寸动脉，手太阴别"时曰："别者，有正别之别，即经别也。"[3]450

金代，张子和在《儒门事亲》卷三中论道："盖人读十二经，多不读《灵枢经》，经别十一篇具载十二经之正。"[4]84 在此文中经别是指《灵枢经·经别》篇。

明代，张介宾的《类经·经络类·十二经离合》篇，也近同于《灵枢经·经别》篇，文中曰："足太阳之正，别入于腘中，其一道下尻五寸别入于肛，属于膀胱，散之肾，循膂当心入散。"[5]115 所以，此处的"十二经离合"也即经别。张氏理解的经别为："然有表必有里，有阳必有阴，故诸阳之正，必成于诸阴之别，此皆正脉相为离合，非旁通交会之谓也。"[5]116

清代，"经别"一词在文献中出现渐多。如王绍隆传，潘辑辑注《医灯续焰》卷七："十二经脉与经别，多过于此。即不然，亦在其前后左右也。有经脉过者，有经别过者，有经脉、经别俱过者。"[6]127 李延昰《脉诀汇辨》卷五："十二经脉与经别多过于此，即不然亦在其前后左右。"[7]120 张志聪《黄帝内经灵枢集注》卷二："夫六脏脉属脏络腑，六腑脉属腑络脏，此荣血之流行于十二经脉之中，然经脉之外又有大络，大络之外又有经别，是以粗工为易而上工之所难也。"[8]137 张志聪《黄帝内经素问集注》："当先视其手背之脉，有留血者去之，以泻手阳明经别之邪，取足阳明中趾之内庭，以泻上齿之痛，再刺手大指之少商，手次指之商阳，以泻手阳明经别之本病，

此左右相交于承浆，而取刺在下，故当缪刺者也。"[9]521 其他还有如罗美《内经博议》[10]78、罗美《古今名医方论》[11]48、王贤《脉贯》[12]94、黄元御《素灵微蕴》[13]15 等均使用"经别"这一名称。

另外，在《黄帝内经素问集注》中，还首次出现了与经别关系密切的术语"十二经别"如《缪刺论》："以上十二经别亦皆系于五脏，是以下文论邪客于五脏之间，引脉而痛者，当缪取之也。"[9]520 又："盖十二经别内散通于五脏，外交络于形身，故邪在五脏之间。"[9]521

现代有关著作均沿用《灵枢经》的记载，以"经别"作为正名，如《中医大辞典》[14]1145《中医辞海》[15]630《中医药常用名词术语辞典》[16]250《中医药学名词》[17]31《中医基础理论》（孙广仁）[18]181、《中医基础理论》（李德新）[19]169。

关于经别和十二经别的关系问题。如李德新《中医基础理论》中曰："经别，即十二经别的简称。"[19]169《中医辞海》曰："经别十二经别之简称。"[15]630《中医药常用名词术语辞典》中也曰："经别十二经别的简称。"[16]250 这几本著作均称经别为十二经别的简称。但经过考释，可以认定经别和十二经别应为两个术语，在部分情况下，如前引潘辑《医灯续焰》"十二经脉与经别，多过于此"[6]127，李延昰《脉诀汇辨》"十二经脉与经别多过于此"[7]120，这里有上下文特定语境的情况，经别可以理解为十二条经别的总称。而在其他情况下经别的概念应是指经脉另行别出而循行在身体较深部的分支，十二经脉每一条都有各自的经别。如丹波元简《素问识》卷八："此邪客于手阳明之经别，而缪传于足阳明之脉，致引入上齿。"[20]378《黄帝内经素问集注》卷七："此言邪客于手阳明之经别，而为齿痛者，则当取之经，如不已，此邪入于脉。"[9]520 在这些情况下经别很明显不能替换为十二经别，所以经别不是十二经别的简称。经别是指别行的正经，可以指所有的正经的经别，也可以指单个经的经别。而十二经别是指十二经脉各经别的合称。经别和十二经别是属于内涵大小不一的两

个概念,经别的含义大于十二经别。

　　总之,"经别"一名,出自《灵枢·经别》,别,即分别,别行之义。"支别"(《针灸甲乙经》)可以指经脉的所有分支及别脉;"经脉正别"(《黄帝内经太素》),文献中仅见此书使用。"十二经离合"(《类经》),偏重指出经别中脉与脉之间的联系,更像两个词组成的短语。这三个术语可以作为"经别"的曾称。

五、文献辑录

　　《灵枢经·经别》:"足太阳之正,别入于腘中,其一道下尻五寸,别入于肛,属于膀胱,散之肾,循膂当心入散;直者,从膂上出于项,复属于太阳,此为一经也。足少阴之正,至腘中,别走太阳而合,上至肾,当十四椎,出属带脉;直者,系舌本,复出于项,合于太阳,此为一合。成以诸阴之别,皆为正也。足少阳之正,绕髀入毛际,合于厥阴;别者,入季胁之间……手太阴之正,别入渊腋少阴之前,入走肺,散之太阳,上出缺盆,循喉咙,复合阳明,此六合也。"[1]38,39

　　《针灸甲乙经·十二经脉络脉支别第一:下》:"足太阳之正,别入于腘中,其一道下尻五寸,别入于肛,属于膀胱,散之肾,循膂,当心入散。"[2]44

　　《黄帝内经太素·经脉正别》:"足太阳之正,别入于腘中,其一道下尻五寸,别入于肛,属于膀胱,之肾,循膂当心入散。"[3]89

　　《黄帝内经明堂》卷一:"在天府下,去肘五寸动脉,手太阴别……别者,有正别之别,即经别也。"[3]450

　　《儒门事亲》卷三:"盖人读十二经,多不读《灵枢经》,经别十一篇具载十二经之正。"[4]84

　　《类经·十二经离合》:"足太阳之正,别入于腘中,其一道下尻五寸别入于肛,属于膀胱,散之肾,循膂当心入散。"[5]115 "然有表必有里,有阳必有阴,故诸阳之正,必成于诸阴之别,此皆正脉相为离合,非旁通交会之谓也。"[5]116

　　《医灯续焰》卷七:"十二经脉与经别,多过

于此。即不然,亦在其前后左右也。有经脉过者,有经别过者,有经脉、经别俱过者。"[6]127

　　《脉诀汇辨》卷五:"十二经脉与经别多过于此,即不然亦在其前后左右。"[7]120

　　《黄帝内经灵枢集注》卷二:"夫六脏脉属脏络腑,六腑脉属腑络脏,此荣血之流行于十二经脉之中,然经脉之外又有大络,大络之外又有经别,是以粗工为易而上工之所难也。"[8]137

　　卷七:"以上十二经别亦皆系于五脏,是以下文论邪客于五脏之间,引脉而痛者,当缪取之也。"[9]520 "此言邪客于手阳明之经别,而为齿痛者,则当取之经,如不已,此邪入于脉,即刺其入齿中之脉。"[9]520 "当先视其手背之脉,有留血者去之,以泻手阳明经别之邪,取足阳明中趾之内庭,以泻上齿之痛,再刺手大指之少商,手次指之商阳,以泻手阳明经别之本病,此左右相交于承浆,而取刺在下,故当缪刺者也。"[9]521 "盖十二经别内散通于五脏,外交络于形身,故邪在五脏之间。"[9]521

　　《内经博议》卷一:"然而旁行之络,实交于身,而五脏六腑,又有其专精盛气之所会,其会又各有至所,如公孙,大包、虚里、期门等,为经别之十五络。"[10]78

　　《古今名医方论》卷二:"桂枝支条纵横,宛如经别孙络,能入心化液,通经络而出汗,为营分解散风寒之第一品。"[11]48

　　《脉贯》卷五:"十二经脉与经别多过于此,即不然亦在前后左右。"[12]94

　　《素灵微蕴》卷一:"经别者,正经之别行者也。"[13]15

　　《素问识》卷八:"此邪客于手阳明之经别,而缪传于足阳明之脉,致引入上齿。"[20]378

　　《中医辞海》:"经别……中医术语。① 十二经别之简称。见十二经别条。②《灵枢经》篇名。本篇主要介绍了十二经别的循行及其有关问题。"[15]630

　　《中医基础理论》(李德新):"经别,即十二经别的简称,是十二经脉别出的,深入躯体深

部、分布于胸腹和头部的重要支脉,属十二经脉范畴,故称其为'别行的正经'。"[19]169

《中医药常用名词术语辞典》:"经别……经络。十二经别的简称。见该条。"[16]250

《中医大辞典》:"经别……①出《灵枢·经别》。经脉另行别出而循行在身体较深部的分支。即十二经脉别,详该条。②《灵枢》篇名。本篇专论正经别行的支脉,故名。十二经别由十二经脉别出的支脉所组成,其循行路线由四肢深入内脏而后出于头颈。它在十二经脉的阴阳经之间离合出入,作为经络中途联系的通路。"[14]1145

《中医药学名词》:"经别……十二经脉别行深入体腔,循行于胸腔、腹腔及头部的重要支脉,具有补充十二经脉内外循行联系,加强经脉所属络的脏腑在体腔深部之联系的功能。"[17]31

《中医基础理论》(孙广仁):"经别,即别行的正经。"[18]181

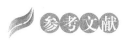参考文献

[1] 未著撰人.灵枢经[M].北京:人民卫生出版社,2012:38,39.

[2] [晋]皇甫谧.针灸甲乙经[M].黄龙祥整理.北京:人民卫生出版社,2006:44.

[3] [唐]杨上善.黄帝内经太素附黄帝内经明堂[M].李云点校.北京:学苑出版社,2007:89,450.

[4] [金]张子和.儒门事亲[M].邓铁涛,赖畴整理.北京:人民卫生出版社,2005:84.

[5] [明]张景岳.类经[M].范志霞校注.北京:中国医药科技出版社,2011:115,116.

[6] [明]王绍隆,传.[清]潘楫辑注.医灯续焰[M].北京:中医古籍出版社,2015:127.

[7] [清]李延昰.脉诀汇辨[M].蒋力生,叶明花校注.北京:中国中医药出版社,2016:120.

[8] [清]张志聪.黄帝内经灵枢集注[M].矫正强,王玉兴,王洪武校注.北京:中医古籍出版社,2012:137.

[9] [清]张志聪.黄帝内经素问集注[M].孙国中,方向红点校.北京:学苑出版社,2002:520,521.

[10] [清]罗东逸.内经博议[M].孙国中,方向红点校.北京:学苑出版社,2010:78.

[11] [清]罗美.古今名医方论[M].曹瑛,张晓伟校注.北京:中国医药科技出版社,2012:48.

[12] [清]王贤.脉贯[M].王道瑞,申好真校注.北京:中国中医药出版社,2004:94.

[13] [清]黄元御.素灵微蕴[M].杨枝青校注.北京:中国中医药出版社,2015:15.

[14] 李经纬,余瀛鳌,蔡景峰,等.中医大辞典[M].北京:人民卫生出版社,2004:1145.

[15] 袁钟,图娅,彭泽邦,等.中医辞海:中册[M].北京:中国医药科技出版社,1999:630.

[16] 李振吉.中医药常用名词术语辞典[M].北京:中国中医药出版社,2001:250.

[17] 中医药学名词审定委员会.中医药学名词[M].北京:科学出版社,2005:31.

[18] 孙广仁.中医基础理论[M].北京:中国中医药出版社,2007:181.

[19] 李德新.中医基础理论[M].北京:人民卫生出版社,2001:169.

[20] [日]丹波元简.素问识[M].北京:中医古籍出版社,2017:378.

(李琳珂)

1·107

经 脉

jīng mài

一、规范名

【中文名】经脉。

【英文名】channel,meridian。

【注释】是十二经脉、奇经八脉,以及附属于十二经脉的十二经别的统称,是经络系统中的主干,全身气血运行的主要通道。

二、定名依据

"经脉"一词最早出现在《内经》，同时期虽然也出现了"经遂"之词，与本术语概念相同，但是"经脉"较"经遂"更易懂、易记、易读，更能体现脉络之义，符合术语定名科学性，系统性原则。

《内经》提出"经脉"之名，其后历代的著作多有沿用，如《难经》，汉代张仲景《伤寒论》，唐代孙思邈《备急千金要方》，宋代赵佶《圣济总录》，明代张介宾《类经》，清代喻昌《医门法律》等在载录时大多即以"经脉"作为正名。这些著作均为历代的重要著作，对后世有较大影响。所以"经脉"作为正名便于达成共识，符合术语定名的约定俗成原则。

现代著作中，国标《中医基础理论术语》以"经脉"作为正名，中医药类教材《中医基础理论》(印会河)、《中医基础理论》(孙广仁)也以"经脉"作为正名，辞书类著作《中医大辞典》《中医辞海》《中医药常用名词术语辞典》等均以"经脉"作为正名。已经广泛应用于中医药学文献标引和检索的《中国中医药学主题词表》也以"经脉"作为正式主题词。说明"经脉"作为正名已成为共识。

我国2005年出版的由全国科学技术名词审定委员会审定公布的《中医药学名词2004》已以"经脉"作为正名。所以"经脉"作为正名也符合术语定名的协调一致原则。

三、同义词

【曾称】"经遂"(《内经》)。

四、源流考释

"经脉"一词，其描述始见于《内经》，如《黄帝内经灵枢·本藏》："经脉者，所以行血气而营阴阳，濡筋骨，利关节者也。"[1]150 又如《黄帝内经灵枢·经脉》："经脉者，所以能决死生，处百病，调虚实，不可不通。"[1]48 文中"经脉"意义与现代意义相同。

同一时期，出现了本词的曾称"经遂"。如《黄帝内经素问·调经论》："五藏之道，皆出于经隧，以行血气，血气不和，百病乃变化而生，是故守经隧焉。"[2]116 唐代王冰在《重广补注黄帝内经素问·调经论》曾注："隧，潜道也。经脉伏行而不见，故谓之经隧焉。"[3]405 又如《黄帝内经灵枢·玉版》："胃之所出气血者，经隧也。经隧者，五藏六府之大络也，迎而夺之而已矣"[1]187 明代马莳在《黄帝内经灵枢注证发微》卷之七中解释："是经隧者，诚五脏六腑之大脉络耳。"[4]305 说明"经遂"与"经脉"意义相同。

其后至隋唐时期，"经脉"与"经遂"同时存在，意义无明显区别，均是指经络系统中的主干。有的著作沿用"经脉"之名，如：汉末张仲景《伤寒论·赤石脂禹余粮汤方》："伤寒吐下后，发汗，虚烦，脉甚微。八九日心下痞硬，胁下痛，气上冲咽喉，眩冒。经脉动惕者，久而成痿。"[5]47 其他提到"经脉"一名的书还有《难经》[6]65，南北朝陶弘景《本草经集注》[7]139，隋代巢元方《诸病源候论》[8]10，唐代孙思邈《备急千金要方》[9]207、王焘《外台秘要》[10]610 等。有的著作沿用"经遂"之名，如隋代杨上善《黄帝内经太素·人合》："食入胃已，其气分为三道，有气上行经隧，聚于胸中，名曰气海，为肺所主。"[11]62 又如唐代孙思邈《备急千金要方·膀胱腑方》："此受气者，主化水谷之味，秘糟粕，蒸津液，化为精微，上注于肺，脉乃化而为血，奉以生身，莫贵乎此，故得独行于经隧，名曰营气。"[9]364 均沿用了"经遂"一名。

此后至宋元明清时期，"经脉"与"经遂"二个名称仍同时存在。有的医家沿用"经脉"之名，如宋代赵佶《圣济总录》卷六："经脉凝泣。阴阳之气。不得偕行。"[12]225 其他提到"经脉"一名的文献还有宋代陈自明《妇人大全良方》[13]16，明代李时珍《奇经八脉考》[14]1、张介宾《类经》[15]115，清代喻昌《医门法律》[16]26 等。有的医家沿用"经遂"之名，如宋代许叔微《普济本事方》卷第十："妇人平居阳气微盛无害，及其妊子,则方闭经隧以养胎。"[17]158 其他提到"经隧"一名的书还有明代王肯堂《证治准绳·杂病》[18]315,清代何梦瑶《医碥》[19]54 等。

到了现代,"经遂"一名已经基本消失,大部分著作均以"经脉"为正名,如我国中医药名词术语权威著作如《中医药学名词》[20]27、国标《中医基础理论术语》[21]37 以"经脉"作为正名,中医药类教材《中医基础理论》(印会河)[22]64、《中医基础理论》(孙广仁)[23]156 等也以"经脉"作为正名,辞书类著作《中医大辞典》[24]1146《中医辞海》[25]630《中医药常用名词术语辞典》[26]250 等均以"经脉"作为正名。已经广泛应用于中医药学文献的标引和检索的《中国中医药学主题词表》[27]452 也以"经脉"作为正式主题词。说明"经脉"作为正名已成为共识。

需要指出的是,经脉在中医古籍中亦指月经。其相关文献最早见于宋代《太平惠民和剂局方》卷九:"大圣散……治堕胎……或伤寒吐逆咳嗽,寒热往来,遍身生疮,头痛恶心,经脉不调,赤白带下,乳生恶气,胎脏虚冷,数曾堕胎,崩中不定,因此成疾,及室女经脉不通,并宜服之。"[28]90 此后历代仍有将"经脉"经脉描述为月经者,如金代张子和《儒门事亲》卷十一:"凡妇人年五十以上,经脉暴下。妇人经血,终于七七之数。数外暴下者。"[29]89 又如明代李时珍《本草纲目·草部第十二卷》:"丹参散:治妇人经脉不调,或前或后,或多或少,产前胎不安,产后恶血不下,兼治冷热劳,腰脊痛,骨节烦疼。"[30]328 以上文献"经脉"均指月经。

五、文献辑录

《黄帝内经灵枢·经脉》:"经脉者,所以能决死生,处百病,调虚实,不可不通。"[1]48

"本藏":"经脉者,所以行血气而营阴阳,濡筋骨,利关节者也。"[1]150

"玉版":"胃之所出气血者,经隧也。经遂者,五藏六府之大络也,迎而夺之而已矣。"[1]187

《黄帝内经素问·调经论》:"五藏之道,皆

出于经隧,以行血气,血气不和,百病乃变化而生,是故守经隧焉。"[2]116

《伤寒论·赤石脂禹余粮汤方》:"伤寒吐下后,发汗,虚烦,脉甚微。八九日心下痞硬,胁下痛,气上冲咽喉,眩冒。经脉动惕者,久而成痿。"[5]47

《难经·二十三难》:"经脉十二,络脉十五,何始何穷也? 然:经脉者,行血气,通阴阳,以荣于身者也。其始从中焦注手太阴阳明,阳明注足阳明太阴;太阴注手少阴太阳;太阳注足太阳少阴;少阴注手心主少阳;少阳注足少阳厥阴;厥阴复还注手太阴。"[6]65

《本草经集注·玉石三品》:"芒硝……味辛、苦,大寒。主治五脏积聚,久热、胃闭,除邪气,破留血,腹中痰实结搏,通经脉,利大小便及月水,破五淋,推陈致新。"[7]139

《诸病源候论》卷二:"头面风者,是体虚,诸阳经脉为风所乘也。"[8]10

《黄帝内经太素·人合》卷第五:"食入胃已,其气分为三道,有气上行经隧,聚于胸中,名曰气海,为肺所主。"[11]62

《备急千金要方》卷十一:"春木肝脉色青,主足少阳脉也,春取络脉分肉,春者木始治,肝气始生,肝气急,其风疾,经脉常深,其气少不能深入,故取络脉分肉之间,其脉根本并在窍阴之间,应在窗笼之前,窗笼者耳前上下脉,以手按之动者是也。"[9]207

"膀胱腑方"卷二十:"此受气者,主化水谷之味,秘糟粕,蒸津液,化为精微,上注于肺,脉乃化而为血,奉以生身,莫贵乎此,故独得行于经隧,名曰营气。"[9]364

《外台秘要》卷二十二:"病源脾与胃合,胃为足阳明,其经脉起鼻,环于唇,其支脉入络于脾胃,脾胃有热,气发于唇,则唇生疮,而重被风邪寒湿之气搏于疮,则微肿湿烂,或冷或热,乍瘥乍发,积月累年,谓之紧唇,亦名沈唇。"[11]610

《重广补注黄帝内经素问·调经论》:"遂,潜道也。经脉伏行而不见,故谓之经隧焉。"[3]405

《太平惠民和剂局方》卷九:"大圣散……治

堕胎,腹中攻刺疼痛,横生逆产,胎衣不下,血运、血瘕、血滞、血崩,血入四肢,应血脏有患,及诸种风气,或伤寒吐逆咳嗽,寒热往来,遍身生疮,头痛恶心,经脉不调,赤白带下,乳生恶气,胎脏虚冷,数曾堕胎,崩中不定,因此成疾,及室女经脉不通,并宜服之。"[28]90

《圣济总录》卷六:"经脉凝泣,阴阳之气,不得偕行。"[12]225

《普济本事方》卷第十:"妇人平居阳气微盛无害,及其妊子,则方闭经隧以养胎。"[17]158

《儒门事亲》卷十一:"凡妇人年五十以上,经脉暴下。妇人经血,终于七七之数。数外暴下者,此乃《内经》所谓火主暴速,亦因暴喜暴怒,忧愁惊恐致然。慎勿作冷病治之。如下峻热药治之必死。止宜黄连解毒汤以清上,更用莲壳、棕毛灰以渗其下,然后用四物汤、玄胡索散,凉血和经之药也。"[29]89

《妇人大全良方》:"冲任之脉起于胞内,为经脉之海。"[13]16

《本草纲目·草部》第十二卷:"丹参散:治妇人经脉不调,或前或后,或多或少,产前胎不安,产后恶血不下,兼治冷热劳,腰脊痛,骨节烦疼。"[30]328

《奇经八脉考》:"凡人一身有经脉、络脉,直行曰经,旁支曰络。"[14]1

《黄帝内经灵枢注证发微》卷之七:"是经隧者,诚五脏六腑之大脉络耳……"[4]305

《证治准绳·杂病》:"凡此皆脏腑经脉之气逆上,乱于头之清道,致其不得运行,壅遏经隧而痛者也。"[18]315

《类经》卷七:"经脉者,脏腑之枝叶;脏腑者,经脉之根本。"[15]115

《医门法律》卷一:"经脉行气,络脉受血,经气入络,络受经气,候不相合,故皆反常。"[16]26

《医碥·杂症》:"慎勿独泻其六阳,只去阴火,只损血络经隧之邪,勿误也。"[19]54

《中医基础理论》(印会河):"经脉可分为正经和奇经两类。正经有十二,即手足三阴经和手足三

阳经,合称'十二经脉',是气血运行的主要通道。"[22]64

《中医大辞典》:"经脉……❶气血运行的主要通道,是经络系统中直行的主要干线。《灵枢·海论》:'……经脉者,内属于府藏,外络于肢节'。分为十二经脉和奇经八脉两大部分,详各条。❷指月经,见《脉经》。❸《灵枢》篇名。主要叙述十二经脉和十五络脉的起止、分布及其全身循行情况,以及每经的'是动病'和'所生病'症状,阐明各经病理特点并确定针治原则。还简述了五阴经气绝与六阳经气绝的征象。文中着重指出经脉具有决生死,处百病,调虚实的重要作用。"[24]1146

《中医辞海》:"经脉……基础理论名词。①即经络。见《灵枢·经脉》。②指位处深部的经络主干,与络脉相对。《灵枢·脉度》:'经脉为里,支而横者为络。'③《灵枢》篇名。本篇主要介绍了十二经的循行、是动所生病、疾病之脉象以及治疗原则。此外,还介绍了十五经脉的走向、所生病症等。④妇科术语。见《经脉》。指月经。"[25]630

《中医药常用名词术语辞典》:"经脉……经络。出《灵枢·经脉》。经络系统中的直行主干。为全身气血运行的主要通道。包括十二经脉、奇经八脉,以及附属于十二经脉的十二经别。"[26]250

《中医基础理论》(孙广仁):"经络,分为经脉和络脉两大类。经脉的'经',有路径、途径之意。正如《释名》中说:'经,径也,如径路无所不通。'《医学入门》谓:'脉之直者为经。'可见,经脉是经络系统的主干,即主要通路。"[23]156

《中医药学名词》:"经脉……是十二经脉、奇经八脉,以及附属于十二经脉的十二经别的统称,是经络系统中的主干,全身气血运行的主要通道。"[20]27

《中医基础理论术语》:"经脉……经络系统中的直行主干,为全身气血运行的主要通道。包括十二经脉、奇经八脉以及附属于十二经脉

的经别、经筋、皮部。"[21]37

《中国中医药学主题词表》："经脉……是十二经脉、奇经八脉以及附属于十二经脉的十二经别的统称，是经络系统中的主干，全身气血运行的主要通道。"[27]452

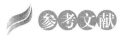

[1] 未著撰人.黄帝内经灵枢[M].樊德春,李泰然点校.上海：第二军医大学出版社,2005：48,150,187.

[2] 未著撰人.黄帝内经素问[M].田代华整理.北京：人民卫生出版社,2005：116.

[3] [唐]王冰.重广补注黄帝内经素问[M].北京：科学技术文献出版社,2011：405.

[4] [明].马莳.黄帝内经灵枢注证发微[M].王洪图,李砚青点校.北京：科学技术文献出版社,1998；305.

[5] [汉]张仲景.伤寒论[M].北京：中国医药科技出版社,2016：47.

[6] [旧题]秦越人.难经[M].柴铁铰,付漫娣校注.北京：科学技术文献出版社,2010；65.

[7] [南北朝]陶弘景.本草经集注[M].尚志钧,尚元胜辑校.北京：人民卫生出版社,1994：139.

[8] [隋]巢元方.诸病源候论[M].北京：人民卫生出版社,1955：10.

[9] [唐]孙思邈.备急千金要方[M].北京：人民卫生出版社,1982：207,364.

[10] [唐]王焘.外台秘要[M].北京：人民卫生出版社,1955：610.

[11] [隋]杨上善.黄帝内经太素[M].北京：人民卫生出版社,1965：62.

[12] [宋]赵佶.圣济总录：上册[M].北京：人民卫生出版社,1962：225.

[13] [宋]陈自明.妇人大全良方[M].余瀛鳌,王咪咪,李洪晓点校.北京：人民卫生出版社,1985：16.

[14] [清]李时珍.奇经八脉考[M].高希言释译.上海：第二军医大学出版社,2005：1.

[15] [明]张景岳.类经[M].范志霞校注.北京：中国医药科技出版社,2011：115.

[16] [清]喻昌.医门法律[M].赵俊峰点校.北京：中医古籍出版社,2002：26.

[17] [宋]许叔微.普济本事方[M].刘景超,李具双校注.北京：中国中医出版社,2007：158.

[18] [明]王肯堂.证治准绳[M].倪和宪点校.北京：人民卫生出版社,1991：315.

[19] [清]何梦瑶.医碥[M].吴昌国校注.北京：中国中医药出版社,2009：54.

[20] 中医药学名词审定委员会.中医药学名词[M].北京：科学出版社,2005：27.

[21] 中华人民共和国质量监督检验检疫总局,中国国家标准化管理委员会.中医基础理论术语(GB/T 20348—2006)[M].北京：中国标准出版社,2006：37.

[22] 印会河.中医基础理论[M].上海：上海科学技术出版社,1984：64.

[23] 孙广仁.中医基础理论[M].北京：中国中医药出版社,2002：156.

[24] 李经纬,余瀛鳌,蔡景峰,等.中医大辞典[M].2版.北京：人民卫生出版社,1995：1146.

[25] 袁钟,图娅,彭泽邦,等.中医辞海：中册[M].北京：中国医药科技出版社,1999：630.

[26] 李振吉.中医药常用名词术语辞典[M].北京：中国中医药出版社,2001：250.

[27] 吴兰成.中国中医药学主题词表[M].北京：中医古籍出版社,2008：452.

[28] [宋]陈承,裴宗元,陈师文.太平惠民和剂局方[M].鲁兆麟主校.彭建中,魏富有点校.沈阳：辽宁科学技术出版社,1997：90.

[29] [金]张从正.儒门事亲[M].鲁兆麟主校.沈阳：辽宁科学技术出版社,1997：89.

[30] [明]李时珍.本草纲目[M].张守康,张向群,王国辰主校.北京：中国中医药出版社,1998：328.

（王梦婷　金芳芳　娄丽霞）

经　络

jīng luò

一、规范名

【中文名】经络。

【英文名】channel and collateral, meridian and collateral。

【注释】经脉和络脉的统称，是人体运行

469

气血、联络脏腑、沟通内外、贯串上下的通路。

二、定名依据

"经络"一词最早出现在《内经》。自《内经》提出"经络"之名，其后历代的著作多有沿用，如汉代张仲景《金匮要略》，晋代葛洪《肘后备急方》，唐代孙思邈《备急千金要方》，宋代王怀隐《太平圣惠方》，元代朱丹溪《丹溪心法》，明代张介宾《类经》，清代吴鞠通《温病条辨》等在载录时大多即以"经络"作为规范名，这些著作均为历代的重要著作，对后世有较大影响。所以"经络"作为规范名便于达成共识，符合术语定名的约定俗成原则。

我国中医药名词著作如国标《中医基础理论术语》以"经络"为规范名，高等教育教材《中医基础理论》《中医学概论》也以"经络"为规范名，辞书类著作《中医大辞典》《中医辞海》《中医药常用名词术语辞典》等也以"经络"作为规范名。已经广泛应用于中医药学文献标引和检索的《中国中医药学主题词表》也以"经络"作为正式主题词。说明"经络"作为规范名称已成为共识。

我国 2005 年出版的由全国科学技术名词审定委员会审定公布的《中医药学名词》已以"经络"作为规范名。所以"经络"作为规范名也符合术语定名的协调一致原则。

三、同义词

未见。

四、源流考释

"经络"一词始见于战国至西汉成书的《内经》，如《黄帝内经灵枢·邪气藏府病形》："黄帝曰：阴之与阳也，异名同类，上下相会，经络之相贯，如环无端。"[1]17 又如《黄帝内经素问·三部九候论篇》："岐伯曰：经病者治其经，孙络病者治其孙络血。血病身有痛者治其经络。"[2]43 这里的经络一词均指人体的经络系统。

其后直至唐代，相关著作大多即沿用《黄帝内经》中的记载，以"经络"作为本词正名。如汉代张仲景《金匮要略·血痹虚劳病脉证并治》："五劳虚极羸瘦，腹满不能饮食，食伤、忧伤、饮伤、房室伤、饥伤、劳伤、经络营卫气伤，内有干血，肌肤甲错，两目黯黑。缓中补虚，大黄䗪虫丸主之。"[3]21 又如《难经·三十二难》："五脏俱等，而心肺独在膈上者何也？然：心者血，肺者气。血为荣，气为卫；相随上下，谓之荣卫。通行经络，营周于外，故令心肺在膈上也。"[4]88 指出经络可通行荣卫之气。又如晋代葛洪《肘后备急方·序》："一则腑脏经络，因邪生疾；二则四肢九窍，内外交媾；三则假为他物，横来伤害。此三条者，今各以类而分别之，贵图仓卒之时，披寻简易故也。"[5]3 指出了经络受邪可致人生病。其他沿用"经络"之名的文献还有：西晋皇甫谧《针灸甲乙经》[6]031，南北朝陶弘景《本草经集注·序录上》[7]15，隋代巢元方《诸病源候论》[8]3，唐代杨上善《黄帝内经太素》[9]8、孙思邈《备急千金要方》[10]219 等。

宋金元时期，医家仍沿用"经络"之名，其意义较前一时期无明显改变。如宋代《太平惠民和剂局方》卷一："左经圆，治左瘫右痪，手足颤掉……常服通经络，活血脉，疏风顺气，壮骨轻身。"[11]14 说明药物可通过疏通经络系统起作用。又如金代刘完素《黄帝素问宣明论方》卷十五："肿者，皆由寒热毒气客于经络，使血涩而不通，壅结成肿。"[12]147 指出寒热毒气客于经络可致肿。又如元代朱丹溪《丹溪心法》卷五："夫妇人崩中者，由脏腑伤损，冲任二脉血气俱虚故也。二脉为经脉之海，血气之行，外循经络，内荣脏腑。"[13]248 说明经络有运行人体气血的作用。其他沿用"经络"之名的文献还有：宋代王怀隐《太平圣惠方》[14]14、陈无择《三因极一病证方论》[15]18，金代刘完素《素问病机气宜保命集》[16]3 等。

明清时期许多医家依然沿用"经络"之名，如明代朱橚《普济方》卷一："人受谷气于胃，胃为水谷之海,灌溉经络,长养百骸。"[17]14 指出经络之气依赖于胃中谷气的充养。又如明代徐春甫《古今医统大全》卷二:"人身之经络气血多少,与天道寒热盛衰相应。"[18]138 指出经络之中气血多少与自然界寒热变化相一致。其他提到"经络"之名的文献还有:明代张介宾《类经》[19]24,清代喻昌《医门法律》[20]18、吴鞠通《温病条辨》[21]167 等。

现代有关著作多沿用"经络"之名,如:我国中医药名词著作如《中医药学名词2004》[22]27、国标《中医基础理论术语》[23]37 均以"经络"为规范名,中医药类教材《中医基础理论》(李德新)[24]310、《中医学概论》[25]73《中医基础理论》(孙广仁)[26]156 也以"经络"为规范名,辞书类著作《中医大辞典》[27]1146《中医辞海》[28]631《中医药常用名词术语辞典》[29]250 等也以"经络"作为规范名。已经广泛应用于中医药学文献标引和检索的《中国中医药学主题词表》[30]449 也以"经络"作为正式主题词。说明"经络"作为规范名称已成为共识。

五、文献辑录

《黄帝内经灵枢·邪气藏府病形第四》:"黄帝曰:阴之与阳也,异名同类,上下相会,经络之相贯,如环无端。"[1]17

《黄帝内经素问·三部九候论》:"岐伯曰:经病者治其经,孙络病者治其孙络血。血病身有痛者治其经络。"[2]43

"通评虚实论":"帝曰:经络俱实何如?何以治人?岐伯曰:经络皆实,是寸脉急而尺缓也,皆当治之。"[2]58

《金匮要略·血痹虚劳病脉证并治》:"五劳虚极羸瘦,腹满不能饮食,食伤、忧伤、饮伤、房室伤、饥伤、劳伤、经络营卫气伤,内有干血,肌肤甲错,两目黯黑。缓中补虚,大黄䗪虫丸主之。"[3]21

《难经·三十二难》:"五脏俱等,而心肺独在膈上者何也?然:心者血,肺者气。血为荣,气为卫;相随上下,谓之荣卫。通行经络,营周于外,故令心肺在膈上也。"[4]88

《肘后备急方·序》:"一则腑脏经络因邪生疾;二则四肢九窍内外交媾;三则假为他物横来伤害,此三条者,今各以类,而分别之,贵图仓卒之时,披寻简易故也。"[5]3

《针灸甲乙经》卷二:"冲脉任脉者,皆起于胞中,上循脊里,为经络之海。其浮而外者,循腹上(一作右)行,会于咽喉,别而络唇口。"[6]031

《本草经集注·序录上》:"邪气之伤人,最为深重。经络既受此气,传以入脏腑,脏腑随其虚实冷热,结以成病,病又相生,故流变遂广。"[7]15

《诸病源候论》卷一:"风身体手足不随者,由体虚腠理开,风气伤于脾胃之经络也。"[8]3

《黄帝内经太素》卷二:"太阴,手太阴肺之脉也。腠理豪毛受邪,入于经络,则脉不收聚,深入至脏,故肺气焦漏。"[9]8

《备急千金要方》卷七:"问曰:风毒中人,随处皆得,作病何偏着于脚也?答曰:夫人有五脏,心肺二脏,经络所起在手十指;肝、肾与脾三脏,经络所起在足十趾。"[10]219

《太平圣惠方》卷一:"阳维阴维者。经络于身溢蓄,不能环流溉灌诸经者也。故阳维起于诸阳会也……"[14]14

《太平惠民和剂局方》卷一:"左经圆,治左瘫右痪,手足颤掉……常服通经络,活血脉,疏风顺气,壮骨轻身。"[11]14

《黄帝素问宣明论方》卷十五:"肿者,皆由寒热毒气客于经络,使血涩而不通,壅结成肿。"[12]147

《三因极一病证方论》卷二:"凡学审证,须知外病自经络入,随六经所出,并营输源经合各有穴道,起没流传,不可不别。"[15]18

《素问病机气宜保命集》卷上:"脉为血之府而明可见焉。血之无脉,不得循其经络部分,周流于身,滂湃奔迫。或散或聚……"[16]3

《丹溪心法》卷五:"夫妇人崩中者,由脏腑伤损,冲任二脉,血气俱虚故也。二脉为经脉之海,血气之行,外循经络,内荣脏腑。"[13]248

《普济方》卷一："人受谷气于胃。胃为水谷之海。灌溉经络。长养百骸。"[17]14

《古今医统大全》卷二："人身之经络气血多少，与天道寒热盛衰相应。"[18]138

《类经》卷三："经络流行，脉之体也。血气和平，息之调也。心主血脉，故皆属火。"[19]24

《医门法律》卷一："凡治病不明脏腑经络，开口动手便错。不学无术，急于求售，医之过也。甚有文过饰非，欺人欺天，甘与下鬼同趣者，此宵人之尤，不足罪也。"[20]18

《温病条辨》卷六："盖小儿肤薄神怯，经络脏腑嫩小，不奈三气发泄。"[21]167

《中医学概论》："经络，是人体气血运行经过联络的通路。"[25]73

《中医大辞典》："经络……人体运行气血的通道。包括经脉和络脉两部分，其中纵行的干线称为经脉，由经脉分出网络全身各个部位的分支称为络脉。《灵枢·经脉》：'经脉十二者，伏行分肉之间，深而不见……诸脉之浮而常见者，皆络脉也。'经络的主要内容有：十二经脉、十二经别、奇经八脉、十五络脉、十二经筋、十二皮部等。其中属于经脉方面的，以十二经脉为主，属于络脉方面的，以十五络脉为主。它们纵横交贯，遍布全身，将人体内外、脏腑、肢节联成为一个有机的整体。"[27]1146

《中医辞海》："基础理论名词。是人体运行气血的通道。包括经络和脉络两部分，其中纵行的干线称为经脉，由经脉分出网络全身各个部位的分支称为络脉。《灵枢·经脉》：'经脉十二者，伏行分肉之间，深而不见……诸脉之浮而常见者，皆络脉也。'经络的主要内容有：十二经脉、十二经别、奇经八脉、十五络脉、十二经筋、十二皮部等。其中属于经络方面的，以十二经脉为主，属于络脉方面的，以十五络脉为主。它们纵横交贯，遍布全身，将人体内外、脏腑、肢节联成为一个有机的整体。"[28]631

《中医基础理论》（李德新）："经络系统由经脉、络脉及其连属部分所组成。经脉是经络的

主干，主要有正经和奇经两大类。"[24]310

《中医药常用名词术语辞典》："经络……源《灵枢·经脉》。经脉和络脉的总称。人体运行气血、联络脏腑、沟通内外、贯穿上下的径路。经，有路径的含义，为直行的主干；络，有网络的含义，为经脉所分出的小支。经络纵横交错，遍布于全身。"[29]250

《中医药学名词》："经络……经脉和络脉的统称，是人体运行气血、联络脏腑、沟通内外、贯串上下的通路。"[22]27

《中医基础理论》（孙广仁）："经络，是经脉和络脉的总称，是运行全身气血，联络脏腑形体官窍，沟通上下内外，感应传导信息的通路系统，是人体结构的重要组成部分……经络，分为经脉和络脉两大类。经脉的'经'，有路径、途径之意。正如《释名》中说：'经，径也，如径路无所不通。'《医学入门》谓：'脉之直者为经。'可见，经脉是经络系统的主干，即主要通路。"[26]156

《中医基础理论术语》："经络……经脉和络脉的总称，为人体运行气血、联络脏腑、沟通内外、贯穿上下的径路。经，路径之义，为直行主干；络，网络之义，为经脉所分出的小支。"[23]37

《中国中医药学主题词表》："经络……经脉和络脉的统称，是人体运行气血、联络脏腑、沟通内外、贯穿上下的通路。"[30]449

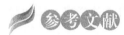 参考文献

［1］ 未著撰人.黄帝内经灵枢[M].樊德春,李泰然点校.上海：第二军医大学出版社,2005：17.

［2］ 未著撰人.黄帝内经素问[M].田代华整理.北京：人民卫生出版社,2005：43,58.

［3］ ［汉］张机.金匮要略方论[M].北京：人民卫生出版社,1956：21.

［4］ ［旧题］秦越人.难经[M].柴铁劬,付漫娣校注.北京：科学技术文献出版社,2010：88.

［5］ ［晋］葛洪.肘后备急方[M].柳长华主编.申玮红点校.北京：北京科学技术出版社,2016：3.

［6］ ［晋］皇甫谧.针灸甲乙经[M].韩森宁,张春生,徐长卿点校.郑州：河南科学技术出版社,2017：031.

［7］ ［南北朝］陶弘景.本草经集注[M].尚志钧,尚元胜

辑校.北京：人民卫生出版社,1994：15.

［8］　［隋］巢元方.诸病源候论［M］.北京：人民卫生出版社,1955：3.

［9］　［隋］杨上善.黄帝内经太素［M］.北京：人民卫生出版社,1965：8.

［10］　［唐］孙思邈.备急千金要方［M］.鲁瑛,梁宝祥,高慧校注.太原：山西科学技术出版社,2010：219.

［11］　［宋］陈承,裴宗元,陈师文.太平惠民和剂局方［M］.鲁兆麟主校.沈阳：辽宁科学技术出版社,1997：14.

［12］　［金］刘完素.黄帝素问宣明论方［M］.宋乃光校注.北京：中国中医药出版社,2007：147.

［13］　［元］朱丹溪.丹溪心法［M］.田思胜校注.北京：中国中医药出版社,2008：248.

［14］　［宋］王怀隐.《太平圣惠方》校注［M］.田文敬,孙现鹏,牛国顺,等校注.郑州：河南科学技术出版社,2015：14.

［15］　［宋］陈无择.三因极一病症方论［M］.侯如燕校注.北京：中国医药科技出版社,2011：18.

［16］　［金］刘完素.素问病机气宜保命集［M］.刘阳校注.北京：中国医药科技出版社,2012：3.

［17］　［明］朱橚.普济方［M］.北京：人民卫生出版社,1959：14.

［18］　［明］徐春甫.古今医统大全［M］.崔仲平,王耀廷主校.北京：人民卫生出版社,1991：138.

［19］　［明］张景岳.类经［M］.范志霞校注.北京：中国医药科技出版社,2011：24.

［20］　［清］喻昌.医门法律［M］赵俊峰点校.北京：中医古籍出版社,2002：18.

［21］　［清］吴瑭.温病条辨［M］.张志斌校点.福州：福建科学技术出版社,2010：167.

［22］　中医药学名词审定委员会.中医药学名词［M］.北京：科学出版社,2005：27.

［23］　中华人民共和国质量监督检验检疫总局,中国国家标准化管理委员会.中医基础理论术语(GB/T 20348—2006)［M］.北京：中国标准出版社,2006：37.

［24］　李德新,刘燕池.中医基础理论［M］.2版.北京：人民卫生出版社,2001：310.

［25］　南京中医学院.中医学概论［M］.北京：人民卫生出版社,1958：73.

［26］　孙广仁.中医基础理论［M］.北京：中国中医药出版社,2002：156.

［27］　李经纬,余瀛鳌,蔡景峰,等.中医大辞典［M］.2版.北京：人民卫生出版社,1995：1146.

［28］　袁钟,图娅,彭泽邦,等.中医辞海：中册［M］.北京：中国医药科技出版社,1999：631.

［29］　李振吉.中医药常用名词术语辞典［M］.北京：中国中医药出版社,2001：250.

［30］　吴兰成.中国中医药学主题词表［M］.北京：中医古籍出版社,2008：449.

（金芳芳　王梦婷　娄丽霞）

1·109

带脉

dài mài

一、规范名

【汉文名】带脉。

【英文名】belt channel；belt vessel。

【注释】奇经八脉之一。起于季胁,斜向下行到带脉穴、五枢穴、维道穴,横行腰腹,绕身一周。

二、定名依据

"带脉"一词始载于《内经》,但记载比较简单。

《内经》之后,历代重要医学著作皆沿用"带脉"为正名记载本词,如晋代《脉经》《针灸甲乙经》,唐代《黄帝内经太素》《备急千金要方》,明代《针灸大全》《奇经八脉考》《本草纲目》《傅青主女科》,清代《本草备要》等皆以"带脉"作为规范名,并沿用至今。这些著作均为古代重要著作,对后世有较大影响。所以"带脉"作为规范名已是共识,也符合术语定名约定俗成的原则。

现代相关著作,如国标《中医基础理论术语》,辞书《中医大辞典》《中医辞海》和《中国医学百科全书·中医学》,以及全国高等中医药院校教材《中医基础理论》等均以"带脉"作为规范名。同时,已经广泛应用于中医药学文献标引

473

和检索的《中国中医药学主题词表》也以"带脉"作为正式主题词。这些均说明"带脉"作为中医基础理论中的一个规范名已成为共识。

我国 2005 年出版的由全国科学技术名词审定委员会审定公布的《中医药学名词》亦以"带脉"作为规范名，所以"带脉"作为规范名也符合术语定名的协调一致原则。

三、同义词

未见。

四、源流考释

"带脉"一词始载于《内经》。《内经》中关于带脉的记载共有三处，《灵枢·经别》："足少阴之正，至腘中，别走太阳而合，上至肾，出十四椎，出属带脉。"[1]117 是在描述足少阴经别时涉及带脉。《素问·痿论》所言是关于带脉的功能，称带脉不引，可致足痿，云："冲脉者，经脉之海也，主渗灌溪谷，与阳明合于宗筋，阴阳总宗筋之会，会于气街，而阳明为之长，皆属于带脉，而络于督脉。故阳明虚则宗筋纵，带脉不引，故足痿不用也。"[2]250 这两处所载是经脉意义上的带脉。另有《灵枢·癫狂》所记带脉当指"带脉穴"而非"带脉经"："脉癫疾者，暴仆，四肢之脉皆胀而纵，脉满，尽刺之出血，不满，灸之项太阳，灸带脉于腰相去三寸，诸分肉本输。呕吐沃沫，气下泄，不治。"[1]176 所以"带脉"虽然首出《黄帝内经》，但《黄帝内经》中对"带脉"的记载是比较简单的，没有带脉循行的记载。

对带脉巡行路线有明确记载且影响较大的是《难经》，《难经·二十八难》："带脉者，起于季胁，回身一周。"[3]17 首次描述了带脉的循行路线，虽然简单，但影响深远。后世历代重要的相关著作大多沿用《内经》《难经》的记载，如晋《脉经·平奇经八脉病第四》："带脉者，起于季肋（《难经》作季胁），回身一周。"[4]28《针灸甲乙经·奇经八脉》："带脉起于季胁，回身一周。"[5]16《针灸甲乙经·妇人杂病》："妇人少腹坚痛，月水不通，带脉

主之。"[5]97《脉经》承袭《难经》记载带脉起止循行，《针灸甲乙经》述及带脉功能病变，《难经》中病变言及"足痿"，此处认为带脉病和妇人月事相关，后世关于带脉病变的描述多类于此。

唐代《备急千金要方》《千金翼方》《黄帝内经太素》等书都言及带脉。如《备急千金要方》："带脉，在季肋下一寸八分。五枢，在带脉下三寸。"[6]850《千金翼方》："至如石门、关元二穴，在带脉下相去一寸之间，针关元主妇人无子，针石门则终身绝嗣。"[7]257《黄帝内经太素·带脉》："《八十一难》云：'带脉起于季胁，为回身一周。'既言一周，亦周腰脊也，故带脉当十四椎，束腰腹，故曰带脉也……阳明谷气虚少，则宗筋之茎施纵，带脉不为牵引，则筋脉施舒，故足痿。"[8]146《备急千金要方》《千金翼方》中的带脉所指皆为"带脉穴"，《黄帝内经太素》对带脉循行做了进一步解释，形象地指出，言一周，则包括腰脊之周，带脉束带腹部和腰部。

宋代《妇人大全良方》[9]27、金代《素问病机气宜保命集》[10]190 也都言及带脉，如《素问病机气宜保命集》："带脉起于季胁章门，如束带状，今湿热冤结不散，故为病也。"[11]190

明清时期，有关带脉的记载也是比较多的。《奇经八脉考》[11]99《本草纲目》[12]363《赤水玄珠》[13]793《傅青主女科》[14]1《本草备要》[15]59《医经原旨》[16]335 等书都涉及带脉。特别是李时珍《奇经八脉考·带脉》："带脉者，起于季胁足厥阴之章门穴，同足少阳循带脉穴（章门足厥阴少阳之会，在季肋骨端，肘尖尽处是穴；带脉穴属足少阳经，在季肋下一寸八分陷中），围身一周，如束带然。又与足少阳会于五枢（带脉下三寸）、维道（章门下五寸三分）。凡八穴……妇人恶露，随带脉而下，故谓之带下。"[11]99 所述带脉起止循行极为详尽。《傅青主女科》："夫带下俱是湿症。而以'带'名者，因带脉不能约束，而有此病，故以名之。盖带脉通于任、督，任、督病而带脉始病。带脉者，所以约束胞胎之系也。带脉无力，则难以提系，必然胎胞不固。故曰带弱则胎易坠，带伤则胎

不牢。"[16]1 明确胞胎月事之为病,多与带脉有关。

"带脉"的相关记载相比起来是比较明朗的,从《黄帝内经》有此概念功能,到《难经》记录循行路线,记载都简单明确。到了明代李时珍《奇经八脉考》,对奇经八脉进行了系统整理补充,使得奇经八脉理论系统更趋完善,对带脉的叙述也更加完整。现代有关著作均沿用《内经》的记载亦以"带脉"作为本词正名,如《中医药学名词》[17]30《中医学概论》[18]99《中医辞海》[19]717《中国医学百科全书·中医学》[20]360、国标《中医基础理论术语》[21]40《中医药常用名词术语辞典》[22]258《中医大辞典》[23]1170《中国中医药学主题词表》[24]142《中医基础理论》(李德新)[25]278、《中医基础理论》(孙广仁)[26]176 等。如《中医药学名词》:"带脉起于季肋,斜向下行到带脉穴、五枢穴、维道穴,横行腰腹,绕身一周。"[17]30《中医辞海》:"带脉,基础理论名词。奇经八脉之一。起于季肋下,围绕腰腹一周。足少阴经别与足太阳经别会合,上行主肾,当十四椎处出属带脉,其交会穴位属于足少阳。足部的阴阳经脉都受带脉的约束。本脉的病变为筋脉驰缓,足痿废用,月经不调,赤白带下,腰酸腹痛。"[19]717 其他不管是辞书类还是教科书类的相关记载多类于此,所不同者只在详略。

五、文献辑录

《灵枢·经别》:"足少阴之正,至腘中,别走太阳而合,上至肾,出十四椎,出属带脉。"[1]117

"癫狂":"脉癫疾者,暴仆,四肢之脉皆胀而纵,脉满,尽刺之出血,不满,灸之项太阳,灸带脉于腰相去三寸,诸分肉本输。呕吐沃沫,气下泄,不治。"[1]176

《素问·痿论》:"冲脉者,经脉之海也,主渗灌溪谷,与阳明合于宗筋,阴阳总宗筋之会,会于气街,而阳明为之长,皆属于带脉,而络于督脉。故阳明虚则宗筋纵,带脉不引,故足痿不用也。"[2]250

《难经·二十八难》:"带脉者,起于季肋,回身一周。"[3]17

《脉经·平奇经八脉病第四》:"带脉者,起

于季肋,(《难经》作季胁)回身一周。"[4]28

《针灸甲乙经·奇经八脉》:"带脉起于季肋,回身一周。"[5]16

"妇人杂病":"妇人少腹坚痛,月水不通,带脉主之。"[5]97

《备急千金要方》:"带脉,在季肋下一寸八分。五枢,在带脉下三寸。"[6]850

《千金翼方》:"至如石门、关元二穴,在带脉下相去一寸之间,针关元主妇人无子,针石门则终身绝嗣。"[7]257

《黄帝内经太素·带脉》:"《八十一难》云:'带脉起于季肋,为回身一周。'既言一周,亦周腰脊也,故带脉当十四椎,束带腰腹,故曰带脉也……阳明谷气虚少,则宗筋之茎施纵,带脉不为牵引,则筋脉施舒,故足痿。"[8]146

《妇人大全良方》卷之一:"脉有数经,名字不同,奇经八脉,有带在腰,如带之状,其病生于带脉之下。"[9]27

《素问病机气宜保命集》:"带脉起于季肋章门,如束带状,今湿热冤结不散,故为病也。"[10]190

《奇经八脉考·带脉》:"带脉者,起于季肋足厥阴之章门穴,同足少阳循带脉穴(章门足厥阴少阳之会,在季肋骨端,肘尖尽处是穴;带脉穴属足少阳经,在季肋下一寸八分陷中),围身一周,如束带然。又与足少阳会于五枢(带脉下三寸)、维道(章门下五寸三分)。凡八穴……妇人恶露,随带脉而下,故谓之带下。"[11]99

《本草纲目》第十四卷:"带脉为病,腹痛,腰溶溶如坐水中。"[12]363

《赤水玄珠》第二十卷:"人有带脉横于腰间,如束带之状,病生于此,故名为带。"[13]793

《傅青主女科》附带下:"夫带下俱是湿症。而以'带'名者,因带脉不能约束,而有此病,故以名之。盖带脉通于任、督,任、督病而带脉始病。带脉者,所以约束胞胎之系也。带脉无力,则难以提系,必然胎胞不固。故曰带弱则胎易坠,带伤则胎不牢。"[14]1

《本草备要·益母草》:"带脉横于腰间,病

生于此，故名为带。"[15]59

《医经原旨》卷六："故阳明虚则宗筋纵，带脉不引，故足痿不用也。宗筋纵则带脉不能收引，故足痿不为用，此所以当治阳明也"[16]335

《中医学概论》："带脉 循行部位：带脉起于胁下，环绕身躯腰腹部一周。病候：带脉发病时，腹部张满，腰部有如坐在水中的感觉。"[18]99

《中国医学百科全书·中医学》："带脉，起于季胁下缘，斜向下行至带脉穴（季胁下一寸八分），横行绕身一周，又斜向前下方与五枢、维道二穴相连。"[20]360

《中医辞海》："带脉……① 基础理论名词。奇经八脉之一。起于季胁下，围绕腰腹一周。足少阴经别与足太阳经别会合，上行主肾，当十四椎处出属带脉，其交会穴位属于足少阳。足部的阴阳经脉都受带脉的约束。本脉的病变为筋脉驰缓，足痿废用，月经不调，赤白带下，腰酸腹痛。"[19]717

《中医药常用名词术语辞典》："带脉，经络。出《灵枢·经别》。属奇经八脉。起于季胁部的下面，斜向下行到带脉、五枢、维道，横行绕身一周。本经的主要病候为腹满，腰部觉冷如坐于水中。"[22]258

《中医大辞典》："带脉，奇经八脉之一。出《灵枢·经别》。其循行路线，据《难经·二十八难》载：'带脉者，起于季胁，回身一周。'本脉约自与第二腰椎同高的季胁部下边开始，斜向下行到带脉、五枢、维道横行腰腹，绕身一周。本脉发生病变，主要表现为腹部胀满，腰脊疼痛，妇女带下，足痿不用等。"[23]1170

《中医药学名词》："带脉，起于季胁，斜向下行到带脉穴、五枢穴、维道穴，横行腰腹，绕身一周。"[17]30

《中医基础理论术语》："带脉，属奇经八脉。起于季胁部，斜向横行，绕身一周。"[21]40

《中国中医药学主题词表》："带脉，属奇经八脉，起于季胁，斜向下行到带脉穴、五枢穴、维道穴，横行腰腹，绕身一周。"[24]652

《中医基础理论》（李德新）："带脉，循行部位：带脉起于季胁，斜向下行到带脉穴，绕身一周，环行于腰腹部。并于带脉穴处再向前下方沿髂骨上缘，斜行到少腹。"[25]350

《中医基础理论》（孙广仁）："带脉起于季胁，斜向下行，交会于足少阳的带脉穴，绕身一周，并于带脉穴出再向下方沿髂骨上缘斜行到少腹。"[26]176

 参考文献

[1] 未著撰人.灵枢[M].北京：中医古籍出版社，2009：117，176.

[2] 未著撰人.素问[M].北京：中国医药科技出版社，1998：250.

[3] [旧题]秦越人.难经[M].北京：科学技术文献出版社，1996：17.

[4] [晋]王叔和.脉经[M].日藏影刻宋本.北京：北京科学技术出版社，2016：28.

[5] [晋]皇甫谧.针灸甲乙经[M].沈阳：辽宁科学技术出版社，1997：16，97.

[6] [唐]孙思邈.备急千金要方[M].太原：山西科学技术出版社，2010：850.

[7] [唐]孙思邈.千金翼方[M].沈阳：辽宁科学技术出版社，1997：257.

[8] [唐]杨上善.黄帝内经太素[M].北京：人民卫生出版社，1965：146.

[9] [宋]陈自明.妇人大全良方[M].天津：天津科学技术出版社，2003：27.

[10] [金]刘完素.素问病机气宜保命集[M].北京：中国古籍出版社，1998：190.

[11] [明]李时珍.奇经八脉考[M].上海：上海科学技术出版社，1990：99.

[12] [明]李时珍.本草纲目[M].北京：中国古籍出版社，1994：363.

[13] [明]孙一奎.赤水玄珠全集[M].北京：人民卫生出版社，1936：793.

[14] [明]傅山.傅青主女科[M].北京：人民军医出版社，2007：1.

[15] [清]汪昂.本草备要[M].北京：人民卫生出版社，1965：59.

[16] [清]薛雪.医经原旨[M].上海：上海中医学院出版社，1992：335.

[17] 中医药学名词审定委员会.中医药学名词[M].北京：科学出版社，2005：30.

[18] 南京中医学院.中医学概论[M].北京：人民卫生出版社，1958：99.

[19] 袁钟,图娅,彭泽邦,等.中医辞海:上册[M].北京：中国医药科技出版社.1999：717.

[20] 《中医学》编辑委员会.中医学[M]//钱信忠.中国医学百科全书.上海：上海科学技术出版社,1997：360.

[21] 中华人民共和国国家质量监督检验检疫总局,中国国家标准化管理委员会.中医基础理论术语（GB/T 20348—2006)[M].北京：中国标准出版社,2006：40.

[22] 李振吉.中医药常用名词术语辞典[M].北京：中国中医药出版社,2001：258.

[23] 李经纬,余瀛鳌,蔡景峰,等.中医大辞典[M].北京：人民卫生出版社,2004：1013.

[24] 吴兰成.中国中医药学主题词表[M].北京：中医古籍出版社,2008：652.

[25] 李德新,刘燕池.中医基础理论[M].北京：人民卫生出版社,2011：350.

[26] 孙广仁,郑洪新.中医基础理论[M].北京：中国中医药出版社,2012：176.

（白红霞）

相 火

xiàng huǒ

一、规范名

【汉文名】相火。

【英文名】ministerial fire。

【注释】寄藏于肝、胆、肾、三焦之火。与君火相对,有温养脏腑,司生殖等作用。

二、定名依据

"相火"一词最早见于《内经》,该书中"相火"这一术语共出现15次,均指运气学说中的六气之一。六气之中,独火有二,一为君火,另一则为相火。相火活动的正常与否,与君火有直接关系,受君火支配。与本术语概念不同。

唐代王冰在注释《内经》时,释"明"为"名",以君火为虚、相火为实,认为君火仅有虚名,以应天之六气,相火才是真正主火之令。与本术语概念不同。

宋代赵佶的《圣济总录》中记载的"相火",与本术语概念基本相同。将体内脏腑与相火相关联的著作,指出三焦为相火,这是相火研究从五运六气方向至人体自身角度的重大转折。

金元时期《素问玄机原病式》中记载有"相火",与本术语概念基本相同,指出右肾是命门小心,是手厥阴心包络经的本脏,和手少阳三焦经合为表里,这两经都主相火,《儒门事亲》中记载有"相火",与本术语概念部分一致,指出三焦为相火正化,胆为相火对化。《脾胃论》中李东垣认为相火的部位在下焦包络,把相火看成是贼伤元气的病理之火。元代的朱丹溪在前人特别是刘河间、张子和、李东垣诸家的学说的基础上,对相火进行了充分的阐释。在《格致余论·相火论》中专篇对相火问题进行探讨。

明代《医旨绪余》中记载的"相火",与本术语概念部分一致,指出相火出于包络和三焦,肝肾不具相火。《医贯》中记载有"相火",与本术语概念部分一致,认为其是龙雷火,寄于肝肾之间。《景岳全书》中记载有"相火",与本术语概念部分一致,认为其为人体正气,是命门之火。

清代,大量著作使用"相火"这一名称,与本术语概念部分相同,如《医门法律》《黄帝内经素问集注》《石室秘录》等。

现代的有关著作均沿用《内经》的记载以"相火"作为规范名,如《中医药学名词》、国标《中医基础理论术语》《中医大辞典》《中医辞海》《中国中医药学主题词表》和《中国中医药学术语集成·基础理论与疾病》,以及《中医基础理论》(孙广仁)、《中医基础理论》(李德新)等。

总之,"相火"本是运气学说中六气之一,但是随着后世众多医家的演绎和发挥，"相火"概念具有了丰富深刻的内涵。现代的辞书、标准书、教材均以相火作为规范名，说明"相火"作为规范名已成为共识。

三、同义词

未见。

四、源流考释

"相火"一词最早见于《内经》中，此书中"相火"这一术语共出现15次。如"天元纪大论"曰："天以六为节，地以五为制。周天气者，六期为一备；终地纪者，五岁为一周。君火以明，相火以位。五六相合而七百二十气，为一纪。"[1]250："子午之岁，上见少阴；丑未之岁，上见太阴；寅申之岁，上见少阳；卯酉之岁，上见阳明；辰戌之岁，上见太阳；巳亥之岁，上见厥阴。少阴所谓标也，厥阴所谓终也。厥阴之上，风气主之；少阴之上，热气主之；太阴之上，湿气主之；少阳之上，相火主之；阳明之上，燥气主之；太阳之上，寒气主之。所谓本也，是谓六元。"[1]251,252"六微旨大论"曰："显明之右，君火之位也；君火之右，退行一步，相火治之；复行一步，土气治之；复行一步，金气治之；复行一步，水气治之；复行一步，木气治之；复行一步，君火治之。相火之下，水气承之；水位之下，土气承之；土位之下，风气承之；风位之下，金气承之；金位之下，火气承之；君火之下，阴精承之。"[1]264-266 从文中我们可以看到相火有如下含义：相火为运气学说中的六气之一，六气之中，独火有二，一为君火，另一则为相火。相火活动的正常与否，与君火有直接关系，受君火支配。所以，此书之相火与本术语概念不同。

唐代王冰在解释《内经》时，是从运气角度论相火，与本术语概念不同。释"明"为"名"，曰："以名奉天，故曰君火以名；守位禀命，故云'相火以位'。"[2]134 考察王氏之意，以君火为虚、相火为实，说君火仅有虚名，以应天之六气，相

火才是真正主火之令。

宋代赵佶《圣济总录》记载有"相火"一名，指出三焦为相火，与本术语概念基本相同。在卷五十六中曰："论曰：《内经》谓一阳发病，少气善咳善泄，其传为心掣。夫心，君火也；三焦，相火也。盖人气血和平，三焦升降，则神明泰定。"[3]700 这是相火研究从五运六气方向至人体自身角度的重大转折。

金元医家刘河间《素问玄机原病式》中记载有"相火"一名，与本术语概念基本相同。是首个将相火与肾命门联系在一起的医家，文中云："然右肾命门小心，为手厥阴胞络之脏，故与手少阳三焦合为表里，神脉同出，现于右尺也。二经俱是相火，相行君命，故曰命门尔！故《仙经》曰：心为君火，肾为相火，是言右肾属火而不属水也，是以右肾火气虚，则为病寒也。君相虽为二火，论其五行之气，则一于为热也。"[4]26,27 他明确指出右肾是命门小心，是手厥阴心包络经的本脏，和手少阳三焦经合为表里，这两经都主相火，而相火的活动，听命于君火的支配。

张子和在《儒门事亲》记载有"相火"一名，与本术语概念部分一致，提出三焦为相火正化，胆为相火对化，文中曰："盖五脏，心为君火正化，肾为君火对化；三焦为相火正化，胆为相火对化。得其平，则烹炼饮食，糟粕去焉；不得其平，则燔灼脏腑，而津液竭焉。"[5]104

李东垣《脾胃论·饮食劳倦所伤始为热中论》记载有"相火"一名，把相火看成是贼伤元气的病理之火，与本术语概念不同。文中曰："元气不足，而心火独盛，心火者，阴火也，起于下焦，其系系于心。心不主令，相火代之；相火，下焦包络之火，元气之贼也。火与元气不两立，一胜则一负"。[6]31

元代的朱丹溪在《格致余论·相火论》中专篇对相火问题进行探讨，文中"相火"与本术语概念基本相同。其主要论点为：① 相火为人身之动气。"惟火有二，曰君火，人火也；曰相火，天火也。火内阴而外阳，主乎动者也，故凡动皆

属火。以名而言,形气相生,配于五行,故谓之君;以位而言,生于虚无,守位禀命,因其动而可见,故谓之相。"[7]45,46 ② 相火本为生理之常,在妄动的情况下,沦为元气之贼。相火和君火,一君一相本皆为生理之常。相火在人体是不可缺少的。其关键在于它"动"得是否正常。他说:"彼五火之动皆中节,相火惟有裨补造化,以为生生不息之运用耳。"[7]46"天主生物,故恒于动;人有此生,亦恒于动;其所以恒于动,皆相火之为也。"[7]46 人之生命力,根源于相火一气的运动。如果相火反常妄动,则病邪丛生,就成为元气之贼,并引证东垣"相火者,下焦包络之火,元气之贼也"来论证他的论点。③ 关于相火寄存的部位,虽主要寄存于肝肾二部,同时分散于胆、膀胱、心包络、三焦等。丹溪明确指出,相火主要存于肝肾二部。他说:"见于天者,出于龙雷,则木之气;出于海,则水之气也。具于人者,寄于肝肾二部,肝属木而肾属水也。胆者,肝之腑,膀胱者,肾之腑;心包络者,肾之配;三焦以焦言,而下焦司肝肾之分,皆阴而下者也。"[7]46所以,相火既为肝肾二脏主管,而又因脏腑经络的联系,而辐射胆、膀胱、心包络、三焦等。后世言相火大都以朱氏此说为理论根据。

明代孙一奎《医旨绪余》记载有"相火"一名,与本术语概念部分一致。指出相火出于包络和三焦,文中曰:"人有十二经,十二经中心为君火,包络、三焦为相火"[8]61,但却认为肝肾之中并不具有相火,因为"肝肾虽皆有火,乃五志之淫火,而非五行之正火"[8]61 故称为贼火。

赵献可在《医贯》中记载有"相火"一名,指出相火是水中之火,是龙雷火,寄于肝肾之间,与本术语概念部分一致。文中说:"今人率以黄柏治相火,殊不知此相火者,寄于肝肾之间。此乃水中之火,龙雷之火也。"[9]68 指出相火妄动不安其位的原因是"平日不能节欲,以致命门火衰,肾中阴盛,龙火无藏身之位,故游于上而不归"[9]18。

张景岳在《景岳全书》《类经》中均记载有

"相火"一名,认为相火为人体的正气,相火即命门之火,也即真阳。与本术语概念部分一致。他极力批评李东垣的相火为元气之贼说。指出相火与邪火概念不同,文中曰:"夫情欲之动,邪念也,邪念之火为邪气;君相之火,正气也,正气之蓄为元气"[10]35,"人生以阳气为本,阳在上者谓之君火,君火在心,阳在下者谓之相火,相火在命门,皆真阳之所在也。"[11]429

清代,大量著作使用"相火"这一名称,与本术语概念部分相同,或认为相火是肾火元阳或认为相火为包络之火等,如喻嘉言《医门法律》曰:"相火居下,为源泉之温,以生养万物,故于人也,属肾而元阳蓄焉。"[12]68 张志聪《黄帝内经素问集注》曰:"相火者,即厥阴包络之火也。"[13]135 陈士铎《石室秘录》曰:"心中之火,君火也;心包之火,相火也。"[14]232

现代的有关著作均以"相火"作为规范名,如《中医药学名词》[15]23、国标《中医基础理论术语》[16]35《中医大辞典》[17]1190《中医辞海》[18]648《中国中医药学主题词表》[19]979《中国中医药学术语集成·基础理论与疾病》[20]222《中医基础理论》(孙广仁)[21]126、《中医基础理论》(李德新)[22]205等。《中医大辞典》[17]1190《中医辞海》[18]648《中国中医药学术语集成·基础理论与疾病》[20]222 将其定义基本统一为,寄藏于肝、胆、肾、三焦之火。与君火相对,有温养脏腑,司生殖等作用。

总之,"相火"在《内经》中本是运气学说中六气之一,但是随着后世众多医家的演绎和发挥,其概念具备了丰富深刻的内涵。宋代赵佶《圣济总录》将相火概念转为人体之火,金元医家在此基础上,或认为相火源于肾命门,或认为相火主要寄于肝肾二脏,联系心包络、膀胱、三焦、胆等,或认为属于正火、或认为属于贼火。朱丹溪可谓是相火论集大成者,后世言相火,大都以朱氏为理论根据。明清学者们主要沿袭前人之说,对相火的理解与本术语概念部分一致。现代相关著作基本将相火定义进行了统一。

五、文献辑录

《黄帝内经素问·天元纪大论》："天以六为节，地以五为制。周天气者，六期为一备；终地纪者，五岁为一周。君火以明，相火以位。五六相合而七百二十气，为一纪。"[1]250 "子午之岁，上见少阴；丑未之岁，上见太阴；寅申之岁，上见少阳；卯酉之岁，上见阳明；辰戌之岁，上见太阳；巳亥之岁，上见厥阴。少阴所谓标也，厥阴所谓终也。厥阴之上，风气主之；少阴之上，热气主之；太阴之上，湿气主之；少阳之上，相火主之；阳明之上，燥气主之；太阳之上，寒气主之。所谓本也，是谓六元。"[1]251,252

"六微旨大论"："显明之右，君火之位也；君火之右，退行一步，相火治之；复行一步，土气治之；复行一步，金气治之；复行一步，水气治之；复行一步，木气治之；复行一步，君火治之。相火之下，水气承之；水位之下，土气承之；土位之下，风气承之；风位之下，金气承之；金位之下，火气承之；君火之下，阴精承之。"[1]264-266

《黄帝内经》卷十九："以名奉天，故曰君火以名；守位禀命，故曰'相火以位'。"[2]134

《圣济总录》卷五十六："论曰：《内经》谓一阳发病，少气善咳善泄，其传为心掣。夫心，君火也；三焦，相火也。盖人气血和平，三焦升降，则神明泰定。"[3]700

《素问玄机原病式·火类》："然右肾命门小心，为手厥阴胞络之脏，故与手少阳三焦合为表里，神脉同出，现于右尺也。二经俱是相火，相行君命，故曰命门尔！故《仙经》曰：心为君火，肾为相火，是言右肾属火而不属水也，是以右肾火气虚，则为病寒也。君相虽为二火，论其五行之气，则一于为热也。"[4]26,27

《儒门事亲》卷三："盖五脏，心为君火正化，肾为君火对化；三焦为相火正化，胆为相火对化。得其平，则烹炼饮食，糟粕去焉；不得其平，则燔灼脏腑，而津液竭焉。"[5]104

《脾胃论·饮食劳倦所伤始为热中论》："元

气不足，而心火独盛，心火者，阴火也，起于下焦，其系系于心，心不主令，相火代之；相火，下焦包络之火，元气之贼也。火与元气不两立，一胜则一负。"[6]31

《格致余论·相火论》："惟火有二，曰君火，人火也；曰相火，天火也。火内阴而外阳，主乎动者也，故凡动皆属火。以名而言，形气相生，配于五行，故谓之君；以位而言，生于虚无，守位禀命，因其动而可见，故谓之相。"[7]45,46 "彼五火之动皆中节，相火惟有裨补造化，以为生生不息之运用耳。""天主生物，故恒于动；人有此生，亦恒于动；其所以恒于动，皆相火之为也。""见于天者，出于龙雷，则木之气；出于海，则水之气也。具于人者，寄于肝肾二部，肝属木而肾属水也。胆者，肝之腑；膀胱者，肾之腑；心包络者，肾之配；三焦以焦言，而下焦司肝肾之分，皆阴而下者也。"[7]46

《医旨绪余》卷上："人有十二经，十二经中心为君火，包络，三焦为相火……若彼肝肾虽皆有火，乃五志之淫火，而非五行之正火。"[8]61

《医贯》卷一："平日不能节欲，以致命门火衰，肾中阴盛，龙火无藏身之位，故游于上而不归。"[9]18

卷四："今人率以黄柏治相火，殊不知此相火者，寄于肝肾之间。此乃水中之火，龙雷之火也。"[9]68

《景岳全书》卷二："夫情欲之动，邪念也，邪念之火为邪气；君相之火，正气也，正气之蓄为元气。"[10]35

《类经》卷二十二："人生以阳气为本，阳在上者谓之君火，君火在心，阳在下者谓之相火，相火在命门，皆真阳之所在也。"[11]429

《医门法律》卷一："相火居下，为源泉之温，以生养万物，故于人也，属肾而元阳蓄焉。"[12]68

《黄帝内经素问集注》卷三："相火者，即厥阴包络之火也。"[13]135

《石室秘录》卷五："心中之火，君火也；心包之火，相火也。二火之中，各有水焉。"[14]232

《中医辞海》:"相火……基础理论名词。与君火相对而言。出《素问·天元纪大论》:'君火以明,相火以位'……君火与相火相互配备,以温养脏腑,推动人体的功能活动。一般认为肝、胆、肾、三焦内寄相火,而其根源则在命门。见君火条。"[18]648

《中医基础理论》:"相火为肝、肾、胆、膀胱、心包、三焦之阳气。"[22]205

《中医大辞典》:"相火……出《素问·天元纪大论》。与君火相对而言……君火与相火相互配合,以温养脏腑,推动人体的功能活动。一般认为肝、胆、肾、三焦均内寄相火,而其根源则在命门。"[17]1190

《中医药学名词》:"相火……与君火相对而言,寄藏于下焦肝肾,有温养脏腑,主司生殖的功能,与君火相配,共同维持机体的正常生理活动。相火过亢则有害。"[15]23

《中国中医药学术语集成·基础理论与疾病》:"相火……【定义】与君火相对而言。君火与相火相互配合,以温养脏腑,推动人体的功能活动。一般认为肝、胆、肾、三焦均内寄相火,而其根源则在命门。"[20]222

《中医基础理论术语》:"相火……寄于肝、胆、肾三焦之火,与君火相对。〈运气〉少阳相火。"[16]35

《中医基础理论》:"相对于心火,其他脏腑之火皆称为相火。生理状态下是各脏腑的阳气,称为'少火';病理状态下是各脏腑的亢盛之火,称为'壮火'。相火以其所在脏腑的不同而有不同的称谓:肝之相火称为'雷火',肾之相火称为'龙火'。"[21]126

《中国中医药学主题词表》:"相火……肾阳。"[19]979

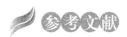

社,2012:250-252,264-266.

[2] [唐]王冰注.黄帝内经[M].影印本.北京:中医古籍出版社,2003:134.

[3] [宋]赵佶.圣济总录[M].校点本.郑金生,汪惟刚,犬卷太一校点.北京:人民卫生出版社,2013:700.

[4] [金]刘完素.素问玄机原病式[M].孙洽熙,孙峰整理.北京:人民卫生出版社,2005:26,27.

[5] [金]张子和.儒门事亲[M].邓铁涛,赖畴整理.北京:人民卫生出版社,2005:104.

[6] [金]李东垣.脾胃论[M].张年顺校注.北京:中国中医药出版社,2007:31.

[7] [元]朱震亨.格致余论[M].施仁潮,整理.北京:人民卫生出版社,2005:45,46.

[8] [明]孙一奎.医旨绪余[M].韩学杰,张印生校注.北京:中国中医药出版社,2008:61.

[9] [明]赵献可.医贯[M].郭君双整理.北京:人民卫生出版社,2005:68.

[10] [明]张介宾.景岳全书[M].李继明,王大淳,王小平,等整理.北京:人民卫生出版社,2007:35.

[11] [明]张景岳.类经[M].范志霞校注.北京:中国医药科技出版社,2011:429.

[12] [清]喻昌.医门法律[M].史欣德整理.北京:人民卫生出版社,2006:68.

[13] [清]张志聪.黄帝内经素问集注[M].孙国中,方向红点校.北京:学苑出版社,2002:135.

[14] [清]陈士铎.石室秘录[M].王树芬,裴俭整理.北京:人民卫生出版社,2006:232.

[15] 中医药学名词审定委员会.中医药学名词[M].北京:科学出版社,2005:23.

[16] 中华人民共和国国家质量监督检验检疫总局,中国国家标准化管理委员会.中医基础理论术语(GB/T 20348—2006)[M].北京:中国标准出版社,2006:35.

[17] 李经纬,余瀛鳌,蔡景峰,等.中医大辞典[M].北京:人民卫生出版社,2004:1190.

[18] 袁钟,图娅,彭泽邦,等.中医辞海:中册[M].北京:中国医药科技出版社,1999:648.

[19] 吴兰成.中国中医药学主题词表[M].北京:中医古籍出版社,2008:979.

[20] 宋一伦,杨学智.基础理论与疾病[M]//曹洪欣,刘保延.中国中医药学术语集成.北京:中医古籍出版社,2005:222.

[21] 孙广仁.中医基础理论[M].北京:中国中医药出版社,2007:126.

[22] 李德新.中医基础理论[M].北京:人民卫生出版社,2001:205.

(李琳珂)

[1] 未著撰人.黄帝内经素问[M].北京:人民卫生出版

相火妄动

xiàng huǒ wàng dòng

一、规范名

【汉文名】相火妄动。

【英文名】ministerial fire flaming。

【注释】相火寄藏于肝肾，肝肾阴亏，阴不敛阳，相火不受其制而偏亢，火势上逆，功能病态亢进的病理变化。

二、定名依据

"相火"的名称，最早见于《内经》的"天元纪大论""六微旨大论""六元正纪大论"等篇，由唐代王冰补入。

宋金元时期，医家大量使用"相火"这一名称。如宋代陈士铎在《三因极一病证方论》，金代刘完素《素问玄机原病式》、李东垣《脾胃论》，但以上这些医家均未能涉及"相火妄动"的问题。元代朱丹溪《局方发挥》中开始正式讨论相火妄动这一现象。朱氏认识到相火对人体的重要性，重视相火妄动带来的危害。不过，在此书中，"相火"和"妄动"是两个词语，还未形成一个复合词。

目前所见文献中最早出现"相火妄动"这一名称的是明代周文采《医方选要》和同期虞抟的《苍生司命》中。之后，历代著作多有沿用，明代《养生四要》《医学入门》等都使用有"相火妄动"这一术语。

清代至民国时期的重要医书如《冯氏锦囊秘录》《顾松园医镜》《慎斋遗书》《奉时旨要》《类证治裁》《本草正义》等著作中也均使用了"相火妄动"这一术语。这些著作，均为历代重要著作，对后世有较大影响。所以"相火妄动"作为规范名可以说早已达成共识，符合术语定名的约定俗成原则。

现代相关著作如国标《中医基础理论》《中医大辞典》《中医药学名词》《中医药常用名词术语辞典》《中国中医药学主题词表》和《中国大百科全书·中国传统医学》《中国中医药学术语集成·基础理论与疾病》均收录有"相火妄动"这一术语。这些均说明"相火妄动"作为规范名已成为共识。

三、同义词

未见。

四、源流考释

"相火"二字，最早见于《内经》。唐代王冰补入的"天元纪大论""六微旨大论""六元正纪大论"等篇，均有相火出现，比如《黄帝内经素问·天元纪大论》曰："天以六为节，地以五为制。周天气者，六期为一备；终地纪者，五岁为一周。君火以明，相火以位。五六相合而七百二十气，为一纪。"[1]250《黄帝内经素问·六微旨大论》曰："显明之右，君火之位也；君火之右，退行一步，相火治之；复行一步，土气治之；复行一步，金气治之；复行一步，水气治之；复行一步，木气治之；复行一步，君火治之。相火之下，水气承之。"[1]264,265从文中我们可以看到，相火为运气术语，六气之中，独火有二，一为君火，另一则为相火。

之后，宋金医家大量使用"相火"这一名称。如宋代陈士铎在《三因极一病证方论·君火论》中说："五行各一，唯火有二者，乃君、相之不同，相火则丽于五行，人之日用者是也；至于君火，乃二气之本源，万物之所资始。"[2]90至金代刘完素在《素问玄机原病式》中引《仙经》曰："心为君火，肾为相火。"[3]27并在《素问病机气宜保命集》中说："故七节之傍，中有小心，是言命门相火也。"[4]20首次，比较明确地将相火从运气学说的六气之一转变为人体内之火。李东垣在《脾胃论》中说:"心火者,阴火也,起于下焦,其系系于心,心不主令,相火代之;相火,下焦包络之火,元气之贼也。"[5]31 张元素《脏腑标本药式》:"命门为相火之原,天地之始,藏精生血,降则为漏,升则为铅,主三焦元气。"[6]83 但以上这些医家均未能涉及相火妄动的问题。

至元代朱丹溪《格致余论》中开始正式讨论相火妄动这一现象,文中曰:"相火易起,五性厥阳之火相扇,则妄动矣。"[7]46 相火一旦妄动,则"变化莫测,无时不有"[7]46。丹溪认为相火寄于肝肾之阴,对肝肾之阴直接损伤,一旦妄动,"盖表其暴悍酷烈,有甚于君火者也"[7]46,相火妄动"煎熬真阴,阴虚则病,阴绝则死"[7]46。说明朱氏认识到相火对人体的重要性,重视相火妄动带来的危害。不过,在此"相火"和"妄动"是两个词语,还未形成一个复合词。

现存文献中最早出现"相火妄动"这一名称的是明代周文采《医方选要》,文中曰:"虽然遗精、白浊皆由心肾不交,相火妄动而得,惟所出之路非为一途,其可一例言之。"[8]173 同时期虞抟的《苍生司命》曰:"有相火妄动,煎熬真阴,熏蒸血海,名曰血枯,此证劳病多主之。"[9]250 之后万全《养生四要》:"人有误服壮阳辛燥之剂,鼓动真阳之火,煎熬真阴之水,以致相火妄动,阴精渐涸者,其法以滋水为主,以制阳火。"[10]37 李梃《医学入门》:"若见命门脉微细或绝,阳事痿弱,法当补阳;若见命门脉洪大鼓击,阳事坚举,是为相火妄动,法当滋阴。"[11]802 都是论述相火妄动会煎熬真阴,导致肝肾阴虚。

清代至民国的重要医书如《冯氏锦囊秘录》[12]407《顾松园医镜》[13]238《慎斋遗书》[14]39《奉时旨要》[15]91《类证治裁》[16]404《本草正义》[17]310,311 等著作中均使用了"相火妄动"这一名称。

现代著作,如国标《中医基础理论术语》[18]71《中医大辞典》[19]1191《中医药学名词》[20]51《中医药常用名词术语辞典》[21]254《中国大百科全书·中国传统医学》[22]522《中国中医药学术语集成·基础理论与疾病》[23]222《中国中医药学主题词表》[24]979 均收录有"相火妄动"这一术语。所以,"相火妄动"作为规范名可以说早已达成共识,符合术语定名的约定俗成原则。关于释义,各辞书有简有繁但基本内涵无甚差别,均指肝肾阴虚导致的相火偏亢火性冲逆。

五、文献辑录

《黄帝内经素问·天元纪大论》:"天以六为节,地以五为制。周天气者,六期为一备;终地纪者,五岁为一周。君火以明,相火以位。五六相合而七百二十气,为一纪。"[1]250

"六微旨大论"曰:"显明之右,君火之位也;君火之右,退行一步,相火治之;复行一步,土气治之;复行一步,金气治之;复行一步,水气治之;复行一步,木气治之;复行一步,君火治之。相火之下,水气承之。"[1]264,265

《三因极一病证方论·君火论》:"五行各一,唯火有二者,乃君、相之不同。相火则丽于五行,人之日用者是也;至于君火,乃二气之本源,万物之所资始。"[2]90

《素问玄机原病式·火类》:"心为君火,肾为相火。"[3]27

《素问病机气宜保命集》卷上:"故七节之傍,中有小心,是言命门相火也。"[4]20

《脾胃论》卷中:"心火者,阴火也,起于下焦,其系系于心,心不主令,相火代之;相火,下焦包络之火,元气之贼也。"[5]31

《脏腑标本药式·命门》:"命门为相火之原,天地之始,藏精生血,降则为漏,升则为铅,主三焦元气。"[6]83

《格致余论·相火论》:"火与元气不两立,一胜则一负。然则,如之何而可以使之无胜负也?曰:周子曰:神发知矣,五性感物而万事出,有知之后,五者之性为物所感,不能不动。谓之动者,即《内经》五火也。相火易起,五性厥阳之火相扇,则妄动矣。火起于妄,变化莫测,无时不有,煎熬真阴,阴虚则病,阴绝则死。君火之气，《经》以暑与湿言之；相火之气，《经》以火言之，盖表其暴悍酷烈，有甚于君火者也，故曰：相火，元气之贼。"[7]46

《医方选要》卷六："虽然遗精、白浊皆由心肾不交，相火妄动而得，惟所出之路非为一途，其可一例言之。"[8]173

《苍生司命》卷八："经绝不行者，有因心事不遂，致心血亏欠，故乏血以归肝而出纳之令枯竭；有相火妄动，煎熬真阴，薰蒸血海，名曰血枯，此证劳病多主之；有二阳之病发心脾，男子不得隐曲，女子不月者。"[9]250

《养生四要》卷四："人有误服壮阳辛燥之剂，鼓动真阳之火，煎熬真阴之水，以致相火妄动，阴精渐涸者，其法以滋水为主，以制阳火。"[10]37

《医学入门》卷四："若见命门脉微细或绝，阳事痿弱，法当补阳；若见命门脉洪大鼓击，阳事坚举，是为相火妄动，法当滋阴。"[11]802

《冯氏锦囊秘录》卷十四："无梦而遗者，多欲所致，肾精滑泄而不能禁固，相火妄动所致也。"[12]407

《顾松园医镜》卷十五："有小便后出多不禁者，有不小便而自出者，茎中痒痛，常欲如小便者，皆由肾水虚衰，相火妄动所致。"[13]238

《慎斋遗书》卷三："劳伤过度，损竭真阴，以致精不能生气，气不能安神，使相火妄动飞腾，而现有余之证，非真有余，是因下元不足之故也。"[14]39

《奉时旨要》卷四："若湿热下流，或相火妄动而遗者，此脾肾之火不清也，四苓散清之。"[15]91

《类证治裁》卷七："浊在精者，相火妄动，或逆精使然，至精溺并出。"[16]404

《本草正义》卷七："今人治泄精多不敢用，盖为肾与膀胱气虚而失闭藏之令者，得滑利以降之，则精愈滑。若相火妄动而遗泄者，得此清之，则精自藏矣，何禁之有。"[17]310,311

《中国大百科全书·中国传统医学》："相火妄动……肝肾阴虚火旺，火性炎上，临床以头晕目眩，性欲亢进，遗精早泄等为主要表现的证。

常见眩晕、头痛、阳强、遗精等病。"[22]522

《中医药常用名词术语辞典》："相火妄动……病机。藏于肝肾中的相火偏亢，火势向上冲逆。相火藏于肝肾，肝肾阴虚，则相火偏亢，火性冲逆。患者可见面红目赤、头晕目眩、视物昏花、耳鸣耳聋、烦躁易怒、性欲亢进、遗精早泄等症状。"[21]254

《中医大辞典》："相火妄动……指肝、肾阴虚火炎而引起的病变。常具有火性冲逆的特点。症见眩晕头痛、视物不明、耳鸣耳聋、易怒、多梦、五心烦热、性欲亢进、遗精早泄等。若偏于肝阳亢者，治宜育阴潜阳；偏于肾火旺者，须滋阴降火。"[19]1191

《中医药学名词》："相火妄动……相火寄藏于肝肾，肝肾阴亏，阴不敛阳，相火不受其制而偏亢，火势上逆，功能病态亢进的病理变化。"[20]51

《中国中医药学术语集成·基础理论与疾病》："相火妄动……【定义】指肝肾阴虚火旺而引起的证候，具有火性冲逆的特点。（《中医大辞典》）"[23]222

《中医基础理论术语》："相火妄动……肝肾阴虚，相火偏亢，火性冲逆的病理变化。"[18]71

《中国中医药学主题词表》："相火妄动……属肾系证候……肝肾阴亏，阴不制阳，虚火妄动，以头痛头胀、眩晕耳鸣、急躁易怒、失眠多梦、男子梦遗早泄、女子梦交、性欲亢进为常见症的证候。"[24]979

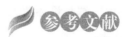 参考文献

[1] 未著撰人.黄帝内经素问[M].北京：人民卫生出版社，2012：250，264，265.

[2] [宋]陈无择.三因极一病证方论[M].北京：中国中医药出版社，2007：90.

[3] [金]刘完素.素问玄机原病式[M].孙洽熙，孙峰整理.北京：人民卫生出版社，2005：27.

[4] [金]刘完素.素问病机气宜保命集[M].宋乃光校注.北京：中国中医药出版社，2007：20.

[5] [金]李东垣.脾胃论[M].张年顺校注.北京：中国中医药出版社，2007：31.

[6] [金]张元素.脏腑标本药式[M]//郑洪新.张元素医学全书.北京:中国中医药出版社,2006:83.

[7] [元]朱震亨.格致余论[M].施仁潮整理.北京:人民卫生出版社,2005:46.

[8] [明]周文采.医方选要[M].王道瑞,申好贞,焦增绵校注.北京:中国中医药出版社,2008:173.

[9] [明]虞抟.苍生司命[M].王道瑞,申好真校注.北京:中国中医出版社,2004:250.

[10] [明]万全.养生四要[M].国华校注.北京:中国医药科技出版社,2011:37.

[11] [明]李梴.医学入门[M].田代华,张晓杰,何永,等整理.北京:人民卫生出版社,2006:802.

[12] [清]冯兆张.冯氏锦囊秘录[M].田思胜,马梅青,尹桂平,等校注.北京:中国医药科技出版社,2011:407.

[13] [清]顾靖远.顾松园医镜[M].袁久林校注.北京:中国医药科技出版社,2014:238.

[14] [明]周之干.慎斋遗书[M].熊俊校注.北京:中国中医药出版社,2016:39.

[15] [清]江涵暾.奉时旨要[M].王觉向点校.石冠卿审阅.北京:中国中医药出版社,2006:91.

[16] [清]林珮琴.类证治裁[M].李德新整理.北京:人民卫生出版社,2005:404.

[17] 张山雷.本草正义[M].太原:山西科学技术出版社,2013:310,311.

[18] 中华人民共和国国家质量监督检验检疫总局,中国国家标准化管理委员会.中医基础理论术语(GB/T 20348—2006)[M].北京:中国标准出版社,2006:71.

[19] 李经纬,余瀛鳌,蔡景峰,等.中医大辞典[M].2版.北京:人民卫生出版社,2004:1191.

[20] 中医药学名词审定委员会.中医药学名词[M].北京:科学出版社,2005:51.

[21] 李振吉.中医药常用名词术语辞典[M].北京:中国中医药出版社,2001:254.

[22] 施奠邦.中国传统医学[M]//胡乔木.中国大百科全书.北京,上海:中国大百科全书出版社,1992:522.

[23] 宋一伦,杨学智.基础理论与疾病[M]//曹洪欣,刘保延.中国中医药学术语集成.北京:中医古籍出版社,2005:222.

[24] 吴兰成.中国中医药学主题词表[M].北京:中医古籍出版社,2008:979.

(李琳珂)

顺 传

shùn chuán

一、规范名

【汉文名】顺传。

【英文名】sequential transmission。

【注释】外感病按一般规律由浅入深,由轻逐渐变重的传变方式。如温热病按卫、气、营、血顺序进行传变为顺。

二、定名依据

"顺传"之名最早见于《内经》。自《内经》提出"顺传"之名,其后历代的著作多有沿用,如明代《医学正传》《素问吴注》《类经》,清代《伤寒论纲目》《幼科铁镜》《临证指南医案》《难经正义》《中西温热串解》《全国名医验案类编》等。

现代相关著作,如《中医诊断学》以及辞书类著作《中医辞海》《中医药常用名词术语辞典》《中医大辞典》和《中国医学百科全书·中医学》《中国中医药学术语集成·基础理论与疾病》等均以"顺传"作为规范名,这些均说明"顺传"作为规范名已成为共识。

我国2005年出版的由全国科学技术名词审定委员会审定公布的《中医药学名词》已以"顺传"作为规范名,所以"顺传"作为规范名也符合术语定名的协调一致原则。

三、同义词

未见。

四、源流考释

"顺传"之名最早见于《内经》,如《黄帝内经素问·玉机真脏论》曰:"五脏受气于其所生,传之于其所胜,气舍于其所生,死于其所不胜。病之且死,必先传行至其所不胜,病乃死……黄帝曰:五脏相通,移皆有次,五脏有病,则各传其所胜。不治,若三月若六月,若三日若六日,传五脏而当死,是顺传所胜之次。"[1]32 由"五脏相通,移皆有次,五脏有病,则各传其所胜……顺传所胜之次"可知,这里的"顺传"指的是疾病在五脏按照五行相克的规律传变,符合疾病传变的正常规律,由后文"是故风者百病之长也……皮肤闭而为热……弗治,病人舍于肺……弗治,肺即传而行之肝",可知五脏顺传的病因为感受外邪,此处的"顺传"的概念与本术语一致,指外感病按照疾病的一般规律传变。

汉代张仲景《伤寒论》中记载有伤寒六经传变,六经传变一般是由表入里、由浅入深,太阳病不愈,或传阳明,或传少阳;如病邪较重,正气不足,可进一步传至太阴、少阴,以至厥阴,与顺传的病机由浅入深,由轻逐渐变重的传变方式相似。如该书卷二曰:"伤寒一日,太阳受之,脉若静者,为不传;颇欲吐,若躁烦,脉数急者,为传。"[2]20 此处论述了太阳病不解,传至阳明,出现"颇欲吐","躁烦"的证状。

西晋,皇甫谧《针灸甲乙经》记载的"顺传"之名,指外感疾病按照五行相克规律传变,与《黄帝内经》"顺传"概念相同,如《针灸甲乙经》[3]204 卷八记载了风寒之邪侵入人体,经治疗后,如疾病未愈,传至肺,称为"肺痹",如不治,由肺传至肝,名为"肝痹"或"厥",如不治,肝传至脾,名为"脾风",如不治,脾传于肾,名为"疝瘕"或"蛊",如不治,肾传于心,名为"瘛"。

金元时期,金代刘完素《伤寒直格》记载有"顺传"之名,但其含义与本词概念并不相符,如《伤寒直格》曰:"血气者,人之神,由荣卫血气运行,则神在乎其中也。然神行于表则荣卫流注于经,谓之行阳,令人寤,犹天之日出为昼也。神行于里,则五脏相生而顺传,谓之行阴,令人寐。"[4]60 其中"神行于里,则五脏相生而顺传"指

人的精神意志,按照五行相生的关系循行,并不是指疾病在人体的传变。而一些著作对伤寒六经传变进行了阐述发挥,如元代王好古《此事难知》[5]21 总结出太阳传阳明为巡经传、太阳传少阳为越经传、太阳传少阴为表传里、太阳传太阴为误下传、太阳传厥阴为巡经得度传、太阳自入于本为传本。其中须予说明的是"巡经传"即"循经传",由上述可知,循经传和表里传与"顺传"是相同的概念,即由轻逐渐变重,由浅入深的传变方式相似。该时期,记载有"顺传"之名的还有元代曾世荣撰《活幼口议》卷十七曰:"治小儿阴阳不和,脏腑怯弱,乳食不消,心腹胀满,呕逆气急,或肠鸣泄泻频并,腹中冷痛,食癥乳癖,疹气痞结,积聚肠胃,或秘或利,头面肿满,不思乳食,乃疗五种疳气……此方最善宽肠下气,散结去郁,其疳与积,已作未作,顺传逆传,并皆宜服,功盖常方,大厚肠胃,充实脏腑,按证所疗,无不克效。"[6]129 此处"顺传"虽并未详说,且其病因并非外感,而是与饮食体质有关,但从小儿疳积的病机传变过程,特别是疳证,如治疗不及时或病情发展迅速,可不经中期,直接由初期转化为晚期,与本术语由浅入深,由轻逐渐变重的方式传变相同。

明代,大多著作将"顺传"作为正名沿用,如《医学正传》[7]14《素问吴注》[8]257《类经》[9]76 等,其中一些著作引用《内经》关于"顺传"的记载,如吴昆《素问吴注》[8]257 张介宾《类经》[9]76 等。此外,虞抟的《医学正传》对《难经》关于"七传"与"间脏"的说法提出了异议,如《医学正传》卷一云:"夫《经》文所谓七传者,据其数止六传而已。谓一脏不再伤,按其数乃有四脏不再受伤。且其间脏之理,未闻有发明之旨,释者止是随文解义而已,请明辩以释吾疑可乎?曰:夫此条,言虚劳之证也。其所谓七传者,心病上必脱肾病传心一句。其一脏不再伤,当作三脏不再伤。皆传写之误耳。盖虚劳之证,必始于肾经,五脏从相克而逆传,已尽又复传于肾与心,则水绝灭而火大旺,故死而不复再传彼之三脏矣。其有

从相生而顺传者，盖肾水欲传心火，却被肝木间而遂传肝木，然后传心火，次第由顺行而及于彼之三脏，而有生生不息之义，故曰间脏者生。学者其再思之。"[7]14 而据"其有从相生而顺传者"和"肾水欲传心火，却被肝木乘间而遂传肝木，然后传心火"，可知《医学正传》以"顺传"记载疾病在五脏的传变按照五行相生的关系传变，与本术语概念相同。

清代，将"顺传"作为正名沿用的著作如《伤寒论纲目》[10]120,112《幼科铁镜》[11]50《临证指南医案》[12]304《难经正义》[13]145《中西温热串解》[14]171,183《全国名医验案类编》[15]182 等。众多医家对"顺传"一词进行了阐述与发挥，如张志聪的《伤寒论纲目》将"一日宜在太阳，二日阳明，三日少阳，四日太阴，五日少阴，六日厥阴。"[10]120,122 称为"顺传经"，并指出了顺传、过传和两感传的预后，如"顺传者，原有生机，至七日自愈。过传者，有生有死。隔传者，死多于生。两感传者，三日水浆不入，不知人即死。"[10]120,122 夏鼎的《幼科铁镜》认为咳嗽的病因为"一顺传，一逆克，一反侮，一隔经传染，一水火不相交济。"[11]50 而咳嗽顺传的病机在于"脾不能生金，金无土养"[11]50，土为金之母，脾病则传与肺，《幼科铁镜》以顺传论述脾病传肺的疾病传变过程。叶霖所著的《难经正义》以"顺传"论述脏腑之气以五行相生的次序传递，如《难经正义》卷六曰："夫五脏之气旺，则资其所生，由肝生心，心生脾，脾生肺，肺生肾，肾生肝，顺传则吉也。"[13]145 何廉臣的《全国名医验案类编》则以顺传论述疾病由肺传至大肠的传变方式，如《全国名医验案类编》曰："肺与大肠相表里，肺热无处可宣，即奔大肠，此为顺传。"[15]182 "顺传"之名亦见于叶天士《临证指南医案》，如该书卷十曰："风温者，春月受风，其气已温。《经》谓春气病在头，治在上焦。肺位最高，邪必先伤，此手太阴气分先病。失治则入手厥阴心胞络，血分亦伤。盖足经顺传，如太阳传阳明，人皆知之。肺病失治，逆传心胞络，幼科多不知者。"[12]304 即是说伤寒

太阳病，始于足太阳经，化热入里，而出现阳明经腑证，称为"顺传"。

现代有关著作均沿用《黄帝内经素问·玉机真脏论》的记载以"顺传"为正名，如《中医药学名词》[16]60《中医大辞典》[17]1264《中医学》[18]513《中医辞海》[19]805《中医药常用名词术语辞典》[20]275《中国中医药学术语集成·基础理论与疾病》[21]236《中医诊断学》[22]209 等。

总之，"顺传"之名最早见于《内经》，指的是外感疾病按照一般规律的传变方式，如五行相生或相克传变规律、伤寒六经传变规律，历代医家对"顺传"有所发挥，但其概念及含义并无太大改变，但需要注意的是，前文已述，仅金代刘完素《伤寒直格》记载"顺传"之名与本术语概念不同。

五、文献辑录

《黄帝内经素问·玉机真脏论》："五脏受气于其所生，传之于其所胜，气舍于其所生，死于其所不胜。病之且死，必先传行至其所不胜，病乃死……黄帝曰：五脏相通，移皆有次，五脏有病，则各传其所胜。不治，若三月若六月，若三日若六日，传五脏而当死，是顺传所胜之次……是故风者百病之长也……皮肤闭而为热……弗治，病人舍于肺……弗治，肺即传而行之肝。"[1]32

《伤寒论·辨太阳病脉证并治法上第五》卷二："伤寒一日，太阳受之，脉若静者，为不传；颇欲吐，若躁烦，脉数急者，为传也。"[2]20

《针灸甲乙经·五脏传病发寒热第一》卷八："黄帝问曰：五脏相通，移皆有次，五脏有病，则各传其所胜。不治，法三月，若六月，若三日……是故风者，百病之长也。今风寒客于人……弗治，病入舍于肺，名曰肺痹，发咳上气。弗治，肺即传而行之肝，病名曰肝痹，一名曰厥，胁痛出食。当是之时，可按可刺。弗治，肝传之脾，病名曰脾风，发瘅，腹中热，烦心汗出，黄瘅（《素问》无汗、瘅二字），当此之时，可按，可药，可烙（一本作浴）。弗治，脾传之肾，病名曰疝

痕，少腹烦冤而痛，汗出（《素问》作'出白'），一名曰蛊，当此之时，可按可药。弗治，肾传之心，病筋脉相引而急，名之曰瘛，当此之时，可灸可药。弗治，十日法当死。肾传之心，心即复反传而之肺，发寒热，法当三岁死，此病之次也。"[3]204

《伤寒直格》卷中："懊恼者，烦心、热燥、闷乱不宁也，甚者似中巴豆、草乌头之类毒药之状也。栀子汤，治懊恼、烦心、反复颠倒、不得眠者；燥热怫郁于内，而气不能宣通也。《经》曰：血气者，人之神，由荣卫血气运行，则神在乎其中也。然神行于表则荣卫流注于经，谓之行阳，令人寤，犹天之日出为昼也。神行于里，则五脏相生而顺传，谓之行阴，令人寐。"[4]60

《此事难知》卷上："太阳者，乃巨阳也，为诸阳之首。膀胱经病，若渴者，自入于本也，名曰传本。太阳传阳明胃土者，名曰巡经传，为发汗不彻，利小便，余邪不尽，透入于里也。太阳传少阳胆木者，名曰越经传，为元受病，脉浮，无汗，当用麻黄而不用之故也。太阳传少阴肾水者，名曰表传里，为得病急，当发汗，而反下，汗不发，所以传也。太阳传太阴脾土者，名曰误下传，为元受病，脉缓，有汗，当用桂枝而反下之所致也。当时腹痛，四肢沉重。太阳传厥阴肝木者，为三阴不至于首，唯厥阴与督脉上行，与太阳相接，名曰巡经得度传。"[5]21

《活幼口议》卷十七："褐丸子……治小儿阴阳不和，脏腑怯弱，乳食不消，心腹胀满，呕逆气急，或肠鸣泄泻频并，腹中冷痛，食癖乳癖，痃气癖结，积聚肠胃，或秘或利，头面肿满，不思乳食，乃疗五种疳气……此方最善宽肠下气，散结去郁，其疳与积，已作未作，顺传逆传，并皆宜服，功盖常方，大厚肠胃，充实脏腑，按证所疗，无不克效。京辇之下作疳药货卖，名闻四方，活幼多数，今不隐藏，故述详悉，请敬用之。"[6]129

《医学正传》卷一："夫《经》文所谓七传者，据其数止六传而已。谓一脏不再伤，按其数乃有四脏不再受伤。且其间脏之理，未闻有发明之旨，释者止是随文解义而已，请明辩以释吾疑

可乎？曰：夫此条，言虚劳之证也。其所谓七传者，心病上必脱肾病传心一句。其一脏不再伤，当作三脏不再伤，皆传写之误耳。盖虚劳之证，必始于肾经，五脏从相克而逆传，已尽又复传于肾与心，则水绝灭而火大旺，故死而不复再传彼之三脏矣。其有从相生而顺传者，盖肾水欲传心火，却被肝木乘间而遂传肝木，然后传心火，次第由顺行而及于彼之三脏，而有生生不息之义，故曰间脏者生。学者其再思之。"[7]14

《素问吴注》卷六："黄帝曰：五脏相通，移皆有次，五脏有病，则各传其所胜。（五脏之气相通，其脏气输移皆有次序，五脏有病，则各传其所胜以相次也。）不治，法三月若六月，若三日若六日，传五脏而当死，是顺传所胜之次。（此言顺传所胜之次，即上文气之逆行也，言在所不治者三与六，皆其传次之期当死者也。）"[8]257

《类经》卷五："岐伯曰：脉从阴阳病易已，脉逆阴阳病难已……又《玉机真藏论》曰：五脏有病，则各传其所胜。不治，法三月若六月，若三日若六日，传五脏而当死，是顺传所胜之次。即此不间脏之义也（详藏象类二十四。间，去声）。"[9]76

《伤寒论纲目》卷七："两感伤寒……仲景曰：两感病俱作，治有先后。伤寒下之后，复下利，清谷不止，身疼痛者，急当救里，宜四逆汤。后身体疼痛，清便自调者，急当救表，宜桂枝汤……陈士铎曰：伤寒两感，隔经相传，每每杀人。如一日宜在太阳，二日阳明，三日少阳，四日太阴，五日少阴，六日厥阴，此顺传经也。今一日太阳即传阳明，二日阳明即传少阳，三日少阳即传太阴，四日太阴即传少阴，五日少阴即传厥阴，此过经传也。更有一日太阳即传少阳，二日阳明即传太阴，三日少阳即传少阴，四日太阴即传厥阴，此隔经传也。若一日太阳即传少阴，二日阳明即传太阴，三日少阳即传厥阴，此两感传也。顺传者，原有生机，至七日自愈。过传者，有生有死。隔传者，死多于生。两感传者，三日水浆不入，不知人即死。"[10]120,122

《幼科铁镜》卷五："予着实穷究，六淫之外，嗽又有五，一顺传，一逆克，一反侮，一隔经传染，一水火不相交济。顺传之嗽在脾，脾不能生金，金无土养，故嗽。"[11]50

《临证指南医案》卷十："风温者，春月受风，其气已温。《经》谓春气病在头，治在上焦。肺位最高，邪必先伤，此手太阴气分先病。失治则入手厥阴心胞络，血分亦伤。盖足经顺传，如太阳传阳明，人皆知之。肺病失治，逆传心胞络，幼科多不知者。"[12]304

《难经正义》卷六："夫五脏之气旺，则资其所生，由肝生心，心生脾，脾生肺，肺生肾，肾生肝，顺传则吉也。"[13]145

《中西温热串解》卷七："璜按：湿为夭之六气，感湿化热，即六淫皆从火化之义。我国医学，必讲六气，乃岐黄、仲景不易之心法也……雄按：脾胃大肠，一气相通，温热究三焦，以此一脏二腑为最要。肺开窍于鼻，吸入之邪，先犯于肺，肺经不解，则传于胃，谓之顺传，不但脏病传腑为顺，而自上及中，顺流而下，其顺也。有不待言者，故温热以大便不闭者易治，为邪有出路也，若不下传于胃，而内陷于心包络，不但以脏传脏，其邪由气分入营，更进一层矣，故曰逆传也。因叶氏未曾明说顺传之经，世多误解逆传之理。余已僭注于本条之后，读此可证管窥之非妄。"[14]171-183

《全国名医验案类编》："廉按：肺与大肠相表里，肺热无处可宣，即奔大肠，此为顺传，每见食入则不待运化而直出，食不入则肠中之垢污，亦随气奔而出，是以泻利无休也。此案悉遵喻法，以润肺之药兼润其肠，则源流俱清。"[15]182

《中国医学百科全书·中医学》："顺传与逆传……关于温病顺传与逆传的概念不甚统一，大约有两类认识。首先是一般的习惯称谓，即：① 循卫、气、营、血的顺序，呈有趋向的，渐进性的传变，即自卫及气，由气传营，进而深入血分。② 称邪自肺卫（不经过气分）而径陷心营的为逆传。顺传与逆传是指传变的两种病机和表现症状。"[18]513

《中医辞海》："顺传……中医术语。指伤寒证发展的一般规律。即从太阳经传入阳明经或少阳经，由表入里，或由阳经传入阴经等。"[19]805

《中医药常用名词术语辞典》："顺传……病机。伤寒、温病病变传遍的一般规律。① 源《伤寒论·辨脉法》。伤寒病由太阳经传入阳明经或少阳经，由阳经传入阴经，由表入里的传变方式。参见循经传条。② 出《温热经纬·叶香岩外感温热篇》。温病由卫分传入气分，由气分传入营分，由营分传入血分的传变方式。③ 出《温病条辨·中焦篇》。温病自上焦传至中焦再传至下焦的传变方式。"[20]275

《中医大辞典》："顺传……伤寒病证发展的一般规律。如从太阳经传入阳明经或少阳经，由表入里，或由阳经传入阴经等。"[17]1264

《中医药学名词》："顺传……外感病按一般规律由浅入深，由轻逐渐变重的传变方式。如温热病按卫、气、营、血顺序进行传变为顺。"[16]60

《中国中医药学术语集成·基础理论与疾病》："顺传……【定义】指伤寒病证发展的一般规律。"[21]236

《中医诊断学》："顺传……指温热病邪按照卫分→气分→营分→血分的次序传变。顺传标志着病邪由表入里、由浅入深，病情逐渐加重，此为温热病发展演变的一般规律。"[22]209

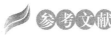 参考文献

[1] 未著撰人.黄帝内经素问[M].傅景华，陈心智点校.北京：中医古籍出版社，1997：32.

[2] [汉]张仲景.伤寒论[M].柳长华主编.北京：北京科学技术出版社，2016：20.

[3] [晋]皇甫谧.针灸甲乙经[M].黄龙祥整理.北京：人民卫生出版社，2006：204.

[4] [金]刘完素.伤寒直格·伤寒标本心法类萃[M].北京：人民卫生出版社，1982：60.

[5] [元]王好古.此事难知[M].项平校注.南京：江苏科学技术出版社，1985：21.

[6] [元]演山省翁.活幼口议[M].陈玉鹏校注.北京：中国中医药出版社,2015：129.

[7] [明]虞抟.医学正传[M].郭瑞华,等点校.北京：中医古籍出版社,2002：14.

[8] [明]吴昆.素问吴注[M]//陈婷,隋拥政校注.吴昆医学全书.北京：中国中医药出版社,1999：257.

[9] [明]张介宾.类经[M]//李志庸主编.张景岳医学全书.北京：中国中医药出版社,1999：76.

[10] [清]沈金鳌.伤寒论纲目[M].张家玮校注.北京：中国医药科技出版社,2014：120,122.

[11] [清]夏禹铸.幼科铁镜[M].上海：上海科学技术出版社,1982：50.

[12] [清]叶天士.临证指南医案[M].宋白杨校注.北京：中国医药科技出版社,2011：304.

[13] [清]叶霖.难经正义[M].吴考槃点校.北京：人民卫生出版社,1990：145.

[14] 吴瑞甫.中西温热串解[M].刘德荣,金丽点校.福州：福建科学技术出版社,2003：171,183.

[15] 何廉臣.全国名医验案类编[M].北京：北京科学技术出版社,2014：182.

[16] 中医药学名词审定委员会.中医药学名词[M].北京：科学出版社,2005：60.

[17] 李经纬,余瀛鳌,蔡景峰,等.中医大辞典[M].北京：人民卫生出版社,2004：1264.

[18] 《中医学》编辑委员会.中医学[M]//钱信忠.中国医学百科全书.上海：上海科学技术出版社,1997：513.

[19] 袁钟,图娅,彭泽邦,等.中医辞海：中册[M].北京：中国医药科技出版社,1999：805.

[20] 李振吉.中医药常用名词术语辞典[M].北京：中国中医药出版社,2001：275.

[21] 宋一伦,杨学智.基础理论与疾病[M]//曹洪欣,刘保延.中国中医药学术语集成.北京：中医古籍出版社,2005：236.

[22] 李灿东,吴承玉.中医诊断学[M].北京：中国中医药出版社,2012：209.

（陈玉飞）

食复

shí fù

一、规范名

【汉文名】食复。

【英文名】relapse due to improper diet。

【注释】疾病初愈,因饮食失调而复发。

二、定名依据

"食复"一词最早见于隋代巢元方《诸病源候论》中。此前虽未有该名词,但理论渊源可追溯到《内经》中"食肉则复"的理论,汉代张仲景《伤寒论》中记载病人已经有好的征象,却"微烦",是"强与谷"的原因,文中虽没有明确提出"食复"的概念,但是在讨论病好后的复发问题。

"食复"一词出现后,其后历代著作多有沿用,如唐代《外台秘要》,宋代《伤寒总病论》《注解伤寒论》《幼幼新书》,明清时期《本草纲目》《景岳全书》《温疫论》《温热经纬》《医宗金鉴》《伤寒指掌》等。所以"食复"作为规范名便于达成共识,符合属于定名的约定俗成原则。

现代相关著作,如《中医辞海》《中国医学百科全书·中医学》《中医大辞典》《中医药学名词》、国标《中医基础理论术语》以及全国高等中医药院校教材《中医基础理论》(曹洪欣)、《中医基础理论》(孙广仁)均以"食复"作为正名。这些均说明"食复"作为规范名已称为共识。

三、同义词

未见。

四、源流考释

"食复"的有关记载始见于《内经》中,如《黄帝内经素问·热论》曰："病热少愈,食肉则复,多食则遗,此其禁也。"[1]126 虽然没有把食、复这两个字合并成一个词,但是文中"食肉则复"的理论确对后世产生了极其深远的影响。

东汉时期，医圣张仲景上承《内经》学说，特别重视病人的饮食问题。他在《伤寒论·辨阴阳易差后劳复病脉证并治》中曰："病人脉已解，而日暮微烦，以病新差，人强与谷，脾胃气尚弱，不能消谷，故令微烦，损谷则愈。"[2]107 患者已有好的征象，却"微烦"，作者指出这种不正常的现象正是"强与谷"的原因，虽然没有明确提出"食复"的概念。但是从本篇篇名和文章内容看，文中都是在讨论病好后的复发问题，而且文中明确提到了"劳复"一词。这对后世食复一词的产生是有相当大的启发意义。

隋代，巢元方《诸病源候论》中，首次出现了"食复"名称，文中曰："夫病新瘥者，脾胃尚虚，谷气未复，若即食肥肉、鱼鲙、饼饵、枣栗之属，则未能消化，停积在肠胃，使胀满结实，因更发热，复为病者，名曰食复也。"[3]60 在此，巢氏不仅首创了"食复"这一病因概念，而且对食复形成的原因也描述得相当详细。

唐代，王焘《外台秘要方》中沿用《诸病源候论》的记载，以"食复"作为本概念的名称，文中曰："又病新瘥，脾胃尚虚，谷气未复，若食肥肉、鱼鲙、饼饵、枣栗之属，则未能消化，停积在于肠胃，使胀满结实，因更发热，复为病者，名曰食复。"[4]58

宋代，"食复"名称应用日益广泛，已为大多著作所采用，如《伤寒总病论》[5]79《注解伤寒论》[6]178《幼幼新书》[7]333，医家对食复的认识基本一致，新瘥后食而过饱，不能消化，谓之食复。

明清时期，医家们仍沿用"食复"一词，如《本草纲目》[8]1038《景岳全书》[9]294《温疫论》[10]75《温热经纬》[11]185《医宗金鉴》[12]242《伤寒指掌》[13]86，过食、强食、纳谷太骤、运化不及是医家们一致认为造成食复的原因。

现代有关著作均沿用《诸病源候论》的记载以"食复"作为正名，如《中医辞海》[14]818《中国医学百科全书·中医学》[15]514《中医大辞典》[16]1271

《中医药学名词》[17]42、国标《中医基础理论术语》[18]53，以及全国高等中医药院校教材《中医基础理论》（曹洪欣）[19]256、《中医基础理论》（孙广仁）[20]253 等。说明"食复"作为规范名已称为共识。需要注意的是《中医辞海》[14]818 在解释食复时说一名食劳复，但目前所见文献中，食劳复仅见一处《医心方》记载《小品方》治食劳复方：葛根五两，以水五升，煮取二升，冷，分三服。[21]306 在此的食劳复因为缺乏更多文献支撑，不能充分证明等同于食复。所以，在本文食复的同义词中，没有将食劳复列入。

总之，"食复"这一术语，在历史上没有太大争议。现当代的辞书著作对其解释的核心含义也基本一致，是指疾病初愈，因饮食失调而复发。

五、文献辑录

《黄帝内经素问·热论》："病热少愈，食肉则复，多食则遗，此其禁也。"[1]126

《伤寒论·辨阴阳易差后劳复病脉证并治》："病人脉已解，而日暮微烦，以病新差，人强与谷，脾胃气尚弱，不能消谷，故令微烦，损谷则愈。"[2]107

《诸病源候论》卷九："夫病新瘥者，脾胃尚虚，谷气未复，若即食肥肉、鱼鲙、饼饵、枣栗之属，则未能消化，停积在于肠胃，使胀满结实，因更发热，复为病者，名曰食复也。"[3]60

《外台秘要方》卷三："又病新瘥，脾胃尚虚，谷气未复，若食肥肉、鱼脍、饼饵、枣栗之属，则未能消化，停积在于肠胃，使胀满结实，因更发热，复为病者，名曰食复。"[4]58

《伤寒总病论》卷三："《素问》云：病热而有所遗者，是新差后肠胃尚弱，若多食则难消化，而复病如初也，此是食复新差，强人足两月，虚弱人足百日，则无复病矣。"[5]79

《注解伤寒论》卷七："病有劳复，有食复……病热少愈而强食之，热有所藏，因其谷气留搏，两阳相合而病者，名曰食复……食复，则胃有宿积，加大黄以下之。"[6]178

《幼幼新书》卷十五："又有食复者，大病新差，脾胃尚弱，谷气未复，强食过多，停积不化，因尔发热，名曰食复。"[7]333

《本草纲目》卷二十五："伤寒食复麴一饼，煮汁饮之，良。"[8]1038

《景岳全书》卷十三："第不欲食者，不可强食，强食则助邪；或新愈之后，胃气初醒，尤不可纵食，纵食则食复，此皆大忌也。"[9]294

《温疫论》卷下："若因饮食所伤者，或吞酸作噫，或心腹满闷而加热者，此名食复，轻则损谷自愈，重则消导方愈。"[10]75

《医宗金鉴》卷十："强食谷食，因而复病，谓之食复……若因过食复病者，谓之食复，以有宿食也，宜枳实栀子豉汤加大黄下之……食复则胃有宿积，加大黄以下之……伤寒差已后，更复发热者，虽有劳复、食复之别，然须分或宜和、或宜汗、或宜下之不同。"[12]242,243

《伤寒指掌》卷一："差后食复……伤寒热退之后，胃气尚虚，余邪未尽，若纳谷太骤则运化不及，余邪假食滞而复作也。"[13]86

《温热经纬》卷四："瘥后余热未净，肠胃虚弱，饮食不节，谷气与热气两阳相搏，身复发热，名曰食复。"[11]185

《医心方》卷十四："《小品方》治食劳复方：葛根五两，以水五升，煮取二升，冷，分三服。"[21]306

《中国医学百科全书·中医学》："食复……病后胃气尚虚，脾气亦弱，受纳运化，两俱不足，若饮食不当，或进食坚硬生冷，或早进油腻和辛辣酒浆等辛热之品，致伤损脾胃，内生积滞，加以辛热助火，致余邪复燃而发。"[15]514

《中医辞海》："食复……内科病名。一名食劳复。指大病初愈，因饮食失节致病复发者。"[14]818

《中医大辞典》："食复……病机。指大病愈后，因饮食失节致病复发。"[16]1271

《中医基础理论》（曹洪欣）："疾病初愈，因

饮食失宜而致复发者，古人称之为'食复'。"[19]256

《中医药学名词》："食复……疾病初愈，因饮食失调而复发。"[17]42

《中医基础理论术语》："食复……疾病初愈，因饮食不节、饮食不洁等因素导致疾病复发。"[18]53

《中医基础理论》（孙广仁）："因饮食不和而致复发者，称为食复。"[20]253

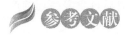 参考文献

［1］ 未著撰人.黄帝内经素问[M].北京：人民卫生出版社,2012：126.

［2］ [汉]张仲景.伤寒论[M].[晋]王叔和撰次.钱超尘,郝万山整理.北京：人民卫生出版社,2005：107.

［3］ [隋]巢元方.诸病源候论[M].宋白杨校注.北京：中国医药科技出版社,2011：60.

［4］ [唐]王焘.外台秘要方[M].高文铸校注.北京：华夏出版社,1993：58.

［5］ [宋]庞安时.伤寒总病论[M].王鹏,王振国整理.北京：人民卫生出版社,2007：79.

［6］ [汉]张仲景著.[晋]王叔和撰次.[金]成无己注.[明]汪济川校.注解伤寒论[M].北京：人民卫生出版社,2003：178.

［7］ [南宋]刘昉.幼幼新书[M].白极校注.北京：中国医药科技出版社,2011：333.

［8］ [明]李时珍.新校注本本草纲目[M].4版.刘衡如,刘山永校注.4版.北京：华夏出版社,2011：1038.

［9］ [明]张介宾.景岳全书[M].李继明,王大淳,王小平,等整理.北京：人民卫生出版社,2007：294.

［10］ [明]吴有性.温疫论[M].张志斌整理.北京：人民卫生出版社,2007：75.

［11］ [清]王孟英.温热经纬[M].南京中医药大学温病学教研室整理.北京：人民卫生出版社,2005：185.

［12］ [清]吴谦.医宗金鉴[M].郑金生整理.北京：人民卫生出版社,2006：242,243.

［13］ [清]吴贞.伤寒指掌[M].周利,郭凤鹏,岳天天,等校注.北京：中国中医药出版社,2016：86.

［14］ 袁钟,图娅,彭泽邦,等.中医辞海：中册[M].北京：中国医药科技出版社.1999：818.

［15］ 《中医学》编辑委员会.中医学[M]//钱信忠.中国医学百科全书.上海：上海科学技术出版社,1997：514.

［16］ 李经纬,余瀛鳌,蔡景峰,等.中医大辞典[M].2版.北京：人民卫生出版社,2004：1271.

[17] 中医药学名词审定委员会.中医药学名词[M].北京：科学出版社,2005：42.

[18] 中华人民共和国国家质量监督检验检疫总局,中国国家标准化管理委员会.中医基础理论术语（GB/T 20348—2006）[M].北京：中国标准出版社,2006：53.

[19] 曹洪欣.中医基础理论[M].北京：中国中医药出版社,2004：256.

[20] 孙广仁.中医基础理论[M].2版.北京：中国中医药出版社,2007：253.

[21] ［日］丹波康赖.医心方[M].高文柱校注.北京：华夏出版社,2011：306.

（李琳珂）

胞 门

bāo mén

一、规范名

【汉文名】胞门。

【英文名】uterine ostium。

【注释】又称"子门"，即胞宫口。

二、定名依据

"胞门"一词最早见于东汉张仲景的《金匮要略方论》。相关的术语"子门""子宫""儿肠""丹田""儿袋"等，现在大部分已少用。

《内经》言"子门"，与"胞门"含义相同，但与女性内生殖器官"胞宫"相对应，以"胞门"作为正名，符合术语定名的系统性原则。

晋代《脉经》言"胞门"的部位，隋代《诸病源候论》述"胞门"的生理作用。之后，唐代的《千金翼方》，宋代的《幼幼新书》《妇人大全良方》《仁斋直指方论》，明代的《医学入门》《本草纲目》《证治准绳》，清代的《女科经纶》《冯氏锦囊秘录》《产孕集》等，皆使用"胞门"一名。这些著作均为历代重要的医著，对后世较大影响。所以"胞门"作为规范名便于达成共识，符合术语定名的约定俗成原则。

我国目前已出版的标准用书国标《中医基础理论术语》也以"胞门"一词来表述胞宫口，还如《中国中医药学术语集成·基础理论与疾病》和《中医大辞典》《中医辞海》等辞书类著作，以及高等中医药院校教材《中医基础理论》均主张以"胞门"作为这一部位的正名。这说明在中医药临床实践中用"胞门"用为正名已达成共识。

我国 2005 年出版的由全国科学技术名词审定委员会审定公布的《中医药学名词》已以"胞门"作为规范名，所以"胞门"作为规范名也符合术语定名的协调一致原则。

三、同义词

【又称】"子门"（《内经》）；"儿袋"（《医方简义》）；"龙门""玉门""子户"（《脉经》）。

【曾称】"子宫"（《济阴纲目》）；"儿肠"（《济阴纲目》）；"丹田"（《理瀹骈文》）。

四、源流考释

胞门的相关记载最早见于《内经》，《灵枢·水胀》篇曰："石瘕生于胞中，寒气客于子门，子门闭塞，气不得通，恶血当泻不泻，衄以留止，日以益大，状如怀子，月事不以时下，皆生于女子，可导而下。"[1]270 此"子门"与"胞门"义同。东汉张仲景的《金匮要略方论·妇人杂病脉证并治》篇曰："妇人之病，因虚、积冷、结气，为诸经水断绝，至有历年，血寒积结，胞门寒伤，经络凝坚。"[2]99 此乃"胞门"一词首见。

魏晋南北朝时期，晋代王叔和《脉经·平带下绝产无子亡血居经证》曰："师曰：带下有三门：一门胞门，二门龙门，三门玉门。已产属胞门，未产属龙门，未嫁女属玉门。"[3]82 明确指出"胞门"一词，即胞宫口。这一时期晋代皇甫谧《针灸甲乙经》曰："气穴，一名胞门，一名子户，在四满下一寸，冲脉、足少阴之会，刺入一寸，灸五壮。"[4]28 显然，皇甫氏所述的"胞门"作为穴位名。

隋唐时期，仍沿袭"胞门"一词。如隋代巢元方《诸病源候论》曰："肾为阴，主开闭，左为胞门，右为子户，主定月水，生子之道。胞门、子户，主子精，神气所出入，合于中黄门、玉门四边，主持关元，禁闭子精。"[5]182 指出了"胞门"的生理作用。而在同一时期杨上善的《黄帝内经太素》一书中亦指出"胞门"的部位，如"任脉"篇则曰："但中极之下，即是胞中，亦是胞门子户，是则任脉起处同也。"[6]149《千金翼方》[7]264 中另指出"胞门"作为穴位的具体部位及主治。

宋金元时期，"胞门"一词仍被沿用。如宋代刘昉的《幼幼新书·求子方论》篇曰："妇人绝嗣不生，胞门闭塞，灸关元三十壮报之。"[8]16 阐述妇人不孕症，乃胞门闭塞不同所致，灸关元以治之。宋代陈自明《妇人大全良方·崩中带下方论》篇则曰："夫此病者，起于风气、寒热之所伤，或产后早起，不避风邪，风邪之气入于胞门，或中经脉，流传脏腑而发下血，名为带下。"[9]49 言邪入胞门，伤及脏腑，而发带下病。宋代杨士瀛《仁斋直指方论·孕育备论》指出："然而胞门子户，又所以为精血之会，其于尺部二脉，尤有可验者焉。"[10]682

明代仍沿袭"胞门"指胞宫口，如李梴的《医学入门》，其"脏腑条分"篇曰："通二阴之间，前与膀胱下口于溲溺之处相并而出，乃是精气所泄之道也。若女子则子户胞门，亦自广肠之右，膀胱下口相并而受胎，故气精血脉脑，皆五脏之真，以是当知精血来有自矣。"[11]70 其他医家多然之，在李时珍的《本草纲目》"人傀"篇则曰："胞门子脏为奇恒之府，所以为生人之户，常理也。"[12]1205 王肯堂《证治准绳》"杂病"篇谓："少

阴脉沉而滑，沉则为在里，滑则为实，沉滑相搏，血结胞门，其瘕不泻，经络不通，名曰血分。但气分心下坚大而病发于上，血分血结胞门而病发于下。"[13]60 张景岳《景岳全书》卷三十九："胞门受伤，必致壅肿，所以亦若有块，而实非真块。"[14]825 且在这一时期医籍中，可见"子宫""儿肠"几种名称并存，如武之望的《济阴纲目》曰："胞门子户即子宫，俗所谓儿肠也。"[15]32 在这一时期的多本医书中曾指出"胞门"作为穴位名，如《医学纲目》[16]140。

清代，中医学出现了许多在学术上有相当成就的医学家，不仅总结了前人的经验，而且不断提出新的理论和观点，从而形成不同学术流派。在该时期对于"胞门"及"命门"的区别进行了多版本的解释，如清代萧壎《女科经纶·辨男女以左右气血论》中记载："慎斋按：《难经》云肾有两，左为肾，右为命门；命门男子藏精，女子系胞。则知命门即胞门，而子宫属焉。"[17]85 认为胞门与子宫相关联。而徐曾《经络全书》篇曰："或又以命门为子户，则愈谬矣！子户在中极之旁，左亦名胞门，得毋以命门易心包之故而云然耶？可慨甚矣！丹田亦名曰命门，任脉所发也，为三焦之募，故命门专以配三焦。"[18]45 此胞门似又指穴位名冯兆张《冯氏锦囊秘录·受胎总论》曰："凡人自受胎于胞门，则手足十二经脉，其气血周流，俱以拥养胎元，岂有逐月分经，某经养某月之胎之理？马玄台已驳之矣，故不具载。"[19]453 郑重光《素圃医案》卷四："以'藏府内景图'为证，妇人胞门子户居中，膀胱在前，直肠在后。"[20]70 亦指出"胞门"的具体位置。张曜孙《产孕集·辨孕》曰："乳为阴府，下通胞门，阴盛则结，各就其位，气血偏盛，则身有偏重，视其回首可知者，必慎护其重也。"[21]3 清代王泰林《王旭高临证医案·温邪门》篇曰："胞络者，乃胞门子户之胞，非心包络。"[22]16 清代，针灸学开始走向低谷，当时医者多重药轻针，这一时期，创新较少。但诸多医书亦指出"胞门"作为穴位名，如廖润鸿《勉学堂针灸集成》[23]221。此外，这一

时期还出现了"子宫""丹田""儿袋"的记载，如清吴师机《理瀹骈文·续增略言》中记载："妇人胎之所居曰子宫，亦曰胞门，亦曰丹田，在脐下三寸。"[24]335 而在王馥《医方简义·产后阴挺》篇则曰："胞门即儿袋也。"[25]161

须予指出的是，胞宫（《针灸甲乙经》）尚指穴位名。

现代有关著作大部分沿用《金匮要略方论》的记载，如《中国中医药学术语集成·基础理论与疾病》[26]230《中医基础理论术语》[27]24《中医药学名词》[28]26 等均以"胞门"一词来表述子宫门。高等中医药院校规划教材《中医基础理论》记载："胞门：又称子门"[29]108，亦主张以"胞门"作为这一部位的正名。《中医辞海》[30]833《中医大辞典》[31]1281 中记载了"胞门"也可作为穴位名，但是在高等中医院校教材中现多不再将"胞门"作为穴位名。目前，以"胞门"作为子宫口之正名，在现代中医药学界基本形成共识。

总之，"子门""儿袋"（《医方简义》），"子宫"（《济阴纲目》），"儿肠"（《济阴纲目》），"丹田"（《理瀹骈文》）与"胞门"概念相同，但现在均已很少引用。我国 2005 出版的由中医药学名词审定委员会审定公布的《中医药学名词》释义："又称子门，即胞宫口。"[28]26 该释义客观、准确地表达了"胞门"的科学内涵和本质属性，因而应以"胞门"为规范名；以"子门""儿袋""龙门""玉门""子户"为又称；以"子宫""儿肠""丹田"为曾称。

五、文献辑录

《灵枢·水胀》："石瘕生于胞中，寒气客于子门，子门闭塞，气不得通，恶血当泻不泻，衃以留止，日以益大，状如怀子，月事不以时下，皆生于女子，可导而下。"[1]271

《金匮要略方论·妇人杂病脉证并治》："妇人之病，因虚、积冷、结气，为诸经水断绝，至有历年，血寒积结，胞门寒伤，经络凝坚。"[2]99

《脉经·平带下绝产无子亡血居经证》："师曰：带下有三门：一门胞门，二门龙门，三门玉门。已产属胞门，未产属龙门，未嫁女属玉门。"[3]82

《针灸甲乙经·腹自幽门挟巨阙两傍各半寸循冲脉下行至横骨凡二十一穴第二十》："气穴，一名胞门，一名子户，在四满下一寸，冲脉、足少阴之会，刺入一寸，灸五壮。"[4]28

《诸病源候论》四十九卷："肾为阴，主开闭，左为胞门，右为子户，主定月水，生子之道。胞门、子户，主子精，神气所出入，合于中黄门、玉门四边，主持关元，禁闭子精。"[5]182

《黄帝内经太素·任脉》："但中极之下，即是胞中，亦是胞门子户，是则任脉起处同也。"[6]149

《千金翼方·妇人》："妊胎不成，若堕胎腹痛，漏胞见赤，灸胞门五十壮，关元左边二寸是也。"[7]264

《幼幼新书·求子方论》："妇人绝嗣不生，胞门闭塞，灸关元三十壮报之。"[8]16

《妇人大全良方·崩中带下方论》："夫此病者，起于风气、寒热之所伤，或产后早起，不避风邪，风邪之气入于胞门；或中经脉，流传脏腑而发下血，名为带下。"[9]49

《仁斋直指方论·孕育备论》："然而胞门子户，又所以为精血之会，其于尺部二脉，尤有可验者焉。"[10]682

《医学入门·脏腑条分》："通二阴之间，前与膀胱下口于溲溺之处相并而出，乃是精气所泄之道也。若女子则子户胞门，亦自广肠之右，膀胱下口相并而受胎，故气精血脉脑，皆五脏之真，以是当知精血来有自矣。"[11]70

《本草纲目·人傀》："胞门子脏为奇恒之府，所以为生人之户，常理也。"[12]1205

《证治准绳·杂病》第二册："少阴脉沉而滑，沉则为在里，滑则为实，沉滑相搏，血结胞门，其瘕不泻，经络不通，名曰血分。但气分心下坚大而病发于上，血分血结胞门而病发于下。"[13]60

《济阴纲目·论带下五色因风邪入于胞门》："胞门子户即子宫，俗所谓儿肠也。"[15]32

《景岳全书》卷之三十九："胞门受伤，必致壅肿，所以亦若有块，而实非真块。"[14]825

《医学纲目·穴法下》："气穴二穴，一名胞门，一名子户，在四满下一寸，冲脉足少阴之会。"[16]140

《女科经纶·辨男女以左右气血论》："慎斋按：《难经》云肾有两，左为肾，右为命门；命门男子藏精，女子系胞。则知命门即胞门，而子宫属焉。"[17]85

《经络全书》："或又以命门为子户，则愈谬矣！子户在中极之旁，左亦名胞门，得毋以命门易心包之故而云然耶？可慨甚矣！丹田亦名曰命门，任脉所发也，为三焦之募，故命门专以配三焦。"[18]45

《冯氏锦囊秘录·受胎总论》："凡人自受胎于胞门，则手足十二经脉，其气血周流，俱以拥养胎元，岂有逐月分经，某经养某月之胎之理？马玄台已驳之矣，故不具载。"[19]453

《素圃医案·胎产治效》："以'藏府内景图'为证，妇人胞门子户居中，膀胱在前，直肠在后。"[20]70

《产孕集·辨孕》："乳为阴府，下通胞门，阴盛则结，各就其位，气血偏盛，则身有偏重，视其回首可知者，必慎护其重也。"[21]3

《王旭高临证医案·温邪门》："胞络者，乃胞门子户之胞，非心包络。"[22]16

《勉学堂针灸集成·经外奇穴》："胞门子户治子脏闭塞不受精，妊娠不成。若堕胎胞漏见赤，灸胞门五十壮。关元左边二寸，胞门是也。"[23]221

《理瀹骈文·续增略言》："妇人胎之所居曰子宫，亦曰胞门，亦曰丹田，在脐下三寸。"[24]335

《医方简义·产后阴挺》："胞门，即儿袋也。"[25]161

《中医辞海》："胞门：① 经穴别名。气穴……② 水道穴……又作胞门、子户。"[30]833

《中医基础理论》："胞门：又称子门。"[29]108

《中医药学名词》："胞门……即胞宫口。"[28]26

《基础理论与疾病》："子门……即子宫口。"[26]230

《中医基础理论术语》："胞门……子门……子宫口。"[27]24

《中医大辞典》："胞门：① 亦作子门，即子宫口……② 经穴别名。所指有二……即气穴……即水道穴。"[31]1281

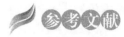 参考文献

[1] 未著撰人.灵枢经[M].何文彬，谭一松校注.北京：中国医药科技出版社，1998：271.

[2] [汉]张仲景述.[晋]王叔和集.金匮要略方论[M].李玉清，黄海量，吴晓青点校.北京：中国中医药出版社，2006：99.

[3] [晋]王叔和.脉经[M].北京：人民卫生出版社，1956：82.

[4] [晋]皇甫谧.针灸甲乙经[M].晓兰点校.沈阳：辽宁科学技术出版社，1997：28.

[5] [隋]巢元方.诸病源候论[M].黄作阵点校.沈阳：辽宁科学技术出版社，1997：182.

[6] [隋]杨上善.黄帝内经太素[M].北京：人民卫生出版社，1965：149.

[7] [唐]孙思邈.千金翼方[M].彭建中，魏嵩有点校.沈阳：辽宁科学技术出版社，1997：264.

[8] [宋]刘昉.幼幼新书[M].北京：人民卫生出版社，1987：16.

[9] [宋]陈自明.妇人大全良方[M].余瀛鳌，等点校.北京：人民卫生出版社，1992：49.

[10] [宋]杨士瀛.仁斋直指方论[M].福州：福建科学技术出版社，1989：682.

[11] [明]李梴.医学入门[M].金嫣莉，等校注.北京：中国中医药出版社，1995：70.

[12] [明]李时珍.本草纲目[M]//金陵版点校本.陈贵廷，等点校.北京：中医古籍出版社，1994：1205.

[13] [明]王肯堂.证治准绳精华本[M].北京：科学出版社，1998：60.

[14] [明]张介宾.景岳全书[M].孙玉信，朱平生校注.上海：第二军医大学出版社，2006：825.

[15] [明]武之望.济阴纲目[M].肖诗鹰，吴萍点校.沈阳：辽宁科学技术出版社，1997：32.

[16] [明]楼英.医学纲目[M].阿静，等校注.北京：中国中医药出版社，1996：140.

[17] [清]萧埙.女科经纶[M].陈丹华点注.南京：江苏科学技术出版社，1986：85.

[18] [明] 徐曾,等.经络全书[M].李生绍,等点校.北京：中医古籍出版社,1992：45.

[19] [清] 冯兆张.冯氏锦囊秘录[M].田思胜,等校注.北京：中国中医药出版社,1996：453.

[20] [清] 郑重光.素圃医案[M]//珍本医书集成：医案类.上海：上海科学技术出版社,1986：70.

[21] [清] 张曜孙.产孕集[M]//珍本医书集成：外科妇科儿科类.上海：上海科学技术出版社,1986：3.

[22] [清] 王旭高.王旭高临证医案[M].北京：人民卫生出版社,1987：16.

[23] [清] 廖润鸿.勉学堂针灸集成[M].沈爱学,包黎恩点校.北京：人民卫生出版社,1994：221.

[24] [清] 吴师机.理瀹骈文(注释本)[M].北京：人民卫生出版社,1984：335.

[25] [清] 王馥.医方简义[M]//珍本医书集成.上海：上海科学技术出版社,1985：161.

[26] 宋一伦,杨学智.基础理论与疾病[M]//曹洪欣,刘保延.中国中医药学术语集成.北京：中医古籍出版社,2005：19,230.

[27] 中华人民共和国国家质量监督检验检疫总局,中国国家标准化管理委员会.中医基础理论术语（GB/T 20348—2006）[M].北京：中国标准出版社,2006：24.

[28] 中医药学名词审定委员会.中医药学名词[M].北京：科学出版社,2005：26.

[29] 孙广仁.中医基础理论[M].北京：人民卫生出版社,2002：108.

[30] 袁钟,图娅,彭泽邦,等.中医辞海[M].北京：中国医药科技出版社.1999：833.

[31] 李经纬,余瀛鳌,蔡景峰,等.中医大辞典[M].2 版.北京：人民卫生出版社,2010：1281.

（唐学敏）

1 · 115

胞 宫

bāo gōng

一、规范名

【汉文名】胞宫。

【英文名】uterus。

【注释】奇恒之腑之一。位于小腹正中，膀胱之后，直肠之前，下口连接阴道，为女子发生月经和孕育胎儿的器官。

二、定名依据

"胞宫"作为女性内生殖器官的名称最早见于南宋齐仲甫的《女科百问》，此前相关术语的记载如"女子胞""子处""子宫""子藏""胞藏""儿生处""血脏""胎脏""宫脏""血胞""女子胞"等，但现在大部分已很少沿用。

作为女性孕育胎儿及定期产生月经的内生殖器官的命名，最早见于《黄帝内经素问·五脏别论》，称为"女子胞"。《内经》记载的"女子胞"虽与本术语概念相同，但在古代医书中就很少使用此名。由于中国语言文字的发音特点，以"胞宫"一词来组成病机表述用语、证候表述用语，不仅已经是习惯，而且在发音上远较"女子胞"一词更为上口，因此也更为易学、易记。而且"胞宫"一词更容易为现代人所理解接受，也更容易与其他学科进行交流。鉴于以上依据，选定"胞宫"作为正名。

南宋时期的专著《女科百问》首次提出"胞宫"一词，其后著作多有沿用。同是南宋的妇产专著《妇人大全良方》也使用"胞宫"一词。元代的《卫生宝鉴》，明清时期的《景岳全书》《金匮方歌括》《普济方》《胎产心法》《温病条辨》等，皆使用"胞宫"一名。这些著作均为历代很有影响的妇产科专著，对后世有较大影响。所以"胞宫"作为规范名便于达成共识，符合术语定名的约定俗成原则。

现代相关著作，如国家标准《中医基础理论术语》，现代有代表性的辞书类著作如《中医药常用名词术语辞典》和《中国大百科全书·中医学》等也以"胞宫"作为规范名记载均以"胞宫"

一词来表述这一器官。普通高等教育中医药类教材《中医妇科学》以及专著《今日中医妇科》均主张以"胞宫"作为这一器官的正名。这说明在中医妇科临床实践中"胞宫"作为正名已达成共识。

我国 2005 年出版的由全国科学技术名词审定委员会审定公布的《中医药学名词》已以"胞宫"作为规范名,所以"胞宫"作为规范名也符合术语定名的协调一致原则。

三、同义词

【又称】"女子胞"(《内经》);"子宫"(《神农本草经》)。

【曾称】"子处"(《内经》);"子藏"(《神农本草经》);"子脏"(《金匮要略》);"胞"《脉经》;"胞藏"(《诸病源候论》);"胞胎"(《经效产宝》);"儿生处"(《备急千金要方》);"血脏""胎脏""脏"(《太平圣惠方》);"血胞"(《医宗金鉴》);"胎宫"(《卫生家宝产科备要》)。

四、源流考释

胞宫的有关记载最早见于《内经》,《黄帝内经素问·五脏别论》:"脑髓骨脉胆女子胞,此六者地气之所生也,皆藏于天而象于地,故藏而不泻,名曰奇恒之腑。"[1]77"女子胞"即为胞宫相关术语的最早记载。《黄帝内经灵枢》里则称为"子处",该书"五色"篇曰:"面王以上者,小肠也;面王以下者,膀胱子处也。"[2]104

《神农本草经》并未引用"女子胞"一词,而是提出"子宫""子藏"等其他名词。如该书"紫石英"条曰:"紫石英,味甘,温,无毒,主治心腹咳逆、邪气,补不足,女子风寒在子宫,绝孕,十年无子,久服温中,轻身,延年。"[3]9 该书"槐实"条又曰:"槐实,味苦,寒。主五内邪气热,止涎唾,补绝伤,五痔,火创,妇人乳瘕,子藏急痛。"[3]39 此后,汉代张仲景《金匮要略·妇人妊娠病脉证并治》提出:"妇人怀娠六七月,脉弦发热,其胎愈胀,腹痛恶寒者,少腹如扇,所以然

者,子脏开故也。"[4]67 晋代王叔和《脉经·平带下绝产无子亡血居经证》提出:"肥人脉细,胞有寒,故令少子。其色黄者,胸上有寒。"[5]616

隋唐时期,相关的称谓仍然比较多,仅在隋代巢元方《诸病源候论》一书中就有子宫、子脏、胞脏等不同名称。如"无子候"篇曰:"妇人挟疾无子,皆由劳伤血气,冷热不调,而受风寒客于子宫,致使胞内生病。"[6]416"子脏冷无子候"篇又曰:"子脏冷无子候,由将摄失宜,饮食不节,或劳伤过度,致风冷之气乘其经血结于子脏,子脏则冷,故无子。"[6]418"胎痿燥候"篇则曰:"胎之在胞,血气资养,若血气虚损,胞脏冷者,胎则翳燥痿伏不长。"[6]453 而"妊娠胎间水气子满体肿候"篇则提出:"然妊娠临将产之月而脚微肿者,其产易。所以尔者,胞藏水血俱多,故令易产,而水乘于外,故微肿,但须将产之月耳。"[6]442 在《外台秘要》[7]922 及日本丹波元康赖《医心方》[8]433 所收录的许多魏晋隋唐医书中也同样引用"子脏""子宫""胞"等多种名称。唐代孙思邈《备急千金要方》卷三则记载为:"栀子汤治产后儿生处空,流血不尽,小腹绞痛方。"[9]47 在现存最早的产科专著《经效产宝》中还提道:"热毒之气,侵损胞胎,遂有堕胎漏血。"[10]16 但现存隋唐医书的共同特点是没有使用"女子胞"一名。

宋金元时期,是中医妇产科学飞跃发展的关键时期,此期不仅官定医学分科中出现了妇产专科,而且还出现了一批妇产科专著。较早出现的产科专著,如朱瑞章《卫生家宝产科备要》提出:"因胎肥流饮不化,注入胎宫,与血相搏,子不安静,故气不上升及胎触心络,遂有胎痫之证。"[11]64 然而"胎宫"一名,后世也很少使用。在胞宫的名称上,还有"血脏""胎脏""宫脏"(《太平惠民和剂局方》[12]21,35,134)"胞脏""子宫"(《圣济总录》[13]2524,2545)"子脏"(《太平圣惠方》[14]2337)几种名称并存的情况,甚至尚有同一书中以上名称并用的现象。如宋代陈师文《太平惠民和剂局方》[12]21,35,134 卷五中就记载了"血脏""胎脏""宫脏",《圣济总录》[13]2524,2545 卷一百

五十五记载"胞脏",而在该书卷一百五十三则记载为"子宫"。此外,这一时期还出现了"子脏"的记载,如《太平圣惠方》:"夫妇人胞络劳伤,子脏虚损,风冷客之,冷乘于阴,故令冷也。"[14]2337 至南宋出现了第一部包括经带胎产全部妇产科内容的专著齐仲甫的《女科百问》,如该书记载:"时气温病皆能损胎者何也?答曰……黄龙汤……治妊娠瘟疾,寒热头痛,嘿嘿不欲饮食,胁下痛,呕逆痰气,及产后伤风,热入胞宫,寒热如疟。"[15]58 这部书中,首次提出了"胞宫"一词。不久,同是南宋的陈自明《妇人大全良方》[16]378 也使用"胞宫"一词,因同样是用在妇人妊娠温病方之黄龙汤方证中,可看作是对《女科百问》一书的引用。元代罗天益《卫生宝鉴》卷十八:"黄龙汤……治妊娠伤寒,壮热头疼,嘿嘿不欲饮食,胁下痛,呕逆痰气,及产后伤风,热入胞宫,寒热如疟,并经水适来适断,病后劳伤,余热未除。"[17]210 元代朱震亨《格致余论》中则首次把子宫解释为:"阴阳交媾,胎孕乃凝,所藏之处,名曰子宫。"[18]927

明清时期的医学著作中,同样可以看到以上几种名称并存的情况。如清代吴谦《医宗金鉴·妇科心法要诀》中记载:"带下证治……邪入胞中吴茱萸,赤粘连栀青防栀,白主益气黑六味,黄淡六君或归脾。注:带下因六淫之邪入于胞中,宜吴茱萸汤。"[19]543 "妇人不孕不子之故伤任冲,不调带下经漏崩,或因积血胞寒热,痰热脂膜病子宫。"[19]531 "《经》曰:女子一七而肾气盛,谓肾间动气盛也。二七而天癸至,谓天癸水中之动气,至于女子胞中也。"[19]531 而清代沈金鳌的《妇科玉尺·求嗣》中则曰:"痰气盛者必肥妇也,毋论身肥,则下体过胖,子宫缩入,难以受精……肾水亏者,子宫燥涸,禾苗无雨露之濡,亦成萎黄,必有堕胎之患……膀胱与胞胎相近,倘气化不行,则水湿之气必且渗胞胎而不能受孕。"[20]10 然而"胞宫"一词的概念却更加明确了。如明代朱橚《普济方》卷三百三十二:"盖肝乃血之府库,肝既受病,经候愆期,或多或少,或

闭断不通,胞宫埋塞,随其虚实而生病焉。"[21]392 明末张景岳《景岳全书·妇人规》:"淫浊与带下不同者,盖白带出于胞宫,精之余也;淫浊出于膀胱,水之浊也。"[22]677 清代陈修园《金匮方歌括》卷六:"肾气丸……温经暖肾整胞宫,丹泽苓三地八融,四两薯桂附一。"[23]277 清代阎纯玺撰《胎产心法》卷上:"凡妇人怀孕,其血留气聚,胞宫内实,故尺阴之脉必滑数,此必然之理也。"[24]169 清代吴鞠通《温病条辨·解产难》:"胞宫之脉上系于心胞,产后心气十有九虚,故产后补心气亦大扼要。"[25]185 值得注意的是,在明清妇产科医著中,同样极少使用"女子胞"一名。

现代有关著作虽仍有以"女子胞"为正名者,如《中医基础理论》[26]78《中国医学百科全书·中医学》[27]314,但大部分沿用《女科百问》的记载,以"胞宫"作为规范名,如《中医药学名词》[28]135《中医基础理论术语》[29]23、普通高等教育中医药类教材《中医妇科学》[30]10 及《中国大百科全书·中国传统医学》[31]291《中医药常用名词术语辞典》[32]277《中医大辞典》[33]1281 等,说明现代著作以"胞宫"为规范名已达成共识。

总之,"胞宫""女子胞""子宫""子处""子藏""子脏""胞""胞藏""胞胎""儿生处""血脏""胎脏""脏""血胞""胎宫"均为女性生殖器的名称,但现在多以"胞宫"为正名,以"女子胞""子宫"为又称,而"子处""子藏""子脏""胞""胞藏""胞胎""儿生处""血脏""胎脏""脏""血胞""胎宫"现在已很少使用,故应作为本词的曾称。[34]40,41

五、文献辑录

《黄帝内经灵枢·五色》:"面王以上者。小肠也。面王以下者。膀胱子处也。"[2]104

《黄帝内经素问·五脏别论》:"脑髓骨脉胆女子胞,此六者地气之所生也,皆藏于天而象于地,故藏而不泻,名曰奇恒之腑。"[1]77

《神农本草经·紫石英》:"紫石英,味甘,温,无毒,治心乃咳逆,邪气,补不足,女子风寒在子宫,绝孕,十年无子,久服温中,轻身,延年。"[3]9

"槐实"："槐实,味苦,寒。主五内邪气热,止涎唾,补绝伤,五痔,火创,妇人乳瘕,子藏急痛。生平泽。"[3]39

《金匮要略·妇人妊娠病脉证并治》："妇人怀娠六七月,脉弦发热,其胎愈胀,腹痛恶寒者,少腹如扇,所以然者,子脏开故也。"[4]67

《脉经·平带下绝产无子亡血居经证》："肥人脉细,胞有寒,故令少子。其色黄者,胸上有寒。"[5]616

《诸病源候论·无子候》："妇人挟疾无子,皆由劳伤血气,冷热不调,而受风寒客于子宫,致使胞内生病。"[6]416"子脏冷无子候,由将摄失宜,饮食不节,或劳伤过度,致风冷之气乘其经血结于子脏,子脏则冷,故无子。"[6]418

"妊娠胎间水气子满体肿候"："然妊娠临将产之月而脚微肿者,其产易。所以尔者,胞藏水血俱多,故令易产,而水乘于外,故微肿,但须将产之月耳。"[6]442

"胎痿燥候"："胎之在胞,血气资养,若血气虚损,胞脏冷者,胎则翳燥痿伏不长。"[6]453

《外台秘要》卷三十三："茱萸丸疗妇人阴寒,十年无子方……绵裹导子肠中,日再易,无所下,但开子脏,令阴温有子也。"[7]907《经心录》紫石门冬丸主风冷在子宫,有子常落。"[7]922

卷三十四："妇人之胞,三焦之府。"[7]960

《医心方》卷二十一："《僧深方》：治妇人子脏挺出,蛇床洗方。"[8]433

卷二十三："《广济方》：疗产后子脏挺出数寸痛方。"[8]479

《备急千金要方》卷三："栀子汤治产后儿生处空,流血不尽,小腹绞痛方。"[9]47

《经效产宝·妊娠伤寒热病防损胎方论》："热毒之气,侵损胞胎,遂有堕胎漏血。"[10]16

《卫生家宝产科备要》卷四："夺命褐散子……有三四妇人皆患此证,寸口脉伏,自关而下脉弦,盖伏者气不上升,弦者有饮在内,此必因胎肥,流饮不化,注入胎宫,与血相搏,子不安静,故气不上升,乃胎触心络,遂有胎痫之证,先

是医者用安胎养血之药未效,遂以此药。"[11]64

《太平惠民和剂局方》卷五："茴香丸……妇人血脏虚冷,食减少力,肢体疼痛,并宜服之。久服补虚损,除风冷,壮筋骨,明耳目。"[12]21"张走马玉霜丸……如妇人宫脏冷,月水不调,赤白带漏,久无子息,面生玩候,发退不生,肌肉干黄,容无光泽,并宜服此药。"[12]134"四神丹……治百病,补五脏,远疫疠,却岚瘴,除尸疰蛊毒,辟鬼魅邪气。妇人百病,胎脏久冷,绝孕无子,赤白带下,月候不调,服诸药久不瘥,悉皆主之。"[12]135

《圣济总录》卷一百五十三："治妇人子宫虚冷,胎孕不成,或经水不调,血气积冷。朴消荡胞汤方。"[13]2545

卷一百五十五："治妊娠胎萎燥,过时未产,滋气血,益胞脏,熟干地黄汤方。"[13]2524

《太平圣惠方》卷七十三："夫妇人胞络劳伤,子脏虚损,风冷客之,冷乘于阴,故令冷也。"[14]2337

《女科百问·第六十二问》："时气温病皆能损胎者何也？答曰……黄龙汤……治妊娠瘟疾,寒热头痛,嘿嘿不欲饮食,胁下痛,呕逆痰气,及产后伤风,热入胞宫,寒热如疟。"[15]58

《妇人大全良方》卷十三："妊妇寒热头疼,嘿嘿不饮食,胁下痛,呕逆痰气；及产后伤风,热入胞宫,寒热如疟；并经水适来适断,病后劳复,余热不解。宜服黄龙汤。"[16]378

《卫生宝鉴》卷十八："黄龙汤……治妊娠伤寒,壮热头疼,嘿嘿不欲饮食,胁下痛,呕逆痰气,及产后伤风,热入胞宫,寒热如疟,并经水适来适断,病后劳伤,余热未除。"[17]210

《格致余论·受胎论》："阴阳交媾,胎孕乃凝,所藏之外,名曰子宫。"[18]927

《医宗金鉴·妇科心法要诀》："妇人不孕……不子之故伤任冲,不调带下经漏崩,或因积血胞寒热,痰热脂膜病子宫。"[19]531《经》曰：女子一七而肾气盛,谓肾间动气盛也。二七而天癸至,谓天癸水中之动气,至于女子胞中也。""带下证治……邪入胞中吴茱萸,赤粘连栀青防栀,

白主益气黑六味,黄淡六君或归脾。注:带下因六淫之邪入于胞中,宜吴茱萸汤。"[19]543

《妇科玉尺·求嗣》:"痰气盛者必肥妇也,毋论身肥,则下体过胖,子宫缩入,难以受精……肾水亏者,子宫燥涸,禾苗无雨露之濡,亦成萎黄,必有堕胎之患……膀胱与胞胎相近,倘气化不行,则水湿之气必且渗胞胎而不能受孕。"[20]10

《普济方》卷三百三十二:"盖肝乃血之府库,肝既受病,经候愆期,或多或少,或闭断不通,胞宫埋塞,随其虚实而生病焉。"[21]392

《景岳全书·妇人规》:"淫浊与带下不同者,盖白带出于胞宫,精之余也;淫浊出于膀胱,水之浊也……妇人久藏宿痕,脾肾必亏,邪正相搏,牢固不动,气联子脏则不孕。"[22]677

《金匮方歌括》卷六:"肾气丸……温经暖肾整胞宫。丹泽苓三地八融。四两萸薯桂附一。"[23]277

《胎产心法》卷上:"凡妇人怀孕,其血留气聚,胞宫内实,故尺阴之脉必滑数,此必然之理也。"[24]169

《温病条辨·解产难》:"胞宫之脉上系于心胞,产后心气十有九虚,故产后补心气亦大扼要。"[25]185

《中国大百科全书·中国传统医学》:"女子胞,位于女性小腹中,定期产生月经和孕育胎儿。又称胞宫或子宫,属奇恒之腑。"[31]291

《中医基础理论》:"女子胞,又称胞宫,即子宫,是女子发生月经和孕育胎儿的器官。"[26]78

《中国医学百科全书·中医学》:"女子胞亦名胞宫,即子宫,位于小腹中,有孕育胎儿和定期产生月经的作用。"[27]314

《中医药常用名词术语辞典》:"胞宫是女性的内生殖器官。其解剖范围除子宫实体之外,还包括两侧的附件(输卵管、卵巢)。有行经和孕育胎儿的功能。"[32]277

《中医大辞典》:"胞宫……见《妇人大全良方》卷十四。亦名子宫、子脏、子处、女子胞、胞

脏、血脏。是妇女排出月经和孕育胎儿的器官,属奇恒之府。位于带脉之下,小腹之中,前有膀胱,后有直肠,下口连接阴道,在脏腑与天癸、冲、任、督、带共同作用之下,完成其生理功能。"[33]1281,1282

《中医药学名词》:"胞宫……又称'子宫''女子胞'。奇恒之腑之一。位于小腹正中,膀胱之后,直肠之前,下口连接阴道,为女子发生月经和孕育胎儿的器官。"[28]135

《中医基础理论术语》:"胞宫……女子胞……属奇恒之腑。女性内生殖器官的总称。"[29]23

《中医妇科学》:"胞宫,又名女子胞、子处、子宫、子脏、血室、胞室等,是女性的重要内生殖脏器。"[30]10

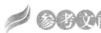 参考文献

[1] 未著撰人.黄帝内经素问[M].北京:人民卫生出版社,1963:77.

[2] 未著撰人.黄帝内经灵枢[M].北京:人民卫生出版社,2011:104.

[3] 未著撰人.神农本草经[M].[清]孙星衍,孙冯翼辑本.北京:人民卫生出版社,1963:9,39.

[4] [汉]张仲景.金匮要略方论[M].北京:人民卫生出版社,1963:67.

[5] [晋]王叔和.脉经校释[M].福州市人民医院校注.北京:人民卫生出版社,1984:616.

[6] [隋]巢元方.诸病源候论[M].北京:人民军医出版社,2006:416,418,453,442.

[7] [唐]王焘.外台秘要[M].北京:人民卫生出版社,1955:907,922,960.

[8] [日本]丹波康赖.医心方[M].北京:华夏出版社,1996:479,433.

[9] [唐]孙思邈.备急千金要方[M].北京:人民卫生出版社,1982:47.

[10] [唐]昝殷.经效产宝[M].上海:大东书局,1937:16.

[11] [宋]朱瑞章.卫生家宝产科备要[M].[宋]徐安国整理,杨金萍点校.上海:上海科学技术出版社,2003:64.

[12] [宋]陈师文.太平惠民和剂局方[M].北京:人民卫生出版社,2012:21,134,135.

[13] [宋]赵佶.圣济总录[M].北京:人民卫生出版社,1982:2524,2545.

[14] [宋]王怀隐.太平圣惠方[M].北京:人民卫生出版社,1958:2337.

[15] [南宋]齐仲甫著.女科百问[M].宋咏梅,宋昌红点校.天津:天津科学技术出版社,1999:58.

[16] [南宋]陈自明.妇人良方校注补遗[M].[明]薛己校注,熊宗立补遗.上海:上海科学技术出版社,1991:378.

[17] [元]罗天益.卫生宝鉴[M].北京:中国医药科技出版社,2011:210.

[18] [元]朱震亨.格致余论[M]//刘河间,等.金元四大家医学全书.天津科学技术出版社,1994:927.

[19] [清]吴谦.医宗金鉴[M].北京:中国医古籍出版社,1995:531,543.

[20] [清]沈金鳌.妇科玉尺[M].北京:中国医古籍出版社,1996:10.

[21] [明]朱橚.普济方[M].北京:人民卫生出版社,1959:392.

[22] [明]张景岳.景岳全书[M].上海:上海科学技术出版社,1959:677.

[23] [清]吕翠霞,蔡群.金匮方歌括白话解[M].北京:中国医药科技出版社,2012:277.

[24] [清]阎纯玺.胎产心法[M].北京:人民卫生出版社,1988:169,172.

[25] [清]吴鞠通.温病条辨[M].北京:人民卫生出版社,2005:185.

[26] 吴敦序.中医基础理论[M].上海:上海科学技术出版社,1995:78.

[27] 《中医学》编辑委员会.中医学[M]//钱信忠.中国医学百科全书.上海:上海科学技术出版社,1997:314.

[28] 中医药学名词审定委员会.中医药学名词[M].北京:科学出版社,2005:135.

[29] 中华人民共和国质量监督检验检疫总局,中国国家标准化管理委员会.中医基础理论术语(GB/T 20348—2006)[M].北京:中国标准出版社,2006:23.

[30] 马宝璋,齐聪.中医妇科学[M].北京:中国中医药出版社,2012:10.

[31] 施奠邦.传统医学卷[M]//胡乔木.中国大百科全书.北京:中国大百科全书出版社,1992:291.

[32] 李振吉.中医药常用名词术语辞典[M].北京:中国中医药出版社,2001:277.

[33] 李经纬,余瀛鳌,蔡景峰,等.中医大辞典[M].北京:人民卫生出版社,2004:1281,1282.

[34] 张志斌.关于"胞宫"名词选定的讨论[J].科技术语研究,2005:40,41.

（范中华　王梦婷　秦彩英）

脉

mài

一、规范名

【汉文名】 脉。

【英文名】 vessel。

【注释】 奇恒之腑之一,即血脉,为气血运行的通道。

二、定名依据

"脉"的概念雏形最早见于甲骨文中,而其作为奇恒之腑之一则出现于战国至秦汉时期的医学著作《内经》中,且该书尚有相关术语"脉道""血脉"。"脉道"与此后《脉义简摩》中出现的"脉管",两者虽与本术语概念相类似,但是仅局限于本术语的形态,并未确切的反映本术语的内涵。

自《内经》提出"脉"之名,其后历代的著作多有沿用,如唐代《新修本草》《备急千金要方》,宋代《三因极一病证方论》《仁斋直指方论》,元代《丹溪心法》《格致余论》《难经本义》,明代《普济方》《本草纲目》《医贯》,清代《医灯续焰》《黄帝素问直解》《冯氏锦囊秘录》《灵枢悬解》《灵素节注类编》等。这些著作均为历代的重要著作,对后世有较大影响。所以"脉"作为规范名便于达成共识,符合术语定名的约定俗成原则。

现代相关著作,如国标《中医基础理论术

语》,相关工具书《中医大辞典》《中医辞海》《中医药常用名词术语辞典》《中国医学百科全书·中医学》,以及全国高等中医药院校规划教材《中医基础理论》等均以"脉"作为规范名。同时,已经广泛应用于中医药学文献标引和检索的《中国中医药学主题词表》也以"脉"作为正式主题词,这些均说明"脉"作为规范名已成为共识。

我国 2005 年出版的由全国科学技术名词审定委员会审定公布的《中医药学名词》已以"脉"作为规范名所以"脉"作为规范名也符合术语定名的协调一致原则。

三、同义词

【又称】"血脉"(《内经》)。

【曾称】"脉道"(《内经》);"脉管"(《脉义简摩》)。

四、源流考释

"脉"字的发展是从"永"到"辰",再到"衇""衇""脈""脉"。古时"永"与"辰"是同形字。"脉"是由"辰"加注意符而形成的。[1]88 在《说文解字·辰部》对"辰"的解释为:"水之衺流别也。从反永。"[2]570 可见"辰"是由自然界取象而来的。对"衇"的解释为:"血理分衺行體中者。从辰从血。脈,衇或从肉。衇,籀文。莫获切。"[2]570 随着古人对人体结构的认识和医学的发展"脉"的含义更加丰富。在战国初期左丘明的《国语》中有这样的记载:"古者,太史顺时覛(覛音觅)土,阳瘅愤盈,土气震发,农祥晨正,日月底于天庙,土乃脉发……自今至于初吉,阳气俱蒸,土膏其动。弗震弗渝,脉其满眚,谷乃不殖。"[3]10 阐释自然界季候对农事的影响,这里讲的"脉"与人体的"脉"尚无内在联系。但在中国传统文化认知中,人们很自然地将"地脉"与其他社会环境、人体自身进行类比想象,进而引申"脉"为"人体之脉"像一条条分叉的河流,是遍布体内的血液通路。其后在马王堆出土的医学

典籍《足臂十一脉灸经》中记载:"揗温(脉)如三参春,不过三日死。温(脉)绝如食顷,不过三日死。"[4]14 此处的"揗温"即指"切脉",这也是关于脉诊的最早记载。

战国至秦汉时代的医学著作《内经》中,对"脉"的概念有了明确的解释。如《黄帝内经灵枢·决气》曰:"何谓脉? 岐伯曰:壅遏营气,令无所避,是谓脉。"[5]115 此处指出脉是气所运行的通道。《黄帝内经素问·脉要精微论》记载:"夫脉者,血之府也。"[6]9《黄帝内经素问·宣明五气》曰:"心主脉。"[6]47 指出脉是血液聚集之处,并且储藏血液的脉是由心主管。同时,该书也记载了本词的别称"脉道""血脉",如《黄帝内经灵枢·经脉》:"谷入于胃,脉道以通,血气乃行。"[5]48 明确提出血气的运行,有赖于脉道的通利。《黄帝内经灵枢·贼风》:"夫子言贼风邪气伤人也,令人病焉……此皆尝有所伤于湿气,藏于血脉之中,分肉之间,久留而不去。"[5]180 指出"贼风邪气"久藏于"血脉"而伤人。

其后的相关著作有的称之为"血脉",如《神农本草经》中记载"空青"时曰:"明目,利九窍,通血脉,养精神。"[7]14 这里的"血脉"即指血液运行的通道。梁代陶弘景《本草经集注·玉石三品》:"玉泉……益气,利血脉,治妇人带下十二病,除气癃,明耳目。"[8]127 晋代葛洪《肘后备急方》卷六:"今醫家洗眼汤……凡眼目之病,皆以血脉凝滞使然,故以行血药,合黄连治之。血得热即行,故乘热洗之。用者无不神效。"[9]132 有的称之为"脉",如唐代苏敬等撰《新修本草》卷十二曰:"牡桂……味辛,温,无毒。主上气咳逆,结气,喉痹,吐吸,心痛,胁风,胁痛,温筋通脉,止烦出汗,利关节,补中益气,久服通神,轻身、不老。"[10]304 唐代孙思邈《备急千金要方》:"夫眼睑动,口唇动,偏喎,皆风入脉,故须急服小续命汤。将八风散,摩神明白膏,丹参膏,亦依经针灸之。"[11]143 有的称之为"脉道",如汉代张仲景《伤寒论·平脉法》:"谷入于胃,脉道乃行,而入于经,其血乃成。"[12]13 唐代杨上善《黄

帝内经太素》卷九记载："肺气循手太阴脉道下手至手指端,还肺之时,为从本脉而还?为别有脉道还也?吾不知端极之也。"[13]129 此处"脉道"皆指血液运行的通道。

宋元时期大多著作记载本术语仍沿用《内经》的记载,如唐慎微《证类本草》[14]53、李杲《脾胃论》[15]51、张子和《儒门事亲》[16]49 等称之为"血脉";朱肱《类证活人书》[17]67、刘完素《黄帝素问宣明论方》[18]46 等称之为"脉道";陈无择《三因极一病证方论》[19]6、杨士瀛《仁斋直指方论》[20]205、朱丹溪《丹溪心法》[21]211《格致余论》[22]10、滑寿《难经本义》[23]2 等称之为"脉"。此时期"脉"的含义并未发生太大的变化。

明清时期记载本术语除沿用以前著作的相关记载,称之为"脉"(《普济方》[24]14《本草纲目》[25]362《医贯》[26]104《医宗必读》[27]55《医灯续焰》[28]1《黄帝素问直解》[29]118《冯氏锦囊秘录》[30]235《灵枢悬解》[31]141《灵素节注类编》[32]175);"脉道"(《类经》[33]54《医灯续焰》[28]13《医门法律》[34]215《杂病源流犀烛》[35]142);"血脉"(《本草纲目》[25]419《景岳全书》[36]523《黄帝素问直解》[29]94《冯氏锦囊秘录》[30]342《血证论》[37]73)外,尚出现了本词的又称"脉管",如清代周学海《脉义简摩》卷四曰:"夫脉体何以短也?脉之动者,气也,气充满于脉管之中,则首尾齐起齐落,故形见长。"[38]90 清代叶霖《难经正义》卷二记载:"其膜分内外二层,外层厚而坚密,上裹总回管脉管,下与膈膜之上层相黏,内层外连于外层,内黏于心,其脉与膈之脉管,肺之气食两管,而通贯于脑筋。"[39]44 清代涂蔚生《推拿抉微》:"其脉浮者,以卫气行于脉管之外,虽为寒气外束,而尚欲鼓动外出也。"[40]30 这时期"脉管"比"脉"的含义更加具象,人们的认识更加具体。

同时,对脉的概念认识更加明确,如清代唐宗海在其《中西汇通医经精义》卷上记载:"西医名管,而《内经》则名为脉,《内经》云:营行脉中。营周于身,心之合脉也,即是西医之说矣。但西医不能分别各脏,各有经脉,只将众脉管,皆属于心。而不知手少阴心又有专属之脉也。"[41]32 明确指出了西医之脉与中医之脉的区别。

现代相关著作均沿用《内经》的记载以"脉"作为本词正名,如《中医药学名词》[42]26、国标《中医基础理论术语》[43]23《中医大辞典》[44]1284《中国医学百科全书·中医学》[45]314《中医辞海》[46]836《中医药常用名词术语辞典》[47]279《中国中医药学主题词表》[48]566《中医基础理论》(孙广仁)[49]105 等。须指出的是,古代著作记载的"脉"有时指脉象,如《灵枢·邪气脏腑病形》:"按其脉,知其病。"[5]除此之外,还有"切脉""诊脉"之义,应注意区别。

总之,"脉"最早的概念雏形见于甲骨文中,将"脉"与人体相联系则在马王堆出土的《足臂十一脉灸经》出现,至《内经》时期关于"脉"的概念才算逐步完善。其后历代医家对"脉"的概念一直与《内经》的保持一致,直至清代周学海《脉义简摩》中又出现了本词的又称"脉管",使"脉"的概念更加具象。

五、文献辑录

《说文解字》卷二十二:"辰……水之衺流别也。从反永……衇……血理分衺行體中者。从辰从血。脈,衇或从肉。衇,籀文。莫獲切。"[2]570

《国语》:"古者,太史顺时覛(覛音覛)土,阳瘅愤盈,土气震发,农祥晨正,日月底于天庙,土乃脉发……自今至于初吉,阳气俱蒸,土膏其动。弗震弗渝,脉其满眚,谷乃不殖。"[3]10

《足臂十一脉灸经》:"揗温(脉)如三参舂,不过三日死。温(脉)绝如食顷,不过三日死。烦心,有(又)腹张(胀),死、不得臥,有(又)烦心,死。唐(溏)[泄]恒出,死。三阴病杂以阳病,可治。阳病北(背)如流汤,死。阳病折骨绝筋而无阴病,不死。"[4]14

《黄帝内经灵枢·邪气藏府病形》:"按其脉,知其病。"[5]18

"经脉":"人始生,先成精,精成而脑髓生,骨为干,脉为营,筋为刚,肉为墙,皮肤坚而毛发长，谷入于胃，脉道以通，血气乃行。"[5]48

"决气"："何谓脉？岐伯曰：壅遏营气，令无所避，是谓脉。"[5]115

"贼风"："黄帝曰：夫子言贼风邪气伤人也，令人病焉，今有其不离屏蔽，不出室穴之中，卒然病者，非不离贼风邪气，其故何也？岐伯曰：此皆尝有所伤于湿气，藏于血脉之中，分肉之间，久留而不去。"[5]180

《黄帝内经素问·脉要精微论》："夫脉者，血之府也，长则气治，短则气病，数则烦心，大则病进……"[6]9

"宣明五气"："心主脉。"[6]47

《神农本草经》："空青……味甘，寒。主眚盲耳聋。明目，利九窍，通血脉，养精神。"[7]14

《伤寒论·平脉法》："寸口脉微而缓，微者卫气疏，疏则其肤空；缓者胃气实，实则谷消而水化也。谷入于胃，脉道乃行，而入于经，其血乃成。荣盛，则其肤必疏，三焦绝经，名曰血崩。"[12]13

《本草经集注·玉石三品》："玉泉……主治五脏百病，柔筋强骨，安魂魄，长肌肉，益气，利血脉，治妇人带下十二病，除气癃，明耳目。"[8]127

《肘后备急方》卷六："今翳家洗眼汤……凡眼目之病，皆以血脉凝滞使然，故以行血药，合黄连治之。血得热即行，故乘热洗之。用者无不神效。"[9]132

《新修本草》卷十二："牡桂……味辛，温，无毒。主上气咳逆，结气，喉痹，吐吸，心痛，胁风，胁痛，温筋通脉，止烦出汗，利关节，补中益气，久服通神，轻身、不老。"[10]304

《备急千金要方》卷八："夫眼睭动，口唇动，偏㖞，皆风入脉，故须急服小续命汤。将八风散，摩神明白膏，丹参膏，亦依经针灸之。"[11]143

《黄帝内经太素》卷九："肺气循手太阴脉道下手至手指端，还肺之时，为从本脉而还？为别有脉道还也？吾不知端极之也。"[13]129

《证类本草》卷三："丹砂……味甘，微寒，无毒。主身体五脏百病，养精神，安魂魄，益气明目，通血脉，止烦满，消渴，益精神，悦泽人面，杀

精魅邪恶鬼，除中恶、腹痛、毒气、疥瘘、诸疮。久服通神明不老，轻身神仙，能化为汞。"[14]53

《类证活人书》卷九："恶寒家，慎不可过当覆衣被及近火气，寒热相搏，脉道沉伏，愈令病人寒不可遏。"[17]67

《黄帝素问宣明论方》卷四："蓄热寒战，表之阳和，正气与邪热并蓄于里，脉道不行，故身冷脉绝，寒战而反烦渴也。"[18]46

《三因极一病证方论》卷一："人之脉者，乃血之隧道也，非气使则不能行，故血为脉，气为息，脉息之名，自是而分。"[19]6

《仁斋直指方论》卷六："营者，血也；脉者，血之府，神之所居也；卫者，元气七神之别名，卫护周身，在于皮毛之间也。"[20]205

《脾胃论》卷下："胃虚则胆及小肠温热生长之气俱不足，伏留于有形血脉之中，为热病，为中风，其为病不可胜纪，青、赤、黄、白、黑五脏皆滞。"[15]51

《儒门事亲》卷五："夫乳痈发痛者，亦生于心也，俗呼曰吹乳是也。吹者，风也。风热结薄于乳房之间，血脉凝注，久而不散，溃腐为脓也。"[16]49

《丹溪心法》卷四："又有耳触风邪，与气相搏，其声嘈嘈，眼见光，为之虚聋。热气乘虚随脉入耳，聚热不散浓汁出，为之脓耳。"[21]211

《格致余论·慈幼论》："至于乳子之母，尤宜谨节。饮食下咽，乳汁便通。情欲动中，乳脉便应。病气到乳，汁必凝滞。儿得此乳，疾病立至。"[22]10

《难经本义》卷上："寸口，谓气口也，居手太阴鱼际却行一寸之分。气口之下曰关曰尺云者，皆手太阴所历之处。而手太阴又为百脉流注朝会之始也。"[23]2

《普济方》卷一："人之一身，所以得全其性命者，气与血也。盖气取诸阳，血取诸阴，血何以为荣，荣行脉中，滋荣之义也，气何以为卫，卫行脉外，护卫之义也。"[24]14

《本草纲目·草部》："成无己曰：脉者血之

府,诸血皆属心。"[25]362 "旋复乃手太阴肺、手阳明大肠药也。所治诸病,其功只在行水、下气、通血脉尔。李卫公言:嗅其花能损目。唐慎微《本草》误以旋花根方收附此下,今改正之。"[25]419

《类经》卷四:"经络为病,身必痛痹,甚则血气不行,故脉道凝涩也。脉道虽有郁陈而血不结者,则其势而予治之。"[33]54

《景岳全书》卷四十三:"干黑不起而倒陷者,当分五证:一则内虚而阳气不能外达……三则外感风寒,肌窍闭塞,血脉不行,必身痛,或四肢微厥,斑点不长,或变紫黑如瘾疹者,此倒伏也,宜温肌散表,用桂枝葛根汤加麻黄、蝉蜕,或紫草饮,外用胡荽酒喷之,但令温散寒邪,使热气得行,则痘自长矣。"[36]523

《医贯》卷四:"目者血气之宗也,故脾虚则五脏之精气。皆失所司,不能归明于目矣,况胃气下陷于肾肝,名曰重强,相火挟心火而妄行,百脉沸腾,血脉逆上而目病矣。"[26]104

《医灯续焰》卷一:"脉乃血泒,气血之先,血之隧道,气息应焉。"[28]1 "大惊卒恐,则血气分离,阴阳破散,经脉厥绝,脉道不通。"[28]13

《医门法律》卷五:"脉道为留饮所膈,伏而不行,其证欲下利,利反快,似乎留饮欲去,然虽欲去不能去也。"[34]215

《黄帝素问直解》卷二:"水谷入胃,脉道乃行,故胃者水谷之海,乃六腑之大源也。是以五脏六腑之气味,始则五味入口,藏于胃,继则脾气转输,气味皆出于胃,循经脉而变见于气口,脉道之行,本于胃之气味,由下而上,故五脏之气入鼻,从心而肺,故曰藏于心肺,如心肺有病,而鼻窍为之不利也。"[29]94 "夫脉者,血之府也,长则气治,短则气病,数则烦心,大则病进,上盛则气高,下盛则气胀,代则气衰,细则气少,涩则心痛,浑浑革至如涌泉,病进而色弊,绵绵其去如弦绝,死。所谓切脉动静者,以脉主气,而为血之府也。"[29]118

《冯氏锦囊秘录》卷八:"筋脉束骨,何处无之,脉皆起于手足指端,故十二经皆以手足名

之,脉为血之隧道,荣则和柔,亏则不遂,热则弛纵,寒则拘挛,故《准绳》曰:凡风痹偏枯,未有不因真气不周而病者,治之不用黄芪为君,人参归芍为臣,防风桂枝勾藤为佐,而徒以乌附羌独,涸荣而耗卫者,未之能愈也。"[30]235

卷十二:"若三脉虚则痰涩乘虚,闭塞其脉道,而舌不能转运言语也。"[30]342

《灵枢悬解》卷六:"脉者,血之府也,咸注于脉则血气走之,得咸而凝,血凝则胃汁注之,注之则胃中汁竭,汁竭则咽路焦涸,故舌本干燥而善渴。"[31]141

《杂病源流犀烛》卷九:"癫痫者,痰邪逆上也,痰邪逆上,则头中气乱,头中气乱,则脉道闭塞,孔窍不通,故耳不闻声,不识人,而昏眩仆倒也。"[35]142

《灵素节注类编·诊脉察色观形》:"夫脉者,血之府也……卫行脉外而主气,营行脉中而主血,故脉为血之府,然即可因之以验气,何也?盖血主濡之,气主煦之,血随气行,气由血聚,良以阴阳血气,互相为根,不能析离者也。"[32]175

《血证论》卷三:"跌打折伤一切,虽非失血之正病,而其伤损血脉,与失血之理固有可参,因并论之。"[37]73

《中西汇通医经精义》卷上:"西医名管,而《内经》则名为脉,《内经》云,营行脉中,营周于身,心之合脉也,即是西医之说矣。但西医不能分别各脏,各有经脉,只将众脉管,皆属于心。而不知手少阴心又有专属之脉也。"[41]32

《脉义简摩》卷四:"夫脉体何以短也?脉之动者,气也,气充满于脉管之中,则首尾齐起齐落,故形见长。"[38]90

《难经正义》卷二:"其膜分内外二层,外层厚而坚密,上裹总回管脉管,下与膈膜之上层相黏,内层外连于外层,内黏于心,其脉与膈之脉管,肺之气食两管,而通贯于脑筋。"[39]44

《推拿抉微·伤寒》:"其脉浮者,以卫气行于脉管之外,虽为寒气外束,而尚欲鼓动外出也。"[40]30

《中医辞海》："脉……人体部位名。指脉管。气血运行的通道。《素问·脉要精微论》：'夫脉者，血之府也。'《灵枢·决气》：'壅遏营气，令无所避，是谓脉。'脉与心密切相连，为心气所推动。《素问·痿论》：'心主身之血脉。'"[46]836

《中国医学百科全书·中医学》："脉为气血运行之管道，故《素问·脉要精微论》说：'夫脉者，血之府也。'《灵枢·决气》对脉的概念做了简明的论述，它说：'壅遏营气，令无所避，是谓脉。'张景岳《类经》注此云：'壅遏者，堤防之谓，犹道路之有封疆，江河之有涯岸，俾营气无所回避而必行其中者，是谓脉。然则脉者，非气非血，而所以通乎气血者也。'脉虽是人体生理的组成部分，但它是血气通行的路径，所以习惯上常血脉并提。"[45]314

《中医药常用名词术语辞典》："脉……形体。属五体。出《素问·阴阳应象大论》等篇。脉管为血液运行的通道。"[47]279

《中医大辞典》："脉……脉管。气血运行的通道。《素问·脉要精微论》：'夫脉者，血之府也。'《灵枢·决气》：'壅遏营气，令无所避，是谓脉。'脉与心密切相连，为心气所推动。《素问·痿论》：'心主身之血脉'。"[44]1284

《中医药学名词》："脉……属奇恒之腑，即经脉，为气血运行的通道。"[42]6

《中医基础理论术语》："脉……属奇恒之腑。脉管。气血运行的通道。"[43]23

《中医基础理论》："脉为血之府，是容纳血液运行的管道。"[49]105

《中国中医药学主题词表》："脉……属奇恒之腑；属五脏主体，为心主之体。奇恒之腑之一，即经脉，为气血运行的通道。"[48]566

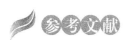 参考文献

［1］熊湘."脉"之字义流变考论［J］.中国石油大学学报（社会科学版），2014，30（1）：88－91.

［2］［汉］许慎.［清］段玉裁注.说文解字注［M］.郑州：中州古籍出版社，2006：570.

［3］［战国］左丘明.国语［M］.胡文波校点.上海：上海古籍出版社，2015：10.

［4］周一谋，萧佐桃.马王堆医书考注·足臂十一脉灸经［M］.天津：天津科学技术出版社，1988：14.

［5］未著撰人.黄帝内经灵枢［M］.樊德春，李泰然点校.上海：第二军医大学出版社，2005：18,48,115,180.

［6］未著撰人.黄帝内经素问［M］.田代华整理.北京：人民卫生出版社，2017：9,47.

［7］未著撰人.神农本草经［M］.［清］孙星衍辑.呼和浩特：内蒙古人民出版社，2006：14.

［8］［南北朝］陶弘景.本草经集注［M］.尚志钧，尚元胜辑校.北京：人民卫生出版社，1994：127.

［9］［晋］葛洪.肘后备急方［M］.汪剑，邹运国，罗思航整理.北京：中国中医药出版社，2016：132.

［10］［唐］苏敬.新修本草［M］.辑复本.合肥：安徽科学技术出版社，1981：304.

［11］［唐］孙思邈.备急千金要方［M］.焦振廉，胡玲，张琳叶，等校注.北京：中国医药科技出版社，2011：143.

［12］［汉］张仲景.伤寒论［M］.何丽春校注.北京：科学技术文献出版社，2010：13.

［13］［隋］杨上善.黄帝内经太素［M］.北京：人民卫生出版社，1965：129.

［14］［宋］唐慎微.证类本草［M］.郭君双，金秀梅，赵益梅校注.北京：中国医药科技出版社，2011：53.

［15］［金］李东垣.脾胃论［M］.靳国运校注.北京：中国医药科技出版社，2011：51.

［16］［金］张从正.儒门事亲［M］.鲁兆麟主校.沈阳：辽宁科学技术出版社，1997：49.

［17］［宋］朱肱.类证活人书［M］.唐迎雪，张成博，欧阳兵点校.天津：天津科学技术出版社，2003：67.

［18］［金］刘完素.黄帝素问宣明论方［M］.宋乃光校注.北京：中国中医药出版社，2007：7,46.

［19］［宋］陈无择.三因极一病证方论［M］.侯如燕校注.北京：中国医药科技出版社，2011：6.

［20］［宋］杨士瀛.仁斋直指方论［M］.盛维忠，王致谱，傅芳，等校注.福州：福建科学技术出版社，1989：205.

［21］［元］朱丹溪.丹溪心法［M］.田思胜校注.北京：中国中医药出版社，2008：211.

［22］［元］朱震亨.格致余论［M］.刘更生点校.天津：天津科学技术出版社，2000：10.

［23］［元］滑寿.难经本义［M］.傅贞亮，张崇孝点校.北京：人民卫生出版社，1995：2.

［24］［明］朱橚.普济方［M］.北京：人民卫生出版社，1959：14.

［25］［明］李时珍.本草纲目［M］.张守康，张向群，王国辰主校.北京：中国中医药出版社，1998：362,418.

［26］［明］赵献可.医贯［M］.晏婷婷校注.北京：中国中医药出版社，2009：104.

［27］［明］李中梓.医宗必读［M］.王卫，张艳军，徐立，等

点校.天津：天津科学技术出版社,1999：55.

[28] ［清］潘楫.医灯续焰[M].何源注,闫志安,张黎临校注.北京：中国中医药出版社,1997：1,1.

[29] ［清］高士宗.黄帝内经素问直解[M].北京：科学技术文献出版社,1998：94,118.

[30] ［清］冯兆张.冯氏锦囊秘录[M].田思胜,高萍,戴敬敏,等校注.北京：中国中医药出版社,1996：235,342.

[31] ［清］黄元御.灵枢悬解[M].孙国中,方向红点校.北京：学苑出版社,2008：141.

[32] ［清］章楠.灵素节注类编[M].方春阳,孙芝斋点校.杭州：浙江科学技术出版社,1986：175.

[33] ［明］张景岳.类经[M].范志霞校注.北京：中国医药科技出版社,2011：54.

[34] ［清］喻昌.医门法律[M].张晓梅点校.北京：中国中医药出版社,2002：215.

[35] ［清］沈金鳌.杂病源流犀烛[M].李占永,李晓林校注.北京：中国中医药出版社,1994：142.

[36] ［明］张景岳.景岳全书[M].李玉清主校.北京：中国医药科技出版社,2011：523.

[37] ［清］唐宗海.血证论[M].魏武英,李佺整理.北京：人民卫生出版社,2005：73.

[38] ［清］周学海.脉义简摩[M].胡玲,张琳叶,焦振廉等校注.北京：中国中医药出版社,2016：90.

[39] ［清］叶霖.难经正义[M].吴考槃点较.上海：上海科学技术出版社,1981：44.

[40] ［清］涂蔚生.推拿抉微[M].上海：上海千顷堂书局,1928：30.

[41] ［清］唐容川.唐容川医学全书：中西汇通医经精义[M].北京：中国中医药出版社,2015：32.

[42] 中医药学名词审定委员会.中医药学名词[M].北京：科学出版社,2005：26.

[43] 中华人民共和国质量检验检疫总局,中国国家标准化管理委员会.中医基础理论术语（GB/T 20348—2006)[M].北京：中国标准出版社,2006：23.

[44] 李经纬,余瀛鳌,蔡景峰,等.中医大辞典[M].北京：人民卫生出版社,2004：1284.

[45] 《中医学》编辑委员会.中医学[M]//钱信忠.中国医学百科全书.上海：上海科学技术出版社,1997：314.

[46] 袁钟,图娅,彭泽邦,等.中医辞海[M].北京：中国医药科技出版社,1995：836.

[47] 李振吉.中医药常用名词术语辞典[M].北京：中国中医药出版社,2001：279.

[48] 吴兰成.中国中医药学主题词表[M].北京：中医古籍出版社,2008：566.

[49] 孙广仁.中医基础理论[M].北京：中国中医药出版社,2007：105.

（王梦婷）

1·117

胎　衣

tāi yī

一、规范名

【中文名】胎衣。

【英文名】placenta。

【注释】孕妇胞宫内,包裹胎儿,实现胎儿与母体物质交换的器官,包括胎盘与胎膜两个部分,具有维持胎儿发育时期的营养、呼吸和排泄的功能,并有保护胎儿的作用。

二、定名依据

"胎衣"一词最早见于孙思邈的《孙真人海上方》,之后与其相关术语如"胞衣""人胞""河车""紫河车""混沌皮""混元衣""混沌衣""佛袈裟""仙人衣"等,现在大部分已很少沿用。

之后,宋代《幼幼新书》《太平惠民和剂局方》《仁斋直指方论》,明代《医学纲目》《扶寿精方》《本草蒙筌》《本草纲目》《证治准绳》,清代《本草新编》《冯氏锦囊秘录》《十剂表本草纲目别名录》等,皆使用"胎衣"一名。这些著作均为历代重要的著作,对后世有深远影响,所以"胎衣"作为规范名便于达成共识,符合术语定名的约定俗成原则。

我国目前已出版的国标《中医基础理论术语》以"胎衣"一词来表述这一器官的规范名。

《中国中医药学术语集成·基础理论与疾病》亦以"胎衣"一词来表述。在已经广泛应用于中医药学文献的标引和检索的《中国中医药学主题词表》以"胎衣"作为本器官的正式主题词。现代有代表性的辞书类著作如《中医大辞典》《中医辞海》《简明中医辞典》等均以"胎衣"作为规范名记载。这说明在中医药临床实践中用"胎衣"作为胎盘和胎膜的正名已达成共识。

我国2005年出版的由全国科学技术名词审定委员会审定公布的《中医药学名词》已以"胎衣"作为规范名，所以"胎衣"作为规范名也符合术语定名的协调一致原则。

三、同义词

【又称】"胞衣""人胞""紫河车"(《仁斋直指方论》)；"河车"(《扶寿精方》)。

【曾称】"混沌皮"(《仁斋直指方论》)；"混元衣"(《医学纲目》)；"混沌衣""佛袈裟"(《扶寿精方》)。

四、源流考释

"胎衣"一词首见于唐代孙思邈的《孙真人海上方·胎衣不下》篇曰："灶中土是伏龙肝，药贱功殊不等闲，为末酒调温口服，胎衣不下是灵丹。"[1]12 谈胎儿娩出后，胎盘胎膜不能娩出的处理方法。且在同一时期，唐代王焘《外台秘要》亦指出："五蛊共一法疗之，但取产妇胎衣切之，曝干为散，水和服半钱匕，五毒自消。"[2]700 此乃将胎衣作为一种药物，亦即血肉有情之物"紫河车"。

宋金元时期，多位医家均提出"胎衣"这一术语，如宋代苏轼等《苏沈良方·泽兰散》篇曰："治妇人产乳百疾，安胎调气，产后血晕，衄血血积，虚劳无子，有子即堕，难产，子死腹中，胎衣不下，妇人血注，遍身生疮，经候不调，赤白带下，乳生恶核，咳嗽寒热，气攻四肢，处女任脉不调等，常服益血，美饮食，使人安健有子。"[3]106

南宋儿科集大成之作《幼幼新书·百病第十七》篇指出："难产胎横，益母汤；胎衣不下，酒调。"[4]1591 同时堪称我国历史上第一部由政府组织编制的成药典《太平惠民和剂局方》，其"花蕊石散"中指出："妇人产后败血不尽，血迷、血运，恶血奔心，胎死腹中，胎衣不下至死者，但心头暖，急以童子小便调一钱，取下恶物如猪肝片，终身不患血风、血气。"[5]191 同时在这一时期，胎衣相关的称谓仍然比较多，仅在宋代杨士瀛《仁斋直指方论》一书中就可见到其多个别称，如"附诸方"篇曰："紫河车一具，一名混沌皮，即今之胞衣，取初产者为佳。"[6]313 "紫河车""混沌皮""胞衣"见诸于此。

明代，医家对文献的整理和研究，出现了许多学术流派和争鸣。在胎衣的名称上，出现了"混元衣"(《医学纲目》)、"混元母"(《本草蒙筌》)、"河车"(《扶寿精方》)、"佛袈裟"(《扶寿精方》)、"混沌衣""紫河车"等多种名称并存的情况，如楼英的《医学纲目·胎前症》篇曰："混元衣者，是胎衣，头生儿者佳，用酒浸晒干，细锉为末。"[7]517 明确指出"混元衣"即"胎衣"。而后在陈嘉谟的《本草蒙筌·紫河车》篇则曰："(谟)按：紫河车即胞衣也。"[8]402 在这一时期甚至在同一本书中出现多个名称并用的现象，如吴旻《扶寿精方》就提出其多个别称，在该书"诸虚门"篇提出："按：河车，首生男孩胎衣也。"[9]17 而后又在该篇出现："胚胎将兆，九九数足，我则载而乘之，故谓之河车。历验篇中名曰：混沌。皮释氏书谓：佛袈裟。制服有接命之功。"[9]17 释义了"河车"之名由来。同时在被誉为"东方医学巨典"李时珍的《本草纲目》中也对其提出多种别称，如第五十二卷"人部"释："人胞(《拾遗》)【释名】胞衣(《梅师》)、胎衣(《纲目》)、紫河车(《纲目》)、混沌衣(《纲目》)、混元母(《蒙筌》)、佛袈裟(《纲目》)、仙人衣。"[10]1290 而后在明代王肯堂《证治准绳》中也提到了胎衣的多个别称，如该书《女科·求子》篇曰："年老欲补，加混元衣全个入药(混元衣者是胎衣，头生儿者方佳，用酒浸晒干，细锉为末）。"[11]2139 "幼科·补剂"篇又曰："紫河车丸……紫河车，即小儿胞衣，肥厚者一个，洗净，重汤蒸烂，研，化入人参、当归末，和匀为丸如芡实大。"[11]1522 此后，龚廷贤《寿世保元·求嗣》篇指出："用紫河车一具，此乃混沌皮，又名混元衣，取首男胎者佳，此乃初结之真气也。"[12]497 倪朱谟的《本草汇言·人胞衣》中则提出"又名紫河车"[13]703。在至今仍被誉为中医妇科权威性著作李梴的《医学入门·治燥门》篇曰："人胞衣……又名紫河车，乃男精女血构成。"[14]184 包裹胎儿，实现胎儿与母体物质交换的器官，包括胎盘与胎膜两个部分，具有维持胎儿发育时期的营养、呼吸和排泄的功能，并有保护胎儿的作用。同时在缪希雍《神农本草经疏》[15]560、李中梓《删补颐生微论》[16]180 以及卢之颐的《本草乘雅半偈》[17]578 等著作中也同样引用"紫河车""胞衣""人胞""混天母"等多种名词。如《本草乘雅半偈·人胞》曰："人胞，一名混天母。留爱为种，纳想成胎，便裹胞衣，范围神室，所谓天地之先，阴阳之祖，乾坤之橐籥，铅汞之括囊，胚胎将兆，我则乘而载之，胞系系脐，中有枚子，名曰河车。主吸呼胎息，辘轳任督，所谓龙虎两弦，嘘吹盈望，位育婴儿之一气也。合而言。"

清代，是中医学理论的综合汇通和深化发展阶段，既有许多新的发明和创见，又有对医学理论和经验的综合整理，编撰了大量的医书、全书、丛书和类书。如陈士铎《本草新编·紫河车》中记载："或问紫河车乃胞衣，儿已脱离于胞，则胞中元气尽泄，胞宜无用矣，何以古来《本草》尽称其补益，而神农乃尊之为上品乎？曰：人之初生，先生胞而后生人。"[18]305 孕妇胞宫内，包裹胎儿，具有维持胎儿发育时期的营养、呼吸和排泄的功能。汪昂《本草备要·紫河车》中则曰："（即胞衣，一名混沌皮）大补气血。"[19]252 冯兆张的《冯氏锦囊秘录·紫河车》篇曰："紫河车即人胞也。"[20]878 张璐的《本经逢原·人胞》则指出："人胞即紫河车 甘咸温无毒。"[21]284 陶承熹

的《惠直堂经验方·混元丹》曰："混元衣（即人胞二钱）"[22]4 在清代流传较广的临床实用本草吴仪洛的《本草从新·人胞》篇则曰："人胞……夫补气血 一名紫河车，一名混沌皮。甘咸，温。本人之血气所生，故能大补气血。"[23]211 而后同一时期的罗国纲《罗氏会约医镜》[24]698、程杏轩《医述》[25]962、姚澜《本草分经》[26]220、张秉成《本草便读》[27]120 及包诚《十剂表本草纲目别名录》[28]180 也同样引用"紫河车""人胞""胞衣""混沌衣""混沌皮"等多种名词。但值得引起关注的是，在清朝诸多中医药学医著中，极少使用"胎衣"一词，多以"人胞""胞衣"为其命名。

现代有关著作大部分沿用《孙真人海上方》的记载，以"胎衣"作为规范名，如《中国中医药学主题词表》[29]858《中医辞海》[30]844《简明中医辞典》[31]963《中国中医药学术语集成·基础理论与疾病》[32]230、国标《中医基础理论术语》[33]24《中医大辞典》[34]1281《中医药学名词》[35]26。虽然"胎衣"有多个别称、又称，但目前因中医药学名词审定工作的性质决定，以"胎衣"作为胎盘和胎膜之正名，在现代中医药学界基本形成共识。

总之，"胞衣""人胞""紫河车""混元衣"（《医学纲目》），"混元母"（《本草蒙筌》），"河车"（《扶寿精方》），"佛袈裟"（《扶寿精方》），"混沌衣""仙人衣"与"胎衣"概念基本相同，但均已很少引用。我国 2005 年出版的由中医药学名词审定委员会审定公布的《中医药学名词》释义"孕妇胞宫内，包裹胎儿，实现胎儿与母体物质交换的器官，包括胎盘与胎膜两个部分，具有维持胎儿发育时期的营养、呼吸和排泄的功能，并有保护胎儿的作用。"[35]26 该释义客观、准确地表达了"胎衣"的科学内涵和本质属性。因而应以"胎衣"为规范名；以"胞衣""人胞""紫河车""混元衣""河车"为又称；以"混沌皮""混元衣""混沌衣""佛袈裟"为曾称。

五、文献辑录

《孙真人海上方·胎衣不下》："灶中土是伏

龙肝，药贱功殊不等闲，为末酒调温口服，胎衣不下是灵丹。"[1]12

《外台秘要·五蛊方一十二首》："又方五蛊共一法疗之，但取产妇胎衣切之，曝干为散，水和服半钱匕，五毒自消。"[2]700

《苏沈良方·泽兰散》："治妇人产乳百疾，安胎调气，产后血晕，衄血血积，虚劳无子，有子即堕，难产，子死腹中，胎衣不下，妇人血注，遍身生疮，经候不调，赤白带下，乳生恶核，咳嗽寒热，气攻四肢，处女任脉不调等，常服益血，美饮食，使人安健有子。"[3]106

《幼幼新书·百病第十七》："难产胎横，益母汤，胎衣不下，酒调。"[4]1591

《太平惠民和剂局方·花蕊石散》："妇人产后败血不尽，血迷、血运，恶血奔心，胎死腹中，胎衣不下至死者，但心头暖，急以童子小便调一钱，取下恶物如猪肝片，终身不患血风、血气。"[5]191

《仁斋直指方论·附诸方》："紫河车一具，一名混沌皮，即今之胞衣取初产者为佳。"[6]613

《医学纲目·胎前症》："混元衣者，是胎衣，头生儿者佳，用酒浸晒干，细锉为末。"[7]517

《本草蒙筌·紫河车》："（谟）按：紫河车即胞衣也。"[8]402

《扶寿精方·诸虚门》："胚胎将兆，九九数足，我则载而乘之，故谓之河车。历验篇中名目：混沌。皮释氏书谓：佛袈裟。制服有接命之功。"[9]17

《扶寿精方·诸虚门》："按：河车，首生男孩胎衣也。"[9]17

《本草纲目·人胞》："（《拾遗》）【释名】胞衣（《梅师》）、胎衣（《纲目》）、紫河车（《纲目》）、混沌衣（《纲目》）、混元母（《蒙筌》）、佛袈裟（《纲目》）、仙人衣。"[10]1290

《证治准绳·女科》："求子……年老欲补，加混元衣全个入药（混元衣者是胎衣，头生儿者方佳，用酒浸晒干，细锉为末）。"[11]2139

"幼科"："紫河车丸……紫河车，即小儿胞衣，肥厚者一个，洗净，重汤蒸烂，研，化入人参、当归末，和匀为丸如芡实大。"[11]1522

《寿世保元·求嗣》："用紫河车一具，此乃混沌皮，又名混元衣，取首男胎者佳，此乃初结之真气也。"[12]497

《本草汇言·人胞衣》："人胞衣又名紫河车，味甘，微咸，气温，无毒。"[13]703

《医学入门·治燥门》："人胞衣……又名紫河车，乃男精女血构成。"[14]184

《神农本草经疏》卷十五："人胞……主血气羸瘦，妇人劳损，面皯皮黑，腹内诸病渐瘦瘁者，以五味和之，如硙押法与食之，勿令知。一名紫河车。疏：夫人有生之初，搅父精母血以成胚胎，外即有衣一层裹之，即胞也。至十月降生时，随儿后出。其味甘咸，气温无毒。一名紫河车。"[15]560

《删补颐生微论·人部》："人胞……一名紫河车。"[16]180

《本草乘雅半偈·人胞》："人胞，一名混天母。留爱为种，纳想成胎，便裹胞衣，范围神室，所谓天地之先，阴阳之祖，乾坤之橐龠，铅汞之括囊，胚胎将兆，我则乘而载之，胞系系脐，中有枚子，名曰河车。主吸呼胎息，辘轳任督，所谓龙虎两弦，嘘吹盈望，位育婴儿之一气也。合而言。"[17]578

《本草新编·紫河车》："或问紫河车乃胞衣，儿已脱离于胞，则胞中元气尽泄，胞宜无用矣，何以古来《本草》尽称其补益，而神农乃尊之为上品乎？曰：人之初生，先生胞而后生人。"[18]305

《本草备要·紫河车》："（即胞衣，一名混沌皮）大补气血。"[19]252

《冯氏锦囊秘录·紫河车》："紫河车即人胞也。"[20]878

《本经逢原·人胞》："人胞即紫河车，甘咸温无毒。"[21]284

《惠直堂经验方·混元丹》："混元衣（即人胞）二钱……"[22]4

《本草从新·人胞》："人胞……夫补气血。

一名紫河车,一名混沌皮。甘咸,温。本人之血气所生,故能大补气血。"[23]211

《罗氏会约医镜》:"紫河车……即人胞衣也,味咸性温,入肝、肾二经。"[24]698

《医述·杂病》:"紫河车(即小儿胞衣)肥厚者一个。洗净,重汤蒸烂,研入人参、当归末,和匀为丸,如芡实大。"[25]962

《本草分经·人类》:"人胞……一名紫河车,一名混沌皮,又混沌衣。"[26]220

《本草便读·紫河车》:"紫河车即人之胞衣。"[27]120

《十剂表本草纲目别名录·人胞》:"人胞胎衣,紫河车,混元母,佛袈裟,胞衣,混元衣,仙人衣。"[28]180

《中国中医药学主题词表》:"胎衣……紫河车胎衣……紫河车。"[29]858

《中医辞海》:"胎衣:妇科术语。指胎盘和胎膜。见《妇人良方大全》卷十七。又名胞衣。足月孕的胎盘为一扁圆形或椭圆形盘状物,质柔软,约为胎儿体重的1/6,重500~600克,直径16~20厘米,厚1.5~3厘米,中部厚,边沿薄。胎膜附于胎盘的子面,完整无缝地将胎儿包围在羊水之中。胎盘子面正中有脐带与胎儿脐部相连接,母面与子宫壁紧贴。胎盘具有濡养和保护胎儿的作用。"[30]844

《简明中医辞典·紫河车》:"中药名。出《本草纲目》。别名衣胞、胞衣、人胞、胎盘。为健康产妇的胎盘。甘、咸,温。入肺、肝、肾经。补气,养血,温肾,益精。治虚损瘦弱,劳热骨蒸,咳喘,咯血,盗汗,遗精,阳痿,不孕,月经不调,乳少。"[31]963

《中国中医药学术语集成·基础理论与疾病》:"胎衣……【异名】胞衣(《中医基础理论》《本草纲目》)……【定义】即胎盘。胎盘有脐带相连,胎儿由此摄取养料和排泄废物。药用功能大补精血。"[32]230

《中医药学名词》:"胎衣……孕妇胞宫内,包裹胎儿,实现胎儿与母体物质交换的器官,包括胎盘与胎膜两个部分,具有维持胎儿发育时期的营养、呼吸和排泄的功能,并有保护胎儿的作用。"[35]26

《中医基础理论术语》:"胞衣……胎衣……胎盘和胎膜的总称。"[33]24

《中医大辞典》:"胎衣……见《妇人良方大全》卷十七。即胞衣。"[34]1289

《中医大辞典》:"胞衣……又名胎衣、混元母、混元衣、混沌衣、紫河车、水衣、子衣、儿衣。即胎盘和胎膜的总称。药用功能大补精血。"[34]1281

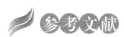 参考文献

[1] [唐]孙思邈.孙真人海上方[M]//珍本医书集成:11.上海:上海科学技术出版社,1986:12.

[2] [唐]王焘.外台秘要.[M]//王焘医学全书.张登本主编.北京:中国中医药出版社,2006:700.

[3] [宋]沈括,苏轼.苏沈良方[M].杨俊杰,王振国点校.上海:上海科学技术出版社,2003:106.

[4] [宋]刘昉.幼幼新书[M].北京:人民卫生出版社,1987.04:1591.

[5] [宋]太平惠民和剂局.太平惠民和剂局方[M].陈庆平,陈冰鸥校注.北京:中国中医药出版社,1996:191.

[6] [宋]杨士瀛.仁斋直指方论[M].福州:福建科学技术出版社,1989:313.

[7] [明]楼英编.医学纲目[M].阿静,等校注.北京:中国中医药出版社,1996:517.

[8] [明]陈嘉谟.本草蒙筌[M].北京:中医古籍出版社,2009:402.

[9] [明]吴旻等.扶寿精方[M]//明清验方三种.邱金麟,王凤兰校注.北京:中国中医药出版社,1995:17.

[10] [明]李时珍.本草纲目[M].太原:山西科学技术出版社,2014:1290.

[11] [明]王肯堂.证治准绳[M]//王肯堂医学全书.陆拯主编.北京:中国中医药出版社,1999:1522,2139.

[12] [明]龚廷贤.寿世保元[M].王均宁,等点校.天津:天津科学技术出版社,1999:497.

[13] [明]倪朱谟.本草汇言[M].郑金生,甄雪燕,杨梅香校点.北京:中医古籍出版社,2005:703.

[14] [明]李梴.医学入门[M].金嫣莉,等校注.北京:中国中医药出版社,1995:184.

[15] [明]缪希雍.神农本草经疏[M].郑金生校注.北京:中医古籍出版社,2002:560.

[16] [明] 李中梓. 删补颐生微论 [M]. 北京: 中国中医药出版社, 1998: 180.

[17] [明] 卢之颐. 本草乘雅半偈 [M]. 冷方南, 王齐南校点. 北京: 人民卫生出版社, 1986: 578.

[18] [清] 陈士铎. 本草新编 [M]. 柳长华, 徐春波校注. 北京: 中国中医药出版社, 1996: 305.

[19] [清] 汪昂. 本草备要 [M]. 王效菊点校. 天津: 天津科学技术出版社, 1993: 252.

[20] [清] 冯兆张. 冯氏锦囊秘录 [M]. 田思胜, 等校注. 北京: 中国中医药出版社, 1996: 878.

[21] [清] 张璐. 本经逢原 [M]. 赵小青, 裴晓峰校注. 北京: 中国中医药出版社, 1996: 284.

[22] [清] 陶承熹. 惠直堂经验方 [M]. 伊广谦, 张慧芳点校. 北京: 中医古籍出版社, 1994: 4.

[23] [清] 吴仪洛. 本草从新 [M]. 曲京峰, 窦钦鸿点校. 天津: 天津科学技术出版社, 2003: 211.

[24] [清] 罗国纲. 罗氏会约医镜 [M]. 北京: 人民卫生出版社, 1965: 698.

[25] [清] 程杏轩. 医述 [M]. 合肥: 安徽科学技术出版社, 1983: 962.

[26] [清] 姚澜. 本草分经 [M]. 太原: 山西科学技术出版社, 2013: 220.

[27] [清] 张秉成. 本草便读 [M]. 上海: 上海卫生出版社, 1958: 120.

[28] [清] 包诚. 十剂表本草纲目别名录 [M]. [清] 耿世珍辑录. 北京: 中医古籍出版社, 1982: 180.

[29] 吴兰成. 中国中医药学主题词表 [M]. 北京: 中医古籍出版社, 1996: 858.

[30] 袁钟, 图娅, 蔡景峰, 等. 中医辞海 [M]. 北京: 中国医药科技出版社. 1999: 844.

[31] 李经纬. 简明中医辞典 [M]. 北京: 中国中医药出版社, 2001: 963.

[32] 宋一伦, 杨学智. 基础理论与疾病 [M] // 曹洪欣, 刘保延. 中国中医药学术语集成. 北京: 中医古籍出版社, 2005: 230.

[33] 中华人民共和国国家质量监督检验检疫总局, 中国国家标准化管理委员会. 中医基础理论术语 (GB/T 20348—2006) [M]. 北京: 中国标准出版社, 2006: 24.

[34] 李经纬, 余瀛鳌, 蔡景峰, 等. 中医大辞典 [M]. 2 版. 北京: 人民卫生出版社, 2010: 1281-1289.

[35] 中医药学名词审定委员会. 中医药学名词 [M]. 北京: 科学出版社, 2005: 26.

（唐学敏　魏小萌）

逆　传

nì chuán

一、规范名

【汉文名】逆传。

【英文名】reverse transmission。

【注释】外感病传变的反常情况，与顺传相对而言，病情迅速发展到危重阶段的传变方式。如温热病变从卫分不经气分，直接入营的传变为逆传。

二、定名依据

"逆传"相关概念在汉代张仲景的《伤寒论》已有论述，该名称最早见于宋代陈无择的《三因极一病证方论》。

自宋代陈无择《三因极一病证方论》提出"逆传"之名，其后历代著作多有沿用，如元代《伤寒钤法》，明代《伤寒全生集》《古今医统大全》《慎斋遗书》《证治心传》，清代《古今名医汇粹》《临证指南医案》《温病条辨》《温热经纬》等，这些均为历代的重要著作，对后世有较大影响。所以"逆传"作为规范名便于达成共识，符合术语定名的约定俗成原则。

现代相关著作，如《中医诊断学》《中医辞海》《中医药常用名词术语辞典》《中医大辞典》和《中国医学百科全书·中医学》《中国中医药学术语集成·基础理论与疾病》等均以"逆传"作为规范名，说明"逆传"作为规范名已成为共识。

我国 2005 年出版的由全国科学技术名词审

定委员会审定公布的《中医药学名词》也以"逆传"作为规范名,所以"逆传"作为规范名也符合术语定名的协调一致原则。

三、同义词

未见。

四、源流考释

"逆传"的相关概念最早见于汉代张仲景的《伤寒论》,如该书卷三曰:"太阳病不解,热结膀胱,其人如狂,血自下,下者愈。其外不解者,尚未可攻,当先解外;外解已,但少腹急结者,乃可攻之,宜桃核承气汤。"[1]46 太阳病不解,未按照伤寒六经的规律传变,直接传入血分。

隋唐时期,巢元方《诸病源候论》卷一曰:"血痹者,由体虚,邪入于阴经故也。血为阴,邪入于血而痹,故为血痹也。其状,形体如被微风所吹。此由忧乐之人,骨弱肌肤盛,因疲劳汗出,卧不时动摇,肤腠开,为风邪所侵也。"[2]6 病人素体虚弱,感受邪气,邪气未经气分、营分,直接入血,亦符合"逆传"的概念。

"逆传"之名最早见于宋代陈无择的《三因极一病证方论》,如该书卷一曰:"凡诊,须先识五脏六经本脉,然后方识病脉。岁主脏害,气候逆传,阴阳有时,与脉为期,此之谓也。"[3]23 此处的"气候逆传"指的应是六淫邪气不按疾病的一般规律进行传变,与本术语概念一致。

元代马宗素《伤寒钤法》用"逆传"来表示疾病传变由阴经传入阳经,病情逐渐加重的传变过程,如该书"太乙天符论"篇曰:"假如甲子生人,戊午日得病,进三辰见庚申,为司人,加临到午,见戊,即太阳膀胱水。第一日受患,其日犯太乙天符,其病逆传。第二日巳未,胃经受患,巳为土运,未为土气,胃又属土,其人必至此日丑未日死。何则?丑未又是土是也,余仿此,不看不加临。"[4]306 其中"戊午日",清代章楠在《灵素节注类编》卷十中云:"戊午日,戊为火运,午是少阴,君火司天,又是火支,乃名太乙天符,此

日得病,主死。"[5]446 因此在"第一日受患,其日犯太乙天符,其病逆传。第二日巳未,胃经受患,巳为土运,未为土气,胃又属土,其人必至此日丑未日死。"[4]306 中的"逆传",指的是少阴受邪,传至阳明的这一过程,未按照伤寒六经的规律传变,与本术语概念一致。

明代,陶华《伤寒全生集》[6]23、徐春甫《古今医统大全》[7]719、周之干《慎斋遗书》[8]226、袁班《证治心传》[9]10 等采用"逆传"作为规范名,其中陶华《伤寒全生集》卷一曰:"太阳伤风,风为阳邪。阳邪传卫,阴血自燥。热入膀胱,壬病逆传于丙,丙丁兄妹,由是传心,心火上而逼肺金,所以神昏也。"[6]23 张介宾在《类经》中将"壬"解释为"太阴膀胱,壬水也"[10]248,249,"丙"解释为"太阳小肠,丙火也"[10]248,249。病邪由太阴膀胱传至太阳小肠的过程即为逆传,即是阴经传至阳经,未按照伤寒六经传变的一般规律传变,即外感疾病由阳经传至阴经的规律,出现反常情况,称为"逆传",与本术语概念相同。再如徐春甫《古今医统大全》曰:"少阳传于阳明,为逆传来者。"[7]719 亦是属于伤寒六经传变的反常情况。袁班《证治心传》卷一曰:"若时值初春,严寒将退,风木司权,其气善升而近燥,多犯上焦,故多身热、咳嗽、微恶寒者,以黄芩汤为主方,随症加减,如薄、桔、荆、防、杏、苏、翘、贝、桑、菊、牛、蝉之类,取清轻之味清肃肺卫;若失治久延,渐入荣分,有逆传、顺传之候。"[9]10 这里的"顺传"应指风邪犯肺,邪气按照卫分、气分、营分的次序传变,"逆传"指邪气不经气分,可直接传入营分或血分,与本术语概念一致。

清代,"逆传"之名仍被大多著作沿用,其概念与本名词一致,如《古今名医汇粹》[11]149《临证指南医案》[12]224《温病条辨》[13]55《温热经纬》[14]60 等。其中吴鞠通在《温病条辨》中阐述了伤寒在经络、六经的传变规律和温病在脏腑、三焦的传变规律,区别了伤寒与温病在疾病传变过程中的不同,如吴鞠通云:"伤寒由毛窍而溪。溪,肉之分理之小者,由溪而谷;谷,肉之分理之大者;

由谷而孙络,孙络,络之至细者;由孙络而大络,由大络而经,此经即太阳经也。始太阳,终厥阴,伤寒以足经为主,未始不关手经也。(批:通论。)温病由口鼻而入,鼻气通于肺,口气通于胃,肺病逆传,则为心包,上焦病不治,则传中焦,胃与脾也;中焦病不治,即传下焦,肝与肾也。"[13]55

现代有关著作均沿用《三因极一病证方论》的记载以"逆传"作为规范名,如《中医药学名词2004》[15]56《中医大辞典》[16]1325《中国医学百科全书·中医学》[17]513《中医辞海》[18]908《中医药常用名词术语辞典》[19]288《中国中医药学术语集成·基础理论与疾病》[20]334《中医诊断学》[21]210 等。但这些著作对"逆传"的解释并不统一,大致有两种解释,第一,逆传与顺传相对而言,病证不按一般规律发展,如《中医药学名词》[15]56《中医大辞典》[16]1325《中医辞海》[18]908《中国中医药学术语集成·基础理论与疾病》[20]334;第二,将逆传归于温病的传变方式之中,如《中国医学百科全书·中医学》[17]513《中医药常用名词术语辞典》[19]288《中医诊断学》[21]189。

综上所述,"逆传"的相关概念最见于《素问·玉机真脏论》,指的是五脏外感邪气,传至"所不胜"之脏,致使病情发展到危重阶段,而"逆传"之名最早见于宋代陈无择《三因极一病证方论》,指的是外感疾病未按照疾病传变的一般规律进行传变,如外邪未按照伤寒六经传变规律与温病卫气营血的传变规律等一般规律传变。

五、文献辑录

《伤寒论》卷三:"太阳病不解,热结膀胱,其人如狂,血自下,下者愈。其外不解者,尚未可攻,当先解外;外解已,但少腹急结者,乃可攻之,宜桃核承气汤。"[1]46

《诸病源候论》卷一:"血痹者,由体虚,邪入于阴经故也。血为阴,邪入于血而痹,故为血痹也。其状,形体如被微风所吹。此由忧乐之人,

骨弱肌肤盛,因疲劳汗出,卧不时动摇,肤腠开,为风邪所侵也。"[2]6

《三因极一病证方论》卷一:"凡诊,须先识五脏六经本脉,然后方识病脉。岁主脏害,气候逆传,阴阳有时,与脉为期,此之谓也。"[3]23

《伤寒钤法·太乙天符论》:"太乙天符,十人九毙。若运占方,却非此例。假如戊午得病,戊为火运,午为火气,又是午支属火,即名曰太乙天符,三日如逢吉运,减一半。假如甲子生人,戊午日得病,进三辰见庚申,为司人,加临到午,见戊,即太阳膀胱水。第一日受患,其日犯太乙天符,其病逆传。第二日巳未,胃经受患,巳为土运,未为土气,胃又属土,其人必至此日丑未日死。何则?丑未又是土是也,余仿此,不看不加临。"[4]306

《伤寒全生集》卷一:"太阳伤风,风为阳邪。阳邪传卫,阴血自燥。热入膀胱,壬病逆传于丙,丙丁兄妹,由是传心,心火上而逼肺金,所以神昏也。"[6]23

《古今医统大全》卷十四:"评三承气汤……少阳传于阳明,为逆传来者,阳明居太少之中,故从乎中治,宜小承气汤之缓也。"[7]719

《慎斋遗书》卷十:"犬感阳毒之气而邪,人身心为阳,被伤则惊气入心,心逆传于肝,肝逆传于肾。"[8]226

《类经》卷十四:"黄帝问曰:合人形以法四时五行而治……心主夏(火脏也),手少阴、太阳主治(少阴心,丁火也。太阳小肠,丙火也。二脏表里,故治同),其日丙丁(丙为阳火,丁为阴火,南方之干也)。心苦缓,急食酸以收之……肾主冬(水脏也),足少阴、太阳主治(少阴肾,癸水也。太阴膀胱,壬水也。表里治同),其日壬癸(壬为阳水,癸为阴水,北方之干也)。肾苦燥,急食辛以润之,开腠理,致津液,通气也。"[10]248,249

《证治心传》卷一:"若时值初春,严寒将退,风木司权,其气善升而近燥,多犯上焦,故多身热、咳嗽、微恶寒者,以黄芩汤为主方,随症加

减,如薄、桔、荆、防、杏、苏、翘、贝、桑、菊、牛、蝉之类,取清轻之味清肃肺卫;若失治久延,渐入荣分,有逆传、顺传之候。"[9]10

《古今名医汇粹》卷五:"王海藏曰:大头病者,虽在半身以上,热伏于经,以感天地四时非节瘟疫之气,所著以成此疾。至于溃裂脓出,而又染他人,所谓疫疠也。大抵足阳明邪热太甚,实资少阳相火为之炽,多在少阳,或在阳明,甚则逆传。"[11]149

《临证指南医案》卷七:"暑由上受,先入肺络,日期渐多,气分热邪逆传入营,遂逼心胞络中。神昏欲躁,舌音缩,手足牵引。乃暑热深陷,谓之发痉。"[12]224

《温病条辨》卷二:"或问:子言温病以手经主治,力辟用足经药之非,今亦云阳明证者何?阳明特非足经乎?曰:阳明如市,胃为十二经之海,土者万物之所归也,诸病未有不过此者。前人云:伤寒传足不传手,误也。一人不能分为两截。总之,伤寒由毛窍而溪。溪,肉之分理之小者,由溪而谷;谷,肉之分理之大者;由谷而孙络,孙络,络之至细者;由孙络而大络,由大络而经,此经即太阳经也。始太阳,终厥阴,伤寒以足经为主,未始不关手经也。(批:通论。)温病由口鼻而入,鼻气通于肺,口气通于胃,肺病逆传,则为心包,上焦病不治,则传中焦,胃与脾也;中焦病不治,即传下焦,肝与肾也。"[13]55

《灵素节注类编》卷十:"天符岁会相合,曰太乙天符。戊午、乙酉、己未、己丑,六十年中,惟此四年太乙天符也。又戊午日,戊为火运,午是少阴,君火司天,又是火支,乃名太乙天符,此日得病,主死。"[5]446

《温热经纬》卷四:"齿衄乃阳明少阴二经之热相并。宜本方增石膏、元参、芩、连、犀、地、丹、栀,加黄柏。三十五、心主神,心静则神爽。心为烈火所燔,则神不清而谵语。宜本方增石膏、犀、连、丹、栀,加黄柏、胆草。雄按:须参叶氏温热论逆传治法,且此证挟痰者多,最宜谛审。"[14]60

《中国医学百科全书·中医学》:"逆传……称邪自肺卫(不经过气分)而径陷心营的为逆传。"[17]513

《中医辞海》:"逆传……中医术语。与顺传相对而言。指病证不按一般规律发展。"[18]908

《中医药常用名词术语辞典》:"逆传……病机。出《温热论》。温病病证传遍方式之一,是与顺传相对而言的反常变化。"[19]288

《中医大辞典》:"逆传……与顺传相对而言。病证不按一般规律发展。"[16]1325

《中医药学名词》:"逆传……外感病传变的反常情况,与顺传相对而言,病情迅速发展到危重阶段的传变方式。如温热病变从卫分不经气分,直接入营的传变为逆传。"[15]56

《中国中医药学术语集成·基础理论与疾病》:"逆传……【定义】与顺传相对而言,指病证不按一般规律发展。"[20]334

《中医诊断学》:"卫气营血证的传变……逆传……逆传是指温热病邪不按上述次序(卫、气、营、血)及规律传变,如邪入卫分后,不经过气分阶段而直接深入营分、血分,出现神昏、谵语等重笃病情。逆传标志着邪气太盛或正气大虚,病势更加危急凶险……三焦病证的传变……温热病邪由肺卫直接传入手厥阴心包经,此为'逆传'。"[21]189

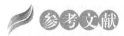
参考文献

[1] [汉]张仲景.伤寒论[M].柳长华主编.北京:北京科学技术出版社,2016:46.

[2] [隋]巢元方.诸病源候论[M].黄作阵点校.沈阳:辽宁科学技术出版社,1997:6.

[3] [宋]陈无择.陈无择医学全书:三因极一病证方论[M].王象礼主编.北京:中国中医出版社,2005:23.

[4] [元]马宗素.薛氏医案:伤寒钤法[M].[明]薛己等撰.张慧芳,伊广谦校注.北京:中国中医药出版社,1997:306.

[5] [清]章楠.灵素节注类编[M]//医门棒喝三集.方春阳,孙芝斋,点校.杭州:浙江科学技术出版社,1986:446.

[6] [明]陶华.伤寒全生集[M].马作峰,等校注.北京:

中国中医药出版社,2015:23.

[7] [明]徐春甫.古今医统大全:上[M].崔仲平,王耀廷,主校.北京:人民卫生出版社,1991:719.

[8] [明]周之干.慎斋遗书[M].熊俊校注.北京:中国中医药出版社,2016:226.

[9] [明]袁班.历代中医珍本集成:证治心传[M].上海:上海三联书店,1990:10.

[10] [明]张介宾.类经[M].范志霞校注.北京:中国医药科技出版社,2011:248,249.

[11] [清]罗美.古今名医汇粹[M].杨德力,鲍玉琴校注.北京:中国中医药出版社,1997:149.

[12] [清]叶天士.临证指南医案[M].宋白杨校注.北京:中国医药科技出版社,2011:224.

[13] [清]吴鞠通.温病条辨[M].李玉清,等校注.北京:中国医药科技出版社,2011:55.

[14] [清]王士雄.温热经纬[M].图娅点校.沈阳:辽宁科学技术出版社,1997:60.

[15] 中医药学名词审定委员会.中医药学名词[M].北京:

科学出版社,2005:56.

[16] 李经纬,余瀛鳌,蔡景峰,等.中医大辞典[M].北京:人民卫生出版社,2004:1325.

[17] 《中医学》编辑委员会.中医学[M]//钱信忠.中国医学百科全书.上海:上海科学技术出版社,1997:513.

[18] 袁钟,图娅,彭泽邦,等.中医辞海:中册[M].北京:中国医药科技出版社,1999:908.

[19] 李振吉.中医药常用名词术语辞典[M].北京:中国中医药出版社,2001:288.

[20] 宋一伦,杨学智.基础理论与疾病[M]//曹洪欣,刘保延.中国中医药学术语集成.北京:中医古籍出版社,2005:334.

[21] 李灿东.中医诊断学[M].北京:中国中医药出版社,2016:189.

(陈玉飞)

jīn

一、规范名

【汉文名】津。

【英文名】clear fluid。

【注释】津液中性质清稀,流动性大,主要布散于体表皮肤,肌肉孔窍,并渗入血脉,起滋润作用的部分。

二、定名依据

"津"一词始见于《内经》,同时该书尚记载有相关术语"津液"。

"津液"(《内经》)是"津"和"液"的总称,含义范围偏大,以"津"作为规范名称,可以更准确表达其本质属性,符合术语定名的科学性原则。

之后,医家多沿用"津"一词,如隋代《黄帝内经太素》,元代《敖氏伤寒金镜录》,明代《灵枢注证发微》,清代《医灯续焰》《医门法律》《本草纲目拾遗》等。这些均为历代重要著作,对后世有较大影响,符合术语定名约定俗成的原则。

现代相关著作大多以"津"作为该词的正名,其中包含有国标《中医基础理论术语》及辞书类著作《中医大辞典》等,以"津"为正名,符合定名的协调一致原则。

全国科学技术名词审定委员会审定公布的《中医药学名词》已以"津"作为规范名,所以"津"作为规范名也符合术语定名的协调一致原则。

三、同义词

【曾称】"津液"(《内经》)。

四、源流考释

"津"一词始见于《内经》中。《黄帝内经灵枢·决气》记载:"腠理发泄,汗出溱溱,是谓津。"[1]116 指出人体排泄出的汗属于"津"。其后的相关著作有的沿用该书记载,以"津"为正名记载本词,如隋代杨上善《黄帝内经太素》卷二曰："津脱则腠理开，汗大泄（前之二脱，言脱所由，故有脱也。以下三脱，直著其脱状，故津脱，腠理开、汗泄为状）。"[2]11 元代杜本在其《敖氏伤寒金镜录·微黄舌》记载："黄苔薄滑者，是邪初入里，表症未罢，热未伤津，犹可用柴葛芩翘，或栀豉翘薄之类，轻清泄热，以透表邪而达肌表。"[3]35 明代马莳《灵枢注证发微》卷四记载："津生于内，而腠理发泄于外，其汗出似溱溱然，夫是之谓津也。"[4]218 以上记载均认为"津"与"汗"同源，津脱则汗脱。清代潘辑在其《医灯续焰》卷五曰："《金匮要略》所谓朝食暮吐，暮食朝吐，宿谷不化，名曰胃反。脉紧而涩，其病难治者是也（宜补气而生津，如四君子汤加黄芪、五味子之类）。"[5]80,81 潘辑认为气与津可相互资生，在治疗津脱时可以补气而生津。清代喻昌《医门法律》卷三曰："脉之行度一昼一夜，复朝寸口。荣卫气衰，寸口之脉，迟缓不逮。身痒瘾疹，非但风见于外，由荣卫气弱，自致津凝血滞也。"[6]119 清代赵学敏《本草纲目拾遗》卷八："玉瓜，味甘性平，调中益气，舒郁化滞消食，清大小肠火，生津滋血，和营卫，熟食补脾健胃。"[7]321 喻昌与赵学敏均认为津与血同源，在病因上津凝则血滞，在治疗上生津而滋血。

总之，历代医家对"津"的认识由最初的"津汗同源"，津与气的相互资生，到"津血同源"，表明了"津"可布散皮肤表面，可渗入到血脉中。

但，更多的著作常常将"津"与"液"并称为"津液"论述，如《灵枢·五癃津液别》中记载："津液各走其道，故三焦出气，以温肌肉，充皮肤，为其津；其流而不行者，为液。"[1]126 明确指出了"津"与"液"的区别，"津"流动性大，而"液"流动性小。《神农本草经》卷一记载："大枣……味甘平。主心腹邪气，安中养脾肋十二经，平胃气，通九窍，补少气，少津液，身中不足，大惊，四肢重，和百药。久服轻身长年，叶覆麻黄，能令出汗。生平泽。"[8]48 汉末张仲景《伤寒论》，在其"辨阳明病脉证并治"篇中记载："太阳病，若发汗、若下、若利小便，此亡津液，胃中干燥，因转

属阳明。不更衣，内实大便难者，此名阳明也。"[9]79 以上记载的"津液"包含有布散于皮肤表面的"津"。西晋皇甫谧《针灸甲乙经》卷一载："肺合大肠，大肠者传道之腑。心合小肠，小肠者受盛之腑。肝合胆，胆者清净之腑。脾合胃，胃者五谷之腑。肾合膀胱，膀胱者津液之腑。"[10]2 此处"津液"则指流动性小的"液"。魏晋隋唐时期的《脉经》[11]37《本草经集注》[12]140《诸病源候论》[13]19 等，宋金元时期的《太平圣惠方》[14]28《本草图经》[15]315《太平惠民和剂局方》[16]26《注解伤寒论》[17]127《黄帝素问宣明论方》[18]11《妇人大全良方》[19]65《察病指南》[20]7《世医得效方》[21]49《难经本义》[22]72《诊家枢要》[23]20-21 等，明清时期的《普济方》[24]30《奇效良方》[25]32《古今医统大全》[26]510《针灸大成》[27]90《医贯》[28]86《尚论篇》[29]111《黄帝内经素问集注》[30]30《黄帝内经素问直解》[31]43《张氏医通》[32]65《冯氏锦囊秘录》[33]273《温病条辨》[34]260 等，均记载有"津液"一词，但其含义则有时单指流动性大的"津"，而有时则又包含有流动性小的"液"，主要视语境不同而变化。

现代有关著作多沿用《内经》的记载以"津"作为本词正名，如《中医药学名词》[35]36、国标《中医基础理论术语》[36]35《中医大辞典》[37]1336《中医辞海》[38]879《中国中医药学术语集成·基础理论与疾病》[39]218《中医基础理论》[40]85《中国医学百科全书·中医学》[41]320《中医药常用名词术语辞典》[42]290 等。同时尚有把"津液"作为本词正名的，如《中医大辞典》[37]1336《中国中医药学主题词表》[43]445《中国医学百科全书·中医学》[42]290。

须予指出的是，古代唾液亦称为"津"。如金代张子和《儒门事亲》卷十五："治臁疮久不愈者，用川乌头、黄柏各等份为末，用唾津调涂纸上贴之，大有效矣。"[44]275 与本词非同一概念，应注意与本词鉴别。

总之，"津"一词最早见于《内经》中，同时该书尚记载有该词又称"津液"，两者含义范围有时不同，主要视语境不同而变化，我国2005年

出版的由中医药学名词审定委员会审定公布的《中医药学名词》释义为："津……津液中性质清稀，流动性大，主要布散于体表皮肤、肌肉孔窍，并渗入血脉，起滋润作用的部分。"[35]36 该释义客观、准确地表达了"津"的科学内涵和本质属性。

五、文献辑录

《黄帝内经灵枢·决气》："何谓津？岐伯曰：腠理发泄，汗出腠理，是谓津。"[1]116

"五癃津液别"："津液各走其道，故三焦出气，以温肌肉，充皮肤，为其津；其流而不行者，为液。"[1]126

《神农本草经》卷一："大枣……味甘平。主心腹邪气，安中养脾肋十二经，平胃气，通九窍，补少气，少津液，身中不足，大惊，四肢重，和百药。久服轻身长年，叶覆麻黄，能令出汗。生平泽。"[8]48

《伤寒论·辨阳明病脉证并治》："问曰：何缘得阳明病，答曰：太阳病，若发汗、若下、若利小便，此亡津液，胃中干燥，因转属阳明。不更衣，内实大便难者，此名阳明也。"[9]79

《针灸甲乙经》卷一："肺合大肠，大肠者传道之腑。心合小肠，小肠者受盛之腑。肝合胆，胆者清净之腑。脾合胃，胃者五谷之腑。肾合膀胱，膀胱者津液之腑。"[10]2

《脉经》卷三："太阴者，行气温皮毛者也，气弗营则皮毛焦，皮毛焦则津液去，津液去则皮节伤，皮节伤者则爪（'爪'字一作'皮'）枯毛折，毛折者则气（'气'字一作'毛'）先死。"[11]37

《本草经集注·玉石三品》："滑石，味甘、寒、大寒，无毒。主治身热，泄澼，女子乳难，癃闭，利小便，荡胃中积聚寒热，益精气，通九窍六腑津液，去留结，止渴，令人利中。"[12]140

《诸病源候论》卷三："大病之后，复为风邪所乘，则阳气发泄，故令虚汗。汗多亡阳，则津液竭，令人枯瘦也。"[13]19

《黄帝内经太素》卷二："津脱则腠理开，汗大泄（前之二脱，言脱所由，故有脱也。以下三脱，直著其脱状，故津脱，腠理开、汗泄为状）。"[2]11

《太平圣惠方》卷一："今脏腑皆衰，精髓津液已竭，筋骨懈惰，天癸尽矣。故发鬓白，身体重，行步不正而无子也。"[14]28

《本草图经·草部下品》："五倍子……其木青黄色；其实青，至熟而黄，大者如拳，内多虫。九月采子，曝干，生津液最佳。"[15]315

《太平惠民和剂局方》卷三："五膈宽中散……治因忧患、寒热，动气伤神，致阴阳不和，腑脏生病，结于胸膈之间，遂成五膈之病：一曰忧膈，胸中气结，津液不通，饮食不下，羸瘦短气。"[16]26

《注解伤寒论》卷六："少阴病，咳而下利谵语者，被火气劫故也，小便必难，以强责少阴汗也。咳而下利，里寒而亡津液也，反以火劫，强责少阴汗者，津液内竭，加火气烦之，故谵语、小便难也。"[17]127

《黄帝素问宣明论方》卷一："大肠、小肠移热，名虚瘕，津液耗散，不能滑利，菀结而大肠闷涩，槟榔丸主之。"[18]11

《儒门事亲》卷十五："治臁疮久不愈者，用川乌头、黄柏各等份为末，用唾津调涂纸上贴之。"[44]275

《妇人大全良方》卷三："寻古治中风方，续命、排风、越婢等悉能除去。而《千金》多用麻黄，令人不得虑虚。凡以风邪不得汗，则不能泄也。然此治中风无汗者为宜。若治自汗者更用麻黄，则津液转使脱泄，反为大害。"[19]65

《察病指南》卷上："左手尺内足太阳膀胱，脉洪滑而长，为州都之官，名津液之府。寒水膀胱与君火肾合脉，急则为瘕。"[20]7

《世医得效方》卷二："柴胡加桂汤……治足少阳胆经伤风四五日，身热，恶风，颈项强，胁下满，手足温，口苦而渴，自汗，其脉阳浮阴弦。或发汗多，亡阳谵语，可以此和其营卫，通其津液自愈。"[21]49

《难经本义》卷下："中焦亦傍胃口，出上焦之后，此所受气者，泌糟粕蒸津液，化其精微，上注于肺脉，乃化而为血，以养生身，莫贵于此。故独得行于经隧，命曰营气。"[22]72

《敖氏伤寒金镜录·微黄舌》："黄苔薄滑者，是邪初入里，表症未罢，热未伤津，犹可用柴葛芩翘，或栀豉翘薄之类，轻清泄热，以透表邪而达肌表。"[3]35

《诊家枢要·脉阴阳类成》："尺涩男子伤精及疝，女人月事虚败。若有孕，主胎漏不安，右寸涩，脾弱不食，胃冷而呕，尺涩，大便涩，津液不足，小腹寒，足胫逆冷。"[23]20,21

《普济方》卷二："脾属中央戊己土，以四时寄旺十八日，合七十二日，应一岁三百六十之数。脾者土也，孤脏也，其正旺于季夏，脉应中矩，平正之象也，土能容纳水谷，变化津液，溉灌肝心肺肾。"[24]30

《奇效良方》卷三："麻仁丸……顺三焦，和五脏，润肠胃，除风气。治冷热壅结，津液耗少，大便闭难，或不通，若年高气弱及有风之人，大便秘涩者宜服。"[25]32

《古今医统大全》卷八："如小便少，不可以药利之。既以自汗，则津液外亡，小便自少。若利之，使荣卫枯竭，无以制火，烦热愈甚。当俟热退汗止，小便自行也。兼此证乃阳明经。大忌利小便。"[26]510

《灵枢注证发微》卷四："津生于内，而腠理发泄于外，其汗出似溱溱然，夫是之谓津也。"[4]218

《针灸大成》卷三："三焦热气壅上焦，口苦舌干岂易调，针刺关冲出毒血，口生津液病俱消。"[27]90

《医贯》卷四："古人用二陈汤，为治痰通用，然以治湿痰寒痰则是矣。若夫阴火炎上，熏于上焦，肺气被郁，故其津液之随气而升者，凝结而成痰，腥秽稠浊，甚则有带血而出者，此非中焦脾胃湿痰寒痰之所比，亦非半夏枳壳南星之所治，惟用清气化痰，须有效耳。"[28]86

《尚论篇》卷二："凡阳明证纵见八九，而少阳证略见一二，即从少阳而不从阳明，汗、下两不可用也。惟风寒之邪已离太阳，未接少阳，恰好在阳明界内之时，用药亟为攻下，则涣然冰释，而不再传他经，津液、元气两无亏损，何快如之！"[29]111

《医灯续焰》卷五："《金匮要略》所谓朝食暮吐，暮食朝吐，宿谷不化，名曰胃反。脉紧而涩，其病难治者是也（宜补气而生津，如四君子汤加黄芪、五味子之类）。"[5]80,81

《医门法律》卷三："脉之行度一昼一夜，复朝寸口。荣卫气衰，寸口之脉，迟缓不逮。身痒瘾疹，非但风见于外，由荣卫气弱，自致津凝血滞也。"[6]119

《黄帝内经素问集注》卷二："男子无精，有不得为隐曲之事，在女子无血，则月事不得以时下矣。此病本于二阳，而发于心脾也。精血两虚，则热盛而生风；风热交炽，则津液愈消竭矣；火热烁金，而传为喘急息肩者，死不治。盖胃乃津液之生原，肺乃津液之化原也。"[30]30

《黄帝内经素问直解》卷一："法阴阳者，阴阳不可偏胜，如阳胜则火热有余，而身热，热气在表，则腠理开，热气在里则喘粗，表里皆病则为之俯仰，汗不出而内外皆热也，齿干，津液竭也，以烦冤腹满死者，津液既竭，又心烦而屈抑不舒，腹满而土气内绝，故死。"[31]43

《张氏医通》卷三："上焦，阳也，卫气所治，贵通利而恶闭郁，郁则津液不行而积为痰涎。"[32]65

《冯氏锦囊秘录》卷十："若小便不利，其状如痞，攻而不散者，是水饮内蓄，以致津液不行，治宜散水则愈。若心下痞而恶寒者，是表里症俱未解，当先解表，后与攻痞可也。"[33]273

《本草纲目拾遗》卷八："玉瓜……味甘性平，调中益气，舒郁化滞消食，清大小肠火，生津滋血，和营卫，熟食补脾健胃。"[7]321

《温病条辨》卷六："燥痉……燥气化火，消烁津液，亦能致痉，其治略似风温，学者当于本论前三焦篇秋燥门中求之。"[34]260

《中医辞海》："津……基础理论名词。① 人身体液的组成部分。来源于饮食，随三焦之气，出入于肌肤腠理之间，以温养肌肉，充润皮肤。津出于腠理则为汗，下达膀胱即为尿。若腠理闭，津不能出，则下降膀胱而小便增多；反之，汗多则津不化水下行，小便就会减少，由此而进行生理性的体液调节。病理上，津伤者汗尿减少；而汗尿排泄过多则伤津。《灵枢·决气》：'腠理发泄，汗出溱溱，是谓津。'② 指唾液。见唾液条。"[38]879

《中国医学百科全书·中医学》："津液……人体内各种正常水液的总称为津液。"[41]320

《中医药常用名词术语辞典》："津……津液。出《灵枢·决气》篇。① 人体正常水液的组成部分。详见津液条。② 唾液。唾为口津，为肾中精气所化。古代导引家以舌抵上腭，待津液满口后，咽之以养肾精。"[42]290

《中医大辞典》："津……① 人身体液的组成部分。来源于饮食，随三焦之气，出入于肌肤腠理之间，以温养肌肉，充润皮肤。津出于腠理则为汗，下达膀胱即为尿。若腠理闭，津不能出，则下降于膀胱而小便增多；反之，汗多则津不化水下行，小便就会减少，由此而进行生理性的体液调节。病理上，津伤者汗尿减少；而汗尿排泄过多则伤津。《灵枢·决气》：'腠理发泄，汗出溱溱，是谓津。'② 指唾液。""津液……① 饮食精微通过胃、脾、肺、三焦等脏腑的作用而化生的营养物质。② 泛指一切体液及其代谢产物。"[37]1336

《中医药学名词》："津……津液中性质清稀，流动性大，主要布散于体表皮肤，肌肉孔窍，并渗入血脉，起滋润作用的部分。"[35]36

《中国中医药学术语集成·基础理论与疾病》："津……人体体液的组成部分，指其性清稀，流动性大，散布于体表皮肤、肌肉和孔窍等部位，并渗入血脉，起滋润作用者。"[39]218

《中医基础理论术语》："津……性质清稀，

流动性大的津液。布散于皮肤、肌肉、孔窍，渗入血脉，具有滋润作用。"[36]35

《中医基础理论》："津液是津和液的总称。由于津和液二者之间在性状、分布和功能上有所不同，所以从概念上应将二者加以区别。《灵枢·决气》说：'腠理发泄，汗出溱溱，是谓津……谷入气满，淖泽注于骨，骨属屈伸，泄泽补益脑髓，皮肤润泽，是谓液。'《灵枢·五癃津液别》又说：'津液各走其道，故三焦出气，以温肌肉，充皮肤，为其津；其流而不行者，为液。'因此，可以说在津液中，质地较清稀，流动性较大，布散于体表皮肤、肌肉和孔窍，并能渗入血脉之内，起滋润作用的，称为津；质地较浓稠，流动性较小，灌注于骨节、脏腑、脑、髓等，其濡养作用的，称为液。《类经·藏象类》注曰：'津液本为同类，然亦有阴阳之分。盖津者，液之清者也；液者，津之浊者也。津为汗而走腠理，故为阳；液注骨而补脑髓，故属阴。'津与液的区别主要用于临床对津液损耗而出现'伤津''脱液'病理变化的分辨。但在一般情况下，由于津液二者同属一类物质，且可以互补转化，故津和液常同时并称，不作严格区分。"[40]85

《中国中医药学主题词表》："津液……津与液的合称，人体的正常水液。津液中性质清稀，流动性大，主要布散于体表皮肤，肌肉孔窍，并渗入血脉，起滋润作用的部分。津液中性质稠厚，流动性较小，灌注于骨节、脏腑、脑、髓等组织，起濡养润滑作用的部分。"[43]445

 参考文献

[1] 未著撰人.黄帝内经灵枢[M].樊德春,李泰然点校.上海：第二军医大学出版社,2005：116,126.

[2] [隋] 杨上善.黄帝内经太素[M].北京：人民卫生出版社,1965：11.

[3] [元] 杜清碧,史氏重订敖氏伤寒金镜录[M].上海：上海卫生出版社,1956：35.

[4] [明] 马莳.黄帝内经灵枢注证发微[M].王洪图,李砚青点校.北京：科学技术文献出版社,1998：218.

[5] [清] 潘楫.医灯续焰[M].何源注,闫志安,张黎临校

注.北京：中国中医药出版社,1997：80,81.

[6] [清]喻昌.医门法律[M].张晓梅点校.北京：中国中医药出版社,2002：119.

[7] [清]赵学敏.本草纲目拾遗[M].闫志安,肖培新校注.北京：中国中医药出版社,2007：321.

[8] 未著撰人.神农本草经[M].[清]孙星衍,孙冯冀辑.北京：科学技术文献出版社,2003：48.

[9] [汉]张机.伤寒论[M].何丽春校注.北京：科学技术文献出版社,2010：79.

[10] [晋]皇甫谧.针灸甲乙经[M].鲁兆麟主校.沈阳：辽宁科学技术出版社,1997：2.

[11] [晋]王叔和.脉经[M].陈婷校注.北京：中国医药科技出版社,2011：37.

[12] [南北朝]陶弘景.本草经集注[M].尚志钧,尚元胜辑校.北京：人民卫生出版社,1994：140.

[13] [隋]巢元方.诸病源候论[M].鲁兆麟主校.沈阳：辽宁科学技术出版社,1997：19.

[14] [宋]王怀隐.太平圣惠方校注[M].田文敬,孙现鹏,牛国顺校注.郑州：河南科学技术出版社,2015：28.

[15] [宋]苏颂.本草图经[M].尚志钧辑校.合肥：安徽科学技术出版社,1994：315.

[16] [宋]陈承,裴宗元,陈师文.太平惠民和剂局方[M].鲁兆麟主校.沈阳：辽宁科学技术出版社,1997：26.

[17] [金]成无己.注解伤寒论[M].田思胜,马梅青校注.北京：中国医药科技出版社,2011：127.

[18] [金]刘完素.黄帝素问宣明论方[M].宋乃光校注.北京：中国中医药出版社,2007：11.

[19] [宋]陈自明.妇人大全良方[M].盛维忠校注.北京：中国中医药出版社,2007：65.

[20] [宋]施发.察病指南[M].吴承艳,任威铭校注.北京：中国中医药出版社,2015：7.

[21] [元]危亦林.世医得效方[M].许敬生,王晓田整理.上海：第二军医大学出版社,2006：49.

[22] [元]滑寿.难经本义[M].王自强校注.南京：江苏科学技术出版社,1987：72.

[23] [元]滑寿.诊家枢要[M].上海：上海卫生出版社,1958：20,21.

[24] [明]朱橚.普济方[M].北京：人民卫生出版社,1959：30.

[25] [明]董宿.奇效良方[M].北京：中国中医药出版社,1995：32.

[26] [明]徐春甫.古今医统大全[M].崔仲平,王耀廷主校.北京：人民卫生出版社,1991：510.

[27] [明]杨继洲.针灸大成[M].田思胜校注.北京：中国中医药出版社,1997：90.

[28] [明]赵献可.医贯[M].晏婷婷校注.北京：中国医药出版社,2009：86.

[29] [清]喻嘉言.尚论篇[M].张海鹏,陈润花校注.北京：学苑出版社,2009：111.

[30] [清]张志聪.黄帝内经素问集注[M].王宏利,吕凌校注.北京：中国医药科技出版社,2014：30.

[31] [清]高士宗.黄帝内经素问直解[M].于天星按.北京：科学技术文献出版社,1998：43.

[32] [清]张璐.张氏医通[M].李玉清,步瑞兰主校.北京：中国医药科技出版社,2011：65.

[33] [清]冯兆张.冯氏锦囊秘录[M].田思胜,高萍,戴敬敏,等校注.北京：中国中医药出版社,1996：273.

[34] [清]吴瑭.温病条辨[M].文棣校注.北京：中国书店,1994：260.

[35] 中医药学名词审定委员会.中医药学名词[M].北京：科学出版社,2005：36.

[36] 中华人民共和国质量监督检验检疫总局,中国国家标准化管理委员会.中医基础理论术语(GB/T 20348—2006)[M].北京：中国标准出版社,2006：35.

[37] 李经纬,余瀛鳌,蔡景峰,等.中医大辞典[M].人民卫生出版社,2004：1336.

[38] 袁钟,图娅,彭泽邦,等.中医辞海：中册[M].北京：中国医药科技出版社,1995：879.

[39] 宋一伦,杨学智.基础理论与疾病[M]//曹洪欣,刘保延.中国中医药学术语集成.北京：中医古籍出版社,2005：218.

[40] 孙广仁.中医基础理论[M].北京：中国中医药出版社,2007：85.

[41] 《中医学》编辑委员会.中医学[M]//钱信忠.中国医学百科全书.上海：上海科学技术出版社,1997：320.

[42] 李振吉.中医药常用名词术语辞典[M].北京：中国中医药出版社,2001：290.

[43] 吴兰成.中国中医药学主题词表[M].北京：中医古籍出版社,2008：445.

[44] [金]张子和.儒门事亲[M].王雅丽校注.北京：中国医药科技出版社,2011：275.

（王梦婷）

津血同源

jīn xuè tóng yuán

一、规范名

【汉文名】津血同源。

【英文名】 homogeny of clear fluid and blood uterus。

【注释】津液和血液都来源于水谷精气，二者有相互滋生，相互转化，同出一源，相互影响的关系。

二、定名依据

"津血同源"一词始于近代，但与其相关的描述始于《内经》。

我国目前已出版的国标《中医基础理论术语》以"津血同源"作为规范名。《WHO 西太平洋地区传统医学名词术语国际标准》以"津血同源"命名津液和血液相互资生，相互转化的关系，便于国际交流。我国目前已出版《中医学概论》《中国医学百科全书·中医学》亦以"津血同源"作为正名；已广泛应用于中医药文献的标引和检索的《中国中医药学主题词表》也以"津血同源"作为正式主题词；全国高等中医药院校教材《中医基础理论》以及代表性的辞书《中医辞海》《中医大辞典》《中医药常用名词术语辞典》等均以"津血同源"作为规范名记载。这说明在中医临床实践中用"津血同源"用为正名已达成共识。

我国 2005 年出版的由全国科学技术名词审定委员会审定公布的《中医药学名词》已以"津血同源"作为规范名。所以"津血同源"作为规范名也符合术语定名的协调一致原则。

三、同义词

未见。

四、源流考释

津血同源作为津液和血液都来源于水谷精气，二者有相互滋生，相互转化，同出一源，相互影响的关系的有关记载最早见于《内经》，《灵枢·营卫生会》曰："故夺血者无汗，夺汗者无血"。[1]1042《灵枢·痈疽》亦曰："中焦出气，如露，上注溪谷而渗孙脉，津液和调，变化而赤为血。"[1]387 分别从两个不同的方面阐释津液和血液之间两互资生，相互转化的关系，津液有调节血液浓度的作用，血液中清稀部分，如渗出脉外，即为津液。在病理上，津液和血液的病变，往往互相影响。反复或大量的出血常影响津液，出现耗血伤津的病证。严重的伤津脱液，也会影响到血液的化生乎循行，出现津血俱伤的病证。汉张仲景《伤寒论》第八十八条谓："衄家不可发汗，汗出必额上陷脉急紧，直视不能眴，不得眠。亡血家不可发汗，发汗则寒慄而振。"[2]460 间接说明，津液、血液同出一源，相互影响，因大汗则津泄，故对失血、贫血者不宜发汗。临床所见大汗、大吐或大泻等津液者，往往相继表现心悸气短、肢冷脉细等心血亏虚证候。

隋唐时期，医家多承袭《内经》《伤寒论》之说探讨津液和血液之间的关系。晋代王叔和《脉经》曰："亡血家，不可攻其表，汗出则寒栗而振。衄家，不可攻其表，汗出必额陷，脉上促急而紧，直视而不能，不得眠。"[3]399 隋巢元方《诸病源候论·伤寒候》谓："发汗若吐下者、若亡血无津液者，而阴阳自和必愈。"[4]40 说明丢失血液或津液是相互影响的。

宋金元时期，宋代赵佶《圣济总录·产后汗出不止》："论曰产后汗出不止者，亡血阴虚故也，盖荣弱卫强，阳加于阴，气散于表，故令多

中医基础理论

汗,汗不治产后荣血虚损,汗出日夕不止,形体困怠,附子汤方。"[5]1558 论述产后伤津耗气,血随津脱,从而治汗而荣血。金代张从正《儒门事亲·论火热二门》谓:"若咯脓咯血,大小便血,但亡血者,不可宣吐,勿服酸辛热物姜附之类药,不可不戒慎也。若犯诸亡血之证者,不可发汗,不可温补。脾胃之药若服之,虽进饮食,不生肌肉,此病转加危笃,乃成虚劳之病也。"[6]225 进一步阐明,失血家临床治疗禁忌,不可发汗,不可温补。

明清时期的医学著作,大多遵《内经》《伤寒论》之说,分别从生理、病理不同角度描述津液和血液之间相互资生、相互转化、相互影响的关系。明代张景岳《景岳全书·汗证》言:"汗由血液,本乎阴也。"[7]21 清代唐宗海趋之,《血证论·阴阳水火气血论》称:"故汗出过多则伤血,下后亡津液则伤血,热结膀胱则下血,是水病而累血也。吐血咳血,必兼痰饮,血虚则精竭水结,痰凝不散,失血家往往水肿,瘀血化水,亦发水肿,是血病而兼水也。"[8]4《血证论·汗血》又谓:"故伤寒汗出过多,则虚烦不寐,以其兼伤血分之阴……汗者,阳分之水;血者,阴分之液。阴与阳原无间隔,血与水本不相离,故汗出过多则伤血,下后亡津液则伤血,热结膀胱则下血,是水病而不离乎血者也。吐血咳血,必兼痰饮。血虚则口渴而津液不生,失血家往往水肿,瘀血化水,亦发为肿,是血病而不离乎水者也。故衄血家不可再发汗,以血病则阴液既虚,不可发汗,再伤气分之水,以致阳分之液亦虚也。又先水肿再吐血者,不治。以水病不可重伤其血也,观小柴胡调津液,而即治热入血室。观桃仁承气破血结,而即治小便不利,皆是治水即以治血,治血即以治水。"[8]75《血证论》中,唐容川从津液、血液的生成与代谢,探讨了其相互滋生,相互转化,同出一源,相互影响的关系,临床"治水即以治血,治血即以治水"的治疗大法。之后,清代医家,无出其右,程文囿《医述·汗》述:"卫气虚则多汗,营血虚则无汗。"[9]684《医述·燥》

道:"燥是阳明之化,虽因于风热所成,然究其原,皆本于血虚、津液不足所致者为多。何也?盖阴血虚则不能荣运百体,津液衰则无以滋养三焦,由是邪热怫郁,而燥变多端。燥于外,则皮肤皱揭;燥于内,则精血枯涸;燥于上,则咽鼻干焦;燥于下,则便溺闭结。治之者,外以滋益之,内以培养之,在上清解之,在下通润之,务使水液自生,而燥热不容不退矣。"[9]296 均对津液、汗液及血液之间相互滋生、相互转化及相互影响的关系进行了描述。

现代著作始有"津血同源"一词,如南京中医学院《中医学概论》:"津液与营、卫、气、血,都是来源于饮食,所以《内经》认为:精、气、津、液、血、脉,名虽有六,实际上都是一气,因为它们不但是同源,而且是相互资生、相互作用,所以在津液损耗以后,会使气血同时亏虚,而气血得亏虚,同样会引起津液的不足。"[10]72 明确指出了津液和血液都来源于水谷精气,二者有相互资生,相互转化,同出一源,相互影响的关系。吴兰成主编《中国中医药学主题词表》[11]445 中见到"津血同源"一词。之后《中国医学百科全书·中医学》[12]323《中医辞海》[13]879《中医药常用名词术语辞典》[14]291《中医基础理论》(李德新)[15]426、《中医基础理论》(孙广仁)[16]146、《中医基础理论》(曹洪欣)[17]108、《中国中医药学术语集成·基础理论与疾病》[18]219《中医基础理论术语》[19]37《中医基础理论》(印会河)[20]51、《中医大辞典》[21]1336《中医学》[22]50《中医学概论》(樊巧玲)[23]48、《WHO西太平洋地区传统医学名词术语国际标准》[24]21《中医药学名词》[25]37 均以"津血同源"为规范名。

我国 2005 年出版的由中医药学名词审定委员会审定公布的《中医药学名词》释义"津液和血液都来源于水谷精气,二者有相互资生,相互转化,同出一源,相互影响的关系。"[25]37 该释义客观、准确地表达了"津血同源"的科学内涵和本质属性,因而应以"津血同源"作为规范名。

五、文献辑录

《灵枢·营卫生会》："故夺血者无汗,夺汗者无血"。[1]1042

"痈疽"："中焦出气,如露,上注溪谷而渗孙脉,津液和调,变化而赤为血。"[1]387

《伤寒论·辨不可发汗病脉证并治》："栀子干姜汤方……衄家不可发汗,汗出必额上陷脉急紧,直视不能眴,不得眠。亡血家不可发汗,发汗则寒慄而振。"[2]460

《脉经·平惊悸衄吐下血胸满瘀血脉症》："亡血家,不可攻其表,汗出则寒栗而振。衄家,不可攻其表,汗出必额陷,脉上促急而紧,直视而不能,不得眠。"[3]399

《诸病源候论·伤寒候》："发汗若吐下者、若亡血无津液者,而阴阳自和必愈。"[4]40

《圣济总录·产后汗出不止》："论曰产后汗出不止者,亡血阴虚故也,盖荣弱卫强,阳加于阴,气散于表,故令多汗,汗不治产后荣血虚损,汗出日夕不止,形体困怠,附子汤方。"[5]1558

《儒门事亲·论火热二门》："若咯脓咯血,大小便血,但亡血者,不可宣吐,勿服酸辛热物姜附之类药,不可不戒慎也。若犯诸亡血之证者,不可发汗,不可温补。脾胃之药若服之,虽进饮食,不生肌肉,此病转加危笃,乃成虚劳之病也。"[6]225

《景岳全书·汗证》："汗由血液,本乎阴也。"[7]21

《血证论·阴阳水火气血论》："故汗出过多则伤血,下后亡津液则伤血,热结膀胱则下血,是水病而累血也。吐血咳血,必兼痰饮,血虚则精竭水结,痰凝不散,失血家往往水肿,瘀血化水,亦发水肿,是血病而兼水也。"[8]4

"汗血"："汗血……故伤寒汗出过多,则虚烦不寐,以其兼伤血分之阴……汗者,阳分之水;血者,阴分之液。阴与阳原无间隔,血与水本不相离,故汗出过多则伤血,下后亡津液则伤血,热结膀胱则下血,是水病而不离乎血者也。

吐血咳血,必兼痰饮。血虚则口渴而津液不生,失血家往往水肿,瘀血化水,亦发为肿,是血病而不离乎水者也。故衄血家不可再发汗,以血病则阴液既虚,不可发汗,再伤气分之水,以致阳分之液亦虚也。又先水肿再吐血者,不治。以水病不可重伤其血也,观小柴胡调津液,而即治热入血室。观桃仁承气破血结,而即治小便不利,皆是治水即以治血,治血即以治水。"[8]75

《医述·燥》："燥是阳明之化,虽因于风热所成,然究其原,皆本于血虚、津液不足所致者为多。何也? 盖阴血虚则不能荣运百体,津液衰则无以滋养三焦,由是邪热怫郁,而燥变多端。燥于外,则皮肤皴揭;燥于内,则精血枯涸;燥于上,则咽鼻干焦;燥于下,则便溺闭结。治之者,外以滋益之,内以培养之,在上清解之,在下通润之,务使水液自生,而燥热不容不退矣。"[9]296

《医述·汗》："卫气虚则多汗,营血虚则无汗。"[9]684

《中医学概论》："津液与营、卫、气、血,都是来源于饮食,所以《内经》认为:精、气、津、液、血、脉,名虽有六,实际上都是一气,因为它们不但是同源,而且是相互资生、相互作用,所以在津液损耗以后,会使气血同时亏虚,而气血得亏虚,同样会引起津液的不足。"[10]72

《中国中医药学主题词表》："津血同源……属气血精津液……津液和血液都来源于水谷精气,二者有相互滋生、相互转化、同出一源、相互影响的关系。"[11]445

《中国医学百科全书·中医学》："津液与血,两者都是水谷精微所化,故有'津血同源'之称。它们又都是体内液体状态的精微物质,都以营养、滋润为其主要功能。津液与血同属阴。在生理上津液是血液的重要组成部分。津液渗入于脉中即为血,如《灵枢·痈疽》说:'中焦出气,如露,上注溪谷而渗孙脉,津液和调,变化而赤为血。'前已述及,津液有调节血液浓度的作用,血液中清稀部分,如渗出脉外,即为津液。

在病理上，津液和血液的病变，往往互相影响。反复或大量的出血常影响津液，出现耗血伤津的病证。严重的伤津脱液，也会影响到血液的化生乎循行，出现津血俱伤的病证。在临床上，治疗失血的病证，不宜使用发汗药物；治疗大汗津伤的病人，不要用温燥耗血的药物。故《灵枢·营卫生会》说：'夺血者无汗，夺汗者无血。'《伤寒论》第八十八条云：'衄家不可发汗，汗出必额上陷脉急紧，直视不能眴，不得眠。'八十九条云：'亡血家不可发汗，发汗则寒慄而振'等，都说明了津液与血的关系，并指出了在病变过程中所应当注意的事项。"[12]323

《中医辞海》："津血同源……基础理论名词。津与血均源于饮食精气所化，同属人体的阴液。在生理上，津血互相作用，互相转化，参与周身体液的调节，病理上则互相影响。《灵枢·营卫生会》：'故夺血者无汗，夺汗者无血。'因大汗则津泄，故对失血、贫血者不宜发汗。临床所见大汗、大吐或大泻等津液耗伤者，往往相继表现心悸气短、肢冷脉细等心血亏虚证候。"[13]879

《中医药常用名词术语辞典》："津血同源……津液和血液两者同源于水谷精气，二者相互滋生，相互转化。津液渗注于脉中，则称为血液的组成部分；血中的液体渗于脉外，可化为具有濡润作用的津液。因此在病理情况下，亦相互影响。如失血过多，脉外津液大量渗入脉中，以补偿血容量之不足，可导致津液不足，出现口渴、尿少、皮肤干燥等病理现象。津液大量损耗，脉内津液也可渗出脉外，则可形成津枯血燥等病变。临床上，对于失血患者，不宜采用汗法；津液亏损的患者，亦不可轻用破血、逐血峻剂，即是'津血同源'理论的实际应用。"[14]291

《中医基础理论》（李德新）："血与津液均是周流于全身的液态物质，不仅同源于水谷精微，而且在运行输布过程中相辅相成，互相交会，津可入血，血可成津，二者一损俱损，一荣俱荣，故有'津血同源'之说。"[15]426

《中医基础理论》（曹洪欣）："血与津液均是周流于全身的液态物质，不仅同源于水谷精微，而且在运行输布过程中相辅相成，互相转化，津可入血，血可成津，二者一损俱损，一荣俱荣，故有'津血同源'之说。"[17]108

《中国中医药学术语集成·基础理论与疾病》："津血同源……指血和津液的生成都来源于中焦水谷精气，由水谷精气化生。"[18]219

《中医药学名词》："津血同源……津液和血液都来源于水谷精气，二者有相互滋生，相互转化，同出一源，相互影响的关系。"[25]37

《中医基础理论术语》："津血同源……津液和血液，源于水谷精微，相互滋生、相互转化。"[19]37

《中医基础理论》（印会河）："血与津液均是周流于全身的液态物质，不仅同源于水谷精微，而且在运行输布过程中相辅相成，互相交会，津可入血，血可成津，二者一损俱损，一荣俱荣，故有'津血同源'之说。"[20]51

《中医基础理论》（孙广仁）："血和津液都由饮食水谷精微所化生，都具有滋润濡养作用，二者之间可以相互资生，相互转化，这种关系称为'津血同源'。"[16]146

《WHO西太平洋地区传统医学名词术语国际标准》："homogeny of fluid and blood……津血同源……the physiological phenomenon that body fluid and blood share a common source, the essential qi of food."[24]21

《中医大辞典》："津血同源……津和血均源于饮食精气所化，同属人体的阴液。它们在生理上互相作用，互相转化，参与周身体液的调节，病理上则互相影响。《灵枢·营卫生会》：'故夺血者无汗，夺汗者无血。'因大汗则津泄，故对失血、贫血者不宜发汗。临床所见大汗、大吐或大泻等津液者，往往相继表现心悸气短、肢冷脉细等心血亏虚证候。"[21]1336

《中医学》："津液与血都是从脾胃运化而生成的水谷精气中化生出来的，所以有'津血同源'之说。"[22]50

《中医学概论》："血和津液，都是体内液态的精微物质，具有濡养和滋润作用。血和津液的关系可以概括为'津血同源'。"[23]48

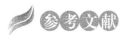参考文献

[1] 未著撰人.灵枢[M].何文彬,谭一松校注.北京：中国医药科技出版社,1998：387,1042.

[2] 张仲景.伤寒杂病论[M]//刘世恩点校.张仲景全书.北京：中医古籍出版社,2007：460.

[3] [晋]王叔和.脉经[M].吴承玉,王鲁芬.北京：中国医药科技出版社,1998：399.

[4] [隋]巢元方.诸病源候论[M].沈阳：辽宁科学技术出版社,1997：40.

[5] [宋]赵佶.圣济总录[M].王振国,杨金萍主校.上海：上海科学技术出版社,2016：1558.

[6] [金]张从正.儒门事亲[M].天津：天津科学技术出版社,1999：225.

[7] [明]张景岳.景岳全书[M].刘孝培,邱宗志,周志枢.重庆：重庆大学出版社,1988：21.

[8] [清]唐宗海.血证论[M].北京：中国中医药出版社,1996：4,75.

[9] [清]程文囿.医述[M].合肥：安徽科学技术出版社,1983：296,684.

[10] 南京中医学院编辑委员会.中医学概论[M].北京：人民卫生出版社,1958：72.

[11] 吴兰成.中国中医药学主题词表[M].北京：中医古籍出版社,1996：445.

[12] 《中医学》编辑委员会.中医学[M]//钱信忠.中国医学百科全书.上海：上海科学技术出版社,1997：323.

[13] 袁钟,图娅,蔡景峰,等.中医辞海[M].北京：中国医药科技出版社.1999：879.

[14] 李振吉.中医药常用名词术语辞典[M].北京：中国中医药出版社,2001：291.

[15] 李德新.中医基础理论[M].北京：人民卫生出版社,2001：426.

[16] 孙广仁.中医基础理论[M].北京：中国中医药出版社,2007：146.

[17] 曹洪欣.中医基础理论[M].北京：人民卫生出版社,2002：108.

[18] 宋一伦,杨学智.基础理论与疾病[M]//曹洪欣,刘保延.中国中医药学术语集成.北京：中医古籍出版社,2005：219.

[19] 中华人民共和国国家质量监督检验检疫总局,中国国家标准化管理委员会.中医基础理论术语（GB/T 20348—2006）[M].北京：中国标准出版社,2006：37.

[20] 印会河.中医基础理论[M].2版.北京：人民卫生出版社,2006：51.

[21] 李经纬,余瀛鳌,蔡景峰,等.中医大辞典[M].2版.北京：人民卫生出版社,2010：1336.

[22] 李家邦.中医学[M].北京：人民卫生出版社,2010：50.

[23] 樊巧玲.中医学概论[M].北京：中国中医药出版社,2010：48.

[24] 世界卫生组织(西太平洋地区).WHO西太平洋地区传统医学名词术语国际标准[M].北京：北京大学医学出版社,2009：21.

[25] 中医药学名词审定委员会.中医药学名词[M].北京：科学出版社,2005：37.

（唐学敏）

1 · 121

神　机

shén jī

一、规范名

【汉文名】神机。

【英文名】spiritual mechanism。

【注释】生命活动的表现和机转。

二、定名依据

"神机"之名最早见于春秋战国至西汉的《内经》。

自《内经》提出"神机"之名，其后历代著作多有沿用。如隋代《诸病源候论》，宋代《扁鹊心书》《三因极一病证方论》，金代《脾胃论》《针经指南》，元代《格致余论》，明代《黄帝内经素问吴注》《类经》《本草乘雅半偈》，清代《素问经注节解》《古今名医汇粹》《素问直解》《素问悬解》等。这些著作均为历代重要著作，对后世影响较大。

所以"神机"作为规范名便于达成共识，符合术语定名的约定俗成原则。

现代相关著作，如辞书类著作《中医大辞典》《中医药常用名词术语辞典》《中医辞海》以及《中国中医药学术语集成·基础理论与疾病》等均以"神机"作为规范名，说明"神机"作为规范名已成为共识。

我国 2005 年出版的由全国科学技术名词审定委员会审定公布的《中医药学名词》已以"神机"作为规范名。所以"神机"作为规范名也符合术语定名的协调一致原则。

三、同义词

未见。

四、源流考释

神机始见于《内经》，如《黄帝内经素问·六微旨大论》曰："出入废则神机化灭，升降息则气立孤危。"[1]111 "出入"指人体气机与外部交换的表现形式，"升降"指人体内部气机的运动。又《素问·五常政大论》曰："根于中者，命曰神机，神去则机息。根于外者，命曰气立，气止则化绝。"[1]123 因此"出入废则神机化灭，升降息则气立孤危。"[1]111 大意是神的存在依赖于呼吸饮食的出入，出入一旦废止，神机化灭，生命终止；人体内气之盛衰，则依赖于阴阳的升降，升降停止，则气无以自存而衰危，这里的"神机"即指生命活动的表现和机转。

隋代，巢元方的《诸病源候论》卷二十四曰："凡注之言住也，谓邪气居住人身内，故名为注……三曰气注。走入神机，妄言，百日之后，体皮肿起，乍来乍去，一年之后，体满失颜色，三年之后，变吐作虫，难治。"[2]167 这里的"气注"指风邪侵袭人体不去所致，风邪随生命活动到达人体全身各处致病，"走入神机"即是邪气进入人的生命活动，人体因此表现为病态，与本术语概念一致。

宋代，将"神机"作为正名的著作如《扁鹊心书》[3]107,108《三因极一病证方论》[4]98。窦材《扁鹊心书·跋》曰："人禀阴阳二气以成此身，身之内皆二气所充周也……苟仅能见其外之形似，而未能察其内之神机，惘惘然执纸上陈言而尝试之，一有不当，人且乘其间而议是书扶阳之法为误而不可遵循矣。"[3]107,108 "仅能见其外之形似，而未能察其内之神机"指医者仅能见其外在表现，而不能审查其内在的生命活动的表现与机转。陈无择《三因极一病证方论》卷八曰："五劳者，皆用意施为，过伤五脏，使五神不宁而为病，故曰五劳。以其尽力谋虑则肝劳，曲运神机则心劳，意外致思则脾劳，预事而忧则肺劳，矜持志节则肾劳。是皆不量禀赋，临事过差，遂伤五脏。"[4]98 "曲运神机则心劳"指错误的运转生命活动的主宰即神，则会使心受累。以上两处与本名词概念一致。

金元时期，将"神机"作为正名的著作如金代李杲《脾胃论》卷中曰："天地互为体用四说，察病神机。湿，胃，化；热，小肠，长；风，胆，生。皆陷下，不足，先补则：黄芪、人参、甘草、当归身、柴胡、升麻，乃辛甘发散，以助春夏生长之用也。"[5]30 自然界的事物的变化与发展是互为体用的，如自然界的湿、热、风，在人体分别为其本体胃（土）、小肠（火）、胆（木）所化生，"察病神机"之神机就是生命活动的表现和变化。金代窦杰《针经指南·流注通玄指要赋》曰："巧运神机之妙，功开圣理之深。"[6]232 这里的"神机"，杨继洲注为"神者，望而知之；机者，事之微也"[6]232，指医者医法高超，通过观察病人外在的表现，就能了解疾病发生的细微之处，显然与本名词概念不同。

元代朱震亨《格致余论》亦将"神机"作为正名记载，并无新意，如《格致余论·夏月伏阴在内论》曰："天地以一元之气化生万物。根于中者，曰神机；根于外者，曰气血。万物同此一气，人灵于物，形与天地参而为三者，以其得气之正而通也。"[7]11

明代，大多著作将"神机"作为正名记载，概念并无变化，如《黄帝内经素问吴注》[8]95《本草乘雅半偈》[9]235,236《类经》[10]457 等。张介宾的《类经》卷二十四对于"出入废则神机化灭，升降息则气立孤危"的解释尤为精妙："此言天地非不生化，但物之动静，各有所由耳。凡物之动者，血气之属也，皆生气根于身之中，以神为生死之主，故曰神机。然神之存亡，由于饮食呼吸之出入，出入废则神机化灭而动者息矣。物之植者，草木金石之属也，皆生气根于形之外，以气为荣枯之主，故曰气立。然气之盛衰，由于阴阳之升降，升降息则气立孤危而植者败矣。"[10]457

清代，大多医学著作将"神机"作为正名记载，如《素问经注节解》[11]207《古今名医汇粹》[12]18《素问直解》[13]73《素问悬解》[14]199 等。对于"神机"的理解，清代医家也各有见地，罗美《古今名医汇粹》卷一曰："气为脏腑之大经，为动静之主，故曰神机。"[12]18 高士宗《素问直解》卷二曰："帝与岐伯论脉之大要，著之玉版。藏之藏府，每旦读之，名曰玉机，故名《玉机真脏论》。玉机者，心之神机，真脏者，脏之元真，神机转而不回，脏真藏而不见，若回则不转，真脏脉见，则死。"[13]73"神机转而不回"中"回"字作"逆"解，若逆于神机，真脏脉显现，则会出现危及生命的重症。黄元御《素问悬解》卷十一对《内经》中"根于中者，命曰神机，神去则机息，根于外者，命曰气立，气止则化绝。故曰不知年之所加，气之同异，不足以言生化，此之谓也"[14]199 有详细的解释："根于中者，以神为机，故有知觉，神去则机息，根于外者，由气而化，故有枝干，气止则化绝。所以然者，以年运有加临，六气有同异，则万物有盛衰也。若不知年之加临，气之同异，则不足以言生化之妙也。"[14]199

现代有关著作均沿用《内经》的记载以"神机"作为规范名，如《中医辞海》[15]918《中医药常用名词术语辞典》[16]296《中医大辞典》[17]1346《中医药学名词》[18]40《中国中医药学术语集成·基础理论与疾病》[19]223 等。

总之，"神机"（《内经》）指生命活动的表现和机转，该词的语义较为单一，无别名；此外，前文已述，金代窦杰的《针经指南》一书中记载的"神机"之名与本术语概念截然不同，需要注意区别。

五、文献辑录

《黄帝内经素问·六微旨大论》："帝曰：有期乎？岐伯曰：不生不化，静之期也。帝曰：不生化乎？岐伯曰：出入废则神机化灭，升降息则气立孤危。"[1]111

"五常政大论"："根于中者，命曰神机，神去则机息。根于外者，命曰气立，气止则化绝。"[1]123

《诸病源候论》卷二十四："诸注候……凡注之言住也，谓邪气居住人身内，故名为注……三曰气注。走入神机，妄言，百日之后，体皮肿起，乍来乍去，一年之后，体满失颜色，三年之后，变吐作虫，难治。"[2]167

《扁鹊心书·跋》："人禀阴阳二气以成此身，身之内皆二气所充周也……苟仅能见其外之形似，而未能察其内之神机，惘惘然执纸上陈言而尝试之，一有不当，人且乘其间而议是书扶阳之法为误而不可遵循矣。"[3]107,108

《三因极一病证方论》卷八："五劳者，皆用意施为，过伤五脏，使五神不宁而为病，故曰五劳。以其尽力谋虑则肝劳，曲运神机则心劳，意外致思则脾劳，预事而忧则肺劳，矜持志节则肾劳。是皆不量禀赋，临事过差，遂伤五脏。"[4]98

《脾胃论》卷中："气运衰旺图说 天地互为体用四说，察病神机。湿，胃，化；热，小肠，长；风，胆，生。皆陷下，不足，先补则：黄芪、人参、甘草、当归身、柴胡、升麻，乃辛甘发散，以助春夏生长之用也。"[5]30

《针经指南·流注通玄指要赋》："巧运神机之妙，功开圣理之深（杨注：巧者，功之善也；运者，变之理也。神者，望而知之；机者，事之微也；妙者，治之应也）。"[6]232

《格致余论·夏月伏阴在内论》："天地以一元之气化生万物。根于中者，曰神机；根于外者,曰气血。万物同此一气,人灵于物,形与天地参而为三者,以其得气之正而通也。"[7]11

《黄帝内经素问吴注》卷六:"五脏受气于其所生,传之于其所胜,气舍于其所生,死于其所不胜。病之且死,必先传行至其所不胜,病乃死……肾受气于肝,传之于心,气舍于肺,至脾而死(水遇土克也)。此皆逆死也(逆则神机不得运转,故死)。"[8]95

《类经》卷二十四:"出入废则神机化灭,升降息则气立孤危(此言天地非不生化,但物之动静,各有所由耳。凡物之动者,血气之属也,皆生气根于身之中,以神为生死之主,故曰神机。然神之存亡,由于饮食呼吸之出入,出入废则神机化灭而动者息矣。物之植者,草木金石之属也,皆生气根于形之外,以气为荣枯之主,故曰气立。然气之盛衰,由于阴阳之升降,升降息则气立孤危而植者败矣)。"[10]457

《本草乘雅半偈》第六帙:"葱茎白……【参曰】白根层理,绿茎空中,上达横遍,阳气前通之象也……先人云:发散心王之邪,其机数数,宁免自伤。又云:其气开出,当入太阴,其性通明,当入阳明。倘阳明阖机不及者,投之为害不浅。又云:卒中闷绝,多属阳气闭塞,葱力内开骨节,外达毫窍,下及趺踵,上彻巅顶,可使生阳遍周四大,若出入之神机废弛,无能为矣。"[9]235,236

《素问经注节解》卷三:"神转不回,回则不转,乃失其机(按:张景岳曰:'神者,阴阳之变化也。易曰:'知变化之道者,其知神之所为乎。'转,运行不息也。回、逆而邪也。神机之用,循环无穷,故在天在人,无不赖之以成化育之功者,皆神转不回也。设其回而不转,则至数逆,生机失矣。故曰神去则机息,又曰失神者亡也。')"[11]207

《古今名医汇粹》卷一:"人身之中,藏真有三:曰元精,曰元气,曰元神。精乃脏腑之真,非荣血之比,故曰天癸。气为脏腑之大经,为动静之主,故曰神机。"[12]18

《素问直解》卷二:"帝与岐伯论脉之大要,著之玉版。藏之藏府,每旦读之,名曰玉机,故名'玉机真脏论'。玉机者,心之神机,真脏者,脏之元真,神机转而不回,脏真藏而不见,若回则不转,真脏脉见,则死。"[13]73

《素问悬解》卷十一:"帝曰:何谓也? 岐伯曰:根于中者,命曰神机,神去则机息,根于外者,命曰气立,气止则化绝。故曰不知年之所加,气之同异,不足以言生化,此之谓也(根于中者,以神为机,故有知觉,神去则机息,根于外者,由气而化,故有枝干,气止则化绝。所以然者,以年运有加临,六气有同异,则万物有盛衰也。若不知年之加临,气之同异,则不足以言生化之妙也)。"[14]199

《中医辞海》:"神机……中医术语。见《素问·五常政大论》:'根于中者,命曰神机,神去则机息。'指根于事物内部的生命活动表现和机转,有如神之发机,变化莫测。即神妙莫测之机。"[15]918

《中医药常用名词术语辞典》:"神机……对人体而言,脏腑经络、营卫气血等体内的阴阳协调、五行生克制化活动均属于神机……对万物而言,维持动物内在知觉运动及生长壮老已的机制,谓之神机。"[16]296

《中医大辞典》:"神机……神,指生命活动;机,机转。生命的表现和转机。"[17]1346

《中医药学名词》:"神机……生命活动的表现和机转。"[18]40

《中国中医药学术语集成·基础理论与疾病》:"神机……生命的表现和转机。"[19]223

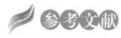参考文献

[1] 未著撰人.黄帝内经素问[M].傅景华,陈心智点校.北京:中医古籍出版社,1997:111,123.
[2] [隋]巢元方.诸病源候论[M].高文柱,沈澍农主编.北京:华夏出版社,2008:167.
[3] [宋]窦材.扁鹊心书[M].[清]胡珏参论.柴可群,陈嘉斌,江凌圳校注.北京:中国中医药出版社,2015:107,108.
[4] [宋]陈无择.三因极一病证方论[M]//王象礼主编.陈无择医学全书.北京:中国中医药出版社,2015:98.

［5］［金］李杲.脾胃论［M］.程传浩编著.北京：人民军医出版社,2005：30.

［6］［金］窦杰.子午流注针经 针经指南合注［M］.李鼎,等评注.上海：上海科学技术出版社,1998：232.

［7］［元］朱震亨.格致余论［M］.刘更生点校.天津：天津科学技术出版社.2000：11.

［8］［明］吴昆.黄帝内经素问吴注［M］.北京：学苑出版社,2007：95.

［9］［明］卢之颐.本草乘雅半偈［M］.刘更生,等校注.北京：中国中医药出版社,2016：235,236.

［10］［明］张介宾.类经［M］.范志霞校注.北京：中国医药科技出版社,2011：457.

［11］［清］姚止庵.素问经注节解［M］.北京：人民卫生出版社,1963：207.

［12］［清］罗美.古今名医汇粹［M］.杨德力,鲍玉琴校注.北京：中国中医药出版社,1997：18.

［13］［清］高士宗.素问直解［M］.成建军,刘娟,李玉清校注.北京：中国医药科技出版社,2014：73.

［14］［清］黄元御.素问悬解［M］.孙洽熙主编.黄元御医学全书.北京：中国中医药出版社,2015：199.

［15］袁钟,图娅,彭泽邦,等.中医辞海：中册［M］.北京：中国医药科技出版社,1999：918.

［16］李振吉.中医药常用名词术语辞典［M］.北京：中国中医药出版社,2001：296.

［17］李经纬,余瀛鳌,蔡景峰,等.中医大辞典［M］.北京：人民卫生出版社,2004：1346.

［18］中医药学名词审定委员会.中医药学名词［M］.北京：科学出版社,2005：40.

［19］宋一伦,杨学智.基础理论与疾病［M］//曹洪欣,刘保延.中国中医药学术语集成.北京：中医古籍出版社,2005：223.

（陈玉飞 王 娟 刑铭瑞）

1·122

热 邪

rè xié

一、规范名

【中文名】热邪。

【英文名】heat pathogen。

【注释】易导致阳热性病证的邪气的统称,与火邪没有本质区别,常火热并称。

二、定名依据

"热邪"作为易导致阳热性病证的邪气名称,最早出现在《内经》中。虽同书或其后尚有相关术语"温邪""热淫""火热""邪热""火邪"等,但"热邪"与其他几词相比,更能体现出邪气的本质,更能够精确地表达概念的内涵和本质属性,符合术语定名的系统性原则；更加书面语化,符合术语定名的科学性原则；更易懂、易记、易读、简洁,符合术语定名的简明性原则。

其后的著作如《神农本草经》,隋代巢元方《诸病源候论》,唐代孙思邈《备急千金要方》,宋代王怀隐《太平圣惠方》,明代徐春甫《古今医统大全》,清代喻昌《医门法律》等在载录时大多即以"热邪"作为正名,并一直沿用至今。这些著作均为历代的重要著作,对后世有较大影响。所以"热邪"作为正名便于达成共识,符合术语定名的约定俗成原则。

现代相关著作中,国标《中医基础论术语》和中医药类教材《中医基础理论》(李德新)、《中医基础理论》(孙广仁)等以及辞书类著作《中医大辞典》《中医辞海》等均以"热邪"作为规范名。已经广泛应用于中医药学文献标引和检索的《中国中医药学主题词表》也以"热邪"作为正式主题词。这些均说明"热邪"作为规范名已成为共识。

我国2005年出版的由全国科学技术名词审定委员会审定公布的《中医药学名词2004》以"热邪"作为正名,所以以"热邪"作为正名也符合术语定名的协调一致原则。

三、同义词

【又称】"温邪"(《博济方》)。

【曾称】"热淫""火热"(《内经》);"邪热"(《神农本草经》);"火邪"(《伤寒论》)。

四、源流考释

热邪系易导致阳热性病证的邪气,致病以热性、阳性的实性病理变化为特征。"热邪"名称始见于《内经》,如《黄帝内经》:"凡刺热邪,越而苍,出游不归,乃无病。为开通,辟门户,使邪得出,病乃已。"[1]270《内经》中也出现了本词的曾称"火热",如《黄帝内经素问·六元正纪大论》:"风燥火热,胜复更作,蛰虫来见,流水不冰,热病行于下,风病行于上,风燥胜复形于中。"[2]201其意义与热邪相同。《内经》中也出现了本词的曾称"热淫",如《黄帝内经素问·至真要大论》:"岁少阴在泉,热淫所胜,则焰浮川泽,阴处反明。民病腹中常鸣,气上冲胸、喘、不能久立,寒热皮肤痛、目瞑齿痛、颇肿、恶寒发热如疟,少腹中痛、腹大、蛰虫不藏。"[2]140《内经》为"火热""热淫""热邪"之词出现的最早文献。三词虽然名称不同,但是意义相同,均指可以导致阳热性病证的邪气。

秦汉至晋唐时期,有的医家沿用《内经》记载,以"热邪"为正名记载本词,如《神农本草经》卷三:"芫花……味苦,平,寒。主伤寒温疟,下十二水,破积聚、大坚、癥瘕,荡涤肠胃中留癖饮食、寒热邪气,利水道,生川谷。"[3]407又如隋代巢元方《诸病源候论》卷八:"伤寒病血衄者,此由五脏热结所为也。心主于血,肝藏于血,热邪伤于心肝,故衄血也。"[4]45又如唐代孙思邈《备急千金要方》卷一:"下药一百二十五种,为佐使,主治病以应地,多毒,不可久服。欲除寒热邪气,破积聚、愈疾者,本下经。"[5]8其他提到"热邪"之名的文献还有晋代葛洪《肘后备急方》[6]19,南北朝时期陶弘景《本草经集注·草木上品》[7]206,唐代苏敬等撰《新修本草》[8]178、杨上善《黄帝内经太素》[9]212、王焘《外台秘要》[10]42等。

有的继续沿用"火热"这一名称,如晋代葛洪《肘后备急方》:"若口喎僻者。衔奏灸口吻口横纹间,觉火热便去艾,即愈。"[6]51但是"火热"这一名称出现的频率远较其他词语为低。"热淫"一名应用频率也较低,未查阅到相关文献。

秦汉时期出现了本词的曾称"邪热""火邪",如《神农本草经》卷三:"贯众味苦,微寒。主腹中邪热气,诸毒,杀三虫。"[3]406此为"邪热"一词出现的最早文献。其他提到沿用"邪热"至名的文献有汉末张仲景《伤寒论·辩脉法》[11]155、魏晋王叔和《脉经》[12]148、唐代杨上善《黄帝内经太素》[9]48等。记载本词曾称"火邪"的著作,如汉代张仲景《伤寒论》:"太阳病,以火熏之,不得汗,其人必躁,到经不解,必清血,名为火邪。"[11]58此为"火邪"一词出现最早的文献。其意义与"热邪"之词无本质区别,均是指具有火热性质的邪气。其认为热性程度较热邪为重。其他提到"火邪"的文献有晋代陈延之《小品方》[13]45,唐代孙思邈《备急千金要方》[5]6、王焘《外台秘要方》[10]337。

宋元至明清时期,有的医家继续沿用"热邪"的名称,其含义与之前无明显区别。如宋代王怀隐《太平圣惠方》卷十:"夫伤寒病衄血者,此由五脏结热所为也。心主于血,热邪伤于心,故衄血也。"[14]340又如明代徐春甫《古今医统大全》卷十三:"温热与伤寒,治之不同也,已闻命矣。敢问伤寒之在三阳,则为热邪;既传三阴,则为阴证矣,以热治固其宜也。"[15]604其他提到热邪的文献还有宋代赵佶《圣济总录》[16]2,元代杜本《敖氏伤寒金镜录》[17]26、朱丹溪《丹溪心法·治病必求于本》[18]12,明代朱橚《普济方》卷七[19]166、张介宾《类经》卷十三[20]394,清代喻昌《医门法律》[21]254、张志聪《黄帝内经灵枢集注》[22]204等。

有的医家继续沿用"火邪"的名称。如宋代成无己《注解伤寒论》卷三:"太阳病,以火熏之,不得汗,其人必躁,到经不解,必清血,名为火邪。此火邪迫血而血下行者也。太阳病用火熏之,不得汗,则热无从出。阴虚被火,必发躁也。六日传经尽,至七日再到太阳经,则热气当解。若不解,热气迫血下行,必清血清厕也。"[23]229又如明代李时珍《本草纲目·主治》第三卷："人参,治心腹鼓痛,泻心肺脾中火邪。"[24]126 其他提到火邪的文献还有金代刘完素《素问病机气宜保命集》[25]77,元代朱丹溪《丹溪心法》[18]159,明代朱橚《普济方》[19]69,清代喻昌《医门法律》[21]227、高士宗《黄帝内经素问直解》[26]649 等。

有的医家继续沿用"火热"的名称,如宋代王怀隐《太平圣惠方》卷八："太阳病中风,以火劫其汗,风被火热,即令血气流洗,当有潮热,其身发黄。阳盛即衄,阴虚即小便难,阴阳俱虚竭。"[14]276 又如明代孙一奎《赤水玄珠》卷一:"千金麦门冬汤治诸疾后,火热乘肺,咳嗽有血,胸胁胀满,上气羸瘦,五心烦热,渴而烦闷。"[27]74 火热应用频率远较其他词语为少。

有的医家继续沿用"热淫"这一名称,如宋代赵佶《圣济总录》卷二:"岁半之前,少阴主之,其政热,若热淫所胜,则怫热至,火行其政,民病胸中烦热嗌干,右胠满,皮肤痛,寒热咳喘,大雨且至,唾血、血泄、衄、衄、嚏、呕,溺色变,甚则疮疡胕肿,肩背臂臑,及缺盆中痛,心痛、肺、腹大满,膨膨而喘咳。"[16]44 其他许多文献虽有"热淫"二字,但是指的意义不是热邪之义,热是指自然界的六气,淫是侵入之义,如金代刘完素《素问病机气宜保命集》卷上:"是以热淫于内。治以咸寒。佐以甘苦。以酸收之。以苦发之。"[25]17 又如明代李中梓《医宗必读》卷四:"热淫于内,泻以甘寒,退热除蒸,固宜尔也。又去风邪者,肾肝同治也。肝有热则风自内生,热退则风息,此与外感之风不同耳。"[28]111 意义与"热淫"之意不同。

有的继续沿用"邪热"这一词语,如宋代杨士瀛《仁斋直指方论》卷二:"肾气内虚,邪热流入于肾经,其脉洪大,小便频数,所出涩少,赤浊而痛,此不可以牵牛行之。"[29]34 元代杜本《敖氏伤寒金镜录》:"中焙舌……邪热传里,热结燥实,治宜急下存津。故凡苔见黑色,病必不轻。"[17]6 其他沿用"邪热"之名的文献还有明代李时珍《本草纲目·草部第十三卷》[24]117、清代

高士宗《黄帝内经素问直解》[26]262 等。

同时,出现了本词的曾称"温邪",其含义与"热邪"基本一致,也指具有火热性质的邪气,笔者认为其热性程度较热邪为轻。关于"温邪"的描述最早见于宋代王衮《博济方》卷五:"夫椒性禀五行,情通六义,叶青应于甲乙,皮赤在于丙丁,花黄与戊己为容,膜白兆庚辛之色,子之呈质应乎坎方,热不止蒸,暖及丹府,傍通血脉,中助真元,又能消酒食之毒,又能辟温邪之气,安和五脏,调畅三焦,阳草之中,功不可比。"[30]140 其后至明清时期提到"温邪"的文献还有明代朱橚《普济方》[19]1500,清代钱潢《伤寒溯源集》[31]16、王清源《医方简义》[32]235 等。

现代有关著作多沿用《内经》的记载以"热邪"作为本词正名,须予指出的是,因为"热邪"与"火邪""火热"等词意义无明显区别,文献中常常混称。如《中医药学名词》指出:"热邪又称'温邪'。易导致阳热性病证的邪气的统称,与火邪没有本质区别,常火热并称。"[33]40《中医基础理论术语》则将"火热"作为热邪的又称,如《中医基础理论术语》:"热邪……火热……致病以热性、阳性的实性病理变化为特征的邪气。"[34]48 但也有学者认为二者含义不同,实际上二者作为相似的病邪,临床表现上是有侧重的,正如《中医基础理论》(孙广仁)所说:"火邪与热邪的主要区别是:热邪致病,临床多表现为全身性弥漫性发热征象;火邪致病,临床多表现为某些局部症状,如肌肤局部红、肿、热、痛,或口舌生疮,或目赤肿痛等。"[35]222 孙氏所述,值得参考。

现代著作中,许多著作以"热邪"作为正名。国家规范或标准类著作《中医药学名词2004》[33]40《中医基础理论术语》[34]48 及中医药类教材《中医基础理论》(李德新)[36]525 均以"热邪"为正名。辞书类著作《中医大辞典》[37]1408《中医辞海》[38]1023 等也以"热邪"作为正名。已经广泛应用于中医药学文献标引和检索的《中国中医药学主题词表》[39]713 也以"热邪"作为正式主题

词,说明"热邪"作为本词正名已成为共识。

五、文献辑录

《黄帝内经》:"凡刺热邪,越而苍,出游不归,乃无病。为开通,辟门户,使邪得出,病乃已。"[1]270

《黄帝内经素问·六元正纪大论》:"风燥火热,胜复更作,蛰虫来见,流水不冰,热病行于下,风病行于上,风燥胜复形于中。"[2]201

"至真要大论":"岁少阴在泉,热淫所胜,则焰浮川泽,阴处反明。民病腹中常鸣,气上冲胸、喘、不能久立,寒热皮肤痛、目瞑齿痛、𫓧肿、恶寒发热如疟,少腹中痛、腹大、蛰虫不藏。"[2]140

《神农本草经》卷三:"贯众味苦,微寒。主腹中邪热气,诸毒,杀三虫。"[3]406 "莞花……味苦,平,寒。主伤寒温疟,下十二水,破积聚、大坚、癥瘕,荡涤肠胃中留癖饮食、寒热邪气,利水道,生川谷。"[3]407

《伤寒论》:"太阳病,以火熏之,不得汗,其人必躁,到经不解,必清血,名为火邪。"[11]58

"辨脉法":"本以数脉动脾,其数先微,故知脾气不治,大便硬,气噫而除。今脉反浮,其数改微,邪气独留,心中则饥,邪热不杀谷,潮热发渴,数脉当迟缓,脉因前后度数如法,病者则饥。数脉不时,则生恶疮也。"[11]155

《肘后备急方》卷一:"患者亦少,皆因他病兼之耳。或从伤寒未复,或从霍乱吐下后虚燥,或是劳损服诸补药痞满,或触寒热邪气,或食饮协毒,或服药失度,并宜各循其本源为治,不得专用此法也。"[6]19 "若口喝僻者,衔奏灸口吻口横纹间,觉火热便去艾,即愈。"[6]51

《脉经》卷七:"脾脉本缓,今数脉动脾,其数先微,故知脾气不治。大便坚,气噫而除,今脉反浮,其数改微,邪气独留,心中则饥,邪热不杀谷,潮热发渴,数脉当迟缓,脉因前后度数如前(仲景前字作法),病者则饥。"[12]148

《小品方》卷一:"病有奔豚,有吐脓,有惊怖,有火邪,此四部病者,皆从惊发。得之火邪者,桂枝加龙骨牡蛎汤主之。"[13]45

《本草经集注·草木上品》:"甘草味甘,平,无毒。主治五脏六腑寒热邪气,坚筋骨,长肌肉,倍力,金疮𬌗,解毒。温中下气,烦满短气,伤脏咳嗽,止渴,通经脉,利血气,解百药毒,为九土之精,安和七十二种石,一千二百种草。久服轻身,延年。"[7]206

《诸病源候论》卷八:"伤寒病血衄者,此由五脏热结所为也。心主于血,肝藏于血,热邪伤于心肝,故衄血也。"[4]45

《新修本草》卷八:"石苇味苦、甘,平,无毒。主劳热邪气,五癃闭不通,利小便水道。止烦,下气,通膀胱满,补五劳,安五脏,去恶风,益精气。"[8]178

《黄帝内经太素》卷九:"邪风客于皮肤,则为肿也。邪热燥于皮肤,则皮干无汗。"[9]48 "不坚则陷且空,不与众同,是以知其何脉之病。当邪居处,热邪盛也,必为坚硬。若寒邪盛多,脉陷肉空,与平人不同。以此候之,知十二经中何经之病。"[9]212

《备急千金要方》卷一:"又不须灸而强与灸者,令人火邪入腹,干错五脏,重加其烦而死。须灸而不与灸之者,令人冷结重凝,久而弥固,气上冲心,无地消散,病笃而死。"[5]6 "下药一百二十五种,为佐使,主治病以应地,多毒,不可久服。欲除寒热邪气,破积聚、愈疾者,本下经。"[5]8

《外台秘要方》卷二:"病源其人血气先虚,复为虚邪所中,发汗吐下之后,经络俱损伤,阴阳竭绝,热邪始散,真气尚少,五脏犹虚,谷神未复,无津液以荣养,故虚羸而生病焉。"[10]42

《外台秘要方》卷十二:"病有奔豚,有吐脓,有惊怖,有火邪,此四部病者,皆从惊发。得之火邪者,桂枝加龙骨牡蛎汤主之。"[10]337

《太平圣惠方》卷八:"太阳病中风,以火劫其汗,风被火热,即令血气流泆,当有潮热,其身发黄。阳盛即衄,阴虚即小便难,阴阳俱虚竭。"[14]276

卷十："夫伤寒病衄血者，此由五脏结热所为也。心主于血，热邪伤于心，故衄血也。"[14]340

《博济方》卷五："夫椒性禀五行，情通六义，叶青应于甲乙，皮赤在于丙丁，花黄与戊己为容，膜白兆庚辛之色，子之呈质应乎坎方，热不止蒸，暖及丹府，傍通血脉，中助真元，又能消酒食之毒，又能辟温邪之气，安和五脏，调畅三焦，阳草之中，功不可比。"[30]140

《圣济总录》卷一："时令至此，大火行，庶类蕃鲜，寒气时至，民病气厥心痛，寒热更作，咳喘目赤，宜治少阴之客，以咸补之，以甘泻之，以酸收之，食丹谷以全真气，食豆以辟虚邪，虽有热邪，不能为害。"[16]2

卷二："岁半之前，少阴主之，其政热，若热淫所胜，则怫热至，火行其政，民病胸中烦热嗌干，右胠满，皮肤痛，寒热咳喘，大雨且至，唾血、血泄、鼽、衄、嚏、呕、溺色变，甚则疮疡胕肿，肩背臂臑，及缺盆中痛，心痛、肺、腹大满，膨膨而喘咳。"[16]44

《注解伤寒论》卷三："太阳病，以火熏之，不得汗，其人必躁，到经不解，必清血，名为火邪。此火邪迫血而血下行者也。太阳病用火熏之，不得汗，则热无从出。阴虚被火，必发躁也。六日传经尽，至七日再到太阳经，则热气当解。若不解，热气迫血下行，必清血清厕也。"[23]229

《素问病机气宜保命集》卷上："是以热淫于内。治以咸寒。佐以甘苦。以酸收之。以苦发之。"[25]17

卷中："火邪不能胜水也。太阴经不能传少阴。而反火邪上乘肺经。而痢必白脓也。"[25]77

《仁斋直指方论》卷二："肾气内虚，邪热流入于肾经，其脉洪大，小便频数，所出涩少，赤浊而痛，此不可以牵牛行之。"[29]34

《敖氏伤寒金镜录》："尖白根黑舌若热邪从阳明而转至太阴，其热愈深，其毒愈重。"[17]26

《敖氏伤寒金镜录》："中焙舌……邪热传里，热结燥实，治宜急下存津，故凡苔见黑色，病必不轻。"[17]6

《丹溪心法·治病必求于本》："少阴为标，君火为本，其热邪伤于人也，疮疡而痛痒，暴注而下迫，水液浑混之病生矣。"[18]12

《丹溪心法》卷三："《经》言劳者温之，损者温之，惟以补中益气汤温药，以补元气而泻火邪。"[18]159

《普济方》卷四："生气，是三焦之气，旺于脾脏旁。脾受湿而反热，传至大肠，故发疼痛。乃大肠金受三焦火邪，故入大肠。药泻三焦火邪则愈，禁暴用寒药急攻，当缓缓下之。"[19]166

卷七："岁谷宜丹，间谷宜豆，乃无热邪之害。"[19]1500

卷一百四十八："冬感温邪在肾。亦名冬温。"[19]69

《古今医统大全》卷十三："温热与伤寒，治之不同也，已闻命矣。敢问伤寒之在三阳，则为热邪；既传三阴，则为阴证矣，以热治固其宜也。"[15]604

《本草纲目·主治》第三卷："人参（治心腹鼓痛，泻心肺脾中火邪。）"[24]126

"草部"第十三卷："龙胆……去目中黄及睛赤肿胀，腐肉高起，痛不可忍（元素）。退肝经邪热，除下焦湿热之肿，泻膀胱火（李杲）。疗咽喉痛，风热盗汗（时珍）。"[24]117

《赤水玄珠》卷一："千金麦门冬汤治诸疾后，火热乘肺，咳嗽有血，胸胁胀满，上气羸瘦，五心烦热，渴而烦闷。"[27]74

《类经》卷十三："一阴一阳结谓之喉痹（一阴，肝与心主也。一阳，胆与三焦也。肝胆属木，心主三焦属火，四经皆从热化，其脉并络于喉，热邪内结，故为喉痹。痹者，闭也。痹音秘）。"[20]394

《医宗必读》卷四："热淫于内，泻以甘寒，退热除蒸，固宜尔也。又去风邪者，肾肝同治也。肝有热则风自内生，热退则风息，此与外感之风不同耳。"[28]111

《医门法律》卷五："盖暑湿之外邪内入，必与素酝之热邪相合，增其烦咳，宜从辛凉解散，又当变小青龙汤之例为白虎，而兼用天水五苓之属矣。"[21]254

《医门法律》卷六："三消总为火病，岂待末传疮疽，始为火邪胜耶？"[21]227

《黄帝内经灵枢集注》卷三："先热而后生病者。先感天之热邪。而致生形身之病。故当先治其天之本热。"[22]204

《黄帝内经素问直解》卷四："上文温疟，气复反入，故先热后寒，瘅疟，其气不反于阴，故但热而不寒，申明气不反阴，但热不寒者，邪热之气，内藏于心，而外舍于分肉之间，令人消烁脱肉，是以气不反阴，但热不寒，故命曰瘅疟。"[26]262,263

卷八："热淫于内，火气胜也。水能平之，故治以咸寒。咸寒太过，则以甘苦；咸寒不及，则佐以苦。盖甘胜水而苦助寒也。火气急而虚，则以酸收之，火生于木，补其母也。火邪胜而实，则以苦发之，苦性，虽寒，本于火味，故曰发。发，犹散也。"[26]649

《伤寒溯源集》卷一："观后贤之麻黄定喘汤，皆因之以立法也。若夫大青龙之制，则以寒温并感，故以麻黄全汤，合桂枝去芍药汤以两解之。又以热郁烦躁之温邪。"[31]16

《医方简义》卷二："况温邪之由来。因冬气暖热。腠理疏。阴不固。或酒后受邪。或因热脱衣。皆能受之。"[32]235

《中医辞海》："热邪……基础理论名词。指病因。热邪致病的特点是出现阳热亢盛的实证。如发热息粗、红肿、焮痛、便秘等。《灵枢·刺节真邪》：'阳胜者则为热'。"[38]1023

《中医大辞典》："热邪……病因之一。致病特点是出现热性、阳性的实证。如发热息粗，红肿，焮痛，便秘等。"[37]1408

《中医药学名词》："热邪又称'温邪'。易导致阳热性病证的邪气的统称，与火邪没有本质区别，常火热并称。"[33]40

《中医基础理论术语》："热邪……火热致病以热性、阳性的实性的病理变化为特征的邪气。"[34]48

《中国中医药学主题词表》："热邪属火邪；宜用专指词，允许组配/致病力……自然界中具有火之炎热特性的外邪。"[39]713

《中医基础理论》（李德新）："自然界中具有火之炎热特性的外邪称为热邪。热邪为病称为外热病。"[36]525

《中医基础理论》（孙广仁）："火邪与热邪的主要区别是：热邪致病，临床多表现为全身性弥漫性发热征象；火邪致病，临床多表现为某些局部症状，如肌肤局部红、肿、热、痛，或口舌生疮，或目赤肿痛等。"[35]222

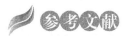 参考文献

[1] [战国] 未著撰人. 黄帝内经[M]. 北京：中国医药科技出版社，2013：270.

[2] [战国] 未著撰人. 黄帝内经素问[M]. 北京：中国医药科技出版社，2016：140,201.

[3] 未著撰人. 神农本草经[M]. 南京：江苏科学技术出版社，2016：406,407.

[4] [隋] 巢元方. 诸病源候论[M]. 黄作阵点校. 沈阳：辽宁科学技术出版社，1997：45.

[5] [唐] 孙思邈. 备急千金要方[M]. 鲁瑛，梁宝祥，高慧校注. 太原：山西科学技术出版社，2010：6,8.

[6] [晋] 葛洪. 肘后备急方[M]. 汪剑，邹运国，罗思航整理. 北京：中国中医药出版社，2016：19,51.

[7] [南北朝] 陶弘景. 本草经集注[M]. 尚志钧，尚元胜辑校. 北京：人民卫生出版社，1994：206.

[8] [唐] 苏敬等撰. 新修本草辑复本[M]. 尚志钧辑校. 合肥：安徽科学技术出版社，1981：178.

[9] [唐] 杨上善. 黄帝内经太素[M]. 萧延平校正，王洪图，李云点校. 北京：科学技术文献出版社，2000：48，212.

[10] [唐] 王焘. 外台秘要方[M]. 太原：山西科学技术出版社，2013：42,337.

[11] [汉] 张仲景. [晋] 王叔和撰次. 伤寒论[M]. 何丽春校注. 北京：科学技术文献出版社，2010：58,155.

[12] [晋] 王叔和. 脉经[M]. 范登脉校注. 北京：科学技术文献出版社，2010：148.

[13] [南北朝] 陈延之. 小品方[M]. 高文铸校注. 北京：中国中医药出版社，1995：45.

[14] [宋] 王怀隐. 太平圣惠方校注[M]. 田文敬，孙现鹏，牛国顺校注. 郑州：河南科学技术出版社，2015：276，340.

[15] [明] 徐春甫. 古今医统大全[M]. 崔仲平，王耀廷主

校.北京：人民卫生出版社，1991：604.

[16] ［宋］赵佶.圣济总录校注［M］.王振国，杨金萍主校.上海：上海科学技术出版社，2016：2，44.

[17] ［元］杜清碧.敖氏伤寒金镜录［M］.新医书局，1955：6，26.

[18] ［元］朱丹溪.丹溪心法［M］.田思胜校注.北京：中国中医药出版社，2008：12，159.

[19] ［明］朱橚.普济方［M］.北京：人民卫生出版社，1959：69，166，1500.

[20] ［明］张景岳.类经［M］.太原：山西科学技术出版社，2013：394.

[21] ［清］喻昌.医门法律［M］.赵俊峰点校.北京：中医古籍出版社，2002：227，254.

[22] ［清］张志聪.黄帝内经集注［M］.方春阳，等点校.杭州：浙江古籍出版社，2002：204.

[23] ［宋］成无己.注解伤寒论［M］.北京：人民军医出版社，2014：229.

[24] ［明］李时珍.本草纲目［M］.长春：吉林大学出版社，2009：117，126.

[25] ［宋］刘完素.素问病机气宜保命集［M］.北京：中国中医药出版社，2007：17，77.

[26] ［清］高士宗.黄帝素问直解［M］.北京：科学技术文献出版社，1982：262，263，649.

[27] ［明］孙一奎.赤水玄珠全集［M］.叶川，建一校注.北京：中国中医药出版社，1996：74.

[28] ［明］李中梓.医宗必读［M］.顾宏平校注.北京：中国中医药出版社.1998：111.

[29] ［宋］杨士瀛.仁斋直指方论［M］.北京：中医古籍出版社，2016：34.

[30] ［宋］王衮.博济方［M］.北京：商务印书馆，1959：140.

[31] ［清］钱潢.伤寒溯源集［M］.太原：山西科学技术出版社，2013：16.

[32] 裘庆元.医方简义［M］//珍本医书集成.北京：中国中医药出版社，1999：235.

[33] 中医药学名词审定委员会.中医药学名词［M］.北京：科学出版社，2005：40.

[34] 中华人民共和国质量监督检验检疫总局，中国国家标准化管理委员会.中医基础理论术语（GB/T 20348—2006）［M］.北京：中国标准出版社，2006：48.

[35] 孙广仁，郑洪新.中医基础理论［M］.北京：中国中医药出版社，2012：222.

[36] 李德新，刘燕池.中医基础理论［M］.北京：人民卫生出版社，2011：525.

[37] 李经纬，余瀛鳌，蔡景峰，等.中医大辞典［M］.北京：人民卫生出版社，2004：1408.

[38] 袁钟，图娅，彭泽邦，等.中医辞海：上册［M］.北京：中国医药科技出版社，1999：1023.

[39] 吴兰成.中国中医药学主题词表［M］.北京：中医古籍出版社，2008：713.

（金芳芳　王梦婷）

真 气

zhēn qì

一、规范名

【汉文名】真气。

【英文名】genuine qi。

【注释】由先天元气与后天水谷之精气结合而化生，为维持全身组织、器官生理功能的基本物质与原动力。

二、定名依据

"真气"一名最早出现于《内经》。"真气"一词出现后，后代医著中也有"真气"的其他名称，如"正气""元气""经气""心之神"等，但相较而言，"真气"更能够体现元真之义，更能够精确地表达概念的内涵和本质属性，更通俗易懂，更符合现代汉语习惯，符合术语定名的科学性原则。

自《内经》提出真气之名，其后历代医家多有沿用，如西晋皇甫谧《针灸甲乙经》、隋代巢元方《诸病源候论》、唐代孙思邈《备急千金要方》、宋代王怀隐《太平圣惠方》、金代刘完素《素问病机气宜保命集》、元代朱丹溪《丹溪心法》、明代张介宾《类经》、清代喻昌《医门法律》及张志聪

《黄帝内经灵枢集注》等，均以"真气"为正名。这些著作均为历代的重要著作，对后世有较大影响，所以"真气"作为规范名便于达成共识，符合术语定名的约定俗成原则。

国标《中医基础论术语》及《中医大辞典》和《中国中医药学术语集成·基础理论与疾病》《中国医学百科全书·中医学》等均以"真气"正名。这些均说明"真气"一词作为规范名已成为共识。

我国2005年出版的由全国科学技术名词审定委员会审定公布的《中医药学名词》亦以"真气"作为规范名。所以"真气"作为规范名也符合术语定名的协调一致原则。

三、同义词

【曾称】"经气"（《内经》）；"元气""心之神"（《脾胃论》）；"正气"（《类经》）。

四、源流考释

"真气"这个名称，其有关记载始见于《内经》，在《内经》时代，真气概念很多，归纳起来含义有：① 真气即指经气，与现代意义不同。如《黄帝内经素问·离合真邪论》："真气者，经气也，经气太虚，故曰其来不可逢，此之谓也。"[1]67 ② 指心气，与现代意义不同。如《黄帝内经素问·评热病论》："真气上逆，故舌苦干，卧不得正偃，正偃则喉出清水也。"[1]80 ③ 指人体之气的统称，与现代相同，由先天元气和后天水谷精气所化生，包括先天之气和后天之气。如《灵枢·刺节真邪》："黄帝曰：余闻气者，有真气，有正气，有邪气。何谓真气？岐伯曰：真气者，所受于天，与谷气并而充身也。"[2]2016

此后至隋唐时期，医家多沿用《内经》中的记载，以"真气"为正名记载本词，如西晋皇甫谧《针灸甲乙经》卷三："心主之脉行也。故本俞者，皆因其气之虚实疾徐以取之，是谓因冲而泄，因衰而补。如是者，邪气得去，真气坚固，是谓因天之序。"[3]616 又如隋代巢元方《诸病源候

论》卷二："邪气客于肌肉，则令肌肉虚，真气散去，又被寒搏皮肤，外发腠理，闭毫毛。淫邪与卫气相搏，阳胜则热，阴胜则寒；寒则表虚，虚则邪气往来，故肉痒也。凡痹之类，逢热则痒，逢寒则痛。"[4]14 真气含义均与现代意义相同。其他以"真气"为正名的文献还有：晋代陈延之《小品方》[5]170，唐代杨上善《黄帝内经太素》[6]15、孙思邈《备急千金要方》[7]694、王焘《外台秘要方》[8]484 等。

宋金元时期，出现了与本词相关的"元气"一词。如金元时期的李东垣《脾胃论》卷下："真气又名元气，乃先身生之精气也。"[9]20 说明真气与元气含义基本相同。同时，尚出现了本词的别名"心之神"，如金元时期李东垣《脾胃论》卷中："心之神，真气之别名也，得血则生，血生则脉旺，脉者神之舍。若心生凝滞，七神离形，而脉中唯有火矣。"[9]52 有的医家继续沿用"真气"之名，如宋代王怀隐《太平圣惠方》卷十四："夫伤寒后虚羸者。由其人血气先虚。复为虚邪所中。发汗吐下之后。经络损伤。热邪始散。真气尚少。五脏犹虚。谷神未复。无精液荣养。故虚羸而生病焉。"[10]96 又如金代刘完素《素问病机气宜保命集》卷上："五脏之盛。真气固密。不为邪伤。若忧愁思虑。饥饱劳逸。风雨寒暑。大惊卒恐。真气耗乱。气血分离。为病之本。"[11]16 说明真气固密则不易生病，真气耗乱则容易生病。其他以"真气"为正名的文献有：宋代赵佶《圣济总录》[12]423、成无己《注解伤寒论》[13]40，元代危亦林《世医得效方》[14]325、朱丹溪《丹溪心法》[15]51。

明清时期，出现了本词的另一名称"正气"，如明代张介宾《类经》："气失其和则为邪气，气得其和则为正气，亦曰真气。"[16]5 认为真气与正气是同一个概念。有的继续沿用"真气"之名，如明代朱橚《普济方》[17]72，清代喻昌《医门法律》[18]19、张志聪《黄帝内经灵枢集注》[19]493 等。

现代文献中，"真气""正气""元气""心气"

等词应用较为混乱,常常将"真气"与"正气""元气""心气"统称,如《中医大辞典》:"① 真气同正气……② 同元气……③ 指心气……"[20]80《中医基础理论》(李德新)解释得比较清楚:"元气又名原气。中医文献上常常元气、原气、真气通称。但是,人体之气的真气是先天之气和后天之气的统称,元气属于真气的下位概念,不应与真气混称。元气是人体最根本、最原始、源于先天而根于肾的气,是人体生命活动的原动力。元气包括元阴、元阳之气两部分。因元气来源于先天,故又称为先天之气。"[21]132

但是许多著作均以"真气"作为本词正名,如《中医药学名词》[22]36《中医基础理论术语》[23]34 等,及《中医大辞典》[20]80《中国中医药学术语集成·基础理论与疾病》[24]250《中国医学百科全书·中医学》[25]57《中医辞海》[26]805 等辞书类著作均以"真气"正名。中医药教材如《中医基础理论》[21]132[27]135[28]57 等也以"真气"为正名。

五、文献辑录

《灵枢·刺节真邪》:"黄帝曰:余闻气者,有真气,有正气,有邪气。何谓真气?岐伯曰:真气者,所受于天,与谷气并而充身也。"[2]2016

《黄帝内经素问·离合真邪论》:"真气者,经气也,经气太虚,故曰其来不可逢,此之谓也。"[1]67

"评热病论":"真气上逆,故舌苦干,卧不得正偃,正偃则咳出清水也。"[1]80

《针灸甲乙经》卷三:"心主之脉行也。故本俞者,皆因其气之虚实疾徐以取之,是谓因冲而泄,因衰而补。如是者,邪气得去,真气坚固,是谓因天之序。"[3]616

《小品方》卷九:"又若人已困而脉不绝,为药气盛行于百脉,人之真气已尽,药气尚自行,故不绝,非生气也。死后体因温如生人肌,腹中雷鸣,颜色不变,一两宿乃作死人也。"[5]170

《诸病源候论》卷二:"邪气客于肌肉,则令肌肉虚,真气散去,又被寒搏皮肤,闭发腠理,闭

毫毛。淫邪与卫气相搏,阳胜则热,阴胜则寒;寒则表虚,虚则邪气往来,故肉痹也。凡痹之类,逢热则痒,逢寒则痛。"[4]14

《黄帝内经太素》卷二:"黄帝曰:余闻人有精、气、津、液、血、脉,余意以为一气耳,今乃辩为六名,余不知其所以,愿闻何谓精……一气者,真气也。真气在人,分一以为六别,故惑其义也。"[6]15

《备急千金要方》卷二十二:"痈肿毒方论曰:《素问》云:风邪客于肌中则肌虚,真气发散又被寒搏,皮肤外发腠理开毫毛,淫气妄行之则为痒也。所以有风疹瘙痒,皆由于此。又有赤疹者,忽起如蚊蚋啄,烦痒极者,重沓垄起,搔之逐手起。又有白疹者,亦如此。"[7]694

《外台秘要》卷十七:"病源肾气不足。受风邪之所为也。劳伤则肾虚。虚则受于风冷。风冷与真气交争。故腰脚疼痛也。"[8]484

《太平圣惠方》卷十四:"夫伤寒后虚羸者,由其人血气先虚,复为虚邪所中,发汗吐下之后,经络损伤,热邪始散,真气尚少,五脏犹虚,谷神未复,无精液荣养,故虚羸而生病焉。"[10]96

《圣济总录》卷三十五:"论曰久疟者,疟久不瘥,发汗吐下过甚,真气虚,邪气深,沉以内薄,卫气不应,故积岁月而难治也。虽有虚痞,不可攻治,当先其发时,用汤液以发汗,盖浸渍熏蒸,邪气方出,出则微汗小便利者,表里俱和,久疟自瘥矣。"[12]423

《注解伤寒论》卷二:"脉阴阳俱虚者,真气弱也;热不止者,邪气胜也。《内经》曰:病温虚甚者,死。"[13]40

《素问病机气宜保命集》卷上:"五脏之盛,真气固密,不为邪伤。若忧愁思虑,饥饱劳逸,风雨寒暑,大惊卒恐,真气耗乱,气血分离,为病之本。"[11]16

《脾胃论》卷下:"真气又名元气,乃先身生之精气也。"[9]20

卷中:"心之神,真气之别名也,得血则生,

血生则脉旺,脉者神之舍。若心生凝滞,七神离形,而脉中唯有火矣。"[9]52

《世医得效方》卷八:"男子方当壮年,而真气犹怯。此乃禀赋素弱,非虚而然,僭燥之药,尤宜速戒。勿谓手足厥逆,便云阴多,如斯治之,不惟不能愈疾,大病自此生矣。"[14]325

《丹溪心法》卷三:"秘元方助阳消阴,正气温中,内虚里寒,冷气攻心,胀痛泄泻,自汗时出,小便不禁,阳衰足冷,真气不足,一切虚冷。"[15]51

《普济方》卷四:"夫谷气以真气为本,相附而周荣于一身,以应十二脉之动。今也真气既丧,而谷气独存,则神无所依,故魂魄飞扬矣。"[17]72

《类经》:"气失其和则为邪气,气得其和则为正气,亦曰真气。"[16]5

《医门法律》卷一:"问味过于酸,肝气以津,脾气乃绝,此何解也? 曰:此人身消息之所在。王注牵强,不合乎道。夫人天真之气,全在于胃,津液之多寡,即关真气之盛衰。而胃复赖脾以运行其津液,一藏一府,相得益彰,所以胃不至于过湿,脾不至于过燥也。"[18]19

《黄帝内经灵枢集注》卷九:"真气者,所受于天,与谷气并而充身者也。受于天者,先天所生之精气。谷气者,水谷所生之营卫宗气津液也。节之交三百六十五会,神气之所游行出入,故曰刺节。有因真气不调,有为邪气所阻,故篇名刺节真邪。"[19]493

《中国医学百科全书·中医学》:所谓'真气',"即指人体的正气而言……真气的来源,一是接受自然界的空气及先天赋予的精气。一是接受食物中的精微,通过上焦心肺的布散达于全身,从而维持脏腑组织的功能活动。"[25]57

《中医辞海》:"正气……基础理论名词。① 同真气。人体机能的总称,但通常与病邪相对来说,指人体的抗病能力……② 四季正常气候,即春温、夏热、秋凉、冬寒……③ 气功术语。指精神活动。通过内省功夫,和调意识思维活动而得的正直之气。"[26]805

《中医基础理论》:"元气又名原气。中医文献上常常元气、原气、真气通称。但是,人体之气的真气是先天之气和后天之气的统称,元气属于真气的下位概念,不应与真气混称。元气是人体最根本、最原始、源于先天而根于肾的气,是人体生命活动的原动力。元气包括元阴、元阳之气两部分。因元气来源于先天,故又称为先天之气。"[21]132[28]57

《中医药学名词》:"真气……由先天元气与后天水谷之精气结合而化生,为维持全身组织、器官生理功能的基本物质与原动力。"[22]36

《中国中医药学术语集成·基础理论与疾病》:"真气……(异名)正气……元气……(定义)① 指心气……② 同元气……③ 同正气。"[24]250

《中医基础理论术语》:"真气……人体之气的统称。先天元气和后天水谷精气所化生,包括先天之气和后天之气。"[23]34

《中医大辞典》:"① 真气同正气。《灵枢·刺节真邪》:'真气者,所受于天,与谷气并而充身者也。'参见正气条。② 同元气。《脾胃论》卷下:'真气又名元气,乃先身生之精气也。'参见元气条。③ 指心气。《素问·评热病论》:'真气上逆,故舌苦干,卧不得正偃,正偃则喉出清水也。'"[20]80

《中医基础理论》(孙广仁):"元气,是人体最根本、最重要的气,是人体生命活动的原动力。元气,《难经》又称'原气';《内经》虽无'元气'或'原气'之称,但有'真气'之说。元气、原气、真气,三者的内涵是同一的,都是指先天之气。"[27]135

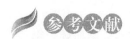

参考文献

[1] [战国] 未著撰人.黄帝内经素问[M].北京:中国医药科技出版社,2016:67,80.

[2] 龙伯坚,龙式昭.黄帝内经集解:卷二十一[M].天津:天津科学技术出版社,2016:2016.

[3] [晋] 皇甫谧.针灸甲乙经[M].张玉萍,汤晓龙,熊俊,等注.福州:福建科学技术出版社,2012:616.

[4] ［隋］巢元方.诸病源候论［M］.鲁兆麟主校.沈阳：辽宁科学技术出版社,1997：14.

[5] ［南北朝］陈延之.小品方［M］.高文铸辑校注释.北京：中国中医药出版社,1995：170.

[6] ［唐］杨上善.黄帝内经太素［M］.萧延平校正.王洪图,李云点校.北京：科学技术文献出版社,2000：15,85,161.

[7] ［唐］孙思邈.备急千金要方［M］.魏启亮,郭瑞华点校.北京：中医古籍出版社,1999：694.

[8] ［唐］王焘.外台秘要方［M］.太原：山西科学技术出版社,2013：484.

[9] ［金］李东垣.脾胃论［M］.北京：中国中医药出版社,2007：20,52.

[10] ［宋］王怀隐.太平圣惠方校注［M］.田文敬、孙现鹏,牛国顺校注.郑州：河南科学技术出版社,2015：96.

[11] ［金］刘完素.素问病机气宜保命集［M］.鲍晓东校注.北京：中医古籍出版社,1998：16.

[12] ［宋］赵佶.圣济总录校注上［M］.王振国,杨金萍主校.上海：上海科学技术出版社,2016：423.

[13] ［宋］成无己.注解伤寒论［M］.北京：中国医药科技出版社,2011：40.

[14] ［元］危亦林.世医得效方［M］.北京：中国中医药出版社,2009：325.

[15] ［元］朱震亨.丹溪心法［M］.彭建中点校.沈阳：辽宁科学技术出版社,1997：51.

[16] ［明］张介宾.类经［M］.郭洪耀,吴少祯校注.北京：中国中医药出版社,1997：5.

[17] ［明］朱橚.普济方［M］.北京：人民卫生出版社,1959：72.

[18] ［清］喻昌.医门法律［M］.徐复霖点校.上海：上海科学技术出版社,1959：19,60,76.

[19] ［清］张志聪.黄帝内经灵枢集注［M］.矫正强,王玉兴,王洪武校注.北京：中医古籍出版社,2012：493.

[20] 李经纬,余瀛鳌,蔡景峰,等.中医大辞典［M］.北京：人民卫生出版社,2011：80.

[21] 李德新.中医基础理论［M］.北京：人民卫生出版社.2001：132.

[22] 中医药学名词审定委员会.中医药学名词［M］.北京：科学出版社,2005：36.

[23] 中华人民共和国国家质量监督检验检疫总局,中国国家标准化管理委员会.中医基础理论术语（GB/T 20348—2006）［M］.北京：中国标准出版社,2006：34.

[24] 宋一伦,杨学智.基础理论与疾病［M］//曹洪欣,刘保延.中国中医药学术语集成.北京：中医古籍出版社,2005：250.

[25] 《中医学》编辑委员会.中医学［M］//钱信忠.中国医学百科全书.上海：上海科学技术出版社,1997：57.

[26] 袁钟,图娅,彭泽邦,等.中医辞海：上册［M］.北京：中国医药科技出版社,1999：805.

[27] 孙广仁,郑洪新.中医基础理论［M］.北京：中国中医药出版社.2012：135.

[28] 印会河,童瑶.中医基础理论［M］.北京：人民卫生出版社,2006：57.

（金芳芳　王梦婷）

脏 象

zàng xiàng

一、规范名

【汉文名】脏象。

【英文名】visceral manifestation。

【注释】指藏于体内的内脏及其表现于外的生理病理征象及与自然界相通应的事物和现象。

二、定名依据

"脏"字演变经历了臓——藏——臟——脏

的过程,《内经》记载为"藏",故"藏象"即"脏象",最早见于《黄帝内经素问·六节藏象论》。自《内经》之后,类编《内经》的很多著作中,如元代滑涛《读素问钞》、明代张景岳《类经》、李中梓《内经知要》、清代汪昂《素问灵枢类纂约注》、黄元御《素问悬解》等,多将脏象作为重要的内容类别独立成章。

"脏象"一词属中医的基本概念,历代医家对其概念内涵多有注释。如唐代王冰《补注黄帝内经素问》,明代张景岳《类经》、马莳《素问注证发微》，清代张志聪《黄帝内经素问集注》等。它反映了人体内脏之间，内脏与体表官窍，人体与自然环境等的关系。故以"脏象"为正名，符合名词科学性、系统性原则。

1949年之后，随着汉字的简化，"藏象"一词也记作"脏象"，其概念内涵不变。今根据术语定名简明性原则，"藏象"一词，规范为"脏象"，避免因引申字义太多而引起混乱，更简明易懂，便于交流，故选定"脏象"为本词规范名。

现代相关著作，国标《中医基础理论术语》以"脏象"作为规范名，《中医药常用名词术语辞典》《中医辞海》《中医大辞典》和《中国医学百科全书·中医学》等辞书类著作以及中医药教材如《中医基础理论》等均以"脏象"作为规范名。已经广泛应用于中医药学文献标引和检索的《中国中医药学主题词表》也以"脏象"作为正式主题词。这些均说明"脏象"作为规范名称已成为共识。

我国2005年出版的由全国科学技术名词审定委员会审定公布的《中医药学名词》已以"脏象"作为规范名。所以"脏象"作为规范名也符合术语定名的协调一致原则。

三、同义词

【又称】"藏象"（《内经》）。

四、源流考释

"脏象"一词，首见于《黄帝内经素问·六节藏象论》："帝曰：藏象何如？岐伯曰：心者，生之本，神之变也，其华在面，其充在血脉，为阳中之太阳，通于夏气。"[1]20 可见，《黄帝内经素问·六节藏象论》并没有给出"藏象"一词的概念界定，而是以描述方式阐述说明。以"藏"与"象"二字相关成句者，还见于《黄帝内经素问·经脉别论》"太阳藏何象""少阳藏何象""阳明藏何象"[1]46 等。

"脏象"概念的生成源于古代解剖知识，而且在此基础上，将经整体性观察推测而获得的人体的各种功能分别赋予这些实质性脏器而产生的。如"心重十二两，中有七孔三毛"[2]83 的解剖形态及"心生血"[1]10 的功能，无疑是通过解剖分析而发现的，而"心藏神"[1]50 功能则是通过整体观察推理而赋予心的。认识形态依靠解剖，但认识功能则依靠思维，故曰："五脏之象，可以类推。"[1]21 王冰注云："象，谓气象也。言五脏虽隐而不见，然其气象性用，犹可以物类推之。何者？肝象木而曲直，心象火而炎上，脾象土而安静，肺象金而刚决，肾象水而润下。夫如是皆大举宗兆，其中随事变化，象法傍通者，可以同类而推之尔。"[3]116 强调五脏之气象性用可以物类推。

脏象概念形成之初的内涵和外延在《黄帝内经素问·六节藏象论》中得以体现。如"帝曰：藏象何如？岐伯曰：心者，生之本，神之变也，其华在面，其充在血脉，为阳中之太阳，通于夏气……脾、胃、大肠、小肠、三焦、膀胱者，仓廪之本，营之居也，名曰器……此至阴之类，通于土气。凡十一脏，取决于胆。"[1]120 王冰注："象谓所见于外，可阅者也。"[3]106 张景岳注："象，形象也。脏居于内，形见于外，故曰脏象。"[4]18 由此可见，脏象的内涵，是指藏于体内的器官，兼具气器之性，但"凡十一脏，取决于胆"则明确表明脏象内涵的主体在气。金元时期的李杲在《脾胃论》中曰："胆者，少阳春升之气，春气升则万化安。"[5]2 胆属少阳，是三焦阳气升降出入的枢纽，胆气不升则阳气无从司令，而胆气之升发则通应、取象于自然界春季之气。脏象的外延则可以从篇题推论出涉及自然界四时气候阴阳之变化。由此可以充分说明，脏象的本义是指脏腑与天地四时阴阳五行相通应的事物和现象。

晋唐时期，现存医籍中凡涉及《内经》有关脏腑之论者，亦都未使用"脏象"一语。如晋皇甫谧《针灸甲乙经》在分类方面虽未形成大类名称，但由卷一"五脏变输论""五脏六腑阴阳表里论""五脏六腑官论""五脏大小六腑应候论"[6]2

等二级类目看,凡涉及《内经》脏腑方面的内容,以具指为多。隋代杨上善在类分注解《内经》时亦未见"脏象"类[7]75。唐代王冰关于"象"的注释[3]106,对后世脏象概念的讨论有较大影响。

宋元时期,"脏象"内容得以重视。宋代《针灸神书》:"然《易》之阴阳以气言,人身之阴阳以脏象言。言气则无形,而脏象有质,气阳而质阴也。"[8]6 可知脏象以论人身阴阳,有质而有形。元代滑寿在《读素问钞》中最早将《内经》有关脏腑论述冠以"脏象"之名。他将《素问》有关内容分门别类地进行编次,其第一分类,即名曰"脏象"[9]1。

明清时期,凡分类研究《内经》诸家,均设有"脏象"类。如明代张景岳《类经·脏象类》[4]18、李中梓《内经知要·脏象》[10]15,清代汪昂《素问灵枢类纂约注·脏象》[11]1、黄元御的《素问悬解·脏象》[12]3 等。而且越来越多的医家对《内经》之"脏象"加以注释。如明代张景岳《类经·脏象类》对"脏象"一词作出较为经典的注释:"脏居于内,形见于外,故曰脏象。"[4]18 马莳《素问注证发微》所论与此相近,即"夫脏在内,而形之于外者可阅,斯之谓脏象也。"[13]87 清代张志聪《黄帝内经素问集注》言:"象者,像也。论脏腑之形像,以应天地之阴阳也。"[14]37 此时的医家也清晰认识到脏象具有物质性、可察性、有序性。如清代罗美《古今名医汇粹》称脉:"内则脏气脏象有位,故可按而纪之;外则经气经脉有序,故可终而始之。"[15]41 说明脏象凭脉可察,有位可纪。

1949 年以后,"脏象"概念得以补充和修正,以全国高等中医药院校使用的统编《黄帝内经》《中医基础理论》教材为代表。如 1960 年第一版《内经讲义》称:"对生活着的人体进行观察,来研究内脏活动规律的叫作脏象。"[16]66 并指出脏象的研究范围包括经络,只是将其"另立一专章讨论"。[16]66 1964 年出版的第二版《内经讲义》谓:"脏象是研究人体脏腑生理功能、病理变化及其相互关系的学说,是祖国医学基本理论之

一……内容是以五脏为中心,阐述脏腑的生理功能以及脏腑之间和外在组织器官的复杂关系;又将人与自然、局部与整体进行了有机的联系,从生理学和病理学中体现出来。"[17]21 认为脏象包括"病理变化"而不包括"经络"。1978 年的四版教材《内经选读》,对脏象的解释直引王冰注,并说:"脏象的涵义,就是人体内脏功能活动反映在体表的各种现象,根据这些现象可以推断内在脏腑的情况。"[18]22 未将病理及经络列入"涵义"之中。1984 年《中医基础理论》即第五版教材,直接引用张景岳的注,谓:"脏,是指藏于体内的内脏;象,是指表现于外的生理、病理现象。"[19]28 2002 年《中医基础理论》即第七版教材,谓:"藏象,近年来又写'脏象',藏于体内的内脏及其表现于外的生理病理征象及与自然界相通应的事物和现象。"[20]67 由上可见,对脏象所含内容的分歧在于是否有病理与经络。

近年来,围绕"脏象"及"脏""象"的含义,引发了学者的争鸣。如程昭寰[21]136 认为脏是脏象的主体,是所藏内脏、所藏精气的结合,是形态性结构与功能主体性结构的结合。而象有变、理、数的内涵,寓变于象,寓理于象,寓数于象。孙广仁[22]1 认为"脏"的内涵既包括实质器官"脏器"("形脏"),也指非实质器官,还指人体之气运动变化的不同状态"脏气"("神脏")。"脏"的概念,不仅是解剖学的概念,更是生理病学概念,是功能性概念,脏的结构是形态性结构与在此基础上形成的功能性结构的结合。可见,对脏象概念的理解表达了不同医家对生命认识论的思考。

由上可见,从"藏象"概念的形成及内涵看,"藏象"之"藏"读音与字意,仍作脏腑之"脏",故本文认为,凡涉"藏象"一词均用"脏象",避免因引申字义太多而引起混乱,更简明易懂。

现代有关著作大多沿用《内经》的记载以"脏象"作为本词正名,如《中医药学名词》[23]20、国标《中医基础理论术语》[24]7 等著作,《中医药常用名词术语辞典》[25]317《中医辞海》[26]1089《中医大辞

典》[27]1453《中国医学百科全书·中医学》[28]295 等辞书类著作，及中医药教材如《中医基础理论》[20]67 等均以"脏象"作为本病证规范名。已经广泛应用于中医药学文献标引和检索的《中国中医药学主题词表》[29]12599 也以"脏象"作为正式主题词。说明"脏象"作为规范名称已成为共识。

综上所述，"脏象"概念的形成是中医学关于人体内部脏腑器官形态结构及其功能活动的认识成果，具有气器交融的特点。从《素问·六节藏象论篇》原文和历代"脏象"类内容及对"脏象"一词的医学释义看，脏象，是指藏于体内的具有不同活动规律的内脏及其表现于外的解剖形态、生理病理征象以及与自然界相通应的事物和现象。

五、文献辑录

《黄帝内经素问·阴阳应象大论》："苦生心，心生血。"[1]10

"六节藏象论"："帝曰：藏象何如？岐伯曰：心者，生之本，神之变也；其华在面，其充在血脉，为阳中之太阳，通于夏气。肺者，气之本，魄之处也；其华在毛，其充在皮，为阳中之太阴，通于秋气。肾者，主蛰，封藏之本，精之处也；其华在发，其充在骨，为阴中之少阴，通于冬气。肝者，罢极之本，魂之居也；其华在爪，其充在筋，以生血气，其味酸，其色苍，此为阳中之少阳，通于春气。脾、胃、大肠、小肠、三焦、膀胱者，仓廪之本，营之居也，名曰器，能化糟粕，转味而入出者也；其华在唇四白，其充在肌，其味甘，其色黄，此至阴之类，通于土气。凡十一脏，取决于胆也。"[1]20

"五脏生成论"："五脏之象，可以类推。"[1]21,22

"经脉别论"："太阳藏何象……少阳藏何象……阳明藏何象"[1]46

"宣明五气"："心藏神。"[1]50

《难经·四十二难》："心重十二两，中有七孔三毛。"[2]83

《针灸甲乙经》卷一："五脏变输论……五脏六腑阴阳表理论……五脏六腑官论……五脏大小六腑应候论。"[6]2,3

《黄帝内经太素》·卷第六："脏腑命分……脏腑应候……脏腑气液。"[7]75,83,85

《补注黄帝内经素问》："藏象何如……象谓所见于外，可阅者也。"[3]106 "五脏之象，可以类推……象，谓气象也。言五脏虽隐而不见，然其气象性用，犹可以物类推之。何者？肝象木而曲直，心象火而炎上，脾象土而安静，肺象金而刚决，肾象水而润下。夫如是皆大举宗兆，其中随事变化，象法傍通者，可以同类而推之。"[3]116

《针灸神书》卷一："然《易》之阴阳以气言，人身之阴阳以脏象言。言气则无形，而脏象有质，气阳而质阴也。"[8]6

《读素问钞》卷上之一："脏象。"[9]1

《脾胃论·脾胃虚实传变论》："胆者，少阳春升之气，春气生则万物安"[5]2

《素问注证发微》："夫脏在内而形之于外者可阅，斯之谓脏象也。"[13]87

《类经·脏象类》："脏居于内，形见于外，故曰脏象。"[4]18

《内经知要》："五、脏象。"[10]15

《素问灵枢类纂约注》卷上："脏象第一。"[11]1

《素问悬解》卷二："脏象。"[12]37

《黄帝内经素问集注》："象者，像也。论脏腑之形象，以应天地之阴阳也。"[14]37

《古今名医汇粹》："内则脏气脏象有位，故可按而纪之；外则经气经脉有序，故可终而始之。四时内外，六者之法，则脉之时动，病之所在，或内或外，皆可知之。"[15]41

《内经讲义》（北京中医学院内经教研组）："对生活着的人体进行观察，来研究内脏活动规律的叫作脏象。"[16]66

《内经讲义》（北京中医学院）："脏象是研究人体脏腑生理功能、病理变化及其相互关系的学说，是祖国医学基本理论之一……内容以五脏为中心，阐述脏腑的生理功能以及脏腑之间和外在组织器官的复杂关系；又将人与自然、局部与整体进行了有机的联系,从生理学和病理学中体现出来。"[17]21

《内经选读》:"脏象的涵义,就是人体内脏功能活动反映在体表的各种现象,根据这些现象可以推断内在脏腑的情况。"[18]22

《中医基础理论》(印会河):"脏,是指藏于体内的内脏;象,是指表现于外的生理、病理现象。"[19]28

《中医大辞典》:"脏象,指人体内脏功能活动表现的征象。其主要内容包括五脏六腑、奇恒之腑以及五官九窍、皮肉筋脉等组织器官和气、血、津液等功能及其相应关系。"[27]1453

《论藏象学说的理论基础及实践价值》:"脏是脏象的主体,是所藏内脏、所藏精气的结合,是形态性结构与功能主体性结构的结合。而象有变、理、数的内涵,寓变于象,寓理于象,寓数于象。"[21]136-140

《藏象的概念及其生成之源》:"'脏'的内涵既包括实质器官'脏器'('形藏'),也指非实质器官,还指人体之气运动变化的不同状态'脏气'('神脏')。'脏'的概念,不仅是解剖学的概念,更是生理病学概念,是功能性概念,脏的结构是形态性结构与在此基础上形成的功能性结构的结合。"[22]1-5

《中国医学百科全书·中医学》:"中医学对人体脏腑机能活动状况的了解,是通过表现于外的生理、病理现象来把握的,《内经》称之为'脏象'。"[28]295

《中医辞海》:"脏象,基础理论名词,即藏象,出《素问·六节藏象论》。指人体内脏的生理功能、病理变化表现于外的征象。"[26]1089

《中医药常用名词术语辞典》:"脏象。出《素问·六节藏象论》。又称藏象。内脏所表现于外的生理功能和病理现象。脏,藏于体内的内脏;象,表现于外的生理功能和病理现象。例如,肺藏于体内,是脏;而呼吸是其生理功能,咳喘是其病理现象。可以说,呼吸、咳喘是肺所表现于外的生理功能和病理变化,也就是肺的

'象'。通过对'象'的观察,可以推测'脏'的状态。历代医家均十分重视这种以表知内、以象测脏的方法。"[25]317

《中医基础理论》(孙广仁):"藏象,近年来又写'脏象',藏于体内的内脏及其表现于外的生理病理征象及与自然界相通应的事物和现象。"[20]67

《中国中医药主题词表》:"脏象,属中医基础理论;脏腑生理功能、病理变化表现于外的征象。脏,指藏于体内的内脏;象,为表现于外的生理功能和病理现象。"[29]1259

《中医基础理论术语》:"脏象,人体内在脏腑功能活动表现于外的征象。"[24]7

《中医药学名词》:"脏象……脏腑生理功能、病理变化表现于外的征象。脏,指藏于体内的内脏;象,为表现于外的生理功能和病理现象。"[23]20

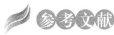 参考文献

[1] 未著撰人.黄帝内经素问[M].田代华,整理.北京:人民卫生出版社,2005:10,20,21,22,46,50.

[2] 南京中医学校.难经校释[M].2版.北京:人民卫生出版社,2009:83.

[3] [唐]王冰注.黄帝内经[M].影印本.北京:中国古籍出版社,1994:106,116.

[4] [明]张景岳.类经[M].北京:中国医药科技出版社,2011:18.

[5] [金]李杲.脾胃论[M].彭建中点校.沈阳:辽宁科学技术出版社,1997:2.

[6] [晋]皇甫谧.针灸甲乙经[M].王晓兰点校.沈阳:辽宁科学技术出版社,1997:2,3.

[7] [隋]杨上善.黄帝内经太素[M].北京:人民卫生出版社,1965:75,83,85.

[8] [宋]琼瑶真人.针灸神书[M]//陆寿康校注.100种珍本古医籍校注集成.北京:中国古籍出版社,2014:6.

[9] [元]滑寿.[明]汪机续注.读素问钞[M].北京:人民卫生出版社,1998:1.

[10] [清]李中梓.内经知要[M].太原:山西科学技术出版社,1992:15.

[11] [明]汪昂.素问灵枢类纂约注[M].北京:中国中医药出版社,2016:1.

[12] ［清］黄元御.素问悬解［M］.北京：学苑出版社，2008：37.

[13] ［明］马莳.黄帝内经素问注证发微［M］.田代华主校.北京：人民卫生出版社，1998：87.

[14] ［清］张志聪.黄帝内经素问集注［M］.王宏利，吕凌校注.北京：中国医药科技出版社，2014：37.

[15] ［清］罗美.古今名医汇萃［M］.伊广谦，张慧芳点校.北京：中国古籍出版社，1993：41.

[16] 北京中医学院内经教研组.内经讲义［M］.北京：人民卫生出版社，1960：66.

[17] 北京中医学院.内经讲义［M］.上海：上海科学技术出版社，1964：21.

[18] 北京中医学院.内经选读［M］.上海：上海科学技术出版社，1978.：22.

[19] 印会河.中医基础理论［M］.上海：上海科学技术出版社，1984：28.

[20] 孙广仁.中医基础理论［M］.北京：中国中医药出版社，2002：67.

[21] 程昭寰.论藏象学说的理论基础及实践价值［J］.中医杂志，1997，38(3)：136－140.

[22] 孙广仁.藏象的概念及其生成之源［J］.中医研究，1997，10(5)：1－5.

[23] 中医药学名词审定委员会.中医药学名词［M］.北京：科学出版社，2005：20.

[24] 中华人民共和国质量监督检验检疫总局，中国国家标准化管理委员会.中医基础理论术语（GB/T 20348—2006)［M］.北京：中国标准出版社，2006：7.

[25] 李振吉.中医药常用名词术语辞典［M］.北京：中国中医药出版社，2001：317.

[26] 袁钟，图娅，彭泽邦，等.中医辞海：中册［M］.北京：中国医药科技出版社，1999：1089.

[27] 李经纬，余瀛鳌，蔡景峰，等.中医大辞典［M］.2版.北京：人民卫生出版社，2004：1453.

[28] 《中医学》编辑委员会.中医学［M］//钱信忠.中国医学百科全书.上海：上海科学技术出版社，1997：295.

[29] 吴兰成.中国中医药学主题词表［M］.北京：中国古籍出版社，2008：1259.

（丁吉善）

脏　腑

zàng fǔ

一、规范名

【汉文名】脏腑。

【英文名】zang-fu organ。

【注释】五脏、六腑、奇恒之腑的统称。

二、定名依据

"脏腑"一词，在《内经》中写作"藏府"。"脏""腑"二字分别经历了"臧——藏——臟——脏""府——腑"的演变过程。"脏腑"二字，之所以从月从肉，是作为人体脏腑的专用字而用。故，以脏腑为正名，符合术语定名简明性原则。

藏府，或作"府藏"，如《汉书·翼奉传》《列子·汤问》等，此所言"府藏"，与"藏府"，义本相通。然作为习惯用语仍以称"藏府"者为多，故为规范名。

"藏府"有府库之义，如《汉书·文三王传》。"藏府"引入医学后含义同"脏腑"。故脏与腑也常统称为"脏"，如"十二脏之相使"，其所言"脏"皆涵盖"腑"在内。可见，脏腑，是内脏的总称。

《黄帝内经素问·五脏别论》明确了脏腑分类的基本规则，将脏腑分为五脏、六腑、奇恒之腑。《内经》所确立的"脏腑"概念已不是简单的脏器，而是包含了一系列的生理、病理内涵。其后的著作如晋代皇甫谧《针灸甲乙经》，隋代杨上善《黄帝内经太素》，宋代钱乙《小儿药证直诀》，元代王好古《汤液本草》，明代张景岳《类经》，清代张志聪《黄帝内经灵枢集注》、何梦瑶《医碥》等均把"脏腑"作为正名。故以"脏腑"作为规范名便于达成共识，符合名词约定成俗原则。

现代相关著作,国标《中医基础理论术语》以"脏腑"作为规范名,《中医药常用名词术语辞典》《中医辞海》《中医大辞典》和"中国医学百科全书"等辞书类著作以及中医药教材如《中医基础理论》等均以"脏腑"作为规范名。已经广泛应用于中医药学文献标引和检索的《中国中医药学主题词表》也以"脏腑"作为正式主题词。这些均说明"脏腑"作为规范名称已成为共识。

我国 2005 年出版的由全国科学技术名词审定委员会审定公布的《中医药学名词》已以"脏腑"作为规范名,所以以"脏腑"作为规范名也符合术语定名的协调一致原则。

三、同义词

【曾称】"藏府""府藏"(《内经》)。

四、源流考释

"脏腑"一词在《内经》中写作"藏府"。

"脏"字最早写作"臧",在《马王堆汉墓帛书·阴阳脉死候》作"臧",文曰:"三阴筲臧炼肠而主杀。"[1]41 大约在汉时才加上了草字头。如《内经》中,脏腑写成"藏府"。以后作为脏腑的专用字,从月从肉,在有的书籍里写作"臟",如《古今图书集成》[2]175。至于"脏",是近代以后所用的简化字。

"脏"("藏")的原型是上古帝王设置的一种放置珍宝印玺、文书档案、诰命册书的库房。"藏"内的物品极其珍贵,一般只进不出。如《国语·晋语四》:"文公之出也,竖头须,守藏者也,不从。"[3]247 文中"头须",指人名;"守藏者",指专门守宝库的人。《史记·龟策传》曰:"至周室之卜官,常宝藏蓍龟。"[4]311 指出帝王为国事而占卜之辞属于重要机密文书,自当秘而不传。正如《说文解字注》所云:"凡物善者,必隐于内也。"[5]72 也就是说,"藏"是贮藏珍贵物品(善物)之所。由于中医学中的"五脏(藏)","藏精气而不泻",所以古人借用"藏"的含义和名称来表达人体的"五脏(藏)"——心、肝、脾、肺、肾。

腑,古时初作"府"。"月"字旁,是后加的,专为表达人体"脏腑"的"腑"而用。

"府"是上古帝王设立的一种仓库,用以容纳六类生活必需品,即"六材"。如《玉篇·广部》:"府,藏货也。"[6]104 藏何种货物呢?这就是后人称为"六材"的六类财物:水、火、金、木、土、谷。但"府"尚有许多引申义,如《礼记·曲礼下》:"天子之六府,曰:司土、司木、司水、司草、司器、司货,典司六职。"[7]12《说文解字注》又云:"文书所藏之处曰府。引申之为府史胥徒之府。"[5] 可见"府"仅储藏文书、财物、谷粟等日常生活用品。"六府"的特点是财物有出有入,处于不断出入之中。正因为"六府"有不断出入之特征,古人借用"六府"的含义和名称形容人体的"六腑"——胆、胃、大肠、小肠、膀胱和三焦。

故脏腑之说,《黄帝内经素问·金匮真言论》曰:"言人身之脏腑中阴阳,则脏者为阴,腑者为阳肝、心、脾、肺、肾五脏皆为阴,胆、胃、大肠、小肠、膀胱、三焦六腑皆为阳。"[8]7

脏腑在《黄帝内经素问·五脏别论》中分为"五脏、六腑、奇恒之腑。"如"脑、髓、骨、脉、胆、女子胞……名曰奇恒之腑。所谓五脏者,藏精气而不写,故满而不能实。六腑者,传化物而不藏,故实而不能满也。"[8]22 但"奇恒之腑"在《内经》中仅见于此。

由于"藏"与"腑"古义可通,二者可以互训,皆为藏物、物聚之意,如在《黄帝内经素问·玉机真藏论》有"著之玉板,藏之藏府"[8]38 之说,文中"藏府"一词即为二字连用而叠词同义。故《内经》中脏与腑也常统称为"脏",如《黄帝内经素问·灵兰秘典论》中之"十二脏之相使"[8]17 说,其所言"脏"皆涵盖"腑"在内。故张介宾《类经·脏象类》说:"合言之,则皆可称脏,犹言库藏之藏,所以藏物者。"[9]18 但是,"脏腑"首先是指人体胸腹腔内的器官,其次才是有所"藏""储"。故在《内经》中占主导地位的说法是"五脏六腑说",其他的"六脏说""九脏说""五腑说""七腑说"等都未能得以发展。

由上可知,"藏府"一词,其义有二:① 府库。

如又如《汉书·文三王传》:"及死,藏府余黄金尚四十万余斤。"[10] ② 同"脏腑"。如《黄帝内经素问·阴阳应象大论》:"列别藏府,端络经脉。"[8]10 或作"府藏",如《汉书·翼奉传》:"已诏吏虚仓廪,开府藏,振救贫民。"[11]234《列子·汤问》:"汝曩之所疾,自外而干府藏者,固药石之所已。"[12]151《黄帝内经素问·宝命全形论》:"知府藏血气之诊。"[8]53 可见,"府藏"含义同"藏府"。

中医学上脏腑的初始概念是基于解剖观察为基础的。如《灵枢经·经水》中说:"若夫八尺之士,皮肉在此,外可度量切循而得之,其死可解剖而视之。"[13]42 在《灵枢经·肠胃》中有对胃、大小肠的记载:"胃纡曲屈,伸之,长二尺六寸,大一尺五寸,径五寸,大容三斗五升。小肠后附脊,左环回曰迭积,其注于回肠者,外附于脐上。回肠当脐左环,回周叶积而下,回运还反十六曲,大四寸,径一寸寸之少半,长二丈一尺。"[13]76 可以看出,古人对胃肠解剖同现代医学认识相差无几。说明在当时解剖学方法曾是认识脏腑功能的基本方法。

《内经》中的脏腑虽然还留有解剖器官的痕迹,但却不再是解剖器官,脏腑的新特性、新功能、新病理在《内经》中被提出,标志着器官脏腑向功能脏腑的演变,从而使脏与腑的外延逐渐明晰,概念逐渐廓清。如《灵枢经·胀论》曰:"藏府之在胸胁腹里之内也,若匣匮之藏禁器也,各有次舍,异名而同处……夫胸腹,脏腑之郭也。"[13]80 明确指出脏腑位于人体胸腹腔内。《黄帝内经素问·五脏别论》言:"所谓五脏者,藏精气而不写也,故满而不能实,六府者,传化物而不藏,故实而不能满也。"[8]22,23 "脏"贮藏的是对人体弥足珍贵的"精气","腑"则仅储藏、传送水谷之物。《内经》中所言脏腑病理,其绝大部分的内容都不是那些脏腑名称原来所指的解剖器官的病理,如《黄帝内经素问·至真要大论》言"诸痛痒疮,皆属于心""诸风掉眩,皆属于肝"[8]188。"诸痛痒疮"和"诸风掉眩"的病变与解剖器官的心脏与肝脏很难说有密切关系。可

见,《内经》成功地完成了脏腑概念由实体器官到功能态的转移演化。

《难经》阐释了《内经》中脏腑的概念。如对脏腑形态的描述,《难经·四十二难》:"肺重三斤三两,六叶两耳,凡八叶。"[14]24《难经·三十三难》云:"肺得水而浮……肺熟而复沉。"[14]20 这实际上是《难经》对肺的解剖实验记载,可这一解剖实验结果,在《难经·三十三难》中却以阴阳五行学说作了属性的解释。如"肺者,非为纯金也。辛,商也,丙之柔,大言阴与阳,小言夫与妇,释其微阴,婚而就火,其意乐火,又行阳道多,故令肺得水而浮也。"[14]20

晋唐时期,中医对脏腑概念的认识越来越脱离实体而虚化,并以脏腑功能系统来论治疾病。如南北朝陶弘景《本草经集注》以脏腑经络论病:"经络既受此气,传以入脏腑,脏腑随其虚实冷热,结以成病。"[15]31 隋代杨上善《黄帝内经太素·胀论》说:"城郭,脏腑所处也。膻中有心肺之气,故是脏腑之官也。胃贮水谷以供,故为脏腑大仓也……此则脏腑畔界,故脏腑病形各异。"[16]551,552 可见,杨氏阐释了《内经》对脏腑的认识,而且在《黄帝内经太素·虚实补泻》中说:"欲通脏腑阴阳,故补泻之,皆取其正经别走之络也。"[16]412 说明治疗依据脏腑阴阳态功能。唐孙思邈在《备急千金要方》中按脏腑病证逐一论述疾病,如:"舌强不能言,病在脏腑,先入阴,后入阳。风中五脏六腑之俞亦为脏腑之风。"[17]167 可见,中医所论脏腑引出的是更多的功能性内涵。

宋元时期,中医对脏腑功能的认识比较成熟,但是有关脏与腑分化的讨论与争鸣仍在继续。宋钱乙《小儿药证直诀》用虚实寒热来判断脏腑的病理变化,开创了五脏虚实补泄之先河。如原序"脏腑柔弱,易虚易实,易寒易热"[18]、卷上:"五脏六腑,成而未全,全而未壮"[18]4 等著名论点。元代王好古在《此事难知·问脏腑有几》中说:"肝心脾肺肾兼包络一名命门为六脏,胆小肠胃大肠膀胱兼三焦为六腑,计之十二矣。故胞则为一腑矣,是为十三矣。"[19]7 此之七腑,

乃是经典六腑说加"胞"。

时至明清,脏腑概念内涵得以深刻阐释,医家对脏腑的认识也进一步深化。如明代张景岳《类经·脏象类》曰:"脏,藏也。六脏六腑,为十二,分言之,则阳为腑,阴为脏。合言之,则皆可称脏。犹言库藏之藏,所以藏物者。"[9]8《类经·疾病类》又说:"藏,脏腑也。"[9] 马莳在《灵枢注证发微》说:"人之脏腑,亦以东西南北而合十二经水也。"[20]136 其他沿用脏腑的文献还有清代张志聪《黄帝内经灵枢集注》[21]278、高世栻《黄帝内经素问直解》、[22]85 何梦瑶《医碥》[23]3、陈梦雷《古今图书集成医部全录》[2]、张锡纯《医学衷中参息录》[24]24 等。

明清以后,在西方医学和西方医学著作的中译在某种程度上加重了脏腑名称含义的混乱状况。如明代李梴《医学入门·脏腑》有"血肉之心""神明之心"[25]59 一论,可见,heart 与心不可以简单地画上等号。虽然清代王清任受西学影响强调实体脏腑,企图从解剖实体认识其功能,如绘制《亲见改正脏腑图》25 种,并首次提出"灵机记性,不在心,在脑"[26]4。众所周知他没有成功。

"奇恒之腑"在《内经》中仅见于《黄帝内经素问·五脏别论》[8]22。自汉迄清的历代医学著作,除注释、整理《内经》类著作及称引《内经》原文者外,鲜有提及的,故《中医辞海》[27]483《中医大辞典》[28]1453 把脏腑均注释为"五脏六腑的统称"。心包无论是在《内经》还是历代医籍中,均不是一独立的器官,而是将其作为心的一个附属器官来论述的,时至今日,骨、脉、髓是否应归属脏腑器官也是值得探讨的问题。

但从脏腑的医学概念源于解剖看,脏腑这一概念所表征的本质特性和特征是指解剖学上的实体器官,故奇恒之腑仍属脏腑概念范畴,只是功能多从属于五脏。如清代章楠《灵素节注类编·阴阳脏腑总论》曰:"脑、髓以及胞之六者,察地气所生,皆深藏阴处而象地,故津液血气,渗灌而藏积,不从外泻也。奇者,异也。恒者,常也。名奇恒之府者,以肠胃等腑,皆出入

有常,此六者亦如脏之藏而不泻,又不可名脏,故名异常之府也。"[29]31 可见五脏六腑被古人看成是恒常的脏腑,而奇恒之腑与五脏六腑有异,故而就成为异于恒常的"奇恒"之腑了。故《中医药学名词》注释为"脏腑:人体的内脏器官,为五脏、六腑、奇恒之腑的总称。"[30]20

现代有关著作大多沿用《内经》的记载以"脏腑"作为本词正名,如《中医药学名词》[30]20、国标《中医基础理论术语》[31]7 等著作,《中医药常用名词术语辞典》[32]317《中医辞海》[27]483《中医大辞典》[28]1453《中国医学百科全书·中医学》[33]295 等辞书类著作,及中医药教材如《中医基础理论》[34]212 等均以"脏腑"作为本病证规范名。已经广泛应用于中医药学文献标引和检索的《中国中医药学主题词表》[35]1281 也以"脏腑"作为正式主题词。说明"脏腑"作为规范名称已成为共识。

总之,脏腑首先是人体内脏器官的总称。一般说来,包括肝、心、脾、肺、肾五脏,胆、胃、小肠、大肠、膀胱、三焦六腑。脑、髓、骨、脉、胆、女子胞奇恒之腑。中医自《内经》时代完成了从器官脏腑到功能脏腑的演变,此后历代医家均沿用之。

五、文献辑录

《礼记·曲礼下》:"天子之六府,曰:司土、司木、司水、司草、司器、司货,典司六职。"[7]12

《国语·晋语四》:"文公之出也,竖头须,守藏者也,不从。"[3]247

《汉书·文三王传》:"及死,藏府余黄金尚四十万余斤。"[10]

"翼奉传":"已诏吏虚仓廪,开府藏,振救贫民。"[11]234

《列子·汤问》:"汝曩之所疾,自外而干府藏者,固药石之所已。"[12]151

《玉篇·广部》:"府,藏货也。"[6]104

《说文解字注》:"文书所藏之处曰府。引申之为府史胥徒之府。""凡物善者,必隐于内也。"[5]72

《马王堆汉墓帛书·阴阳脉死候》:"三阴筥臧炼肠而主杀。"[1]4

《史记·龟策传》:"至周室之卜官,常宝藏蓍龟。"[4]311

《灵枢经·经水》:"夫八尺之士,皮肉在此,外可度量切循而得之,其死可解剖而视之。"[13]42

"肠胃":"胃纡曲屈,伸之,长二尺六寸,大一尺五寸,径五寸,大容三斗五升。小肠后附脊,左环回曰迭积,其注于回肠者,外附于脐上。回肠当脐左环,回周叶积而下,回运还反十六曲,大四寸,径一寸寸之少半,长二丈一尺。"[13]76

"胀论":"帝曰:脏腑之在胸胁腹里之内也,若匣匮之藏禁器也,各有次舍,异名而同处,一域之中,其气各异,愿闻其故。岐伯曰:夫胸腹,脏腑之廓也……而其为胀,必皆关乎气与血脉、脏腑三者之病,然非胀之定舍也。"[13]80

《黄帝内经素问·金匮真言论》:"言人身之脏腑中阴阳,则脏者为阴,腑者为阳,肝、心、脾、肺、肾五脏皆为阴,胆、胃、大肠、小肠、膀胱、三焦六腑皆为阳。"[8]7

"五脏别论":"脑、髓、骨、脉、胆、女子胞……名曰奇恒之腑……所谓五脏者,藏精气而不泻也,故满而不能实。六腑者,传化物而不藏,故实而不能满。"[8]22,23

"玉机真藏论":"著之玉板,藏之藏府。"[8]38

"灵兰秘典论":"愿闻十二藏之相使,贵贱何如?"[8]17

"阴阳应象大论":"列别脏腑,端络经脉。"[8]10

"宝命全形论":"知府藏血气之诊。"[8]53

"至真要大论":"诸痛痒疮,皆属于心……诸风掉眩,皆属于肝。"[8]188

《难经·三十三难》:"肺得水而浮……肺熟而复沉……肺者,非为纯金也。辛,商也,丙之柔,大言阴与阳,小言夫与妇,释其微阴,婚而就火,其意乐火,又行阳道多,故令肺得水而浮也。"[14]20

《难经·四十二难》:"肺重三斤三两,六叶两耳,凡八叶。"[14]24

《本草经集注·序录上》:"经络既受此气,传以入脏腑,脏腑随其虚实冷热,结以成病,病又相生,故流变遂广。"[15]31

《黄帝内经太素·胀论》:"城郭,脏腑所处也。膻中有心肺之气,故是脏腑之官也。胃贮水谷以供,故为脏腑大仓也……此则脏腑畔界,故脏腑病形各异。"[16]551

"虚实补泻":"欲通脏腑阴阳,故补泻之,皆取其正经别走之络也。"[16]412

《备急千金要方》:"舌强不能言,病在脏腑,先入阴,后入阳。风中五脏六腑之俞亦为脏腑之风。"[17]167

《小儿药证直诀》原序:"脏腑柔弱,易虚易实,易寒易热。"[18]

卷上:"五脏六腑,成而未全,全而未壮。"[18]4

《此事难知·问脏腑有几》:"肝心脾肺肾兼包络一名命门为六脏,胆小肠胃大肠膀胱兼三焦为六腑,计之十二矣。故胞则为一腑矣,是为十三矣。"[19]7

《类经·藏象类》:"脏,藏也。六脏六腑,为十二,分言之,则阳为腑,阴为脏。合言之,则皆可称脏。犹言库藏之藏,所以藏物者。"[9]18

"疾病类":"藏,脏腑也。"[9]

《灵枢注证发微》:"……故经水以东西南北,而分阴阳及阴阳中之阴阳,则人之脏腑,亦以东西南北而合十二经水也,所谓人与天地相参固如此。"[20]136

《医学入门·脏腑》:"心者,一身之主,君主之官。有血肉之心,形如未开莲花,居肺下肝上是也。有神明之心,神者,气血所化,生之本也,万物由之盛长,不著色象,谓有何有?"[25]59

《黄帝内经灵枢集注·本藏》卷六四十七:"夫营卫血气,脏腑之所生也。脉肉筋骨,脏腑之外合也。然又有因于脏腑之形质而能长寿不衰……"[21]278

《黄帝内经素问直解·玉机真脏论第十九篇》:"是名曰奇恒之腑。奇,异也。恒,常也,言异于常腑也。"[22]85

《医碥·心包络三焦说》:"人之脏腑只有十,而以心为君,余为臣。"[23]3

《古今图书集成医部全录》下卷:"臟腑所主证治。"[2]191

《灵素节注类编·阴阳脏腑总论》:"脑、髓以及胞之六者,察地气所生,皆深藏阴处而象地,故津液血气,渗灌而藏积,不从外泻也。奇者,异也。恒者,常也。名奇恒之府者,以肠胃等腑,皆出入有常,此六者亦如脏之藏而不泻,又不可名脏,故名异常之府也。"[29]31

《医林改错·脏腑记叙》:"业医诊病,当先明脏腑。"又:"灵机记性,不在心,在脑。"[26]4

《医学衷中参西录·治喘息方》:"人之脏腑皆赖气以撑悬,是以膈上有大气,司肺呼吸者也;膈下有中气,保合脾胃者也,脐下有元气,固性命之根蒂者也。"[24]24

《中医大辞典》:"脏腑:五脏六腑的统称。《素问阴阳应象大论》:'别列脏腑。'"[28]1453

《中国医学百科全书·中医学》:"脏腑,是中医学对内脏的总称。根据脏腑的生理功能特点,将其分为脏、腑和奇恒之腑三类。"[33]295

《中医辞海》:"脏腑:基础理论名词,五脏六腑的统称。五脏包括:心、肝、脾、肺、肾;六腑包括:胆、胃、小肠、大肠、膀胱、三焦。五脏的功能特点是化生和贮藏精气;六腑的功能特点是受盛和传化水谷。《素问五脏别论》:'所谓五脏者,藏精气而不泻也,故满而不实'。"[27]483

《中国中医药主题词表》:"脏腑:属中医形态学……用于总论……为组配词,宜用专指词。指人体的内脏器官,为五脏、六腑、奇恒之腑的统称。"[35]1281

《中医药常用名词术语辞典》:"脏腑:脏象。出《素问·太阴阳明论》《灵枢·水胀》。按照其生理功能特点,可分为脏、腑和奇恒之腑。脏,化生和贮藏精气的内脏,包括心、肝、脾、肺、肾。腑,受盛和传化水谷的内脏,包括胆、胃、大肠、小肠、膀胱、三焦。奇恒之腑,形态和功能均异于六腑,具有类似五脏贮藏精气作用的脏器组织,包括脑、髓、骨、脉、胆、女子胞。脏腑是中医藏象学说的基础。脏腑的生理功能、病理变化及其相互关系,是脏象学说的主要内容。"[32]317

《中医药学名词》:"脏腑:人体的内脏器官,为五脏、六腑、奇恒之腑的总称。"[30]20

《中医基础理论术语》:"脏腑:人体内脏的总称。包括五脏、六腑和奇恒之腑。"[31]7

《中医基础理论》(李德新):"脏腑:中医学把大体的内脏分为脏和腑两大类,所以传统上就叫作'脏腑'。按照《黄帝内经》的分类法,人体脏腑分为三类,即五脏、六腑、奇恒之腑。但在概念上,奇恒之腑也属于腑;所以从实质上看,只有脏和腑两类。"[34]212

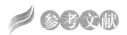 参考文献

[1] 魏启鹏,胡翔骅.马王堆汉墓医书校释:壹[M].成都:成都出版社,1992:41.

[2] [清]陈梦雷.古今图书集成:医部全录[M].点校本.北京:人民卫生出版社,1991:175.

[3] [战国]左丘明.国语[M].上海:上海古籍出版社,2015:247.

[4] [西汉]司马迁.史记全本:下[M].沈阳:万卷出版公司,2016:311.

[5] [汉]许慎撰.说文解字注[M].2版.[清]段玉裁注.上海:上海古籍出版社,1988:72.

[6] [南朝]顾野王.大广益会玉篇[M].北京:中华书局,1987:104.

[7] [汉]戴圣.礼记[M].崔高维校点.沈阳:辽宁教育出版社,2000:12.

[8] 未著撰人.黄帝内经素问[M].田代华整理.北京:人民卫生出版社,2005:7,10,17,22,23,38,53,188.

[9] [明]张景岳.类经[M].北京:中国医药科技出版社,2011:18.

[10] [东汉]班固.汉书[M].南京:凤凰出版社,2011.

[11] 天津古籍出版社编辑部.二十四史:汉书[M].天津:天津古籍出版社,2000:234.

[12] [晋]张湛注.列子[M].上海:上海古籍出版社,2014:151.

[13] 未著撰人.灵枢经[M].田代华,刘更生整理.北京:人民卫生出版社,2005:42,76,80.

[14] [旧题]秦越人.难经[M].北京:科学技术文献出版社,1996:20,24.

[15] [南北朝]陶弘景.本草经集注[M].尚志钧,尚元胜

辑校.北京：人民卫生出版社,1994：31.

[16] [隋] 杨上善.黄帝内经太素[M].北京：人民卫生出版社,1965：551,552.

[17] [唐] 孙思邈.备急千金要方[M].高文柱,沈澍农校注.北京：华夏出版社,2008：167.

[18] [宋] 钱乙.小儿药证直诀[M].杨金萍,于建芳点校.天津：天津科学技术出版社,2000：4.

[19] [元] 王好古.此事难知[M].项平校注.南京：江苏科学技术出版社,1985：7.

[20] [明] 马莳.黄帝内经灵枢注证发微[M].田代华主校,刘更生,郭瑞华点校.北京：人民卫生出版社,1994：136.

[21] [清] 张隐庵.黄帝内经灵枢集注[M].上海：上海科学技术出版社,1958：278.

[22] [清] 高士宗.黄帝素问直解[M].于天星按.北京：科学技术文献出版社,1980：85.

[23] [清] 何梦瑶.医碥[M].上海：上海科学技术出版社,1982：3.

[24] 张锡纯.医学衷中参西录[M].吴施国,熊洪艳,杨胜林校注.河南：河南科学技术出版社,2017：24.

[25] [明] 李梴.医学入门[M].金嫣莉,等校注.北京：中国中医药出版社,1995：59.

[26] [清] 王清任.医林改错[M].石学文点校.沈阳：辽宁科学技术出版社,1997：4.

[27] 袁钟,图娅,彭泽邦,等.中医辞海：中册[M].北京：中国医药科技出版社,1999：483.

[28] 李经纬,余瀛鳌,蔡景峰,等.中医大辞典[M].2版.北京：人民卫生出版社,1995：1453.

[29] [清] 章楠.灵素节注类编[M]//方春阳,孙芝斋点校.医门棒喝三集.杭州：浙江科学技术出版社,1986：31.

[30] 中医药学名词审定委员会.中医药学名词[M].北京：科学出版社,2005：20.

[31] 中华人民共和国质量监督检验检疫总局,中国国家标准化管理委员会.中医基础理论术语(GB/T 20348—2006)[M].北京：中国标准出版社,2006：7.

[32] 李振吉.中医药常用名词术语辞典[M].北京：中国中医药出版社,2001：317.

[33] 《中医学》编辑委员会.中医学[M]//钱信忠.中国医学百科全书.上海：上海科学技术出版社,1997：295.

[34] 李德新.中医基础理论[M].北京：人民卫生出版社,2011：212.

[35] 吴兰成.中国中医药学主题词表[M].北京：中医古籍出版社,2008：1281.

（丁吉善）

1 · 126

脏象学说

zàng xiàng xué shuō

一、规范名

【汉文名】脏象学说。

【英文名】theory of organ manifestation。

【注释】研究人体脏腑生理功能、病理变化规律及相互关系与外在征象的学说。

二、定名依据

脏象学说一词较早见于1961年出版的《脏象学说的理论与运用》,主要是体现了中医学的生理观。其理论体系的形成在《内经》中已较为完整而系统。之后的著作如汉代张仲景《伤寒杂病论》,晋代王叔和《脉经》,隋代巢元方《诸病源候论》,唐代孙思邈《备急千金要方》,金代李东垣《脾胃论》,宋代钱乙《小儿药证直诀》,元代朱丹溪《格致余论》,明代张景岳《景岳全书》,清代叶天士《温热论》,近代曹炳章《彩图辨舌指南》等均不断充实、发展和完善了脏象理论。这些著作均为历代的重要著作,对后世有较大影响。依此,脏象理论逐渐发展为"脏象学说"。"脏象学说"一词在中华人民共和国成立后取得共识。所以"脏象学说"作为规范名,符合术语定名的系统性原则。

现代相关著作,国标《中医基础理论术语》以"脏象学说"作为规范名,《中医药常用名词术语辞典》《中医辞海》《中医大辞典》和《中国医学百科全书·中医学》等辞书类著作以及中医药教材如《中医基础理论》等均以"脏象学说"作为规范名。已经广泛应用于中医药学文献的标引和检索的《中国中医药学主题词表》也以"脏象学说"作为正式主题词。这些均说明"脏象学说"作为规范名称已成为共识,符合术语定名的约定成俗原则。

"脏象学说"又称"藏象学说",其概念内涵不变。但"脏象学说"较"藏象学说",更简明易懂,便于交流,避免了因引申字义太多而引起混乱,故选定"脏象学说"为本词规范名,符合术语定名简明性原则。

我国2005年出版的由全国科学技术名词审定委员会审定公布的《中医药学名词》也以"脏象学说"作为规范名,所以"脏象学说"作为规范名也符合术语定名的协调一致原则。

三、同义词

【又称】"藏象学说"(《藏象学说的理论与运用》)。

四、源流考释

"脏象学说"的概念形成于《内经》,书中虽没有脏象学说一词,但是已有较完整的理论体系。主要表现在以下几个方面:① 通过解剖知识认识人体。如《灵枢经·经水》[1]42《灵枢经·骨度》[1]49《灵枢经·肠胃》[1]76 等对人体的解剖记载。在解剖方法的帮助下,《内经》还提出了"心主血脉"[2]87 的见解。② 长期对生理、病理现象的观察。如《黄帝内经素问·阴阳应象大论》《黄帝内经素问·灵兰秘典论》《黄帝内经素问·六节藏象论》《灵枢经·本神》《灵枢经·经脉》等篇章是其集中体现。如"肺藏气,气舍魄"[1]26"天气通于肺"[2]12"肺手太阴之脉,起于中焦"[1]31,心"主血脉"[2]87"其华在面"[2]20"藏神"[2]50,"胃为水谷之海"[1]78,大肠主"传导"[2]17等。③ 反复医疗实践。如"肺主皮毛"[2]87"开窍于鼻"[2]11"肝开窍于目"[2]10"肾在体为骨"[2]11等。④ 以表知理的推导方法。如《灵枢经·外揣》:"远者司外揣内,近者司内揣外。"[1]94 可见,《内经》确定了"藏"和"象"之间的相互关系,以五脏为中心的五大生理系统——脏象理论终于形成。

《难经》对脏腑的解剖形态和功能有了进一步的认识。如提出了消化道"七冲门"[3]87 的概念,最早提出"奇经八脉"[3]58 一词,认为三焦为"原气之别使,主通行三气"[3]121 和"有名而无形"[3]56 等理论。

后世医家在《内经》《难经》的基础上,不断充实、发展和完善脏象理论。如汉代张仲景《伤寒杂病论》开创了辨证论治的方法,为脏象学说的临床应用奠定了基础。如提到的"见肝之病,知肝传脾,当先实脾"及"四季脾旺不受邪"[4]1的防治机制对后世颇有启发。晋代王叔和《脉经》主要总结了24种脉象及其反映的病证。如,"两手六脉所主五脏六腑阴阳顺逆":"肝心出左,脾肺出右,肾与命门俱出尺部。"[5]12"迟疾短长杂脉":"脉长而强,病在肝。脉小血少,病在心。脉下坚上虚,病在脾胃。脉滑而微浮,病在肺。脉大而坚,并在肾。"[5]27

隋唐时期,隋代巢元方《诸病源候论》,是中国第一部以脏象学说为核心,系统论述中医病因、病机学的专著。如该书专列"五脏六腑病诸候"[6]80"心痛诸候"[6]86"脾胃病诸候"[6]105 等,为进一步探讨、研究和发展藏象学说有关病因病机学的理论,作出了较大贡献。唐代孙思邈《备急千金要方》卷十一至二十一[7]328-624 专门系统论述了五脏六腑脉、证的虚实寒热和治理方法。王焘的《外台秘要》是运用脏象理论总结各种疾病治疗经验的参考资料,如"心痛方八首""心痛不能饮食方二首"等[8]196,204。

宋元时期,医学界呈现"百家争鸣"的局面,医学流派不断涌现,发展了脏象学说。如宋代钱乙《小儿药证直诀》为后世儿科脏腑辨证开创了先例。其对小儿生理的论述,原序曰:"脏腑柔弱,易虚易实,易寒易热。"[9]金元李东垣对脏象学说的贡献,主要表现在脾胃学说方面,如《脾胃论》:"百病皆由脾胃衰而生也,毫厘之失,则灾害立生。"[10]5 朱丹溪强调"相火"的重要作用,如《格致余论·相火论》:"肝肾之阴,悉俱相火,人而同乎天也。"[11]15 张元素《医学启源》,从脏腑的虚实寒热的演变论述脏腑的病机,对后世脏腑辨证有较大影响,如"脏气法时补泄法。"[12]124

明清时期,脏象学说通过临床实践得到了进一步充实和深化。如明代孙一奎《医旨绪论》[13]8、赵献可《医贯》[14]4 等对肾与命门关系的研究,李中梓《医宗必读》明确"肾为先天本脾为后天本论"[15]6。李梴在《医学入门脏腑》中首次提出心有"神明之心"和"血肉之心"[16]59。陈实功《外科正宗》是一部以脏腑论述痈疽疮疡的发病和治疗的专书。如"痈疽原委论第一":"痈疽必出于脏腑乖变,开窍不得宣通而发也。"[17]3 清代喻昌《医门法律》提出"风中五脏,其来有自脏气先伤,后乃中之"[18]105 的看法。王清任《医林改错》对脏象学说中的解剖学基础,作出了新的贡献,如"亲见改正脏腑图""脑髓说"[19]2,4。傅山《傅青主女科》通过妇科的临床实践,发展了脏象学说,并有较深影响,如女科上卷"带下""血崩""调经""种子"等[20]1,6,14,26。

近百年来,由于西方医学的传入,给中医学术带来一定的影响,随之出现了中西"汇通派"。持这一学术观点的主要代表有唐荣川、张锡纯《医学衷中参西录》[21] 及恽铁樵的《群经见智录》[22] 等。此外,曹炳章著《彩图辨舌指南》,专列了"辨舌审内脏经脉之气化"和"辨舌察脏腑之病理"[23]两章,较详细地阐明舌诊在诊断脏腑病证上的重要作用,丰富了脏象学说的内容。

1949 年以后,"脏象学说"的概念得以不断补充和修正,并对其内涵和本质进行了深入讨论。如 1961 年著成《藏象学说的理论与运用》[24],突出脏象学说是中医理论体系的核心内容。1984 年第 5 版《中医基础理论》认为,"脏象学说,即是通过对人体生理、病理现象的观察,研究人体各脏腑的生理功能、病理变化及其相互关系的学说。"[25]28 2002 年第 7 版《中医基础理论》认为,"脏象学说是以脏腑的形态和生理病理为研究目标的中医学基本理论。"[26]67,68 再如

王洪图把脏象学说重新定义为研究脏腑、经脉、形体、官窍的形态结构、生理活动规律及其相互关系的学说[27]11。程昭寰认为脏象学说是研究人的生命过程中,生命的本质与现象统一的学说[28]136。孟庆云归纳了脏象学说的概念启导于《周易》爻象,分为现象、意象和法象,具有时间、空间多维概念,表述了人体的全息系统模型[29]48。

同时,脏象学说的理论研究和学术争鸣,促进了脏象学说的发展。如肖烈钢从方法论角度,对脏象学说中五脏系统的整体性、联系性、有序性、自主性做了较为系统的阐述,说明了脏象学说中的五脏系统思想,其本质与现代系统论是一致的,然而又有其自身的特点[30]211。张启明通过类比生态系统食物链营养传递方式,建立起五脏生克的数学模型[31]130 等。

因为"脏"字演变经历了臓——藏——臟——脏的过程,《黄帝内经》记载为"藏",故"脏象学说"又称"藏象学说",其概念内涵不变。本文认为,凡涉"藏象学说"一词均用"脏象学说",避免因引申字义太多而引起混乱,更简明易懂,便于交流。

现代有关著作,如《中医药学名词》[32]20、国标《中医基础理论术语》[33]7 等著作,《中医药常用名词术语辞典》[34]317《中医辞海》[35]1089《中医大辞典》[36]1454《中国医学百科全书·中医学》[37]295 等辞书类著作,及中医药教材如《中医基础理论》[25]28 等均以"脏象学说"作为规范名。已经广泛应用于中医药学文献标引和检索的《中国中医药学主题词表》[38]1259 也以"脏象学说"作为正式主题词。说明"脏象学说"作为规范名称已成为共识。

综上所述,"脏象学说"作为学科特定术语,有其自身的系统性、学科内涵性,即为研究人体脏腑生理功能、病理变化规律及相互关系与外在征象的学说。符合名词术语定名原则。

五、文献辑录

《灵枢经·本神》:"肺藏气,气舍魄。"[1]26

"经脉"："肺手太阴之脉,起于中焦,下络大肠,还循胃口,上膈属肺。"[1]31

"经水"："夫八尺之士,皮肉在此,外可度量切循而得之,其死可解剖而视之,其脏之坚脆,腑之大小,谷之多少,脉之长短,血之清浊,气之多少……皆有大数"[1]42

"骨度"："人长七尺五寸者,其骨节之大小、长短各几何?伯高曰:头之大骨围二尺六寸,胸围四尺五寸,腰围四尺二寸。"[1]49

"肠胃"："谷所出入、浅深、远近、长短之度:唇至齿长九分,口广二寸半……肠胃所入至所出,长六丈四寸四分,回曲环反三十二曲也。"[1]76

"海论"："胃者为水谷之海。"[1]78

"外揣"："远者司外揣内,近者司内揣外。"[1]94

《黄帝内经素问·阴阳应象大论》："肝……在窍为目。""肺……在窍为鼻。""肾……在体为骨。""天气通于肺。"[2]10

"灵兰秘典论"："大肠者,传道之官,变化出焉。"[2]17

"六节藏象论"："心者,生之本,神之处也。其华在面,其充养在血脉。"[2]20

"宣明五气"："心藏神"[2]50

"痿论"："肺主身之皮毛,心主身之血脉。"[2]87

《难经校释·二十五难》："心主与三焦为表里,俱有名而无形,故言经有十二也。"[3]56

二十七难："脉有奇经八脉者,不拘于十二经。"[3]58

四十四难："唇为飞门,齿为户门,会厌为吸门,胃为贲门,太仓下口为幽门,大肠小肠会为阑门,下极为魄门,故曰七冲门也。"[3]87

六十六难："三焦者,元气之别使也,主通行三气。"[3]121

《金匮要略·脏腑经络先后病脉证第一》："见肝之病,知肝传脾,当先实脾,四季脾旺不受邪,即勿补之。"[4]1

《脉经·两手六脉所主五脏六腑阴阳顺逆》："肝心出左,脾肺出右,肾与命门俱出尺部。"[5]12

"迟疾短长杂脉"："脉长而强,病在肝。脉小血少,病在心。脉下坚上虚,病在脾胃。脉滑而微浮,病在肺。脉大而坚,并在肾。"[5]27

《小儿药证直诀》原序："脏腑柔弱,易虚易实,易寒易热。"[9]

《脾胃论·脾胃盛衰论》："百病皆由脾胃衰而生也,毫厘之失,则灾害立生。"[10]5

《医学启源》卷之下："脏气法时补泄法。"[12]124

《格致余论·相火论》："肝肾之阴,悉俱相火,人而同乎天也。"[11]15

《医旨绪余·命门图说》："……命门乃两肾中间之动气,非水非火,乃造化之枢纽,阴阳之根蒂,即先天之太极。五行由此而生,脏腑以继而成。"[13]8

《医学入门·脏腑》："心者,一身之主,君主之官。有血肉之心,形如未开莲花,居肺下肝上是也。有神明之心,神者,气血所化,生之本也。"[16]59

《医贯·内经十二官论》："命门君主之火,乃水中之火,相依而永不相离也。"[14]4

《医宗必读·肾为先天本脾为后天本论》："先天之本在肾……后天之本在脾。"[15]6

《外科正宗》："痈疽必出于脏腑乖变,开窍不得宣通而发也。"[17]3

《医门法律》："风中五脏,其来有自脏气先伤,后乃中之。"[18]105

《中医基础理论》(印会河)："脏象学说,即是通过对人体生理、病理现象的观察,研究人体各脏腑的生理功能、病理变化及其相互关系的学说。"[25]28

《论脏象学说的形成与特点》："脏象学说是中医学的特色理论之一……脏象学说与人体全息系统模型。"[29]48,49

《脏象的概念》："脏象学说,是研究脏腑经脉形体官窍的形态结构、生理活动规律及其相互关系的学说,它是《内经》理论体系的一个组成部分。"[27]11

《试论脏象学说中的五脏系统特性》:"脏象学说将人体以五脏为中心分解成若干不同层次的系统,心、肝、脾、肺、肾五脏,相当于人体的五个子系统。这种五脏系统思想的本质与现代系统论是一致的,同时又有其特点。"[30]211

《中医大辞典》:"脏象学说,中医学基础理论的一个重要内容。是研究人体脏腑活动规律及其相互关系的学说。它认为人体是以心、肝、脾、肺、肾五脏为中心,以胆、胃、大肠、小肠、膀胱、三焦等六腑相配合,以气、血、津液为物质基础,通过经络使脏与脏、脏与腑、腑与腑密切联系,外连五官九窍、四肢百骸,构成一个有机的整体。它是我国劳动人民和医学家,通过长期对人类生命活动的观察研究和防治疾病的实践,并吸收了阴阳五行的理论,逐步形成和发展起来的学说,对中医诊治疾病有重要的指导意义。五脏六腑,虽有一定的解剖概念,但主要是阐述其生理功能和病理现象,因而不能与现代解剖学中的同名脏器完全等同。参见脏象条。"[36]1454

《论脏象学说的理论基础和实践价值》:"脏象学说,是研究人的生命运动过程中,生命的本质与现象统一的学说。"[28]138

《中国医学百科全书·中医学》:"藏象学说……中医基础理论的重要组成部分为藏象学说。他是通过对人体生理、病理现象的观察,研究人体各脏腑、组织、器官了生理功能、病理变化及其相互关系,以及脏腑组织器官与外界环境相互关系的学说。"[37]295

《健康成人五脏精气变化规律的数学模拟》:"通过类比生态系统食物链营养传递方式,参考前人所做的阴阳五行方程,建立起五脏生克的数学模型。"[31]130

《中医辞海》:"脏象学说,基础理论名词,是通过对人体生理、病理现象的观察,来研究人体各脏腑的生理功能、病理变化及其相互关系的学说。脏象学说,在中医学理论体系中占有极

其重要的地位,对于阐明人体的生理和病理,对于临床实践具有普遍的指导意义。脏象学说以脏腑为基础,并认为人体是以心、肝、脾、肺、肾五脏为中心,以胆、胃、大肠、小肠、膀胱、三焦六腑相配合,以气、血、津液、精为物质基础,通过经络使脏与脏、脏与腑、腑与腑密切联系,外联五官九窍、四肢百骸,使人体构成一个有机的整体。脏象学说吸取了阴阳五行的理论,对诊治疾病有重要的指导意义。脏象学说的形成,虽有一定的古代解剖知识为基础,但其发展,主要基于'有诸内,必须诸外'的观察研究方法,因而其观察分析的结果,必然大大地超越了人体解剖学的脏腑范围,形成了独特的生理和病理的理论体系,因此脏象学说中的脏腑,不单纯是解剖学的概念,更重要的是概括了人体某一系统的生理和病理学的概念。一个脏腑的生理功能,可能包含着现代解剖生理学中几个脏器的生理功能;而现代解剖生理学中的一个脏器的生理功能,亦可能分散在脏象学说中某几个脏腑的生理功能之中。所以脏象学说中的脏腑不能与现代解剖学中的同名脏器完全等同起来。"[35]1089

《中医药常用名词术语辞典》:"脏象学说。又称藏象学说。中医学基础理论的重要内容之一。阐述人体脏腑生理功能、病理变化相互关系及外在征象的学说。人体是以心、肝、脾、肺、肾五脏为中心,配合胆、胃、大肠、小肠、膀胱、三焦等六腑,通过经络'内属于脏腑,外络于肢节'的联系作用,构成一个统一的整体。脏象学说的基本特点是建立在古代解剖知识基础之上,通过长期医疗实践以及对人体生理、病理现象的观察而逐步形成和发展起来,对阐明人体的生理和病理,指导临床实践有重要的意义。"[34]317

《中医基础理论》(孙广仁):"脏象学说是以脏腑的形态和生理病理为研究目标的中医学基本理论。"[26]67,68

《中医药学名词》:"脏象学说……研究人体

脏腑生理功能、病理变化规律及相互关系与外在征象的学说。"[32]20

《中医基础理论术语》："脏象学说，研究人体脏腑结构、生理功能及其相互关系的理论。"[33]7

《中国中医药主题词表》："脏象学说，研究人体脏腑生理功能、病理变化规律及相互关系与外在征象的学说。"[38]1259

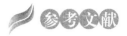

参考文献

[1] 未著撰人.灵枢经[M].田代华,刘更生整理.北京：人民卫生出版社,2005：31,42,49,76,78,94.

[2] 未著撰人.黄帝内经素问[M].田代华整理.北京：人民卫生出版社,2005：17,20,26,50,87.

[3] 南京中医学院校释.难经校释[M].2版.北京：人民卫生出版社,2009：56,58,87,121.

[4] [汉] 张仲景.金匮要略[M].于志贤,张智基点校.北京：中医古籍出版社,1997：1.

[5] [晋] 王叔和.脉经[M].吴承玉,王鲁芬.北京：中国医药科技出版社,1998：12,27.

[6] [隋] 巢元方.诸病源候论[M].黄作阵点校.沈阳：辽宁科学技术出版社,1997：80,86,105.

[7] [唐] 孙思邈.备急千金要方[M].太原：山西科学技术出版社,2010：328-624.

[8] [唐] 王焘.外台秘要[M].北京：人民卫生出版社,1955：196,204.

[9] [宋] 钱乙.小儿药证直诀[M].杨金萍,于建芳点校.天津：天津科学技术出版社,2000.

[10] [金] 李杲.脾胃论[M].彭建中点校.沈阳：辽宁科学技术出版社,1997：5.

[11] [元] 朱震亨.格致余论[M].石学文点校.沈阳：辽宁科学技术出版社,1997：15.

[12] [金] 张元素.医学启源[M].北京：人民军医出版社,2009：124.

[13] [明] 孙一奎.医旨绪余[M].韩学杰,张印生校注.北京：中国中医出版社,2008：8.

[14] [明] 赵献可.医贯[M].北京：人民卫生出版社,1959：4.

[15] [明] 李中梓.医宗必读[M].王卫,等点校.天津：天津科学技术出版社,1999：6.

[16] [明] 李梴.医学入门[M].金嫣莉,等校注.北京：中国中医药出版社,1995：59.

[17] [明] 陈实功.外科正宗[M].张印生,韩学杰点校.北京：中医古籍出版社,1999.07.

[18] [清] 喻昌.医门法律[M].赵俊峰点校.北京：中医古籍出版社,2002：105.

[19] [清] 王清任.医林改错[M].石学文点校.沈阳：辽宁科学技术出版社,1997：2,4.

[20] [清] 傅山.傅青主女科[M].北京：人民军医出版社,2007：1,6,14,26.

[21] 张锡纯.医学衷中参西录[M].王云凯,等校点.石家庄：河北科学技术出版社,1985：103.

[22] 恽铁樵.群经见智录[M].张家玮点校.福州：福建科学技术出版社,2006：36.

[23] 曹炳章.彩图 辨舌指南[M].南京：江苏人民出版社,1962.

[24] 上海市中医学会.藏象学说的理论与运用[M].上海：上海科学技术出版社,1961：1,27,77.

[25] 印会河.中医基础理论[M].上海：上海科学技术出版社,1984：28.

[26] 孙广仁.中医基础理论[M].北京：中国中医药出版社,2002：67,68.

[27] 王洪图."藏象"的概念[J].中国医药学报,1993,(1)：11-14.

[28] 程昭寰.论藏象学说的理论基础及实践价值[J].中医杂志,1997,(3)：136-140.

[29] 孟庆云.论藏象学说的形成与特点[J].中医杂志,1986,(3)：48-49.

[30] 肖烈钢.试论藏象学说的五脏系统特性[J].陕西中医,1994,(5)：211-213.

[31] 张启明,韩京清.健康成人五脏精气变化规律的数学模拟[J].系统工程理论与实践,1998,(7)：130-135.

[32] 中医药学名词审定委员会.中医药学名词[M].北京：科学出版社,2005：20.

[33] 中华人民共和国质量监督检验检疫总局,中国国家标准化管理委员会.中医基础理论术语（GB/T 20348—2006)[M].北京：中国标准出版社,2006：7.

[34] 李振吉.中医药常用名词术语辞典[M].北京：中国中医药出版社,2001：317.

[35] 袁钟,图娅,彭泽邦,等.中医辞海：中册[M].北京：中国医药科技出版社,1999：1089.

[36] 李经纬,余瀛鳌,蔡景峰,等.中医大辞典[M].2版.北京：人民卫生出版社,2004：1454.

[37] 《中医学》编辑委员会.中医学[M]//钱信忠.中国医学百科全书.上海：上海科学技术出版社,1997：295.

[38] 吴兰成.中国中医药学主题词表[M].北京：中医古籍出版社,2008：1259.

（丁吉善）

脏腑相合

zāng fǔ xiāng hé

一、规范名

【中文名】脏腑相合。

【英文名】interconnection of zang and fu organ。

【注释】脏属阴,腑属阳;脏为里,腑为表。脏与腑之间相互联系的阴阳表里关系。

二、定名依据

"脏腑相合"之名始见于明代李时珍《本草纲目》。虽然此后尚出现了"脏腑所合"名称,但"脏腑相合"较"脏腑所合"更符合现代汉语习惯,更易懂、易记、易读,符合术语定名科学性原则。

自明代李时珍《本草纲目》提出"脏腑相合"一词,其后医学著作多有沿用,如清代高士宗《黄帝内经素问直解》、汪琥《伤寒论辩证广注》、章楠《灵素节注类编》、陈士铎《外经微言》、黄元御《灵枢悬解》等均以"脏腑相合"为正名。这些著作均为历代的重要著作,对后世有较大影响。所以"脏腑相合"作为规范名便于达成共识,符合术语定名的约定俗成原则。

现代相关著作中,国标《中医基础理论术语》以及《中医大辞典》《中医辞海》《中医药常用名词术语辞典》等辞书类著作均以"脏腑相合"为正名。已经广泛应用于中医药学文献标引和检索的《中国中医药学主题词表》也以"脏腑相合"作为正式主题词。中医药类教材如《中医基础理论》(李德新)、《中医基础理论》(孙广仁)等也沿用了"脏腑相合"之名。说明"脏腑相合"作为规范名称已成为共识。

我国 2005 年出版的由全国科学技术名词审定委员会审定公布的《中医药学名词》已以"脏腑相合"作为规范名,所以"脏腑相合"作为规范名也符合术语定名的协调一致原则。

三、同义词

【曾称】"脏腑所合"(《中西汇通医经精义》)。

四、源流考释

"脏腑相合"的有关记载始见于《内经》,书中虽无脏腑相和之名,但是表达的意思是脏腑相和之义,如《黄帝内经灵枢·本脏》:"黄帝曰:愿闻六腑之应。岐伯答曰:肺合大肠,大肠者,皮其应。心合小肠,小肠者,脉其应。肝合胆,胆者,筋其应。脾合胃,胃者,肉其应。肾合三焦膀胱,三焦膀胱者,腠理毫毛其应。"[1]155 指出肺、心、肝、脾、肾五脏分别与相应的六腑和身体的部位相对应。

唐宋时期,虽无"脏腑相合"之名,但是许多文献描述了"脏腑相合"之义,如隋代巢元方《诸病源候论》卷二十一:"脾者,脏也;胃者,腑也,脾胃二气,相为表里,胃受谷而脾磨之,二气平调,则谷化而能食。"[2]105 又如宋代王怀隐《太平圣惠方》卷五十九:"大肠肺之腑也,为传导之腑,化物出焉,水谷之精,化为血气,行于经脉,其糟粕行于大肠也,肺与大肠相表里,而肺主气,其候身之皮毛。"[3]292 宋代赵佶《圣济总录》卷九十六:"论曰肾者主水,膀胱为府,今肾气不足,膀胱有寒,不能制约水液,令津滑气虚。故小便利多。"[4]1682 指出肾与膀胱相表里,肾气不足,则小便利多。

"脏腑相合"之名,始见于明代李时珍《本草纲目》卷四十三:"其青、黄、赤、白、黑,亦应随色与脏腑相合,如五芝、五石英、五石脂,而本经不论及。"[5]1000 指出龙骨随着颜色的不同与不同的脏腑相合。此虽有脏腑相合之名,但是表达的意义与现代意义不同,指的是颜色与脏腑相合,而不是脏与腑之间的相合。

"脏腑相合"作为本词的规范名,始于清代高士宗《黄帝内经素问直解》卷一:"经脉脏腑相合,雌雄相应,故脉有阴阳。知阳者可以知阴,知阴者可以知阳,此阴阳之相通也。"[6]59 其后有医家沿用"脏腑相合"之名,如清代汪琥《伤寒论辩证广注》卷二:"盖太阳与少阴,阳明与太阴,少阳与厥阴,脏腑相合。阴道从阳,譬之妯娌。"[7]48 又如清代章楠《灵素节注类编》卷二:"《灵枢·本输》云:肺合大肠,大肠者,传道之府……此明脏腑相合而为表里,互相输化之道也。"[8]44 其他沿用"脏腑相合"之名的文献尚有清代陈士铎《外经微言》[9]68、黄元御《灵枢悬解》[10]385 等。

这一时期,尚出现了本词的曾称"脏腑所合",始见于清代唐宗海《中西汇通医经精义》卷上:"脏腑所合,合者,相合而成功也。有脏以为体,即有腑以为用,脏之气行于腑,腑之精输于脏,二者相合而后成功。"[11]23 意义与脏腑相合相同。

现代有关著作均以"脏腑相合"作为本词正名,如《中医药学名词》[12]26、国标《中医基础理论术语》[13]7 等著作,及《中医大辞典》[14]1454《中医辞海》[15]1089《中医药常用名词术语辞典》[16]318 等辞书类著作均以"脏腑相合"为正名,已经广泛应用于中医药学文献标引和检索的《中国中医药学主题词表》[17]1257 也以"脏腑相合"作为正式主题词。中医药教材如《中医基础理论》(李德新)[18]296、《中医基础理论》(孙广仁)[19]115 等也以"脏腑相合"作为正名。说明"脏腑相合"作为规范名已成为共识。

五、文献辑录

《黄帝内经灵枢·本脏》:"黄帝曰:愿闻六腑之应。岐伯答曰:肺合大肠,大肠者,皮其应。心合小肠,小肠者,脉其应。肝合胆,胆者,筋其

应。脾合胃,胃者,肉其应。肾合三焦膀胱,三焦膀胱者,腠理毫毛其应。"[1]155

《诸病源候论》:"脾者,脏也;胃者,腑也,脾胃二气,相为表里,胃受谷而脾磨之,二气平调,则谷化而能食。"[2]105

《太平圣惠方》:"大肠肺之腑也,为传导之腑,化物出焉,水谷之精,化为血气,行于经脉,其糟粕行于大肠也,肺与大肠相表里,而肺主气,其候身之皮毛。"[3]292

《圣济总录》:"论曰肾者主水。膀胱为府。今肾气不足。膀胱有寒。不能制约水液。令津滑气虚。故小便利多。"[4]1682

《本草纲目》卷四十三:"[敩曰]剡州、沧州、太原者为上。其骨细纹广者是雌,骨粗纹狭者是雄。五色具者上,白色,黄色者中,黑色者下。凡经落不净,及妇人采者,不用。[普曰]色青白者良。[恭曰]今并出晋地。生硬者不好,五色具者良。其青、黄、赤、白、黑,亦应随色与脏腑相合,如五芝、五石英、五石脂,而本经不论及。"[5]1000

《黄帝内经素问直解》卷一:"经脉脏腑相合,雌雄相应,故脉有阴阳。知阳者可以知阴,知阴者可以知阳,此阴阳之相通也。"[6]59

《伤寒论辩证广注》卷二:"盖太阳与少阴,阳明与太阴,少阳与厥阴,脏腑相合。阴道从阳,譬之妯娌。但以夫年为次。不以己齿为序也。"[7]48

《外经微言》卷八:"少俞曰:其应病何如乎?岐伯曰:和风伤在肝也,外病在筋;薰风伤在胃也,外病在肌;热风伤在心也,外病在脉;温风伤在脾也,外病在腹;商风伤在肺也,外病在皮;凉风伤在膀胱也,外病在营卫;寒风伤在肾也,外病在骨;阴风伤在大肠也,外病在胸胁。此方隅时令与脏腑相合而相感也。"[9]68

《灵枢悬解》卷四:"《素问·十二脏相使》:大肠者,传道之官,变化出焉。小肠者,受盛之官,化物出焉。胆者,中正之官,决断出焉。膀胱者,州都之官,津液藏焉。三焦者,决渎之官,水道出焉。少阳三焦属肾,肾上连肺,以辛金而

生癸水，故兼将两脏。缘三焦者，中渎之腑也，水道出焉，属于膀胱，是以并将于肾。盖水善藏，火善泄，膀胱以州都之官，津液藏焉，不能出也，得三焦之经并太阳之正，入络膀胱，泄以相火之力，则州都冲决，水道出矣。故曰决渎之官，此曰中渎之腑，以其下行于川渎之中也。其所以决渎而出水者，相火在肾，温生风木，以疏泄之也。心主者，心之包络，非脏也。三焦虽与心主表里，而心主无脏，是三焦为孤之腑也。脏腑相合，是六腑之所与合者(答帝问六腑之所与合语)。"[10]385

《灵素节注类编》卷二："《灵枢·本输篇》云：肺合大肠，大肠者，传道之府；心合小肠，小肠者，受盛之府；肝合胆，胆者，中精之府；脾合胃，胃者，五谷之府；肾合膀胱，膀胱者，津液之府也。少阳属肾，肾上连肺，故将两脏。三焦者，中渎之府也，水道出焉，属膀胱，是孤之府也。是六腑之所与合者。此明脏腑相合而为表里，互相输化之道也。"[8]44

《中西汇通医经精义》卷上："脏腑所合，合者，相合而成功也。有脏以为体，即有腑以为用，脏之气行于腑，腑之精输于脏，二者相合而后成功。"[11]23

《中医大辞典》："脏腑相合指脏与腑之间的互相联系和影响。人体脏与腑的配合，体现了阴阳、表里相输相应的关系。脏的经脉连于腑，腑的经脉络于脏，彼此经气相通，互相作用；脏行气于腑，腑输精于脏，病变时又互相影响，互相传变。《灵枢·本脏》：'肺合大肠，大肠者，皮其应；心合小肠，小肠者，脉其应；肝合胆，胆者，筋其应；脾合胃，胃者，肉其应；肾合三焦膀胱，三焦膀胱者，腠理毫毛其应。'后世还以心包络合三焦。"[14]1454

《中医辞海》："脏腑相合……基础理论名词。指脏与腑之间的相互联系和配合。脏属阴，腑属阳；脏为里，腑为表，一脏一腑，一阴一阳，一表一里相互配合，并有经脉相互络属，从而构成了脏腑之间的密切联系。脏的经脉连于

腑，腑的经脉络于脏，彼此经气相通，相互联系。脏行气于腑，腑输精于脏，脏腑的病变又相互影响，相互转变。脏腑的配合是：心合小肠，肺合大肠，肝合胆，脾合胃，肾合膀胱。《灵枢·本脏》：'肺合大肠，大肠者，皮其应；心合小肠，小肠者，脉其应；肝合胆，胆者，筋其应；脾合胃，胃者，肉其应；肾合三焦膀胱，三焦膀胱者，腠理毫毛其应。'后世还以心包络合三焦。"[15]1089

《中医基础理论》(李德新等)："五脏与六腑之间的关系比较复杂，从广义上讲，任何一个脏都与各个腑有关系，任何一个腑也都与各个脏有关系。但就其主要关系而言，是指五脏配五腑的五对相互关系……这样，一脏一腑，一阴一阳，一表一里，相互配合，并通过经脉相互络属，形成了脏腑之间的密切关系，这种关系，简称为脏腑相合关系。"[18]296

《中医药常用名词术语辞典》："脏腑相合……脏象。脏腑之间的相互关联和影响。由于脏属阴，腑属阳；脏为里，腑为表；脏与腑通过经脉相互络属，故脏腑的配合体现了阴阳表里的关系，其在生理上相互联系，病理上相互影响，治疗上相互兼顾。脏腑的组合是：心合小肠，肺合大肠，肝合胆，脾合胃，肾合膀胱，心包络合三焦。以肺合大肠为例，肺气的肃降，有助于大肠传导功能的发挥；大肠传导功能正常，则有助于肺的肃降。若大肠实热，腑气不通，可影响肺的肃降而产生胸满、喘咳等症。如肺气不降，津液不能下达则可见大便干燥秘结等。故治疗时可脏病治腑，腑病治脏。"[16]318

《中医基础理论》(孙广仁)："脏与腑的关系，是脏腑阴阳表里配合关系。脏属阴而腑属阳，阴主里而阳主表，一脏一腑，一阴一阳，一表一里，相互配合，组成心与小肠、肺与大肠、脾与胃、肝与胆、肾与膀胱等脏腑表里关系(心包与三焦从略)，体现了阴阳、表里相输相应的'脏腑相合'关系。"[19]115

《中医药学名词》："脏腑相合……脏属阴，腑属阳；脏为里，腑为表。脏与腑之间相互联系

的阴阳表里关系。"[12]26

《中医基础理论术语》："脏腑相合……脏腑之间的阴阳表里相输、相应、相匹配。包括心合小肠、肺合大肠、脾合胃、肝合胆、肾合膀胱、心包络合三焦。"[13]7

《中国中医药学主题词表》："脏腑关系，人体以五脏为中心，与六腑相配合，以气血津液为物质基础，通过经络使脏与脏、脏与腑、腑与腑密切联系，使人体构成一个有机整体。脏腑之间的密切联系，除解剖结构上得以一定体现外，主要是在生理上存在着相互制约、相互依存和相互协同的关系。这种关系，突出表现在五脏的系统分属关系、五脏的生克制化关系、五脏的气血阴阳关系等方面。脏腑之间的关系主要有：脏与脏之间的关系，脏与腑之间的关系，腑与腑之间的关系。"[17]1257

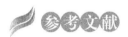参考文献

［1］未著撰人.黄帝内经灵枢[M].樊德春,李泰然点校.上海：第二军医大学出版社,2005：155.

［2］[隋]巢元方.诸病源候论[M].鲁兆麟主校.黄作阵点校.沈阳：辽宁科学技术出版社,1997：105.

［3］[宋]王怀隐.太平圣惠方校注[M].田文敬,邱彤,牛国顺,等校注,郑州：河南科学技术出版社,2015：292.

［4］[宋]赵佶.圣济总录：下册[M].北京：人民卫生出版社,1962：1682.

［5］[明]李时珍.本草纲目[M].张守康,张向群,王国辰主校.北京：中国中医药出版社,1998：1000.

［6］[清]高士宗.黄帝内经素问直解[M].孙国中,方向红点校.北京：学苑出版社,2011：59.

［7］[清]汪琥.伤寒论辩证广注[M].上海：上海卫生出版社,1958：48.

［8］[清]章楠.灵素节注类编[M].方春阳,孙芝斋点校.杭州：浙江科学技术出版社,1986：44.

［9］[清]陈士铎.外经微言[M].柳璇,宋白杨校注.北京：中国医药科技出版社,2011：68.

［10］[清]黄元御.灵枢悬解[M].太原：山西科学技术出版社,2012：385.

［11］[清]唐容川.中西汇通医经精义[M].梁宝祥,于新力,于雪梅点校.山西：科学技术出版社,2013：23.

［12］中医药学名词审定委员会.中医药学名词[M].北京：科学出版社,2005：26.

［13］中医药学名词审定委员会.中医药学名词[M].北京：科学出版社,2005：7.

［14］李经纬,余瀛鳌,蔡景峰,等.中医大辞典[M].2版.北京：人民卫生出版社,1995：1454.

［15］袁钟,图娅,彭泽邦,等.中医辞海：中册[M].北京：中国医药科技出版社,1999：1089.

［16］李振吉.中医药常用名词术语辞典[M].北京：中国中医药出版社,2001：318.

［17］吴兰成.中国中医药学主题词表[M].北京：中医古籍出版社,2008：1257.

［18］李德新,刘燕池.中医基础理论[M].2版.北京：人民卫生出版社,2001：296.

［19］孙广仁.中医基础理论[M].北京：中国中医药出版社,2002：115.

（王梦婷　金芳芳）

1 · 128

脑

nǎo

行思维活动的功能。

一、规范名

【汉文名】脑。

【英文名】brain。

【注释】奇恒之腑之一，位于颅内，由髓汇聚而成，为神明汇聚之所，有支配精神意识，进

二、定名依据

"脑"的相关记载早在殷商时期甲骨文中就出现了，而其作为医学名词最早见于《内经》。"髓海"一词是从《内经》中"脑为髓之海"提炼而来。"脑"

与"髓"都属奇恒之腑，若以"髓海"为规范名则与属"奇恒之腑"的"髓"相似，易与其相混淆，并且"脑"与"髓海"相比更加直观，因此以"脑"为规范名，更符合名词术语定名简明性原则。

现代相关著作，如国标《中医基础理论术语》，相关工具书《中国医学百科全书·中医学》和《中医大辞典》《中医辞海》《中医药常用名词术语辞典》，以及全国高等中医药院校规划教材《中医基础理论》（孙广仁）等，均以"脑"作为规范名。同时，已经广泛应用于中医药学文献标引和检索的《中国中医药学主题词表》也以"脑"作为正式主题词。这些均说明"脑"作为规范名已成为共识，故以"脑"为正名符合名词术语定名约定俗成原则。

我国 2005 年出版的由全国科学技术名词审定委员会审定公布的《中医药学名词》已以"脑"作为规范名。所以"脑"作为规范名也符合术语定名的协调一致原则。

三、同义词

【曾称】"髓海"（《内经》）。

四、源流考释

关于"脑"的相关记载早在殷商时期甲骨文中就有所体现。甲骨文的"脑"字写作，从甲骨文的"脑"字可以看出"巛"像头发，故"凶"即头颅。可知古人判断脑应是在颅中。汉代许慎的《说文解字》曰："𡿺，头髓也。从匕，匕，相比著也。巛象发，囟象脑形。"[1]737 许慎认为脑的物质基础是脑髓，再一次强调了脑与头颅的关系。"脑"作为中医术语正式见于《内经》中，该书记载"脑"的内容比较丰富。如《黄帝内经灵枢·海论》："脑为髓之海，其输上在于其盖，下在风府。"[2]120 指出"脑"所在的位置，并首次提出脑为"髓海"。同时该篇记载："髓海有余，则轻劲多力，自过其度，髓海不足，则脑转耳鸣，胫酸眩冒，目无所见，懈怠安卧。"[2]119《黄帝内经素问·脉要精微论》曰："头者精明之府，头倾视

深，则精神将夺也。"[3]30 从以上论述可以看出"脑"的功能与精神、视觉和听觉有关。东汉末年张仲景在其《金匮要略》卷一中记载："头者，身之元首，人神所注。"[4]18 仲景认为"脑"与神明有一定的关系，但并未作过多的解释。

魏晋时期，玄学与道家兴起，这一时期中医受道家的影响颇深。如东晋的《黄庭经·黄庭内景经》"至道章"中记载："泥丸百节皆有神。"[5]43 而梁丘子注曰："泥丸，脑之象也。"[5]45 即将脑与泥丸视作一体。这一时期道家通常把脑与泥丸挂钩。又如《太上洞玄灵宝无量度人上品妙经》记载："八冥之内，细微之中，玉精流液，下镇人身。泥丸绛宫，中理五气，混合百神，十转回灵。"[6]130 其中"泥丸绛宫"有"混合百神，十转回灵"的作用，那么就可以进一步说明脑与心在主"神明"之上有着重要意义。这比《内经》所说的"心主神明"有所发展。

隋唐时期，医家们大多沿用《内经》的记载认为"脑"为"髓海"，并在此基础上有所发展。如隋代巢元方《诸病源候论》卷二记载："诊其脉，寸口阴阳表里互相乘。如风在首，久不瘥，则风入脑，变为头眩。其汤熨针石，别有正方，补养宣导，今附于后。"[7]9 指出"风入脑"后所表现出来的症状，并提出了通过养生导引的方法来进行治疗。唐代孙思邈的《备急千金要方》卷二十九中也有对脑的叙述："头者，身之元首，人神之所法。气口精明三百六十五络皆上归于头。头者，诸阳之会也。"以及"脑者，头之髓也。"[8]911 这与《内经》和《金匮玉函经》所述大体一致。同时唐代杨上善在其《黄帝内经太素·厥头痛》中言："头是心神所居。"[9]470 此时期医家们对"脑"的内涵认识有所扩大，并在病因证候学上有所发展。

宋金元时期，医家大多还是秉持《内经》的观点以"心主神明"为主，但有些医家不拘泥于此，开始认识到"脑主神明"的功能。如赵佶《圣济总录》卷十六曰："五脏六腑之精华，皆见于目，上注于头。"[10]241 同时该书卷一百四十五记

载:"论曰凡脑为物所击,伤破而髓出者,治疗宜速。盖头者诸阳所会,凶者物有所受命,若脑破髓出,稽于救治,毙不旋踵,宜速以药封裹,勿为外邪所中,调养荣卫,安定精神,庶几可活,其证戴眼直视不能语者,不可治。"[10]1382 此时便认识到"任物者为之凶(脑)",这与《内经》所说"所以任物者谓之心"有所出入,并强调了脑在受伤时急救的重要性。同时在陈无择《三因极一病症方论》[11]221、李东垣《脾胃论》[12]68、刘完素《素问病机气宜保命集》[13]98 等文献里,也都提出了脑与神明的关系,可见此时期医家们对脑主神明有了初步的认识,并在其临床证治方面也有所发展。

明代医家继承了前人对脑的认识并有所创新。如朱橚在其《普济方》卷一中提出了脑总统众神的观点,如:"脑为髓之海也,头者诸阳之会,上丹产于泥丸,内则百神之所聚,为一身之元首也。"[14]1 而李梴在《医学入门·脏腑》中说:"有血肉之心,形如未开莲花,居肺下膈上也。有神明之心,神者,气血所化,生之本也……主宰万事万物。"[15]59 此处所说"血肉之心"即指心脏,而"神明之心"显然与"血肉之心"不属同类,可见李梴已经意识到主宰万事万物的不是"血肉之心"。该时期最具创新的观点则属李时珍提出的"脑为元神之府"。李时珍在其《本草纲目》"辛夷"条下记载:"鼻气通于天。天者,头也、肺也。肺开窍于鼻,而阳明胃脉环鼻而上行。脑为元神之府,而鼻为命门之窍。人之中气不足,清阳不升,则头为之倾,九窍为之不利。"[16]825 这是我国医学史上首次明确地指出"脑主神明"的观点。这对《内经》中"脑为髓海"是一次很大的升华。

清代随着医学研究的深入与西方医学的传入,医家们又提出了新的脑理论。如汪昂在其《本草备要》中说:"吾乡金正希先生尝语余曰:人之记性,皆在脑中。小儿善忘者,脑未满也;老人健忘者,脑渐空也。凡人外见一物,必有一形影留于脑中。昂按:今人每记忆往事,必闭目上瞪而思索之,此即凝神于脑之意也。不经先生道破,人皆习焉而不察矣。李时珍曰:脑为元神之府,其于此义,殆暗符欤。"[17]156 可见汪昂是认同李时珍所提出的"脑为元神之府",同时又与金正希所说的西方脑学说相结合,提出了脑主记忆。而王清任在继承前人思想的同时,又结合自己亲自解剖尸体脏腑实地观察所得的结果提出了"脑髓说"。如《医林改错》"脑髓说"一篇中记载:"灵机记性在脑者,因饮食生气血,长肌肉,精汁之清者,化而为髓,由脊骨上行入脑,名曰脑髓。盛脑髓者,名曰髓海。其上之骨,名曰天灵盖。"[18]16 此处明确指出了脑与脊髓的位置。同时他还认为脑具有产生感觉,主管语言、思维的功能,并且发现脑交叉支配躯体运动。[19]53-60 在其"脑髓说"一篇同时写道:"李时珍曰:脑为元神之府。金正希曰:人之记性皆在脑中。汪讱庵曰:今人每记忆往事,必闭目上瞪而思索之。"可见王清任继承并发展了他们三人的学术思想,认为"灵机记性不在心而在脑"。

现代医家们在前人的研究中继承与总结,对"脑"的概念进行了整理。如《中医药学名词》记载:"脑……属奇恒之腑,位于颅内,由髓汇聚而成,为神明汇聚之所,有支配精神意识思维活动的功能。"[20]26 而有的著作仅将"脑"作为规范名,如《中医药学名词》[20]26《中国中医药学主题词表》[21]604《中国医学百科全书·中医学》[22]313 等,有的著作虽也以"脑"为规范名,但同时以"髓海"作为其又称。如《中医基础理论术语》[23]20《中医大辞典》[24]1455《中医辞海》[25]1093《中医药常用名词术语辞典》[26]319《中医基础理论》(孙广仁)[27]136 等。

总之,"脑"的相关记载早在殷商时期甲骨文中就出现了,而"脑"作为中医术语正式见于春秋战国至秦汉时代的医学著作《内经》中,并有"脑为髓海"的观点。魏晋时期,"脑"的概念受道家文化的影响有了进一步的发展,提出脑在主"神明"之上有着重要意义。隋唐时期,医家们把"脑"与"头"联系起来,提出了"脑者,头之髓也"以及"头是心神所居"的言论。宋金元时期，医家们对于"脑主神明"有了初步的认识。明清时期，关于"脑"的内涵有了很大的进展，其中李时珍提出了"脑为元神之府"的理论，汪昂提出了"脑主记忆"，王清任则提出了"灵机记性不在心而在脑"以及他认为"脑"具有产生感觉，主管语言、思维的功能，并且发现脑交叉支配躯体运动。现代相关著作则继承和发扬了前人学术思想，有的以"脑"为正名，有的著作则同时把"髓海"作为又称。

五、文献辑录

《说文解字》："𦜝，头髓也。从匕，匕，相比著也。巛象发，囟象脑形。"[1]737

《黄帝内经灵枢·海论》："髓海有余，则轻劲多力，自过其度，髓海不足，则脑转耳鸣，胫酸眩冒，目无所见，懈怠安卧。"[2]119"脑为髓之海，其输上在于其盖，下在风府。"[2]120

《黄帝内经素问·脉要精微论》："头者精明之府，头倾视深，则精神将夺也。"[3]30

《金匮玉函经》卷一："头者，身之元首，人神所注。"[4]18

《黄庭经·黄庭内景经》"至道章"："泥丸百节皆有神。"[5]43"泥丸，脑之象也。"[5]45

《太上洞玄灵宝无量度人上品妙经》："八冥之内，细微之中，玉精流液，下镇人身。泥丸绛宫，中理五气，混合百神，十转回灵。"[6]130

《诸病源候论》卷二："诊其脉，寸口阴阳表里互相乘。如风在首，久不瘥，则风入脑，变为头眩。其汤熨针石，别有正方，补养宣导，今附于后。"[7]9

《备急千金要方》卷二十九："头者，身之元首，人神之所法。气口精明三百六十五络皆上归于头。头者，诸阳之会也。""脑者，头之髓也。"[8]911

《黄帝内经太素·厥头痛》："头是心神所居。"[9]470

《圣济总录》卷十六："五脏六腑之精华，皆见于目，上注于头。"[10]241

卷一百四十五："论曰凡脑为物所击，伤破而髓出者，治疗宜速。盖头者诸阳所会，凶者物有所受命，若脑破髓出，稽于救治，毙不旋踵，宜速以药封裹，勿为外邪所中，调养荣卫，安定精神，庶几可活，其证戴眼直视不能语者，不可治。"[10]1382

《三因极一病症方论》："头者，诸阳之会，上丹产于泥丸宫，百神所集。"[11]221

《脾胃论》："视听明而清凉，香臭辨而温暖，此内受脑之气而外利九窍者也。"[12]68

《素问病机气宜保命集》："从脑而出，初觉脑痛不可忍，且欲生疮也。脑者，髓之海，当灸刺绝骨，以泄邪气。"[13]98

《普济方》卷一："脑为髓之海也，头者诸阳之会，上丹产于泥丸，内则百神之所聚，为一身之元首也。"[14]1

《医学入门·脏腑》："有血肉之心，形如未开莲花，居肺下膈上也。有神明之心，神者，气血所化，生之本也……主宰万事万物。"[15]59

《本草纲目》："鼻气通于天。天者，头也、肺也。肺开窍于鼻，而阳明胃脉环鼻而上行。脑为元神之府，而鼻为命门之窍。人之中气不足，清阳不升，则头为之倾，九窍为之不利。"[16]825

《本草备要》："吾乡金正希先生尝语余曰：人之记性，皆在脑中。小儿善忘者，脑未满也；老人健忘者，脑渐空也。凡人外见一物，必有一形影留于脑中。昂按：今人每记忆往事，必闭目上瞪而思索之，此即凝神于脑之意也。不经先生道破，人皆习焉而不察矣。李时珍曰：脑为元神之府，其于此义，殆暗符欤。"[17]156

《医林改错》："灵机记性在脑者，因饮食生气血，长肌肉，精汁之清者，化而为髓，由脊骨上行入脑，名曰脑髓。盛脑髓者，名曰髓海。其上之骨，名曰天灵盖。""李时珍曰：脑为元神之府。金正希曰：人之记性皆在脑中。汪讱庵曰：今人每记忆往事，必闭目上瞪而思索之。"[18]16

《中医辞海》："脑……人体部位名。为奇恒之腑之一。又名髓海、头髓。《说文》：'脑，本作䐈,头髓也。'脑居颅内,由髓汇聚而成。《灵枢·海论》:'脑为髓之海,其输上在于其盖,下在风府。'《素问·五藏生成篇》:'诸髓者,皆属于脑。'"[25]1093

《中国医学百科全书·中医学》:"脑居颅内,由髓汇聚而成,故《灵枢·海论》说:'脑为髓之海。'《素问·五脏生成》说:'诸髓者,皆属于脑。'"[22]313

《中医药常用名词术语辞典》:"脑……奇恒之腑之一。出《素问·五脏别论》《灵枢·海论》等篇。又名髓海。居颅内,由脑髓汇聚而成,为神明汇聚之所,支配精神意识思维活动。人的视觉、听觉、嗅觉、思维、言语等功能无不与脑密切相关。"[26]319

《中医大辞典》:"脑……奇恒之腑之一。又名髓海、头髓。指颅腔中的髓质,下通脊髓。《说文》:'脑,本作䐈,头髓也。'《灵枢·海论》:'脑为髓之海,其输上在于其盖,下在风府。'脑与全身骨髓有密切联系。"[24]1455

《中医药学名词》:"脑……属奇恒之腑,位于颅内,由髓汇聚而成,为神明汇聚之所,有支配精神意识思维活动的功能。"[20]26

《中医基础理论术语》:"脑……髓海……属奇恒之腑。居颅内,髓聚而成。元神之腑。"[23]20

《中医基础理论》:"脑,又名髓海,深藏于头部,居颅腔之内,其外为头面,内为脑髓,是精髓和神明汇集发出之处,又称为元神之府。《素问·五藏生成》说:'诸髓者,皆属于脑。'《灵枢·海论》说:'脑为髓之海。'"[27]136

《中国中医药学主题词表》:"脑……奇恒之腑之一,位于颅内,由髓汇聚而成,为神明汇聚之所,有支配精神意识、进行思维活动的功能。"[21]604

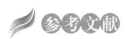

参考文献

[1] [东汉]许慎.说文解字[M].李恩江,贾玉民主编.喀什:喀什维吾尔文出版社,2002:737.

[2] 未著撰人.黄帝内经灵枢[M].樊德春,李泰然点校.上海:第二军医大学出版社,2005:119,120.

[3] 未著撰人.黄帝内经素问[M].田代华整理.北京:人民卫生出版社,2017:30.

[4] [东汉]张仲景.金匮玉函经[M].北京:人民卫生出版社,1955:18.

[5] [晋]未著撰人.黄庭经[M].冯国超主编.长春:吉林人民出版社,2005:43,45.

[6] 叶贵良.敦煌本《太上洞玄灵宝无量度人上品妙经》辑校[M].成都:四川大学出版社,2012:130.

[7] [隋]巢元方.诸病源候论[M].鲁兆麟主校.沈阳:辽宁科学技术出版社,1997:9.

[8] [唐]孙思邈.备急千金要方[M].魏启亮,郭瑞华点校.北京:中医古籍出版社,1999:911.

[9] [隋]杨上善.黄帝内经太素[M].北京:人民卫生出版社,1965:470.

[10] [宋]赵佶.圣济总录[M].王振国,杨金萍主校.上海:上海科学技术出版社,2016:241,1382.

[11] [宋]陈无择.三因极一病证方论[M].北京:人民卫生出版社,1957:221.

[12] [金]李东垣.脾胃论[M].张年顺校注.北京:中国中医药出版社,2007:68.

[13] [金]刘完素.素问病机气宜保命集[M].刘阳校注.北京:中国医药科技出版社,2012:98.

[14] [明]朱橚.普济方[M].北京:人民卫生出版社,1959:1.

[15] [明]李梴.医学入门[M].金嫣莉,何源,乔占兵校注.北京:中国中医药出版社,1995:59.

[16] [明]李时珍.本草纲目[M].张守康,张向群,王国辰主校.北京:中国中医药出版社,1998:825.

[17] [清]汪昂.本草备要[M].余力,陈赟育校注.北京:中国中医药出版社,1998:156.

[18] [清]王清任.医林改错[M].李天德,张学文校注.北京:人民卫生出版社,1991:16.

[19] 何玉德.再谈王清任是中国近代"脑髓说"的真正创立者——兼评方以智对"脑髓"的认识[J].复旦学报(社会科学版),1992,(4):53-60.

[20] 中医药学名词审定委员会.中医药学名词[M].北京:科学出版社,2005:26.

[21] 吴兰成.中国中医药学主题词表[M].北京:中医古籍出版社,2008:604.

[22] 《中医学》编辑委员会.中医学[M]//钱信忠.中国医学百科全书.上海:上海科学技术出版社,1997:313.

[23] 中华人民共和国质量监督检验检疫总局,中国国家标准化管理委员会.中医基础理论术语(GB/T 20348—2006)[M].北京:中国标准出版社,2006:20.

[24] 李经纬,余瀛鳌,蔡景峰,等.中医大辞典[M].北京:人民卫生出版社,2004:1455.

[25] 袁钟,图娅,彭泽邦,等.中医辞海:中册[M].北京:

中国医药科技出版社,1995:1093.

[26] 李振吉.中医药常用名词术语辞典[M].北京:中国中医药出版社,2001:319.

[27] 孙广仁.中医基础理论[M].北京:中国中医药出版

社,2007:136.

（王梦婷）

病 机

bìng jī

一、规范名

【中文名】病机。

【英文名】pathogenesis。

【注释】疾病发生、发展、变化的机制,包括病性、病位、病势、脏腑气血虚实变化及其预后等。

二、定名依据

"病机"的概念雏形最早见于先秦时期的《扁鹊仓公列传》中,而该词首见于战国至秦汉时期的医学著作《内经》。其后历代著作均沿用《内经》的记载,如晋唐时期《本草经集注》《外台秘要》《证类本草》,宋代《仁斋直指方论》,明清时期《普济方》《古今医统大全》《本草纲目》《奇经八脉考》《证治准绳》《医贯》《神农本草经疏》《类经》《内经知要》《血证论》等。这些著作均为历代的重要著作,对后世有较大影响。所以"病机"作为规范名便于达成共识,符合术语定名的约定俗成原则。

明代吴昆《素问吴注》中记载了相关术语"病之机要",虽与"病机"含义相同,两者都指疾病发生、发展、变化的机制,但是"病机"一词更简明,更符合科技名词简明性原则。

现代相关著作,如国标《中医基础理论术语》,相关工具书《中医大辞典》《中医辞海》《中医药常用名词术语辞典》和《中国中医药学术语集成·基础理论与疾病》《中国大百科全书·中国传统医学》,以及全国高等中医药院校规划教材《中医基础理论》(孙广仁)等,均以"病机"为规范名,说明"病机"作为规范名已成为共识。

全国科学技术名词审定委员会审定公布的《中医药学名词》已以"病机"作为规范名,所以"病机"作为规范名也符合术语定名的协调一致的原则。

三、同义词

【曾称】"病之机要"(《素问吴注》)。

四、源流考释

"病机"的概念雏形最早见于先秦时期《扁鹊仓公列传》,如该书《扁鹊传》论述"虢太子疾"篇时记载:"阳入阴中,动胃缠缘,中经维络,别下于三焦、膀胱,是以阳脉下遂,阴脉上争,会气闭而不通,阴上而阳内行,下内鼓而不起,上外绝而不为使,上有绝阳之络,下有破阴之纽,破阴绝阳……夫以阳入阴支兰藏者生,以阴入阳支兰藏者死。凡此数事,皆五藏厥中之时暴作也。"[1]530 详细描述了虢太子发病的病机,其中涉及了阴阳病机和五藏病机。该书虽未提及"病机"二字,但是其内涵与病机概念相近,可以说是"病机"概念的雏形。

"病机"一词始见于《内经》中,如《黄帝内经素问·至真要大论》记载:"帝曰:愿闻病机何如?……故《大要》曰:谨守病机,各司其属,有者求之,无者求之,盛者责之,虚者责之,必先五胜,疏其血气,令其调达,而致和平。"[2]182 详细描述了五脏上下病机以及六气病机的内容,较全面地发展了病机的知识，使之成为一个体系。同时我国现存的第一部药学专著《神农本草经》中亦有关于"病机"的记载，如该书卷三曰："彼子……欲疗病，先察其原，先候病机。"[3]158 说明这个时期医家们已经认识到治疗疾病之前，一定要了解疾病的病因病机，强调了病因病机的重要性。

汉代以后，相关著作记载本词多沿用《内经》记载，如南北朝陶弘景《本草经集注》[4]15，唐代王焘《外台秘要方》[5]380、苏敬等撰《新修本草》[6]6、宋代唐慎微《证类本草》[7]8、杨士瀛《仁斋直指方论》[8]25 等。南北朝陶弘景在其《本草经集注》序录上记载："凡欲治病，先察其源，先候病机。"[4]15 唐代王焘《外台秘要方》卷十八："今之人或异于此，病势少与，方题似便，即以和合病机，未察诊候宜然。"[5]380

明清时期，除了沿用"病机"的名称外，尚出现了本词的又称"病之机要"。如明代朱橚《普济方》[9]2969、徐春甫《古今医统大全》[10]177、李时珍《本草纲目》[11]20、李时珍《奇经八脉考》[12]1、王肯堂《证治准绳》[13]161、赵献可《医贯》[14]94、缪希雍《神农本草经疏》[15]2、张介宾《类经》[16]371、李中梓《内经知要》[17]3，清代喻昌《医门法律》[18]7、张志聪《黄帝内经素问集注》[19]289、唐宗海《血证论》[20]9 等均沿用"病机"一词。张介宾在其《类经》卷十三中更加明确地指出："病机也。机者，要也，变也，病变所由出也。"[16]371 使病机的概念更加完善，使后世医家更好地理解"病机"的含义。明代吴昆在《素问吴注》中提出了"病之机要"的名称，如卷二十二曰："明察乎病之机要，无失乎气之所宜。"[21]372 其后多有沿用，如李中梓《本草通玄》卷下记载："医之神良，识病而已；病之机要，虚实而已。"[22]115 徐延祚《医粹精言》卷一曰："医之神良，识病而已，病之机要，虚实而已。"[23]69 等，可以看出，"病之机要"与"病机"含义相同。

现代有关著作均沿用《内经》的记载以"病机"作为本词正名，如《中医药学名词》[24]42《中医基础理论术语》[25]52《中医大辞典》[26]468《中国大百科全书·中国传统医学》[27]29《中医辞海》[28]1112《中医药常用名词术语辞典》[29]323《中国中医药学术语集成·基础理论与疾病》[30]249《中医基础理论》（孙广仁）[31]254 等。说明以"病机"为正名，已成为共识。

总之，"病机"的概念雏形最早见于先秦时期的《扁鹊仓公列传》中，虽未有"病机"二字，确涉及了阴阳病机及五脏病机的内容。"病机"一词首见于战国至秦汉时期的医学著作《内经》，该书详细地论述了关于"病机"的内容，其后历代医家均沿用《内经》的说法，以"病机"为正名，至明代有医家称本词为"病之机要"，内涵与本词含义相同。清代张介宾《类经》则更加精确地解释了"病机"的概念。现代相关著作则均以"病机"作为本词的正名。

五、文献辑录

《扁鹊仓公列传》："阳入阴中，动胃缘缘，中经维络，别下于三焦、膀胱，是以阳脉下遂，阴脉上争，会气闭而不通，阴上而阳内行，下内鼓而不起，上外绝而不为使，上有绝阳之络，下有破阴之纽，破阴绝阳……夫以阳入阴支兰藏者生，以阴入阳支兰藏者死。凡此数事，皆五藏厥中之时暴作也。"[1]530

《黄帝内经素问·至真要大论》："帝曰：愿闻病机何如？……故《大要》曰：谨守病机，各司其属，有者求之，无者求之，盛者责之，虚者责之，必先五胜，疏其血气，令其调达，而致和平。"[2]182

《神农本草经》卷三："彼子……欲疗病，先察其原，先候病机。"[3]158

《本草经集注·序录上》："凡欲治病，先察其源，先候病机。"[4]15

《新修本草》卷一："凡欲疗病，先察其源，先候病机。"[6]6

《外台秘要方》卷十八："今之人或异于此，病势少与，方题似便，即以和合病机，未察诊候宜然。"[5]380

《证类本草》卷一："欲疗病，先察其源，先候病机，五脏未虚，六腑未竭，血脉未乱，精神未散，服药必活。"[7]8

《仁斋直指方论》卷一："审察病机无失气宜邪气各有所属也，当穷其要于前；治法各有所归也，当防其差于后。"[8]25

《普济方》卷二百六："吐酸水，呕出水酸味者，收气也，西方肺金旺也，寒水乃金之子，子能令母实，故用大咸热之剂泻其子，以辛热为之佐，而泻肺之实，以病机之法，作热攻之者，误矣，盖杂病醋心，浊气不降，欲为中满，寒药岂能治之哉。"[9]2969

《古今医统大全》卷三："夫惟病机之察，虽曰既审；而治病之施，亦不可不详。《本草》曰：欲疗者，先察病机。此审病机之意也。观乎《原病式》一书，比类物象，深明乎气运造化之妙，其于病机气宜之理，不可以有加矣。"[10]177

《本草纲目·序例上》："欲疗病，先察其源，先候病机。"[11]20

《奇经八脉考·奇经八脉总说》："医不知此，罔探病机；仙不知此，难安炉鼎。"[12]1,2

《素问吴注》卷二十二："明察乎病之机要，无失乎气之所宜。"[21]372

《证治准绳·杂病》："若病机之谓诸痿喘呕，诸气愤郁，皆属于上者言之，即此可推，何热而不为痿，何脉而不为热也。"[13]161

《医贯》卷四："病机云：诸痿喘呕，皆属于上。辩云：伤寒家论喘，以为火热者，是明有余之邪中于表，寒变为热，心火太旺攻肺，故属于上。"[14]94

《神农本草经疏》卷一："审度病机者，医之智也；攻邪伐病者，药之能也。"[15]2

《类经》卷十三："病机也。机者，要也，变也，病变所由出也。"[16]371

《内经知要》卷下："谨守病机，各司其属，有者求之，无者求之，盛者责之，虚者责之，必先五胜，疏其血气，令其调达而致和平。"[17]3

《本草通玄》卷下："医之神良，识病而已；病之机要，虚实而已。"[22]115

《医门法律》卷一："然则大气之关于病机若此，后人不一表章，非缺典乎？或谓大气即膻中之气，所以膻中为心，主宣布政令，臣使之官。"[18]7

《黄帝内经素问集注》卷八："此言司天在泉……故谨候六气之所宜，无失五行之病机，斯得至真之为道。"[19]289

《血证论》卷一："瞳人属肾，虚则神水散缩。或发内障，虚阳上泛，为咽痛颊赤。阴虚不能化水，则小便不利。阳虚不能化水，小便亦不利也。肾之病机，有如此者。"[20]9

《医粹精言》卷一："医之神良，识病而已，病之机要，虚实而已。"[23]69

《中医辞海》："病机……基础理论名词。即疾病发生、发展与变化的机制。疾病的发生、发展与变化，与患病机体的体质强弱和致病邪气的性质密切相关。病邪作用于人体，机体的正气必然奋起抗邪，而形成正邪相争，破坏了人体阴阳的相对平衡，或使脏腑、经络的功能失调，或使气血功能紊乱，从而产生全身或局部的多种多样的病理变化。"[28]1112

《中医药常用名词术语辞典》："病机……出《素问·至真要大论》。疾病发生、发展、变化的机理。包括病因、病性、病位、病势、脏腑气血虚实变化及其机制。主要包括以下几方面的内容：① 基本病机：有邪正盛衰、阴阳失调、气血失常以及津液代谢失常等。② 系统病机：脏腑病机、经络病机、形体病机、官窍病机和外感热病病机等。③ 症状发生机制。详见各条。"[29]323

《中国传统医学》："病机，疾病发生、发展和变化的机理，即致病因素作用于人体，破坏了人体阴阳的相对平衡后，所出现的各种病理变化。病机是医者通过错综复杂的临床表现，经过仔细的分析，把握阴阳的消长、病邪的进退、病变所在的脏腑经络以及气、血、津液失调的具体情况而归纳出来的，它反映了病证变化的机理，是决定治疗法则、处方用药的前提。故中医治病，历来十分注意审查病机。"[27]29

《中医大辞典》："病机,指疾病的发生及其发展变化的机理。包括病因、病位、证候、脏腑气血虚实的变化及其机理。"[26]1468

《中医药学名词》："病机……疾病发生、发展、变化的机理,包括病性、病位、病势、脏腑气血虚实变化及其预后等。"[24]42

《中国中医药学术语集成·基础理论与疾病》："病机……指疾病发生、发展与变化的内在机制。"[30]249

《中医基础理论术语》："病机……疾病发生、发展、变化的机制。包括病因、病性、病位、病势等的变化及其机制。"[25]52

《中医基础理论》："病机,即疾病发生、发展与变化的机制……'病机'二字,前人释为'病之机要''病之机括',含有疾病之关键的意思。"[31]254

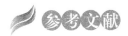

参考文献

[1] [汉]司马迁.史记[M].黄建华译注.天津:天津人民出版社,2016:530.

[2] 未著撰人.黄帝内经素问[M].田代华整理.北京:人民卫生出版社,2017:182.

[3] 未著撰人.神农本草经[M].[清]孙星衍辑.呼和浩特:内蒙古人民出版社,2006:158.

[4] [南北朝]陶弘景.本草经集注[M].尚志钧,尚元胜辑校.北京:人民卫生出版社,1994:15.

[5] [唐]王焘.外台秘要方[M].王淑民校注.北京:中国医药科技出版社,2011:308.

[6] [唐]苏敬.新修本草[M].尚志钧辑校.合肥:安徽科学技术出版社,2004:6.

[7] [宋]唐慎微.证类本草[M].郭君双,金秀梅,赵益梅校注.北京:中国医药科技出版社,2011:8.

[8] [宋]杨士瀛.仁斋直指方论[M].盛维忠,王致谱,傅芳,等校注.福州:福建科学技术出版社,1989:25.

[9] [明]朱橚.普济方[M].北京:人民卫生出版社,1960:2969.

[10] [明]徐春甫.古今医统大全[M].崔仲平,王耀廷主校.北京:人民卫生出版社,1991:177.

[11] [明]李时珍.本草纲目[M].张守康,张向群,王国辰主校.北京:中国中医药出版社,1998:20.

[12] [清]李时珍.奇经八脉考[M].高希言释译.上海:第二军医大学出版社,2005:1,2.

[13] [明]王肯堂.证治准绳[M].北京:人民卫生出版社,1991:161.

[14] [明]赵献可.医贯[M].晏婷婷校注.北京:中国中医药出版社,2009:94.

[15] [明]缪希雍.神农本草经疏[M].太原:山西科学技术出版社,2012:2.

[16] [明]张景岳.类经[M].太原:山西科学技术出版社,2013:371.

[17] [明]李中梓.内经知要[M].胡晓峰整理.北京:人民卫生出版社,2007:63.

[18] [清]喻昌.医门法律[M].赵俊峰点校.北京:中医古籍出版社,2002:7.

[19] [清]张志聪.黄帝内经素问集注[M].王宏利,吕凌校注.北京:中国医药科技出版社,2014:289.

[20] [清]唐宗海.血证论[M].魏武英,曹健生点校.北京:人民卫生出版社,1990:9.

[21] [明]吴昆.内经素问吴注[M].张灿玾,徐国仟,于振海校点.济南:山东科学技术出版社,1984:372.

[22] [明]李中梓.本草通玄[M].付先军,周扬,范磊校注.北京:中国中医药出版社,2015:115.

[23] [清]徐岭臣.医粹精言:卷1[M].1897(清光绪23年):69.

[24] 中医药学名词审定委员会.中医药学名词[M].北京:科学出版社,2005:42.

[25] 中华人民共和国质量监督检验检疫总局,中国国家标准化管理委员会.中医基础理论术语(GB/T 20348—2006)[M].北京:中国标准出版社,2006:52.

[26] 李经纬,余瀛鳌,蔡景峰,等.中医大辞典[M].北京:人民卫生出版社,2004:1468.

[27] 施奠邦.中国传统医学[M]//胡乔木.中国大百科全书.北京:中国大百科全书出版社,2002:29.

[28] 袁钟,图娅,彭泽邦,等.中医辞海:中册[M].北京:中国医药科技出版社,1995:1112.

[29] 李振吉.中医药常用名词术语辞典[M].北京:中国中医药出版社,2001:323.

[30] 宋一伦,杨学智.基础理论与疾病[M]//曹洪欣,刘保延.中国中医药学术语集成.北京:中医古籍出版社,2005:249.

[31] 孙广仁.中医基础理论[M].北京:中国中医药出版社,2007:254.

(王梦婷)

病 因

bìng yīn

一、规范名

【汉文名】病因。

【英文名】cause of disease。

【注释】导致人体发生疾病的原因。

二、定名依据

"病因"一词最早见于《脉经》，与之相关术语历代医著记载如"邪""病原""病邪""致病因素"等，但现在已很少沿用。

之前，《内经》言"邪"，虽与本术语概念相同，但之后就很少使用此名。

《仁斋直指方论》言"病原"，《丹溪心法》言"病邪"，与"病因"概念基本相同，根据语言文字发展的特点，其内涵的外延稍局限，以"病因"作为规范名，能更全面涵盖导致人体发生疾病的所有原因，符合术语定名的科学性原则。

《重订通俗伤寒论》谓"致病因素"与"病因"含义相同，以"病因"作为规范名，符合术语定名的简明性原则。

自《脉经》提出"病因"一词，其后著作多有沿用，如宋代《三因极一病证方论》《仁斋直指方论》，明代《普济方》《古今医统大全》《医方考》《类经》，清代《温疫论》《医宗金鉴》等，皆使用"病因"一名。这些著作均为历代重要的医著，对后世有较大影响，所以"病因"作为规范名便于达成共识，符合术语定名的约定俗成原则。

我国目前已出版的术语标准国标《中医基础理论术语》以"病因"一词来表述导致人体发生疾病的原因，还如《中医学概论》《中医基础理论》《WHO西太平洋地区传统医学名词术语国际标准》和《中国中医药学术语集成·基础理论与疾病》亦以"病因"作为规范名，全国高等中医药院校规划教材《中医基础理论》均主张以"病因"作为导致人体发生疾病的原因的正名，其他如《中医药常用名词术语辞典》《中医大辞典》等均以"病因"作为规范名，这说明"病因"用为正名已达成共识。

我国2005年出版的由全国科学技术名词审定委员会审定公布的《中医药学名词》已以"病因"作为规范名，所以以"病因"作为规范名也符合术语定名的协调一致原则。

三、同义词

【又称】"致病因素"（《重订通俗伤寒论》）。

【曾称】"邪"（《内经》）；"病原"（《仁斋直指方论》）；"病邪"（《丹溪心法》）。

四、源流考释

"病因"作为导致人体发生疾病的原因的有关记载最早见于《内经》，《素问·调经论》曰："夫邪之生也，或生于阴，或生于阳。其生于阳者，得之风雨寒暑；其生于阴者，得之饮食起居，阴阳喜怒。"[1]323 尽管没有提到"病因"一词，但描述风雨寒暑、饮食起居皆可导致疾病，称之为"邪"。《素问·举痛论》曰："百病生于气也，怒则气上，喜则气缓，悲则气消，恐则气下，寒则气收聚，炅则腠理开气泄，忧则气乱，劳则气耗，思则气结。"[1]223 阐述情志失常是导致疾病发生的原因。《灵枢·口问》曰："夫百病之始生也，皆生于风雨寒暑，阴阳喜怒，食饮居处，大惊卒恐。则血气分离，阴阳破败，经络厥绝，脉道不通，阴阳相逆，卫气稽留，经脉虚空，血气不次，乃失其常，论不在经者，请道其方。"[2]171 更加详细描述风雨寒暑、阴阳、饮食、气血失常皆可导致疾病的发生。张仲景《金匮要略·脏腑经络先后病脉证第一》曰："一者,经络受邪,入脏腑,为内所因也;二者,四肢九窍,血脉相传,壅塞不通,为外皮肤所中也;三者,房室金刃虫兽所伤,以此详之,病由都尽。"[3]1226 此"邪"偏指导致疾病发生的内在因素。

魏晋时期,首见"病因"一词,王叔和《脉经·扁鹊华佗察声色要诀第四》曰:"肾气内伤,病因留积。"[4]60 指出"肾气内伤"是导致人体发生疾病的原因,即"病因"。

宋元时期,仍沿用"病因"一词,并有了"病原""病邪"的称谓。如宋陈无择《三因极一病证方论·霍乱叙论》曰:"盖其病因,涉于内、外、不内外,三种具备,而读《伤寒论》者,见有本是霍乱,今是伤寒之说,便谓霍乱即伤寒。"[5]22 明确指出导致人体发生疾病的原因,包括内因、外因、不内外因,此"三因学说"乃中医学重要的病因学说。宋杨士瀛《仁斋直指方论(附补遗)》卷七曰:"其病始有吞酸、吐酸、吐痰、出沫、痞塞、嘈杂等证,医者不察病原,妄投峻剂,愈耗真元,久则脾胃渐虚,血液枯涩,以致传道失常,便秘不通,治尤难矣,良可叹哉!治法宜养血生津,清痰降火,润气补脾,抑肝开郁。"[6]264 首次提到"病原",此病原既可理解为导致疾病发生的原因,亦可认为是疾病发生的病机特点。元代朱丹溪《丹溪心法》卷三云:"医又不察虚实,急于作效,病者苦于胀急,喜行利药,以求通快,不知觉得一日半日,其肿愈甚,病邪甚矣,真气伤矣。"[7]49 首次提到"病邪",与"病因"概念相同。

明清时期,相关称谓"病因""病原""病邪""邪"均时有用到。明代徐彦纯《本草发挥》卷三曰:"火性补,故助湿中之火,病邪得之为有助,而病反剧,非鸡而已。凡有血气与夫鱼肉之类,皆助病邪者也,《衍义》不暇及尔。"[8]85 朱橚《普济方》卷三百五十九:"赤色心病因可必,惊痦发病因,伤脾是病因。"[9]63《普济方》卷七十九:"脱或不晓病原。"[9]746《普济方》卷三百一十八:"谵语为病邪之甚者。"[9]71《普济方》中"病因""病原""病邪"含义基本相同,指疾病发生的原因。

徐春甫《古今医统大全》[10]215,508"病邪""邪"皆用到。张介宾《类经》[11]112,175,351"病因""病原""病邪""邪"四词均被用到。李时珍《本草纲目》[12]361,431 中"病原""病邪"均见到。明代吴昆《医方考》[13]280、吴有性《温疫论》[14]100,清代潘辑《医灯继焰》[15]279、张志聪《黄帝内经灵枢集注》[16]126、罗美《古今名医方论》[17]133、吴谦《医宗金鉴》[18]44 等皆用"病因"概括疾病发生的原因。而俞根初《重订通俗伤寒论》指出:"对保护性医疗制的内容和实行中的具体问题,我们提出一些如下的初步体会和认识:一、医院的疗养环境本身可形成有效的治疗因子的致病因素,故应减少和避免使病人感受各种不良刺激条件及利用和创造各种良好影响条件,保护和促进患者正常生理机能的发展,因而,在理化、生物和语言刺激等方面,除一般应注意的以外,尤须注意:(一)在视觉刺激方面,色泽、光线、灯光、画片以及陈设布置和家具的排列等视觉刺激,均应使之发挥良性作用。"[19]579 首次提到"致病因素"一词。

现代有关著作大部分沿用《脉经》的记载,以"病因"作为规范名,如《中医学概论》[20]121《中医药常用名词术语辞典》[21]323《中医基础理论》(李德新)[22]520、《中医基础理论》(王新华)[23]450、《中医基础理论》(孙广仁)[24]217、《中国中医药学术语集成·基础理论与疾病》[25]249《中医基础理论术语》[26]44《中医基础理论》(印会河)[27]93《WHO 西太平洋地区传统医学名词术语国际标准》[28]39《中医大辞典》[29]1468《中医学》[30]54《中医药学名词 2004》[31]37 等,"病因"一词为中医界所熟知,而广泛应用这一术语,在现代中医界已是约定俗成的事。

总之,"病邪"(《丹溪心法》)、"致病因素"(《重订通俗伤寒论》)、"邪"(《内经》)及"病原"(《仁斋直指方论》)与"病因"为同一概念。我国2005 出版的由中医药学名词审定委员会审定公布的《中医药学名词》释义"病因,导致人体发生疾病的原因。"[31]37,该释义客观、准确地表达了

"病因"的科学内涵和本质属性。"邪""病原""病邪"作为曾称;"致病因素"作为又称。

五、文献辑录

《灵枢·口问》:"夫百病之始生也,皆生于风雨寒暑,阴阳喜怒,食饮居处,大惊卒恐。则血气分离,阴阳破败,经络厥绝,脉道不通,阴阳相逆,卫气稽留,经脉虚空,血气不次,乃失其常,论不在经者,请道其方。"[2]171

《素问·调经论》:"夫邪之生也,或生于阴,或生于阳。其生于阳者,得之风雨寒暑;其生于阴者,得之饮食起居,阴阳喜怒。"[1]323

"举痛论":"百病生于气也,怒则气上,喜则气缓,悲则气消,恐则气下,寒则气收,炅则腠理开气泄,忧则气乱,劳则气耗,思则气结。"[1]223

《金匮要略·藏府经络先后病脉证第一》:"一者,经络受邪,入脏腑,为内所因也,二者,四肢九窍,血脉相傅,壅塞不通,为外皮肤所中也;三者,房室金刃虫兽所伤,以此详之,病由都尽。"[3]1226

《脉经·扁鹊华佗察声色要诀第四》:"肾气内伤,病因留积。"[4]60

《三因极一病证方论·霍乱叙论》:"盖其病因,涉于内、外、不内外,三种具备,而读《伤寒论》者,见有本是霍乱,今是伤寒之说,便谓霍乱即伤寒。"[5]22

《仁斋直指方论(附补遗)》卷七:"其病始有吞酸、吐酸、吐痰、出沫、痞塞、嘈杂等证,医者不察病原,妄投峻剂,愈耗真元,久则脾胃渐虚,血液枯涩,以致传道失常,便秘不通,治尤难矣,良可叹哉!治法宜养血生津,清痰降火,润气补脾,抑肝开郁。"[6]264

《丹溪心法》卷三:"医又不察虚实,急于作效,病者苦于胀急,喜行利药,以求通快,不知觉得一日半日,其肿愈甚,病邪甚矣,真气伤矣。"[7]49

《本草发挥》卷三:"火性补,故助湿中之火,病邪得之为有助,而病反剧,非鸡而已。凡有血气与夫鱼肉之类,皆助病邪者也,《衍义》不暇及

尔。"[8]85

《普济方》卷七十九:"脱或不晓病原。"[9]746

卷三百十八:"谵语为病邪之甚者。"[9]71

卷三百五十九:"赤色心,病因可必,惊瘏发病因,伤脾是病因。"[9]63

《古今医统大全》卷三:"夫病之所由来虽多端,而皆关于邪。邪者,不正之因,谓非人身之常理,风寒暑湿、饥饱劳逸皆各是邪,非浊鬼气疫疠者矣。"[10]215

卷八:"中风不当与痿证同治,盖病邪有虚有实,难一概论,又况痿证实与内热所生相同,医者须宜识此。"[10]508

《医方考》卷六:"腹痛病因固有数种,但额头黧黑、手足收引、脉来沉下,则中寒之验也。"[13]280

《类经》卷五:"诊法常以平旦凡切脉望色,审问病因,皆可言诊,而此节以诊脉为言。"[11]112

卷六:"凡病邪久留不移者,必于四肢八溪之间有所结聚,故当于节之会处,索而刺之,斯可平也。"[11]175

卷十二:"治之要极无失色脉治之极于一病原为本,病变为标,得其标本,邪无不服。"[11]351

《本草纲目》卷十三:"茈胡……但要用者精思病原,加减佐使可也。"[12]361

卷十五:"艾灸之则透诸经,而治百种病邪,起沉疴之人为康泰,其功亦大矣。"[12]431

《温疫论》卷下:"《伤寒例》正误后世治温热病者,若执肌肤在表之邪,一投发散,是非徒无益,而又害之矣!凡病先有病因,方有病证,因证相参,然后始有病名,稽之以脉,而后可以言治。"[14]100

《医灯继焰》卷十二:"以上积聚二证,楯引灵素难经金匮诸书,其病因病状,可谓详且悉矣。"[15]279

《黄帝内经灵枢集注》卷五:"此复问前节温疟之病因。"[16]126

《古今名医方论》卷四:"此四者,病因虽异,而见症则同,皆水亢为害。"[17]133

《医宗金鉴》卷二:"设不知此义,以为结热

而复下之,其痞必益甚,故复以胃中虚,客气上逆,昭揭病因。"[18]44

《重订通俗伤寒论》:"对保护性医疗制的内容和实行中的具体问题,我们提出一些如下的初步体会和认识:一、医院的疗养环境本身可形成有效的治疗因子的致病因素,故应减少和避免使病人感受各种不良刺激条件及利用和创造各种良好影响条件,保护和促进患者正常生理机能的发展,因而,在理化、生物和语言刺激等方面,除一般应注意的以外,尤须注意:(一)在视觉刺激方面,色泽、光线、灯光、画片以及陈设布置和家具的排列等视觉刺激,均应使之发挥良性作用。"[19]579

《中医学概论》:"中医学对病因学说,是根据发病因素来加以分类的,如《素问》说:'夫邪之生也,或生于阴,或生于阳。其生于阳者,得之风雨寒暑;其生于阴着,得之饮食居处,阴阳喜怒。'('调经论')所谓'邪'便是指致病因素,也就是风雨寒暑的失常和饮食起居喜怒的不节。"[20]121

《中医基础理论》(王新华):"病因:即导致人体发生疾病的原因。"[23]450

《中医药常用名词术语辞典》:"病因学说:中医基础理论。研究病因分类和各种病因的性质、致病途径、致病特点的学说。中医的病因学说,是在整体观念和辩证法思想指导下形成的。除直接研究致病因素与疾病的因果关系外,还采用了类比法、以表知里法以及正邪相对、微甚相对、奇恒相对、阴阳相对的辩证法,对病人的表现进行全面研究,从而探求病因。"[21]323

《中医药学名词》:"病因……导致人体发生疾病的原因。"[31]37

《中国中医药学术语集成·基础理论与疾病》:"病因:导致人体发生疾病的原因。"[25]249

《中医基础理论术语》:"病因……破坏人体阴阳相对平衡状态而引起疾病的原因。"[26]44

《中医基础理论》(印会河):"病因:破坏人体相对平衡状态而引起疾病的原因就是病

因。"[27]93

《中医基础理论》(孙广仁):"病因:凡能导致疾病发生的原因,即使病因。"[24]217

《WHO 西太平洋地区传统医学名词术语国际标准》:"病因:cause of disease:pathogenic factor。"[28]39

《中医大辞典》:"病因:指导致人体发生疾病的原因。古代中医病因学说主要有三因学说,即由陈言提出的关于病因分类的学说,六淫为外因;饮食所伤、劳倦过度、外伤、虫兽伤、溺水等为不内外因。现代中医病因学主要将病因分为两类,即七情过极、劳倦损伤等能导致气机紊乱,脏腑受损的病因称为病因;将风、寒、暑、湿、燥、火六淫病邪和各种疫疠病邪统属外感病因;跌仆、虫兽伤、烧伤、冻伤等称为外伤病因。"[29]1468

《中医学》:"病因:泛指引起人体发生疾病的原因,又称'致病因素''病邪''病原'等。"[30]54

《中医基础理论》(李德新):"病因理论,是中医学理论体系中的重要组成部分。它以研究和阐述各种病邪的概念、形成、性质,对人体结构和功能的主要影响和致病特点的等为主要目的。"[22]520

 参考文献

[1] 未著撰人.素问[M].何文彬,谭一松校注.北京:中国医药科技出版社,1998:323,223.

[2] 未著撰人.灵枢[M].何文彬,谭一松校注.北京:中国医药科技出版社,1998:171.

[3] 张仲景.金匮要略方论[M].刘世恩点校.张仲景全书.北京:中医古籍出版社,2007:1226.

[4] [晋]王叔和.脉经[M].北京:科学技术文献出版社,1996:60.

[5] [宋]陈无择.三因极一病证方论[M].北京:中国中医药出版社,2007:22.

[6] [宋]杨士瀛.仁斋直指方论[M].盛维忠,王致谱,傅芳,等校注.福州:福建科学技术出版社,1989:264.

[7] [元]朱丹溪.丹溪心法[M].鲁兆麟,等点校.沈阳:辽宁科学技术出版社,1997:49.

[8] [明]徐彦纯.本草发挥[M].宋咏梅,李军伟校注.北京:中国中医药出版社,2015:85.

[9] [明]朱橚.普济方[M].北京:人民卫生出版社,

1959：63，71，746.

[10] ［明］徐春甫.古今医统大全[M]北京：人民卫生出版社，1991：215，508.

[11] ［明］张介宾.类经[M].太原：山西科学技术出版社，2013：112，175，351.

[12] ［明］李时珍.本草纲目[M].太原：山西科学技术出版社，2014：361，431.

[13] ［明］吴昆.医方考[M].洪青山校注，北京：中国中医药出版社，1998：280.

[14] ［明］吴有性.温疫论[M].北京：人民卫生出版社，1990：100.

[15] ［清］潘辑.医灯继焰[M].北京：人民卫生出版社，1988：279.

[16] ［清］张志聪.黄帝内经素问集注[M].王宏利，吕凌校注.北京：中国医药科技出版社，2014：126.

[17] ［清］罗美.古今名医方论[M].南京：江苏科学技术出版社，1983：133.

[18] ［清］吴谦.医宗金鉴[M].刘国正点校.中医古籍出版社，1995：44.

[19] ［清］俞根初.重订通俗伤寒论[M].北京：中医古籍出版社，2002：579.

[20] 南京中医学院.中医学概论[M].北京：民卫生出版社，1958：121.

[21] 李振吉.中医药常用名词术语辞典[M].北京：中国中医药出版社，2001：323.

[22] 李德新.中医基础理论[M].北京：人民卫生出版社，2011：520.

[23] 王新华.中医基础理论[M].人民卫生出版社，2001：450.

[24] 孙广仁.中医基础理论[M].北京：中国中医药出版社，2007：217.

[25] 宋一伦，杨学智.基础理论与疾病[M]//曹洪欣，刘保延.中国中医药学术语集成.北京：中医古籍出版社，2005：249.

[26] 中华人民共和国国家质量监督检验检疫总局，中国国家标准化管理委员会.中医基础理论术语（GB/T 20348—2006)[M].北京：中国标准出版社，2006：44.

[27] 印会河.中医基础理论[M].2版.北京：人民卫生出版社，2006：93.

[28] 世界卫生组织（西太平洋地区）.WHO西太平洋地区传统医学名词术语国际标准[M].北京：北京大学医学出版社，2009：39.

[29] 李经纬，余瀛鳌，蔡景峰，等.中医大辞典[M].2版.北京：人民卫生出版社，2010：1468.

[30] 李家邦.中医学[M].北京：人民卫生出版社，2010：54.

[31] 中医药学名词审定委员会.中医药学名词2004[M].北京：科学出版社，2005：37.

（唐学敏）

1 · 131

病机学说

bìng jī xué shuō

一、规范名

【汉文名】病机学说。

【英文名】theory of pathogenesis.

【注释】研究和探讨疾病发生、发展、变化机理的学说。

二、定名依据

"病机学说"作为研究和探讨疾病发生、发展、变化机制的学说的相关描述首见于《内经》，之后历代医家对不同疾病的发生、发展及变化机制具有论述。

病机学说一词，及现代始见到，我国目前已出版国标《中医基础理论术语》将研究和探讨疾病发生、发展、变化机制的理论命名为"病机学说"，《中国医学百科全书·中医学》《中医药常用名词术语辞典》《中国中医药学术语集成·基础理论与疾病》《WHO西太平洋地区传统医学名词术语国际标准》《中医大辞典》等均以"病机学说"为规范名。这说明在临床实践中用"病机学说"用为正名已达成共识。

我国2005年出版的由全国科学技术名词审定委员会审定公布的《中医药学名词》已以"病机学说"作为规范名，所以"病机学说"作为规范名也符合术语定名的协调一致原则。

三、同义词

未见。

四、源流考释

病机学说作为研究和探讨疾病发生、发展、变化机制的学说的有关记载最早见于《内经》，如《素问·阴阳应象大论》曰："寒极生热，热极生寒，寒气生浊，热气生清。清气在下，则生飧泄；浊气在上，则生䐜胀。此阴阳反作，病之逆从也……阴胜则阳病，阳胜则阴病。阳胜则热，阴胜则寒。重寒则热，重热则寒。寒伤形，热伤气。气伤痛，形伤肿。故先痛而后肿者，气伤形也，先肿而后痛者，形伤气也……风胜则动，热胜则肿，燥胜则干，寒胜则浮，湿胜则濡泻。"[1]27从阴阳、寒热的消长和转化来探讨疾病的发生、发展及变化的机制。《素问·上古天真论》亦曰："精神内守，病安从来。"[1]1言精神情志因素对疾病的发生具有至关紧要的作用。《素问·评热病论》再曰："邪之所凑，其气必虚。"[1]195述正气存内，邪不可干，言正气不足是疾病发生、发展的根本原因。《素问·宣明五气》复曰："邪入于阳则狂，邪入于阴则痹；搏阳则为癫，搏阴则为瘖；阳入之阴则静，阴出之阳则怒。"[1]146释疾病的发生与素体体质有密切的关系。《素问·玉机真脏论》："其气来实而强，此谓太过，病在外；其气来不实而微，此谓不及，病在中。"[1]113《素问·通评虚实论》："邪气盛则实，精气夺则虚。"[1]170《素问·调经论》："气之所并为血虚，血之所并为气虚。实指邪气盛，虚指正气衰。概括说来，有正虚而邪实者，有邪实而正不虚者，有正虚而无实邪者，有正不虚而邪不实者。"[1]322从邪正、气血、虚实抗争、演变解疾病的发生、发展、变化机制。尤其所言病机十九条，《素问·至真要大论》："帝曰：愿闻病机何如？岐伯曰：诸风掉眩，皆属于肝；诸寒收引，皆属于肾……诸暴强直，皆属于风……暴注下迫，

皆属于热……审察病机，无失其宜……谨守病机，各司其属……从外之内……从内之外而盛于外……从外之内而盛于内……中外不相及。"[1]482该论述是疾病发生发展机理最早的、最全面的描述，后世的六气病机、六经病机、经络病机、脏腑病机、气血病机、精神病机、津液病机、痰饮病机、温病卫气营血病机与三焦病机理论皆滥觞于此。

汉代张仲景《伤寒论》开创了六经辨证体系，《伤寒杂病论·辨太阳病脉证并治》："太阳之为病，头项强痛而恶寒。"[2]3《伤寒杂病论·辨少阳病脉证并治》："少阳之为病，口苦咽干目眩也。"[2]126《伤寒杂病论·辨阳明病脉证并治》："阳明之为病，胃家实是也。"[2]93《伤寒杂病论·辨太阴病脉证并治》："太阴之为病，腹满而吐，食不下，自利益甚，时腹自痛。若下之，必胸下结硬。"[2]129《伤寒杂病论·辨少阴病脉证并治》："少阴之为病，脉微细，但欲寐也。"[2]133《伤寒杂病论·辨厥阴病脉证并治》："厥阴之为病，消渴，气上撞心。心中疼热，饥而不欲食，食则吐蛔，下之利不止。"[2]151张仲景在《内经》的基础上，结合临床实践，精辟地阐述了外感伤寒病证六经病机变化与其传变、转归规律，以补《素问》六经病机之不足，突出了病机学说与临床应用之结合。

隋代巢元方的《诸病源候论·中风候》卷一："中风者，风气中于人也。风是四时之气，分布八方，主长养万物。从其乡来者，人中少死病；不从其乡来者，人中多死病。其为病者，藏于皮肤之间，内不得通，外不得泄。其入经脉，行于五脏者，各随脏腑而生病焉。"[3]1详述了中风病的病机变化，《诸病源候论》尽管没有提到"病机学说"一词，对1729种病候的发生、发展、变化机制及其临床证候作了阐述，成为我国历史上最早的病因病机学著作。

金元时期，百家争鸣，金元四大家对不同疾病发生、发展、变化机制的学说进行了探讨，为病机学说的发展作出了巨大的贡献。如金代刘

完素提出"六气皆从火化"，《素问玄机原病式·六气为病》："火类……脏腑经络不必本气兴衰而能为其病，六气互相干而病也。"[4]15 元代朱丹溪提出"阳常有余阴不足"，《格致余论·阳有余阴不足论》："人受天地之气以生，天之阳气为气，地之阴气为血。故气常有余，血常不足。"[5]1 《丹溪心法·丹溪翁传》："然有阴虚火动，或阴阳两虚，湿热自盛者，又当消息而用之。"[6]119 阐释了阳有余而阴不足和湿热相火等病机。金李东垣提出内伤脾胃，百病由生，《脾胃论》卷上曰："故夫饮食失节，寒温不适，脾胃乃伤。此因喜怒忧恐，损耗元气，资助心火。火与元气不两立，火胜则乘其土位，此所以病也。脾胃一伤，五乱互作，其始病遍身壮热，头痛目眩，肢体沉重，四肢不收，怠惰嗜卧，为热所伤，元气不能运用，故四肢困怠如此。"[7]1 元张从正提出了"邪气"治病的病机，在《儒门事亲》卷一："痹病以湿热为源，风寒为兼，三气合而为痹。"[8]9 论述了"邪气"致病的病机。

"病机学说"一词始见于现代，如《中国医学百科全书·中医学》："病机学：探讨疾病发生、发展和结局的基本规律的学说称为病机学。"[9]502《中医大辞典》："病机学说：指研究和探讨疾病发生、发展、变化的机制的理论。"[10]261《中医药常用名词术语辞典》描述："病机学说：研究和探讨疾病发生、发展与变化基本规律的学说。"[11]324 国标《中医基础理论术语》："病机学说……疾病发生、发展、变化的机制的理论。"[12]52《中医药学名词》[13]42《WHO 西太平洋地区传统医学名词术语国际标准》[14]46 均以"病机学说"作为规范名。

综上所述，病机学说奠基于《内经》，历代医家对病机的变化规律有所发展。我国 2005 年出版的由中医药学名词审定委员会审定公布的《中医药学名词》释义"研究和探讨疾病发生、发展、变化机制的学说"[13]42，该释义客观、准确地表达了"病机学说"的科学内涵和本质属性，因而应以"病机学说"为规范名。

五、文献辑录

《素问·阴阳应象大论》："寒极生热，热极生寒，寒气生浊，热气生清。清气在下，则生飧泄；浊气在上，则生䐜胀。此阴阳反作，病之逆从也……阴胜则阳病，阳胜则阴病。阳胜则热，阴胜则寒。重寒则热，重热则寒。寒伤形，热伤气。气伤痛，形伤肿。故先痛而后肿者，气伤形也，先肿而后痛者，形伤气也……风胜则动，热胜则肿，燥胜则干，寒胜则浮，湿胜则濡泻。"[1]27

"上古天真论"："精神内守，病安从来。"[1]1

"玉机真脏论"："其气来实而强，此谓太过，病在外；其气来不实而微，此谓不及，病在中。"[1]113

"宣明五气"："邪入于阳则狂，邪入于阴则痹；搏阳则为癫，搏阴则为瘖；阳入之阴则静，阴出之阳则怒。"[1]146

"通评虚实论"："邪气盛则实，精气夺则虚。"[1]170

"评热病论"："邪之所凑，其气必虚。"[1]195

"调经论"："气之所并为血虚，血之所并为气虚。实指邪气盛，虚指正气衰。概括说来，有正虚而邪实者，有邪实而正不虚者，有正虚而无实邪者，有正不虚而邪不实者。"[1]322

"至真要大论"："帝曰：愿闻病机何如？岐伯曰：诸风掉眩，皆属于肝；诸寒收引，皆属于肾；诸气膹郁，皆属于肺；诸湿肿满，皆属于脾；诸热瞀瘛，皆属于火；诸痛痒疮，皆属于心；诸厥固泄，皆属于下；诸痿喘呕，皆属于上，诸禁鼓栗。如丧神守，皆属于火；诸痉项强，皆属于湿；诸逆冲上，皆属于火；诸胀腹大，皆属于热；诸燥狂越，皆属于火；诸暴强直，皆属于风；诸病有声，鼓之如鼓，皆属于热；诸病胕肿，疼酸惊骇，皆属于火；诸转反戾，水液浑浊，皆属于热；诸病水液，澄彻清冷，皆属于寒，诸呕吐酸，暴注下迫，皆属于热……审察病机，无失其宜……谨守病机，各司其属……从外之内……从内之外而盛于外……从外之内而盛于内……中外不相及。"[1]482

《伤寒杂病论·辨太阳病脉证并治》:"太阳之为病,头项强痛而恶寒。"[2]3

"辨阳明病脉证并治":"阳明之为病,胃家实是也。"[2]93

"辨少阳病脉证并治":"少阳之为病,口苦咽干目眩也。"[2]126

"辨太阴病脉证并治":"太阴之为病,腹满而吐,食不下,自利益甚,时腹自痛。若下之,必胸下结硬。"[2]129

"辨少阴病脉证并治":"少阴之为病,脉微细,但欲寐也。"[2]133

"辨厥阴病脉证并治":"厥阴之为病,消渴,气上撞心。心中疼热,饥而不欲食,食则吐蛕,下之利不止。"[2]151

《诸病源候论·中风候》:"中风者,风气中于人也。风是四时之气,分布八方,主长养万物。从其乡来者,人中少死病;不从其乡来者,人中多死病。其为病者,藏于皮肤之间,内不得通,外不得泄。其入经脉,行于五脏者,各随脏腑而生病焉。"[3]1

《素问玄机原病式·火类》:"脏腑经络不必本气兴衰而能为其病,六气互相干而病也。"[4]15

《丹溪心法·丹溪翁传》:"然有阴虚火动,或阴阳两虚,湿热自盛者,又当消息而用之。"[5]119

《脾胃论·脾胃虚实传变论》:"故夫饮食失节,寒温不适,脾胃乃伤。此因喜怒忧恐,损耗元气,资助心火。火与元气不两立,火胜则乘其土位,此所以病也。"[7]1

《儒门事亲·指风痹痿厥近世差玄说二》:"痹病以湿热为源,风寒为兼,三气合而为痹。奈何治此者,不问经络,不分脏腑,不辨表里,便作寒湿香港脚,乌之附之,乳之没之,种种燥热攻之;中脘灸之,脐下烧之,三里火之,蒸之熨之,汤之炕之。以至便旋涩滞,前后俱闭,虚燥转甚,肌肤日削,食饮不入,邪气外侵,虽遇扁、

华,亦难措手。若此者何哉? 胸膈间有寒痰之故也。"[8]9

《格致余论·阳有余阴不足论》:"人受天地之气以生,天之阳气为气,地之阴气为血。故气常有余,血常不足。"[5]1

《中国医学百科全书·中医学》:"病机学:探讨疾病发生、发展和结局的基本规律的学说称为病机学。"[9]502

《中医药常用名词术语辞典》:"病机学说:研究和探讨疾病发生、发展与变化基本规律的学说。病机,出《素问·至真要大论》。疾病发生、发展、变化的机理。包括病因、病性、病位、病势、脏腑气血虚实变化及其机制。主要包括以下几方面的内容:① 基本病机:有邪正盛衰、阴阳失调、气血失常以及津液代谢失常等。② 系统病机:脏腑病机、经络病机、形体病机、官窍病机和外感热病病机等。③ 症状发生机理。详见各条。"[11]324

《中医药学名词》:"病机学说:研究和探讨疾病发生、发展、变化机理的学说。"[13]42

《中医基础理论术语》:"病机学说……疾病发生、发展、变化的机制的理论。"[12]52

《WHO 西太平洋地区传统医学名词术语国际标准》:"theory of mechanism of disease……病机学说……the theory that deals with the mechanism by which disease arises and develops."[14]46

《中医大辞典》"病机学说:指研究和探讨疾病发生、发展、变化的机制的理论。"[10]261

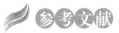 参考文献

[1] 未著撰人.素问[M].何文彬,谭一松校注.北京:中国医药科技出版社,1998:1,27,113,146,170,195,322,482.
[2] 张仲景.伤寒杂病论[M].柳术军编译.北京:中医古籍出版社,2003:3,93,126,129,133,151.
[3] [隋]巢元方.诸病源候论[M].沈阳:辽宁科学技术出版社,1997:1.
[4] [金]刘完素.素问玄机原病式[M].石学文点校.沈阳:辽宁科学技术出版社,1997:15.

［5］［元］朱丹溪.格致余论［M］.石学文点校.沈阳：辽宁
　　　科学技术出版社，1997：1.

［6］［元］朱丹溪.丹溪心法［M］.鲁兆麟，等点校.沈阳：
　　　辽宁科学技术出版社，1997：119.

［7］［金］李杲.脾胃论［M］.彭建中点校.沈阳：辽宁科学
　　　技术出版社，1997：1.

［8］［金］张从正.儒门事亲［M］.天津：天津科学技术出
　　　版社，1999：9.

［9］《中医学》编辑委员会.中医学［M］//钱信忠.中国医
　　　学百科全书.上海：上海科学技术出版社，1997：502.

［10］李经纬，余瀛鳌，蔡景峰，等.中医大辞典［M］.2 版.
　　　北京：人民卫生出版社，2010：261.

［11］李振吉.中医药常用名词术语辞典［M］.北京：中国

中医药出版社，2001：324.

［12］中华人民共和国国家质量监督检验检疫总局，中国国
　　　家标准化管理委员会.中医基础理论术语（GB/T
　　　20348—2006）［M］.北京：中国标准出版社，2006：52.

［13］中医药学名词审定委员会.中医药学名词［M］.北京：
　　　科学出版社，2005：42.

［14］世界卫生组织（西太平洋地区）.WHO 西太平洋地区
　　　传统医学名词术语国际标准［M］.北京：北京大学医
　　　学出版社，2009：46.

（唐学敏　魏小萌）

1 · 132

病因学说

bìng yīn xué shuō

一、规范名

【汉文名】病因学说。

【英文名】etiology。

【注释】研究病因的分类及各种病因的性质、致病特点、致病途径的理论。

二、定名依据

《左传》对疾病发生的原因及其致病特点已有所论述。《内经》尽管没有提到"病因学说"一词，但对于病因的分类及各种致病因素的性质、致病特点有了进一步的阐释。宋代陈言《三因极一病证方论》则明确提出了三因学说。南京中医药大学主编的《中医学概论》明确提出"病因学说"一词。

我国目前已出版的国标《中医基础理论术语》以病因学说作为研究病因的分类及各种病因的性质、致病特点、致病途径的理论的规范名。高等中医药院校教材《中医基础理论》及现代有代表性的辞书类著作如《中医药常用名词术语辞典》《中医大辞典》也以"病因学说"作为规范名记载。这说明在临床实践中用"病因学说"用为正名已达成共识。

我国 2005 年出版的由全国科学技术名词审定委员会审定公布的《中医药学名词》已以"病因学说"作为规范名，所以"病因学说"作为规范名也符合术语定名的协调一致原则。

三、同义词

未见。

四、源流考释

病因学说作为研究病因的分类及各种病因的性质、致病特点、致病途径的理论，其相关记载始见于《左传》，《左传·昭公元年》曰："淫生六疾……阴淫寒疾，阳淫热疾，风淫末疾，雨淫腹疾，晦淫惑疾，明淫心疾。"[1]272 阴、阳、风、雨、晦、明是致病因素，且不同的病因导致不同的疾病。

《内经》对于病因的分类及各种病因的性质、致病特点、致病途径有了进一步的阐释。《内经》论病因分类有两种，一是阴阳两分法，如《素问·调经论》述："夫邪之生也，或生于阴，或生于阳。其生于阳者，得之风雨寒暑；其生于阴

者,得之饮食居处,阴阳喜怒"。[2]323 二是上下中外三分法,如《灵枢·百病始生》曰:"夫百病之始生也,皆于风雨寒暑,清湿喜怒,喜怒不节则伤脏,风雨则伤上,清湿则伤下。三部之气所伤异类,愿闻其会,岐伯曰:三部之气各不同或起于阴或起于阳请言其方,喜怒不节则伤脏,脏伤则病起于阴也,清湿袭虚,则病起于下,风雨袭虚,则病起于上,是谓三部,至于其淫泆,不可胜数。"[3]306 可以认为这就是后世三因说之滥觞。另外,《内经》还具体论述了相关病因的致病特点,如《素问·阴阳应象大论》载:"人有五脏化五气,以生喜怒悲忧恐。故喜怒伤气,寒暑伤形,暴怒伤阴,暴喜伤阳。厥气上行,满脉去形,喜怒不节,寒暑过度,生乃不固。"[2]28《素问·举痛论》曰:"怒则气上,喜则气缓,悲则气消,恐则气下,寒则气收,炅则气泄,惊则气乱,劳则气耗,思则气结。"[2]223 论述情志因素会导致气机逆乱而发病。

汉末张仲景《金匮要略》提出发病的三途径说:"千般疢难,不越三条;一者,经络受邪,入于脏腑,为内所因也;二者,四肢九窍,血脉相传,壅塞不通,为外皮肤所中也;三者,房室、金刃、虫兽所伤。"[4]1226 说明至汉代中医病因学说体系已经形成,并为后世陈无择的"三因学说"奠定了基础。

宋陈无择《三因极一病证方论》提出三因学说:"中伤寒、暑、风、湿、瘟疫、时气,皆外所因;脏腑虚实,五劳六极,皆内所因;其如金疮踒折,虎狼毒虫,涉不内外。更有三因备具,各有其名。所谓名不正则言不顺,言不顺则事不成,学不可不备。"[5]15 将各种致病因素归结为内因、外因和不内外因,统称"三因","三因学说"为后世"病因学说"之肇始。

"病因学说"一词始见于现代,南京中医学院医学院主编的《中医学概论》曰:"中医学对病因学说,是根据发病因素来加以分类的,如《素问》说:'夫邪之生也,或生于阴,或生于阳。其生于阳者,得之风雨寒暑;其生于阴着,得之饮

食居处,阴阳喜怒。'('调经论')所谓'邪'便是指致病因素,也就是风雨寒暑的失常和饮食起居喜怒的不节。"[6]121 李振吉《中医药常用名词术语辞典》曰:病因学说是"研究病因分类和各种病因的性质、致病途径、致病特点的学说。中医的病因学说,是在整体观念和辩证法思想指导下形成的。除直接研究致病因素与疾病的因果关系外,还采用了类比法、以表知里法以及正邪相对、微甚相对、奇恒相对、阴阳相对的辩证法,对病人的表现进行全面研究,从而探求病因。"[7]324 李德新《中医基础理论》:"病因理论,是中医学理论体系中的重要组成部分。它以研究和阐述各种病邪的概念、形成、性质,对人体结构和功能的主要影响和致病特点的等为主要目的。中医学中的病因学说起源很早,远在春秋时代的秦国名医医和就提出:'阴、阳、风、雨、晦、明'为引起疾病的'六气'。"[8]520《中医基础理论》(王新华)[9]450、《中医基础理论术语》[10]44《中医基础理论》(孙广仁)[11]217、《WHO西太平洋地区传统医学名词术语国际标准》[12]39《中医大辞典》[13]1469《中医药学名词2004》[14]37 均认为病因学说是"研究病因的分类及各种病因的性质、致病特点、致病途径的理论"。病因学说一词为中医界所熟知并形成共识而得以广泛应用,因此将研究病因的分类及各种病因的性质、致病特点、致病途径的理论定名为病因学说,在现代中医界已是约定俗成的事。

我国2005年出版的由中医药学名词审定委员会审定公布的《中医药学名词》释义:"病因学说:研究病因的分类及各种病因的性质、致病特点、致病途径的理论。"[14]37 该释义客观、准确地表达了"病因学说"的科学内涵和本质属性,因而应以"病因学说"作为规范名。

五、文献辑录

《左传·昭公元年》:"淫生六疾……阴淫寒疾,阳淫热疾,风淫末疾,雨淫腹疾,晦淫惑疾,明淫心疾。"[1]272

《灵枢·百病始生》:"夫百病之始生也,皆于风雨寒暑,清湿喜怒,喜怒不节则伤脏,风雨则伤上,清湿则伤下。三部之气所伤异类,愿闻其会,岐伯曰:三部之气各不同,或起于阴,或起于阳,请言其方。喜怒不节则伤脏,脏伤则病起于阴也,清湿袭虚,则病起于下,风雨袭虚,则病起于上,是谓三部,至于其淫泆,不可胜数。"[3]306

《素问·阴阳应象大论》:"人有五脏化五气,以生喜怒悲忧恐。故喜怒伤气,寒暑伤形,暴怒伤阴,暴喜伤阳。厥气上行,满脉去形,喜怒不节,寒暑过度,生乃不固。"[2]28

"举痛论":"怒则气上,喜则气缓,悲则气消,恐则气下,寒则气收,炅则气泄,惊则气乱,劳则气耗,思则气结。"[2]223

"上古天真论":"精神内守,病安从来。"[2]1

"调经论":"夫邪之生也,或生于阴,或生于阳。其生于阳者,得之风雨寒暑;其生于阴者,得之饮食居处,阴阳喜怒。"[2]323

"至真要大论":"夫百病之生也,皆生于风寒暑湿燥火,以之化之变也。"[2]473

《金匮要略》:"千般疢难,不越三条;一者,经络受邪,入于脏腑,为内所因也;二者,四肢九窍,血脉相传,壅塞不通,为外皮肤所中也;三者,房室、金刃、虫兽所伤。"[4]1226

《三因极一病证方论》卷二:"中伤寒、暑、风、湿、瘟疫、时气,皆外所因;脏腑虚实,五劳六极,皆内所因;其如金疮踒折,虎狼毒虫,涉不内外。更有三因备具,各有其名。所谓名不正则言不顺,言不顺则事不成,学不可不备。"[5]15

《中医学概论》:"中医学对病因学说,是根据发病因素来加以分类的,如《素问》说:'夫邪之生也,或生于阴,或生于阳。其生于阳者,得之风雨寒暑;其生于阴着,得之饮食居处,阴阳喜怒。'(调经论)所谓'邪'便是指致病因素,也就是风雨寒暑的失常和饮食起居喜怒的不节。"[6]121

《中医药常用名词术语辞典》:"病因学说:中医基础理论。研究病因分类和各种病因的性质、致病途径、致病特点的学说。中医的病因学说,是在整体观念和辩证法思想指导下形成的。除直接研究致病因素与疾病的因果关系外,还采用了类比法、以表知里法以及正邪相对、微甚相对、奇恒相对、阴阳相对的辩证法,对病人的表现进行全面研究,从而探求病因。"[7]324

《中医基础理论》(李德新):"病因理论,是中医学理论体系中的重要组成部分。它以研究和阐述各种病邪的概念、形成、性质,对人体结构和功能的主要影响和致病特点的等为主要目的。中医学中的病因学说起源很早,远在春秋时代的秦国名医医和就提出'阴、阳、风、雨、晦、明'为引起疾病的'六气'。他说:'六气,曰阴、阳、风、雨、晦、明也。分为四时,序为五节,过则为灾。阴淫寒疾,阳淫热疾,风淫末疾,雨淫腹疾,晦淫惑疾,明淫心疾。'"[8]520

《中医基础理论》(王新华):"中医学中的病因学说起源很早。"[9]450

《中医药学名词》:"病因学说:研究病因的分类及各种病因的性质、致病特点、致病途径的理论。"[14]37

《中医基础理论术语》:"病因学说:研究病因分类和各种病因的性质、致病途径、致病特点以及致病途径的理论。"[10]44

《中医基础理论》(孙广仁):"病因学说:是研究各种致病因素的概念、形成、性质、致病特点及其所致病证临床表现的理论,是中医学理论体系的重要组成部分。"[11]217

《WHO西太平洋地区传统医学名词术语国际标准》:"theory of causes of disease 病因学说 the theory dealing with the classification of pathogenic factors and their properties, and pathogenic characteristics and processes, the same as etiology."[12]39

《中医大辞典》:"病因学说:研究病因的分类及各种病因的性质、致病特点、致病途径的理论。"[13]1469

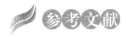
参考文献

[1] [春秋]左丘明.左传[M].蒋冀骋标点.长沙：岳麓书社,1988：272.

[2] 未著撰人.素问[M].何文彬,谭一松校注.北京：中国医药科技出版社,1998：1,28,223,323,473.

[3] 未著撰人.灵枢经[M].何文彬,谭一松校注.北京：中国医药科技出版社,1998：306.

[4] [汉]张仲景.金匮要略[M]//刘世恩点校.张仲景全书.北京：中医古籍出版社,2007：1226.

[5] [宋]陈无择.三因极一病证方论[M].北京：人民卫生出版社,1957：15.

[6] 南京医学院.中医学概论[M].北京：人民卫生出版社,1958：121.

[7] 李振吉.中医药常用名词术语辞典[M].北京：中国中医药出版社,2001：324.

[8] 李德新.中医基础理论[M].北京：人民卫生出版社,2001：520.

[9] 王新华.中医基础理论.北京：人民卫生出版社,2001：450.

[10] 中华人民共和国国家质量监督检验检疫总局,中国国家标准化管理委员会.中医基础理论术语（GB/T 20348—2006）[M].北京：中国标准出版社,2006：44.

[11] 孙广仁.中医基础理论[M].北京：中国中医药出版社,2007：217.

[12] 世界卫生组织（西太平洋地区）.WHO西太平洋地区传统医学名词术语国际标准[M].北京：北京大学医学出版社,2009：39.

[13] 李经纬,余瀛鳌,蔡景峰,等.中医大辞典[M].2版.北京：人民卫生出版社,2010：1469.

[14] 中医药学名词审定委员会.中医药学名词2004[M].北京：科学出版社,2005：37.

（唐学敏　魏小萌）

1·133

浮 络

fú luò

一、规范名

【汉文名】浮络。

【英文名】superficial collaterals。

【注释】循行于人体浅表部位且常浮现的络脉。

二、定名依据

"浮络"作为浮现于体表络脉的术语名称，最早见于春秋战国至秦汉时代的《内经》，浮络在古今文献中未见别名。

自《内经》提出"浮络"之名，其后历代的著作多有沿用，如唐代《黄帝内经太素》，宋代《圣济总录》，明代《医学纲目》《普济方·针灸》《玉机微义》《针灸大成》，清代《素问经注节解》《黄帝内经素问直解》《医经原旨》《素问悬解》等。这些著作均为历代的重要著作，对后世有较大影响，所以"浮络"作为规范名便于达成共识，符合术语定名的约定俗成原则。

现代相关著作，如《中医基础理论》、国标《中医基础理论术语》等，以及辞书类著作《中医辞海》《中医药常用名词术语辞典》《中医大辞典》和《中国中医药学术语集成·基础理论与疾病》等均以"浮络"作为规范名，《中国中医药学主题词表》也以"浮络"作为正式主题词，这些均说明"浮络"作为规范名已成为共识。

我国2005年出版的由全国科学技术名词审定委员会审定公布的《中医药学名词》已以"浮络"作为规范名，所以"浮络"作为规范名也符合术语定名的协调一致原则。

三、同义词

未见。

581

四、源流考释

浮络之名最早见于《内经》，如《黄帝内经素问·皮部论》曰："欲知皮部以经脉为纪者，诸经皆然。阳明之阳，名曰害蜚，上下同法，视其部中有浮络者，皆阳明之络也。其色多青则痛，多黑则痹，黄赤则热，多白则寒，五色皆见，则寒热也。络盛则入客于经。阳主外，阴主内。少阳之阳，名曰枢持，上下同法……太阳之阳，名曰关枢……少阴之阴，名曰枢儒……心主之阴，名曰害肩……太阴之阴，名曰关蛰，上下同法……络盛则入客于经。"[1]85 该篇所论主旨为皮部，六经皮部各有名称，如"阳明之阳，名曰害蜚""少阳之阳，名曰枢持""太阳之阳，名曰关枢""少阴之阴，名曰枢儒""心主之阴，名曰害肩""太阴之阴，名曰关蛰"，并举出阳明络见不同颜色，其主病亦有不同。而此篇出现的浮络与体表肤腠有着密切的关系，浮络位于皮部之中，从"浮"的字义来看，浮络指的应是浮现于体表的络脉。

唐代，杨上善的《黄帝内经太素》将"浮络"作为正名沿用，如该书卷九曰："阳明之阳，名曰害蜚，上下同法……视其部中有浮络者，皆阳明之络也（浮，谓大小络见于皮者也）。其色多青则痛，多黑则痹（络脉俱有五色，然众络以色偏多者候其别病。邪客分肉之间，迫肉初痛，故络青也。久留为冷为热，或为不仁以成于痹，故络青深为胎黑也）。"[2]118 对《内经》之"浮络"相关内容进行注释。杨上善将孙络解释为小络，大络指十五络。据此，"浮络"是特指孙络、大络浮现于体表或能够在皮肤被诊察到的部分，与本术语概念相似。

宋代，《圣济总录》以"浮络"为正名记载，如该书提出根据病位的浅深、分布，给予不同的治法，对于病邪在"浮络"者，当"取其浮络之血"的治法，该书卷一百九十一曰："观病所在，或浅或深，若在皮毛，若在血脉，是动者治其气，所生病者治其血。在浮络者取其浮络之血，在筋者以

燔针劫刺之。"[3]3123

明代，大多著作以"浮络"为正名记载，如《医学纲目》[4]617《普济方·针灸》[5]24《玉机微义》[6]31《黄帝内经素问注证发微》[7]342《针灸大成》[8]78《类经》[9]279 等，其中《玉机微义》卷五曰："世人多以泻痢之青白黑三色为寒，黄赤二色为热……遇天气之热，则经络淖溢，故其色多黄赤，此盖因外气之寒热，而浮络相应而然。凡人之在冬月、炎天，与夫久坐远行，其面色相应亦皆然，非如痢色之出于脏腑，随内气所感而生也。"[6]31 阐明了"浮络"所主痢色与五脏、外界自然气候的区别，认为痢色多由五脏内热所引起；张介宾所著《类经》卷十五曰："夫三关乃阳明之浮络，原不足以候脏腑之气。且凡在小儿，无论病与不病，此脉皆紫白而兼乎青红，虽时有浓淡之异，而四色常不相离也。"[9]279 提出"三关乃阳明之浮络"，但"原不足以候脏腑之气"。马莳认为浮络指浮现于体表的络脉，孙络、大络亦可在皮肤被诊察到，浮络亦包括浮现于人体体表的孙络和大络，如《黄帝内经素问注证发微·皮部论》曰："然谓之曰浮络，则孙络、大络皆在其中。"[7]342

清代，大多著作采用"浮络"为正名记载，如《素问经注节解》[10]203《黄帝内经素问直解》[11]362《医经原旨》[12]158,159《素问悬解》[13]109 等。清代著作多是对《内经》关于"浮络"的注释及发挥，"浮络"的概念并无大的变化。

现代有关著作均沿用《内经》的记载以"浮络"作为规范名，如《中医药学名词》[14]31、国标《中医基础理论术语》[15]40《中医大辞典》[16]1496《中医辞海》[17]1149《中医药常用名词术语辞典》[18]330《中国中医药学主题词表》[19]252《中国中医药学术语集成·基础理论与疾病》[20]244《中医基础理论》[21]151 等。

总之，"浮络"之名最早见于《内经》，指循行于人体浅表部位且常浮现的络脉，其后著作大都将该词作为正名沿用，由于浮络浮现于肌肤体表，常可反映人体内部发生的疾病，对于诊断与治疗疾病具有重要意义，但其含

义并无太大变化。

五、文献辑录

《黄帝内经素问·皮部论》:"欲知皮部以经脉为纪者,诸经皆然。阳明之阳,名曰害蜚,上下同法,视其部中有浮络者,皆阳明之络也。其色多青则痛,多黑则痹,黄赤则热,多白则寒,五色皆见,则寒热也。络盛则入客于经。阳主外,阴主内。少阳之阳,名曰枢持,上下同法……太阳之阳,名曰关枢……少阴之阴,名曰枢儒……心主之阴,名曰害肩……太阴之阴,名曰关蛰,上下同法……络盛则入客于经。"[1]85

《黄帝内经太素》卷九:"阳明之阳,名曰害蜚,上下同法……视其部中有浮络者,皆阳明之络也(浮,谓大小络见于皮者也)。其色多青则痛,多黑则痹(络脉俱有五色,然众络以色偏多者候其别病。邪客分肉之间,迫肉初痛,故络青也。久留为冷为热,或为不仁以成于痹,故络青深为胎黑也)。"[2]118

《圣济总录》卷一百九十一:"论曰:凡用针当先明骨节,骨节既定,然后分别经络所在,度以身寸,以明孔穴,为施刺灸,观病所在,或浅或深,若在皮毛,若在血脉,是动者治其气,所生病者治其血。在浮络者取其浮络之血,在筋者以燔针劫刺之,有余则泻,不足则补,不盛不虚,以经取之,治之大体也,然人身骨节之数,三百六十有五,以应一期之日,骨节所在,大小长短,广狭厚薄。"[3]3123

《医学纲目》卷二十七:"皮肤〔《素》〕黄帝问曰:余闻皮有分部,脉有经纪,筋有结络,骨有度量,其所生病各异,别其分部,左右上下,阴阳所在,病之始终,愿闻其道。岐伯对曰:欲知皮部以经脉为记者,诸经皆然。阳明之阳,名曰害蜚,上下同法,视其部中有浮络者,皆阳明之络也,其色多青则痛,多黑则痹,黄赤则热,多白则寒,五色皆见,则寒热也。络盛则入客于经。阳主外,阴主内。"[4]617

《普济方·针灸》卷四百十:"经脉者,其气始

从中焦注手太阴阳明,阳明注足阳明太阴,太阴注手少阴太阳,太阳注足太阳少阴,少阴注手心主少阳,少阳注足少阳厥阴,厥阴复会于中焦,注手太阴,此荣气之序也……针阳者,卧针而刺之;针阴者,摄按气散而内针。兹其要妙。荣卫之外,有浮络者,有经筋者,又有别络者,其生病各不同,刺法亦宜有异焉。"[5]24

《玉机微义》卷五:"按:世人多以泻痢之青白黑三色为寒,黄赤二色为热……遇天气之热,则经络淖溢,故其色多黄赤,此盖因外气之寒热,而浮络相应而然。凡人之在冬月、炎天,与夫久坐远行,其面色相应亦皆然,非如痢色之出于脏腑,随内气所感而生也。"[6]31

《黄帝内经素问注证发微》卷七:"心经之络曰通里穴,肾经之络曰大钟穴,然谓之曰浮络,则孙络、大络皆在其中。"[7]342

《针灸大成》卷二:"《素问》云:络穴有一十五,于十二经中每经各有一络。外有三络:阳跷络,在足太阳经;阴跷络,在足少阴经;脾之大络,在足太阴经。此是十五络也;各有支殊之处,有积络、有浮络,故言络别支殊。"[8]78

《类经》卷十五:"夫三关乃阳明之浮络,原不足以候脏腑之气。且凡在小儿,无论病与不病,此脉皆紫白而兼乎青红,虽时有浓淡之异,而四色常不相离也。"[9]279

《素问经注节解》卷三:"黄帝问曰:余闻皮有分部,脉有经纪,筋有结络,骨有度量,其所生病各异……阳明之阳,名曰害蜚,上下同法,视其部中有浮络者,皆阳明之络也(上谓手阳明,下谓足阳明也。按:《灵枢经》曰:'脉之见者,皆络脉也。'盖脉行肉里,深不可见,其可见者,殆浮络之谓欤)。"[10]203

《黄帝内经素问直解》卷五:"五色具见者,谓之寒热(阴络应经,而随四时,则络亦有常色。所谓变无常者,若五色具见者,乃浮络之色,乍青乍黑,乍黄乍赤,变无经常,则非无病,故谓之寒热。寒热者,或寒或热,变无常也)。"[11]362

《医经原旨》卷三:"皮有分部,以经脉为

纪……（凡盛极者必损，故阳之盛也在阳明，阳之损也亦在阳明，是以阳明之阳，名曰'害蜚'）。上下同法，视其部中有浮络者，皆阳明之络也（上者，言手大肠经也；下者，言足胃经也。二经皆属阳明，故视察之法相同。凡其上下部中有浮络之见者，皆阳明之络也）。"[12]158,159

《素问悬解》卷四："阳明之阳，名曰害蜚，上下同法，视其部中有浮络者，皆阳明之络也。络盛则入客于经。阳主外，阴主内（阳明之阳络，名曰害蜚。上谓手阳明，下谓足阳明。同法，主病之法皆同也。视其部中有浮络者，是皆阳明之络也。络脉盛满，则入客于经。阳络主外，阴络主内）。"[13]109

《中医辞海》："浮络……基础理论名词。出《素问·皮部论》。指位于浅表部位的络脉。"[17]1149

《中医药常用名词术语辞典》："浮络……经络。出《灵枢·皮部论》。位于皮部的络脉。因为位浅如浮，故名。"[18]330

《中医大辞典》："浮络……指位于皮部的络脉。因为位浅如浮，故名。"[16]1496

《中医药学名词》："浮络……循行于人体浅表部位且常浮现的络脉。"[14]31

《中国中医药学术语集成·基础理论与疾病》："浮络……【定义】指位于浅表部位的络脉。"[20]244

《中医基础理论术语》："浮络……位于皮部的浅浮络脉。"[15]40

《中国中医药学主题词表》："浮络……属络脉……循行于人体浅表部位且常浮现的络脉。"[19]252

《中医基础理论》："浮络，是循行于人体浅表部位且常浮现的络脉。"[21]151

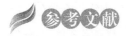

参考文献

[1] 未著撰人.黄帝内经素问[M].傅景华，陈心智点校.北京：中医古籍出版社，1997：85.

[2] [唐]杨上善.黄帝内经太素[M].北京：中医古籍出版社，2016：118.

[3] [宋]赵佶.圣济总录[M].北京：人民卫生出版社，1962：3123.

[4] [明]楼英.医学纲目[M].阿静，等校注.北京：中国中医药出版社，1996：617.

[5] [明]朱橚.普济方：第10册[M].北京：人民卫生出版社，1959：24.

[6] [明]徐彦纯.玉机微义[M].刘洋校注.北京：中国医药科技出版社，2011：31.

[7] [清]马莳.黄帝内经素问注证发微[M].孙国中，方向红点校.北京：学苑出版社，2003：342.

[8] [明]杨继洲.针灸大成[M].刘从明，等校点.北京：中医古籍出版社，1998：78.

[9] [明]张介宾.类经[M].范志霞校注.北京：中国医药科技出版社，2011：279.

[10] [清]姚止庵.素问经注节解[M].北京：人民卫生出版社，1963：203.

[11] [清]高士宗.黄帝内经素问直解[M].孙国中，方向红点校.北京：学苑出版社，2001：362.

[12] [清]薛雪.医经原旨[M].洪丕谟，姜玉珍点校.上海：上海中医学院出版社，1992：158,159.

[13] [清]黄元御.素问悬解[M]//麻瑞亭，等点校.黄元御医书十一种：上.北京：人民卫生出版社，1990：109.

[14] 中医药学名词审定委员会.中医药学名词[M].北京：科学出版社，2005：31.

[15] 中华人民共和国国家质量监督检验检疫总局，中国国家标准化管理委员会.中医基础理论术语（GB/T 20348—2006）[M].北京：中国标准出版社，2006：40.

[16] 李经纬，余瀛鳌，蔡景峰，等.中医大辞典[M].北京：人民卫生出版社，2004：1496.

[17] 袁钟，图娅，彭泽邦，等.中医辞海：中册[M].北京：中国医药科技出版社，1999：1149.

[18] 李振吉.中医药常用名词术语辞典[M].北京：中国中医药出版社，2001：330.

[19] 吴兰成.中国中医药学主题词表[M].北京：中医古籍出版社，2008：252.

[20] 宋一伦，杨学智.基础理论与疾病[M]//曹洪欣，刘保延.中国中医药学术语集成.北京：中医古籍出版社，2005：244.

[21] 孙广仁，郑洪新.中医基础理论[M].北京：中国中医药出版社，2012：151.

（陈玉飞）

营分

yíng fèn

一、规范名

【汉文名】营分。

【英文名】nutrient aspect。

【注释】温热病卫气营血辨证介于气分与血分之间者,热陷心包,心神被扰,并伤津动血的病理阶段。

二、定名依据

"营分"作为温热病由气分深入,热陷心包,心神被扰,并伤津动血的病理阶段之命名,始见于《温热论》。

《温热论》首次提出"营分"一词之后,《温热经纬》《时病论》《温热逢源》均趋之。这些均为对后世有较大的温病专著,所以"营分"作为规范名便于达成共识,符合术语定名的约定俗成原则。

我国目前已出版的标准用书《中医基础理论术语》以"营分"作为规范名。《WHO 西太平洋地区传统医学名词术语国际标准》亦以"营分"来命名。已广泛应用于中医药文献的标引和检索的《中国中医药学主题词表》也以"营分"作为正式主题词。普通高等教育国家级教材《中医基础理论》也以"营分"作为规范名。现代有代表性的辞书类著作如《中医大辞典》《中医辞海》《中医药常用名词术语辞典》等也以"营分"作为规范名记载,这说明在温病临床实践中用"营分"作为正名已达成共识。

我国 2005 年出版的由全国科学技术名词审定委员会审定公布的《中医药学名词》以"营分"作为规范名,所以"营分"作为规范名也符合术语定名的协调一致原则。

三、同义词

未见。

四、源流考释

营分的相关记载见于《内经》,《灵枢·营卫生会》曰:"人受气于谷,谷入于胃,以传于肺,五脏六腑,皆以受气,其清者为营,浊者为卫,营在脉中,卫在脉外。营气者,泌其津液,注之于脉,化以为血,以营四末,内注五脏六腑,以应刻数焉。"[1]131 此描述了饮食水谷入胃,化生气血营卫周流全身的过程,卫气司关阖,对机体有保护作用,此乃卫气营血运行变化的最早描述,为后世营卫气血辨证之肇始。《内经》尽管尚无"营分"的命名,但已有温热病发病及病机演变过程的记载,《素问·生气通天论》曰:"冬伤于寒,春必病温。"[2]28 此论冬伤于寒,至春变为温病。温,热之轻者也,热,温之重者也,故古人往往互称。《素问·刺热》又曰:"太阳之脉,色荣颧骨,热病也,荣未交,日今且得汗,待时而已;与厥阴脉争见者,死期不过三日,其热病内连肾。少阳之脉色也。少阳之脉,色荣颊前,热病也,荣未交,日今且得汗,待时而已;与少阴脉争见者,死期不过三。"[2]189 荣,营也,"荣未交"亦称"营未交",即温热病传变的一个重要阶段,可得汗而解,可理解气分与血分之间的病理阶段。《素问·热论》亦曰:"伤寒一日,巨阳受之,故头项痛、腰脊强;二日阳明受之,阳明主肉,其脉侠鼻络于目,故身热,目疼而鼻干,不得卧也;三日少阳受之,少阳主骨,其脉循胁络于耳,故胸胁痛而耳聋。三阳经络皆受其病,而未入于脏者,故可汗而已。四日太阴受之,太阴脉布胃中,络于嗌,故腹满而嗌干;五日少阴受之,少阴脉贯肾络于肺,系舌本,故口燥舌干而渴;六日厥阴受之,厥阴脉循阴器而络于肝.故烦满而囊缩。三阴三阳、五脏六腑皆受病,荣卫不行,五脏不通,则死矣。"[2]183 详细阐释了伤寒六经传变的过程,阳明经病证相当于温热病。

汉代张仲景《伤寒杂病论》曰:"太阳病发热而渴,不恶寒者,为温病。若发汗已,身灼热者,名曰风温。风温为病,脉阴阳俱浮,自汗出,身重,多眠睡,鼻息必鼾,语言难出。若被下者,小便不利,直视失溲,若被火者,微发黄色,剧则如惊痫,时时瘈瘲,若火熏之。一逆尚引日,再逆促命期。"[3]4 论太阳病,本冬伤于寒,故称太阳病。渴,阳明里症也,身热不恶寒,阳明外症也。伏气温病,发于阳明,故发热而渴不恶寒,此伤寒伏气,变为温病也,此病与中风不同,与伏气温病又不同,故名曰风温。

之后,明代之前医籍,大多沿袭《内经》的观点来阐释卫气营血的周流变化及热病的传变及预后判断。如宋代王怀隐《太平圣惠方》卷一曰:"凡人营卫之气与经脉,阴气为营,营者血也。营卫之气行阳二十五度,此即一日一夜营卫气行。"[4]2337 如宋代庞安时《伤寒总病论》卷六:"热病得汗,脉减躁,身和面赤,此为荣未交,待时自已,肝病待甲乙之列。"[5]264

明清时期,始见"营分"一词。但部分医家仍沿袭"荣未交"或"营未交"来探索温热病的发展演变过程,如明代杨继洲《针灸大成》[6]8、张介宾《类经》[7]459,清代张璐《伤寒绪论》[8]47、罗美《内经博议》[9]。而明代李时珍《本草纲目》卷十五首载营分一词:"故用麻黄、甘草同桂枝,引出营分之邪,达之肌表,佐以杏仁泄肺而利气。"[10]16《本草纲目》"营分"指卫气营血运行的部位或病位,后世医家亦沿用此说。如明代倪朱谟《本草汇言》[11]675,清代喻昌《尚论篇》[12]93、罗美《古今名医方论》[13]72、冯兆张《冯氏锦囊秘录》[14]289、**沈金鳌撰《杂病源流犀烛》**[15]451 等。然而此"营分"指的是卫气营血周流变化,由表入里,由浅入深的一个阶段,而非特指温热病。

晚清时期,疫病流行,"营分"作为温热病卫气营血辨证介于气分与血分之间者,热陷心包,心神被扰,并伤津动血的病理阶段的命名首见于清代叶天士《温热论》,如《温热论》:"营分受热,则血液受劫,心神不安,夜甚无寐,或斑点隐隐,即撤去气药。"[16]14 叶天士首开了温热病卫气营血辨证的大法,创立用卫分、气分、营分、血分四个层次作为辨证的依据,并指出温病的传变方式有顺传与逆传二种:顺传由卫而气而营而血,逐步传入;逆传由卫分直入营分。叶天士《临证指南医案》卷五:"继此调理之方,清营分,滋胃汁,始可瞻顾。"[17]262 言清营分热,须顾护胃气。之后医家多袭之,如清吴瑭《温病条辨》卷一曰:"血络受火邪逼迫,火极而内风生,俗名急惊,混与发散消导,死不旋踵,惟以清营汤清营分之热而保津液,使液充阳和,自然汗出而解,断断不可发汗也。"[18]37 述用清营汤清热保津液,断勿汗使津俞伤。清林珮琴《类证治裁》卷四:"六君子汤加鲜何首乌、炙鳖甲、当归、知母以清透营分,加姜、枣煎服,得痊。"[19]291 言以六君子汤加清营透气而治之。之后清代王孟英《温热经纬》[20]21、雷丰《时病论》[21]5、柳宝诒《温热逢源》[22]52 等都描述了"营分"阶段的病理特点,热陷心包,心神被扰,并伤津动血,需要清营透气,使邪转气分而解。

现代有关著作大部分以"营分"作为规范名,如《中医辞海》[23]1216《中医药常用名词术语辞典》[24]342《中医基础理论》(孙广仁)[25]279、《中医基础理论术语》[26]76《中国中医药学主题词表》[27]1226《WHO西太平洋地区传统医学名词术语国际标准》[28]39《中医大辞典》[29]1548、《中国中医药学术语集成·基础理论与疾病》[30]126《中医药学名词》[31]55 等,将营分作为规范名在现代中医界已是约定俗成的事。

总之,《本草纲目》言"营分"指病位,根据术语定名的单意性原则,我国2005年出版的由中医药学名词审定委员会审定公布的《中医药学名词》释义:"温热病介于气分与血分,热陷心包，心神被扰，并伤津动血的病理阶段。"[31]55 该释义准确地表达"营分"作为温病发展的一个严重阶段的科学内涵和本质属性，因而应以"营分"作为规范名。

五、文献辑录

《灵枢·营卫生会》："人受气于谷，谷入于胃，以传于肺，五脏六腑，皆以受气，其清者为营，浊者为卫，营在脉中，卫在脉外。营气者，泌其津液，注之于脉，化以为血，以营四末，内注五脏六腑，以应刻数焉。"[1]131

《素问·生气通天论》曰："冬伤于寒，春必温病。"[2]28

《素问·热论》曰："伤寒一日，巨阳受之，故头项痛、腰脊强。二日阳明受之，阳明主肉，其脉侠鼻络于目，故身热，目疼而鼻干，不得卧也。三日少阳受之，少阳主骨……其脉循胁络于耳，故胸胁痛而耳聋。三阳经络皆受其病，而未入于脏者，故可汗而已。四日太阴受之，太阴脉布胃中，络于嗌，故腹满而嗌干。五日少阴受之，少阴脉贯肾络于肺，系舌本，故口燥舌干而渴。六日厥阴受之，厥阴脉循阴器而络于肝，故烦满而囊缩。三阴三阳、五脏六腑皆受病，荣卫不行，五脏不通，则死矣。"[2]183

"刺热"："太阳之脉，色荣颧骨，热病也，荣未交，日今且得汗，待时而已；与厥阴脉争见者，死期不过三日，其热病内连肾。少阳之脉色也。少阳之脉，色荣颊前，热病也，荣未交，日今且得汗，待时而已；与少阴脉争见者，死期不过三。"[2]189

《伤寒杂病论》："太阳病发热而渴，不恶寒者，为温病。若发汗已，身灼热者，名曰风温。风温为病，脉阴阳俱浮，自汗出，身重，多眠睡，鼻息必鼾，语言难出。若被下者，小便不利，直视失溲，若被火者，微发黄色，剧则如惊痫，时时瘛疭；若火熏之，一逆尚引日，再逆促命期。"[3]4

《太平圣惠方》卷一："凡人营卫之气与经脉，阴气为营，营者血也。营卫之气行阳二十五度，此即一日一夜营卫气行。"[4]2337

《伤寒总病论》卷六："热病得汗，脉减躁，身和面赤，此为荣未交，待时自已，肝病待甲乙之列。"[5]264

《本草纲目》卷十五："故用麻黄、甘草同桂枝，引出营分之邪，达之肌表，佐以杏仁泄肺而利气。"[10]16

《本草汇言》卷十八："穿山甲……去风痰，推脓毒，直穿经络入达营分之药也（陶隐居）。"[11]675

《针灸大成》卷一："荣未交，曰今且得汗，待时而已，与少阴脉争见者，死期不过三日。热病气穴，三椎下间主胸中热，四椎下间主膈中热，五椎下间主肝热，六椎下间主脾热，七椎下间主肾热，荣在骶也，项上三椎陷者中也。颊下逆颧为大瘕，下牙车为腹满，颧后为胁痛，颊上者，鬲上也。"[6]8

《类经》卷十五："荣未交者，谓邪犹在卫，未交于荣，其气不深，故曰今且得汗，可待时而已也。如肝待甲乙，心待丙丁，脾待戊己，肺待庚辛，肾待壬癸，病必已矣。与厥阴脉争见者，死期不过三日。"[7]459

《尚论篇》卷二："盖外邪初入阳明，用桂枝汤解肌，则风邪仍从卫分出矣；用麻黄汤发汗，则寒邪仍从营分出矣。营分之邪深于卫分，且从外出而愈，则卫分更不待言矣。"[12]93

《伤寒绪论》卷上："凡温病热病，营未交者可治，阴阳交者必死。夫所谓营未交者，言营分热毒之色，未交遍于卫分也。"[8]47

《内经博议》卷三："而荣未交，以伤卫而未及于营，其时若与厥阴脉争见者，死期不过三日。盖其所以然者，太阳之脉浮，厥阴之脉弦而细；以病言，太阳为头痛腰脊强，厥阴为烦满囊缩，今以太阳热病，与厥阴争见，此为阴阳俱病，夫六经热病之序，始太阳。终厥阴，今始终争见，故当不及期而死。"[9]71

《古今名医方论》卷三："桂枝甘草汤……桂枝本营分药，得麻黄、生姜，则令营气外发而为汗，从辛也；得芍药，则收敛营气而止汗，从酸也；得甘草，则补营气而养血，从甘也。"[13]72

《冯氏锦囊秘录》卷十："然风寒皆由皮毛而

入,反毛肺之合也,证虽属太阳,然面赤怫郁,咳嗽有痰,喘而胸满,非肺病乎?盖皮毛外闭,则邪热内攻,故用麻黄、甘草、同桂枝引出营分之邪,达于肌表,佐以杏仁,泄肺而利气,使邪尽从外解耳。"[14]289

《温热论》:"营分受热,则血液受劫,心神不安,夜甚无寐,或斑点隐隐,即撤去气药。"[16]14

《临证指南医案》卷五:"继此调理之方,清营分,滋胃汁,始可瞻顾。"[17]262

《杂病源流犀烛》卷二十八:"腹少腹病源流营分虚寒,当脐腹痛嗳气,遇冬必发,过饥动怒亦发,宜温通营分(宜肉桂、当归、炮姜、茯苓、炙草)。"[15]451

《温病条辨》卷一:"血络受火邪逼迫,火极而内风生,俗名急惊,混与发散消导,死不旋踵,惟以清营汤清营分之热而保津液,使液充阳和,自然汗出而解,断断不可发汗也。"[18]37

《类证治裁》卷四:"六君子汤加鲜何首乌、炙鳖甲、当归、知母以清透营分,加姜、枣煎服,得痊。"[19]291

《温热经纬》卷四:"邪不外解,又不下行,易于袭人,是以内陷营分者为逆传也。"[20]21

《时病论》卷一:"温毒《心法》云:疹发营分,营主血,故色红。虽然邪郁未解,热在营分,但其温毒已发皮毛,与斑在肌肉为大异。"[21]5

《温热逢源》卷下:"舌本为心、脾营气所结,故营分有热,舌底必绛,心火亢盛。"[22]52

《中医大辞典》:"营分……温热病卫气营血辨证介于气分与血分之间者为营分。营是血中之气,营气内通于心,病邪传至营分,显示正气不支,邪气深入,威胁心包,影响神志,甚则涉及厥阴肝经。参见营分证条。"[29]1548

《中国中医药学主题词表》:"营分:属营卫营气的功能活动范围,与卫分相对而言……营气……属气由饮食水谷所化生的精气,行于脉内,具有化生血液、营养周身的功能。"[27]1226

《中医辞海》:"营分:基础理论名词。指温病卫气营血辨证理论所认为的、标志着外感温

热病发展过程中的一个阶段。营分病介于气分和血分之间。营气为气中之阴,营为血中之气,营血营气常通用说明营的气血两重性。所以,营分病介于气分和血分病之间,内通于心,又称心营。病邪传至营分,表示由气入血,病位转深,病情加重,正气不支,温邪有内陷心营之虞。故临床呈一系列神志症状。故其治疗大法为'入营尤可透热转气',治宜泄热清营,凉血转气,透邪外出。"[23]1216

《中医药常用名词术语辞典》:"营分……① 气血。营气的功能活动范围。与卫气相对而言。② 病机。见《温热论》。卫气营血病变发展过程中,介于气分与血分之间者。心主血属营,病邪传至营分,营热阴伤,侵扰心神,热窜血络,而见神志异常,斑疹隐隐等。"[24]342

《中医基础理论》:"营分:是温病的严重阶段,病位在心包及心。"[25]279

《中医药学名词》:"营分……温热病介于气分与血分,热陷心包,心神被扰,并伤津动血的病理阶段。"[31]55

《中国中医药学术语集成·基础理论与疾病》:"营气……【定义】① 温病辨证中的两个阶段或病位。(《中医大辞典》)② 营运于脉中的精气。"[30]126

《中医基础理论术语》:"营分……温热邪气侵入气分与血分之间,营热阴伤,扰于心神,热窜血络的病理变化。"[26]76

《WHO西太平洋地区传统医学名词术语国际标准》:"营分 nutrient aspect that stratum of the body between the qi and blood aspects."[28]39

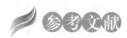参考文献

［1］未著撰人.灵枢经[M].何文彬,谭一松校注.北京:中国医药科技出版社,1998:131.

［2］未著撰人.素问[M].何文彬,谭一松校注.北京:中国医药科技出版社,1998:28,189,183.

［3］[汉]张仲景.精译伤寒杂病论[M].柳术军编译.北京:中医古籍出版社,2003:4.

[4] [宋] 王怀隐. 太平圣惠方 [M]. 北京: 人民卫生出版社, 1958: 2337.

[5] [宋] 庞安时. 伤寒总病论 伤寒微旨论 伤寒明理续论合集 [M]. 太原: 山西科学技术出版社, 2010: 264.

[6] [明] 杨继洲. 针灸大成 [M]. 北京: 中国中医药出版社, 1997: 8.

[7] [明] 张介宾. 类经 [M]. 北京: 中医古籍出版社, 2016: 459.

[8] [清] 张璐. 伤寒绪论 [M]. 北京: 中国中医药出版社, 2015: 47.

[9] [清] 罗美. 内经博议 [M]. 杨杏林校注. 北京: 中国中医药出版社, 2015: 71.

[10] [明] 李时珍. 本草纲目 [M]. 太原: 山西科学技术出版社, 2014: 465.

[11] [明] 倪朱谟. 本草汇言 [M]. 郑金生, 甄雪燕, 杨梅香校点. 北京: 中医古籍出版社, 2005: 675.

[12] [清] 喻昌. 喻嘉言医学三书 [M]. 万友生, 等校注. 南昌: 江西人民出版社, 1984: 93.

[13] [清] 罗美. 古今名医方论 [M]. 天津: 天津科学技术出版社, 2000: 72.

[14] [清] 冯兆张. 冯氏锦囊秘录 [M]. 北京: 中国中医药出版社, 1996: 289.

[15] [清] 沈金鳌. 杂病源流犀烛 [M]. 李占永, 李晓林校注. 北京: 中国中医药出版社, 1994: 451.

[16] [清] 叶天士. 温热论 [M]. 魏汉奇, 袁宝庭注. 北京: 中国中医药出版社, 1993: 14.

[17] [清] 叶天士. 临证指南医案 [M]. 北京: 华夏出版社, 1995: 262.

[18] [清] 吴瑭. 温病条辨 [M]. 徐树楠, 王亚利, 杨子, 等校注. 石家庄: 河北科学技术出版社, 1996: 37.

[19] [清] 林珮琴. 类证治裁 [M]. 北京: 中国中医药出版社, 1997: 291.

[20] [清] 王孟英. 温热经纬 [M]. 沈阳: 辽宁科学技术出版社, 1997: 21.

[21] [清] 雷丰. 时病论 [M]. 北京: 人民卫生出版社, 1964: 5.

[22] 清柳宝诒. 温热逢源 [M]. 北京: 人民卫生出版社, 1959: 52.

[23] 袁钟, 图娅, 彭泽邦, 等. 中医辞海 [M]. 北京: 中国医药科技出版社, 1999: 1216.

[24] 李振吉. 中医药常用名词术语辞典 [M]. 北京: 中国中医药出版社, 2001: 342.

[25] 孙广仁. 中医基础理论 [M]. 北京: 中国中医药出版社, 2002: 279.

[26] 中华人民共和国质量监督检验检疫总局, 中国国家标准化管理委员会. 中医基础理论术语 (GB/T 20348—2006) [M]. 北京: 中国标准出版社, 2006: 76.

[27] 吴兰成. 中国中医药学主题词表 [M]. 北京: 中医古籍出版社, 1996: 1226.

[28] 世界卫生组织 (西太平洋地区). WHO 西太平洋地区传统医学名词术语国际标准 [M]. 北京: 北京大学医学出版社, 2009: 39.

[29] 李经纬, 余瀛鳌, 蔡景峰, 等. 中医大辞典 [M]. 北京: 人民卫生出版社, 1995: 1548.

[30] 宋一伦, 杨学智. 基础理论与疾病 [M] // 曹洪欣, 刘保延. 中国中医药学术语集成. 北京: 中医古籍出版社, 2005: 126.

[31] 中医药学名词审定委员会. 中医药学名词 [M]. 北京: 科学出版社, 2005: 55.

（唐学敏）

1 · 135

麻 毒

má dú

一、规范名

【汉文名】麻毒。

【英文名】measles toxin。

【注释】引起麻疹的邪气。

二、定名依据

"麻毒"一词最早见于明代《古今医鉴》中，其后历代著作均沿用该词作为正名，如明代《寿世保元》《赤水玄珠》《医学入门》，清代《张氏医通》《冯氏锦囊秘录》《罗氏会约医镜》《麻科活人全书》《幼幼集成》《续名医类案》《痘疹精详》《医述》《麻疹阐注》《潜斋简效方》《专治麻痧初编》等。说明古代以"麻毒"为正名已达成共识，以"麻毒"为正名符合名词定名的约定俗成原则。

现代相关著作，如国标《中医基础理论术

语》以及工具书《中医药常用名词术语辞典》均以"麻毒"作为规范名，我国2005年出版的出版的由全国科学技术名词审定委员会审定公布的《中医药学名词2004》已以"麻毒"作为规范名，所以"麻毒"作为规范名也符合术语定名的协调一致原则。

三、同义词

未见。

四、源流考释

"麻毒"即引起麻疹的邪气。在宋代以前由于对麻疹一病的认识还比较模糊，没有清晰的认知和描述，未出现较明确关于麻疹病因的讨论。一般认为疮疹性疾病乃"邪气"所致。至于是什么邪气，在宋代以后才逐渐完善。

"麻毒"的相关概念始见于宋代董汲《小儿斑疹备急方论》，该书记载："小儿斑疹，本以胎中积热，及将养温厚，偶胃中热故乘时而作……其腑热即为疹，盖热浅也。"[1]29 他认为斑疹发病的原因是胎中积热和将养过厚，后遇胃中热而发作。同时庞安时在其《伤寒总病论》中提出："热毒内盛，攻于脏腑，余气流于肌肉，遂于皮肤毛孔中，结成此疮……此病有两种。一则发斑，俗谓之麻子，其毒稍轻；二则就豆，其毒最重多是冬温所变。"[2]92 他认为麻疹的病因为里实热毒盛，而内攻于脏腑、外流于肌肉发病。这个时期，"麻毒"并未作为一个专有名词使用。而是以"热毒""胎毒"等病因所代替。

"麻毒"之名始见于明代龚信《古今医鉴》，该书卷十四记载："麻疹既出一日，而有没者，乃为风寒所冲，麻毒内攻，若不治，胃烂而死，可用消毒饮一帖，热服遂安；如麻见三日退，若有被风之证，亦用消毒饮，妙。"[3]226 此处的"麻毒"即是引起麻疹的邪气。虽未明确是什么邪气所致，但是此时已把"麻毒"作为一个专有名词来指代引起麻疹的邪气。其后的相关著作即沿用"麻毒"作为该词名称，指引起麻疹的病邪。如

明代龚廷贤《寿世保元》卷八曰："一论麻疹既出，一日而又没者，乃为风寒所冲，麻毒内攻，若不治，胃烂而死，可用消毒饮。"[4]566 孙一奎《赤水玄珠》卷二十八记载："文蛤散……麻毒入胃，牙肉黑烂，出血，走马疳症。"[5]501 李梴《医学入门》："麻毒原来只肺胃，红斑五六日方出；六腑肠胃之热，蒸于肺，外感内伤并发，与痘证表似同而里实异。"[6]336 明确提出"麻毒"入侵人体的部位，而对于"麻毒"的概念并未论述。西晋永嘉年间的名医支法存有对麻疹症状的确切认识，但由于历史原因，其著作未得到广为流传，但在明代徐春甫《古今医统大全》中记载："支氏曰：疹证之发，多在天行疠气传染之时，沿门比屋相传，轻重相等。发热之间，或咳嗽喷嚏，鼻流清涕，眼胞浮肿，面肿腮赤，或觉泪汪汪，或恶心呕哕，即是疹候。"[7]1000 该文指出疹证发病原因多在疠气传染时，也就是感受了"天行时邪"。

清代时期，医家对"麻毒"有了进一步的了解，如张璐在其《张氏医通》卷十三中记载："麻毒为寒郁于内，不得透出而喘，加蜜酒炒麻黄，一剂立止。"[8]324 认为麻毒是寒邪郁于内引起的一种邪气，并引发喘证。故用辛散之药麻黄来治疗。冯兆张《冯氏锦囊秘录·杂症大小合参》卷二十中记载："倘不知所急，仍谓麻疹余毒，解利清托为事，恐神气先尽于麻毒之先矣，况大痈肿毒，皆气血留结而成形，因何脏之虚处而发现于其部，旨本身气血中之病也。"[9]527 罗国纲《罗氏会约医镜》卷二十曰："麻毒出于腑，腑属阳，阳主气，故麻有形而无浆。"[10]768 提出了麻毒是由六腑引起，属阳，故麻疹有形而无浆液。同时期谢玉琼《麻科活人全书》[11]1、陈复正《幼幼集成》[12]444、魏之琇《续名医类案》[13]135、周甄陶《痘疹精详》[14]8、程文囿《医述》[15]1044、张霞谿《麻疹阐注》[16]9、王士雄《潜斋简效方》[17]418《专治麻痧初编》[18]554 等均沿用"麻毒"作为该词名称。说明该时期人们已把"麻毒"作为引起"麻疹"的邪气，"麻疹"的病因病机逐步完善。

现代有关著作均沿用《古今医鉴》的记载以

"麻毒"作为本词正名,如《中医药学名词2004》[19]40《中医基础理论术语》[20]49《中医药常用名词术语辞典》[21]356 等。有的著作亦称为"麻疹病毒",如《中医大辞典》记载:"麻疹……病名。又名痧、麻证、瘄子、痧子、肤证、糠疮、桴疮。元代滑伯仁《麻证新书》定为麻疹。是一种由麻疹病毒引起的发疹性传染病。"[22]1612

总之,"麻毒"相关论述最早见于宋代董汲《小儿斑疹备急方论》,而"麻毒"一词最早见于明代龚信《古今医鉴》中,其后历代著作均沿用"麻毒"一词作为本词正名,现代著作也均沿用"麻毒"以之为正名。

五、文献辑录

《小儿斑疹备急方论》:"小儿斑疹,本以胎中积热,及将养温厚,偶胃中热故乘时而作……其腑热即为疹,盖热浅也。"[1]29

《伤寒总病论》卷四:"热毒内盛,攻于脏腑,余气流于肌肉,遂于皮肤毛孔中,结成此疮……此病有两种。一则发斑,俗谓之麻子,其毒稍轻;二则就豆,其毒最重多是冬温所变。"[2]92

《古今医鉴》卷十四:"麻疹既出一日,而有没者,乃为风寒所冲,麻毒内攻,若不治,胃烂而死,可用消毒饮一帖,热服遂安;如麻见三日退,若有被风之证,亦用消毒饮,妙。"[3]226

《寿世保元》卷八:"一论麻疹既出,一日而又没者,乃为风寒所冲,麻毒内攻,若不治,胃烂而死,可用消毒饮。"[4]566

《赤水玄珠》卷二十八:"文蛤散……麻毒入胃,牙肉黑烂,出血,走马疳症。"[5]501

《医学入门·外集》:"麻毒原来只肺胃,红斑五六日方出;六腑肠胃之热,蒸于肺,外感内伤并发,与痘证表似同而里实异。"[6]336

《古今医统大全》卷九十一:"支氏曰:疹证之发,多在天行疠气传染之时,沿门比屋相传,轻重相等。发热之间,或咳嗽喷嚏,鼻流清涕,眼胞浮肿,面肿腮赤,或觉泪汪汪,或恶心呕哕,即是疹候。"[7]1000

《张氏医通》卷十二:"麻毒为寒郁于内,不得透出而喘,加蜜酒炒麻黄,一剂立止。"[8]324

《冯氏锦囊秘录·杂症大小合参》:"倘不知所急,仍谓麻疹余毒,解利清托为事,恐神气先尽于麻毒之先矣,况大痛肿毒,皆气血留结而成形,因何脏之虚处而发现于其部,旨本身气血中之病也。"[9]527

《麻科活人全书》卷一:"麻毒最重,红花解麻毒。"[11]1

《幼幼集成》卷六:"麻毒最重,治法不同。"[12]444

《续名医类案》卷五:"兼治痘麻毒重,挟带紫斑,及麻痘后余毒内炽,口糜咽腐,目赤神烦,疳等症。"[13]135

《罗氏会约医镜》卷二十:"麻毒出于腑,腑属阳,阳主气,故麻有形而无浆。麻毒口疮:黄连一两,干姜(炒黑)三钱为末掺之。"[10]768

《痘疹精详》卷九:"况阴主闭藏,故痘毒深而难解;阳主发散,故麻毒浅而易消。"[14]8

《医述》卷十五:"其有富贵之家,麻毒本甚,更加郁遏太过,火甚金伤,致生喘促者,《经》谓壮火食气是也。"[15]1044

《麻疹阐注》卷一:"荆防解毒汤……治麻毒内攻。"[16]9

《潜斋简效方·治疫方》:"兼治痘麻毒重,夹带紫斑,及麻痘后余毒内炽,口糜咽腐,目赤神烦,癜疳等证。"[17]418

《专治麻痧初编》卷四:"其有富贵之家麻毒本甚,更加郁遏太过,火甚金伤,致生喘促者有之。亦有贫寒之子,破屋当风,衣不蔽膝,麻毒正出,外受寒邪,急生喘促者,急宜温散,使表气宣通,麻毒得解,方保性命,否则谓之麻闭,顷成不救。"[18]554

《中医药常用名词术语辞典》:"麻毒……病因。麻疹病邪。关于麻疹的病因有两种学说:一是认为胎儿时期感受母体之邪热,蕴于体内,出生后,到一定的时间再发病,即胎毒学说。二是认为患儿感受流行的麻疹疫毒而致病,即天行时邪学说。"[21]356

《中医大辞典》："麻疹……病名。又名痧、麻证、瘄子、痧子、肤证、糠疮、桴疮。元代滑伯仁《麻证新书》定为麻疹。是一种由麻疹病毒引起的发疹性传染病。多见于婴幼儿,以体表皮疹状如麻粒故名。四季均可发病,但以冬春季最易流行。"[22]1612

《中医药学名词》："麻毒……能引起麻疹的邪气。"[19]40

《中医基础理论术语》："麻毒……引起麻疹的邪气。"[20]49

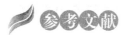

参考文献

[1] [宋]董汲.董汲医学论著三种.小儿斑疹备急方论[M].北京:商务印书馆,1958:29.

[2] [宋]庞安时.伤寒总病论[M].刘华生,邹德辰点校.北京:人民卫生出版社,2007:92.

[3] [明]龚信.[明]龚廷贤续编.[明]王肯堂订补.古今医鉴[M].熊俊校注.北京:中国医药科技出版社,2014:226.

[4] [明]龚廷贤.寿世保元[M].孙冶熙,徐淑凤,李艳梅校注.北京:中国中医药出版社,1993:566.

[5] [明]孙一奎.赤水玄珠[M].叶川,建一,许峰校注.北京:中国中医药出版社,1996:501.

[6] [明]李梴.医学入门[M].李璜河,黄江波整理.太原:山西科学技术出版社,2013:336.

[7] [明]徐春甫.古今医统大全:下册[M].崔仲平,王耀廷主校.北京:人民卫生出版社,1991:1000.

[8] [清]张璐.张氏医通[M].李静芳,建一校注.北京:中国中医药出版社,1995:324.

[9] [清]冯兆张.冯氏锦囊秘录[M].田思胜,高萍,戴敬敏,等校注.北京:中国中医药出版社,1996:527.

[10] [清]罗国纲.罗氏会约医镜[M].北京:人民卫生出版社,1965:768.

[11] [清]谢玉琼.麻科活人全书[M].朱礼棠评注.上海:上海卫生出版社,1957:1.

[12] [清]陈复正.幼幼集成[M].芦锰,姜瑞雪点校.上海:第二军医大学出版社,2005:444.

[13] [清]魏之琇.续名医类案[M].黄汉儒,蒙木荣,廖崇文点校.北京:人民卫生出版社,1997:135.

[14] [清]周甄陶.痘疹精详[M].上海:上海广益书局,1923:8.

[15] [清]程杏轩.医述[M].李明回,王乐匋校注.合肥:安徽科学技术出版社,1983:1044.

[16] [清]张霞谿.麻疹阐注[M].上海:上海科学技术出版社,1986:9.

[17] [清]王士雄.潜斋简效方[M]//王孟英医学全书.太原:山西科学技术出版社,2015:418.

[18] 裘庆元.专治麻痧初编[M]//田思胜校.三三医书.北京:中国中医药出版社,1998:554.

[19] 中医药学名词审定委员会.中医药学名词[M].北京:科学出版社,2005:40.

[20] 中华人民共和国质量监督检验检疫总局,中国国家标准化管理委员会.中医基础理论术语(GB/T 20348—2006)[M].北京:中国标准出版社,2006:49.

[21] 李振吉.中医药常用名词术语辞典[M].北京:中国中医药出版社,2001:356.

[22] 李经纬,余瀛鳌,蔡景峰,等.中医大辞典[M].北京:人民卫生出版社,2004:1612.

(王梦婷)

1 · 136

脾

pí

一、规范名

【汉文名】脾。

【英文名】spleen。

【注释】五脏之一。位于中焦,膈之下。其主要生理功能是主运化,主升清,主统血,并与四肢、肌肉密切相关。

二、定名依据

《内经》确定了"脾"概念基本内涵,历代医家在此基础上有所发挥,并不断完善。如汉代张仲景《伤寒杂病论》,隋代巢元方《诸病源候论》、唐代孙思邈《备急千金要方》、王焘《外台秘要》、南宋严用和《严氏济生方》、金元李杲《脾胃论》、朱震亨《格致余论》、明代张景岳《类经》、李中梓《医宗必读》、清代黄元御《四圣心源》、唐荣川《血证论》等均把"脾"作为正名。所以"脾"作为中医学重要的概念术语，符合名词的约定俗成原则。

《难经》认为脾"主裹血"，《金匮要略》篇首提出"四季脾旺不受邪，即勿补之"的观点。《严氏济生方》首次提出"脾主运化"一词；《脾胃论》强调脾之气阳的升发；《景岳全书》明确指出脾主统血；《医宗必读》直论脾为后天之本；《血证论》深化了脾阴理论；《四圣心源·中气》创立了中气理论，强调了太阴湿土脾，又阐明了阳明燥土胃；《临证指南医案·脾胃》说："脾宜升则健，胃宜降则和。"至此，中医脾的概念已日趋完善，以"脾"为正名，具有逻辑性，符合名词科学性原则。

现代相关著作，国标《中医基础理论术语》以"脾"作为规范名，《中医药常用名词术语辞典》《中医辞海》《中医大辞典》和《中国医学百科全书·中医学》等辞书类著作以及中医药教材如《中医基础理论》等均以"脾"作为规范名。已经广泛应用于中医药学文献的标引和检索的《中国中医药学主题词表》也以"脾"作为正式主题词。这些均说明"肾精"作为规范名称已成为共识。

我国2005年出版的由全国科学技术名词审定委员会审定公布的《中医药学名词》已以"脾"作为规范名，所以"脾"作为规范名也符合术语定名的协调一致原则。

三、同义词

未见。

四、源流考释

《内经》以前的文献，对脾已有不少记述，《礼记·月令》《吕氏春秋·十二纪》等有关论述

时令、月令的著作中，根据时令、月令里时空方位一体化原理，确定了五脏与五行的配属关系。《礼记·月令》指出：春"祭先脾"[1]50，夏"祭先肺"[1]53，中央"祭先心"[1]55，秋"祭先肝"[1]55，冬"祭先肾"[1]58。《吕氏春秋·十二纪》也有"孟春之月……祭先脾"等表述[2]1。五脏与五行的对应关系是脾—木，肺—火，心—土，肝—金，肾—水。其配属原理是根据《礼记·礼运》"死者北首，生者南乡"[1]76 的原则，人面南而立，按照古人的时空方位观念，肺在上，配南方属火；脾在左，配东方属木；肝在右，配西方属金；心居中央以配土；肾在下，配北方属水。

中医学"脾"概念形成于《内经》。脾的解剖位置，位于膈下中焦，居五脏中央，与胃以膜相连。如《黄帝内经素问·金匮真言论》："中央为土，病在脾，俞在脊。"[3]6 王冰注："以脊应土，言居中尔。"[4]《黄帝内经素问·太阴阳明论》："脾与胃以膜相连耳。"[3]60《难经·四难》："脾者中州，故其脉在中。"[5]2《难经·四十二难》："脾重二斤三两，扁广三寸，长五寸，有散膏半斤。"[5]24

脾运化水谷，化生转运精气津液，故言藏营，为仓廪之官。《黄帝内经素问·灵兰秘典论》："脾胃者，仓廪之官，变化出焉。"[3]17《黄帝内经素问·六节藏象论》："脾胃大肠小肠三焦膀胱者，仓廪之本，营之居也，名曰器，能化糟粕，转味而入出者也。"[3]20 张志聪注："脾能运化糟粕，转味而入养五脏，输出腐秽于二阴，故名之曰器也。"[6]42《黄帝内经素问·刺禁论》曰："脾为之使。"马莳注："脾胃属土，纳受运化，乃仓廪之官，而所受之五味从事出焉。"[7]77

脾主升清，运化水液。如《黄帝内经素问·经脉别论》："饮入于胃，游溢精气，上输于脾，脾气散精，上归于肺，通调水道，下属膀胱。"[3]45 说明脾对体内水谷的输布有重大影响，脾气健运，方可将消化吸收的水谷精微从中焦向上输布。如脾气虚弱，失却运化水湿等能力，可导致水肿的发生。即《素问·至真要大论》："诸湿肿满，皆属于脾。"[3]188

脾主肌肉、四肢,护卫身体。《素问·痿论》曰:"脾主身之肌肉。"[3]《灵枢·五癃津液别》云:"脾为之卫。"[8]82 张景岳注:"脾主运化水谷,以长肌肉,五脏六腑皆赖其养,故脾主为卫。卫者,脏腑之护卫也。"[9] 可见,如果脾的运化功能正常,四肢活动有力,肌肉丰满壮实,否则可以显示出病态。如《素问·太阴阳明论》云:"脾病而四肢不用。"[3]60

脾开窍于口,其华在唇。《灵枢·五阅五使》:"口唇者,脾之官也。"[8]83《灵枢·脉度》:"脾气通于口,脾和则口能知五谷矣。"[8]52《灵枢·师传》:"脾者主为卫,使之迎粮,视唇舌好恶,以知吉凶。"[8]74 可见,脾的功能状态可从唇色反映出来。

脾藏营舍意,情志为思。《灵枢·本神》:"脾藏营,营舍意。"[8]25《素问·阴阳应象大论》:"在藏为脾……在志为思,思伤脾。"[3]11

脾属土居中央,应长夏。《素问·金匮真言论》:"中央黄色,入通于脾。"[3]6《素问·阴阳应象大论》:"中央生湿,湿生土,土生甘,甘生脾,其在天为湿,在地为土。"[3]11 揭示了以脾为中心,内外相应的功能活动系统。

脾为孤脏,突出土主中心的思想。《素问·玉机真脏论》:"脾为孤脏,中央土以灌四傍。"[3]38 王冰注:"纳水谷,化津液,溉灌于肝心肺肾也,以不正主四时,故谓之孤脏。"[4]177 因脾位居中央,主宰四方,主时为四季之末各十八日,故称之为孤脏。如《素问·太阴阳明论》曰:"脾者土也,治中央,常以四时长四藏,各十八日寄治,不得独主于时也。"[3]60 强调了脾土之气在整体生命活动中的地位。

脾恶湿,是其基本生理特性。如《素问·脏气法时论》:"脾苦湿,急食苦以燥之。"[3]46《灵枢·九针论》:"脾恶湿。"[8]160

由上可见,《内经》奠定了"脾"概念的基础,从解剖上确认"脾与胃以膜相连",从宏观上描述脾具有运化水谷,布散水谷精微,运化水液等功能,并与四肢、肌肉、口密切相关。其后医家均在此基础上发挥并完善。

《难经》使"脾"概念得以阐扬。如《难经·三十四难》:"脾藏意与智。"[5]20 同时还提出异于《内经》的理论,如《难经·四十二难》首次提出脾"主裹血"[5]24。

张仲景认为养生防病皆应重视脾胃,可以看作是脾概念的临床验证。如《金匮要略·脏腑经络先后病脉证第一》:"四季脾旺不受邪,即勿补之。"[10]1《伤寒论》:"人强与谷,脾胃气尚弱,不能消谷,故令微烦,损谷则愈。"[11]254 同时,已认识到补脾之药对血证的作用,如《金匮要略·惊悸吐衄下血胸满瘀血病脉证治》云:"下血,先便后血,此远血也,黄土汤主之。"[10]46

隋唐时期,脾消化水谷的功能更加细化。隋代巢元方《诸病源候论·湿候》:"脾与胃合,俱象土,胃为水谷之海,脾气磨而消之,水谷之精,化为血气,以养腑脏。"[12]94 唐代孙思邈《备急千金要方·果实》:"橘柚……治脾不能消谷。"[13]466 唐代王焘《外台秘要·心痛不能饮食方二首》:"脾主消水谷,冷气客之则脾气冷弱,不胜于水谷也。"[14]204 可见,这一时期出现"磨""消"概括脾在消化过程中的作用。

两宋时期,首次提出"脾主运化"一词,促使"脾"概念规范化。南宋严用和《严氏济生方·呕吐翻胃噎膈门》:"夫人受天地之中以生,莫不以胃为主,盖胃受水谷,脾主运化,生血生气,以充四体者也。"[15]99,100 又在"五脏门脾胃虚实论治"中说:"夫脾胃者,足太阴之经,位居中央,属乎戊己土,主于中州,候身肌肉,与足阳明胃之经相为表里。表里温和,水谷易于腐熟,运化精微,灌溉诸经。"[15]5 可见,严氏认为脾胃居中,腐熟水谷,运化精微,化生气血,以营养脏腑形体。脾形态上,朱肱《类证活人书》说:"脾象马蹄,内包胃脘。"[16]9

金元时期,脏腑辨证的内容得到新的补充与发展,从而丰富了对"脾"的生理病理认识和临床辨证理念。李杲对脾布散水谷精微的功能做了系统而完整的论述。如《脾胃论》:"脾为至阴,受胃之阳气能上升水谷之气于肺,上充皮毛散于四脏。"[17]61 并有"脾长一尺掩太仓"[17]62 的描述。朱震亨在《格致余论·鼓胀》中还说:"脾具坤静之德,而有乾健之运。"[18]11 元代危亦林《世医得效方·七情》:"归脾汤治思虑伤脾,心多健忘,为脾不统摄心血,以致妄行,或吐血下血。"[19]236 虽未直言脾统血,但已经出现了脾不统摄血液可致出血性病变的论述。

明清时期,医家对脾的解剖和生理功能等均有进一步的发挥和创造,使中医学"脾"概念渐趋完善和发展。

首先,对脾脏解剖有较多描述。如明代李梴《医学入门·脏腑》曰:"形扁如马蹄,又如刀镰。脾之有大络,其系自膈下正中,微着左胁于胃之上,与胃包络相附。"[20]63 孙一奎《医旨绪论》:"脾系在膈下,著右胁,上与胃膜相连。"[21]79 清代唐宗海在《中西汇通医经精义》上卷说:"脾居油膜之上,与各脏相通。"[22]13 可见医家对于脾脏的解剖部位认识上基本是一致的,即在腹腔上部,膈膜下面,在季胁部,与胃以膜相连,位于胃的背侧左上方。

其次,对脾的生理功能、病理特性均有进一步的完善与创新。其一医家明确了"脾统血"既有摄血亦有生血之含义。如《景岳全书·经不调》:"气虚血弱,宜八珍汤。盖血生于脾,故云脾统血。"[23]640 唐容川认为不仅"脾阳"统血,"脾阴"对统血也有作用。如《血证论·脏腑病机论》云:"《经》云:脾统血。血之营运上下,全赖乎脾,脾阳虚则不能统血,脾阴虚又不能滋生血脉。"[24]10,11 其二明确提出脾为后天之本论,如李中梓《医宗必读》又言:"后天之本在脾,脾为中宫之土,土为万物之母。"[25]6 突出脾胃化生营养,维持生命的作用。其三脾阴不足亦可致脾失健运。如唐容川《血证论·男女异同论》:"李东垣后,重脾胃者,但知宜补脾阳,而不知滋养脾阴。脾阳不足,水谷固不化,脾阴不足,水谷仍不化也。"[24]10 其四突出脾主升的主要特性。如清代黄元御《四圣心源·中气》:"脾主升清,

脾陷则清气下郁,水谷不消,胀满泄利之病生焉。"[26]37 又:"脾胃己土,以太阴而主升,故水土不郁;胃降则心肺亦降,金炎不滞。火降则水不下寒,水升则火不伤热。"[26]51,52 可见,脾升通过升清和升举予以体现,故《临证指南医案·脾胃》说:"脾宜升则健,胃宜降则和。"[27]138

1949 年之后,《中医学概论》将"脾统血"[28]45 编入教材中。《中医基础理论》教材将脾气能恒定内脏于正常位置的作用,归于脾的升清功能,首次将脾主升清作用与脾主运化、脾主统血的作用并列为脾的三大生理功能[29]。故《中医药学名词》将脾定义为:"脾,属五脏,位于中焦,膈之下。其主要生理功能是主运化,主升清,主统血,并与四肢、肌肉密切相关。"[30]22

现代有关著作大多沿用《内经》的记载以"脾"作为本词正名,如《中医药学名词2004》[30]22、国标《中医基础理论术语》[31]12 等,《中医药常用名词术语辞典》[32]385《中医辞海》[33]165《中医大辞典》[34]1744《中国医学百科全书·中医学》[35]302 等辞书类著作,及中医药教材如《中医基础理论》[29]50 等均以"脾"作为规范名。已经广泛应用于中医药学文献的标引和检索的《中国中医药学主题词表》[36]638 也以"脾"作为正式主题词。说明"脾"作为规范名称已成为共识。

综上所述,"脾"一词首先是对脏腑器官的命名。《内经》对"脾"概念的认识,更多的是体现其生理病理学概念。故从中可以看出,中医学对脾脏的命名是脏腑形态和脏腑功能结合的产物,充分体现出了藏象学说的特色。其概念明确,利于辨证治疗,故以"脾"为规范名。

五、文献辑录

《礼记》:"孟春之月……祭先脾。"[1]50"孟夏之月……祭先肺。"[1]53"中央土……祭先心。"[1]55"孟秋之月……祭先肝。"[1]56"孟冬之月……祭先肾。"[1]58"死者北首,生者南乡,皆从其初。"[1]76

《吕氏春秋·十二纪》:"孟春之月……祭先脾"[2]1"孟夏之月……祭先肺"[2]67"孟秋之月……祭先肝"[2]132"孟冬之月,……祭先肾。"[2]188

《灵枢·本神》:"脾藏营,营舍意。"[8]25,26

"脉度":"脾气通于口,脾和则口能知五谷矣。"[8]52

"师传":"脾者主为卫,使之迎粮,视唇舌好恶,以知吉凶。"[8]74

"五癃津液别":"脾为之卫。"[8]82

"五阅五使":"口唇者,脾之官也。"[8]83

"九针论":"脾恶湿。"[8]160

《黄帝内经素问·金匮真言论》:"中央为土,病在脾,俞在脊。""中央黄色,入通于脾。"[3]6,8

"阴阳应象大论":"中央生湿,湿生土,土生甘,甘生脾……脾主口。其在天为湿,在地为土……在脏为脾……在志为思,思伤脾。"[3]11

"灵兰秘典论":"脾胃者,仓廪之官,五味出焉。"[3]17

"六节藏象论":"脾胃大肠小肠三焦膀胱者,仓廪之本,营之居也,名曰器,能化糟粕,转味而入出者也。"[3]20

"玉机真脏论":"脾为孤脏,中央土以灌四傍。"[3]38

"经脉别论":"饮入于胃,游溢精气,上输于脾,脾气散精,上归于肺,通调水道,下属膀胱。"[3]45

"脏气法时论":"脾苦湿,急食苦以燥之。"[3]46

"太阴阳明论":"脾病而四肢不用……脾与胃以膜相连,而为之行其津液……脾脏者,常著胃土之精液。土者,生万物而法天地,故上下至头足,不得主时也……脾者土也,治中央,常以四时长四脏,各十八日寄治,不得独主于时也。"[3]60

"至真要大论":"诸湿肿满,皆属于脾。"[3]188

《难经·四难》:"脾者中州,故其脉在中。"[5]2

三十四难:"脾藏意与智。"[5]20

四十二难:"脾重二斤三两,扁广三寸,长五寸,有散膏半斤,主裹血,温五脏,主藏意。"[5]24

《伤寒论》:"人强与谷,脾胃气尚弱,不能消谷,故令微烦,损谷则愈。"[11]254

《金匮要略·脏腑经络先后病脉证治》:"四季脾旺不受邪,即勿补之。"[10]1

"惊悸吐血下血胸满瘀血病脉证治":"下血,先便后血,此远血也,黄土汤主之。"[10]46

《诸病源候论·湿候》:"脾与胃合,俱象土,胃为水谷之海,脾气磨而消之,水谷之精,化为血气,以养腑脏。"[12]94

《黄帝内经》:"(脾)以脊应土,言居中尔。"[4]52"(脾)纳水谷,化津液,溉灌于肝心肺肾也,以不正主四时,故谓之孤脏。"[4]177

《备急千金要方·果实》:"橘柚……治脾不能消谷。"[13]466

《外台秘要·心痛不能饮食方二首》:"脾主消水谷,冷气客之则脾气冷弱,不胜于水谷也。"[14]204

《严氏济生方·五脏门》:"夫脾胃者,足太阴之经,位居中央,属乎戊己土,主于中州,候身肌肉,与足阳明胃之经相为表里。表里温和,水谷易于腐熟,运化精微,灌溉诸经。"[15]5

"呕吐翻胃噎膈门":"夫人受天地之中以生,莫不以胃为主,盖胃受水谷,脾主运化,生血生气,以充四体者也。"[15]99,100

《类证活人书》卷一:"脾重二斤三两,像马蹄。内包胃脘,像土形也。"[16]9

《脾胃论》卷下:"脾为至阴,受胃之阳气能上升水谷之气于肺,上充皮毛,散于四脏。"[17]61

"脾胃虚则九窍不通论"卷下:"脾长一尺掩太仓,太仓者,胃之上口也。"[17]62

《格致余论·鼓胀》:"脾具坤静之德,而有乾健之运。故能使心肺之阳降,肝肾之阴升,而成天地交之泰,是为无病之人。"[18]11

《世医得效方·七情》:"归脾汤……治思虑伤脾,心多健忘,为脾不统摄心血,以致妄行,或吐血、下血。"[19]236

《医宗必读·肾为先天本脾为后天本论》："后天之本在脾，脾为中宫之土，土为万物之母。"[25]6

《医学入门·脏腑》："形扁似马蹄，又如刀镰。脾之有大络，其系自膈下正中，微着左胁于胃之上，与胃包络相附。"[20]63

《黄帝内经素问注证发微》："脾胃属土，纳受运化，乃仓廪之官，而所受之五味从事出焉。"[7]77

《医旨绪余》下卷："脾系在膈下，著右胁，上与胃膜相连。"[21]79

《类经》："脾主运化水谷，以长肌肉，五脏六腑皆赖其养，故脾主为卫。卫者，脏腑之护卫也。"[9]

《景岳全书·经不调》卷三十八："气虚血弱，宜八珍汤。盖血生于脾，故云脾统血。"[23]640

《黄帝内经素问集注》："脾能运化糟粕，转味而入养五脏，输出腐秽于二阴，故名之曰器也。"[6]42

《四圣心源·浮沉大小》卷三："脾主升清，脾陷则清气下郁，水谷不消，胀满泄利之病生焉。"[26]37

"中气"卷四："脾为己土，以太阴而主升……故水木不郁，胃降则心肺亦降，金火不滞。火降则水不下寒，水升则火不上热。"[26]51,52

《临证指南医案·脾胃》："脾宜升则健，胃宜降则和。"[27]138

《中西汇通医经精义》卷上："脾居油膜之上，与各脏相通。"[22]13

《血证论·男女异同论》："李东垣后，重脾胃者，但知宜补脾阳，而不知滋养脾阴。脾阳不足，水谷固不化，脾阴不足，水谷仍不化也。"[24]7

"脏腑病机论"："《经》云：脾统血。血之运行上下，全赖乎脾。脾阳虚则不能统血，脾阴虚又不能滋生血脉。"[24]10,11

《中医学概论》："脾统血"。[28]45

《中医大辞典》："脾……五脏之一。与胃相为表里。主运化水谷精微，输布全身，供应各方面的需要，维持人体的正常的功能活动……又主运化水湿，对体内水分的输布有重大影响，如脾气虚弱，失却运化水湿的能力，即会导致水肿的发生。《素问·至真要大论》：'诸湿肿满，皆属于脾。'又能统血，统摄血液于脉管内而不致外溢。又主肌肉，'脾生肉……在体为肉'。脾开窍于口，其荣在唇，'脾气通于口，脾和则口能知五谷矣'（《灵枢·脉度》），而脾的功能状态亦往往可从唇色反映出来。"[34]1744

《中国医学百科全书·中医学》："脾位于中焦，与胃相表里，开窍于口，其华在唇。脾的生理功能主要有主运化、主统血，主肌肉四肢，主口与唇等，中医临证时，都以此作为指导实践的理论根据。它是气血生活之源，为人体赖以生存的'后天之本'，在脏腑学说中占有重要的地位。中国古代医学家，对脾的位置、大小、重量等，均有记述。如《医籍考》中说：'脾位于肺之下，心之左。'《难经·四十二难》也说：'脾重二斤三两，扁广三寸，长五寸，有散膏半斤。'近年来，对于脾的实质进行了一些研究，从其初步资料来看，脾除了包括消化系统的主要机能外，还涉及到神经、代谢、免疫、内分泌等系统，称为多器官系统的综合功能单位。"[35]302

《中医辞海》："脾……基础理论名词。五脏之一。位于中焦，居膈之下，与胃相表里。脾的生理特点是喜燥恶湿。脾的主要生理功能有主运化，主升清，主统血……脾开窍于口，其华在唇，在五行属土，在志为思，在液为涎，主肌肉与四肢。"[33]165

《中医药常用名词术语辞典》："脾……五脏。位于中焦，横膈之下。其主要生理功能有三：一是主运化，二是主升清，三是主统血。脾与胃以膜相连，足太阴经与足阳明经相互络属于脾胃，脾与胃相为表里……脾开窍于口，其华在唇，主肌肉四肢，在液为涎，在志为思。"[32]385

《中医药学名词》："脾，属五脏，位于中焦，膈之下。其主要生理功能是主运化,主升清,主统血,并与四肢、肌肉密切相关。"[30]22

《中医基础理论术语》:"脾……属五脏。主运化,升清,统血,为后天之本,气血生化之源。"[31]12

《中国中医药学主题词表》:"脾……属五脏。五脏之一,位于中焦,膈之下,其主要生理功能是主运化,主升清,主统血,并与四肢、肌肉密切相关。"[36]638

《中医基础理论》:"脾位于腹腔上部,横膈下方,与胃相邻……脾在五行属土,为阴中至阴。"[29]

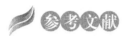 参考文献

[1] 礼记[M].崔高维校点.沈阳:辽宁教育出版社,2000:50,53,55,56,58,76.

[2] [汉]高诱注.吕氏春秋[M].上海:上海古籍出版社,2014:1,67,132,188.

[3] 未著撰人.黄帝内经素问[M].田代华整理.北京:人民卫生出版社,2005:17,60,100.

[4] 未著撰人.黄帝内经[M].[唐]王冰注.北京:中医古籍出版社,1994:52,177.

[5] [春秋]秦越人.难经[M].北京:科学技术文献出版社,1996:2,3,20,24.

[6] [清]张隐庵.黄帝内经素问集注[M].上海:上海科学技术出版社,1959:42.

[7] [明]马莳.黄帝内经素问注证发微[M].孙国中,方向红点校.北京:学苑出版社,2003:77.

[8] 未著撰人.灵枢经[M].田代华,刘更生整理.北京:人民卫生出版社,2005:82.

[9] [明]张景岳.类经[M].范志霞校注.北京:中国医药科技出版社,2011.

[10] [汉]张仲景.金匮要略[M].于志贤,张智基点校.北京:中医古籍出版社,1997:1,46.

[11] 伤寒论[M].王庆国主编.北京:中国中医药出版社,2000:254.

[12] [隋]巢元方.诸病源候论[M].黄作阵点校.沈阳:辽宁科学技术出版社,1997:94.

[13] [唐]孙思邈.备急千金要方[M].高文柱,沈澍农校注.北京:华夏出版社,2008:466.

[14] [唐]王焘.外台秘要[M].北京:人民卫生出版社,1955:204.

[15] [宋]严用和.重订严氏济生方[M].浙江省中医研究所文献组,湖州中医院整理.北京:人民卫生出版社,1980:5,99,100.

[16] [宋]朱肱.类证活人书[M].唐迎雪,等点校.天津:天津科学技术出版社,2003:9.

[17] [金]李东垣.脾胃论[M].文魁,丁国华整理.北京:人民卫生出版社,2005:61,62.

[18] [元]朱震亨.格致余论[M].石学文点校.沈阳:辽宁科学技术出版社,1997:11.

[19] [元]危亦林.世医得效方[M].王育学点校.北京:人民卫生出版社,1990:236.

[20] [明]李梴.医学入门[M].金嫣莉,等校注.北京:中国中医药出版社,1995:63.

[21] [明]孙一奎.新安医学旨绪余[M].张玉才,许霞校注.北京:中国中医药出版社,2009:79.

[22] [清]唐容川.唐容川医学全书[M].太原:山西科学技术出版社,2013:13.

[23] [明]张介宾.景岳全书[M].上海:上海科学技术出版社,1959:640.

[24] [清]唐容川.血证论[M].北京:人民军医出版社,2007:10,11.

[25] [明]李中梓.医宗必读[M].王卫,等点校.天津:天津科学技术出版社,1999.

[26] [清]黄元御.四圣心源[M].孙洽熙校注.北京:中国中医药出版社,2009:37,51,52.

[27] [清]叶天士.临证指南医案[M].北京:中国中医药出版社,2008:138.

[28] 南京中医学院.中医学概论[M].北京:人民卫生出版社,1958:45.

[29] 郑洪新.中医基础理论[M].北京:中国中医药出版社,2016:50.

[30] 中医药学名词审定委员会.中医药学名词[M].北京:科学出版社,2005:22.

[31] 中华人民共和国质量监督检验检疫总局,中国国家标准化管理委员会.中医基础理论术语(GB/T 20348—2006)[M].北京:中国标准出版社,2006:12.

[32] 李振吉.中医药常用名词术语辞典[M].北京:中国中医药出版社,2001:385.

[33] 袁钟,图娅,彭泽邦,等.中医辞海:下册[M].北京:中国医药科技出版社,1999:165.

[34] 李经纬,余瀛鳌,蔡景峰,等.中医大辞典[M].北京:人民卫生出版社,1995:1744.

[35] 《中医学》编辑委员会.中医学[M]//钱信忠.中国医学百科全书.上海:上海科学技术出版社,1997:302.

[36] 吴兰成.中国中医药学主题词表[M].北京:中医古籍出版社,2008:638.

(丁吉善)

脾胃为后天之本

pí wèi wéi hòu tiān zhī běn

一、规范名

【汉文名】脾胃为后天之本。

【英文名】spleen and stomach being acquired foundation。

【注释】人出生以后,生长发育等正常生命活动所必需的营养物质,主要来源于脾胃所化生的水谷精微,故称脾胃为后天之本。

二、定名依据

"脾胃为后天之本"名词始见于清代李延昰《脉诀汇辨》,而明代李中梓《医宗必读·肾为先天本脾为后天本论》明确提出"脾为后天之本"。"脾为后天之本"不只言脾,它实际上把以胃为代表的六腑参与消化吸收的功能也包括在内,故使用"脾胃为后天之本"一词更容易为现代人所理解接受,也更容易与其他学科进行交流。鉴于此,选定"脾胃为后天之本"作为规范名。

脾主运化,胃主受纳,统主水谷,皆为"仓廪之官"。如《黄帝内经素问·太阴阳明论》,金元李杲《脾胃论》,明代张景岳《类经》等均认为脾胃功能尤为密不可分。之后清代何梦瑶《医碥》等著作沿用"脾胃为后天之本"之名。可见,以"脾胃为后天之本"作为中医特定概念术语,更能确切地反映术语的科学内涵,符合术语定名的科学性原则。

现代相关著作,如《中国中医药学主题词表》虽然以"脾为后天之本"作为正式主题词,但定义为:"脾为后天之本……人出生以后,生长发育等正常生命活动所必须的营养物质,主要来源于脾胃所化生的水谷精微。"可见,后天之本是脾胃功能共同作用的结果,选用"脾胃为后天之本"作为规范名,符合术语定名简明性原则。

我国 2005 年出版的由全国科学技术名词审定委员会审定公布的《中医药学名词》已以"脾为后天之本"作为规范名,所以"脾胃为后天之本"作为规范名也符合术语定名的协调一致原则。

三、同义词

【又称】"脾为后天之本"(《医宗必读》)。

四、源流考释

将脾与胃合论,首推《内经》之《黄帝内经素问·太阴阳明论》,曰:"脾病而四支不用,何也?岐伯曰:四支皆禀气于胃,而不得至经,必因于脾,乃得禀也……脾与胃以膜相连。"[1]60 另外,《黄帝内经素问·灵兰秘典论》:"脾胃者,仓廪之官,五味出焉。"[1]17《灵枢经·玉版》:"人之所受气者,谷也。谷之所注者,胃也。胃者,水谷气血之海也。"[2]119 突出脾与胃二者相互配合,相互为用,共同完成对饮食物的消化吸收输送的重要功用。《黄帝内经素问·刺禁论》中"脾为之使,胃为之市"更是从功能角度作了进一步阐释,《难经集注》曰:"脾助胃气,助化水谷。"[3]37 可见,《内经》对脾胃的认识已较全面,是脾胃为后天之本的理论渊源。之后,如东汉张仲景《伤寒杂病论》[4]215,隋代巢元方《诸病源候论》[5]105,唐代王焘《外台秘要》[6]240,宋代《妇人良方》[7]337,金元张元素《医学启源》[8]22、李杲《脾胃论》[9]4,明代张景岳《类经》[10]17 等著作为代表,以脾胃为本的学术思想贯穿其中。在此背景下,"脾胃为后天之本"术语的提出也将水到渠成。

"脾为后天之本"之名,明代周慎斋在《周慎斋遗书》中有类似的表述,如"脾为后天生生之本,本立则诸病自退。"[11]191 后由李中梓明确提出，如《医宗必读·肾为先天本脾为后天本论》说："一有此身，必资谷气，谷入于胃，洒陈于六腑而气至，和调于五脏而血生，而人资以为生者也。故曰后天之本在脾。"[12]6

"脾胃为后天之本"名词始见于清代李延昰《脉诀汇辨》卷一："见脾胃为后天之本，故著之脉曰：'有胃气则生，无胃气则死'。"[13]16

明清时期记载本词，有的沿用"脾为后天之本"之名，如清代李用粹《证治汇补》："脾为后天之本，三阴之首也，脾气健，则元气旺而阴自固。"[14]73 姜天叙《风劳臌膈四大证治》："盖肾为先天之根，脾为后天之本也。"[15]28 有的沿用"脾胃为后天之本"之名，如何梦瑶《医碥》："男女媾精以成胎，精即水也，精中之气即火也。水火精气，妙合而凝，是为胎元……胃主进纳，脾主运化，饮食之气味精华，由脾胃以灌输周身。气日盛而体日充，先天之水火赖此滋养以生生不息，故以脾胃为后天之本。"[16]4 同时尚出现了本词"脾为后天生气""脾为后天生血之本"等表述，如冯兆张《冯氏锦囊秘录》："脾为后天生气"[17]508，陈念祖《神农本草经读》："脾为后天生血之本"[18]57，傅山《傅青主女科·妊娠》："脾为后天"[19]38 等。可见，明清医家对脾胃为后天，已达成共识，明确表达了脾胃为后天之本，气血生化之源的观点。

现代有关著作大多沿用《医宗必读》《脉诀汇辨》的记载以"脾为后天之本"或"脾胃为后天之本"作为本词正名，如我国目前已出版的标准用书《中医药学名词》[20]22、国标《中医基础理论术语》[21]12《中医药常用名词术语辞典》[22]391《中医辞海》[23]164《中医大辞典》[24]1750《中国中医药学主题词表》[25]632《中医基础理论》[26]83 等。从其定义看，"脾为后天之本"与"脾胃为后天之本"名词含义是一致的，两者可通注。但根据名词单一性原则，"脾胃为后天之本"医理更明确，更利于时代发展的需要，故以其为正名记载。

综上所述，脾胃属土，位居中焦，胃主受纳腐熟，脾主运化升清，二者纳运相合，燥湿相济，

运化水谷精微，化生营卫气血，五脏六腑、四肢百骸皆赖以奉养。故曰脾胃为"后天之本"、气血"生化之大源"。作为中医学特定的名词术语，选"脾胃为后天之本"一词为正名，能更确切地反映术语的科学内涵，也符合名词约定成俗的原则。

五、文献辑录

《灵枢经·玉版》："人之所受气者，谷也。谷之所注者，胃也。胃者，水谷气血之海也。"[2]119

《黄帝内经素问·灵兰秘典论》："脾胃者，仓廪之官，五味出焉。"[1]17

"太阴阳明论"："四肢皆禀气于胃，而不得至经，必因于脾乃得禀也……脾者土也，治中央，常以四时长四藏，各十八日寄治……脾与胃以膜相连耳，而能为之行其津液。"[1]60

"刺禁论"："脾为之使，胃为之市。"[1]100

《难经集注》："脾者，裨也。在胃之下，俾助胃气，主化水谷。"[3]37

《伤寒杂病论》："脾胃气尚弱，不能消谷，故令微烦，损谷则愈。"[4]208 "四季脾旺不受邪，即勿补之。"[4]215

《诸病源候论·脾胃病诸候》："脾者，脏也。胃者，腑也。脾胃二气，相为表里。胃受谷而脾磨之，二气平调，则谷化而能食。若虚实不等，水谷不消，故令腹内虚胀，或泄，不能饮食，所以谓之脾胃气不和不能饮食也。"[5]105

《外台秘要》卷八："脾胃弱不能食方三首……脾胃病日渐瘦因不能食方三首。"[6]240

《妇人大全良方》卷二十一："败血散于脾胃，脾受之则不能运化精微而成腹胀；胃受之则不能受纳水谷而生吐逆。"[7]337

《医学启源》卷上："胃者，脾之腑也……人之根本，胃气壮，则五脏六腑皆壮也。"[8]22

《脾胃论·脾胃虚实传变论》："元气之充足，皆由脾胃之气无所伤，而后能滋养元气，若胃气本弱，饮食自倍，则脾胃之气既伤，而元气亦不能充，而诸病之所由生。"[9]4

《慎斋遗书》卷十:"大凡补药,不论上、中、下证,必先以起脾为要;脾为后天生生之本,本立则诸病自退。"[11]191

《类经·十二官》:"脾主运化,胃司受纳,通主水谷……脾胃为脏府之本。"[10]17

《医宗必读·肾为先天本脾为后天本论》:"后天之本在脾,脾应中宫为土,土为万物之母……一有此身,必资谷气,谷入于胃,洒陈于六腑而气至,和调于五脏而血生,而人资之以为生者,故曰后天之本在脾。"[12]6

《脉诀汇辨》卷一:"见脾胃为后天之本,故著之脉曰:'有胃气则生,无胃气则死。'"[13]16

《证治汇补·血症》:"脾为后天之本,三阴之首也,脾气健,则元气旺而阴自固。"[14]73

《冯氏锦囊秘录》卷二十:"凡肾气虚者,脾气必弱,脾气弱者,肾气必虚,盖肾为先天祖气,脾为后天生气,而生气必宗于祖也。"[17]508

《医碥》卷一:"胃主进纳,脾主运化,饮食之气味精华,由脾胃以灌输周身。气日盛而体日充,先天之水火赖此滋养以生生不息,故以脾胃为后天之本。"[16]4

《风劳臌膈四大证治·虚劳》:"盖肾为先天之根,脾为后天之本也。"[15]28

《神农本草经读·阿胶》:"脾为后天生血之本,脾虚则阴血内枯,腰腹空痛,四肢酸疼;阿胶补养脾阴,故能治之。"[18]57

《傅青主女科·妊娠》:"脾为后天,肾为先天,脾非先天之气不能化,肾非后天之气不能生。"[19]38

《中医大辞典》:"脾为后天之本……人体出生后的营养、发育,靠脾胃之气吸收水谷精微以供给。《医宗必读》:'一有此身,必资谷气,谷入于胃,洒陈于六腑而气至,和调于五脏而血生,而人资以为生者也。故曰后天之本在脾。'"[24]1750

《中医辞海》:"基础理论名词。后天,是人出生后的整个生命过程。人出生后,作为独立的个体而生存,主要靠脾供给营养。脾对人体

的营养作用体现在以下三个方面:一是脾主运化,蕴华水谷精微。水谷精微经过脾的转输,上输于肺,贯注于心脉,输布全身,营养五脏六腑,四支百骸,筋骨皮毛。二是充养肾精。肾精是构成人体和维持人体生命活动的基本物质,主人体的生长发育与生殖,神经,包括先天之精和后天之精,先天之精来源于父母,后天之精来源于脾胃,先天之精必得后天之精的充养,才能充盛。三是脾为气血生化之源。脾运化的水谷精微,通过心肺的作用化生气血,以营养全身。由于脾在人的生命活动中起着极其重要的作用,故称脾为后天之本。"[23]164

《中医药常用名词术语辞典》:"脾为后天之本……出《医宗必读·肾为先天本脾为后天本论》。人出生以后,生长、发育等正常生命活动所必需的营养物质,主要来源于脾胃化生的水谷精微,故称。"[22]391

《中医基础理论》:"脾为后天之本……人出生之后,生命活动的继续和精气血津液的化生和充实,均赖于脾胃运化的水谷精微,故称脾胃为'后天之本'。"[26]83

《中医药学名词》:"脾为后天之本……人出生以后,生长发育等正常生命活动所必需的营养物质,主要来源于脾胃所化生的水谷精微,故将脾胃称为'后天之本'。"[20]22

《中医基础理论术语》:"脾主后天……脾运化的水谷精微是人出生后生命物质的重要源泉。"[21]12

《中国中医药主题词表》:"脾为后天之本……属脾(中医)。人出生以后,生长发育等正常生命活动所必须的营养物质,主要来源于脾胃所化生的水谷精微。"[25]632

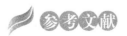参考文献

[1] 未著撰人.黄帝内经素问[M].田代华整理.北京:人民卫生出版社,2005:17,60,100.

[2] 未著撰人.灵枢经[M].田代华,刘更生整理.北京:人民卫生出版社,2005:119.

［3］［吴］吕广，等注.［明］王九思，等辑.难经集注［M］.彭建中，魏富有点校.沈阳：辽宁科学技术出版社，1997：37.

［4］强志鹏，时吉萍译释.伤寒杂病论译释［M］.兰州：甘肃文化出版社，2006：208，215.

［5］［隋］巢元方.诸病源候论［M］.黄作阵点校.沈阳：辽宁科学技术出版社，1997：105.

［6］［唐］王焘.外台秘要［M］.北京：人民卫生出版社，1955：240.

［7］［宋］陈自明.妇人大全良方［M］.太原：山西科学技术出版社，2006.337.

［8］［金］张元素.医学启源［M］.任应秋点校.北京：人民卫生出版社，1978：22.

［9］［金］李东垣.脾胃论［M］.文魁，丁国华整理.北京：人民卫生出版社，2005：4.

［10］［明］张景岳.类经［M］.北京：中国医药科技出版社，2011：17.

［11］［明］周之干.慎斋遗书.［M］//周慎斋医学全书.海口：海南出版社，2010：191.

［12］［明］李中梓.医宗必读［M］.王卫，等点校.天津：天津科学技术出版社，1999：6.

［13］［清］李延昰.脉诀汇辨［M］.上海：上海科学技术出版社，1963：16.

［14］［清］李用粹.证治汇补［M］.上海：上海卫生出版社，1958：73.

［15］［清］姜天叙.风劳臌膈四大证治［M］.南京：江苏人民出版社，1957：28.

［16］［清］何梦瑶.医碥：卷一［M］.上海：上海科学技术出版社，1982：4.

［17］［清］冯兆张.冯氏锦囊秘录［M］.田思胜，等校注.北京：中国中医药出版社，1996：508.

［18］肖钦朗校注.神农本草经读［M］.福州：福建科学技术出版社，1982：57.

［19］傅山原.傅青主女科［M］.北京：人民军医出版社，2007：38.

［20］中医药学名词审定委员会.中医药学名词［M］.北京：科学出版社，2005：22.

［21］中华人民共和国质量监督检验检疫总局，中国国家标准化管理委员会.中医基础理论术语（GB/T 20348—2006)［M］.北京：中国标准出版社，2006：12.

［22］李振吉.中医药常用名词术语辞典［M］.北京：中国中医药出版社，2001：391.

［23］袁钟，图娅，彭泽邦，等.中医辞海：下册［M］.北京：中国医药科技出版社，1999：164.

［24］李经纬，余瀛鳌，蔡景峰，等.中医大辞典［M］.北京：人民卫生出版社，1995：1750.

［25］吴兰成.中国中医药学主题词表［M］.北京：中医古籍出版社，2008：632.

［26］孙广仁.中医基础理论［M］.北京：中国中医药出版社，2002：83.

（丁吉善）

1·138

湿 邪

shī xié

一、规范名

【汉文名】湿邪。

【英文名】dampness pathogen。

【注释】具有易阻气机、重浊、黏滞、趋下等特性的邪气。

二、定名依据

"湿邪"一词始载于宋赵佶《圣济总录》，之前相关记载有"湿气""湿"。

《内经》中提到的"湿气""湿"与"湿邪"的含义基本相同，但其定义较广泛，不能准确表达本病因的准确含义，容易出现歧义。以"湿邪"作为本病因的规范名称，可以明确地表达其致病类型以及是一种致病邪气的属性，符合术语定名的科学性原则。

《圣济总录》之后，历代医家大多即沿用该书记载，如金刘完素《素问要旨论》，元杜本《敖氏伤寒金镜录》，明代朱橚《普济方》、陈嘉谟《本草蒙筌》、张介宾《类经》、缪希雍《神农本草经疏》等，清代高士宗《黄帝素问直解》、陈士铎《本草新编》、汪昂《本草易读》等。这些均为历代重要著作,对后世有较大影响,符合术语定名约定俗成的原则。

我国 2005 年出版的国标《中医基础理论术语》以"湿邪"作为规范名;普通高等教育中医药类教材《中医学概论》《中医基础理论》以及辞书类著作《中国中医药学术语集成·基础理论与疾病》等均以"湿邪"作为规范名。已经广泛应用于中医药学文献的标引和检索的《中国中医药学主题词表》也以"湿邪"作为本经络的正式主题词,说明"湿邪"作为本经络规范名称已成为共识。

我国 2005 年出版的由全国科学技术名词审定委员会审定公布的《中医药学名词》已以"湿邪"作为规范名,所以"湿邪"作为规范名也符合术语定名的协调一致原则。

三、同义词

【曾称】"湿气""湿"(《内经》);"湿浊"(《丹溪治法心要》)。

四、源流考释

"湿邪"在其正名出现之前称为"湿"。如《黄帝内经素问·生气通天论》:"因于湿,首如裹,湿热不攘,大筋緛短,小筋弛长,緛短为拘,弛长为痿。"[1]19 同时该书尚记载了湿邪的又称"湿气",如《黄帝内经素问·阴阳应象大论》:"地之湿气,感则害皮肉筋脉。"[1]53

"湿邪"的正名始见于宋代赵佶《圣济总录》,如卷第一:"乙丑岁图……三之气,自小满日寅初,至大暑日子初,凡六十日有奇,主位少征火,客气太阴土,中见金运,天政布,雨乃时降,寒乃随之,民病身重胕肿胸腹满,宜治太阴之客,以甘补之,以苦泻之,以甘缓之,食黔谷以全其真,食麻以保其精,虽有湿邪,莫能为害。"[2]2 宋金元时期除了以"湿邪"为正名记载本词外,尚出现了本词的又称"湿浊"。如金代刘完素《素问要旨论》卷第七:"六气本病……辛丑、辛未之岁,外有湿邪,至而肾病。"[3]213 元代

杜本《敖氏伤寒金镜录·白苔舌》:"此是湿邪在于气分也。"[4]2 元代朱震亨《丹溪治法心要》卷五:"胃中湿浊气,下流为赤白浊,用柴胡、升麻、苍术、白术入二陈煎服丸药,宜用樗根末、蛤粉、干姜、炒黄柏。"[5]127

其后的相关著作即沿用《黄帝内经素问》记载,以"湿邪"为正名记载本词。如明代朱橚《普济方》[6]273、陈嘉谟《本草蒙筌》[7]100、张介宾《类经》[8]171、缪希雍《神农本草经疏》[9]39、李中梓《内经知要》[10]125,清代高士宗《黄帝素问直解》[11]15、陈士铎《本草新编》[12]51、汪昂《本草易读》[13]219、黄元御《素问悬解》[14]19、吴仪洛《成方切用》[15]47、黄宫绣《本草求真》[16]9、叶霖《难经正义》[17]84 等。如明代张介宾《类经》十三卷:"脾属土,其化湿,土气实则湿邪盛行,如岁土太过,则饮发中满食减,四肢不举之类是也。"[8]171 清代陈士铎《本草新编》卷之一:"苍术,故与川乌同用,引湿邪下行,使寒气不敢上犯膻中,而心痛立定。"[12]51

现代有关著作有的以"湿邪"作为正名,如《中医药学名词》[18]39《中医基础理论术语》[19]47《中国中医药学主题词表》[20]795《中国中医药学术语集成·基础理论与疾病》[21]281《中医基础理论》[22]220《中医学概论》[23]63;有的以"湿"为正名,如《中国医学百科全书·中医学》[24]494《中国大百科全书·中国传统医学》[25]401《中医药常用名词术语辞典》[26]394《中医辞海》[27]197《中医大辞典》[28]1773 等。

须予指出的是,本词的又称"湿",包括三个方面的含义:① 六气之一。出《黄帝内经素问·六元正纪大论》等,指自然界中风、寒、暑、湿、燥、火六种气候因素之湿气。② 病因。出《黄帝内经素问·生气通天论》。湿邪。属六淫。具有易阻气机、重浊、黏滞、趋下的特性;易伤阳气。③ 内生之湿。出《黄帝内经素问·至真要大论》只有其指六淫之一时才能作为本词的又称。应注意鉴别。

总之,"湿气""湿"(《内经》)、"湿浊"(《丹溪

治法心要》）与"湿邪"概念基本相同，我国2005年出版的由中医药学名词审定委员会审定公布的《中医药学名词》释义为"具有易阻气机、重浊、黏滞、趋下等特性的邪气"。该释义客观、准确地表达了"湿邪"的科学内涵和本质属性，因而以"湿邪"为正名，以"湿气""湿"（《内经》）、"湿浊"（《丹溪治法心要》）为又称。

五、文献辑录

《黄帝内经素问·生气通天论》："因于湿，首如裹，湿热不攘，大筋緛短，小筋弛长，緛短为拘，弛长为痿。"[1]19

"阴阳应象大论"："地之湿气，感则害皮肉筋脉。"[1]53

《圣济总录》卷一："三之气，自小满日寅初，至大暑日子初，凡六十日有奇，主位少征火，客气太阴土，中见金运，天政布，雨乃时降，寒乃随之，民病身重胕肿胸腹满，宜治太阴之客，以甘补之，以苦泻之，以甘缓之，食黔谷以全其真，食麻以保其精，虽有湿邪，莫能为害。"[2]2

《素问要旨论》卷第七："六气本病……辛丑、辛未之岁，外有湿邪，至而肾病。"[3]213

《敖氏伤寒金镜录·白苔舌》："此是湿邪在于气分也。"[4]2

《丹溪治法心要》卷五："胃中湿浊气，下流为赤白浊，用柴胡、升麻、苍术、白术入二陈煎服丸药，宜用樗根末、蛤粉、干姜、炒黄柏。"[5]127

《普济方》卷七："虽有湿邪不能为害。"[6]273

《本草蒙筌》卷之二："叶状水脏，通血脉，行乳汁催生；实主风痹，除湿邪，强阴气益肾。"[7]100

《类经》十三卷："脾属土，其化湿，土气实则湿邪盛行，如岁土太过，则饮发中满食减，四肢不举之类是也。"[8]171

《神农本草经疏》卷二："疝属肾虚，寒湿邪乘虚客之所致。又有先因湿邪为病，后成湿热者，药宜分寒热、先后二途。"[9]39

《内经知要》卷下："诸湿肿满，皆属于脾（脾）司湿化，又主肌肉，内受湿淫，肌体肿满，故

属于脾，土气太过，则湿邪盛行，其病骤至；法当分疏。"[10]125

《黄帝素问直解》卷之一："人之一身，三才具备，以人身三才之气，数犯此五行者，则木有风邪，火有热邪，土有湿邪，金有燥邪，水有寒邪，故邪气伤人。"[11]15

《本草新编》卷之一："苍术，故与川乌同用，引湿邪下行，使寒气不敢上犯膻中，而心痛立定。"[12]51

《本草易读》卷五："解脏腑之水气，泄经络之湿邪。"[13]219

《素问悬解》卷一："湿蒸为热，不得驱除，浸淫经络，伤其筋膜，大筋则软短不舒，小筋则弛长失约，软短则为拘挛，弛长则为痿癖，此湿邪之伤卫阳者也。"[14]19

《成方切用》卷一下："秦艽白术丸……泽泻咸泄，使气归于前阴，以清湿邪也。"[15]47

《本草求真》卷一补剂："白术，宁知脾虚而无湿邪者！用之反燥脾家津液。"[16]9

《难经正义》卷四："四十九难……湿邪入肝为泣，肝主泣也。"[17]84

《中国大百科全书·中国传统医学》："湿……中医病因学概念，又称湿邪。湿邪致病有外湿和内湿之分。外湿本指自然界多雨或潮湿的气候或环境状态，多发生在夏秋之交，属六气之一（见气）。但这种气候或环境状态会使正气虚弱或体质湿盛的人发生疾病，对这些人来说，外湿便称为致病的因素，属六淫之一。内湿则指因各种原因引起的脾脏生理功能失常、体内水湿停聚所形成的病理状态的性质。外湿与内湿虽有不同，但两者在病证表现上有共同的特点，且在发病过程中常相互影响。外湿致病，易伤及于脾脏，使湿浊内生，而脾失健运，水湿停聚，又易招致外湿侵袭。"[25]401

《中国医学百科全书·中医学》："湿……为长夏之主气，故湿病多见于长夏季节。因外伤雾露，或因汗出沾衣，或因涉水淋雨，或因居处潮湿，以至感受湿邪而发病者最多。湿为阴邪，

亦好伤人阳气,因其性重浊黏滞,故易阻遏气机,病多绵缠难愈,这是湿病的病理特征。湿邪又好伤脾阳,因脾性喜燥而恶湿,一旦脾阳为湿邪所遏,则可能导致脾气不能正常运化而气机不杨,可见脘胀腹满,食欲不振,大便稀溏,四肢不温,甜苔腻等症。脾气升降失司,水液随之滞留,常见水肿形成,目下呈卧蚕状。湿性重浊,故外感湿邪多有身重困倦、头重如裹等症状。又因湿性黏滞,病损往往着而难移,如其侵犯肌肤筋骨,则既重且酸,固定一处,故有‘着痹’之称。"[24]494

《中医辞海》:"湿……基础理论名词。六淫之一。又称湿气。湿为长夏的主气,故长夏多湿病。"[27]197

《中医药常用名词术语辞典》:"湿……① 六气之一。出《素问·六元正纪大论》等,指自然界中风、寒、暑、湿、燥、火六种气候因素之湿气。② 病因。出《素问·生气通天论》。湿邪。属六淫。具有易阻气机、重浊、黏滞、趋下的特性;易伤阳气。③ 内生之湿。出《素问·至真要大论》。"[26]394

《中医药学名词 2004》:"湿邪……具有易阻气机,重浊、黏滞、趋下等特性的邪气。"[18]39

《中国中医药学术语集成》:"湿邪……【异名】湿淫(《中医基础理论》);湿浊(《中医基础理论》);湿气(《中医基础理论》);湿(《中医基础理论》《素问》)【定义】六淫之一,指自然界中具有水湿之重浊、黏滞、趋下特性的外邪。为长夏之主气,属阴邪,性重浊。"[21]281

《中医大辞典》:"湿……病因六淫之一。亦称湿气。湿为长夏的主气,故长夏多湿病。《素问·生气通天论》:‘因于湿,首如裹。’参见湿气条……湿气……① 六淫之一。《素问·天元纪大论》:‘太阴之上,湿气主之。’湿气,为长夏的主气。湿属阴邪,性质重浊而黏腻,能阻滞气的活动,影响脾的运化。外感湿邪,常见体重腰酸,四肢困倦,关节肌肉疼痛,痛处不移。湿浊内阻肠胃,常见胃纳不佳,胸闷不舒,小便不利。大便溏泄等症。② 水湿停滞的病证。参见内湿条。"[28]1773

《中医基础理论术语》:"湿邪……六淫中具有易阻气机、重浊、黏滞、趋下等特性的邪气。"[19]47

《中国中医药学主题词表》:"湿邪……属六淫;宜用专指词,允许组配……自然界中具有水湿之重浊、黏滞、趋下特性的外邪。"[20]795

《中医学概论》:"湿邪……湿为长夏之气。长夏正当夏秋之交,湿气最盛,故长夏多湿病。湿邪为患,除气候潮湿外,亦可因涉水淋雨、居住潮湿等原因而致。"[23]63

《中医基础理论》:"凡致病具有重浊、黏滞、趋下特性的外邪,称为湿邪。湿为长夏的主气。长夏即夏至至处暑 5 个节气,时值夏秋之交,阳热尚盛,雨水且多,热蒸水腾,潮湿充斥,为一年中湿气最盛的季节。若湿气淫胜,伤人致病,则为湿邪。"[22]220

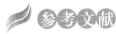

参考文献

[1] [唐] 王冰.重广补注黄帝内经素问[M].范登脉校注.北京:科学技术文献出版社,2011:19,53.

[2] [宋] 赵佶.圣济总录校注[M].上海:上海科学技术出版社,2016:2.

[3] [元] 刘完素,等.金元四大医家医学全书[M].太原:山西科学技术出版社,2012:213.

[4] [元] 杜清碧.史氏重订敖氏伤寒金镜录[M].史介生重订.上海:上海科学技术出版社,1959:2.

[5] [元] 朱震亨.丹溪治法心要[M].张奇文,等校注.济南:山东科学技术出版社,1985:127.

[6] [明] 朱橚.普济方:第1册[M].北京:人民卫生出版社,1959:273.

[7] [明] 陈嘉谟,等.新安医籍丛刊:本草类第 1 册[M].合肥:安徽科学技术出版社,1990:100.

[8] [明] 张介宾.类经[M].北京:中国中医药出版社,1997:171.

[9] [明] 缪希雍.神农本草经疏[M].太原:山西科学技术出版社,2013:39.

[10] [明] 李中梓.内经知要[M].北京:中国书店,1994:125.

[11] [清] 高士宗.黄帝素问直解[M].北京:科学技术文献出版社,1998:15.

[12] [清] 陈士铎.本草新编[M].柳长华,徐春波校注.北

605

京：中国中医药出版社，1996：51.

[13] [清] 汪讱庵.本草易读[M].北京：人民卫生出版社，1987：219.

[14] [清] 黄元御.素问悬解 灵枢悬解 难经悬解[M].太原：山西科学技术出版社，2012：19.

[15] [清] 吴仪洛.成方切用[M].李志庸点校.天津：天津科学技术出版社，1999：47.

[16] [清] 黄宫绣.本草求真[M].太原：山西科学技术出版社，2015：9.

[17] [清] 叶霖.难经正义[M].吴考盘点校.上海：上海科学技术出版社，1981：84.

[18] 中医药学名词审定委员会.中医药学名词[M].北京：科学出版社，2005：39.

[19] 中华人民共和国国家质量监督检验检疫总局，中国国家标准化管理委员会.中医基础理论术语（GB/T 20348—2006）[M].北京：中国标准出版社，2006：47.

[20] 吴兰成.中国中医药学主题词表[M].北京：中医古籍出版社，2008：795.

[21] 宋一伦，杨学智.基础理论与疾病[M]//曹洪欣，刘保延.中国中医药学术语集成.北京：中医古籍出版社，2005：281.

[22] 孙广仁，郑洪新.中医基础理论[M].北京：中国中医药出版社，2012：220.

[23] 樊巧玲.中医学概论[M].北京：中国中医药出版社，2010：63.

[24] 《中医学》编辑委员会.中医学[M]//钱信忠.中国医学百科全书.上海：上海科学技术出版社，1997：494.

[25] 施奠邦.中国传统医学[M]//胡乔木.中国大百科全书.北京：中国大百科全书出版社，1992：401.

[26] 李振吉.中医药常用名词术语辞典[M].北京：中国中医药出版社，2001：394，395.

[27] 袁钟，图娅，彭泽邦，等.中医辞海：上册[M].北京：中国医药科技出版社，1999：197.

[28] 李经纬，余瀛鳌，蔡景峰，等.中医大辞典[M].北京：人民卫生出版社，2005：1773.

（贺亚静）

1 · 139

雷火

léi huǒ

一、规范名

【汉文名】雷火。

【英文名】lei huo。

【注释】指主要寄藏于肝的相火。

二、定名依据

"雷火"一词最早见于明代汪石山的《石山医案》附录《石山居士传》中。在此，"雷火"是指自然现象。《本草纲目》中也有雷火为自然现象的记载。赵献可在《医贯》里，也出现有雷火这一术语，赵氏特别明确地将肾与龙火相关联，而将肝与雷火相关联，以龙火、雷火来解释相火。

在清代，讨论雷火的医家众多。清初医家陈士铎的《外经微言》《辨证录》《洞天奥旨》均记载有雷火这一术语。陈氏对于雷火的理解比较多样化，有肾火说、欲火说、肝火说、肝肾之火说等。

除此之外，使用"雷火"术语的著作还有很多，如《病机沙篆》《古今名医方论》《症因脉治》《订正仲景全书伤寒论注》《得配本草》《医原》《医学从众录》等。这些文献分别用了肝、肝家、肝者、厥阴这些词汇来表明"雷火"一词，其共同的含义更趋向是指"雷火"与肝火关系密切。这些著作均为历代重要著作，对后世有较大影响，说明"雷火"作为规范名已经成为共识，符合约定俗成的原则。

雷火这一中医基础理论术语是医学文献中常见的一个术语，而遗憾的是现在的大多医学辞典、百科全书等却将这一术语遗漏。

三、同义词

未见。

四、源流考释

在医学文献中，"雷火"一词出现得很晚。

在目前所能检索到的文献中,雷火最早见于明代汪石山《石山医案》附录《石山居士传》中:"肾虚寒者,本病也;热甚者,虚象也。譬之雷火,雨骤而火愈炽,日出火斯灭矣。"[1]109 在此,雷火应是指自然现象。而雷火这种自然现象的特点文中描述为"雨骤而火愈炽,日出火斯灭",就是雨越大而雷火越炽盛之意,太阳出来,雷火才熄灭。但石山在此以雷火比喻肾虚之热象,也为后世雷火指肾火之说有所启迪。在李时珍《本草纲目》中也有雷火为自然现象的记载:"天之阴火二:龙火也,雷火也。"[2]295 在《证治准绳·杂病》中,王肯堂曰:"动于肝者,犹雷火之出于地,疾风暴发,故水如波涌。"[3]96 首次把肝与雷火相联系。

明代赵献可《医贯》曰:"相火者,龙火也,雷火也。"[4]68 以龙火、雷火来解释相火。在这里雷火也是有自然界之火来比喻人体内之火。又:"阴虚火动,则水沸腾动于肾者,犹龙火之出于海,龙兴而水附。动于肝者,犹雷火之出于地,疾风暴雨,水随波涌而为痰,是有火者也。"[4]71 在此,赵氏特别明确地将肾与龙火相关联,而将肝与雷火相关联。

在清代,讨论雷火的医家众多。清初医家陈士铎在他的《外经微言》中说:"虽然肾火乃雷火也,亦龙火也,龙雷之火,其性虽猛,然聚则力专,分则势散,无乎不克,反无乎全克矣。"[5]46 认为肾火是雷火,也是龙火。但在陈氏的另一本著作《辨证录》中却说:"欲火者,雷火也。雷火一动,而天地变、阴阳乖,水随火而沸腾,火得水而炎上,有不烧干者乎?妇女之欲火乃起于肝,肝火者木中之火也。雷火喜劈木者,以火从木中出也。"[6]319 雷火又指的是欲火。同书卷十一妇人科曰:"此等之妇,偏易动火,然而此火出于肝木之中,又是雷火,而非真火,不交合则已,交则偏易走泄,阴虚火旺,不能受胎。"[6]455 在此,陈氏又将肝木之火视为雷火。《洞天奥旨》是陈氏的外科著作,在此书中,他又称肝肾之火为雷火也。"肝肾之火,乃雷火也,雷火最能烁

水……故雷火不动即已,动则引心包之火而沸腾,引阳明之火而震荡,火多则水涸,水涸而大肠何能润泽乎?惟是疮疡之阴火,乃邪火也,何肾肝之雷火助之乎?不知邪火出于肝肾,则雷火与邪火相合,竟不能分孰为邪火,孰为雷火矣。"[7]31,32 总之,陈氏文中对于雷火的理解比较模棱两可,有肾火说、欲火说、肝火说、肝肾之火说等。

除陈氏之外,清代部分讨论雷火代表性的著作如下:李中梓《病机沙篆》:"二脏俱有相火,动于肾者,犹龙火之出于海;动于肝者,犹雷火之出于泽。"[10]121,122"痫症之发,厥由肾中龙火之上升,而肝家雷火相从而助也。"[11]228 罗美《古今名医方论》:"少阴之躁在水,由龙火不归,故姜、附得而阳回;厥阴之躁在木,惟雷火上逆,若用姜、附,是益其震烈耳!故厥阴躁烦多死证,非少阴比也。"[9]86 明代秦昌遇撰,清代秦之桢补辑的《症因脉治》:"夫肝火曰雷火,肾火曰龙火,肝肾之脉本沉,今并浮则雷火动而急风暴雨,龙火动而水附波扬。此二条言肝肾之相火太过,泛滥其水而上浮也。"[10]15"桢用前二方,皆治龙雷之火。夫龙火主肾,雷火主肝,然当分肝肾之真阴虚、真阳虚。"[10]72 吴谦《医宗金鉴》:"少阴中有龙火,底寒甚则龙升,故自利而渴;厥阴中有雷火,故有消渴。"[11]172 严洁、施雯、洪炜《得配本草》:"厥阴之躁在木,乃雷火上逆,用姜、附则重其震烈矣。"[12]198 陈修园《医学从众录》:"动于肝者,犹雷火之出于地,疾风暴雨,水随波涌而为痰,是有火也。"[13]30 同书又云:"张石顽曰:痫症之发,由肾中龙火上升,而肝家雷火相从挟助也。"[13]84 石寿堂《医原》:"肝为震之雷火、巽之风火,故肝动为燥火。"[14]29 这些文献分别用了肝、肝家、肝者、厥阴这些词汇来阐明雷火一词,其共同的意义是指雷火与肝火关系密切。

以上列举的文献较多,足以证明雷火是医学文献中常见的一个术语,而遗憾的是现在的各种医学辞典、百科全书、标准书等却均未收录,希望通过本次考证,能将这一重要术语补充

进去。可将其释为：雷火，以肝为主要寄藏地的相火。

五、文献辑录

《石山医案·石山居士传》："肾虚寒者，本病也；热甚者，虚象也。譬之雷火，雨骤而火愈炽，日出火斯灭矣。"[1]109

《本草纲目》卷六："天之阴火二：龙火也，雷火也。（龙口有火光，霹雳之火，神火也）……蔡九峰止言木火、石火、雷火、水火、虫火、磷火，似未尽该也。"[2]295,296

《杂病证治准绳·水肿》："动于肝者，犹雷火之出于地，疾风暴发，故水如波涌。"[3]96

《医贯》卷四："相火者，龙火也，雷火也。"[4]68"阴火沸动，则水沸腾动于肾者，犹龙火之出于海，龙兴而水附。动于肝者，犹雷火之出于地，疾风暴雨，水随波涌而为痰，是有火者也。"[4]71

《外经微言》卷五："虽然肾火乃雷火也，亦龙火也，龙雷之火，其性虽猛，然聚则力专，分则势散，无乎不克，反无乎全克矣。"[5]46

《病机沙篆》卷上："二脏俱有相火，动于肾者，犹龙火之出于海；动于肝者，犹雷火之出于泽。"[8]121,122

卷下："痫症之发，厥由肾中龙火之上升，而肝家雷火相从而助也。"[8]228

《古今名医方论》卷三："少阴之躁在水，由龙火不归，故姜、附得而阳回；厥阴之躁在木，惟雷火上逆，若用姜、附，是益其震烈耳！故厥阴躁烦多死证，非少阴比也。"[9]86

《辨证录》卷八："欲火者，雷火也。雷火一动，而天地变、阴阳乖，水随火而沸腾，火得水而炎上，有不烧干者乎？妇女之欲火乃起于肝，肝火者木中之火也。雷火喜劈木者，以火从木中出也。"[6]319

卷十一："此等之妇，偏易动火，然而此火出于肝木之中，又是雷火，而非真火，不交合则已，交则偏易走泄，阴虚火旺，不能受胎。"[6]455

《洞天奥旨》卷二："肝肾之火，乃雷火也，雷火最能烁水。故雷火不动即已，动则引心包之火而沸腾，引阳明之火而震荡，火多则水涸，水涸而大肠何能润泽乎？惟是疮疡之阴火，乃邪火也，何肾肝之雷火助之乎？不知邪火出于肝肾，则雷火与邪火相合，竟不能分孰为邪火，孰为雷火矣。"[7]31,32

《症因脉治》卷首："夫肝火曰雷火，肾火曰龙火，肝肾之脉本沉，今并浮则雷火动而急风暴雨，龙火动而水附波扬。此二条言肝肾之相火太过，泛滥其水而上浮也。"[10]15

卷一："桢用前二方，皆治龙雷之火。夫龙火主肾，雷火主肝，然当分肝肾之真阴虚、真阳虚。"[10]72

《医宗金鉴》卷六："少阴中有龙火，底寒甚则龙升，故自利而渴；厥阴中有雷火，故有消渴。"[11]172

《得配本草》卷六："厥阴之躁在木，乃雷火上逆，用姜、附则重其震烈矣。"[12]198

《医学从众录》卷二："动于肝者，犹雷火之出于地，疾风暴雨，水随波涌而为痰，是有火也，故用六味丸补水以配火，此不治痰之标，而治痰之本也。"[13]30

《医学从众录》卷四："张石顽曰：痫症之发，由肾中龙火上升，而肝家雷火相从挟助也。"[13]84

《医原》卷上："肝为震之雷火、巽之风火，故肝动为燥火。"[14]29

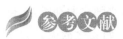

[1] ［明］汪机.石山医案[M]//高尔鑫.汪石山医学全书.北京：中国中医药出版社，1999：109.

[2] ［明］李时珍.新校注本草纲目[M].4版.刘衡如，刘山永校注.北京：华夏出版社，2011：295,296.

[3] ［明］王肯堂.证治准绳（一）杂病证治准绳[M].倪和宪点校.北京：人民卫生出版社，2014：96.

[4] ［明］赵献可.医贯[M].郭君双整理.北京：人民卫生出版社，2005：68,71.

[5] ［清］陈士铎.外经微言[M].柳璇，宋白杨校注.北京：中国医药科技出版社，2011：46.

［6］［清］陈士铎.辨证录［M］.王小芸,王象礼,刘德兴,等校注.北京：中国中医药出版社,2007：319,455.

［7］［清］陈士铎.洞天奥旨［M］.2版.柳长华,刘更生,李光华,等点校.北京：中国中医药出版社,2006：31,32.

［8］李中梓.病机沙篆［M］//周仲瑛,于文明.中医古籍珍本集成（续）：诊断卷.长沙：湖南科学技术出版社,2014：121,122,228.

［9］［清］罗美.古今名医方论［M］.曹瑛,张晓伟校注.北京：中国医药科技出版社,2012：86.

［10］［明］秦昌遇.［清］秦之桢.症因脉治［M］.王晨,罗会斌,李全校注.北京：中国中医药出版社,1998：15,72.

［11］［清］吴谦.医宗金鉴［M］.郑金生整理.北京：人民卫生出版社,2006：172.

［12］［清］严洁,施雯,洪炜.得配本草［M］.郑金生整理.北京：人民卫生出版社,2007：198.

［13］［清］陈念祖.医学从众录［M］.2版.金香兰校注.北京：中国中医药出版社,2007：30,84.

［14］［清］石芾南.医原［M］.苗彦霞,张淑珍注释.上海：上海浦江教育出版社,2011：29.

（李琳珂）

督 脉

dū mài

一、规范名

【汉文名】督脉。

【英文名】governor vessel。

【注释】奇经八脉之一。起于胞中,下出会阴,沿脊柱里边直向上行,至项后风府穴处进入颅内,络脑,并由项沿头部正中线,上行颠顶,沿前额正中,鼻柱正中,至上唇系带处。

二、定名依据

"督脉"一词始载于《内经》,但关于督脉循行路径的描述比较复杂。相比之下,《难经》中的督脉循行对后世影响更大。

《内经》《难经》之后,历代重要医学著作皆沿用"督脉"为正名记载本词,如晋代《脉经》《针灸甲乙经》,隋代《诸病源候论》,唐代《黄帝内经太素》《备急千金要方》,明代《奇经八脉考》《类经》等皆以"督脉"作为规范名,并沿用至今。这些著作均为古代重要著作,对后世有较大影响。所以"督脉"作为规范名已是共识,也符合术语定名约定俗成的原则。

现代相关著作,如《中医药学名词》、国标

《中医基础理论术语》《中医大辞典》《中国医学百科全书·中医学》《中医辞海》《中医药常用名词术语辞典》以及全国高等中医药院校教材《中医基础理论》等均以"督脉"作为规范名。同时,已经广泛应用于中医药学文献标引和检索的《中国中医药学主题词表》也以"督脉"作为正式主题词。这些均说明"督脉"作为中医基础理论中的一个规范名已成为共识。

我国2005年出版的由全国科学技术名词审定委员会审定公布的《中医药学名词》亦以"督脉"作为规范名,所以"督脉"作为规范名也符合术语定名的协调一致原则。

三、同义词

未见。

四、源流考释

"督脉"一词始载于《内经》。从文字上来看,《说文解字》："督,察也。一曰目痛也。从目,叔声,冬毒切。"[1]67 段玉裁注曰："督者,以中道察视之。人身督脉在一身之中,衣之中缝亦曰督缝。"[2]133 言人身督脉如衣之中缝,而在《素问·

气府论》中记载:"督脉气所发者二十八穴:项中央二,发际后中八,面中三,大椎以下至尻尾及傍十五穴,至骶下凡二十一节,脊椎法也。"[3]307 直言"脊椎",所以《针灸关键概念术语考论》中认为:"《内经》中关于奇经的命名,均较为直观,与其功能的联系并不直接。如任脉由妊娠得名,冲脉因脉诊实践而得名,带脉盖由束带的部位得名等。所以,督脉在发现并命名时,未必会有总督之意的认识。根据督脉的循行路线记载,其取义以背中、脊椎得名最为可能。"[4]81

但从《素问·骨空论》中关于督脉循行的记载看来,可能在《内经》中,其循行路线已经有所发展。如《素问·骨空论》:"督脉者,起于少腹以下骨中央,女子入系廷孔,其孔,溺孔之端也。其络循阴器,合篡间,绕篡后,别绕臀至少阴,与巨阳中络者合。少阴上股内后廉,贯脊属肾。与太阳起于目内眦,上额交巅上,入络脑,还出别下项,循肩膊内,侠脊抵腰中,入循膂络肾。其男子循茎下至篡,与女子等。其少腹直上者,贯脐中央,上贯心,入喉,上颐,环唇,上系两目之下中央。此生病,从少腹上冲心而痛,不得前后,为冲疝,其女子不孕,癃痔、遗溺、嗌干。"[3]311 对督脉的循行路线描述详尽而复杂,明确督脉起于少腹以下骨中央,指出男女虽有生理之异,然循行路线基本相同,同时也记载了督脉病变表现。不过唐王冰在注释时认为这里的督脉循行路线可能兼指任冲二脉。其他如《灵枢·营气》:"故气从太阴出……究于畜门。其支别者,上额,循巅,下项中,循脊,入骶,是督脉也。"[5]147 不但文字与上文有异,其出处、循行路线亦有不同,且更为简单。可以看出,督脉的循行路线从一开始就比较混乱复杂。

另外,在《庄子·养生主》中有"缘督以为经,可以保身,可以全生,可以养亲,可以尽年"[6]31 的记载,后世注家如李桢等亦将此处"督"与"督脉"相联系。

《内经》对督脉的论述虽多,然颇复杂。相比之下,《难经》对督脉的记载明确而简洁。《难

经·二十八难》:"督脉者,起于下极之俞,并于脊里,上至风府,入属于脑。"[7]17 对于督脉的循行路线记载较之《内经》更为简练,且不同于《内经》中"督脉起于少腹以下骨中央"之说,认为督脉"起于下极之俞"。《难经》中督脉循行路线的记载对后世医家影响较大,之后古代重要的相关著作亦以"督脉"为正名记载本词,督脉相关概念理论也是在此基础上发展的。《难经集注·二十八难》吕广注云:"督脉者,阳脉之海也。"[8]29 较早将督脉置于"阳脉之海"之重要地位。至晋代,《脉经·平奇经八脉病第四》中记录"督脉者,起于下极之输,并于脊里,循背上,至风府……督脉者,阳脉之海也。"[9]61 沿袭了《难经》以及吕广注的记载,督脉总督诸阳已渐成定论。晋代皇甫谧在《针灸甲乙经》[10]50 中也有督脉相关的记载。

至隋唐时期,隋代巢元方《诸病源候论》[11]25、唐代孙思邈《千金翼方》[12]255《备急千金要方》[13]221、王冰《重广补注黄帝内经素问》[14]386、杨上善《黄帝内经太素》[15]143 中皆言及督脉,如孙思邈《千金翼方》卷第二十五:"尺寸俱浮直下,此为督脉,腰皆强痛,不得俯仰,大人癫病,小儿风痫。"[12]255《备急千金要方·肝脏脉论第一》:"足厥阴之脉起于大趾聚毛之际,上循足跗上廉,去内踝一寸……上贯膈,布胁肋,循喉咙之后,上入颃颡,连目系,上出额与督脉会于巅"[13]221 此处督脉指"督脉穴"。王冰《重广补注黄帝内经素问·骨空论》曰:"督脉,亦奇经也。然任脉冲脉督脉者,一源而三歧也,故经或谓冲脉为督脉也。何以明之?今《甲乙》及古《经脉流注图经》以任脉循背者谓之督脉,自少腹直上者谓之任脉,亦谓之督脉,是则以背腹阴阳别为名目尔。"[14]386 认为督脉冲脉任脉,一源三歧,虽异名而同体。但杨上善《黄帝内经太素》中并不认同王冰的观点,《黄帝内经太素·骨空》:"有人见此少腹直上者,不思细审,谓此督脉以为任脉,殊为未当也。"[15]143 同时,《黄帝内经太素·督脉》:"督脉之络,出庭孔,别左右,

循男女阴器，于篡间合，复绕于篡后也"[15]198 所载督脉少头、面㬿穴，《针灸关键概念术语考论》[4]82 中认为《太素》是《内经》较早传本，由此可窥见早期督脉循行，从督脉源于古人对脊椎的认识来说，早期督脉可能仅有脊椎段。

宋人对督脉的论述据笔者所查，相比历代较少，在宋代陈言《三因极一病证方论》[16]113 中论冲脉时提及过。原题宋代琼瑶真人对督脉循行路线描述还是较为详尽的，其《针灸神书·督脉经》云："督脉皆行二十七，穴始长强接腰俞，阳关命门当悬枢，脊中筋束行阳至，灵台神道长身柱，陶道大椎俞哑会，风府脑户连强间，后项百会前顶会，上星神庭到素，水沟兑端龈交住。"[17]128

明清关于督脉的论述是比较多的，特别是明代李时珍写《奇经八脉考》[18]，对奇经八脉有了专门的论述，在《奇经八脉考·八脉》："督脉起于会阴，循背而行于身之后，为阳脉之总督，故曰阳脉之海。"[18]41《奇经八脉考·督脉》："督乃阳脉之海，其脉起于肾下胞中，至于少腹，乃下行于腰、横骨围之中央，系溺孔之端，男子循茎下至篡；女子络阴器，合篡间。俱绕篡后屏翳穴（前阴后阴之间也）。别绕臀至少阴，与太阳中络者，合少阴上股内廉，由会阳（在阴尾尻骨两旁，凡二穴）贯脊，会于长强穴。在骨端与少阴会，并脊里上行……凡三十一穴。"[18]116 先是将奇经八脉合而论之，简单说明督脉起止，然后对其循行路线详细论之，基本合于《素问·骨空论》的记载，但更详细，一一点名所经穴位，对后世影响较大。另外，《针灸大全》[19]79《类经》[20]280《本草乘雅半偈》[21]169《脉诀汇辨》[22]229《本草备要》[23]34《医经原旨》[24]155《医学从众录》[25]137 皆有述及，基本上都沿袭前人观点。需要指出的是，《脉诀汇编》中，引用了王冰"督脉冲脉任脉，一源三岐"的观点。

现代有关著作均沿用《内经》的记载以"督脉"作为本词正名，如《中医药学名词》[26]30《中医学概论》[27]61、国标《中医基础理论术语》[28]39《中医药常用名词术语辞典》[29]411《中医大辞

典》[30]1829《中国中医药学主题词表》[31]181《中医辞海》[32]1208《中国医学百科全书·中医学》[33]359、第五版《中医基础理论》[34]79《中医基础理论讲稿》[35]274 等。如《中医药学名词》："督脉，起于胞中，下出会阴，沿脊柱里边直向上行，至项后风府穴处进入颅内，络脑，并由项沿头部正中线，上行颠顶，沿前额正中，鼻柱正中，至上唇系带处。"[26]30 其他辞书类、教材的相关记载多类于此。

五、文献辑录

《说文解字》："督，察也。一曰目痛也。从目，叔声，冬毒切。"[1]306

《说文解字注》："督者，以中道察视之。人身督脉在一身之中，衣之中缝亦曰督缝。"[2]133

《庄子·养生主》："缘督以为经，可以保身，可以全生，可以养亲，可以尽年。"[6]31

《灵枢·营气》："故气从太阴出……究于畜门。其支别者，上额，循巅，下项中，循脊，入骶，是督脉也。"[5]147

《素问·气府论》："督脉气所发者二十八穴：项中央二，发际后中八，面中三，大椎以下至尻尾及傍十五穴，至骶下凡二十一节，脊椎法也。"[3]307

"骨空论"："督脉者，起于少腹以下骨中央，女子入系廷孔，其孔，溺孔之端也。其络循阴器，合篡间，绕篡后，别绕臀至少阴，与巨阳中络者合。少阴上股内后廉，贯脊属肾。与太阳起于目内眦，上额交巅上，入络脑，还出别下项，循肩膊内，侠脊抵腰中，入循膂络肾。其男子循茎下至篡，与女子等。其少腹其上者，贯脐中央，上贯心，入喉，上颐，环唇，上系两目之下中央。此生病，从少腹上冲心而痛，不得前后，为冲疝，其女子不孕，癃痔、遗溺、嗌干。"[3]311

《难经·二十八难》："督脉者，起于下极之俞，并于脊里，上至风府，入属于脑。"[7]17

《脉经·平奇经八脉病第四》："督脉者，起于下极之输，并于脊里，循背上，至风府……督脉者，阳脉之海也。"[9]61

《针灸甲乙经·奇经八脉第二》："督脉者经缺不具，见于营气，曰上额循巅，下项中，循脊入骶，是督脉也。"[10]50

《黄帝内经太素·骨空》："有人见此少腹直上者，不思细审，谓此督脉以为任脉，殊为未当也。"[15]198

"督脉"："督脉之络，出庭孔，别左右，循男女阴器，于篡间合，复绕于篡后也。"[15]143

《诸病源候论·腰痛候》："邪客于足太阴之络，令人腰痛引少腹，不可以仰息。诊其尺脉沉，主腰背痛。寸口脉弱，腰背痛。尺寸俱浮，直上直下，此为督脉腰强痛。"[11]25

《重广补注黄帝内经素问·骨空论》："督脉，亦奇经也。然任脉冲脉督脉者，一源而三歧也，故经或谓冲脉为督脉也。何以明之？今《甲乙》及古《经脉流注图经》以任脉循背者谓之督脉，自少腹直上者谓之任脉，亦谓之督脉，是则以背腹阴阳别为名目尔。"[14]386

《备急千金要方·肝脏脉论第一》："足厥阴之脉起于大趾聚毛之际，上循足跗上廉，去内踝一寸，上踝八寸，交出太阴之后，上腘内廉，循股阴，入毛中，环阴器，抵少腹，侠胃，属肝，络胆，上贯膈，布胁肋，循喉咙之后，上人颃颡，连目系，上出额，与督脉会于巅。"[13]221

《千金翼方》卷第二十五："尺寸俱浮直下，此为督脉，腰皆强痛，不得俯仰，大人癫病，小儿风痫。"[12]266

《三因极一病证方论·五痿治法》："冲脉者，诸经之海，主渗灌溪谷与阳明，合养于宗筋，会于气街，属于带脉，络于督脉。"[16]113

《针灸神书·督脉经》："督脉皆行二十七，穴始长强接腰俞，阳关命门当悬枢，脊中筋束行阳至，灵台神道长身柱，陶道大椎俞哑会，风府脑户连强间，后顶百会前顶会，上星神庭到素，水沟兑端龈交住。"[17]128

《针灸大全·奇经八脉周身交会歌》："督脉起自下极腧，并与脊里上风府，过脑额鼻入齿交，为阳脉海都纲要。"[19]79

《奇经八脉考·八脉》："奇经者：阴维也、阳维也、阴跷也、阳跷也、冲也、任也、督也、带也……督脉起于会阴，循背而行于身之后，为阳脉之总督，故曰阳脉之海。"[18]41

"督脉"："督乃阳脉之海，其脉起于肾下胞中，至于少腹，乃下行于腰、横骨围之中央，系溺孔之端……入龈交（上齿缝中），与任脉、足阳明交会而终。凡三十一穴。"[18]46

《类经·素问骨空论》："任冲督脉，皆奇经也……皆起于胞宫，而出于会阴之间……督脉贯于脊中，故令脊强反折而屈伸不利。"[20]280

《本草乘雅半偈·鹿茸》："鹿，阳兽也。卧则口接尾闾，以通督脉。"[21]169

《难经集注·二十八难》："督脉者，阳脉之海也。"[8]29

《脉诀汇辨·任督解》："任督二脉，为人身阴阳之纲领。任行于腹，总诸阴之会，故为阴脉之海。督行于背，统诸阳之纲，故为阳脉之海。二脉皆起于会阴。启玄子曰《甲乙经》《图经》以任脉循背者，谓之督脉；自少腹上者，谓之任脉，亦谓之督脉。则是以背腹阴阳别为名目耳。然冲脉亦起于胞中，并足少阴而上行，是任脉、督脉、冲脉，乃一源而三歧者。故人身之有腹背，犹天地之有子午；任督之有前后，犹二陆之分阴阳也。"[22]229

《本草备要·羌活》："治风湿相搏……督脉为病，脊强而厥（督脉并太阳经）。"[23]34

《医经原旨》卷三："督脉为病，脊强反折（督脉贯于脊中，故令脊强反折而屈伸不利）。"[24]155

《医学从众录·腰痛》："督脉为病，尺寸中央俱浮（三部俱浮），直上直下（弦长之象），主腰强痛。"[25]137

《中医学概论》："督脉起于尾闾骨端、长强穴后的会阴部，上循脊柱至脑后凹陷中的风府穴。进入脑内，再上巅顶沿额下行至鼻柱。督脉发病时主要为脊柱强道，角弓反张。"[27]61

《中医辞海》："督脉……基础理论名词。① 经脉名。奇经八脉之一。起源于小腹内，从会阴部向后,行脊里正中,至风府,入脑,上头顶,下额,至鼻柱及上齿龈交穴止。与任脉、冲脉相通,又与足太阳、足少阴相合,与心、肾、脑联系。本脉发生病变,可见头痛,腰脊强痛,癫狂痛,气从少腹上冲心胸,癃闭、遗尿、多涕、痔疮,不育等症……"[32]1208

《中医大辞典》:"督脉奇经八脉之一……本脉自小腹内起始,下出于会阴部,向后沿脊柱里边直上,至风府穴处进入脑部,上行巅顶,沿着前额正中,到鼻柱下方。本脉发生病变,主要表现为脊柱强直,角弓反张,头重痛,项强,眩晕,癫痫,癃闭,遗溺,痔疾,妇女不育等。"[30]1829

《中国医学百科全书·中医学》:"督脉起于胞中,下出会阴部,向后沿骶、腰、背、项正中线上行,至项后风池穴进入脑内,属脑,沿头部止中线经头顶、额、鼻、上唇正中线,到上唇系带处的龈交穴止。还有支脉络肾贯心,并到咽喉部同任、冲二脉会合。督脉是主持全身阳气的经脉,所以(奇经八脉考)称它为'阳脉之海'。"[33]359

《中医药常用名词术语辞典》:"督脉,经络。出《素问·骨空论》。起于小腹内,下出于会阴部,向后行于脊柱的内部,上达项后风府,进入脑内,上行巅顶,沿前额下行鼻柱。本经的主要病候为脊柱强痛、角弓反张等症。"[29]411

《中医基础理论》(刘燕池):"督脉,起于下腹内(女子为胞宫、男子为精室),与冲脉、任脉同源,继则出于会阴部,从尾骶沿脊内上行,至项后风府穴进入颅腔中,络脑,再沿正中线上行至头顶,循前额正中线到鼻柱下方,至龈交穴而止。"[34]7

《中医药学名词》:"督脉……起于胞中,下出会阴,沿脊柱里边直向上行,至项后风府穴处进入颅内,络脑,并由项沿头部正中线,上行颠顶,沿前额正中,鼻柱正中,至上唇系带处。"[26]30

《中医基础理论术语》:"督脉……属奇经八脉。起于胞中,下出会阴,向后行于脊内,入脑,上巅顶,止于唇。阳脉之海,有统率阳经和调节一身阳气的作用。"[28]39

《中国中医药学主题词表》:"督脉,属奇经八脉……起于胞中,下出会阴,沿脊柱里边直向上行,至项后风府穴处进入颅内,络脑,并由项沿头部正中线,上行巅顶,沿前额正中,鼻柱正中,至上唇系带处。"[31]181

《中医基础理论》(李德新):"督脉,起于下腹内(女子为胞宫、男子为精室),与冲脉、任脉同源,继则出于会阴部,从尾骶沿脊内上行,至项后风府穴进入颅腔中,络脑,再沿正中线上行至头顶,循前额正中线到鼻柱下方,至龈交穴而止。"[35]274

《针灸关键概念术语考论》:"《太素》是《内经》较早传本,由此可窥见早期督脉循行。"[4]81

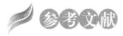 **参考文献**

[1] [汉]许慎.说文解字[M].北京:中华书局,2013:306.
[2] [清]段玉裁.说文解字注.[M].郑州:中州古籍出版社,2006:133.
[3] 未著撰人.素问[M].北京:中国医药科技出版社,1998:307,311.
[4] 赵京生.针灸关键概念术语考论[M].北京:人民卫生出版社,2012:81.
[5] 未著撰人.灵枢[M].北京:中国古籍出版社,2009:147.
[6] [春秋]庄周.庄子[M].上海:上海古籍出版社,2009:31.
[7] 未著撰人.难经[M].北京:科学技术文献出版社,1996:17.
[8] [吴]吕广,等注.[明]王九思,等辑.难经集注[M].鲁兆麟,等点校.沈阳:辽宁科学技术出版社,1997:29.
[9] [晋]王叔和.脉经[M].吴承玉,王鲁芬整理.北京:中国医药科技出版社,1998:61.
[10] [晋]皇甫谧.针灸甲乙经[M].北京:中国医药科技出版社,2011:50.
[11] [唐]巢元方.诸病源候论[M].沈阳:辽宁科学技术出版社,1997:25.
[12] [唐]孙思邈.千金翼方[M].沈阳:辽宁科学技术出版社,1997:266.
[13] [唐]孙思邈.备急千金要方[M].北京:华夏出版社,2008:221.
[14] [唐]王冰.重广补注黄帝内经素问[M].范登脉校注.北京:科学技术文献出版社,2011:386.
[15] [隋]杨上善.黄帝内经太素[M].北京:人民卫生出版社,1965:143,198.

[16] [宋]陈无择.三因极一病证方论[M].北京：人民卫生出版社，1957：113.

[17] [宋]琼瑶真人.针灸神书[M].北京：中医古籍出版社，2014：128.

[18] [明]李时珍.奇经八脉考[M].钱远铭整理.广州：广东科技出版社，1988：41，46.

[19] [明]徐凤.针灸大全[M].北京：人民卫生出版社，1987：79.

[20] [明]张介宾.类经[M].西安：陕西科学技术出版社，2013：280.

[21] [明]卢之颐，等.本草乘雅半偈[M].北京：人民卫生出版社，1986：169.

[22] [清]李延昰.脉诀汇辨[M].上海：上海科学技术出版社，1963：229.

[23] [清]汪昂.本草备要[M].北京：人民卫生出版社，1965：34.

[24] [清]薛雪.医经原旨[M].上海：上海中医学院出版社，1992：155.

[25] [清]陈念祖.医学从众录[M].北京：中国中医药出版社，1996：137.

[26] 中医药学名词审定委员会.中医药学名词[M].北京：科学出版社，2005：30.

[27] 南京中医学院.中医学概论[M].北京：人民卫生出版社，1958：61.

[28] 中华人民共和国质量监督检验检疫总局，中国国家标准化管理委员会.中医基础理论术语[M].北京：中国标准出版社，2006：39.

[29] 李振吉.中医药常用名词术语辞典[M].北京：中国中医药出版社，2001：411.

[30] 李经纬，邓铁涛.中医大辞典[M].北京：人民卫生出版社，1995：1829.

[31] 吴兰成.中国中医药学主题词表[M].北京：中国古籍出版社，2008：181.

[32] 袁钟，图娅，彭泽邦，等.中医辞海[M].北京：中国医药科技出版社，1992：1208.

[33] 《中医学》编辑委员会.中医学[M]//钱信忠.中国医学百科全书.上海：上海科学技术出版社，1997：359.

[34] 刘燕池，郭霞珍.中医基础理论[M].北京：科学出版社，2002：79.

[35] 李德新.中医基础理论[M].北京：人民卫生出版社，2011：274.

（白红霞）

腠 理

còu lǐ

一、规范名

【汉文名】腠理。

【英文名】striae and interstitial space。

【注释】皮肤、肌肉、脏腑的纹理及皮肤、肌肉间隙交接处的组织，具有渗泄体液，流通气血，抵御外邪等功能。

二、定名依据

"腠理"一词，最早见于《内经》中，内容涉及腠理的生理、病理、治则等方面，但是书中并未给腠理一个明确的定义。

汉代，《金匮要略方论》首次对"腠理"进行解释，明确指出"腠"是三焦通会元真之处，"理"为皮肤脏腑的纹理。隋唐时期，医家杨上善直言腠理为玄府、汗孔。

隋唐时期，王冰注释《内经》时，定义腠理为皮肤的间隙和纹理。

宋金元时期，不少著作继续沿用《内经》的记载，使用"腠理"这一术语，如《妇人大全良方》《严氏济生方》《世医得效方》。

明代，有相当多的著作使用"腠理"一词，如《类经》《普济方》《明医杂著》《医方考》《万病回春》等。

清代，"腠理"一词被继续沿用，同时对腠理含义的阐述也更加丰富。《医宗金鉴》提出了腠为"一身气隙"的观点。《高注金匮要略》，则进一步强调了腠理为皮肉间虚空之处，《金匮玉函要略辑义》指明腠理的作用是灌渗血气，还将腠理之理详细注解，并指出脏腑中腠理的存在。

近现代,《血证论》中认为包裹全身体内之白膜为腠理。

以上这些著作均为历代的重要著作,对后世有较大影响,所以,"腠理"作为规范名便于达成共识,符合术语定名的约定俗成原则。

现代相关著作,如《中医药常用名词术语辞典》《中医大辞典》《中国中医药学主题词表》《中医辞海》《中医药学名词》,均以"腠理"作为正名,说明"腠理"作为规范名已经成为共识。

三、同义词

未见。

四、源流考释

"腠理"一词,始见于《内经》中,书中多处论及腠理,如《黄帝内经素问·举痛论》曰:"寒则腠理闭,气不行,故气收矣。"[1]152《黄帝内经素问·脏气法时论》曰:"肾苦燥,急食辛以润之,开腠理,致津液,通气也。"[1]97 以上内容涉及腠理的生理、病理、治则等多方面。但是,《内经》并未给腠理一个明确的定义。

汉代,张仲景对"腠理"一词有细致的解释,他从生理功能和部位两方面阐释腠理,明确指出腠是三焦通会元真之处,理为皮肤脏腑的纹理。在《金匮要略方论·脏腑经络先后病脉证》曰:"腠者,是三焦通会元贞之处,为血气所注;理者,是皮肤脏腑之文理也。"[2]4

隋唐时期,医家杨上善直言腠理为玄府、汗孔。《黄帝内经太素》曰:"所谓玄府者,汗空……汗之空名玄府者,谓腠理也。"[3]419,420 但目前的中医理论体系已经明确地将腠理与玄府进行了区分,将玄府定义为体表出汗的孔窍。王冰认为腠理是皮肤的间隙和纹理,他在注解《素问·皮部论》时说:"腠理,皆谓皮空及纹理也。"[4]108

宋金元时期,不少著作继续沿用《内经》的记载,使用"腠理"这一术语,如陈自明《妇人大全良方》:"不可衣被帐褥太暖,暖即汗出则腠理开,易于中风便昏冒。"[5]392 严用和《严氏济生方》:"皆因体虚腠理空疏,受风寒湿气而成痹也。"[6]118 危亦林《世医得效方》:"此皆使皮肤腠理开发松利,诚不药之良法也。"[7]70

明代,有相当多的著作使用腠理一词。如《类经》[8]47《普济方》[9]2443《明医杂著》[10]153《医方考》[11]237《万病回春》[12]210,211 等,但是大多数著作并未对其含义进行清楚的阐释。

清代,"腠理"一词被继续沿用,同时对腠理含义的阐述也更加丰富。吴谦《医宗金鉴》曰:"腠者,三焦通会元真之处,为血气所注。理者,是皮肤脏腑之文理也……腠者,一身空隙,血气往来之处,三焦通会真元之道路也;理者,皮肤脏腑,内外井然,不乱之条理也。"[13]375,376 在继承张仲景腠理为"三焦通会元真之处"的基础上,提出了腠为"一身空隙"的观点。高学山的《高注金匮要略》,则进一步强调了腠理为皮肉间虚空之处,"又就腠理而自释其义耳。皮肉之窈冥虚空为腠。五脏之元真,各自开门,由其本经而出于皮肉之窈冥虚空。"[14]3 同时代的日本医家丹波元简所著《金匮玉函要略辑义》言:"腠理一作腠理。三焦出气,以温肌肉,元真之所凑会,血气之所灌渗也。理者,有粗理,有小理,有密理,有分理,有肉理。此皮肤之理也。府之环回周叠,藏之厚薄结直,此藏府之理也。"[15]4 指明腠理的作用是灌渗血气,还将腠理之理详细注解,并指出脏腑中腠理的存在。近现代,唐容川汇通西医解剖知识,认为包裹全身体内之白膜为腠理。文中曰:"循腔子为肉皮,透肉出外,为包裹周身之白膜,皆是三焦所司。白膜为腠理,三焦气行腠理。"[16]15

现代的有关著作均沿用《内经》的记载,以"腠理"作为正名,如《中医药常用名词术语辞典》[17]413《中医大辞典》[18]1844《中国中医药学主题词表》[19]123《中医辞海》[20]329《中医药学名词》[21]31。

总之,《内经》最早提出"腠理"之名,《金匮要略方论》最早对其进行注释,明确指出腠是三焦通会元真之处,理为皮肤脏腑的纹理。后世医家在此基础上,不断对其含义进行补充完善。

五、文献辑录

《黄帝内经素问·举痛论》："寒则腠理闭，气不行，故气收矣。"[1]152

"脏气法时论"："肾苦燥，急食辛以润之，开腠理，致津液，通气也。"[1]97

《金匮要略方论·脏腑经络先后病脉证》："腠者，是三焦通会元贞之处，为血气所注；理者，是皮肤脏腑之文理也。"[2]4

《黄帝内经太素》卷三十："所谓玄府者，汗空……汗之空名玄府者，谓腠理也。"[3]419,420

《黄帝内经·皮部论》："腠理，皆谓皮空及纹理也。"[4]108

《妇人大全良方》卷十九："不可衣被帐褥太暖，暖即汗出则腠理开，易于中风便昏冒。"[5]392

《重辑严氏济生方·五痹论治》："皆因体虚腠理空疏，受风寒湿气而成痹也。"[6]118

《世医得效方》卷二："此皆使皮肤腠理开发松利，诚不药之良法也。"[7]70

《普济方》卷一百八十六："津液脱，腠理开，汗大泄，此为脾风。"[9]2443

《明医杂著》卷五："若因风邪收敛腠理，或浴出见风而患者，宜用补中益气汤以补元气，加芎、芷、羌活以散风邪。"[10]153

《医方考》卷五："然必坐于浴室汤中服药者，所以开泄腠理，使邪气有所出尔。"[11]237

《万病回春》卷四："汗脉浮虚，或濡或涩。自汗在寸，盗汗在尺。自汗大忌生姜，以其开腠理故也。"[12]210,211

《类经》卷四："津者阳之液，汗者津之泄也。腠理者皮肤之隙。"[8]47

《高注金匮要略·脏腑经络先后病脉证治第一》："又就腠理而自释其义耳。皮肉之窈冥虚空为腠。五脏之元真，各自开门，由其本经而出于皮肉之窈冥虚空。"[14]3

《医宗金鉴》卷十八："腠者，三焦通会元真之处，为血气所注。理者，是皮肤脏腑之文理也……腠者，一身空隙，血气往来之处，三焦通

会真元之道路也；理者，皮肤脏腑，内外井然，不乱之条理也。"[13]375,376

《金匮玉函要略辑义》卷一："腠理一作膲理。三焦出气，以温肌肉，元真之所凑会，血气之所灌渗也。理者，有粗理，有小理，有密理，有分理，有肉理。此皮肤之理也。府之环回周叠，藏之厚薄结直，此藏腑之理也。"[15]4

《血证论》卷一："循腔子为肉皮，透肉出外，为包裹周身之白膜，皆是三焦所司。白膜为腠理，三焦气行腠理。"[16]15

《中医辞海》："腠理……人体部位名。泛指皮肤、肌肉、脏腑之纹理及皮肤与肌肉交接的地方。是渗泄津液、宣通阳气的门户，有抗御外邪内侵的作用。"[20]329

《中医药常用名词术语辞典》："腠理……皮肤肌肉、脏腑的纹理及皮肤、肌肉间隙交接处的组织。分皮腠、肌腠、粗理、细理、小理、膲理等。皮腠，为皮肤的腠理。肌腠，又名肉腠、分理，为肌肉的纹理，又泛指肌表的腠理。皮肤纹理粗疏谓粗理，皮肤纹理细致为细理。皮肤纹理细小致密称小理。三焦通会之处的纹理即膲理。腠理是渗泄体液，流通气血的门户，有抵御外邪侵袭的功能。"[17]413

《中医大辞典》："腠理……泛指皮肤、肌肉、脏腑的纹理及皮肤、肌肉间隙交接处的结缔组织。分皮腠、肌腠、粗理、细理、小理、膲理等。是渗泄体液，流通气血的门户，有抗御外邪内侵的功能。"[18]1844

《中医药学名词》："腠理……皮肤、肌肉、脏腑的纹理及皮肤、肌肉间隙交接处的组织，具有渗泄体液，流通气血，抵御外邪等功能。"[21]31

《中国中医药学主题词表》："腠理……属形体官窍……皮肤、肌肉、脏腑的纹理及皮肤、肌肉间隙交接处的组织，具有渗泄体液、疏通气血、抵御外邪等功能。"[19]123

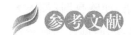

[1] 未著撰人.黄帝内经素问[M].北京：人民卫生出版

社,2012:97,152.

[2] [汉]张仲景.[晋]王叔和.金匮要略方论[M].北京:人民卫生出版社,2012:4.

[3] [唐]杨上善.黄帝内经太素附黄帝内经明堂[M].李云点校.北京:学苑出版社,2007:419,420.

[4] [唐]王冰.黄帝内经[M].影印本.北京:中医古籍出版社,2003:108.

[5] [宋]陈自明.妇人大全良方[M].王咪咪整理.北京:人民卫生出版社,2006:392.

[6] [宋]严用和.重辑严氏济生方[M].王道瑞,申好真重辑.北京:中国中医药出版社,2007:118.

[7] [元]危亦林.世医得效方[M].田代华,杨金萍,李怀芝,等整理.北京:人民卫生出版社,2006:70.

[8] [明]张景岳.类经[M].范志霞校注.北京:中国医药科技出版社,2011:47.

[9] [明]朱橚.普济方:第5册[M].北京:人民卫生出版社,1960:2443.

[10] [明]王纶.[明]薛己注.明医杂著[M].王振国,董少萍整理.北京:人民卫生出版社,2007:153.

[11] [明]吴昆.医方考[M].张宽,齐贺彬,李秋贵整理.北京:人民卫生出版社,2007:237.

[12] [明]龚廷贤.万病回春[M].张效霞整理.北京:人民卫生出版社,2007:210,211.

[13] [清]吴谦.医宗金鉴[M].郑金生整理.北京:人民卫生出版社,2006:375,376.

[14] [汉]张仲景.高注金匮要略[M].黄仰模,田黎点校.北京:中医古籍出版社,2013:3.

[15] [日]丹波元简.金匮玉函要略辑义[M].北京:人民卫生出版社,1955:4.

[16] [清]唐宗海.血证论[M].魏武英,李佺整理.北京:人民卫生出版社,2005:15.

[17] 李振吉.中医药常用名词术语辞典[M].北京:中国中医药出版社,2001:413.

[18] 李经纬,余瀛鳌,蔡景峰,等.中医大辞典[M].北京:人民卫生出版社,2004:1844.

[19] 吴兰成.中国中医药学主题词表[M].北京:中医古籍出版社,2008:123.

[20] 袁钟,图娅,彭泽邦,等.中医辞海:下册[M].北京:中国医药科技出版社,1999:329.

[21] 中医药学名词审定委员会.中医药学名词[M].北京:科学出版社,2005:31.

（李琳珂）

1·142

禀赋不足

bǐng fù bù zú

一、规范名

【汉文名】禀赋不足。

【英文名】constitutional insufficience。

【注释】禀赋,即先天体质因素。先天体质虚弱不足,为发病的内在因素,是正气虚损的主要方面。

二、定名依据

"禀赋不足"最早见于宋代钱乙《钱氏小儿直诀》,该书也记载了相关术语"胎弱"。

"胎弱"与"禀赋不足"的含义基本相同,但其定义较广泛,即可以指先天体质虚弱不足之病因,又指一儿科疾病名,容易出现歧义。以"禀赋不足"作为规范名称,能更准确表达该内在发病因素的准确含义,符合术语定名的科学性原则。

自《钱氏小儿直诀》之后,历代医家多沿用"禀赋不足"一词,如元代《活幼心书》,明代《普济方》《奇效良方》《幼科发挥》《寿世保元》《保婴撮要》《证治准绳》《绛雪丹书》《慎柔五书》,清代《医灯续焰》《病机沙篆》《冯氏锦囊秘录》《张氏医通》等。这些著作均为历代的重要著作,对后世有较大影响,所以"禀赋不足"作为规范名便于达成共识,符合术语定名的约定俗成原则。

现代有关著作,有的以"禀赋不足"为正名,如国标《中医基础理论术语》,辞书类著作《中医大辞典》;有的以"胎弱"为正名,如《中医辞海》、"中国医学百科全书"、《中医药常用名词术语辞典》以及教材《中医基础理论》,而《中医药学名词》则以"禀赋不足"为正名。所以"禀赋不足"作为规范名也符合术语定名的协调一致的原则。

三、同义词

【曾称】"胎弱"(《钱氏小儿直诀》)。

四、源流考释

"禀赋不足"一词始见于宋代钱乙《钱氏小儿直诀》,如该书卷二记载:"七月间,停食吐泻,困睡,脾虚弱也,乃因禀赋不足所致耳。"[1]636同时该书尚记载了禀赋不足的又称"胎弱"。如《钱氏小儿直诀》卷三记载:"长大不行,行则脚软。齿久不生,生则不固。发久不生,生则不黑。皆胎弱也。"[1]646此"胎弱"可理解为禀赋不足导致生长发育迟缓的临床表现。其后的相关著作记载本词有的称之为"胎弱",如南宋刘昉《幼幼新书》卷三:"风热伤胎,生而口噤。风冷伤胎,生而躯啼。纳污之为血癖也。胎弱之为诸痫也。率由孕育之初,殆非一朝一夕之故。"[2]31有的称之为"禀赋不足",如元代曾世荣《活幼心书》:"补肾地黄丸,治禀赋不足,肾气虚弱,骨髓枯竭,囟大头缝不合,体瘦语迟,行步多艰,齿生缓者。"[3]113明确记载小儿五迟乃禀赋不足所致,用补肾地黄丸治疗。

明清时期,大多医著沿用"禀赋不足"。如朱橚《普济方》卷三百六十四记载:"虽有五般其病源一也,皆由风水入耳,而内有积热上壅而成,此患若不速治,久则成聋。聤耳者小儿胎气不充实,关窍不通利,盖有禀赋不足,胞养有亏,脏伤肾经,肾为根本。"[4]200董宿在其《奇效良方》卷六十四曰:"补肾地黄丸,治小儿禀赋不足,肾气虚弱,骨髓不充,囟缝不合,体瘦力弱。"[5]575以及万全《幼科发挥》[6]4、龚廷贤《寿世保元》[7]359、薛己《保婴撮要》[8]29、王肯堂《证治准绳》[9]1351、张介宾《类经》[10]78、赵贞观《绛雪丹书》[11]6、胡慎柔《慎柔五书》[12]7、潘楫《医灯续焰》[13]380、李中梓《病机沙篆》[14]472、李用粹《证治汇补》[15]240、冯兆张《冯氏锦囊秘录》[16]117、张璐《张氏医通》[17]367等。但也有著作称本词为"胎弱"。如董宿在《奇效良方·疮诊论》记载:"论疮诊,纳污则为血癖,胎弱则为诸痫,积惊而夜啼,蕴热而斑毒。"[5]594清代闫纯玺《胎产心法》卷中:"若胎弱则转慢迟生,有致困乏浆干,瘀塞不下,横逆、子死、难产等类。"[18]318此时"胎弱"均是指引起疾病的原因,与禀赋不足内涵相同。

现代有关著作均沿用《钱氏小儿直诀》的记载以"禀赋不足"作为本词正名,如《中医药学名词》[19]41《中医基础理论术语》[20]52《中医大辞典》[21]等。同时尚记载有"胎弱"这一名称。须予指出的是,国标《中医基础理论术语》等将"胎弱"作为"禀赋不足"的又称,作为发病的内在因素。而《中医大辞典》[21]1855《中医药常用名词术语辞典》[22]81《中医基础理论》[23]240《中医学》[24]1936《中医辞海》[25]848等则将"胎弱"作为病证名。如《中医大辞典》:"胎弱……病证名。出《小儿药证直诀》。又名胎瘦、胎弱。① 为小儿禀赋不足,气血虚弱的泛称。症见……② 指五软症(《古今医统》)。"[21]1855《中医药常用名词术语辞典》记载:"胎弱……疾病。见《幼科发挥·胎疾》。即胎怯。"[22]81

"胎弱"有时又作病证,如元代朱丹溪在《丹溪治法心要》中记载:"血少则胎弱,而不能自举,气多有饮,中焦不清而隘,则胎知所避而就下,故喜坠。"[26]200明代王肯堂《证治准绳·幼科集》曰:"补脾益真汤,治胎弱,吐乳便清,而成阴痫,气逆涎潮,眼珠直视,四肢抽掣。"[9]1353可见"胎弱"作为病因或作为病证主要视语境不同而异。

总之"禀赋不足"一词最早见于宋代钱乙《钱氏小儿直诀》,同时该书尚记载有"胎弱"一词,其后历代医家记载本术语有的以"禀赋不足"为正名,有的以"胎弱"为正名,现代相关著作的记载亦是如此。且"胎弱"尚有指病证名的含义,应用时注意鉴别。

五、文献辑录

《钱氏小儿直诀》卷二:"七月间,停食吐泻,困睡,脾虚弱也,乃因禀赋不足所致耳。"[1]636

卷三:"长大不行,行则脚软。齿久不生,生则不固。发久不生,生则不黑。皆胎弱也。"[1]646

《幼幼新书》卷三:"风热伤胎,生而口噤。风冷伤胎,生而躯啼。纳污之为血癖也。胎弱之为诸痫也。率由孕育之初,殆非一朝一夕之故。"[2]31

《活幼心书》:"补肾地黄丸,治禀赋不足,肾气虚弱,骨髓枯竭,囟大头缝不合,体瘦语迟,行步多艰,齿生缓者。"[3]113

《丹溪治法心要》:"血少则胎弱,而不能自举,气多有饮,中焦不清而隘,则胎知所避而就下,故喜坠。"[26]200

《普济方》卷三百六十四:"虽有五般其病源一也,皆由风水入耳,而内有积热上壅而成,此患若不速治,久则成聋,聤耳者小儿胎气不充实,关窍不通利,盖有禀赋不足,胞养有亏,脏伤肾经,肾为根本。"[4]200

《奇效良方》卷六十四:"补肾地黄丸,治小儿禀赋不足,肾气虚弱,骨髓不充,囟缝不合,体瘦力弱。"[5]575

六十五:"纳污则为血癖,胎弱则为诸痫,积惊而夜啼,蕴热而斑毒。"[5]594

《幼科发挥》卷一:"一儿一日发搐,五日不醒,药石难入。予针其三里、合谷、人中而醒。父母喜曰:吾儿未出痘疹,愿结拜为父,乞调养之。予曰:囊用针时,针下无气,此禀赋不足也。如调理数年,后出痘疹,可保无事。"[6]4

《寿世保元》:"宦者,其须独去,其故何也?曰:宦者,伤其宗筋,血泄不复皮肤,故须不生。天宦未尝被伤,其须不生,其故何也?曰:天宦禀赋不足,宗筋不成,故须不生。"[7]359

《保婴撮要》卷三:"慢惊……禀赋不足,或久病脾虚,及常服克伐之药者,多致此症。"[8]29

《证治准绳·幼科集》:"慢惊,〔薛〕慢惊之证,吐泻痰鸣气喘,眼开神缓,昏睡露睛,惊跳搐搦,乍发乍静或身热身冷,面淡青白或眉唇青赤,其脉迟沉而缓是也,禀赋不足,或久病脾虚,及常服克伐之药者,多致此证。"[9]1351

幼科集之二"肝脏部":"补脾益真汤,治胎弱,吐乳便清,而成阴痫,气逆涎潮,眼珠直视,四肢抽掣。"[9]1353

《类经》卷六:"以气血方刚之年,辄见偏枯废疾,此禀赋不足,早雕之兆也,不出三年死矣。"[10]78

《绛雪丹书·胎症》:"若夫禀赋不足,气血虚,脾胃弱,饮食少,则虚症百出,胎成遂坠,或生子不寿,必资药力以助母,以安胎而寿子。"[11]6

《慎柔五书》卷一:"此症因忧郁而成者,因禀赋不足伤于房室与劳倦而成者,十居八九,与痰何涉?即以为痰,亦是燥痰,未可用辛燥也。"[12]7

《医灯续焰》卷十六:"鹤节,小儿禀赋不足,血气不荣,肌肉瘦瘁,骨节耸露,如鹤膝之节,乃肾虚不生骨髓耳。"[13]380

《病机沙篆》卷下:"禀赋不足……以致健忘,孔圣枕中丹,远志肉、石菖蒲、龙骨、龟甲,等分为末,酒服三钱。"[14]472

《证治汇补》卷五:"禀赋不足,神志虚扰者,大圣枕中方。"[15]240

《冯氏锦囊秘录·杂症大小合参》:"所言鬼者,即胎气怯弱,荣卫不充,萎削猥亵,禀赋不足,恒多夭死谓耳。"[16]117

《张氏医通》卷十一:"小儿腠理疏薄,常时微汗,但不宜过多,亦不可衣被过厚,使汗大出,若睡中出汗名盗汗,止汗散;遍身多汗烦热为胃热,三补丸;胃虚汗者,上至项下至脐也,益黄散;六阳虚汗者,上至头下至项,乃禀赋不足,保元汤加防风、白术。"[17]367

《胎产心法》卷中:"若胎弱则转慢迟生,有致困乏浆干,瘀塞不下,横逆、子死、难产等类。"[18]318

《中医辞海》:"胎弱……儿科病名。指胎怯。出《小儿药证直诀》。见胎怯条。"[25]848

《中国医学百科全书·中医学》:"胎弱……又名胎怯,胎瘦。为先天禀受精气不足所致。"[24]1936

《中医药常用名词术语辞典》:"胎弱……疾病。见《幼科发挥·胎疾》。即胎怯。"[22]81

《中医大辞典》:"禀赋不足……禀赋,即先天体质因素。先天体质虚弱不足,为发病的内在因素,是正气虚损的主要方面。"[21]1855

《中医药学名词》:"禀赋不足……禀赋,即先天体质因素。先天体质虚弱不足,为发病的内在因素,是正气虚损的主要方面。"[19]41,42

《中医基础理论术语》:"禀赋不足……胎弱……先天体质虚弱,气血亏损,为发病的内在因素。"[20]52

《中医基础理论》:"胎弱,也称胎怯。是指胎儿禀受父母的精血不足或异常,以致日后发育障碍,畸形或不良。胎弱的表现是多方面的,如皮肤脆薄、毛发不生、形寒肢冷、面黄肌瘦、筋骨不利、齿生不齐、发生不黑、项软头倾、手足痿软、神慢气怯等。"[23]240

 参考文献

[1]　[宋]钱仲阳.钱氏小儿直诀[M]//[明]薛己.薛氏医案.北京:中国中医药出版社,1997:636,646.

[2]　[南宋]刘昉.幼幼新书[M].白极校注.北京:中国医药科技出版社,2011:31.

[3]　[元]曾世荣.活幼心书[M].田代华,林爱民,田丽莉点校.天津:天津科学技术出版社,1999:113.

[4]　[明]朱橚.普济方[M].北京:人民卫生出版社,1960:200.

[5]　[明]董宿.奇效良方[M].北京:中国中医药出版社,1995:575,594.

[6]　[明]万全.幼科发挥[M].傅沛藩校注.北京:中国中医药出版社,2007:4,5.

[7]　[明]龚廷贤.寿世保元[M].孙冷熙,徐淑凤,李艳梅校注.北京:中国中医药出版社,1993:359.

[8]　[明]薛铠著,薛己增补.保婴撮要[M].邸若虹校注.北京:中国医药科技出版社,2014:29.

[9]　[明]王肯堂.证治准绳[M].北京:中国中医药出版社,1997:1351,1353.

[10]　[明]张景岳.类经[M].郭洪耀,吴少祯校注.北京:中国中医药出版社,1997:78.

[11]　[明]赵贞观.绛雪丹书[M].王毓整理.北京:中国中医药出版社,2002:6.

[12]　[明]胡慎柔.慎柔五书[M].上海:上海科学技术出版社,1959:7.

[13]　[清]潘楫.医灯续焰[M].杨维益点校.北京:人民卫生出版社,1988:380.

[14]　[明]李中梓.病机沙篆[M]//包来发主编.李中梓医学全书.北京:中国中医药出版社,1999:472.

[15]　[清]李用粹.证治汇补[M].吴唯校注.北京:中国中医药出版社,2005:240.

[16]　[清]冯兆张.冯氏锦囊秘录[M].田思胜,高萍,戴敬敏,等校注.北京:中国中医药出版社,1996:117.

[17]　[清]张璐.张氏医通[M].李玉清,步瑞兰主校.北京:中国医药科技出版社,2011:367.

[18]　[清]闫纯玺.胎产心法[M].田代华,郭君双点校.北京:人民卫生出版社,1988:318.

[19]　中医药学名词审定委员会.中医药学名词[M].北京:科学出版社,2005:41,42.

[20]　中华人民共和国质量监督检验检疫总局,中国国家标准化管理委员会.中医基础理论术语(GB/T 20348—2006)[M].北京:中国标准出版社,2006:52.

[21]　李经纬,余瀛鳌,蔡景峰,等.中医大辞典[M].北京:人民卫生出版社,2004:1855.

[22]　李振吉.中医药常用名词术语辞典[M].北京:中国中医药出版社,2001:281.

[23]　孙广仁.中医基础理论[M].北京:中国中医药出版社,2007:240.

[24]　《中医学》编辑委员会.中医学[M]//钱信忠.中国医学百科全书.上海:上海科学技术出版社,1997:1936.

[25]　袁钟,图娅,彭泽邦,等.中医辞海:中册[M].北京:中国医药科技出版社,1995:848.

[26]　[元]朱震亨.丹溪治法心要[M].张奇文,朱锦善,王叙爵校注.济南:山东科学技术出版社,1985:200.

(王梦婷)

1·143

瘀 血
yū xuě

一、规范名

【汉文名】瘀血。

【英文名】static blood。

【注释】血液滞留或凝结于体内,包括血溢出于经脉外而瘀积,也包括血脉运行受阻而滞留经脉内,既是病理产物,又可成为继发性致病因素。

二、定名依据

"瘀血"一名原称"恶血""衃血","恶血"等始见于《内经》。"瘀血"一词始见于《神农本草经》,并以瘀血作为正名,其后的历代著作大多沿用其记载,如汉末代张仲景《伤寒论》,晋代葛洪《肘后备急方》、唐代苏敬等撰《新修本草》、孙思邈《备急千金要方》、王焘《外台秘要方》、蔺道人《仙授理伤续断方》,宋代寇宗奭《本草衍义》、赵佶《圣济总录》、成无己《注解伤寒论》,金代刘完素《黄帝素问宣明论方》、张子和《儒门事亲》,宋代杨士瀛《仁斋直指方论》,元代王好古《汤液本草》、危亦林《世医得效方》,明代徐用诚《本草发挥》、徐春甫《古今医统大全》、李时珍《本草纲目》、张介宾《类经》、缪希雍《神农本草经疏》,清代章楠《灵素节注类编》、罗美《内经博议》、高士宗《黄帝内经素问直解》、黄元御《素问悬解》等皆以"瘀血"作为正名,并沿用至今,可见,以"瘀血"作为正名已达成共识。

现代相关著作,如普通高等教育中医药类教材《中医基础理论》《中医学概论》《中医学》以及辞书类著作《中医辞海》《中医药常用名词术语辞典》《中医大辞典》和《中国中医药学术语集成·基础理论与疾病》《中国大百科全书·中医学》等均以"瘀血"作为本词正名。说明"瘀血"作为本名词正名已成为共识,符合约定俗成原则。

中医药学名词审定委员会审定的《中医药学名词》、国标《中医基础理论术语》已将"瘀血"作为本词正名,故将"瘀血"作为本词正名符合科技名词协调一致的原则。

三、同义词

【曾称】"衃血""恶血"(《内经》);"蓄血"(《伤寒论》);"污血"(《外台秘要方》);"败血"(《仙授理伤续断秘方》)。

四、源流考释

"瘀血"一名原称"恶血""衃血","恶血"等始见于《内经》,如《素问·刺腰痛》:"衡络之脉令人腰痛,不可以俯仰,仰则恐仆,得之举重伤腰,衡络绝,恶血归之,刺之在阳、筋之间,上数寸,衡居为二出血。"[1]531《素问·五脏生成》:"五脏之气,故色见青如草兹者死,黄如枳实者死,黑如炲者死,赤如衃血者死,白如枯骨者死,此五色之见死也。"[1]163

"瘀血"之名始见《神农本草经》,如该书卷一:"蒲黄,主心腹、膀胱寒热,利小便,止血,消瘀血。"[2]29 其后的相关著作有的称之为"瘀血",如汉末张仲景《伤寒论·辨阳明病脉证并治》:"所以然者,本有久瘀血,故令喜忘;屎虽硬,大便反易,其色必黑者,宜抵当汤下之。假令已下,脉数不解,合热则消谷喜饥,至六七日,不大便者,有瘀血,宜抵当汤。"[3]81 晋葛洪《肘后备急方》卷八:"蛇衔膏,疗痈肿,金疮,瘀血,产后血积,耳目诸病,牛领马鞍疮。妇人难产后,腹中绞痛,及恶露不止,痛中瘀血下,此六病,以一枚,一杯酒,研,温服之。"[4]183 有的称之为"蓄血",如汉末张仲景《伤寒论·辨阳明病脉证并治法第八》:"阳明证,其人喜忘者,必有蓄血。津液少,大便硬,以蓄血在内。"[3]78

唐代,除了以"瘀血"为正名记载本词外,尚出现了本词的又称"污血""败血"等。苏敬等撰《新修本草》卷第五:"伏龙肝,今人又用广州盐碱屑,以疗漏血瘀血,亦是近月之土,兼得火烧义也。"[5]141 孙思邈《备急千金要方》卷一:"又有冷热劳损,伤饱房劳,惊悸恐惧,忧恚怵惕,又有产乳落胎,堕下瘀血,又有贪饵五石,以求房中之乐。"[6]2 王焘《外台秘要》卷第一:"所以然者,本有久瘀血,故令善忘,虽大便坚,反易色必黑宜抵当汤下之。"[7]8 蔺道人《仙授理伤续断方·医治整理补接次第口诀》:"大活血丹,治扑损伤折,骨碎筋伤,疼痛浮肿,腹有瘀血,灌注四肢,烦满不安。"[8]9 王焘《外台秘要方》卷第三十八:

"色夺而黄,久不疗则气撮撮伤损,先须破污血,留好血,调经络,平腑脏则愈也。"[7]698 蔺道人《仙授理伤续断秘方·医治整理补接次第口诀》:"大活血丹……妇人血风诸疾,产后败血不行,流入四肢,头面浮肿,血气疼痛。"[8]9 以上记载,其中《外台秘要方》《仙授理伤续断秘方》为唐代时期的重要著作,记载本词除了沿用《素问》记载,均称之为"瘀血",尚有别称"污血""败血"。

宋金元时期,著作均以《神农本草经》的记载以"瘀血"作为本词正名,如宋代寇宗奭《本草衍义》[9]69、赵佶《圣济总录》[10]365、成无己《注解伤寒论》[11]334,金代刘完素《黄帝素问宣明论方》[12]20、张子和《儒门事亲》[13]103,南宋杨士瀛《仁斋直指方论》[14]350,元代王好古《汤液本草》[15]38、危亦林《世医得效方》[16]117,宋代寇宗奭《本草衍义》卷十六:"殺羊角,医将治之以抵当汤,谓其有瘀血。"[9]69 金代刘完素《黄帝素问宣明论方》卷二:"胃风证……胃风汤……治风冷乘虚入客肠胃,水谷不化,腹胁虚满诘痛,及肠胃泄毒,或下瘀血。"[12]20 南宋杨士瀛《仁斋直指方论》卷之十四:"泻痢证治……胃风汤……治风冷客入肠胃,泄下鲜血,及肠胃湿毒,下如豆汁,或下瘀血。"[14]350 元代王好古《汤液本草》卷之三:"升麻……朱氏云:瘀血入里,若衄血吐血者,犀角地黄汤,乃阳明经圣药也。"[15]38

明清时期,瘀血一词多有沿用。如明代徐用诚《本草发挥》[17]45、徐春甫《古今医统大全》[18]123、李时珍《本草纲目》[19]72、张介宾《类经》[20]55、缪希雍《神农本草经疏》[21]102,清代章楠《灵素节注类编》[22]141、罗美《内经博议》[23]150、高士宗《黄帝内经素问直解》[24]58、黄元御《素问悬解》[25]30 等。明代徐用诚《本草发挥》卷二:"主除癥坚瘀血,留舍肠胃,妇人冷热血气,排脓,通经,凉骨蒸。主咳逆上气,喉痹咽痛,消肿毒,通女人月经,消瘀血。"[17]45 清代章楠《灵素节注类编》卷四上:"色脉辨病重轻……瘀血滞于经络,

其身必肿,似伤湿,若中水邪之病也。"[22]141

现代有关著作均沿用《神农本草经》的记载以"瘀血"作为本词正名,如《中医药学名词》[26]41、国标《中医基础理论术语》[27]52《中医大辞典》[28]1857《中医药常用名词术语辞典》[29]417《中国大百科全书·中国传统医学》[30]584《中医辞海》[31]357《中国中医药学术语集成·基础理论与疾病》[32]299、曹洪欣《中医基础理论》[33]181、李德新《中医基础理论》[34]216、孙广仁《中医基础理论》[35]233、印会河《中医基础理论》[36]102 及《中医学概论》[37]67《中医学》[38]61 等。

总之,"瘀血"一名原称"恶血""衃血","恶血"等始见于《内经》。"瘀血"一词始见于《神农本草经》,并以瘀血作为正名,其后的历代著作大多沿用至今,现代著作也均以"瘀血"作为正名。

五、文献辑录

《素问·刺腰痛》:"衡络之脉令人腰痛,不可以俯仰,仰则恐仆,得之举重伤腰,衡络绝,恶血归之,刺之在阳、筋之间,上数寸,衡居为二出血。"[1]531

"五脏生成":"五脏之气,故色见青如草兹者死,黄如枳实者死,黑如炲者死,赤如衃血者死,白如枯骨者死,此五色之见死也。"[1]163

《神农本草经》卷一:"蒲黄,主心腹、膀胱寒热,利小便,止血,消瘀血。"[2]29

《伤寒论·辨阳明病脉证并治》:"阳明证,其人喜忘者,必有蓄血。津液少,大便硬,以蓄血在内。"[3]78 "所以然者,本有久瘀血,故令喜忘;屎虽硬,大便反易,其色必黑者,宜抵当汤下之。假令已下,脉数不解,合热则消谷喜饥,至六七日,不大便者,有瘀血,宜抵当汤。"[3]81

《肘后备急方》卷八:"蛇衔膏,疗痈肿,金疮,瘀血,产后血积,耳目诸病,牛领马鞍疮。妇人难产后,腹中绞痛,及恶露不止,痛中瘀血下,此六病,以一枚,一杯酒,研,温服之。"[4]183

《新修本草》卷五:"伏龙肝,今人又用广州

盐碱屑,以疗漏血瘀血,亦是近月之土,兼得火烧义也。"[5]141

《备急千金要方》卷一:"又有冷热劳损,伤饱房劳,惊悸恐惧,忧恚怀惕,又有产乳落胎,堕下瘀血,又有贪饵五石,以求房中之乐。"[6]2

《外台秘要方》卷一:"所以然者,本有久瘀血,故令善忘,虽大便坚,反易色必黑宜抵当汤下之。"[7]8

卷三十八:"色夺而黄,久不疗则气撮撮伤损,先须破污血,留好血,调经络,平腑脏则愈也。"[7]698

《仙授理伤续断秘方》:"大活血丹……妇人血风诸疾,产后败血不行,流入四肢,头面浮肿,血气疼痛。""大活血丹,治扑损伤折,骨碎筋伤,疼痛浮肿,腹有瘀血,灌注四肢,烦满不安。"[8]9

《本草衍义》卷十六:"羖羊角,医将治之以抵当汤,谓其有瘀血。"[9]69

《圣济总录》卷二十八:"伤寒发狂,若乃因火为邪,而发为惊狂,及内有瘀血外证如狂,其为病虽不同,然其为阳气有余,则一也。"[10]365

《注解伤寒论》卷五:"此下本有久瘀血,所以喜忘也。"[11]334

《黄帝素问宣明论方》卷二:"胃风汤……治风冷乘虚入客肠胃,水谷不化,腹胁虚满诮痛,及肠胃泄毒,或下瘀血。"[12]20

《儒门事亲》卷四:"治之以导水丸、桃仁承气汤,或抵当汤投之,同瘀血不散而治,大作剂料,峻泻一二十行;次以玉烛散,和气血,通经络之类则是也。"[13]103

《仁斋直指方论》卷十四:"胃风汤……治风冷客入肠胃,泄下鲜血,及肠胃湿毒,下如豆汁,或下瘀血。"[14]350

《汤液本草》卷三:"升麻……朱氏云:瘀血入里,若衄血吐血者,犀角地黄汤,乃阳明经圣药也。"[15]38

《世医得效方》卷三:"风证……或下瘀血,或如豆羹汁,服热药无效者,此风痛也。"[16]117

《本草发挥》卷二:"主除癥坚瘀血,留舍肠胃,妇人冷热血气,排脓,通经,凉骨蒸。"[17]45

《古今医统大全》卷二:"瘀血壅盛者,宜红花、苏木之属通之。"[18]123

《本草纲目》卷三:"荆芥,散风热,祛表邪,清头目,行瘀血,主贼风、顽痹。"[19]72

《类经》卷五:"凡有瘀血在脉而为壅塞者,必先刺去壅滞,而后可调虚实也。"[20]55

《神农本草经疏·续序例下》:"又有瘀血发黄一证,方所不载,分别一误,则药不对证,多致不救。有瘀血者,兼忌酸寒。有停滞者宜消积滞,有瘀血者宜行血。瘀血,加琥珀、牡丹皮、红曲、红花、桃仁、延胡索、蒲黄、五灵脂、韭。"[21]102

《灵素节注类编》卷四上:"瘀血滞于经络,其身必肿,似伤湿,若中水邪之病也。"[22]141

《内经博议·胀卒痛肠澼如疟积消瘅病》:"积……又或起居用力过度,络伤血动,瘀血得寒,则食积、血积所不免矣。"[23]150

《黄帝内经素问直解》卷一:"血乃阴属,故结阴者,便血一升,瘀血去而阳气和。瘀血去而阳气不和,仍为阴结之病,而便血一升,是三结三升也。"[24]58

《素问悬解》卷二:"虾血,瘀血成块也。"[25]30

《中国大百科全书·中国传统医学》:"瘀血……血液因运行不畅而阻滞于脉中,或溢出脉外、积存于体内脏腑组织之间的病理状态。六淫、七情、外伤等多种原因都可产生瘀血,产生后的瘀血又因影响人体正常的血液运行而可能成为致病因素,导致许多新的病证发生,对人体有轻重不等的损害。"[30]584

《中医辞海》:"瘀血……基础理论名词。病因之一。凡离经之血积存体内,或血行不畅,阻滞于经脉及脏腑内的血液,均称为瘀血。瘀血是疾病过程中形成的病理产物,又是某些疾病的致病因素。其形成原因有气虚、气滞、血寒、血热均可使血行不畅,而形成瘀血。各种外伤损伤肌肤和内脏,使离经之血积存体内而形成瘀血。瘀血的临床表现有疼痛如针刺,痛有定处,拒按,夜间尤甚;肿块在体表者,色呈青紫,在腹内者,坚硬按之不移,称为癥积;出血反复不止,色泽紫暗,中夹血块,或大便色黑如柏油;面色黧黑,肌肤甲错,口唇爪甲紫暗,或肌肤紫斑、蛛丝红缕,或腹部青筋外露,或下肢青筋胀痛;妇女经少紫暗成块,或闭经;舌紫暗,或见瘀斑瘀点,脉细涩或结代等。"[31]357

《中医药常用名词术语辞典》:"瘀血……病因。① 病理产物。血液凝结成形,停积体内。② 同血瘀,血行涩滞不畅。体内血液停滞,不能正常运行,瘀滞而形成的病理产物。既包括体内的离经之血,又包括阻滞于经脉及脏腑内的运行不畅的血液。瘀血是在疾病过程中形成的病理产物,形成之后,又成为某些疾病的致病因素。外邪、情志抑郁、劳倦过度、饮食不当及外伤均可导致瘀血的形成。其所致疾病具有痛处不移、出血色紫暗、肿块位置固定、患处或唇、舌、爪甲紫暗等特点。"[29]417

《中医基础理论》(曹洪欣):"瘀血,又称'恶血''衃血''蓄血''败血'等。'瘀血'是指体内血液停滞而形成的病理产物,包括体内离经之血停积体内,以及血运不畅而阻滞于经络或脏腑组织内的血液。瘀血一旦形成,就成为一种致病因素。"[33]181

《中医大辞典》:"瘀血……血液瘀滞体内,包括溢出经脉外而积存于组织间隙的,或因血液运行受阻而滞留于经脉内以及瘀积于脏腑器官。可因病致瘀,如跌仆损伤、月经闭止、寒凝气滞、血热妄行等;也可因瘀致病,引起气机阻滞,经脉阻塞,瘀热互结,积瘀成瘕,甚至蓄血发狂等。临床表现较复杂,如面色黧黑,肌肤青紫,皮肤干枯如鳞状,局部固定性刺痛、拒按,紫色血肿,小腹硬满,胸胁撑痛,经闭,大便黑色,舌紫黯或有瘀点,脉涩,甚或出现善忘,惊狂等,均属瘀血的见症。此外,久病多夹瘀,不少顽疾亦常从瘀血辨证论治。"[28]1857

《中医药学名词》:"瘀血……血液滞留或凝结于体内,包括溢出于经脉外而瘀积的,也包括血脉运行受阻而滞留经脉腔内,均是继发性致病因素。"[26]41

《中国中医药学术语集成·基础理论与疾病》:"瘀血……【异名】衃血(《中医基础理论》);败血(《中医基础理论》);恶血(《中医基础理论》《素问》);蓄血(《中医基础理论》《伤寒论》)……【定义】指因病致瘀而言,是血行障碍,血液凝聚形成的病理产物。瘀血形成后,即可阻滞气血,影响脏腑功能,成为继发性的致病因素。"[32]299

《中医基础理论术语》:"瘀血……血行滞缓或凝结体内的病理产物。属继发性致病因素。"[27]52

《中医学》:"瘀血指血液停滞,包括离经之血积存体内,或血运不畅,阻滞于经脉及脏腑内的血液。"[38]61

《中医学概论》:"瘀血,是指体内停滞而不能正常循行的血液,包括离经之血积于体内,或血行不畅,阻滞于经脉及脏腑的血液。瘀血既是疾病过程形成的病理产物,又是某些疾病的致病因素。"[37]67

《中医基础理论》(印会河):"瘀血,指体内有血液停滞,包括离经之血积存体内,或血运不畅,阻滞于经脉及脏腑内的血液,均称为瘀血。瘀血是疾病过程中形成的病理产物,又是某些疾病的致病因素。"[36]102

《中医基础理论》(李德新):"瘀血,又称蓄血、恶血、败血、衃血,是指血行障碍,血液凝聚而形成的病理产物,包括瘀滞内结之血、离经之血、污秽之血等。"[34]216

《中医基础理论》(孙广仁):"瘀血是指体内血液停积而形成的病理产物。包括体内瘀积的离经之血,以及因血液运行不畅,停滞于经脉或脏腑组织内的血液。瘀血既是疾病过程中形成的病理产物,又是具有致病作用的'死血'。在中医文献中,瘀血又称'恶血''衃血''蓄血''败血''污血'等。'瘀血'与'血瘀'的概念不同。血瘀是指血液运行不畅或血液瘀滞不通的病理状态,属于病机学概念。而瘀血是能继发新病变的病理产物,属于病因学概念。"[35]233

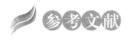

[1] 龙伯坚,龙式昭.黄帝内经集解:素问[M].天津:天津科学技术出版社,2016:163,531.

[2] 未著撰人.神农本草经[M].[清]顾观光辑.[明]滕弘撰.长沙:湖南科学技术出版社,2008:29.

[3] [汉]张仲景.长沙古本伤寒杂病论[M].郑州:中原农民出版社,2016:78,81.

[4] [晋]葛洪.肘后备急方[M].北京:中国中医药出版社,2016:183.

[5] [唐]苏敬.新修本草[M].上海:上海古籍出版社,1981:141.

[6] [唐]孙思邈.备急千金要方[M].北京:中国医药科技出版社,2011:2.

[7] [唐]王焘.外台秘要方[M].北京:中国医药科技出版社,2011:8,698.

[8] [唐]蔺道人.理伤续断方[M].王育学点校.沈阳:辽宁科学技术出版社,1989:9.

[9] [宋]寇宗奭.本草衍义[M].北京:中国医药科技出版社,2012:69.

[10] [宋]赵佶.圣济总录校注:上[M].王振国,杨金萍主校.上海:上海科学技术出版社,2016:365.

[11] [金]成无己.注解伤寒论白话解[M].北京:人民军医出版社,2014:334.

[12] [金]刘完素.黄帝素问宣明论方[M].北京:中国中医药出版社,2007:20.

[13] [金]张从正.儒门事亲[M].北京:中国医药科技出版社,2011:103.

[14] [南宋]杨士瀛.仁斋直指方[M].孙玉信,朱平生主编校.上海:第二军医大学出版社,2006:350.

[15] [元]王好古.汤液本草[M].竹剑平主校.北京:中国中医药出版社,2008:38.

[16] [元]危亦林.世医得效方[M].北京:中国中医药出版社,2009:117.

[17] [元]徐彦纯.本草发挥[M].北京:中国中医药出版社,2015:45.

[18] [明]徐春甫.古今医统大全[M].项长生点校.合肥:安徽科学技术出版社,1995:123.

[19] [明]李时珍.本草纲目金陵本新校注[M].王庆国主校.北京:中国中医药出版社,2013:72.

[20] [明]张介宾.类经[M].郭洪耀,吴少祯校注.北京:中国中医药出版社,1997:55.

[21] [明]缪希雍.神农本草经疏[M].郑金生校注.北京:中国古籍出版社,2002:102.

[22] [清]章楠.灵素节注类编[M]//方春阳,孙芝斋点校.医门棒喝三集.杭州:浙江科学技术出版社,1986:141.

[23] [清]罗美.内经博议[M].杨杏林校注.北京:中国中医药出版社,2015:150.

[24] [清]高士宗.黄帝素问直解[M].北京:科学技术文献出版社,1982:58.

[25] [清]黄元御.素问悬解 灵枢悬解[M]//黄元御医书全集.北京:中医古籍出版社,2016:30.

[26] 中医药学名词审定委员会.中医药学名词[M].北京:科学出版社,2005:41.

[27] 中华人民共和国质量监督检验检疫总局,中国国家标准化管理委员会.中医基础理论术语(GB/T 20348—2006)[M].北京:中国标准出版社,2006:52.

[28] 李经纬,余瀛鳌,蔡景峰,等.中医大辞典[M].北京:人民卫生出版社,2005:1857.

[29] 李振吉.中医药常用名词术语辞典[M].北京:中国中医药出版社,2001:417.

[30] 施奠邦.中国传统医学[M]//胡乔木.中国大百科全书.北京:中国大百科全书出版社,1992:584.

[31] 袁钟,图娅,彭泽邦,等.中医辞海:下册[M].北京:中国医药科技出版社,1999:357.

[32] 宋一伦,杨学智.基础理论与疾病[M]//曹洪欣,刘保延.中国中医药学术语集成.北京:中医古籍出版社,2005:299.

[33] 曹洪欣.中医基础理论[M].北京:中国中医出版社,2004:181.

[34] 李德新.中医基础理论[M].北京:人民卫生出版社,2011:216.

[35] 孙广仁,郑洪新.中医基础理论[M].北京:中国中医药出版社,2012:233.

[36] 印会河.中医基础理论[M].2版.北京:人民卫生出版社,2010:102.

[37] 樊巧玲.中医学概论[M].北京:中国中医药出版社,2010:67.

[38] 李家邦.中医学[M].7版.北京:人民卫生出版社,2008:61.

（贺亚静）

痰 饮

tán yǐn

一、规范名

【汉文名】痰饮。

【英文名】phlegm and fluid retention。

【注释】痰与饮的合称。脏腑病变过程中渗出并积存于体内的病理产物,可阻碍气血运行而成为继发的致病因素。

二、定名依据

"痰饮"一词作为病因解始见于《名医别录》,并以"痰饮"作为正名,其后的历代著作大多沿用其记载,如《肘后备急方》《诸病源候论》《备急千金要方》《外台秘要方》《太平圣惠方》《圣济总录》《太平惠民和剂局方》《黄帝素问宣明论方》《儒门事亲》《脾胃论》《汤液本草》《本草纲目》《证治准绳》《类经》《医宗必读》《本草备要》《医学心悟》等皆以"痰饮"作为规范名,并沿用至今。这些均为历代重要著作,对后世有较大影响。

我国 2005 年出版的行业标准如《中医药学名词》、国标《中医基础理论术语》和普通高等教育中医药类教材《中医基础理论》《中医学》以及辞书类著作《中医药常用名词术语辞典》《中国医学百科全书·中医学》《中医大辞典》《中国中医药学术语集成·基础理论与疾病》《中国大百科全书·中国传统医学》等均以"痰饮"作为本词规范名。已经广泛应用于中医药学文献标引和检索的《中国中医药学主题词表》也以"痰饮"作为本词的正式主题词,说明"痰饮"作为本名词规范名称已成为共识,符合科技名词定名的约定俗成和协调一致原则。

本名词"痰饮"是"痰"和"饮"的总称,比以"痰"作为正名包括的范围更全面。

我国 2005 年出版的由中医药学名词审定委员会审定的《中医药学名词》已将"痰饮"作为本词正名,故将"痰饮"作为本词正名符合科技名词协调一致的原则。

三、同义词

【曾称】"痰"(《内经》)。

四、源流考释

"痰饮"一词既是病证名称,又是病因名称。作为病证名称始见于汉代张仲景《金匮要略·痰饮咳嗽病脉证治》:"其人素盛今瘦,水走肠间,沥沥有声,谓之痰饮。饮后水流在胁下,咳唾引痛,谓之悬饮;饮水流行,归于四肢,当汗出而不汗出,身体疼重,谓之溢饮;咳逆倚息,短气不得卧,其形如肿,谓之支饮。"[1]192 系指体内水湿不化而生饮酿痰的病证。作为病因名称始见于南北朝时期梁代陶弘景《名医别录》卷第三:"菀华……主治痰饮咳嗽。"[2]227 系指脏腑病变过程中渗出并积存于体内的病理产物。本篇考证仅限于作为病因的痰饮。

痰饮作为致病因素的名称出现之后,其后的相关著作即沿用《名医别录》的记载,以"痰饮"作为本词的正名。如晋代葛洪《肘后备急方》[3]185,隋代巢元方《诸病源候论》[4]80,唐代孙思邈《备急千金要方》[5]153、王焘《外台秘要方》[6]109,宋代王怀隐《太平圣惠方》[7]376、赵佶《圣济总录》[8]514、陈承等《太平惠民和剂局方》[9]16,金代刘完素《黄帝素问宣明论方》[10]241、张子和《儒门事亲》[11]59、李东垣《脾胃论》[12]45、元代王好古《汤液本草》[13]118、朱丹溪《格致余论》[14]69,明代李时珍《本草纲目》[15]29、王肯堂《证治准绳》[16]335、张介宾《类经》[17]472、李中梓

《医宗必读》[18]34，清代张璐《伤寒缵论》[19]64、汪昂《本草备要》[20]76、黄元御《素问悬解》[21]303、程国彭《医学心悟》[22]182等。如《肘后备急方》卷八："服盐方，疗暴得热病，头痛目眩，并卒心腹痛，及欲霍乱，痰饮宿食及气满喘息，久下赤白，及积聚吐逆，乏气少力，颜色萎黄，瘴疟，诸风，其服法。"[3]185巢元方《诸病源候论》卷之十四："其胸膈痰饮多者，嗽则气动于痰，上搏喉咽之间，痰气相击，随嗽动息，呼呷有声，谓之呷嗽。"[4]80《备急千金要方》卷五下："芒硝紫丸……治小儿宿食癖气痰饮，往来寒热不欲食，消瘦方。"[5]153《太平圣惠方》卷第四十："由脏腑有痰饮"[7]376《黄帝素问宣明论方》卷四："除痰饮，消酒食，清头目，利咽膈，能令遍身结滞宣通，气利而愈。"[10]241《汤液本草》卷之四："葶苈……又云：疗肺壅上气咳嗽，定喘促，除胸中痰饮。"[13]118《本草纲目》序例上："凡风痫中风，胸中诸实，痰饮寒结，胸中热郁，上而不下，久则嗽喘满胀、水肿之病生焉，非宣剂莫能愈也。"[15]29《伤寒缵论》卷上："伤寒之胸满而烦痰饮上逆。"[19]64

现代有关著作较多的以"痰饮"作为本词正名，如《中医药学名词》[23]41、国标《中医基础理论术语》[24]51《中国医学百科全书·中医学》[25]633《中国大百科全书·中国传统医学》[26]445《中医基础理论》(李德新)[27]214、《中医学》[28]60；有的以"痰"为正名概括本词，如《中医大辞典》[29]1859《中医辞海》[30]361；有的在"痰饮"条下分述作为病证和病因的概念，如《中医药常用名词术语辞典》[31]418《中国中医药学主题词表》[32]867《中国中医药学术语集成·基础理论与疾病》[33]297《中医基础理论》(孙广仁)[34]232。

须予指出的是，痰可分为有形之痰和无形之痰。有形之痰，是指视之可见，闻之有声的痰液，如咳嗽吐痰、喉中痰鸣等，或指触之有形的痰核。无形之痰，是指只见其征象，不见其形质的痰病，如眩晕、癫狂等。因此，中医学对"痰"的认识，主要是以临床征象为依据来进行分析的。饮则流动性较大，可留积于人体脏器组织

的间隙或疏松部位。因其所停留的部位不同而表现各异，两者同出一源，故并称痰饮。

关于"痰饮"的含义，我国2005年出版的由中医药学名词审定委员会审定公布的《中医药学名词》释义为"痰与饮的合称，脏腑病变过程中渗出并积存于体内的病理产物，可阻碍气血运行而称为继发的致病因素"[23]41，该释义客观、准确地表达了"痰饮"的科学内涵和本质属性。

五、文献辑录

《名医别录》卷第三："菀华……主治痰饮咳嗽。"[2]227

《金匮要略·痰饮咳嗽病脉证治》："其人素盛今瘦，水走肠间，沥沥有声，谓之痰饮。饮后水流在胁下，咳唾引痛，谓之悬饮；饮水流行，归于四肢，当汗出而不汗出，身体疼重，谓之溢饮；咳逆倚息，短气不得卧，其形如肿，谓之支饮"[1]192

《肘后备急方》卷八："服盐方，疗暴得热病，头痛目眩，并卒心腹痛，及欲霍乱，痰饮宿食及气满喘息，久下赤白，及积聚吐逆，乏气少力，颜色萎黄，瘴疟，诸风，其服法。"[3]185

《诸病源候论》卷之十四："其胸膈痰饮多者，嗽则气动于痰，上搏喉咽之间，痰气相击，随嗽动息，呼呷有声，谓之呷嗽。"[4]80

《备急千金要方》卷五下："芒硝紫丸……治小儿宿食、癖气、痰饮，往来寒热不欲食，消瘦方。"[5]153

《外台秘要方》卷第七："又疗患久心痛腹满，并痰饮不下食。"[6]109

《太平圣惠方》卷第四十："由脏腑有痰饮。"[7]376

《圣济总录》卷第四十六："治脾虚，脏腑秘泄不常，腰重头昏，舌干眼涩，食后多胀，肢体疼倦，和顺三焦，消化痰饮，七气汤方。"[8]514

《太平惠民和剂局方》卷之二："五积散……调中顺气，除风冷，化痰饮。"[9]16

《黄帝素问宣明论方》卷四："除痰饮，消酒

食,清头目,利咽膈,能令遍身结滞宣通,气利而愈。"[10]241

《儒门事亲》卷二:"余尝用吐方,皆是仲景方,用瓜蒂散,吐伤寒头痛;用葱根白豆豉汤,以吐杂病头痛;或单瓜蒂名独圣,加茶末少许,以吐痰饮食;加全蝎梢,以吐两胁肋刺痛、濯濯水声者。"[11]59

《脾胃论》卷下:"加减平胃散……常服调气暖胃,化宿食,消痰饮,辟风寒冷湿,四时非节之气。"[12]45

《汤液本草》卷之四:"葶苈……又云:疗肺壅上气咳嗽,定喘促,除胸中痰饮。"[13]118

《格致余论》恶寒非寒病恶热非热病论:"或曰:往往见有得热药而少愈者何也? 予曰:病热之人,其气炎上,郁为痰饮,抑遏清道,阴气不升,病热尤甚。"[14]69

《本草纲目·序例上》:"凡风痛中风,胸中诸实,痰饮寒结,胸中热郁,上而不下,久则嗽喘满胀、水肿之病生焉,非宣剂莫能愈也。"[15]29

《证治准绳·卒中暴厥》:"痰饮厥逆,气虚眩晕,止守本方。"[16]335

《类经》十五卷:"凡脏气受伤,脾败者病在肢体,或多痰饮。"[17]472

《医宗必读》卷之二:"浮濡阴虚,浮散虚剧,浮弦痰饮,浮滑痰热。弦者,风木之象,浮亦为风,故为痰饮,乃风痰也。"[18]34

《伤寒缵论》卷上:"伤寒之胸满而烦痰饮上逆。"[19]64

《本草备要·草部》:"香附……治多怒多忧,痰饮痞满,胸肿腹胀,饮食积聚,霍乱吐泻,肾气脚气,痈疽疮疡。"[20]76

《素问悬解》卷十二:"若阳虚火衰,太阴独胜,则但有湿气内郁,胃腑胀满,痰饮内发,胕肿外生。"[21]303

《医学心悟》卷三:"肩背痛,古方主以茯苓丸,谓痰饮为患也,而亦有不尽然者。如或风邪痰气,互相鼓煽,痰饮随风走入经络,而肩臂肿痛,则煎、丸二方,须酌量合用,治无不效

矣。"[22]182

《中国大百科全书·中国传统医学》:"痰饮……因脏腑功能失调使体内津液停聚而产生的病理性产物。分为痰和饮两类,稠浊者为痰,清稀者为饮。对痰饮的治疗应按患者的不同症状予以辨证论治。原则是先病而致痰饮,治病则痰饮自化;因痰饮而致病,除痰饮则病自愈。"[26]445

《中国医学百科全书·中医学》:"痰饮……指水液停积,留于胃肠所致的饮证……痰和饮都是由于脏腑功能失调,以致水湿津液停积凝聚而成。其中清稀者为饮,稠浊者为痰。引起痰饮的原因很多。当各种病因导致肺、脾、肾功能失调,三焦气化不利,不能正常地生化、输布水谷精微,就会使津液停积凝聚而成痰湿水饮,并进一步形成多种病证。所以痰饮既是一个病理产物,又是一个致病因素。"[25]633

《中医辞海》:"痰饮……内科病名……病因之一,是人体水液代谢发生障碍而形成的病理产物。"[30]361

《中医药常用名词术语辞典》:"痰饮……① 疾病……② 病因。水液代谢障碍形成的病理产物,属继发性致病因素。痰和饮的合称。"[31]418

《中医大辞典》:"痰饮……病名……某些疾病的病理产物或致病因素。不论因病生痰,或因痰致病,均与肺、脾二脏有关。有'脾为生痰之源,肺为贮痰之器'的说法。1.指呼吸道分泌的病理产物。如热痰、寒痰、燥痰等。2.指病因病证。如风痰、痰火、痰湿、痰浊、顽痰、宿痰、伏痰、痰饮、痰包、痰核、痰疟等。"[29]1859

《中医药学名词》:"痰饮……痰与饮的合称,脏腑病变过程中渗出并积存于体内的病理产物,可阻碍气血运行而称为继发的致病因素。"[23]41

《中国中医药学术语集成·基础理论与疾病》:"痰饮……① 指水饮停于肠胃者而致腹中辘辘有声、形体消瘦、头目眩晕、心悸者……

② 是机体水液代谢障碍所形成的病理产物。痰饮形成后，即可阻滞经络，阻碍气血，影响脏腑功能，成为继发性的致病因素。"[33]297

《中医基础理论术语》："痰饮……脏腑气化失司，水液代谢障碍所形成的病理产物。属继发性致病因素。"[24]51

《中国中医药学主题词表》："痰饮……属津液内停；属内伤病证；属中医病因；指证候，亦指病因……机体水液代谢障碍所形成的病理产物，这种病理产物形成之后，作为一种致病因素作用于机体，阻滞经络，阻碍气血，影响脏腑，从而引起各种复杂的病理变化，导致各种新的病症出现。"[32]867

《中医学》："痰饮是机体水液代谢障碍所形成的病理产物，其清稀者称饮、浊稠者称痰，两者同出一源，故并称痰饮。"[28]60

《中医基础理论》(李德新)："痰饮既是病理产物，又是致病因子，具有双重性，是致病因子和病理产物的统一体。一般将质地稠浊者称为痰，质地清稀者称为饮，痰与饮，又有广义、狭义或有形、无形之分。"[27]214

《中医基础理论》(孙广仁)："痰饮是人体水液代谢障碍所形成的病理产物。一般以较稠浊的称为痰，清稀的称为饮。痰可分为有形之痰和无形之痰。有形之痰，是指视之可见，闻之有声的痰液，如咳嗽吐痰、喉中痰鸣等，或指触之有形的痰核。无形之痰，是指只见其征象，不见其形质的痰病，如眩晕、癫狂等。因此，中医学对'痰'的认识，主要是以临床征象为依据来进行分析的。饮则流动性较大，可留积于人体脏器组织的间隙或疏松部位。因其所停留的部位不同而表现各异。如《金匮要略·痰饮咳嗽病脉证治》有'痰饮''悬饮''溢饮''支饮'等不同名称。"[34]232

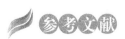

参考文献

[1] ［汉］张仲景.伤寒论 金匮要略 伤寒源流 伤寒杂病论笺［M］.长沙：湖南科学技术出版社,2010：192.

[2] ［梁］陶弘景.名医别录［M］.尚志钧辑校.北京：人民卫生出版社,1986：227.

[3] ［晋］葛洪.肘后备急方［M］.北京：中国中医药出版社,2016：185.

[4] ［隋］巢元方.诸病源候论通检［M］.段逸山编著.上海：上海辞书出版社,2008：80.

[5] ［唐］孙思邈.备急千金要方［M］.魏启亮,郭瑞华点校.北京：中医古籍出版社,1999：153.

[6] ［唐］王焘.外台秘要方［M］.北京：中国医药科技出版社,2011：109.

[7] ［宋］王怀隐.《太平圣惠方》校注［M］.田文敬,孙现鹏,牛国顺校注.郑州：河南科学技术出版社,2015：376.

[8] ［宋］赵佶.圣济总录校注：上［M］.王振国,杨金萍主校.上海：上海科学技术出版社,2016：514.

[9] ［宋］陈承.太平惠民和剂局方［M］.彭建中,魏富有点校.沈阳：辽宁科学技术出版社,1997：16.

[10] ［金］刘守真.河间医集［M］.镏洪,马宗素,孙洽熙编校.北京：人民卫生出版社,1998：241.

[11] ［金］张从正.《儒门事亲》校注［M］.徐江雁,刘文礼校注.郑州：河南科学技术出版社,2015：59.

[12] ［金］李杲.脾胃论［M］.北京：华夏出版社,2007：45.

[13] ［元］王好古.汤液本草［M］.崔扫塵,尤荣辑点校.北京：人民卫生出版社,1987：118.

[14] ［元］朱丹溪.朱丹溪医学全书［M］.太原：山西科学技术出版社,2014：69.

[15] ［明］李时珍.本草纲目［M］.太原：山西科学技术出版社,2014：29.

[16] ［明］王肯堂.证治准绳［M］.吴唯校注.北京：中国中医药出版社,1997：335.

[17] ［明］张景岳.类经［M］.太原：山西科学技术出版社,2013：472.

[18] ［明］李中梓.医宗必读［M］.上海：上海科学技术出版社,1959：34.

[19] ［清］张璐.伤寒缵论［M］.北京：中国中医药出版社,2015：64.

[20] ［清］汪昂.本草备要［M］.北京：中国医药科技出版社,2012：76.

[21] ［清］黄元御.黄元御医书全集［M］.北京：中医古籍出版社,2016：303.

[22] ［清］程国彭.医学心悟［M］.北京：中国中医药出版社,2009：182.

[23] 中医药学名词审定委员会.中医药学名词［M］.北京：科学出版社,2005：41.

[24] 中华人民共和国国家质量监督检验检疫总局,中国国家标准化管理委员会.中医基础理论术语（GB/T 20348—2006）［M］.北京：中国标准出版社,2006：51.

[25] 《中医学》编辑委员会.中医学[M]//钱信忠.中国医学百科全书.上海:上海科学技术出版社,1997:633,1713,1714.

[26] 施奠邦.中国传统医学[M]//胡乔木.中国大百科全书.北京:中国大百科全书出版社,1992:445,446.

[27] 李德新.中医基础理论[M].北京:人民卫生出版社,2011:214.

[28] 李家邦.中医学[M].7版.北京:人民卫生出版社,2008:60.

[29] 李经纬,余瀛鳌,蔡景峰,等.中医大辞典[M].北京:人民卫生出版社,2005:1859.

[30] 袁钟,图娅,彭泽邦,等.中医辞海:下册[M].北京:中国医药科技出版社,1999:361.

[31] 李振吉.中医药常用名词术语辞典[M].北京:中国中医药出版社,2001:418.

[32] 吴兰成.中国中医药学主题词表[M].北京:中医古籍出版社,2008:867.

[33] 宋一伦,杨学智.基础理论与疾病[M]//曹洪欣,刘保延.中国中医药学术语集成.北京:中医古籍出版社,2005:297.

[34] 孙广仁,郑洪新.中医基础理论[M].北京:中国中医药出版社,2012:232.

（贺亚静）

新 感

xīn gǎn

一、规范名

【汉文名】新感。

【英文名】new affection。

【注释】感邪即发病的温病发病类型。

二、定名依据

先秦两汉时期《内经》中指出温病的发病类型是伏邪发病。

魏晋南北朝时期,《伤寒论·伤寒例》篇提出了温病中"时行之气"即为后世新感。

宋代,《伤寒总病论》中论述了即时发病的天行温病,即后世的新感温病,《伤寒补亡论》明确指出,温病发病不止"冬伤于寒,春必温病"这一种,还有冬不伤寒而春自感风寒温气而病者,也即后世之新感温病。

明代,汪石山《医学原理》中最早记载"新感"一词,在此,新感是指新近感受寒邪,不是指温病,仅能明确是指感邪的时间较短,刚刚感邪之意。

清代及民国时期,《温热经纬》中最早使用"新感"一词来表示感邪即发病的温病发病类型,自此之后著作多有沿用,如《重订广温热论》《时病论》《温热逢源》《六因条辨》等。这些著作均为重要著作,对后世有较大影响,所以"新感"作为规范名便于达成共识,符合术语定名的约定俗成原则。《温热经纬》一书还最早使用"外感温病"一词,外感温病即为新感之意,但外感不如新感表现新近感受确切,而且沿用较少。

现代相关著作,如《中医辞海》《中国医学百科全书·中医学》《中医药常用名词术语辞典》《中医大辞典》《中医药学名词》、国标《中医基础理论术》等均以"新感"作为"正名",说明"新感"作为规范名已成为共识。

三、同义词

【又称】"外感温病"(《温热经纬》)。

四、源流考释

新感温病与伏邪温病是温病的两种发病类型。早在先秦两汉时期《内经》中有"病温"的论述,统属于热病,文中曰:"凡病伤寒而成温者,先夏至日者为病温,后夏至日者为病暑。"[1]127 同书还指出温病是伏邪发病,即"冬伤于寒,春必温病"。[1]14

魏晋南北朝时期,王叔和在编次《伤寒论》时,其《伤寒例》篇明确提出了温病中的"非时行之气"与"时行之气"两种类型,即为后世的伏气与新感。文中曰:"不即病者,寒毒藏于肌肤,至春变为温病,至夏变为暑病。暑病者,热极重于温也……非时行之气也。凡时行者,春时应暖而反大寒,夏时应热而反大凉,秋时应凉而反大热,冬时应寒而反大温,此非其时而有其气。是以一岁之中,长幼之病多相似者,此则时行之气也。"[2]18

宋代,庞安常《伤寒总病论》中论述了即时发病的天行温病,即后世的新感温病,"有冬时伤非节之暖,名曰冬温之毒,与伤寒大异,即时发病温者,乃天行之病耳。"[3]100 郭雍的《伤寒补亡论》,在卷十八温病六条篇中,作者指出:"医家论温病多误者,盖以温为别一种病,不思冬伤于寒,至春发者,谓之温病;冬不伤寒,而春自感风寒温气而病者,亦谓之温。"[4]201,202 郭氏明确指出,温病发病不止"冬伤于寒,春必温病"这一种,还有冬不伤寒而春自感风寒温气而病者,也即后世之新感温病。

明代,汪石山《医学原理》中最早记载"新感"一词,卷五曰:"治新感外邪伤风寒,咳嗽喘促。"[5]198 但是在此,新感是指新近感受寒邪,不是指温病,仅能明确是指感邪的时间较短,刚刚感邪之意。之后,马莳、张介宾对新感也多有论述。马莳在《黄帝内经灵枢注证发微》中说:"伯言虽非贼风邪气之甚,然亦必有故邪与新感也。"[6]412 明确指出故邪与新感两种相对立的病症类型。张介宾在《类经》中多次论述新感,他谈到新感的治疗问题,新感相对好治,文中说:"又若以新感之积,知痛而可移者,乃血气所及,无固结之形也,故治之易已。"[7]133 和新感的治疗原则"新感而实者,可以通因通用;久病而虚者,当以塞因塞用。"[7]316 以及新感的发作周期"卫气一日一周,是以新感之疟,亦一日一作。"[7]281 这里的新感应该均指新近感受之意,

不能确指为温病。

清代、民国是温病学发展的鼎盛时期,新感温病和伏气温病成为温病发病的两大类型得到大家的共识。在温病学著作中,《温热经纬》书中最早使用"新感"一词,应是指感邪即发病的温病发病类型,文中曰:"邹润安曰:新感之邪,为素有之热结成黄疸,此证之所谓因陈矣……而清芳扬溢,气畅不敛,则新感者遂不得解,自是汗出不止于头矣。"[8]198,199

同书还最早使用"外感温病"一词,在卷三《叶香岩外感温热篇》中曰:"章虚谷曰:……若外感温病,初起却有微恶寒者,以风邪在表也。"[8]63 外感温病即为新感之意。何廉臣《重订广温热论》对新感与伏气的感邪特点进行了界定,"新感温热,邪从上受,必先由气分陷入血分,里症皆表症侵入于内也;伏气温热,邪从里发,必先由血分转出气分,表症皆里症浮越于外也。"[9]13 其他文献中使用"新感"一词的还有,如雷丰《时病论》赞同汪切庵之说将新感时病划分为冒、伤、中三级,指出"凡新感之风邪,惟冒为轻,只可以微辛轻剂治之。"[10]27 柳宝诒《温热逢源》认为,邪伏少阴,其外发途径多歧,"或乘经气之虚而发,或挟新感之邪气而发。"[11]16 《六因条辨》认为新感外邪,可以引发伏暑"伏暑秋发,头痛无汗,恶寒发热,身痛,胸腹满闷,或吐或泻,此新感外邪,引动伏暑。"[12]39,40

现代有关著作均沿用《温热经纬》的记载以"新感"作为"正名",如《中医辞海》[13]353《中医学》[14]508《中医药常用名词术语辞典》[15]416《中医大辞典》[16]1867《中医药学名词》[17]42、国标《中医基础理论术》[18]53 等。

总之,宋代之前有关于新感温病的论述,但尚未出现"新感"一词,《医学原理》中最早记载"新感"一词,但是不能明确看出是指温病,仅能明确是指感邪的时间较短,刚刚感邪之意。《温热经纬》中出现的"新感""外感温病"均是指感邪即发病的温病发病类型。

五、文献辑录

《黄帝内经素问·生气通天论》："冬伤于寒,春必温病。"[1]14

"热论"："凡病伤寒而成温者,先夏至日者为病温,后夏至日者为病暑。"[1]127

《伤寒论·伤寒例》："不即病者,寒毒藏于肌肤,至春变为温病,至夏变为暑病。暑病者,热极重于温也……非时行之气也。凡时行者,春时应暖而反大寒,夏时应热而反大凉,秋时应凉而反大热,冬时应寒而反大温,此非其时而有其气。是以一岁之中,长幼之病多相似者,此则时行之气也。"[2]18

《伤寒总病论》卷五："有冬时伤非节之暖,名曰冬温之毒,与伤寒大异,即时发病温者,乃天行之病耳。"[3]100

《伤寒补亡论》卷十八："医家论温病多误者,盖以温为别一种病,不思冬伤于寒,至春发者,谓之温病;冬不伤寒,而春自感风寒温气而病者,亦谓之温。"[4]201,202

《医学原理》卷五："治新感外邪伤风寒,咳嗽喘促。"[5]198

《黄帝内经灵枢注证发微》卷七："此言人有故邪,而又有新感,虽不必有贼风邪气之甚,而亦足以病也……伯言虽非贼风邪气之甚,然亦必有故邪与新感也。"[6]412

《类经》卷七："又若以新感之积,知痛而可移者,乃血气所及,无固结之形也,故治之易已。"[7]133

卷十六："卫气一日一周,是以新感之疟,亦一日一作。"[7]281

卷十七："新感而实者,可以通因通用;久病而虚者,当以塞因塞用。"[7]316

《温热经纬》卷三："章虚谷曰:……若外感温病,初起却有微恶寒者,以风邪在表也。"[8]63

卷五："邹润安曰:新感之邪,为素有之热结成黄疸,此证之所谓因陈矣。……而清芳扬溢,气畅不敛,则新感者遂不得不解,自是汗出不止

于头矣。"[8]198,199

《重订广温热论》卷一："新感温热,邪从上受,必先由气分陷入血分,里症皆表症侵入于内也;伏气温热,邪从里发,必先由血分转出气分,表症皆里症浮越于外也。"[9]13

《时病论》卷二："凡新感之风邪,惟冒为轻,只可以微辛轻剂治之。"[10]27

《温热逢源》卷上："邪伏少阴,随气而动,流行于诸经,或乘经气之虚而发,或挟新感之邪气而发。"[11]16

《六因条辨》卷中："伏暑秋发,头痛无汗,恶寒发热,身痛,胸腹满闷,或吐或泻,此新感外邪,引动伏暑。"[12]39,40

《中国医学百科全书·中医学》："新感……感邪后立即发病的温病称为新感温病,简称新感。"[14]508

《中医辞海》："新感……病证名。即温病学中与伏气相对而言的病证。指感受病邪后,很快发病者。若内有伏邪,由新感触动而发病者,称为新感引动伏邪。新感温病,随感随发,初起则有恶风寒表证;伏气初起则有内热证候。"[13]353

《中医药常用名词术语辞典》："新感……疾病。新感温病的简称。详见该条。"[15]416

《中医大辞典》："新感……病证名。温病学上与伏气相对而言的病证。指感受病邪后,很快发病者。若内有伏邪,由新感触动而发病,称为新感引动伏邪。新感温病,随感随发,初起有恶风寒表证;伏气初起即有内热证候。"[16]1867

《中医药学名词》："新感……感邪即发病的温病发病类型。"[17]42

《中医基础理论术语》："新感……在温病学中,与伏邪相对。感邪之后,即时而发的发病类型。"[18]53

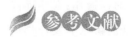 参考文献

[1]　未著撰人.黄帝内经素问[M].北京:人民卫生出版社,2012:14,127.

[2] [汉] 张仲景.伤寒论[M].[晋] 王叔和撰次.钱超尘，郝万山整理.北京：人民卫生出版社，2005：18.

[3] [宋] 庞安时.伤寒总病论[M].王鹏，王振国整理.北京：人民卫生出版社，2007：100.

[4] [宋] 郭雍.伤寒补亡论校注[M].牛宝生，周利，谢剑鹏校注.郑州：河南科学技术出版社，2014：201，202.

[5] [明] 汪机.医学原理[M].储全根，万四妹校注.北京：中国中医药出版社，2009：198.

[6] [明] 马莳.黄帝内经灵枢注证发微[M].孙国中，方向红点校.北京：学苑出版社，2007：412.

[7] [明] 张景岳.类经[M].范志霞校注.北京：中国医药科技出版社，2011：133，281，316.

[8] [清] 王孟英.温热经纬[M].南京中医药大学温病学教研室整理.北京：人民卫生出版社，2005：63，198，199.

[9] [清] 戴天章.何廉臣重订.重订广温热论[M].张家玮点校.福州：福建科学技术出版社，2005：13.

[10] [清] 雷丰.时病论[M].方力行整理.北京：人民卫生出版社，2007：27.

[11] [清] 柳宝诒.温热逢源[M].北京：人民卫生出版社，1959：16.

[12] [清] 陆廷珍.六因条辨[M].北京：人民卫生出版社，2008：39，40.

[13] 袁钟，图娅，彭泽邦，等.中医辞海：下册[M].北京：中国医药科技出版社，1999：353.

[14] 《中医学》编辑委员会.中医学[M]//钱信忠.中国医学百科全书.上海：上海科学技术出版社，1997：508.

[15] 李振吉.中医药常用名词术语辞典[M].北京：中国中医药出版社，2001：416.

[16] 李经纬，余瀛鳌，蔡景峰，等.中医大辞典[M].北京：人民卫生出版社，2004：1867.

[17] 中医药学名词审定委员会.中医药学名词[M].北京：科学出版社，2005：42.

[18] 中华人民共和国国家质量监督检验检疫总局，中国国家标准化管理委员会.中医基础理论术语（GB/T 20348—2006)[M].北京：中国标准出版社，2006：53.

（李琳珂）

魄　门

pò mén

一、规范名

【汉文名】魄门。

【英文名】intelligent door。

【注释】魄门，即肛管与肛门及其周围的括约肌组织，有控制粪便排出的作用。

二、定名依据

"魄门"作为肛门的称谓最早见于《内经》，此后相关术语的记载如"下极""谷道"，后世已很少沿用。

自《素问·五脏别论》首次提出"魄门"一词，《难经》，晋代《针灸甲乙经》，唐代《黄帝内经太素》，宋代《太平圣惠方》，金代《素问要旨论》，元代《难经本义》，明代《普济方》《难经集注》《古今医统大全》《医宗必读》，清代《黄帝内经灵枢集注》《冯氏锦囊秘录》皆使用"魄门"一词。这些著作均为历代重要的医学著作，对后世有较大影响。所以"魄门"作为规范名便于达成共识，符合术语定名的约定俗成原则。

我国目前已出版的标准用书国标《中医基础理论术语》以"魄门"为规范名。近代出版的《中国医学百科全书·中医学》、普通高等教育中医药类教材《中医基础理论》亦以"魄门"为规范名。已广泛应用于中医药文献标引和检索的《中国中医药学主题词表》也以"魄门"作为正式主题词；现代有代表性的辞书《中医大辞典》《中医辞海》也以"魄门"作为正名记载。这说明在中医临床实践中用"魄门"作为正名已达成共识。

我国2005年出版的由全国科学技术名词审定委员会审定公布的《中医药学名词》已以"魄

门"作为规范名,所以"魄门"作为规范名也符合术语定名的协调一致原则。

三、同义词

【曾称】"下极"(《难经》);"谷道"(《伤寒论》);"肛门"(《素问要旨论》)。

四、源流考释

"魄门"一词始见于《内经》,《素问·五脏别论》卷三曰:"魄门亦为五脏使,水谷不得久藏。"[1]67 "魄"通"粕",肛门为糟粕所出之处,故称"粕门";由于它专门排出水谷之糟粕,故称"粕门";又因它是大肠下口,大肠与肺相表里,肺藏魄,故又称之为"魄门"。而张仲景《伤寒论·阳明》曰:"大猪胆一枚,泻汁和清醋少许,以灌谷道内,如一食顷,当大便,出宿食恶物甚效。"[2]448 此谷道即指肛门及肛管。《神农本草经》卷三亦曰:"甘遂……主大腹疝瘕,腹满,面目浮肿,留饮宿食,破癥坚积聚,利水谷道。"[3]43 此"谷道"与"魄门"含义同。秦越人《难经》记载:"唇为飞门,齿为户门,会厌为吸门,胃为贲门,太仓下口为幽门,大肠、小肠会为阑门,下极为魄门,故曰七冲门也。"[4]25 解释下极即为魄门。极,底也。下极,即肛门,亦即魄门。

晋代,王叔和《脉经·病可火证》曰:"下利,谷道中痛,当温之以为,宜熬木盐熨之。一方,灸枳实熨之。"[5]172 "谷道中痛"即指肛管与肛门及其周围组织的疼痛。葛洪《肘后备急方》卷三谓:"用艾于阴囊下谷道正门当中间,随年数灸之。"[6]62 南北朝陶弘景《本草经集注》:"巴豆……大腹水胀,荡练五脏六腑,开通闭寒,利水谷道,去恶肉,除鬼蛊毒疰邪物,杀虫鱼。"[7]329 显然指用泻法使邪毒从肛门排出,谷道即魄门。

隋唐时期,沿用"魄门""谷道"的名称,唐苏敬《新修本草》卷十曰:"甘遂……主大腹疝瘕,腹满,面目浮肿,留饮宿食,破癥坚积聚,利水谷道,下五水,散膀胱留热,皮中痞,热气肿满。"[8]249 唐杨上善《黄帝内经太素》卷六(卷首

缺):"此不能久留,输泻魄门(并精出入之处,谓之魄门。此五之中,三焦亦能输泻精气于魄门也。平按:输泻下《素问》《甲乙》有者也二字,魄门二字属下节)。"[9]150 输泻魄门即指肛门控制粪便排出的作用。《黄帝内经太素》卷二:"任冲脉起于胞中下极者也,今天癸至,故任脉通也,伏冲之脉起于气街,又天癸至,故冲脉盛也。"[9]38 此处的下极实乃指穴位名。

宋金元时期,相关的术语"魄门""谷道""下极"均用到。宋唐慎微《证类本草》卷六:"菟丝子熬令黄黑末,和鸡子黄涂之,亦治谷道中赤痛。"[10]158 宋代赵佶《圣济总录》卷九十六:"论曰大肠为传导之官,掌化糟粕,魄门为之候,若其脏寒气虚,不能收敛,致糟粕无所制约,故遗失不时,治之宜涩固津液,方论所谓涩可去脱是也。"[11]985 "魄门为之候"即肛管与肛门及其周围的括约肌组织,对粪便排出的控制作用。宋许叔微《普济本事方》卷九:"难经七冲门,唇为飞门,齿为户门,会厌为吸门,胃为贲门,太仓下口为幽门,大肠小肠会为阑门,下极为魄门。"[12]138 金刘完素《素问要旨论》卷六:"下极之前,男为阴延,女为窃漏。下极为魄门,一名肛门。"[13]76 刘完素明确指明:"下极、魄门,一名肛门。"元代滑寿《难经本义》[14]85 然之。

明清时期,依然沿用"魄门"一词。明朱橚《普济方》卷一:"《难经》云:下极为魄门,魄门者肛门也。下极为魄门,魄门对飞门。"[15]6 他如明代徐春甫《古今医统大全》[16]89、王九思《难经集注》[17]82 均有相同的论述。明李时珍《本草纲目》卷三:"艾叶(癫痫诸风,灸谷道正门当中,随年壮)。"[18]89《本草纲目》卷二十九:"杏……手阳明与手太阴为表里,贲门主往来,魄门主收闭,为气之通道,故并用陈皮佐之。"[18]1336 李时珍用"谷道"明确器官的定位,通过肺与大肠相表里来阐释魄门控制代谢的作用。其后,如明代李中梓《医宗必读》[19]52、张景岳《类经》[20]83,清代张志聪《黄帝内经灵枢集注》[21]223、罗美《内经博议》[22]73、李用粹《证治汇补》[23]299、冯兆张《冯氏

锦囊秘录》[24]87、黄元御《四圣心源》[25]105 等分别论述了魄门的组织部位及其功能特点。而清代医家沈金鳌从脱肛的治疗来阐释"魄门",其《杂病源流犀烛》卷三曰:"《入门》曰,脱肛者,气下陷也,肺主魄门,肺热则肛门缩入,肺寒则肛门脱出,必须温肺补胃,如补中益气汤加诃子、樗根皮少许,或猬皮散俱可。又曰魄门,言大肠为肺之府,肺藏魄,故曰魄门也。"[26]44 此时期,对于肛门,是为谷道,后阴,一名魄门,无异议。

须予指出的是,下极在针灸学中又有其特定的意义,是一个重要的穴位,即长强穴。如徐大椿《难经经释》卷上曰:"督脉者,起于下极之俞。(俞,即穴也。下极,即长强穴,属督脉,在脊骶骨端。)"[27]38

现代有关著作大部分沿用《素问》的记载,以"魄门"作为规范名,如《中国医学百科全书·中医学》[28]348《中医辞海》[29]417《中医基础理论》(李德新)[30]467、《中医基础理论》(王新华)[31]408、《中医基础理论》(孙广仁)[32]100、《中医基础理论》(印会河)[33]44、《中医大辞典》[34]1893《中医药学名词》[35]35 而在中医基础理论学习教学中"魄门"一词为中医界所熟知,而广泛应用这一术语,认为这在现代中医界已是约定俗成的事。

总之,"下极"(《难经》)、"谷道"(《伤寒论》)与"魄门"为同一概念,我国 2005 年出版的中医药学名词审定委员会审定公布的《中医药学名词》释义"肛,包括肛管与肛门及其周围的括约肌组织,有控制粪便排出的作用"[35]35,该释义客观、准确地表达了"魄门"的科学内涵和本质属性,因而应以"魄门"为规范名;以"下极""谷道""肛门"为曾称。

五、文献辑录

《素问·五脏别论》:"魄门亦为五脏使,水谷不得久藏。"[1]67

《伤寒论·阳明》:"大猪胆一枚,泻汁和清醋少许,以灌谷道内,如一食顷,当大便,出宿食恶物甚效。"[2]448

《难经》:"唇为飞门,齿为户门,会厌为吸门,胃为贲门,太仓下口为幽门,大肠、小肠会为阑门,下极为魄门,故曰七冲门也。"[4]25

《神农本草经》卷三:"甘遂……主大腹疝痕,腹满,面目浮肿,留饮宿食,破癥坚积聚,利水谷道。"[3]43

《脉经·病可火证》:"下利,谷道中痛,当温之以为,宜熬木盐熨之。一方,炙枳实熨之。"[5]172

《肘后备急方》卷三:"用艾于阴囊下,谷道正门当中间,随年数灸之。"[6]62

《本草经集注》:"巴豆……大腹水胀,荡练五脏六腑,开通闭寒,利水谷道,去恶肉,除鬼蛊毒疰邪物,杀虫鱼。"[7]329

《新修本草》卷十:"甘遂……主大腹疝痕,腹满,面目浮肿,留饮宿食,破癥坚积聚,利水谷道,下五水,散膀胱留热,皮中痞,热气肿满。"[8]249

《黄帝内经太素》卷二:"任冲脉起于胞中下极者也,今天癸至,故任脉通也,伏冲之脉起于气街,又天癸至,故冲脉盛也。"[9]38

《黄帝内经太素》卷六:"脏腑气液 此不能久留,输泻魄门(并精出入之处,谓之魄门。此五之中,三焦亦能输泻精气于魄门也。平按:输泻下《素问》《甲乙》有者也二字,魄门二字属下节)。"[9]150

《证类本草》卷六:"菟丝子熬令黄黑末,和鸡子黄涂之,亦治谷道中赤痛。"[10]158

《圣济总录》卷九十六:"论曰大肠为传导之官,掌化糟粕,魄门为之候,若其脏寒气虚,不能收敛,致糟粕无所制约,故遗失不时,治之宜涩固津液,方论所谓涩可去脱是也。"[11]985

《普济本事方》卷九:"抵当丸……《难经》七冲,唇为飞门,齿为户门,会厌为吸门,胃为贲门,太仓下口为幽门,大肠小肠会为阑门,下极为魄门。"[12]138

《素问要旨论》卷六:"下极之前,男为阴延,女为窈漏。下极为魄门,一名肛门。"[13]76

《难经本义》:"四十四难曰:七冲门何在?然:唇为飞门,齿为户门,会厌为吸门,胃为贲门，太仓下口为幽门，大肠小肠会为阑门，下极为魄门，故曰七冲门也。下极，肛门也，云魄门，亦取幽阴之义。"[14]85

《普济方》卷一："《难经》云：下极为魄门。魄门者肛门也。下极为魄门。魄门对飞门。"[15]6

《古今医统大全》卷二："门户，为魄门，即肛门也。"[16]89

《难经集注》卷四："下极为魄门。魄门者、下极肛门也。"[17]82

《本草纲目》卷三："艾叶（癫痫诸风，灸谷道正门当中，随年壮）。"[18]89

《本草纲目》卷二十九："手阳明与手太阴为表里，贲门主往来，魄门主收闭，为气之通道，故并用陈皮佐之。"[18]1336

《医宗必读》卷二："夫人唇为飞门，齿为户门，会厌为吸门，胃为贲门，太仓下口为幽门，大肠、小肠会为阑门，下极为魄门，此为七冲门。"[19]52

《类经》卷三："魄门亦为五脏使，水谷不得久藏。魄门，肛门也。"[20]83

《黄帝内经灵枢集注》卷四："下极为魄门。"[21]233

《内经博议》卷二："奇恒病论又曰魄门"。[22]73

《证治汇补》卷八："泄泻，魄门不禁"。[23]299

《冯氏锦囊秘录》卷二："按：回肠者，以其回叠也；广肠者，回肠之更大者；直肠，又广肠之本节也，下连肛门，是为谷道，后阴一名魄门，总皆大肠也。"[24]87

《四圣心源》卷六："痢疾根原魄门者，肾之所司而阳明燥金之府也。"[25]105

《杂病源流犀烛》卷三："《入门》曰，脱肛者，气下陷也，肺主魄门，肺热则肛门缩入，肺寒则肛门脱出，必须温肺补胃，如补中益气汤加诃子、樗根皮少许，或猬皮散俱可。又曰魄门，言大肠为肺之府，肺藏魄，故曰魄门也。"[26]44

《难经经释》卷上："督脉者，起于下极之俞。（俞，即穴也。下极，即长强穴，属督脉，在脊骶骨端。）"[27]38

《中国医学百科全书·中医学》："魄门……肛门……肛门是排出粪便的器官。由于它专门排出水谷之糟粕，故称'粕门'，又因它是大肠下口，大肠与肺相表里，肺藏魄，故又称之为'魄门'。"[28]348

《中医辞海》："魄门，气功术语。指肛门。又名'谷道''太玄'。魄，古通粕。《黄帝内经素问·五脏别论篇》：'魄门亦为五脏使。'"[29]417

《中医基础理论》（李德新）："魄门，后阴，即肛门，因其为消化道的最下端，故又称为'下极'。"[30]467

《中医基础理论》（王新华）："魄门……有学者认为肺与大肠相表里，肺藏魄，后阴为大肠末端，故后阴有魄门之名。也有认为，'魄''粕'两字音同，魄门是粕门的雅称。"[31]408

《中医基础理论》（孙广仁）："魄门，下极为魄门。出自七冲门。"[32]100

《中医基础理论》（印会河）："下极，即消化道的末端，即指排泄粪便的肛门，又称魄门。"[33]44

《中医药学名词》："魄门，即肛管与肛门及其周围的括约肌组织，有控制粪便排出的作用。"[35]35

《中医大辞典》："魄门，又称肛门。《素问·五脏别论》：'魄门亦为五脏使。'魄为粕之通假字，魄门即粕门。饮食糟粕由此排出体外，故称。魄门的开合由心神支配，又与前阴同为肾之开窍，饮食糟粕的排出与脾的运化、肺的肃降，以至肝的疏泄作用均有密切关系，而魄门把浊物糟粕排出体外，亦有利于五脏的正常气化活动。下极：① 指会阴深部。② 指长强穴。③ 张介宾：'下极，两阴之间，屏翳处也。即会阴穴部位。'④ 指两目之间的望诊部位，亦称山根，頞。⑤ 指肛门。"[34]1893

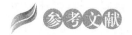

参考文献

[1] 未著撰人.素问[M].何文彬,谭一松校注.北京：中

国医药科技出版社,1998:67.

[2] 张仲景.伤寒杂病论[M]//刘世恩点校.张仲景全书.北京:中医古籍出版社,2007:448.

[3] [魏]吴普,等述.神农本草经[M].沈阳:辽宁科学技术出版社,1997:43.

[4] [旧题]秦越人.难经[M].北京:科学技术文献出版社,1996:25.

[5] [晋]王叔和.中国医学大成:脉经[M].上海:上海科学技术出版社,1990:172.

[6] [晋]葛洪.肘后备急方[M].天津:天津科学技术出版社,2005:62.

[7] [南北朝]陶弘景.本草经集注[M].北京:人民卫生出版社,1994:329.

[8] [唐]苏敬.新修本草[M].辑复本.合肥:安徽科学技术出版社,1981:249.

[9] [隋]杨上善.黄帝内经太素[M].上海:上海科学技术文献出版社,2000:38,150.

[10] [宋]唐慎微.证类本草[M].北京:华夏出版社,1993:158.

[11] [宋]赵佶.圣济总录[M].王振国,杨金萍主校.上海:上海科学技术出版社,2016:985.

[12] [宋]许叔微.普济本事方[M].北京:中国中医药出版社,2007:138.

[13] [金]刘完素.素问要旨论[M]//河间医集.北京:人民卫生出版社,1998:76.

[14] [元]滑寿.难经本义[M].南京:江苏科学技术出版社,1987:85.

[15] [明]朱橚.普济方[M].上海:人民卫生出版社,1959:6.

[16] [明]徐春甫.古今医统大全[M].北京:人民卫生出版社,1991:89.

[17] [吴]吕广,等注.[明]王九思,等辑.难经集注[M].穆俊霞,王玉校注.北京:中国医药科技出版社,2011:82.

[18] [明]李时珍.本草纲目[M].北京:中国档案出版社,1999:89,1336.

[19] [明]李中梓.医宗必读[M].上海:上海科学技术出

版社,1959:52.

[20] [明]张景岳.类经[M].太原:山西科学技术出版社,2013:83.

[21] [清]张志聪.黄帝内经灵枢集注[M].杭州:浙江古籍出版社,2002:233.

[22] [清]罗美.内经博议[M]//珍本医书集成.上海:上海科学技术出版社,1985:73.

[23] [清]李用粹.证治汇补[M].太原:山西科学技术出版社,2011:299.

[24] [清]冯兆张.冯氏锦囊秘录[M].田思胜,等校注.北京:中国医药科技出版社,1996:87.

[25] [清]黄元御.四圣心源[M].孙洽熙校注.北京:中国中医药出版社,2009:105.

[26] [清]沈金鳌.杂病源流犀烛[M].李占永,李晓林校注.北京:中国中医药出版社,1994:44.

[27] [清]徐大椿.难经经释[M].南京:江苏科学技术出版社,1985:38.

[28] 《中医学》编辑委员会.中医学[M]//钱信忠.中国医学百科全书.上海:上海科学技术出版社,1997:348.

[29] 袁钟,图娅,蔡景峰,等.中医辞海[M].北京:中国医药科技出版社,1999:417.

[30] 李德新.中医基础理论[M].北京:人民卫生出版社,2001:467.

[31] 王新华.中医基础理论[M].北京:人民卫生出版社,2001:408.

[32] 孙广仁.中医基础理论[M].北京:人民卫生出版社,2002:100.

[33] 印会河.中医基础理论[M].2版.北京:人民卫生出版社,2006:44.

[34] 李经纬,余瀛鳌,蔡景峰,等.中医大辞典[M].2版.北京:人民卫生出版社,2010:1893.

[35] 中医药学名词审定委员会.中医药学名词2004[M].北京:科学出版社,2005:35.

（唐学敏）

1·147

膜 原

mó yuán

一、规范名

【汉文名】膜原。

【英文名】① mo yuan；pleuro-diaphragmatic interspace。② half-exterior half-interior site。

【注释】① 原指胸膜与膈肌之间的部位。② 明代吴有性又将它用于温病辨证,指半表半里的位置。

二、定名依据

"膜原"一词最早见于《内经》中，相关术语"募原"同样最早见于《内经》，概念与本术语完全相同。

宋金元时期，新校正版的《黄帝内经》对膜原、募原作过严谨的考证，可知"募"与"膜"互为通假字，"募原"又可以称作"膜原"。

明代吴有性在《温疫论》中首次把膜原定义为半表半里。从此，膜原理论飞速发展，后世清代温病学派多遵其说，如《湿热条辨》《温热经纬》、何秀山在为俞根初《通俗伤寒论》所作的按语等均使用"膜原"这一术语。这些著作均为历代重要著作，对后世有较大影响，符合术语定名约定俗成的原则。

"募"通"膜"，乃通假字，募为借字，本字当为膜。根据汉语言文字发展的特点，膜字为常用字，如耳膜、筋膜等为众人所熟知，而募字基本已经进入生僻字范畴。以"膜原"为规范名，更明晰易懂，符合术语定名的简明性原则。

现代相关著作，如《中医大辞典》《中医辞海》《中医药学名词》和《中国中医药学术语集成·基础理论与疾病》、国标《中医基础理论术语》等均以"膜原"作为规范词，所以"膜原"作为规范名便于达成共识，符合术语定名的约定俗成的原则。

三、同义词

【又称】"募原"(《内经》)。

四、源流考释

"膜原"一词出现的很早，在《内经》中就有关于"膜原"名称的记载。如《黄帝内经素问·举痛论》篇两次用到膜原一词："寒气客于肠胃之间，膜原之下，血不得散，小络急引故痛，按之则血气散，故按之痛止。"[1]150"寒气客于小肠膜原之间，络血之中，血泣不得注于大经，血气稽留不得行，故宿昔而成积矣。"[1]150

"募原"一词同样最早见于《内经》，如《黄帝内经素问·疟论》："其间日发者，由邪气内薄于五脏，横连募原也，其道远，其气深，其行迟，不能与卫气俱行，不得皆出，故间日乃作也。"[1]138《灵枢经·岁露论》："其内抟于五脏，横连募原，其道远，其气深，其行迟，不能日作，故次日乃稽积而作焉。"[2]140《灵枢经·百病始生》篇："留而不去，传舍于肠胃之外，募原之间，留著于脉，稽留而不去，息而成积。或著孙脉，或著络脉，或著经脉，或著输脉，或著于伏冲之脉，或著于膂筋，或著于肠胃之募原，上连于缓筋，邪气淫泆，不可胜论。"[2]114 从上文可以看出，《内经》一开始提出"膜原""募原"的概念都是指的病理部位。晋代皇甫谧《针灸甲乙经》多次使用募原这一术语。"其间日发者，由邪气内薄于五脏，横连募原，其道远，其气深，其行迟，不能与卫气俱行，不能偕出，故间日乃作。"[3]197"留而不去，传舍于肠胃之外，募原之间，留著于脉，稽留而不去，息而成积，或著孙络，或著脉络，或著经脉，或著俞脉，或著于伏冲之脉，或著于膂筋，或著于肠胃之募原，上连于缓筋，邪气淫泆，不可胜论……其著于肠胃之募原也，痛而外连于缓筋也，饱则安，饥则痛。"[3]211,212

唐代医家杨上善在《黄帝内经太素》多次论述募原问题，并提出著名的"五脏皆有募原"的观点。文中称："其内薄于五脏，横连募原也，其道远，其气深，其行迟，不能与卫气俱行偕出，故间日乃作。偕，俱也。募原，五脏皆有募原。其邪气内著五藏之中，横连五藏募原之输，不能与卫气日夜俱行阴阳，隔日一至，故间日作也。"[4]345

宋代，新校正版的《黄帝内经》对膜原、募原有过严谨的考证。在疟论篇"其间日发者，由邪气内薄于五藏，横连募原也"下注云："募原谓鬲募之原系。新校正云：按全元起本募作膜，太素、巢元方并同，《举痛论》亦作膜原。"[5]76《内经》中同时出现的"募原"及"膜原"，从注中可知，"募原"南朝全元起作"膜原"，其注《黄帝素问》虽佚，但林亿等校正《内经》时，尚得见其书。可见"募"与"膜"互为通假字，"募原"又可以称作"膜原"。

明代，吴有性首次把膜原定义为半表半里，他在《温疫论》中说："邪自口鼻而入，则其所客，内不在脏腑，外不在经络，舍于伏脊之内，去表不远，附近于胃，乃表里之分界，是为半表半里，即《针经》所谓横连膜原是也……今邪在膜原者，正当经胃交关之所，故为半表半里。"[6]1,2 从此，膜原理论飞速发展。

清代，温病学派多遵吴有性之说，如薛生白《湿热论》谓："膜原者，外近肌肉，内近胃腑，即三焦之门户，而实一身之半表半里也。"[7]48 王孟英《温热经纬》谓："邪由上受，直趋中道，故病多归膜原。"[8]125 何秀山在为俞根初《通俗伤寒论》所作的按语中把"膜"与"原"分别加以诠释，认为膜原既包括横膈之膜，又包括膜中之空隙。文中称："《内经》言：邪气内薄五脏，横连膜原。膜者，横膈之膜；原者，空隙之处，外通肌腠，内近胃腑，即三焦之关键，为内外交界之地，实一身之半表半里也。凡外邪每由膜原入内，内邪每由膜原达外。"[9]75 这些医家多把膜原用于温病辨证，指半表半里的位置。

周学海在《读医随笔》中把"膜原"的概念定义为人体内的夹缝之处的间隙，认为膜原范围极广。"膜原者，夹缝之处也。人之一身，皮里肉外，皮与肉之交际有隙焉，即原也；膜托腹里，膜与腹之交际有隙焉，即原也；肠胃之体皆夹层，夹层之中，即原也；脏腑之系，形如脂膜，夹层中空，即原也；膈肓之体，横隔中焦，夹层中空，莫非原也！原者，平野广大之谓也。故能邪伏其中，不碍大气之往来。"[10]161 虽是对膜原理论有价值的发挥，但是为一家之言，未能得到医界普遍认可。

现代有关著作均沿用《内经》的记载以"膜原"作为规范名，如《中医大辞典》[11]1898《中医辞海》[12]423《中医药学名词》[13]32《中国中医药学术语集成·基础理论与疾病》[14]308、国标《中医基础理论术语》[15]26 等；同时以"募原"作为又名，如《中医辞海》："膜原……又名募原。"[12]423《中医大辞典》："膜原……又名募原。"[11]1898

总之，"膜原"（《内经》）与"募原"（《内经》）概念完全相同，膜与募，在《内经》中常通用。募通膜，乃通假字，募为借字，本字当为膜。膜原在古文献中的使用频率比募原要高。当代，膜字为常用字，如耳膜、筋膜等为众人所熟知，而募字基本已经进入生僻字范畴。因而应以"膜原"为正名，以"募原"为又称。

五、文献辑录

《灵枢经·百病始生》："留而不去，传舍于肠胃之外，募原之间，留著于脉，稽留而不去，息而成积。或著孙脉，或著络脉，或著经脉，或著输脉，或著于伏冲之脉，或著于脊筋，或著于肠胃之募原，上连于缓筋，邪气淫泆，不可胜论。"[2]114

"岁露论"："其内抟于五脏，横连募原，其道远，其气深，其行迟，不能日作，故次日乃蓄积而作焉。"[2]140

《黄帝内经素问·疟论》："其间日发者，由邪气内薄于五脏，横连募原也，其道远，其气深，其行迟，不能与卫气俱行，不得皆出，故间日乃作也。"[1]138

"举痛论"："寒气客于肠胃之间，膜原之下，血不得散，小络急引故痛，按之则血气散，故按之痛止。""寒气客于小肠膜原之间，络血之中，血泣不得注于大经，血气稽留不得行，故宿昔而成积矣。"[1]150

《针灸甲乙经》卷七："其间日发者，由邪气内薄于五脏，横连募原，其道远，其气深，其行迟，不能与卫气俱行，不能偕出，故间日乃作。"[3]197

卷八："留而不去，传舍于肠胃之外，募原之间，留著于脉，稽留而不去，息而成积，或著孙络，或著脉络，或著经脉，或著俞脉，或著于伏冲之脉，或著于脊筋，或著于肠胃之募原，上连于缓筋，邪气淫泆，不可胜论……其著于肠胃之募原也，痛而外连于缓筋也，饱则安，饥

则痛。"[3]211,212

《黄帝内经太素》卷二十五:"其内薄于五脏,横连募原也,其道远,其气深,其行迟,不能与卫气俱行偕出,故间日乃作。偕,俱也。募原,五藏皆有募原。其邪气内著五藏之中,横连五脏募原之输,不能与卫气日夜俱行阴阳,隔日一至,故间日作也。"[4]345

《黄帝内经·疟论》:"募原谓鬲募之原系。新校正云:按全元起本募作膜,太素、巢元方并同,《举痛论》亦作膜原。"[5]76

《温疫论》卷上:"邪自口鼻而入,则其所客,内不在脏腑,外不在经络,舍于伏脊之内,去表不远,附近于胃,乃表里之分界,是为半表半里,即《针经》所谓横连膜原是也……今邪在膜原者,正当经胃交关之所,故为半表半里。"[6]1,2

《湿热论》:"膜原者,外近肌肉,内近胃腑,即三焦之门户,而实一身之半表半里也。"[7]48

《温热经纬》卷四:"膜原者,外通肌肉,内近胃腑,即三焦之门户,实一身之半表半里也……邪由上受,直趋中道,故病多归膜原。"[8]125

《读医随笔》卷四:"膜原者,夹缝之处也。人之一身,皮里肉外,皮与肉之交际有隙焉,即原也;膜托腹里,膜与腹之交际有隙焉,即原也;肠胃之体皆夹层,夹层之中,即原也;脏腑之系,形如脂膜,夹层中空,即原也;膈肓之体,横隔中焦,夹层中空,莫非原也!原者,平野广大之谓也。故能邪伏其中,不碍大气之往来。"[10]161

《增订通俗伤寒论·和解剂》:"《内经》言:邪气内薄五脏,横连膜原。膜者,横膈之膜;原者,空隙之处,外通肌腠,内近胃腑,即三焦之关键,为内外交界之地,实一身之半表半里也。凡外邪每由膜原入内,内邪每由膜原达外。"[9]75

《中医辞海》:"膜原……又名募原。① 人体部位名。指胸膜与膈肌之间的部位。《素问·举痛论》:'寒气客于肠胃之间,膜原之下'。王冰注:'膜,谓隔间之膜;原,谓膈肓之原'。丹波元简《医媵附录·募原考》认为:'盖膈幕(膜)之

系,附着脊之第七椎,即是膜原也'。② 温病术语。指温病辨证中邪在半表半里的部位。《温疫论》:'其邪去表不远,附近于胃……邪在膜原,正当经胃交关之所,故为半表半里'。"[12]423

《中医大辞典》:"膜原……又名募原。❶ 胸膜与膈肌之间的部位。《素问·举痛论》:'寒气客于肠胃之间,膜原之下。'王冰注:'膜,谓隔间之膜;原,谓膈肓之原。'丹波元简认为:'盖膈幕(膜)之系,附着脊之第七椎,即是膜原也。'(《医媵附录·募原考》)。❷ 温病辨证指邪在半表半里的位置。《温疫论》:'其邪去表不远,附近于胃……邪在膜原,正当经胃交关之所,故为半表半里。'"[11]1898

《中医药学名词》:"膜原……① 原指胸膜与膈肌之间的部位;② 明代吴有性又将它用于温病辨证,指半表半里的位置。"[13]32

《基础理论与疾病》:"膜原……【异名】募原(《中医大辞典》《灵枢》);肉肓(《中医大辞典》《灵枢》)……【定义】① 温病辨证指邪在半表半里的位置(《中医大辞典》)。② 胸膜与膈肌之间的部位(《中医大辞典》)。"[14]308

《中医基础理论术语》:"膜原……胸膜与膈肌之间的部位或半表半里之处。"[15]26

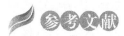 参考文献

［1］ 未著撰人.黄帝内经素问[M].北京:人民卫生出版社,2012:138,150.

［2］ 未著撰人.灵枢经[M].北京:人民卫生出版社,2012:114,140.

［3］ [晋]皇甫谧.针灸甲乙经[M].黄龙祥整理.北京:人民卫生出版社,2006:197,211,212.

［4］ [唐]杨上善.黄帝内经太素附黄帝内经明堂[M].李云点校.北京:学苑出版社,2007:345.

［5］ [唐]王冰.黄帝内经[M].影印本.北京:中医古籍出版社,2003:76.

［6］ [明]吴有性.温疫论[M].张志斌整理.北京:人民卫生出版社,2007:1,2.

［7］ [清]薛雪.湿热论[M].张志斌整理.北京:人民卫生出版社,2007:48.

［8］ [清]王孟英.温热经纬[M].南京中医药大学温病学

教研室整理.北京：人民卫生出版社,2005：125.

[9] 何廉臣.增订通俗伤寒论[M].福州：福建科学技术出版社,2004：75.

[10] [清]周学海.读医随笔[M].闫志安,周鸿艳校注.北京：中国中医药出版社,1997：161.

[11] 李经纬,余瀛鳌,蔡景峰,等.中医大辞典[M].北京：人民卫生出版社,2004：1898.

[12] 袁钟,图娅,彭泽邦,等.中医辞海：下册[M].北京：中国医药科技出版社,1999：423.

[13] 中医药学名词审定委员会.中医药学名词[M].北京：

科学出版社,2005：32.

[14] 宋一伦,杨学智.基础理论与疾病[M]//曹洪欣,刘保延.中国中医药学术语集成.北京：中医古籍出版社,2005：308.

[15] 中华人民共和国国家质量监督检验检疫总局,中国国家标准化管理委员会.中医基础理论术语（GB/T 20348—2006)[M].北京：中国标准出版社,2006：26.

（李琳珂）

膀　胱

páng guāng

一、规范名

【汉文名】膀胱。

【英文名】bladder。

【注释】六腑之一。位于下腹前部中央,呈囊状。其主要功能是贮存水液,经气化排出尿液。

二、定名依据

"膀胱"一词始见于《内经》。与之相关的称谓尚有"津液之府""州都之官""净府""黑肠""尿胞""尿脬""水府""玉海",已很少沿用。

自《素问·灵兰秘典论》提出"膀胱"一词,历代多沿用,如秦汉《神农本草经》,东汉前《难经》,汉末张仲景《金匮要略》,南北朝陶弘景《本草经集注》,隋代巢元方《诸病源候论》,唐代杨上善《黄帝内经太素》、孙思邈《千金翼方》,宋代唐慎微《经史证类备急本草》,明代李时珍《本草纲目》、缪希雍《神农本草经疏》,清代高士宗《黄帝素问直解》、汪昂《本草备要》、黄元御《四圣心源》等,这些均为历代重要著作,对后世有较大影响,符合术语定名约定俗成的原则。

我国目前已出版的标准用书国标《中医基础理论术语》,普通高等教育中医药类教材《中

医学概论》《中医基础理论》《中医学》及辞书类著作《中医大辞典》《中医辞海》《中医药常用名词术语辞典》和《中国医学百科全书·中医学》《中国大百科全书·中国传统医学》《中国中医药学术语集成·基础理论与疾病》等均以"膀胱"作为本词规范名。已经广泛应用于中医药学文献的标引和检索的《中国中医药学主题词表》也以"膀胱"作为本词的正式主题词,说明"膀胱"作为本名词规范名称已成为共识。

我国 2005 年出版的由中医药学名词审定委员会审定的《中医药学名词》已将"膀胱"作为规范名,故将"膀胱"作为规范名符合科技名词定名协调一致的原则。

三、同义词

【曾称】"津液之府""州都之官""净府"（《内经》);"黑肠"(《难经》);"尿胞""尿脬"(《黄帝内经太素》);"水府"(《内经知要》);"玉海"(《华佗神方》)。

四、源流考释

"膀胱"一词始见于《内经》,《素问·灵兰秘典论》:"膀胱者,州都之官,津液藏焉,气化则能出矣。"[1]128 阐释了贮存水液,经气化排出尿液

的功能。同时该书尚记载了膀胱的又称"州都之官""津液之府""净府"等。如《素问·灵兰秘典论》曰："膀胱者，州都之官，津液藏焉，气化则能出矣。"[1]128 如《灵枢·本输》曰："膀胱者，津液之府。"[2]1338，如《素问·汤液醪醴论》曰："开鬼门，洁净府，精以时服，五阳已布，疏涤五脏，故精自生，形自盛，骨肉相保，巨气乃平。"[1]198 之后的《难经》记载了膀胱的又称"黑肠"，如《难经·三十五难》："小肠谓赤肠，大肠谓白肠，胆者谓青肠，胃者谓黄肠，膀胱者谓黑肠，下焦之所治也。"[3]87 其后的相关著作记载本词即沿用《内经》记载，均称之为"膀胱"，如《神农本草经》卷一："防葵，主疝瘕肠泄，膀胱热结，溺不下。"[4]15《难经·四十二难》："膀胱重九两二铢、纵广九寸、盛溺九升九合。"[3]100 汉末张仲景《金匮要略·妇人杂病脉证并治》："妇人经水不利下，抵当汤主之（亦治男子膀胱满急有瘀血者）。"[5]61 南北朝陶弘景《本草经集注·草木上品》："泽泻，补虚损五劳，除五脏痞满，起阴气，止泄精、消渴、淋沥，逐膀胱三焦停水。"[6]202《内经》和《难经》对膀胱的功能和位置形态、大小和重量等都有较详细的记载，与现代的认识基本一致。

　　隋代至元代时期的著作大多沿用《内经》记载，均称之为"膀胱"，如隋代巢元方《诸病源候论》[7]15、唐代杨上善《黄帝内经太素》[8]31、孙思邈《千金翼方》[9]605，宋代唐慎微《经史证类备急本草》[10]168、陈承等的《太平惠民和剂局方》[11]342、成无己《注解伤寒论》[12]70，金代刘完素《素问玄机原病式》[13]94、张元素《医学启源》[14]19，元代王好古《汤液本草》[15]8、危亦林《世医得效方》[16]1、滑寿《难经本义》[17]218 等。同时，本时期尚出现了"膀胱"的别称"尿胞""尿脬"，如隋代杨上善《黄帝内经太素》卷第二十六曰："寒热相移，胞移热于膀胱，则癃溺血（胞，女子胞也。女子胞中有热，传与膀胱尿胞，尿脬得热，故为淋病尿血也）。"[8]892

　　明清时期的重要著作仍以"膀胱"为正名记载本词，如明代徐用诚《本草发挥》[18]21、薛己《内科摘要》[19]53、李时珍《本草纲目》[20]55、缪希雍《神农本草经疏》[21]20，清代高士宗《黄帝素问直解》[22]59、张志聪《黄帝内经灵枢集注》[23]16、汪昂《本草备要》[24]20、黄元御《四圣心源》[25]1140、张锡纯《医学衷中参西录》[26]2。明代徐用诚《本草发挥》卷一："木香治九种心疼，积年冷气，痃癖症。"黄元御《四圣心源》卷一："传导气化之水，有精有粗，精者入于脏腑而为津液，粗者入于膀胱而为溲溺。气水变化于中焦，沤者，气水方化而未盛也，及其已化，则气腾而上，盛于胸膈，故如雾露，水流而下，盛于膀胱，故如川渎。"[25]1140 张锡纯《医学衷中参西录·医方》："十全育真汤，统观五条，原治少腹膀胱之疾居多，非正治劳瘵之药，况后世之修制，又失其本然乎。"[26]2 此时期尚出现了本词的又称"水府""玉海"。如明代李中梓《内经知要》："藏象，夫三焦为中渎之府，膀胱为津液之府，肾以水藏而领水府，故肾得兼将两藏。"[27]22 清代《华佗神方》："膀胱者，津液之府也，与肾为表里，号水曹椽，名玉海也。"[28]83

　　现代有关著作均沿用《内经》记载以"膀胱"作为本词正名，如国标《中医基础理论术语》[29]19《中国医学百科全书·中医学》[30]311《中医药常用名词术语辞典》[31]425《中国大百科全书·中国传统医学》[32]295《中医辞海》[33]424《中国中医药学主题词表》[34]624《中国中医药学术语集成·基础理论与疾病》[35]307、曹洪欣《中医基础理论》[36]65、孙广仁《中医基础理论》[37]133、印会河《中医基础理论》[38]46、南京中医学院《中医学概论》[39]56、樊巧玲《中医学概论》[40]36《中医学》[41]38 等。

　　须予指出的是，"膀胱"尚为穴位名称，如《小儿推拿广意》曰："审候歌，膀胱涝病真难识，天心一点彻膀胱。"[42]16 应用时需注意与本词鉴别。

　　总之，"膀胱"与"津液之府""州都之官""净府"（《内经》），"黑肠"（《难经》），"尿胞""尿脬"（《黄帝内经太素》），"水府"（《内经知要》），"玉海"（《华佗神方》）概念基本相同。我国 2005 年出版的由中医药学名词审定委员会审定公布的《中医药学名词》释义为"属六腑，位于下腹前部中央，呈囊状。其主要功能是贮存水液，经气化排出尿液"[43]25。该释义客观、准确地表达了"膀胱"的科学内涵和本质属性。因而应以"膀胱"为规范名；以"津液之府""州都之官""净府""黑肠""尿胞""尿脬""水府""玉海"为曾用名。

五、文献辑录

《素问·灵兰秘典论》："膀胱者，州都之官，津液藏焉，气化则能出矣。[1]128"

"汤液醪醴论"："开鬼门，洁净府，精以时服，五阳已布，疏涤五脏，故精自生，形自盛，骨肉相保，巨气乃平。"[1]198

《灵枢·本输》："膀胱者，津液之府也。"[2]1338

《神农本草经》卷一："防葵，主疝瘕肠泄，膀胱热结，溺不下。"[4]15

《难经·三十五难》："小肠谓赤肠，大肠谓白肠，胆者谓青肠，胃者谓黄肠，膀胱者谓黑肠，下焦之所治也。"[3]87

四十二难："膀胱重九两二铢、纵广九寸、盛溺九升九合。"[3]100

《金匮要略·妇人杂病脉证并治第二十二》："妇人经水不利下，抵当汤主之（亦治男子膀胱满急有瘀血者）。"[5]61

《本草经集注·草木上品》："泽泻，补虚损五劳，除五脏痞满，起阴气，止泄精、消渴、淋沥，逐膀胱三焦停水。"[6]202

《诸病源候论》卷之二："去膀胱内冷，膝冷，两足冷疼，上气、腰痛，尽自消适。"[7]15

《黄帝内经太素》卷第二："泌别汁入于膀胱，故曰以次传下也。不出则留于胃中，胃中和温，即下注膀胱，膀胱之胞薄以濡，得酸即缩卷约而不通，水道不通，故癃（既不能出胃，因胃气热，下渗膀胱之中，膀胱皮薄而又㬠，故得酸则缩约不通，所以成病为癃）。"[8]31

卷第二十六："寒热相移，胞移热于膀胱，则

癃溺血。（胞，女子胞也。女子胞中有热，传与膀胱尿胞，尿脬得热，故为淋病尿血也。）"[8]892

《千金翼方·草部下品之上》："葶苈……通利水道，下膀胱水伏留热气，皮间邪水上出，面目浮肿，身暴中风，热痱痒，利小腹。"[9]605

《经史证类备急本草》卷第六："木香，日华子云：治心腹一切气，止泻，霍乱，痢疾，安胎，健脾消食，疗羸劣，膀胱冷痛，呕逆反胃。"[10]168

《太平惠民和剂局方》卷之二："五积散，如冷气奔冲，心、胁、脐、腹胀满刺痛，反胃呕吐，泄利清谷，及痃癖癥瘕，膀胱小肠气痛，即入煨生姜三片、盐少许同煎。"[11]342

《注解伤寒论》卷一："下焦在膀胱上口，主分别清浊，溲，小便也，下焦不归其部，不能约制溲便，故遗溲。"[12]70

《素问玄机原病式·六气为病》："热客膀胱，郁结不能渗泄故也。岂知热甚客于肾部，干于足厥阴之经，廷孔郁结极甚，而气血不能宣通，则痿痹，而神无所用，故液渗入膀胱，而旋溺遗失，不能收禁也。"[13]94

《医学启源》卷之上："而卫出于上，荣出于中，上者络脉之系也，中者经脉之系也，下者水道之系也，亦又属膀胱之宗始，主通阴阳，调虚实，呼吸。"[14]19

《汤液本草》卷之一："肾、膀胱：味苦补咸泻；气寒补热泻。"[15]8

《世医得效方》卷第一："左三部正脏心、肝、肾，小肠、胆与膀胱为腑；右三部正脏肺、脾、命，大肠、胃与三焦为腑。"[16]1

《难经本义》下卷："下焦者，当膀胱上口，下焦者，别回肠，注于膀胱而渗入焉。渗而俱下，济泌别汁，循下焦而渗入膀胱焉。今大肠、小肠、胃与膀胱，皆受不净，其意何也。"[17]218

《本草发挥》卷一："木香治九种心疼，积年冷气，痃癖癥块胀痛，治霍乱吐泻，心腹疼痛，治心腹一切气，止痢疾，安胎，健脾消食，及膀胱冷痛，呕逆翻胃。"[18]21

《内科摘要》卷下："若热结膀胱而不利，用五淋

散。若膀胱阴虚，阳无以生而淋沥，用滋肾丸。若膀胱阳虚，阴无以化而淋涩，用六味丸。"[19]53

《本草纲目·序例上》："有燥热伤肺，金气腈郁，窍闭于上，而膀胱闭于下，为小便不利之证，以升麻之类探而吐之，上窍通而小便自利矣，所谓病在下取之上也。"[20]55

《神农本草经疏》卷一："脾气散精，上归于肺，通调水道，下输膀胱，气化而出，是谓清升浊降，即既济之象也。"[21]20

《内经知要》："藏象，夫三焦为中渎之府，膀胱为津液之府，肾以水藏而领水府，故肾得兼将两藏。"[27]22

《黄帝素问直解》卷之一："三阳者，太阳膀胱寒水也。其传为索泽，膀胱水泽枯索也。其传为㿉疝，阴器睾丸，连膀胱而肿胀也。"[22]59

《黄帝内经灵枢集注》卷一："中之生阳，上合于天，水随气而运行于肤表，是以首论肺与膀胱，应司天在泉之气，运行之无息也。"[23]16

《本草备要·草部》："牛膝，生用，则散恶血，破癥结（血行则结散），治心腹诸痛，淋痛尿血（热蓄膀胱、便涩而痛曰淋）。鲜色者，心与小肠实热；色瘀者，肾与膀胱虚冷。"[24]20

《四圣心源》卷一："传导气化之水，有精有粗，精者入于脏腑而为津液，粗者入于膀胱而为溲溺。气水变化于中焦，沤者，气水方化而未盛也，及其已化，则气腾而上，盛于胸膈，故如雾露，水流而下，盛于膀胱，故如川渎。"[25]1140

《医学衷中参西录·医方》："十全育真汤，统观五条，原治少腹膀胱之疾居多，非正治劳瘵之药，况后世之修制，又失其本然乎。"[26]2

《华佗神方》："膀胱者，津液之府也，与肾为表里，号水曹椽，名玉海也。"[28]83

《小儿推拿广意·审候歌》曰："膀胱涝病真难识，天心一点彻膀胱。"[42]16

《中医学概论》："膀胱主藏津液。《素问》说：'膀胱者，州都之官，津液藏焉。'（'灵兰秘典论'）所谓津液，是指人体的水液而言。又有'出于肌表则为汗，出于前阴则为小便'的说法，所

以巢氏病源说：'津液之余者，入胞则为小便。若小便过多，则体内之津液势必减少。'"[39]56

《中国大百科全书·中国传统医学》："膀胱……位于下腹中央的人体器官之一。有贮存和排泄尿液的作用。与胆、胃、小肠、大肠、三焦合称为六腑。膀胱之经脉与肾相连，故膀胱与肾为表里关系，膀胱通过经脉循行，与眼内角、头顶、项后、脊柱两旁、肩背、腰骶、腘窝、小腿、足背外侧等部位相连，膀胱有病变时往往在这些部位上有所反映。膀胱在五行中属水，水性寒；膀胱又属足太阳经，所以又有'太阳寒水'之称。"[32]295

《中国医学百科全书·中医学》："膀胱位于小腹，是人体主持水液代谢的器官之一，主要有贮尿和排尿的作用。"[30]311

《中医辞海》："膀胱……① 人体部位名。六腑之一。又名净府、水府、玉海、脬、尿胞。位于小腹中央，在脏腑中，居于最下部，是水液汇聚之处，故有津液之腑、州都之官之称。膀胱的主要生理功能是贮存尿液和排泄尿液。膀胱的贮尿和排尿全赖于肾的气化功能。贮存于膀胱的尿液经肾的气化功能而排出体外。《素问·灵兰秘典论》：'膀胱者，州都之官，津液藏焉，气化则能出矣。'膀胱的病变主要表现为：尿频、尿急、尿痛；或小便不利，甚则尿闭；或遗尿，甚则小便失禁等。《素问·宣明五气》：'膀胱不利为癃，不约为遗尿。'② 推拿穴名。出《小儿推拿广意》。位于小指近端指节的腹面。"[33]424

《中医药常用名词术语辞典》："膀胱……六腑。出《素问·灵兰秘典论》等篇。位于腹部前中央，呈囊状，在诸脏腑中，位居最下，是水液汇聚之所，故称津液之府、州都之官。"[31]425

《中医基础理论》（曹洪欣）："膀胱……俗称'尿脬'，是贮存和排泄尿液的器官。膀胱与肾由足太阳膀胱经与足少阴肾经相互属络而构成表里关系。膀胱位于下腹部、小腹中央，居肾之下、直肠之前，是一个中空的囊状器官。其上有输尿管与肾相连，其下有尿道，开口于前阴。膀

胱的生理功能是贮存和排泄尿液。"[36]65

《中医药学名词》："膀胱……属六腑，位于下腹前部中央，呈囊状。其主要功能是贮存水液，经气化排出尿液。"[43]25

《中国中医药学术语集成·基础理论与疾病》："膀胱……【异名】水府（《中医基础理论》）；黑肠（《中医大辞典》《难经》）；脬（《中医基础理论》《内经》）；净府（《中医基础理论》《素问》）；壬水之脏（《中医基础理论》）；尿胞（《中医大辞典》）；玉海（《中医大辞典》《中医大辞典》）；津液之腑（《中医大辞典》《灵枢》）；州都之官（《中医基础理论》《素问》）……【定义】① 六腑之一，与肾相表里。位于少腹部，在脏腑中，居于最下处，是水液汇聚之所。有贮藏水液，经过气化之后排出小便的功能（《中医大辞典》）。② 膀胱位于下腹部，居肾之下，大肠之前，是一个中空的囊状器官。其上有输尿管与肾相连，其下有尿道，开口于前阴（《中医基础理论》）。"[35]307

《中医基础理论术语》："膀胱……属六腑。贮存和排泄尿液。"[29]19

《中国中医药学主题词表》："膀胱……六腑之一，位于下腹前部中央，呈囊状，其主要功能是贮存尿液，经气化排出尿液。"[34]624

《中医学》："膀胱位于下腹部，是一个中空囊状器官，膀胱与肾由足太阳经与足少阴经相互络属，互为表里。膀胱的主要生理功能是贮存和排泄尿液。"[41]38

《中医学概论》："膀胱，又称'脬'。位于小腹中央，上接于肾，下连尿道。膀胱与肾相表里。膀胱的主要生理功能是 贮尿和排尿。"[40]36

《中医基础理论》（印会河）："膀胱位于小腹中央，为贮尿的器官。膀胱和肾直接相通，二者又有经脉相互络属，故为表里，膀胱的主要生理功能是贮尿和排尿。"[38]46

《中医基础理论》（孙广仁）："膀胱又称'脬'，是贮存和排泄尿液的器官。膀胱与肾由足太阳膀胱经与足少阴肾经相互属络而构成表里关系。"[37]133

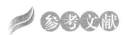

参考文献

[1] 未著撰人.黄帝内经集解：素问[M].龙伯坚，龙式昭.天津：天津科学技术出版社，2016：128,198.

[2] 未著撰人.黄帝内经集解：灵枢[M].龙伯坚，龙式昭.天津：天津科学技术出版社，2016：1338.

[3] 未著撰人.图注八十一难经[M].贺普仁校.北京：北京科学技术出版社，2014：87,100.

[4] 未著撰人.神农本草经[M].太原：山西科学技术出版社，1991：15.

[5] [汉]张仲景.金匮要略[M].于志贤，张智基点校.北京：中医古籍出版社，1997：61.

[6] [南朝·梁]陶弘景.本草经集注[M].辑校本.尚志钧，尚元胜辑校.北京：人民卫生出版社，1994：202.

[7] [隋]巢元方.诸病源候论[M].宋刊本.北京：北京科学技术出版社，2016：15.

[8] 杨上善.黄帝内经太素[M].修订版.王洪图，李云重校.北京：科学技术文献出版社，2013：31,892.

[9] [唐]孙思邈.孙思邈医学全书，[M].2 版.张印生，韩学杰校.北京：中国中医药出版社，2015：605.

[10] [宋]唐慎微.重修政和经史证类备急本草[M].尚志钧，等校点.北京：华夏出版社，1993：168.

[11] [宋]陈承，等.太平惠民和剂局方[M].北京：华夏出版社，1988：342.

[12] [金]成无己.注解伤寒论白话解[M].北京：人民军医出版社，2014：70.

[13] [金]刘完素.素问玄机原病式[M]//宋乃光主编.刘完素医学全书.北京：中国中医药出版社，2006：94.

[14] [金]张元素.医学启源[M]//郑洪新主编.张元素医学全书.北京：中国中医药出版社，2006：19.

[15] [元]王好古.汤液本草[M].崔扫麈，尤荣辑点校.北京：人民卫生出版社，1987：8.

[16] [元]危亦林.世医得效方[M].北京：中国中医药出版社，2009：1.

[17] [元]滑寿.难经本义[M]//滑寿医学全书.太原：山西科学技术出版社，2013：218.

[18] [明]徐彦纯.本草发挥[M].北京：中国中医药出版社，2015：21.

[19] [明]薛己.内科摘要[M].陈松育点校.南京：江苏科学技术出版社，1985：53.

[20] [明]李时珍.本草纲目[M]//夏魁周，等校注.李时珍医学全书.北京：中国中医药出版社，1996：55.

[21] [明]缪希雍.神农本草经疏[M].太原：山西科学技术出版社，2013：20.

[22] [清]高士宗.黄帝素问直解[M].于天星按.北京：科学技术文献出版社，1998：59.

[23] [清]张志聪.黄帝内经灵枢集注[M].矫正强，王玉

兴,王洪武校注.北京:中医古籍出版社,2012:16.

[24] [清]汪昂.本草备要[M].太原:山西科学技术出版社,2013:20.

[25] [清]黄元御.四圣心源.[M]//黄元御医书全集:下.北京:中医古籍出版社,2016:1140.

[26] [清]张锡纯.医学衷中参西录[M].北京:中国医药科技出版社,2011:2.

[27] [明]李中梓,等.内经知要.[M]//中华医书集成:第1册医经类.北京:中医古籍出版社,1999:22.

[28] 华佗神方[M].李汉义编.郑州:中原农民出版社,2013:83.

[29] 中华人民共和国国家质量监督检验检疫总局,中国国家标准化管理委员会.中医基础理论术语(GB/T 20348—2006)[M].北京:中国标准出版社,2006:19.

[30] 《中医学》编辑委员会.中医学[M]//钱信忠.中国医学百科全书.上海:上海科学技术出版社,1997:311.

[31] 李振吉.中医药常用名词术语辞典[M].北京:中国中医药出版社,2001:425.

[32] 施奠邦.中国传统医学[M]//胡乔木.中国大百科全书.北京:中国大百科全书出版社,1992:295.

[33] 袁钟,图娅,彭泽邦,等.中医辞海:下册[M].北京:中国医药科技出版社,1999:424.

[34] 吴兰成.中国中医药学主题词表[M].北京:中医古

籍出版社,2008:624.

[35] 宋一伦,杨学智.基础理论与疾病[M]//曹洪欣,刘保延.中国中医药学术语集成.北京:中医古籍出版社,2005:307.

[36] 曹洪欣.中医基础理论[M].北京:中国中医药出版社,2004:65.

[37] 孙广仁,郑洪新.中医基础理论[M].北京:中国中医药出版社,2012:133,134.

[38] 印会河.中医基础理论[M].2版.北京:人民卫生出版社,2010:46.

[39] 南京中医学院.中医学概论[M].北京:人民卫生出版社,1962:56,57.

[40] 樊巧玲.中医学概论[M].北京:中国中医药出版社,2010:36.

[41] 李家邦.中医学[M].7版.北京:人民卫生出版社,2008:38.

[42] [清]熊应雄.小儿推拿广意[M].毕永升,张素芳点校.北京:人民卫生出版社,1989:16.

[43] 中医药学名词审定委员会.中医药学名词[M].北京:科学出版社,2005:25.

(贺亚静)

1 · 149

膏 肓

gāo huāng

一、规范名

【汉文名】膏肓。

【英文名】inter cardio-diaphragmatic。

【注释】心之下,膈之上的部位。

二、定名依据

"膏肓"的相关记载最早见于春秋末年左丘明《左传·成公十年》,"膏肓"这一名称则始见于晋代王叔和《脉经》,喻指病位深隐难治。

自《脉经》提出"膏肓"之名,其后历代著作均沿用该书记载,以"膏肓"为正名,如唐代《本草经集注》,宋代《新修本草》《太平圣惠方》,元代《丹溪心法》《难经本义》,明代《普济方》《奇效

良方》《古今医统大全》《本草纲目》《景岳全书》《痰火点雪》,清代《黄帝内经素问集注》《黄帝内经灵枢集注》等,说明在古代以"膏肓"为正名已达成广泛共识,符合科技名词约定俗成原则。

现代相关著作,如国家标准《中医基础理论术语》,相关工具书《中医大辞典》《中医辞海》《中医药常用名词术语辞典》《中国中医药学术语集成·基础理论与疾病》等,均以"膏肓"作为规范名。同时,已经广泛应用于中医药学文献的标引和检索的《中国中医药学主题词表》也以"膏肓"作为正式主题词,这些均说明"膏肓"作为规范名已成为共识。

我国2005年出版的由全国科学技术名词审定委员会审定公布的《中医药学名词》已以"膏

育"作为规范名。所以"膏肓"作为规范名也符合术语定名的协调一致原则。

三、同义词

未见。

四、源流考释

"膏肓"的相关记载最早见于春秋末年左丘明《左传·成公十年》："晋景公疾病,求医于秦,秦伯使医缓为之。未至,公梦疾为二竖子,曰:彼良医也惧伤我,焉逃之? 其一曰:居肓之上,膏之下,若我何? 医至,曰:疾不可为也。在肓之上,膏之下,攻之不可,达之不及,药不至焉,不可为也。"[1]311 该书虽未提及"膏肓"二字,但是明确提出了"肓"与"膏"是部位名称。同时期医学著作《内经》中也有相关记载,如《黄帝内经素问·刺禁论》曰:"膈肓之上,中有父母。"[2]100 指出"肓"即是"膈"。

"膏肓"一词首见于晋代王叔和《脉经·序》:"脉理精微,其体难辨。弦紧浮芤,展转相类。在心易了,指下难明……致微痾成膏肓之变,滞固绝振起之望,良有以也。"[3]3 此处"膏肓"是用来形容病情危重,未明确指出膏肓的部位。而晋代葛洪《肘后备急方》中则明确指出了"膏肓"所在的部位,如《肘后备急方》卷四记载:"膈中之病,名曰膏肓,汤丸经过。针灸不及,所以作丸含之。令气势得相熏染,有五膈丸方。"[4]83 这里的膈相当于现今所说的"膈膜""横膈膜"。膈为膏肓,膈中之病便是膏肓之病。

其后的相关著作记载本词有的沿用《脉经》记载,把"膏肓"喻病深难治。如南北朝陶弘景《本草经集注·序录上》曰:"其药疗无益者,是则不可祛,晋景公膏肓之例是也。"[5]16 宋元时期,王怀隐《太平圣惠方》[6]28、朱丹溪《丹溪心法》[7]6、滑寿《难经本义》[8]18,明代朱橚《普济方》[9]882、董宿《奇效良方》[10]184、徐春甫《古今医统大全》[11]31、李时珍《本草纲目》[12]2、张景岳《景岳全书》[13]13、龚居中《痰火点雪》[14]5 等。其中

关于"膏肓"的记载均是指病深难治。

有的沿用《肘后备急方》记载,指膈中之病。如唐代王焘《外台秘要方》卷八曰:"备急膈中之患,名曰膏肓,汤丸径过,针灸不及,所以作丸含之,令气势得相熏染,有五膈要丸方。"[15]149 宋代窦材《扁鹊心书》卷上记载:"一肺寒胸膈胀,时吐酸,逆气上攻,食已作饱,困倦无力,口中如含冰雪,此名冷劳,又名膏肓病。"[16]20

至清代,关于"膏肓"的内涵医家们又提出了新的见解。如清代张志聪《黄帝内经素问集注》卷五记载:"肓乃膏肓,即膜原之属。"[17]138 在其《黄帝内经灵枢集注》卷三中曰:"膏肓即脏腑之膜原,膏在上而肓在下。"[18]186 同时该书卷一记载"余于内则膏肓丰满。盖膏者,脏腑之膏膜;肓者,肠胃之募原也。"[18]10 张志聪将膜原和膏肓二者联系起来,认为二者大同小异,膏肓即脏腑之膜原,其中膏为脏腑之膏膜,肓为肠胃之膜原,膏肓是膜原的一部分。总之,张志聪认为膏肓的部位在脏腑膜原。

而有的医家则认为"膏肓"在胸中,清代张锡纯在其《医学衷中参西录》中详细地阐释了"膏"与"肓",该书记载"肓即膈也……夫鸠尾之内即肓膜,乃三焦之上焦,为手少阳之腑,与手厥阴心包脏腑相连,互为配偶。心包者即心肺相连之系,上有脂膜下垂,脂即膏也。为此系连于膈,自下而上……《传》既云'居肓之上,膏之下'是其病定在胸中无疑,特是胸中之地,大气之所贮藏也。"[19]313 他认为"膏肓"所在的部位即是在胸中,同时也更加明确了其部位,他认为"膏肓"为心包外、膈之上胸中空旷之地,此处正是大气贮藏之所。

现代有关著作均沿用《脉经》的记载以"膏肓"作为本词正名,用于指心之下、膈之上的部位,如《中医药学名词》[20]32、国标《中医基础理论术语》[21]26《中医大辞典》[22]1901《中医辞海》[23]431《中医药常用名词术语辞典》[24]426《中国中医药学主题词表》[25]281《中国中医药学术语集成·基础理论与疾病》[26]308 等,同时尚记载有本词的

"膈中之病"之意,如《中医大辞典》《中医辞海》等。

另,"膏肓"尚为经穴名和十二经原穴之二。如《中医大辞典》:"膏肓……② 经穴名。即膏肓俞。属足太阳经。位于背部,当第四胸椎棘突下旁开 3 寸处。详膏肓俞条。③ 十二经原穴之二。《灵枢·九针十二原》:'膏之原,出于鸠尾,鸠尾一,肓之原,出于脖胦,脖胦一。'(脖胦即气海穴)。"[22]1901 应用时需注意与本词鉴别。

总之,"膏肓"的相关概念最早见于春秋末年左丘明《左传·成公十年》,而"膏肓"一词则始见于晋代王叔和《脉经》中,指病深难治。同时在葛洪《肘后备急方》中记载本词含义为"膈中之病",其后历代著作有的沿用《脉经》的说法,认为"膏肓"指病深难治,有的沿用《肘后备急方》的说法认为"膏肓"指"膈中之病"。直至清代医家们又提出了新的见解,张志聪认为"膏肓"在脏腑膜原,而张锡纯认为"膏肓"在胸中即为心包外,膈之上胸中空旷之地,现代相关著作则均采用"膏肓"为正名,载录有以上多种解释。

五、文献辑录

《左传·成公十年》:"晋景公疾病,求医于秦,秦伯使医缓为之。未至,公梦疾为二竖子,曰:彼良医也惧伤我,焉逃之? 其一曰:居肓之上,膏之下,若我何? 医至,曰:疾不可为也。在肓之上,膏之下,攻之不可,达之不及,药不至焉,不可为也。"[1]311

《黄帝内经素问·刺禁论》:"膈肓之上,中有父母。"[2]100

《脉经·序》:"致微疴成膏肓之变,滞固绝振起之望,良有以也。今撰集岐伯以来,逮于华佗,经论要决,合为十卷。"[3]3

《肘后备急方》卷四:"膈中之病,名曰膏肓,汤丸经过。针灸不及,所以作丸含之。令气势得相熏染,有五膈丸方。"[4]83

《本草经集注·序录上》:"其药疗无益者,是则不可袪,晋景公膏肓之例是也。"[5]16

《外台秘要方》卷八:"备急膈中之患,名曰膏肓,汤丸径过,针灸不及,所以作丸含之,令气势得相熏染,有五膈要丸方。"[15]149

《太平圣惠方》卷二十二:"夫急风者,是天地毒厉之气,非山川鼓振之风。世有体虚之人,不避风寒触犯之者,乃多中尔。其候身背强直,口噤失音,筋脉拘急,鼻干面黑,遍身壮热,汗出如油,目瞪唇青,心神迷闷,痰涎壅结胸膈,喉中如拽锯声,脉候沉微,手足抽掣,仓卒之际,便至膏肓,故名急风也。"[6]28

《扁鹊心书》卷上:"一肺寒胸膈胀,时吐酸,逆气上攻,食已作饱,困倦无力,口中如含冰雪,此名冷劳,又名膏肓病。"[16]20

《丹溪心法·不治已病治未病》:"谆谆然以养生为急务者,意欲治未然之病,无使至于已病难图也。厥后秦缓达乎此,见晋侯病在膏肓,语之曰不可为也。"[7]6

《难经本义·序》:"于巧之中,又不可以言语文字传者,若扁之起虢,缓之视膏肓。"[8]18

《普济方》卷一百二十五:"关格之病入膏肓。"[9]882

《奇效良方》卷二十二:"贵公在蜀作宣抚,甚秘宝之,已膏肓之疾,药不能及,熏之有效。"[10]184

《古今医统大全》卷一:"盖病已在膏肓,毅叔惧罪己,而姑与良剂,暂存活之耳。"[11]31

《本草纲目·序例上》:"机缠肤腠,莫知救止;渐固膏肓,期于夭折。"[12]2

《景岳全书》卷一:"有病入膏肓,势必难疗,而怜其苦求,勉为举手,当此之际,使非破格出奇,何以济急? 倘出奇无功,徒骇人目,事后亦招浮议,是当见几之三也。"[13]13

《痰火点雪·序》:"呜呼! 故上士施医于未病之先,保养于未败之日,善服药,不若善保养,世有不善保养,又不善服药,病入膏肓,非药石所能及也。"[14]5

《黄帝内经素问集注》卷五:"肓乃膏肓。即膜原之属。"[17]138

《黄帝内经灵枢集注》卷一:"余于内则膏肓

丰满。盖膏者,脏腑之膏膜;肓者,肠胃之募原也。"[18]10

卷三:"膏肓即脏腑之募原。膏在上而肓在下。"[18]186

《医学衷中参西录》:"《素问·刺禁篇》曰,膈肓之上,中有父母,是肓即膈也……心包者,即心肺相连之系,其体质原系脂膜,脂即膏也,传既云:居肓之上,膏之下,是其病定在胸中无疑,特是胸中之地,大气之所贮藏也。虽不禁针,然止可针三二分,不敢作透针,以泻大气,故曰攻之不可。其外又皆硬骨卫护,不能用砭,故曰达之不及。又其处为空旷之腑,上不通咽喉,下有膈膜承之,与膈下脏腑,亦不相通,故曰药不至焉,所以不可为也。"[19]313

《中医辞海》:"膏肓……中医术语。① 人体部位名。指心之下、膈之上的部位。② 病证名。一指病位深隐难治,病情危重的病人,称为并入膏肓。二指膈中之病(见《肘后方》)。③ 经穴名。即膏肓俞。属足太阳经。位于背部,当第四胸椎棘突下旁开 3 寸处。④ 十二经原穴之二。《灵枢·九针十二原》:'膏之原,出于鸠尾,鸠尾一。肓之原,出于脖胦,脖胦一'(脖胦即气海穴)。"[23]431

《中医药常用名词术语辞典》:"膏肓……① 形体。心之下,膈之上的部位。② 经穴。属于足太阳膀胱经,位于背部第四胸椎棘突下旁开 3 寸处。"[24]426

《中医大辞典》:"膏肓……① 心之下,膈之上的部位。病位深隐难治。病情危重的患者,称为病入膏肓。一说膏肓指膈中之病(见《肘后备急方》)。② 经穴名。即膏肓俞。属足太阳经。位于背部,当第四胸椎棘突下旁开 3 寸处。详膏肓俞条。③ 十二经原穴之二。《灵枢·九针十二原》:'膏之原,出于鸠尾,鸠尾一,肓之原,出于脖胦,脖胦一。'(脖胦即气海穴)。"[22]1901

《中医药学名词》:"膏肓……心之下,膈之上的部位。"[20]32

《中国中医药学术语集成·基础理论与疾病》:"膏肓……① 十二经原穴之一。(《中医大辞典》)② 经穴名。即膏肓穴。属足太阳经。位于背部,当第四胸椎棘突下旁开 3 寸处。(《中医大辞典》)③ 指心之下、膈之上的部位。病位深隐难治。病情危重的患者,称为病入膏肓(《中医大辞典》)。"[26]308

《中医基础理论术语》:"膏肓……心下膈上的部位。"[21]26

《中国中医药学主题词表》:"膏肓……属形体官窍;膏肓穴用穴,膏肓心之下、膈之上的部位。"[25]281

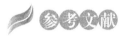

[1] [春秋] 左丘明.左传[M].长沙:岳麓书社,2001:311.

[2] 未著撰人.黄帝内经素问[M].田代华整理.北京:人民卫生出版社,2005:100.

[3] [晋] 王叔和.脉经[M].吕桂敏,徐长卿点校.郑州:河南科学技术出版社,2017:3.

[4] [晋] 葛洪.肘后备急方[M].汪剑,邹运国,罗思航整理.北京:中国中医药出版社,2016:83.

[5] [南北朝] 陶弘景.本草经集注[M].尚志钧,尚元胜辑校.北京:人民卫生出版社,1994:16.

[6] [宋] 王怀隐.太平圣惠方校注[M].田文敬,牛国顺,孙现鹏校注.郑州:河南科学技术出版社,2015:28.

[7] [元] 朱震亨.丹溪心法[M].周琦校注.北京:中国医药科技出版社,2012:6.

[8] [元] 滑寿.难经本义校注[M].周发祥,李亚红校注.郑州:河南科学技术出版社,2015:18.

[9] [明] 朱橚.普济方[M].北京:人民卫生出版社,1960:882.

[10] [明] 董宿.奇效良方[M].北京:中国中医药出版社,1995:184.

[11] [明] 徐春甫.古今医统大全[M].崔仲平,王耀廷主校.北京:人民卫生出版社,1991:31.

[12] [明] 李时珍.本草纲目[M].张守康,张向群,王国辰主校.北京:中国中医药出版社,1998:2.

[13] [明] 张介宾.景岳全书[M].夏之秋校注.北京:中国中医药出版社,1994:13.

[14] [明] 龚居中.痰火点雪[M].傅国治,王庆文点校.北京:人民卫生出版社,1996:5.

[15] [唐] 王焘.外台秘要方[M].高文铸校注.北京:华夏出版社,1993:149.

[16] [宋] 窦材.扁鹊心书[M].李晓露,于振宣点校.北

京：中医古籍出版社，1992：20.

[17] ［清］张志聪.黄帝内经素问集注[M].王宏利，吕凌校注.北京：中国医药科技出版社，2014：138.

[18] ［清］张志聪.黄帝内经素问集注[M].矫正强，王玉兴，王洪武校注.北京：中医古籍出版社，2012：10,186.

[19] ［清］张锡纯.医学衷中参西录[M].北京：中国医药科技出版社，2011：313.

[20] 中医药学名词审定委员会.中医药学名词[M].北京：科学出版社，2005：32.

[21] 中华人民共和国质量监督检验检疫总局，中国国家标准化管理委员会.中医基础理论术语（GB/T 20348—2006）[M].北京：中国标准出版社，2006：26.

[22] 李经纬，余瀛鳌，蔡景峰，等.中医大辞典[M].北京：人民卫生出版社，2004：1901.

[23] 袁钟，图娅，彭泽邦，等.中医辞海：下[M].北京：中国医药科技出版社，1995：431.

[24] 李振吉.中医药常用名词术语辞典[M].北京：中国中医药出版社，2001：426.

[25] 吴兰成.中国中医药学主题词表[M].北京：中医古籍出版社，2008：281.

[26] 宋一伦，杨学智.基础理论与疾病[M]//曹洪欣，刘保延.中国中医药学术语集成.北京：中医古籍出版社，2005：308.

（王梦婷）

1 · 150

精血同源

jīng xuè tóng yuán

一、规范名

【汉文名】精血同源。

【英文名】 essence and blood from same source。

【注释】血由水谷精气化生，精也有赖于水谷精气的培育补充，二者有相互滋生，相互转化，同出一源，相互影响的关系。

二、定名依据

"精血同源"作为血由水谷精气化生，精也有赖于水谷精气的培育补充，二者有相互滋生，相互转化，同出一源，相互影响的关系的相关记载始于明清时期，但明确提到"精血同源"一词，始于近代。

我国目前已出版的国标《中医基础理论术语》以"精血同源"为规范名；《WHO西太平洋地区传统医学名词术语国际标准》亦遵之；现代有关著作《中国中医药学主题词表》《中国医学百科全书·中医学》《中医药常用名词术语辞典》《中国中医药学术语集成·基础理论与疾病》《中医学》《中医学概要》《中医学基础理论》均提到"精血同源"一词。说明"精血同源"为正名在现代中医学界已达成共识，符合科技名词约定俗成的原则。

我国2005年出版的由全国科学技术名词审定委员会审定公布的《中医药学名词》已以"精血同源"作为规范名，所以"精血同源"作为规范名也符合术语定名的协调一致原则。

三、同义词

未见。

四、源流考释

"精血同源"的相关阐释见于明清时期。明代李梴《医学入门·内伤》曰："血乃水谷之精变成，生化于脾，生息于心，藏于肝，布于肺，施于肾，脉络脏腑、耳目手足，资为运用。"[1]339 阐述了血的生成运化与五脏的关系。张介宾《景岳全书·非风》曰："夫肝主筋，肾主骨，肝藏血，肾藏精。精血亏损，不能滋养百骸，故筋有缓急之病，骨有痿弱之病，总由精血败伤而然。"[2]9 叙述了肝藏血，肾藏精，肝肾、精血同源，精血亏损导致筋骨之病。李中梓《医宗必读》卷三："六味丸以之为首,天一所生之本也;四物汤以之为君……乙癸同源之义也……元脏暖则筋自和而疝愈,此肾肝同治,乙癸同源之理也。"[3]98 清代张璐《张氏医通》:"气不耗,归精于肾而为精,精不泄,归精于肝而化清血。"[4]100 在此时期医著中尽管未见使用"精血同源"一词,但对于精血之间相互滋生,相互转化,同出一源,相互影响的关系有了大量的描述。

现代有关著作大部分沿用"精血同源"一词,如《中国中医药学主题词表》[5]445《中国医学百科全书·中医学》[6]316《中医辞海》[7]457《中医大辞典》[8]1908《中医药常用名词术语辞典》[9]428《中医基础理论》(李德新)[10]111、《中医基础理论》(孙广仁)[11]152、《中医基础理论》(曹洪欣)[12]72、《中国中医药学术语集成·基础理论与疾病》[13]165《中医基础理论术语》[14]38《中医基础理论》(印会河)[15]51、《中医学》[16]48《中医学概要》[17]40《中医基础理论》(王新华)[18]372、《WHO西太平洋地区传统医学名词术语国际标准》[19]21《中医药学名词》[20]27 等,均以"精血同源"作为规范名,这在现代中医界已是约定俗成的事,基本形成共识。

我国 2005 年出版的由中医药学名词审定委员会审定公布的《中医药学名词》释义为"血由水谷微精气化生,精也有赖于水谷精气的培育补充,二者有相互滋生,相互转化,同出一源相互影响的关系"[20]27,该释义客观、准确地表达了"精血同源"的科学内涵和本质属性,因而应以"精血同源"作为规范名。

五、文献辑录

《医学入门·内伤》:"血乃水谷之精变成,生化于脾,生息于心,藏于肝,布于肺,施于肾,脉络脏腑、耳目手足,资为运用。"[1]339

《景岳全书·非风》:"夫肝主筋,肾主骨,肝藏血,肾藏精。精血亏损,不能滋养百骸,故筋有缓急之病,骨有痿弱之病,总由精血败伤而然。"[2]8

《医宗必读》卷三:"六味丸以之为首,天一

所生之本也;四物汤以之为君……乙癸同源之义也。元脏暖则筋自和而疝愈,此肾肝同治,乙癸同源之理也。"[3]98

《张氏医通》:"气不耗,归精于肾而为精,精不泄,归精于肝而化清血。"[4]100

《中国中医药学主题词表》:"肝肾同源:属脏腑关系。肝藏血,肾藏精,精血同源,相互滋生和转化;肝与肾内寓相火,而相火源于命门。肝肾亏虚火相火过亢,亦常肝肾同治。肝肾之间这种极为密切的关系称为'肝肾同源'。"[5]445

《中国医学百科全书·中医学》:"肝与肾:肝藏血,肾藏精,肝血与肾精是互相滋养,相互滋生的。《张氏医通》说:'气不耗,归精于肾而为精;精不泄,归精于肝而化清血。'肝血充盛,血可化为精,肾精充满,精也可化为血。固有'精血同源'之论;肝阴须赖肾阴滋养,肝的功能才能正常。肝肾同位于下焦,同具有相火,故有'肝肾同源'的说法。"[6]316

《中医辞海》:"基础理论名词。肝藏血,肾藏精,精与血相互滋生和转化,精能生血,血能化精,精血又同源于水谷精微,故称精血同源,又称肝肾同源。"[7]457

《中医大辞典》:"精血同源……精和血都靠饮食营养所化生,故称。血本源于先天之精,而生成于后天饮食水谷;精的形成,亦靠后天饮食所化生。由于肾主藏精,肝主藏血,如精血不足,一般治以养肝补肾。"[8]1908

《中医药常用名词术语辞典》:"肝肾同源……脏脏相关。又称乙癸同源。概括了肝肾之间极为密切的关系。① 肝藏血,肾藏精,精与血相互滋生和转化;肝肾之阴相互滋养,故称。肝肾阴虚常同时兼见,肝阴不足可累及肾阴;肾阴虚,不能滋养肝阴,亦可使肝阴不足,若阴不制阳,还可致肝阳上亢,治疗当滋水涵木或养肝益肾。② 肝与肾均内寓相火,而相火源于命门。肝肾亏虚或相火过旺,常肝肾同治。③ 肝肾之虚实相关。补肾即所以补肝,泻肝即所以泻肾。"[9]428

《中医基础理论》(王新华):"血和精的关系

密切,精能化血,血能生精,精血互生,故有'精血同源'之说。"[18]372

《中医基础理论》(曹洪欣):"肝肾之间的关系,有'肝肾同源'或'乙癸同源'(以天干配五行,肝属乙木,肾属癸水)之称,主要表现在精血同源、藏泄互用以及阴阳相通等方面。"[12]72

《中国中医药学术语集成·基础理论与疾病》:"肝肾同源……【异名】精血同源(《中医基础理论》);乙癸同源(《中医基础理论》)……【定义】① 是五脏相关理论之一。也称乙癸同源。和虚实补泻有关(《中医大辞典》)。② 肝和肾均内寄相火,且相火源于命门。临床上肝或肾不足或相火过旺,常是肝肾并治,或采用滋水涵木,或补肝养肾,或泻肝肾之火的方法,都是根据这一理论而产生的(《中医大辞典》)。③ 肝阴和肾阴互相滋养;肝藏血,肾藏精,精血相生,故称。此义最为通用。"[13]165

《中医药学名词》:"精血同源……血由水谷微精气化生,精也有赖于水谷精气的培育补充,二者有相互滋生,相互转化,同出一源相互影响的关系。"[20]27

《中医基础理论术语》:"肝肾同源……乙癸同源……肝肾之间肾水涵养肝木或精血的相互滋生。"[14]38

《中医基础理论》(孙广仁):"肝肾之间的关系,有'肝肾同源'或'乙癸同源'(以天干配五行,肝属乙木,肾属癸水,故称)之称。肝主藏血而肾主藏精,肝主疏泄而肾主封藏,肝为水之子而肾为木之母。故肝肾之间的关系,主要表现在精血同源、藏泄互用以及阴阳互滋互制等方面。"[11]152

《WHO西太平洋地区传统医学名词术语国际标准》:"homogeny of essence and blood 精血同源 the physiological phenomenon that essence and blood share a common source, the essential qi of food."[19]21

《中医基础理论》(印会河):"肝肾之间的关系,古医籍中多称为'肝肾同源''乙癸同源'(天干配属五行,肝属乙木,肾属癸水。乙、癸分为肝肾之代称)。因肝主藏血而肾主藏精,肝主疏泄而肾主封藏,肝为水之子而肾为木之母。故肝肾关系,主要表现在精血同源、藏泄互用以及阴液互养等方面。"[15]51

《中医学》:"肝与肾的关系,主要表现在'精血同源'和'疏泄'与'封藏'相互关系两方面。肝藏血,肾藏精,精和血之间存在着相互转化关系。血的化生,有赖于肾中精气的气化;肾中精气的充盛,有赖于血的滋养,精能生血,血能化精,精血相互滋生,相互转化,称为'精血同源',亦称'肝肾同源'。"[16]48

《中医学概要》:"肝藏血,肾藏精。肝藏血,能滋养肾精,以保持肾精的盈满;肾藏精,可化血入藏于肝,以补不足,并可制约肝阳不致过亢。由于肝肾精血相互滋生,所以有'精血同源''肝肾同源''乙癸同源'等说法。"[17]40

《中医基础理论》(李德新):"肝肾之间的关系,古医籍中多称为'肝肾同源''乙癸同源'(天干配属五行,肝属乙木,肾属癸水。乙、癸分为肝肾之代称)。因肝主藏血而肾主藏精,肝主疏泄而肾主封藏,肝为水之子而肾为木之母。故肝肾关系,主要表现在精血同源、藏泄互用以及阴液互养等方面。"[10]111

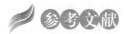 参考文献

[1] [明]李梴.医学入门[M].北京:中国中医药出版社,1995:339.

[2] [明]张介宾.景岳全书[M].刘孝培,邱宗志,周志枢.重庆:重庆大学出版社,1988:9.

[3] [明]李中梓.医宗必读[M].天津:天津科学技术出版社,1999:98.

[4] [明]张璐.张氏医通[M].北京:中国中医药出版社,1995:100.

[5] 吴兰成.中国中医药学主题词表[M].北京:中医古籍出版社,1996:445.

[6] 《中医学》编辑委员会.中医学[M]//钱信忠.中国医学百科全书.上海:上海科学技术出版社,1997:316.

[7] 袁钟,图娅,彭泽邦,等.中医辞海[M].北京:中国医药科技出版社,1999:457.

［8］ 李经纬,余瀛鳌,蔡景峰,等.中医大辞典[M].北京：北京：人民卫生出版社,2001：1908.

［9］ 李振吉.中医药常用名词术语辞典[M].北京：中国中医药出版社,2001：428.

［10］ 李德新.中医基础理论[M].北京：人民卫生出版社,2011：111.

［11］ 孙广仁.中医基础理论[M].北京：中国中医药出版社,2007：152.

［12］ 曹洪欣.中医基础理论[M].北京：中国中医药出版社,2004：72.

［13］ 宋一伦,杨学智.基础理论与疾病[M]//曹洪欣,刘保延.中国中医药学术语集成.北京：中医古籍出版社,2005：165.

［14］ 中华人民共和国国家质量监督检验检疫总局,中国国家标准化管理委员会.中医基础理论术语(GB/T 20348—2006)[M].北京：中国标准出版社,2006：38.

［15］ 印会河.中医基础理论[M].2版.北京：人民卫生出版社,2006：51.

［16］ 李家邦.中医学[M].北京：人民卫生出版社,2010：48.

［17］ 樊巧玲.中医学概要[M].北京：中国中医药出版社,2010：40.

［18］ 王新华.中医基础理论[M].北京：人民卫生出版社,2001：372.

［19］ 世界卫生组织(西太平洋地区).WHO西太平洋地区传统医学名词术语国际标准[M].北京：北京大学医学出版社,2009：21.

［20］ 中医药学名词审定委员会.中医药学名词[M].北京：科学出版社,2005：27.

（唐学敏　魏小萌）

1 · 151

精　室

jīng shì

一、规范名

【汉文名】精室。

【英文名】essence chamber。

【注释】男子藏精之处。

二、定名依据

"精室"之名最早见于晋代《黄庭内景经》,虽然其相关概念最早可以追溯到《黄帝内经》中的"肾"和《难经》中的"命门",但肾与命门的功能较多,藏精仅仅是肾与命门其中的一个功能,且命门学说尚存争议,"命门"仅在作为藏精之处时,才可作为"精室"的别名,因此,"肾"与"命门"的概念与本术语"精室"不完全相符。

自晋代《黄庭内景经》提出"精室"之名,其后历代的著作多有沿用,如明代《素问吴注》《类经》,清代《内经博议》《身经通考》《刺灸心法要诀》《妇科冰鉴》《吴医汇讲》《彤园妇人科》

《中西汇通医经精义》等,所以将"精室"作为规范名便于达成共识,符合术语定名的约定俗成原则。

宋代《颅囟经》记载的"精宫",以及明代《推求师意》记载的"精房"虽然与本术语概念相同,但清代以后已较少沿用。此外,宋代《太平圣惠方》记载的"丹田"又称"精室",但指的是穴位;明代《证治准绳》记载的"气海"作为藏精之处,为"精室"的别名,但"气海"作为"精室"的别名,清代以后沿用的较少,"气海"亦兼有穴位名称,而采用"精室"名称,既保持原意,又能确切地反应术语的内涵。

现代相关著作,如辞书类著作《中医大辞典》《中医药常用名词术语辞典》《中医辞海》和《中国医学百科全书·中医学》以及国标《中医基础理论术语》等均以"精室"作为规范名,说明"精室"作为规范名已成为共识。

我国2005年出版的由全国科学技术名词审定委员会审定公布的《中医药学名词》已以"精

室"作为规范名,所以"精室"作为规范名也符合术语定名的协调一致原则。

三、同义词

【曾称】"精宫"(《颅囟经》);"精房"(《推求师意》);"气海"(《证治准绳》)。

四、源流考释

精室的有关概念记载始见于《内经》,如《黄帝内经素问·六节藏象论》指出"肾者,主蛰,封藏之本,精之处也"[1]16,即肾"主蛰",为"封藏之本",又是藏精之处。这里指出命门是人身精神所寄藏的地方,在男子为藏精之处,在女子是维系胞宫的所在。约成书于西汉的《难经》对精室的相关概念也有记载,如《难经·三十六难》曰:"命门者,诸神精之所舍,原气之所系也,男子以藏精,女子以系胞,故知肾有一也。"[2]21 藏精仅是肾与命门其中一个功能,但《难经》与《内经》并未进一步指出精具体藏于何处。

"精室"之名最早见于《黄庭内景经》,如该书"常念章"篇曰:"急守精室勿妄泄,闭而宝之可长活。"[3]13 由上下文可推知"勿妄泄"的应是精,而"闭而宝之"的亦应是精,可推知此处"精室"当为藏精之处。

唐代,由于肾主藏精,已成定律,因此在《备急千金要方》及以前论述"精室"的医学著作较少,而"精脏"作为"精室"的别名,最早见于孙思邈的《备急千金要方》,该书卷十九曰:"精者,肾之藏也……肾重一斤一两,有两枚……主藏精,号为精脏。"[4]285,286 孙思邈指出肾藏精,"号为精脏",因此"精脏"指藏精之处,但藏精功能仅是肾的一部分,与"精室"的概念不完全相同。

宋代,"精室"理论进一步发展,在《颅囟经》中出现了"精室"的别名"精宫",如宋代《颅囟经》云:"父母交和,中成胎质。爰自精凝血室,儿感阳兴,血入精宫,女随阴住,故以清气降而阳谷生,浊气升而阴井盛也。"[5]181 而宋代王怀

隐在《太平圣惠方》则将"精室"作为"丹田"的别名,具体位置在"脐下二寸"[6]4,但此处"丹田"[6]4系穴位名,并非指藏精之处。《云笈七签·诸家气法部》注曰:"精室,男子以藏精,女子以月水,此则长生气之根本也。"[7]345 同时又指出精室的位置:"所谓根本者,正对脐第十九椎,两脊相夹脊中空处,膀胱下近脊是也,名曰命蒂,亦曰命门,亦曰命根,亦曰精室。"[7]345 又曰:"下丹田,精室是也。"[7]393"命门,即精室之下是也。"[7]392

明代,张介宾将"命门"作为"精室"的别称,如《类经附翼》曰:"肾有精室,是曰命门"[8]445,446,并指出"精藏于此"[8]445,446。其他著作则将"精室"作为正名沿用,如《素问吴注》[9]307《类经》[10]294 等。明代,"精室"出现了新的称谓,如戴思恭的《推求师意》曰:"余以用心太过,二火俱起,夜不得眠,血不归肝,则肾水不足,火乘阴虚,入客下焦,鼓其精房,则精不得聚脏而走失矣。"[11]22 此处"精房"亦为藏精之所,为"精室"的曾称。王肯堂的《证治准绳·杂病》曰:"男子藏精者,气海也。女子系胞者,血海也。"[12]29 这里的"气海"亦为男子藏精之处,即"精室"。虽然明代一些著作对作为藏精之处的"命门""精房""气海"均有所记载,但总体来说,"精室"名称在该时期的著作中更为多见。

清代,"精室"名称被大多著作采用,如《内经博议》[13]146《身经通考》[14]18《刺灸心法要诀》[15]1872《妇科冰鉴》[16]58《吴医汇讲》[17]143《彤园妇人科》[18]72《时病论》[19]48 等;仅《中西汇通医经精义》[20]25 将"丹田"作为"藏精之处"记载。清代是精室理论形成的重要时期,特别是唐容川对精室概念的实质及其理论意义的阐述。唐容川在《中西汇通医经精义》对精室理论提出了以下认识:第一,"男子之胞名丹田,名气海,名精室"[20]25,而精室所藏之精是来源于"先天肾中生阳之气,所化癸水。"[20]25 第二,唐容川认为西医睾丸只是"发精之器"[20]25,并非"生精之所"[20]25。第三,"胞乃先后天交会之所,先天督

脉肾阳所化之水,既至胞中,则后天冲任,奉心所化之血,与水相应,而冲任通畅,亦下胞中,为阴与阳应、气与血交。"[20]25 第四,精室隶属于肾(命门),如"人身总统阴阳者,只是任督两脉。任居前面,属胃属心,主后天;督居背脊,属肾,主先天。二脉交会,则在胞中,胞居大肠之前,膀胱之后,乃是油膜中一个夹室。此胞之膜,上连网油。又上则归结于背脊中间,是为肾中之系,即命门也。"[20]25 精室所藏之精来源,为肾所化生,如"督脉贯之,为先天阳气之根源,气即水也……天一阳气所化之癸水,既从督脉下入胞中。"[20]25 此外,唐容川认为"男子亦有胞宫"[20]43,其特点为"一层夹膜,扁薄而不可见"[20]41,43,"此胞又名气海,气入则脐下胀,是其验矣,又名丹田"[20]43,"男子丹田、气海,又名精室"[20]43。值得一提的是唐容川提出"此六者,存而不泻,虽胆汁有出入,而究与六腑之输泻者不同,异于常腑,故曰奇恒之府。"[20]43 其中"此六者"包括脑、髓、骨、脉、胆、女子胞,而女子胞男子亦有,故唐容川将"男子之胞",即精室,列为"奇恒之府"[20]43。

现代相关著作,有的以"精室"作为正名记载,如《中医药学名词》[21]23、国标《中医基础理论术语》[22]16《中医大辞典》[23]1907《中医药常用名词术语辞典》[24]427《中国医学百科全书·中医学》[25]325《中医辞海》[26]459 等;有的著作以"命门"作为本词正名,如《中国中医药学主题词表》[27]587;有的著作以"精宫"作为正名,如《中国中医药学术语集成·基础理论与疾病》[28]306。

总之,"精室"指男子藏精之处,"精房"(《推求师意》)亦指藏精之处;而"精房"在古今书籍中较少出现;"丹田"(《太平圣惠方》)的别名虽然亦称"精室",但"丹田"在《太平圣惠方》中属于人体穴位名,并非指"精室",在《中西汇通医经精义》与本名词概念相同;"气海"(《证治准绳》)指男子藏精之处,亦为人体四海之一,又为人体穴位名,"精宫"(《颅囟经》)也用作腧穴名,

因此,"气海""丹田"和"精宫"仅作为"藏精之处"时,才可作为"精室"的别名。

五、文献辑录

《黄帝内经素问·六节藏象论》:"肾者,主蛰,封藏之本,精之处也,其华在发,其充在骨,为阴中之少阴,通于冬气。"[1]16

《难经·三十六难》:"三十六难曰:脏各有一耳,肾独有两者,何也? 然:肾两者,非皆肾也。其左者为肾,右者为命门。命门者,诸神精之所舍,原气之所系也,男子以藏精,女子以系胞,故知肾有一也。"[2]21

《黄庭内景经·常念章》:"急守精室勿妄泄,闭而宝之可长活。"[3]13

《备急千金要方》卷十九:"论曰:肾主精。肾者,生来精灵之本也,为后宫内官,则为女主。所以天之在我者德也,地之在我者气也,德流气薄而生者也。故生来谓之精,精者,肾之藏也……肾重一斤一两,有两枚……主藏精,号为精脏,随节应会,故云肾藏精,精舍志。"[4]285,286

《颅囟经》:"阴阳化功,父母交和,中成胎质。爰自精凝血室,儿感阳兴,血入精宫,女随阴住,故以清气降而阳谷生,浊气升而阴井盛也。"[5]181

《太平圣惠方》卷六十一:"丹田一名石门、一名精室、一名命门,一穴在脐下二寸。"[6]4

《云笈七签·诸家气法部》:"所谓根本者,正对脐第十九椎,两脊相夹脊中空处,膀胱下近脊是也,名曰命蒂,亦曰命门,亦曰命根,亦曰精室,男子以藏精,女子以月水,此则长生气之根本也。"[7]345

"金丹部":"命门,即精室之下是也。"[7]392 "下丹田,精室是也。"[7]393

《类经附翼》卷三:"所谓真阴之藏者,凡五藏五液,各有所主,是五藏本皆属阴也;然《经》曰:肾者主水,受五藏六府之精而藏之。故五液皆归乎精,而五精皆统乎肾,肾有精室,是曰命门,为天一所居,即真阴之府。精藏于

此，精即阴中之水也；气化于此，气即阴中之火也。"[8]445,446

《素问吴注》卷十二："脑为髓海，精室与髓海相为流通，风热既甚于精室，则髓海日以空虚，寒湿之气乘之，而为清冷液涕也。"[9]307

《类经》卷十六："石瘕何如？岐伯曰：石瘕生于胞中，寒气客于子门。（胞，即子宫也，男女皆有之，在男谓之精室，在女谓之血海。子门，即子宫之门也。）"[10]294

《推求师意》卷上："一人二十余岁，夜读书至四鼓犹未已，遂发此病。卧间茎但著被与腿，便梦精遗，悬空则否，饮食日减，倦怠少气。余以用心太过，二火俱起，夜不得眠，血不归肝，则肾水不足，火乘阴虚，入客下焦，鼓其精房，则精不得聚脏而走失矣。"[11]22

《证治准绳·杂病》："男子藏精者，气海也。女子系胞者，血海也。"[12]29

《内经博议》卷四："胞即子宫也，男女皆有，男谓精室，女谓血海。"[13]146

《身经通考》卷一："敢问五脏六腑之义，何谓也……肾，慎也，慎守精室，不可妄泄也。又引之，引水下行，其精管自两肾脊骨间发源，绕大肠之右，从溺管之下出前阴而泄精。"[14]18

《刺灸心法要诀》卷六："冲脉分寸同少阴，起于横骨至幽门，上行每穴皆一寸，穴开中行各五分……胞中者，谓男女丹田之通称也。在女子谓之女子胞，在男子即精室也。"[15]1872

《妇科冰鉴》卷四："胞，命门也。在男子曰精室，在女子曰子宫，形如合钵，并无两岐可分，曰左右，则是有两子宫矣。此说尤属不经。然则何以定之？亦惟以会合天人，阳盛乾道成男，阴盛坤道成女，斯足为的确不易之论耳。"[16]58

《吴医汇讲》卷十："虚劳之病，皆由内伤，而无外邪也。如酒伤肺，则湿热熏蒸，肺阴消烁。色伤肾，则精室空虚，相火无制。"[17]143

《彤园妇人科》卷二："分男女之说，先贤有以血先至裹精则成男胎，精先至裹血则成女

胎……夫丹田，命门也。在男子曰精室，在女子曰子宫。形如合钵，并无两岐之可分，兹曰左曰右，则是有两子宫矣，此说尤属不经，然则何以定之？亦惟以会合天人，阳盛乾道成男，阴盛坤道成女，斯足为确论。"[18]72

《时病论》卷三："然古人皆言肾病，以肾藏精之室，所居之位，最下最深，深者既病，其浅而上者，安有不病之理，精室既伤，安能任蛰藏之令乎？仲景以五液注下，脐筑痛，命将难全也。夫以精室受伤，五液不守之患，须知益火消阴，实脾堤水，兼分理其气，使失于气化之积，随之而下，未失气化之精，统之而安，诚不出乎此法。"[19]48

《中西汇通医经精义》卷上："人身总统阴阳者，只是任督两脉。任居前面，属胃属心，主后天；督居背脊，属肾，主先天。二脉交会，则在胞中，胞居大肠之前，膀胱之后，乃是油膜中一个夹室。此胞之膜，上连网油。又上则归结于背脊中间，是为肾中之系，即命门也。督脉贯之，为先天阳气之根源，气即水也。西法于水中取气，凡人口鼻之气，著物皆化为水，而肾中天一阳气，所生之水，则为癸水至者……天一阳气所化之癸水，既从督脉下入胞中……男子二八，先天肾中生阳之气，所化癸水亦至胞中。女子之胞名血海，名子宫，以其行经孕子也。男子之胞名丹田，名气海，名精室，以其为呼吸之根，藏精之所也。胞乃先后天交会之所，先天督脉肾阳所化之水，既至胞中，则后天冲任，奉心所化之血，与水相应，而冲任通畅，亦下胞中，为阴与阳应、气与血交……西医言精是外肾睾丸所生，不知睾丸只是发精之器，非生精之所。西医因剖视，只见睾丸内有精，而别处无精，不知精生则运行不见。既死之人，而求其化生所在，决不得矣。睾丸中之精，亦死精耳，安可据此以为生精处哉！"[20]25

卷下："脑、髓、骨、脉、胆、女子胞，此六者存于阴而象于地，故存而不泻，名曰奇恒之府……女子之胞，男子名为精室，乃血气交

会,化精成胎之所,最为紧要。西医剖割精矣,乃于膀胱之后,大肠之前,只知女子有胞宫,而不知男子亦有胞宫,以女子之胞极厚且大,中空可验。男子之胞,只是一层夹膜,扁薄而不可见,故只知男子有精管,而不知男子之精管,即从胞中出也,特人死胞缩精收,故扁且薄,西医忽不及察也。此胞又名气海,气入则脐下胀,是其验矣,又名丹田。详天癸条。此六者,存而不泻,虽胆汁有出入,而究与六腑之输泻者不同,异于常腑,故曰奇恒之府……男子丹田、气海,又名精室,女子又名子宫、血海。"[20]41,43

《中国医学百科全书·中医学》:"精室……男性内生殖器官称为精室。有化生和排泄精液,主持生殖的功能。"[25]325

《中医辞海》:"精室……基础理论名词。即命门。《难经·三十六难》:'命门者,诸精神之所舍,原气之所系也;男子以藏精,女子以系胞。'命门是人身精神所寄藏的地方,在男子为藏精之处,在女子是维系胞宫的所在,故又称精室。但通常指男子藏精之处为精室。"[26]459

《中医药常用名词术语辞典》:"精室……五脏。① 命门的别称。命门是人体生命的根本,是维持生命的门户,主生殖机能,具有男子藏精、女子系胞的重要作用。因其为男子藏精之处,故又称精室。参见命门条。② 又名精宫,男性生殖器官。出《中西汇通医经精义·下卷》:'女子之胞。男子为精室,乃血气交会化精成胎之所。'精室具有贮藏精液,生育繁衍的功能。"[24]427

《中医大辞典》:"精室……即命门。《难经·三十六难》:'命门者,诸精神之所舍,原气之所系也;男子以藏精,女子以系胞。'由于命门是人身精神所寄藏的地方,在男子为藏精之处,在女子是维系胞宫的所在,故又称精室。但通常指男子藏精之处。"[23]1907

《中医药学名词》:"精室……男子藏精之处。"[21]23

《中国中医药学术语集成·基础理论与疾病》:"精宫……【异名】精房(《中医基础理论》);精室(《中医基础理论》《类经附翼》);精脏(《中医基础理论》)……【定义】即精室,男子的生殖器官之一。外与前阴之精窍相通。有化生和贮藏精液,主司生育繁衍的功能。"[28]306

《中医基础理论术语》:"精室……男性生殖系统中,具有生成、贮藏精液的器官。"[22]16

《中国中医药学主题词表》:"命门……属形体官窍……命门是先天精气蕴藏所在,人体生化的来源,生命的根本。具有男子藏精、女子系胞的功能。"[27]587

参考文献

[1] 未著撰人.黄帝内经素问[M].傅景华,陈心智点校.北京:中医古籍出版社,1997:16.

[2] 未著撰人.难经[M].北京:科学技术文献出版社,1996:21.

[3] 未著撰人.黄庭内景经[M].北京师联教育研究所.北京:学苑音像出版社,2005:13.

[4] [唐]孙思邈.备急千金要方[M].鲁兆麟主校.沈阳:辽宁科学技术出版社,1997:285,286.

[5] [宋]钱乙,佚名,陈文中.小儿药证直诀 颅囟经 病源方论[M].彭勃主编.上海:第二军医大学出版社,2005:181.

[6] [宋]王怀隐.太平圣惠方校注[M].田文敬,等校注.郑州:河南科学技术出版社,2015:4.

[7] [宋]张君房.云笈七签[M].蒋力生,等校注.北京:华夏出版社,1996:345,392,393.

[8] [明]张介宾.类经图翼(附类经附翼)[M].北京:人民卫生出版社,1965:445,446.

[9] [明]吴昆.素问吴注[M]//郭君双主编.吴昆医学全书.北京:中国中医药出版社,1999:307.

[10] [明]张介宾.类经[M].范志霞校注.北京:中国医药科技出版社,2011:294.

[11] [明]戴思恭.推求师意[M].左言富点校.南京:江苏科学技术出版社,1984:22.

[12] [明]王肯堂.证治准绳[M].吴唯,等校注.北京:中国中医药出版社,1997:29.

[13] [清]罗美.内经博议[M].杨杏林校注.北京:中国中医药出版社,2015:146.

[14] [清]李潆.身经通考[M].李生绍,赵昕,刘晓燕点校.北京:中医古籍出版社,2004:18.

[15] [清]吴谦.医宗金鉴:刺灸心法要诀[M].郑金生,整理.北京:人民卫生出版社,2006:1872.

[16] [清]柴得华.妇科冰鉴[M].于峥注.北京:人民军医

出版社,2012:58.

[17] [清]唐笠山.吴医汇讲[M].丁光迪校.北京:中国中医药出版社,2013:143.

[18] [清]郑玉坛.彤园妇人科[M].江凌圳校注.北京:中国中医药出版社,2015:72.

[19] [清]雷丰.时病论[M].方力行整理.北京:人民卫生出版社,2007:48.

[20] [清]唐容川.唐容川医学全书:中西汇通医经精义[M].梁宝祥,等校注.太原:山西科学技术出版社,2016:25,41,43.

[21] 中医药学名词审定委员会.中医药学名词[M].北京:科学出版社,2005:23.

[22] 中华人民共和国国家质量监督检验检疫总局,中国国家标准化管理委员会.中医基础理论术语(GB/T 20348—2006)[M].北京:中国标准出版社,2006:16.

[23] 李经纬,余瀛鳌,蔡景峰,等.中医大辞典[M].北京:

人民卫生出版社,2004:1907.

[24] 李振吉.中医药常用名词术语辞典[M].北京:中国中医药出版社,2001:427.

[25] 《中医学》编辑委员会.中医学[M]//钱信忠.中国医学百科全书.上海:上海科学技术出版社,1997:325.

[26] 袁钟,图娅,彭泽邦,等.中医辞海:下册[M].北京:中国医药科技出版社,1999:459.

[27] 吴兰成.中国中医药学主题词表[M].北京:中医古籍出版社,2008:587.

[28] 宋一伦,杨学智.基础理论与疾病[M].//曹洪欣,刘保延.中国中医药学术语集成.北京:中医古籍出版社,2005:306.

（陈玉飞）

1 · 152

整体观念

zhěng tǐ guān niàn

一、规范名

【汉文名】整体观念。

【英文名】holism。

【注释】强调人体自身整体性并与外环境相统一的思想。

二、定名依据

中医学整体观念形成于《内经》,其理论体系中"四时五脏阴阳"的系统结构,是"整体观念"的表述方式,"人与天地相应""五脏一体"是其核心内涵。其后的著作如隋代杨上善《黄帝内经太素》,唐代王冰《重广补注黄帝内经素问》,宋代钱乙《小儿药证直诀》,金代张元素《医学启源》,明代李中梓《医宗必读》、张景岳《类经》,清代黄元御《四圣心源》等均把"整体观念"作为中医理论的基石加以阐释、发扬和创新。这些著作均为历代的重要著作,对后世有较大影响。所以"整体观念"作为规范名,符合术语定名的系统性原则。

中医学"整体观念"一词首次见于1959年3月《西医离职学习中医班学习论文选集第1集医经》,同年秦伯未《中医入门》、江苏省西医学习中医讲师团、南京中医学院内经教研组《内经纲要》等均可见"整体观念"之名,北京中医学院内经教研组于1960年将其作为中医特色写进教科书《内经讲义》。可见"整体观念"作为特色术语,在20世纪五六十年代后取得共识。以"整体观念"为规范名,符合术语定名约定成俗原则。

国家标准《中医基础理论术语》以"整体观念"作为规范名,《中医药常用名词术语辞典》《中医辞海》《中医大辞典》等辞书类著作以及中医药教材如《中医基础理论》等均以"整体观念"作为规范名。这些均说明"整体观念"作为中医学特色性术语,强调人体自身整体性并与外环境相统一的思想已成为共识。

"整体观念"较"整体观"更能完整、准确地表达概念的内涵和本质属性,更明了易懂。以

"整体观念"为正名,符合名词科学性原则。

我国2005年出版的由全国科学技术名词审定委员会审定公布的《中医药学名词》已以"整体观念"作为规范名,所以"整体观念"作为规范名也符合术语定名的协调一致性原则。

三、同义词

【又称】"整体观"(《中国中医药学主题词表》)。

四、源流考释

先秦文化,孕育宇宙整体观。如《庄子·知北游》曰:"人之生,气之聚。聚则为生,散则为死……故曰通天下一气耳。"[1]330 这种"通天下一气"的思想,是最早的气一元论,即用气的观点阐明整个物质世界的统一性。《孟子·尽心》曰:"尽其心者知其性也,尽其性则知天矣。"[2]353 此语已含有天人合一的思想。《荀子·王制》曰:"水火有气而无生,草木有生而无知,禽兽有知而无义。人有气有生有知且有义,故最为天下贵也。"[3]77 也说明气是生命和意识的基础。《吕氏春秋》:"凡人三百六十节,九窍、五脏、六腑,肌肤欲其比也。"[4]503 "比"字概括古人探求人体自身,人体与自然界有机联系的基本思路和方法。可见,中医学"整体观念"思想的形成具有浓郁的古代哲学思想气息。

中医学"整体观念"的概念形成于《内经》,书中虽没有整体观念之词,但是有关于"整体观念"较完整的表述。

首先,《内经》从整体观念出发,认为宇宙是一个整体。如《黄帝内经素问·至真要大论》:"天地合气,六节分而万物化生矣。"[5]11《黄帝内经素问·生气通天论》:"天地之间,六合之内,其气九州九窍,五脏十二节,皆通乎天气。"[5]4 明确指出了宇宙的整体关系。其表述的整体是相互联系而不可分割的。如《黄帝内经素问·五运行大论》:"燥以干之,暑以蒸之,风以动之,湿以润之,寒以坚之,火以温之。"[5]132 六气虽各有其特点,但它们之间仍是相互作用,相互调节的一个整体,缺一不可。

其次,《内经》认为人与自然界也有着不可分割的整体联系,即人与天地相应。如《灵枢经·岁露论》:"人与天地相参,与日月相应也。"[6]162《黄帝内经素问·经脉别论》:"合于四时五脏阴阳,揆度以为常也。"[5]45 又如《黄帝内经素问·宝命全形论》:"人以天地之气生,四时之法成,人能应四时者,天地为之父母。"[5]52 这就指出,人虽与自然同源、同构、同律,但在其生命活动过程中具有适应和改造自然的能力。故《灵枢经·五癃津液别》指出:"天暑衣厚则腠理开,故汗出……天寒则腠理闭,气湿不行,水下流于膀胱,则为溺与气。"[6]82《黄帝内经素问·移精变气论》又说:"动作以避寒,阴居以避暑。"[5]25 就是人与自然求得统一的生理活动表现。同时,当自然气候剧变超过了人体的适应能力,或由于人体的调节机能失常,不能对自然变化作出适应性调节时,就会发生疾病。如《黄帝内经素问·金匮真言论》:"春善病鼽衄,仲夏善病胸胁,长夏善病洞泄寒中,秋善病风疟,冬善病痹厥。"[5]7 说明自然环境与人体病理变化的关系是非常密切的。

再次,《内经》认为人体亦是一个有机的整体。《内经》以五脏为中心,构建了人体的五个生理功能系统,人体所有的脏腑、组织和器官,都可以包括在这五个系统之中。这五个系统及其所属器官,虽各有其生理作用,但他们之间是密切相关的,是一个不能截然分开的整体。如《灵枢经·脉度》说:"五脏常内阅于上七窍也。"[6]52《灵枢经·五癃津液别》又说:"五脏六腑,心为之主,耳为之听,目为之候,肺为之相,肝为之将,脾为之卫,肾为之主外。"[6]82 脏腑之间虽然相互为用,但毕竟还有主次之分。如《黄帝内经素问·灵兰秘典论》曰:"心者,君主之官,神明出焉……凡此十二官者,不得相失也,故主明则下安,主不明则十二官危。"[5]17 可以看出,"心"在脏腑中是居于主导地位的。

最后，《内经》整体观念表现于病理方面，主要在于说明任何一个脏腑发生病变，都能影响其他脏腑。如《黄帝内经素问·咳论》："五脏六腑皆令人咳，非独肺也。"[5]75 这就要求在诊治疾病时必须树立整体观念，从而把握疾病的本质。故《黄帝内经素问·五常政大论》也说："必先岁气，无伐天和。"[5]153 否则"治不法天之纪，不用地之理，则灾害至矣"。[5]12

由上可见，《内经》将"整体观念"思想融入中医学的理论体系之中，成为中医理论的基本学术内涵和临床诊治的指导原则。

其后医家均在《内经》"整体观念"指导下说理用药。如《难经·三十四难》："五脏各有声、色、臭、味、液。"[7]20 汉代张仲景《金匮要略·脏腑经络先后病脉证》："见肝之病，知肝传脾，当先实脾。"[8]1 又如隋杨上善《黄帝内经太素》："人之身也，与天气形象相参；身盛衰也，与日月相应也。"[9]531 唐代孙思邈《千金翼方》："人生天地气中，动作喘息，皆应于天。"[10]122 宋代钱乙《小儿药证直诀》说："肺病见春，金旺肺胜肝，当泻肺。"[11]27 金代张元素《脏腑标本虚实寒热用药式》[12]使脏腑辨证用药有了准则。明代李中梓《医宗必读·乙癸同源论》明确"乙癸同源，肝肾同源"[13]13 之论。张景岳发挥了"形神一体"论，如《类经·脏象类》："神藏于心，故心静则神清；魂随乎神，故神昏则魂荡。此则神魂之义，可想象而悟矣。"[14]49 李时珍明确指出"脑为元神之府"。[15]225 清代张志聪在《侣山堂类辨·草木不凋论》中也说："五脏之气，皆相贯通。"[16]10 清代黄元御在《四圣心源》提出"脾胃中气为肝、心、肺、肾功能轴心"[17]51 的生理病理观。以上均是中医学整体观念的具体运用与发挥。

20 世纪五六十年代，"整体观念"一词在西医学习中医的过程中逐渐明确，并且作为中医理论体系的特色而被提出和认同。据现有文献，较早提出"整体观念"之名的为南京中医学院 1959 年 3 月编印的《西医离职学习中医班学习论文选集第 1 集 医经》"论中医脏腑的整体观念"[18]21。同年 11 月，秦伯未在《中医入门》[19]1 第一章的第一节讲中医特点时"整体观念"以一级标题出现。同年 12 月江苏省西医学习中医讲师团、南京中医学院内经教研组《内经纲要》指出"所谓整体观念包括两方面，一方面是人体内部各脏器之间的统一；另一方面是人和自然环境的统一。"[20]17 北京中医学院内经教研组于 1960 年作为中医特色写进教科书《内经讲义》："对人体的认识，构成了统一的整体观念。"[21]15 自此，"整体观念"一词逐渐被医家和学者所接受。

已经广泛应用于中医药学文献的标引和检索的《中国中医药学主题词表》以"整体观"[22]1281 作为正式主题词，其定义与全国科学技术名词审定委员会审定公布的《中医药学名词》"整体观念"[23]15 定义相同，因"整体观念"一词更科学，更具有辨识度，故选用"整体观念"为正名。

现代有关著作大多以"整体观念"作为正名，如《中医药学名词》[23]15，国标《中医基础理论术语》[24]1 等权威著作，《中医药常用名词术语辞典》[25]437《中医辞海》[26]548《中医大辞典》[27]1950 等辞书类著作，及中医药教材如《中医基础理论》[28]5 等均以"整体观念"作为规范名。说明"整体观念"作为规范名称已成为共识。

总之，中医学"整体观念"形成于《内经》，并在整体观思想指导下建构了中医理论体系，之后历代医家均遵此说。20 世纪五六十年代，与西医学相比较，"整体观念"一词被规范为中医特色性概念术语。

五、文献辑录

《庄子·知北游》："人之生，气之聚。聚则为生，散则为死……故曰通天下一气耳。"[1]330

《孟子·尽心》："尽其心者知其性也，尽其性则知天矣。"[2]353

《荀子·王制》："水火有气而无生，草木有生而无知,禽兽有知而无义。人有气有生有知且有义,故最为天下贵也。"[3]77

《吕氏春秋》:"凡人三百六十节,九窍、五脏、六腑,肌肤欲其比也。"[4]503

《灵枢经·脉度》说:"五脏常内阅于上七窍也。"[6]52

"五癃津液别":"天暑衣厚则腠理开,故汗出……天寒则腠理闭,气湿不行,水下流于膀胱,则为溺与气。五脏六腑,心为之主,耳为之听,目为之候,肺为之相,肝为之将,脾为之卫,肾为之主外。"[6]82

"岁露论":"人与天地相参,与日月相应也。"[6]162

《黄帝内经素问·生气通天论》:"天地之间,六合之内,其气九州九窍,五脏十二节,皆通乎天气。"[5]4

"金匮真言论":"春善病鼽衄,仲夏善病胸胁,长夏善病洞泄寒中,秋善病风疟,冬善病痹厥。"[5]7

"阴阳应象大论":"东方生风,风生木,木生酸,酸生筋,筋生心,肝主目。神在天为风,在地为木,在体为筋,在脏为肝,在色为苍,在音为角,在声为呼,在变动为握,在窍为目,在味为酸,在志为怒。怒生肝,悲胜怒;风伤筋,燥胜风;酸伤筋,辛胜酸。"[5]10"天地者,万物之上下也。"[5]11"治不法天之纪,不用地之理,则灾害至矣。"[5]12

"灵兰秘典论":"心者,君主之官,神明出焉……凡此十二官者,不得相失也,故主明则下安,主不明则十二官危。"[5]17

"移精变气论":"动作以避寒,阴居以避暑。"[5]25

"经脉别论":"水精四布,五经并行,合于四时五脏阴阳,揆度以为常也。"[5]45

"宝命全形论":"人以天地之气生,四时之法成。人能应四时者,天地为之父母。"[5]52

"咳论":"五脏六腑皆令人咳,非独肺也。"[5]75

"五运行大论":"燥以干之,暑以蒸之,风以动之,湿以润之,寒以坚之,火以温之。"[5]132

"五常政大论":"必先岁气,无伐天和。"[5]153

《难经·三十四难》:"五脏各有声、色、臭、味、液,皆可晓知以不? 然,《十变》言,肝色青,其臭臊,其味酸,其声呼,其液泣,心色赤,其臭焦,其味苦,其声言,其液汗;脾色黄,其臭香,其味甘,其声歌,其液涎,肺色白,其臭腥,其味辛,其声哭,其液涕;肾色黑,其臭腐,其味咸,其声呻,其液唾。是五脏声、色、臭、味、液也。五脏有七神,各何所藏也? 然:脏者,人之神气所舍藏也。故肝藏魂,肺藏魄,心藏神,脾藏意与智,肾藏精与志也。"[7]162

《金匮要略·脏腑经络先后病脉证第一》:"见肝之病,知肝传脾,当先实脾。"[8]1

《黄帝内经太素》卷十四:"凡人之身,与天地阴阳四时之气皆同。"[9]244

卷二十四:"人之身,应寒暑度数。"[9]405

卷二十八:"人之身也,与天气形象相参;身盛衰也,与日月相应也。"[9]531

《千金翼方》:"人生天地气中,动作喘息,皆应于天。"[10]122

《小儿药证直诀》:"肺病见春,金旺肺胜肝,当泻肺。"[11]27

《脏腑标本虚实寒热用药式》:"肝部……一、肝的生理……二、肝所主病证……三、肝病用药……"[12]

《医宗必读·乙癸同源论》:"相火有二,乃肾与肝。肾应北方壬癸,于卦为坎,于象为龙;龙潜海底,龙起而火随之。肝应东方甲乙,于卦为震,于象为雷;雷藏泽中,雷起而火随之。泽也,海也,莫非水也,莫非下也,故曰乙癸同源。"[13]13,14

《类经·脏象类》:"神藏于心,故心静则神清;魂随乎神,故神昏则魂荡。此则神魂之义,可想象而悟矣。"[14]49

《本草纲目·辛夷》:"脑为元神之府。"[15]225

《侣山堂类辩·草木不凋论》:"五脏之气,

皆相贯通。"[16]10

《四圣心源·中气》："中气者，和济水火之机，升降金木之轴，道家谓之黄婆，婴儿妊女之交，非媒不得，其义精矣。"[17]51

《西医离职学习中医班 学习论文选集·医经》："论中医脏腑的整体观念"[18]21,40。

《中医入门》："整体观念"。[19]1

《内经纲要》："所谓整体观念包括两方面，一方面是人体内部各脏器之间的统一；另一方面是人和自然环境的统一。"[20]17

《内经讲义》："对人体的认识，构成了统一的整体观念，并作出比较系统的解释。"[21]15

《中医基础理论》："整体就是统一性和完整性。中医学非常重视人体本身的同一性及其与自然界的相互关系，它认为人体是一个有机整体，构成人体的各个组成部分之间，在结构上是不可分割的，在功能上是相互协调、相互为用的，在病理上是相互影响着的。同时也认识到人体与自然环境有密切关系，人类在能动地适应自然和改造自然的斗争中，维持着集体的正常生命活动。这种内外环境的统一性，机体自身整体性的思想，称之为整体观念。"[28]5,6

《中医大辞典》："整体观念：中医诊疗疾病的一种思想方法。中医学把人体内脏和体表各组织、器官之间看成一个有机的整体，同时认为四时气候、地土方宜、环境等因素的变化，对发病以及人体生理、病理有不同程度的影响，即强调人体内部的协调完整性，也重视人体和外界环境的统一性。用这种从整体出发、全面考虑问题的思想方法贯串于对疾病的诊断和治疗，而不是单从局部的病变着眼。这种整体观念，是中医学基本特点之一。"[27]1950

《中医辞海》："整体观念：基础理论名词，中医学的基本特点之一。整体就是统一性和完整性。中医学非常重视人体本身的统一性、完整性及其与自然界的相互关系。中医学认为人体是一个有机整体，构成人体的各脏腑、组织器官

之间，在结构上不可分割；在功能上又相互协调、相互为用；在病理上也是相互影响的。同时也认识到人体与自然环境也有着密切联系，人类在能动适应自然和改造自然的斗争中，维持着机体的正常生命活动。这种内外环境的统一性，机体自身整体性的思想，称之为整体观念。整体观念是古代唯物论和辩证法思想在中医学中的体现，它贯穿到中医生理、病理、诊法、辨证、治疗等各个方面。"[26]548

《中医药常用名词术语辞典》："整体观念，中医理论体系的基本特点之一。人体自身整体性与内外环境统一性的思想……因此，整体观念贯穿于中医的生理、病理、诊断、辨证、防治和养生等理论和实践中，成为中医理论体系中的一大特点。"[25]437

《中医药学名词》："整体观念：强调人体自身整体性并与外环境相统一的思想。"[22]15

《中医基础理论术语》："整体观念：中医学认识人体自身以及人与环境之间联系性和统一性的学术思想。"[24]1

《中国中医药学主题词表》："整体观：强调人体自身整体性并与外环境相统一的思想。"[22]15

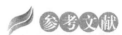

［1］［春秋］李耳，庄周.老子 庄子[M].吴兆基编译.北京：京华出版社，1999：330.

［2］［汉］赵岐注.四库家藏：孟子注疏[M].济南：山东画报出版社，2004：353.

［3］［战国］荀况.荀子[M].谢丹，书田译注.上海：书海出版社，2001：77.

［4］［秦］吕不韦.吕氏春秋[M].冀昀主编.北京：线装书局，2007：503.

［5］未著撰人.黄帝内经素问[M].田代华整理.北京：人民卫生出版社，2005：4,7,11－12,17,25,45,52,75,82,132,153.

［6］未著撰人.灵枢经[M].田代华，刘更生整理.北京：人民卫生出版社，2005：52,82,110,111,162.

［7］［春秋］秦越人.难经[M].北京：科学技术文献出版社，1996：20.

［8］［汉］张仲景.金匮要略[M].于志贤，张智基点校.北京：中医古籍出版社，1997：1.

[9] [隋]杨上善.黄帝内经太素[M].北京:人民卫生出版社,1965:531.

[10] [唐]孙思邈.千金翼方[M].彭建中,魏嵩有点校.沈阳:辽宁科学技术出版社,1997:122.

[11] [宋]钱乙.小儿药证直诀[M].杨金萍,于建芳点校.天津:天津科学技术出版社,2000:27.

[12] [金]张元素.脏腑标本虚实寒热用药式[M].吴风全,等校释.北京:中医古籍出版社,1994:1-22.

[13] [明]李中梓.医宗必读[M].王卫,等点校.天津:天津科学技术出版社,1999:13.

[14] [明]张景岳.类经[M].北京:人民卫生出版社,1965:49.

[15] [明]李时珍.本草纲目[M].南昌:二十一世纪出版社,2014:225.

[16] [清]张志聪.侣山堂类辨[M].10.

[17] [清]黄元御.四圣心源[M].孙洽熙校注.北京:中国中医药出版社,2009:51-52.

[18] 南京中医学院,西医离职学习中医班·学习论文选集:第1集[C].不详,1959:21,40.

[19] 秦伯未.中医入门[M].北京:人民卫生出版社,1960:1.

[20] 江苏省西医学习中医讲师团,南京中医学院内经教研组.内经纲要[M].北京:人民卫生出版社,1959:17.

[21] 北京中医学院内经教研组.内经讲义[M].北京:人民卫生出版社,1960:92.

[22] 吴兰成.中国中医药学主题词表[M].北京:中医古籍出版社,2008:1281.

[23] 中医药学名词审定委员会.中医药学名词[M].北京:科学出版社,2005:15.

[24] 中华人民共和国质量监督检验检疫总局,中国国家标准化管理委员会.中医基础理论术语(GB/T 20348—2006)[M].北京:中国标准出版社,2006:1.

[25] 李振吉.中医药常用名词术语辞典[M].北京:中国中医药出版社,2001:437.

[26] 袁钟,图娅,彭泽邦,等.中医辞海:中册[M].北京:中国医药科技出版社,1999:548.

[27] 李经纬,余瀛鳌,蔡景峰,等.中医大辞典[M].2版.北京:人民卫生出版社,1995:1950.

[28] 印会河.中医基础理论[M].上海:上海科学技术出版社,1984:5,6.

（丁吉善）

瘴 气

zhàng qì

一、规范名

【中文名】瘴气。

【英文名】miasma。

【注释】中国南方山林荒野特有的病邪之统称,包括疟邪等。

二、定名依据

"瘴气"一词在中医古籍中始见于约成书于东汉时期的《神农本草经》,"瘴毒"一词最早出现在隋代巢元方《诸病源候论》,"瘴气"一词使用较久,便于达成共识。

"瘴气"名称出现早于"瘴毒"。如"瘴气"与"瘴毒"虽均指南方山林间湿热蒸郁致人疾病的邪气,但从字义上分析本词概念致人疾病的邪气并非一定有"毒",使用"瘴毒"难以确切反映和概括本词概念。而采用"瘴气"名称更能确切全面地反映术语的内涵。

自隋唐以后,"瘴气""瘴毒"在古籍文献中出现了并用的情况,但"瘴气"应用更为广泛。如晋代《肘后备急方》,南北朝《诸病源候论》《本草经集注》,唐代《新修本草》《备急千金要方》,宋金元时期《圣济总录》,明清时期《古今医统大全》《本草纲目》等,历代有代表性的本草、方书以及中医理论和临床著作均称本词为"瘴气",说明"瘴气"名称已为历代医家所接受。

现代文献大多以"瘴气"为正名,如《中医药学名词》《中医基础理论术语》《中医大辞典》《中医辞海》和《中国医学百科全书·中医学》等,其中我国2005年出版的由全国科学技术名词审定委员会审定公布的《中医药学名词》已以"瘴气"作为规范名,所以"瘴气"作为规范名也符合术语定名的协调一致原则。

三、同义词

【曾称】"障气"(《淮南子》);"瘴毒"(《诸病源候论》);"瘴疠"(《备急千金要方》)。

四、源流考释

"瘴气"一词在中医古籍中始见于约成书于东汉时期的《神农本草经》。如马继兴《神农本草经辑注》"升麻"条曰:"升麻……一名周麻。味甘、苦,平,无毒。主解百毒,杀百精、老物、殃鬼,辟温疫,瘴气邪气,蛊毒。久服不夭。"[1]86,87关于《神农本草经》记载"升麻"条的内容,不同版本有异。如其中的"瘴气"《太平御览》本载为"障邪"。但从《神农本草经》之后的相关著作记载分析,辑注本更为可信。

在汉代,"瘴气"原作"障气","障气"作为疟疾的古称在西汉《淮南子·地形》中已有相关记载,如《淮南子·地形训》:"土地各以其类生,是故山气多男,泽气多女;障气多喑,风气多聋。"[2]154在东汉《神农本草经》"升麻……辟温疫,瘴气邪气,蛊毒"等相关记载中,乃指一种使人致病的邪气。

晋唐时期,相关医家对瘴气形成的地域特点及其传染的严重程度有了进一步的认识。如晋代《小品方》卷第六:"南方山岭溪源,瘴气毒作,寒热发作无时,痿黄肿满,四肢痹弱,皆山毒所为也,并主之方。"[3]125《诸病源候论》卷十:"尸疟疾者,岭南中瘴气,土人连历不瘥,变成此病,不须治也。"[4]68此上分别指出了瘴气形成的地域为"南方山岭溪源""岭南"。《备急千金要方》卷十二:"耆婆万病丸……治一切蛊毒妖邪鬼疰,有进有退,积聚坚结,心痛如咬不得坐卧,及时行恶气温病,风热瘴气相染灭门。"[5]215,216指出了瘴气传染的严重程度。

此时期同时又出现了该词的又称"瘴毒"

"瘴疠"。如"瘴毒"一词最早出现在隋代巢元方《诸病源候论》,该书卷十记载:"瘴气候……假令宿患痼热,今得瘴毒,毒得热更烦,虽形候正盛,犹在于表,未入肠胃,不妨温而汗之。已入内者,不妨平而下之。"[4]68此处"瘴毒"与"瘴气"含义相似,都指一种外界致人疾病的邪气。在此后的古代医籍中,"瘴毒"与"瘴气"一样,因语境不同有时作为病证,有时作为病因,如《本草纲目拾遗》卷五:"苦花子……治疗疮瘴毒蛇伤,热腹痛,热喉风,并效。"[6]136指病证。该书卷十又曰:"蜻蛉鱼……食之辟瘴毒。"[6]391又指病因。

"瘴疠"始见于唐代孙思邈《备急千金要方》卷一:"忽逢瘴疠,素不资贮,无以救疗,遂拱手待毙,以致夭殁者,斯为自致,岂是枉横,何者?"[5]16其后,有的著作将其作为病证,如《伤寒兼证析义·方宜》曰:"其患瘴疠之证,亦发热颅胀,胸满呕逆,与伤寒相似,但治法与伤寒迥异。"[7]77有的著作将其作为病因,如宋代唐慎微《证类本草》卷七:"地不容……味苦,大寒,无毒。主解蛊毒,止烦热,辟瘴疠,利喉闭及痰毒。一名解毒子。"[8]222陈师文《太平惠民和剂局方》卷四:"丁香五套丸……常服温脾胃,去宿冷,消留滞,化饮食,辟雾露风冷,山岚瘴疠,不正非时之气。但是酒癖停饮,痰水不消,屡服汤药不能作效者,服之如神。"[9]110,111此上"辟瘴疠""山岚瘴疠"的用法,在"瘴气"相关文献中常常以"辟瘴气""山岚瘴气"载述。从上可以看出"瘴疠"与"瘴气"的互称情况。

宋元时期,医家们认识到山林中的雾露之气、蛇虺郁毒之气等均是形成瘴气的原因。如《证类本草》卷第八曰:"麻黄……《日华子》云:通九窍,调血脉,开毛孔皮肤,逐风,破癥癖积聚,逐五脏邪气,退热,御山岚瘴气。"[8]235《普济本事方》卷第一云:"定风饼子……常服解五邪伤寒,辟雾露瘴气,爽慧神志,诸风不生。"[10]17其中的"山岚瘴气""雾露瘴气"指山林中的雾气。《圣济总录》卷第三十七曰:"瘴气……七八

中医名词考证与规范 第一卷 总论·中医基础理论

月之间,山岚烟雾蛇虺郁毒之气尤甚,故当是时,瘴疾大作。"[11]737 指出"蛇虺郁毒之气"也是形成瘴气致病的因素。此外,《圣济总录》尚分析了"瘴气独盛于广南"的原因,如该书卷第三十七曰:"瘴气……今原广南山川地形瘴气所生之因,及春夏之交,瘴气所起之时,与夫人染瘴气而拯治之法。当冬蛰虫不伏藏,寒热之毒,蕴积不散,雾露之气,易以伤人,此正岐伯所谓南方其地下,水土弱,雾露之所聚者也,故瘴气独盛于广南。"[11]737

明清时期,进一步认识到湿热蒸郁因素在瘴气形成中重要意义。如明代《古今医统大全》卷之七十六曰:"瘴气门……瘴气出自东南山岚湿气,惟湿郁而为热,所以东南之地,冬不甚寒,雾多风少,阳气不固,冬不藏精,人因虚而感其邪,则病身热头痛,口干腹满,呕逆,状如伤寒热证,虽云山岚瘴气,其实内因而得之者也。"[12]466 清代《医略十三篇》:"瘴气者,经旨所无,乃岭表方隅之疾。炎蒸湿郁,虫蛇毒气,上腾如雾,中人为患,类乎伏邪痎疟沙毒之证也。"[13]114 认为是岭南炎热潮湿久积而成毒。

至此,对瘴气的地域特点、湿热蒸郁因素等均有了比较全面的认识,使瘴气概念日趋完善。

现代文献《中医基础理论术语》[14]49《中医药学名词》[15]40 等认为指病因。如《中医基础理论术语》:"瘴气……瘴毒……南方山林间湿热蒸郁致人疾病的邪气。"[14] 而《中国医学百科全书·中医学》[16]1666《中医大辞典》[17]1956《中医辞海》[18]560 等认为指疾病。如《中医大辞典》:"瘴气……病证名。① 感受南方山林间湿热瘴毒所致的一种温病。② 指瘴疟(《外台秘要》)。"[17]1956 其实"瘴气"在古代医籍中,有时指病因,有时指病证,主要视语境不同而异。

五、文献辑录

《淮南子·地形训》:"土地各以其类生,是故山气多男,泽气多女;障气多喑,风气多聋。"[2]154

《神农本草经》卷一:"升麻……味甘,辛(《大观本》作甘,平)。主解百毒,杀百老物殃鬼,辟温疾、障邪毒蛊。久服,不夭(《大观本》作:主解百毒,杀百精老物殃鬼,辟瘟疫瘴气、邪气虫毒。此用《御览》文)。"[1]86,87

《小品方》卷六:"治秋月中冷(疟病)诸方……南方山岭溪源,瘴气毒作,寒热发作无时,痿黄肿满,四肢痹弱,皆山毒所为也,并主之方。"[3]125

《诸病源候论》卷十:"假令宿患痼热,今得瘴毒,毒得热更烦,虽形候正盛,犹在于表,未入肠胃,不妨温而汗之。已入内者,不妨平而下之。"[4]68

《备急千金要方》卷一:"忽逢瘴疠,素不资贮,无以救疗,遂拱手待毙,以致夭殁者,斯为自致,岂是枉横,何者?既不能深心以自卫,一朝至此,何叹惜之晚哉?故置药藏法,以防危殆云尔。"[5]16

卷十二:"耆婆万病丸……治一切蛊毒妖邪鬼疰,有进有退,积聚坚结,心痛如咬不得坐卧,及时行恶气温病,风热瘴气相染灭门。"[5]215,216

《证类本草》卷七:"地不容……味苦,大寒,无毒。主解蛊毒,止烦热,辟瘴疠,利喉闭及痰毒。一名解毒子。"[8]222

卷八:"麻黄……《日华子》云:通九窍,调血脉,开毛孔皮肤,逐风,破癥癖积聚,逐五脏邪气,退热,御山岚瘴气。"[8]235

《太平惠民和剂局方》卷四:"丁香五套丸……常服温脾胃,去宿冷,消留滞,化饮食,辟雾露风冷,山岚瘴疠,不正非时之气。但是酒癖停饮,痰水不消,屡服汤药不能作效者,服之如神。"[9]110,111

《圣济总录》卷三十七:"论曰传言瘴者山川厉毒之气,又云江山雾气多瘴,凡以其气郁蒸而然也。诸家方论治瘴之法不一,或谓其证与伤寒相类,有在表可汗者,有在里可下者,有在膈可吐者,又或以治疟之法治之者,今原广南山川地形瘴气所生之因,及春夏之交,瘴气所起之时,与夫人染瘴气而拯治之法。"[11]737

《普济本事方》卷一："定风饼子……常服解五邪伤寒，辟雾露瘴气，爽慧神志，诸风不生。"[10]17

《古今医统大全》卷七十六："干姜附子汤……治瘴毒阴候发热，或烦躁手足冷，鼻尖凉身体疼痛重，舌上苔生，引饮烦渴，或自利呕吐，汗出恶风。"[12]466

《本草纲目拾遗》卷五："苦花子……治疗疮瘴毒蛇伤，热腹痛，热喉风，并效。"[6]136

卷十："蛸蝶鱼……食之辟瘴毒。"[6]391

《伤寒兼证析义·方宜》："其患瘴疠之证，亦发热烦胀，胸满呕逆，与伤寒相似，但治法与伤寒迥异。"[7]77

《医略十三篇》卷十三："瘴气者，经旨所无，乃岭表方隅之疾。炎蒸湿郁，虫蛇毒气，上腾如雾，中人为患，类乎伏邪痃疟沙毒之证也。"[13]114

《中国医学百科全书·中医学》："瘴气……感受山岚雾露湿热郁蒸之毒，致寒热交作，或神志昏迷，或音声哑瘖的一类外感疾病，称为瘴气。"[16]1666

《中医辞海》："瘴气……病名。感受南方山林间湿热瘴毒所致的一种温病。"[18]560

《中医大辞典》："瘴气……病证名。① 感受南方山林间湿热瘴毒所致的一种温病。《诸病源候论·瘴气候》：'夫岭南青草黄芒瘴，犹如岭北伤寒也。南地暖，故太阴之时，草木不黄落，伏蛰不闭藏……三日以上，气浮于上，填塞心胸，使头痛胸满而闷，宜以吐药，吐之必愈。五日已上，瘴气深结在脏腑，故腹胀身重，骨节烦疼，当下之。'② 指瘴疟（《外台秘要》）。详该条。"[17]1956

《中医药学名词》："瘴气……中国南方山林荒野特有的病邪之统称，如包括疟邪。"[15]40

《中医基础理论术语》："瘴气……瘴毒……南方山林间湿热蒸郁致人疾病的邪气。"[14]49

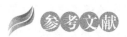

参考文献

[1] 马继兴.神农本草经辑注[M].北京：人民卫生出版社,2013：86,87.

[2] [汉]刘安.淮南子译注[M].陈广忠译注.上海：上海古籍出版社,2017：154.

[3] [南北朝]陈延之.小品方[M].北京：中国中医药出版社,1995：125.

[4] [隋]巢元方.诸病源候论[M].北京：中国医药科技出版社,2011：68.

[5] [唐]孙思邈.备急千金要方[M].北京：中国医药科技出版社,2011：16,215,216.

[6] [清]赵学敏.本草纲目拾遗[M].北京：中国中医药出版社,2007：136,391.

[7] [清]张倬.伤寒兼证析义[M].邹杰,赵会茹,左瑞庭,等校注.北京：中国中医药出版社,2016：77.

[8] [宋]唐慎微.证类本草[M].郭君双,金秀梅,赵益梅校注.北京：中国医药科技出版社,2011：222,235.

[9] [宋]陈师文.太平惠民和剂局方[M].北京：人民卫生出版社,2007：110,111.

[10] [宋]许叔微.普济本事方[M].北京：中国中医药出版社,2007：17.

[11] [宋]赵佶.圣济总录[M].北京：人民卫生出版社,1962：737.

[12] [明]徐春甫.古今医统大全[M].北京：人民卫生出版社,1991：466.

[13] [清]蒋宝素.医略十三篇[M].上海：上海科学技术出版社,1985：114.

[14] 中华人民共和国质量监督检验检疫总局,中国国家标准管理委员会.中医基础理论术语（GB/T 20348—2006）[M].北京：中国标准出版社,2006：49.

[15] 中医药学名词审定委员会.中医药学名词2004[M].北京：科技出版社,2005：40.

[16] 《中医学》编辑委员会.中医学[M]//钱信忠.中国医学百科全书.上海：上海科学技术出版社,1997：1666.

[17] 李经纬,余瀛鳌,蔡景峰,等.中医大辞典[M].北京：人民卫生出版社,2004：1956.

[18] 袁钟,图娅,彭泽邦,等.中医辞海：下册[M].北京：中国中医药出版社,1999：560.

（王梦婷　蔡永敏　刑铭瑞）

燥 邪

zào xié

一、规范名

【中文名】燥邪。

【英文名】dryness。

【注释】秋令季节,具有易损伤肺脏,易耗津液等特点的邪气。

二、定名依据

"燥邪"一词最早出现在宋代赵佶《圣济总录》,此前相关的记载有"燥气""燥""燥淫"。

《内经》记载的"燥气""燥""燥淫"与"燥邪"含义相同,但"燥邪"一词较"燥""燥淫""燥气"更能够体现出邪气的本质,能够更精确地表达概念的内涵和本质属性,符合术语定名的系统性原则;更简明易懂、符合现代汉语习惯,符合术语定名的简明性、科学性原则。

其后历代医家均有沿用,如元代朱丹溪《丹溪心法》,明代张介宾《类经》、朱橚《普济方》,清代张志聪《黄帝内经素问集注》、高士宗《黄帝内经素问直解》等均以"燥邪"为正名,这些著作均为历代的重要著作,对后世有较大影响。所以以"燥邪"作为正名便于达成共识,符合术语定名的约定俗成原则。

现代著作中,国标《中医基础理论术语》等权威著作以及《中国中医药学术语集成·基础理论与疾病》均以"燥邪"为正名。同时,已经广泛应用于中医药文献检索的《中国中医药学主题词表》也以"燥邪"为正名。这些均说明"燥邪"一词作为正名已成为共识。

我国 2005 年出版的由全国科学技术名词审定委员会审定公布的《中医药学名词》已以"燥邪"作为正名,所以"燥邪"作为正名也符合术语定名的协调一致原则。

三、同义词

【曾称】"燥气""燥""燥淫"(《内经》)。

四、源流考释

燥邪系六淫中具有干涩、伤津、易于伤肺特性的邪气,原称为"燥""燥淫""燥气"始见于《内经》,如《黄帝内经素问·阴阳应象大论》:"风胜则动,热胜则肿,燥胜则干,寒胜则浮,湿胜则濡泻。"[1]9 又如《黄帝内经素问·至真要大论》:"岁阳明在泉,燥淫所胜,则雾雾清暝。"[1]178 又如《黄帝内经素问·天元纪大论》:"厥阴之上,风气主之;少阴之上,热气主之;太阴之上,湿气主之;少阳之上,相火主之;阳明之上,燥气主之;太阳之上,寒气主之。所谓本也,是谓六元。"[1]130 是有关燥邪的最早记载。三个名称含义与燥邪含义无本质区别,均是指能导致人体干涩、伤津的邪气。

"燥邪"之名始见于宋代赵佶《圣济总录》卷一:"燥令行,余火内格,民病肿于上咳喘。甚则血溢,寒气数举,则霜雾翳,病生皮腠,内舍于胁,下连少腹而作寒中,宜治阳明之客,以酸补之,以辛泻之,以苦泄之,食白谷以全真气,食黍以辟虚邪,虽有燥邪,不能为害。"[2]3

宋元时期,"燥邪"之词出现频率不高,"燥气""燥""燥淫"之名同时并存,有的沿用"燥气"之名,如宋代赵佶《圣济总录》卷一:"故曰岁金太过,燥气流行,肝木受邪,民病两胁下少腹痛,目赤痛眦伤,耳无所闻,肃杀而甚,则体重烦冤,胸痛引背,两胁满且痛引少腹,甚则喘咳逆气。"[2]46 其他提到"燥气"之名的文献还有宋代陈无择《三因极一病证方论》[3]79。有的沿用"燥淫"之名,如宋代成无己《注解伤寒论》卷五:

"《内经》曰：燥淫所胜，以苦下之。大黄、枳实之苦，以润燥除热。又曰：燥淫于内，治以苦温。厚朴之苦，下结燥。又曰：热淫所胜，治以咸寒，芒硝之咸，以攻蕴热。"[4]47 其他沿用"燥淫"之名的文献还有金代刘完素《素问病机气宜保命集》[5]17。有的沿用"燥"之名，如金代刘完素《黄帝素问宣明论方》卷五："燥干者，金肺之本。肺藏气，以血液内损，气虚成风，则皴揭。风能胜湿，热能耗液，皆能成燥。"[6]53 其他提到"燥邪"之名的文献还有元代朱丹溪《丹溪心法》："阳明为标，燥金为本，其燥邪伤于人也，气滞而䐜郁，皮肤以皴揭，诸涩枯涸之病生矣。"[7]249

明清时期，出现了"燥邪""燥气""燥""燥淫"同时并存的情况，有的沿用"燥邪"之名，如明代朱橚《普济方》[8]144、徐春甫《古今医统大全》[9]201、张介宾《类经》[10]261，清代张志聪《黄帝内经素问集注》[11]263、高士宗《黄帝内经素问直解》[12]18、张璐《张氏医通》[13]185 等均出现了"燥邪"之名。有的沿用"燥气"之名，如明代徐春甫《古今医统大全》[9]134、孙一奎《赤水玄珠》[14]532，清代喻昌《医门法律》[15]162、吴鞠通《温病条辨》[16]174 等。有的沿用"燥淫"之名，如明代朱橚《普济方》[8]84、李时珍《本草纲目》[17]35、张景岳《景岳全书》[18]33，清代张志聪《黄帝内经素问集注》[11]8、冯兆张《冯氏锦囊秘录》[19]215 等均提到了"燥邪"之名。有的沿用"燥"之名，如明代徐春甫《古今医统大全》[9]33、吴昆《医方考》[20]31、张介宾《类经》[10]20，清代张志聪《黄帝内经灵枢集注》[21]629、陈士铎《石室秘录》[22]115 等均出现了"燥邪"之名。

现代有关著作多沿用宋代赵佶《圣济总录》的记载以"燥邪"作为本词正名。如《中医药学名词》[23]39、国标《中医基础理论术语》[24]47 等著作以及《中国中医药学术语集成·基础理论与疾病》[25]316 均以"燥邪"为正名。已经广泛应用于中医药文献检索的《中国中医药学主题词表》[26]825 也以燥邪为正名。中医药教材如《中医基础理论》（曹洪欣）[27]172、《中医基础理论》（孙

广仁）[28]222、《中医基础理论》（印会河）[29]96、《中医学概论》[30]63 均有有关燥邪的论述，这些均说明"燥邪"一词作为正名已成为共识。

总之，《圣济总录》提出"燥邪"一词，历代医家多沿用至，因而以"燥邪"作为秋令季节，具有易损伤肺脏，易耗津液等特点的邪气的正名，以"燥气"（《内经》）、"燥"（《内经》）、"燥淫"（《内经》）作为"曾称"。

五、文献辑录

《黄帝内经素问·阴阳应象大论》："风胜则动，热胜则肿，燥胜则干，寒胜则浮，湿胜则濡泻。"[1]9

《素问·天元纪大论》："厥阴之上，风气主之；少阴之上，热气主之；太阴之上，湿气主之；少阳之上，相火主之；阳明之上，燥气主之；太阳之上，寒气主之。所谓本也，是谓六元。"[1]130

"至真要大论"："岁阳明在泉，燥淫所胜，则雾雾清瞑。"[1]178

《圣济总录》卷一："燥令行，余火内格，民病肿于上咳喘。甚则血溢，寒气数举，则霜雾翳，病生皮腠，内舍于胁，下连少腹而作寒中，宜治阳明之客，以酸补之，以辛泻之，以苦泄之，食白谷以全真气，食黍以辟虚邪，虽有燥邪，不能为害。"[2]3"故曰岁金太过，燥气流行，肝木受邪，民病两胁下少腹痛，目赤痛眦伤，耳无所闻，肃杀而甚，则体重烦冤，胸痛引背，两胁满且痛引少腹，甚则喘咳逆气。"[2]46

《注解伤寒论》卷五："《内经》曰：燥淫所胜，以苦下之。大黄、枳实之苦，以润燥除热。又曰：燥淫于内，治以苦温。厚朴之苦，下结燥。又曰：热淫所胜，治以咸寒，芒硝之咸，以攻蕴热。"[4]47

《黄帝素问宣明论方》卷五："燥干者，金肺之本。肺藏气，以血液内损，气虚成风，则皴揭。风能胜湿，热能耗液，皆能成燥。"[6]53

《三因极一病证方论》卷五："凡遇六庚年，坚成之纪，岁金太过，燥气流行，肝木受邪，民病胁、小腹痛，目赤眦痒，耳无闻，体重烦冤，胸痛引背，

胁满引小腹；甚则喘咳逆气,背、肩、尻、阴、股、膝、髀、腨、胻、足痛。为火所复,则暴痛,胠胁不可反侧,咳逆甚而血溢,太冲绝者死。"[3]79

《素问病机气宜保命集》卷上："燥淫于内治以苦温。佐以苦辛。以苦下之。若肺气上逆。急食苦以泄之。"[5]17

《丹溪心法·治病必求于本》："阳明为标,燥金为本,其燥邪伤于人也,气滞而膹郁,皮肤以皴揭,诸涩枯涸之病生矣。"[7]249

《普济方》卷四："金气之下。火气承之。燥淫于内。治以苦温。佐以苦辛。以苦下之。若肺气上逆。急食苦以泄之。"[8]84

卷七："虽有燥邪不能为害。然初气终三气。天气主之。胜之常也。"[8]144

《古今医统大全》卷三："夫百病之所始生者,必起于燥湿、寒暑、风雨、阴阳、喜怒、饮食、居处,气合而有形,得藏而有名,余知其然也。"[9]33

卷十九："燥乃二阳阳明燥金肺与大肠之气之为病也。夫金为阴之主,为水之源,因受火热,则为燥气之化。"[9]134

卷二十四："运气善太息皆属燥邪伤胆。"[9]201

《医方考》卷一："少阴病者,有舌干口燥、欲寐诸证也。"[20]31

《赤水玄珠》："秦艽苍术汤……治痔疾,若破谓之痔漏,大便秘涩,必作大病。此由风热乘食饱不通,气逼大肠而作也。受病者,燥气也。为病者,胃湿也。"[14]532

《类经》卷三："西方生燥(金王西方,其气化燥),燥生金(燥则刚劲,金气所生也)。"[10]20

卷十七："不足病肺痹(火不足则金无所畏,燥邪独胜,故病为肺痹)。"[10]261

《医门法律》卷四："今指秋月之燥为湿,是必指夏月之热为寒然后可,奈何《内经》病机一十九条,独遗燥气。他凡秋伤于燥,皆谓秋伤于湿,历代诸贤,随文作解,弗察其讹。"[15]162

《黄帝内经素问集注》卷八："谓反胜其间气之邪。如太阳司天之岁。初之气乃少阳相火。而寒反胜之。是寒邪淫胜其初气矣。二之气乃

阳明燥金。而热反胜之。是热邪淫制其二气矣。四之气乃厥阴风木。而清反胜之。是燥邪制胜其四气矣。"[11]263

《黄帝内经灵枢集注》卷五："夫百病之所始生者。必起于燥湿寒暑风雨。阴阳喜怒。饮食居处。"[21]629

《黄帝内经素问直解》卷一："其生五,其气三,数犯此者,则邪气伤人,此寿命之本也。数,音朔。凡人之生,各具五行,故其生五。五行之理,通贯三才,故其气三。人之一身,三才具备,以人身三才之气,数犯此五行者,则木有风邪,火有热邪,土有湿邪,金有燥邪,水有寒邪,故邪气伤人。邪气伤人,寿命不保,此生五气三,乃人身寿命之本也。"[12]18

《石室秘录》卷三："燥病初起,咽干口燥、嗽不已、痰不能吐、面目红色、不畏风吹者是也。"[22]115

《张氏医通》卷八："目赤有三。一曰风助火郁于上。二曰火盛。三曰燥邪伤肝。"[13]185

《冯氏锦囊秘录·杂症大小合参卷七》："郁为燥淫,燥乃阳明秋金之位,肺属金主气,主分布阴阳,伤则失职,不能升降,故《经》曰:诸气膹郁,皆属于肺。又郁病多在中焦,中焦脾胃也。"[19]215

《温病条辨》卷四："盖燥气寒化,乃燥气之正,《素问》谓'阳明所至为清劲'是也。"[16]174

《中医基础理论》(印会河)："燥为秋季主气。以其天气不断敛肃,空气中缺乏水分之濡润,因而出现秋凉而劲急干燥的气候。燥邪感染途径,多从口鼻而入,侵犯肺卫。燥邪为病又有温燥、凉燥之分:初秋有夏热之余气,燥与温热结合而侵犯人体,则多见温燥病证;深秋又有近冬之寒气,燥与寒邪结合侵犯人体,故有时亦见凉燥病证。"[29]96

《中医基础理论》(曹洪欣)："自然界具有干燥、收敛等特性的外邪,称为燥邪。"[27]172

《中国中医药学主题词表》："燥邪……属六淫;宜用专指词,允许组配/致病力……自然界具有干燥、收敛清肃特性的外邪。"[26]825

《中医基础理论术语》："燥邪六淫中具有干

涩、伤津、易于伤肺特性的邪气。"[24]47

《中医药学名词》:"燥邪秋令季节,具有易损伤肺脏,易耗津液等特点的邪气。"[23]39

《中国中医药学术语集成·基础理论与疾病》:"燥邪……【异名】燥淫(《中医基础理论》);燥(《中医基础理论》《素问》)。【定义】六淫之一,指自然界中具有干燥、收涩、刚劲特性的外邪。为秋令主气,属阳邪,性干涩(《中医基础理论》)。"[25]316

《中医学概论》:"燥是秋季的主气。燥邪为病,有温燥与凉燥之分:初秋挟有夏热之余气,燥与温热结合侵犯人体,则多见温燥;深秋有近冬之寒气,燥与寒邪结合侵犯人体,则可见凉燥。"[30]63

《中医基础理论》(孙广仁):"凡致病具有干燥、收敛等特性的外邪,称为燥邪。燥为秋季的主气。秋季天气收敛,其气清肃,气候干燥,失于水分滋润,自然界呈现一派肃杀之景象。燥气太过,伤人致病,则为燥邪。燥邪伤人,多自口鼻而入,首犯肺卫,发为外燥病证。初秋尚有夏末之余热,久晴无雨,秋阳以曝,燥与热合,侵犯人体,发为温燥;深秋近冬之寒气与燥相合,侵犯人体,则发为凉燥。"[28]222

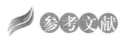
参考文献

[1] 未著撰人.黄帝内经素问[M].田代华整理.北京:人民卫生出版社,2005:9,130,178.

[2] [宋]赵佶.圣济总录:上[M].北京:人民卫生出版社,1962:3,46.

[3] [宋]陈无择.三因极一病证方论[M].北京:中国医药科技出版社.2011;79.

[4] [汉]张仲景[晋]王叔和撰次[金]成无己注.注解伤寒论[M].高春媛点校.沈阳:辽宁科学技术出版社,1997:47.

[5] [金]刘完素.素问病机气宜保命集[M].北京:中国医药科技出版社,2012:17.

[6] [金]刘完素.黄帝素问宣明论方[M].北京:中国中医药出版社,2007:53.

[7] [元]朱丹溪.丹溪心法[M].田思胜校注.北京:中国中医药出版社,2008:12,249.

[8] [明]朱橚.普济方:第1册[M].北京:人民卫生出版社,1959:84,144.

[9] [明]徐春甫.古今医统大全[M].精华本.余瀛鳌,林菁,等编选.北京:科学出版社,1997:33,134,201.

[10] [明]张介宾.类经[M].郭洪耀,吴少祯校注.北京:中国中医药出版社,1997:20,261.

[11] [清]张志聪.黄帝内经素问集注[M].王宏利,吕凌,校注.北京:中国医药科技出版社,2014:8,263.

[12] [清]高士宗.黄帝素问直解[M].于天星按.北京:科学技术文献出版社,1998:18.

[13] [清]张璐.张氏医通[M].李静芳,建一校注.北京:中国中医药出版社,1995:185.

[14] [明]孙一奎.赤水玄珠[M].叶川,建一校注.北京:中国中医药出版社,1996:532.

[15] [清]喻嘉言.医门法律[M].北京:中国医药科技出版社,2011:162.

[16] [清]吴瑭.温病条辨[M].孙志波点校.北京:中医古籍出版社,2010:174.

[17] [明]李时珍.本草纲目[M].太原:山西科学技术出版社,2014:35.

[18] [明]张景岳.景岳全书[M].北京:中国医药科技出版社,2011:33.

[19] [清]冯兆张.冯氏锦囊秘录[M].田思胜,等校注.北京:中国中医药出版社,1996:215.

[20] [明]吴昆.医方考[M].北京:人民卫生出版社,2007:31.

[21] [清]张志聪.黄帝内经灵枢集注[M].孙国中,方向红点校.北京:学苑出版社,2006:629.

[22] [清]陈士铎.石室秘录[M].徐慧卿点校.北京:人民军医出版社,2009:115.

[23] 中医药学名词审定委员会.中医药学名词[M].北京:科学出版社,2005:39.

[24] 中华人民共和国国家质量监督检验检疫总局,中国国家标准化管理委员会.中医基础理论术语(GB/T 20348—2006)[M].北京:中国标准出版社,2006:47.

[25] 宋一伦,杨学智.基础理论与疾病[M]//曹洪欣,刘保延.中国中医药学术语集成.北京:中医古籍出版社,2005:316.

[26] 吴兰成.中国中医药学主题词表[M].北京:中医古籍出版社,2008:825.

[27] 曹洪欣.中医基础理论[M].北京:中国中医药出版社.2004:172.

[28] 孙广仁,郑洪新.中医基础理论[M].北京:中国中医药出版社,2012:222.

[29] 印会河.中医基础理论[M].上海:上海科学技术出版社,1984:96.

[30] 樊巧玲.中医学概论[M].北京:中国中医药出版社,2010:63.

(金芳芳 王梦婷)

汉语拼音索引

汉语拼音索引

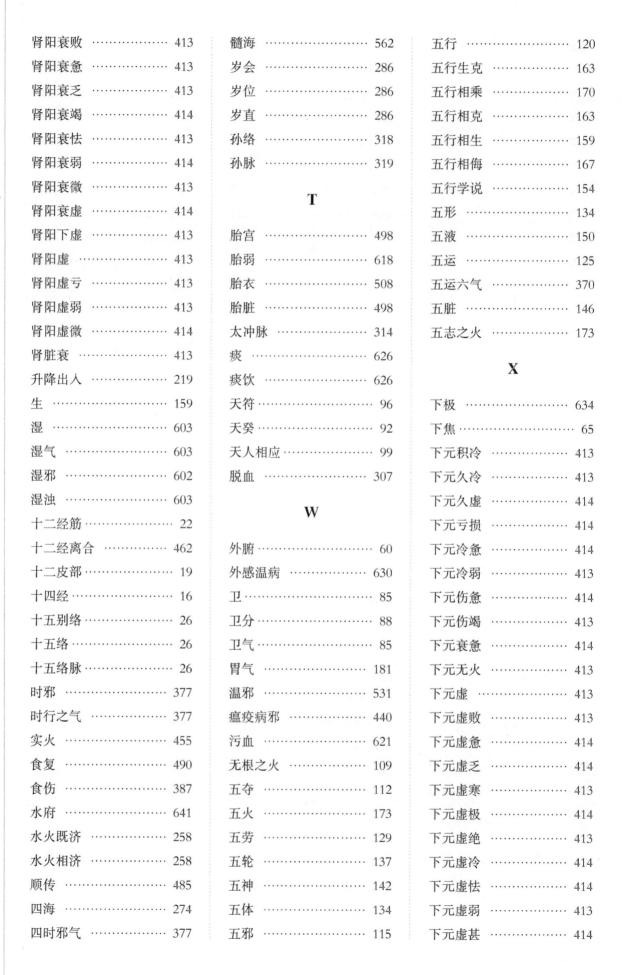

汉语拼音索引